Medizinische Informatik und Statistik

Band 3: Informatics and Medecine. An Advanced Course. Edited by P. L. Reichertz and G. Goos. VIII, 712 pages 1977.

Band 4: Klartextverarbeitung. Frühjahrstagung, Gießen, 1977. Herausgegeben von F. Wingert. V, 161 Seiten. 1978.

Band 5: N. Wermuth, Zusammenhangsanalysen Medizinischer Daten. XII, 115 Seiten. 1978.

Band 6: U. Ranft, Zur Mechanik und Regelung des Herzkreislaufsystems. Ein digitales Stimulationsmodell. XVI, 192 Seiten. 1978.

Band 7: Langzeitstudien über Nebenwirkungen Kontrazeption – Stand und Planung. Symposium der Studiengruppe „Nebenwirkung oraler Kontrazeptiva – Entwicklungsphase", München 1977. Herausgegeben von U. Kellhammer. VI, 254 Seiten. 1978.

Band 8: Simulationsmethoden in der Medizin und Biologie. Workshop, Hannover, 1977. Herausgegeben von B. Schneider und U. Ranft. XI, 496 Seiten. 1978.

Band 9: 15 Jahre Medizinische Statistik und Dokumentation. Herausgegeben von H.-J. Lange, J. Michaelis und K. Überla. VI, 205 Seiten. 1978.

Band 10: Perspektiven der Gesundheitssystemforschung. Frühjahrstagung, Wuppertal, 1978. Herausgegeben von W. van Eimeren. V, 171 Seiten. 1978.

Band 11: U. Feldmann, Wachstumskinetik. Mathematische Modelle und Methoden zur Analyse altersabhängiger populationskinetischer Prozesse. VIII, 137 Seiten. 1979.

Band 12: Juristische Probleme der Datenverarbeitung in der Medizin. GMDS/GRVI Datenschutz-Workshop 1979. Herausgegeben von W. Kilian und A. J. Porth. VIII, 167 Seiten. 1979.

Band 13: S. Biefang, W. Köpcke und M. A. Schreiber, Manual für die Planung und Durchführung von Therapiestudien. IV, 92 Seiten. 1979.

Band 14: Datenpräsentation. Frühjahrstagung, Heidelberg 1979. Herausgegeben von J. R. Möhr und C. O. Köhler. XVI, 318 Seiten. 1979.

Band 15: Probleme einer systematischen Früherkennung. 6. Frühjahrstagung, Heidelberg 1979. Herausgegeben von W. van Eimeren und A. Neiß. VI, 176 Seiten, 1979.

Band 16: Informationsverarbeitung in der Medizin -Wege und Irrwege-. Herausgegeben von C. Th. Ehlers und R. Klar. XI, 796 Seiten. 1980.

Band 17: Biometrie – heute und morgen. Interregionales Biometrisches Kolloquium 1980. Herausgegeben von W. Köpcke und K. Überla. X, 369 Seiten. 1980.

Band 18: R. Fischer, Automatische Schreibfehlerkorrektur in Texten. Anwendung auf ein medizinisches Lexikon. X, 89 Seiten. 1980.

Band 19: H. J. Rath, Peristaltische Strömungen. VIII, 119 Seiten. 1980.

Band 20: Robuste Verfahren. 25. Biometrisches Kolloquium der Deutschen Region der Internationalen Biometrischen Gesellschaft, Bad Nauheim, März 1979. Herausgegeben von H. Nowak und R. Zentgraf. V, 121 Seiten. 1980.

Band 21: Betriebsärztliche Informationssysteme. Frühjahrstagung, München, 1980. Herausgegeben von J. R. Möhr und C. O. Köhler. XI, 183 Seiten. 1980.

Band 22: Modelle in der Medizin. Theorie und Praxis. Herausgegeben von H. J. Jesdinsky und V. Weidtman. XIX, 786 Seiten. 1980.

Medizinische Informatik und Statistik

Herausgeber: S. Koller, P. L. Reichertz und K. Überla

22

Modelle in der Medizin

Theorie und Praxis

23. Jahrestagung der GMDS
Köln, 9. – 11. Oktober 1978

Herausgegeben von
H. J. Jesdinsky und V. Weidtman

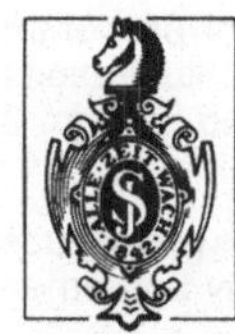

Springer-Verlag
Berlin Heidelberg New York 1980

Reihenherausgeber
S. Koller, P. L. Reichertz, K. Überla

Mitherausgeber
J. Anderson, G. Goos, F. Gremy, H.-J. Jesdinsky, H.-J. Lange,
B. Schneider, G. Segmüller, G. Wagner

Bandherausgeber
H. J. Jesdinsky
Institut für medizinische Statistik
und Biomathematik der medizinischen Einrichtungen
der Universität Düsseldorf
Moorenstraße 5
4000 Düsseldorf

V. Weidtman
Institut für medizinischen Dokumentation
und Statistik der Universität zu Köln
– IMDS –
Joseph-Stelzmann-Straße 9
5000 Köln 41

CIP-Kurztitelaufnahme der Deutschen Bibliothek
Modelle in der Medizin : Théorie u. Praxis; 23. Jahrestagung d. GMDS, Köln,
9.-11. Oktober 1978 / hrsg. von H. J. Jesdinsky u. V. Weidtman. - Berlin, Heidelberg,
New York: Springer, 1980.
(Medizinische Informatik und Statistik; 22)
ISBN-13: 978-3-540-10255-7 e-ISBN-13: 978-3-642-81512-6
DOI: 10.1007/ 978-3-642-81512-6
NE: Jesdinsky, Hans J. [Hrsg.]; Deutsche Gesellschaft für Medizinische Dokumentation,
Informatik und Statistik

2145/3140-543210

Vorwort

Die Jahrestagung 1978 der Deutschen Gesellschaft für Medizinische Dokumentation, Informatik und Statistik steht unter dem Thema "Modelle in der Medizin". Mit dem Untertitel "Theorie und Praxis" wollten wir unsere Absicht zum Ausdruck bringen, daß uns an der Bewährung der Modelle in der Praxis liegt.

Gewiß, die Logik lehrt uns, Modelle können niemals bestätigt werden, sie bestehen nur solange, bis sie durch Beobachtungen widerlegt und durch andere Modelle ersetzt werden, die mit den neuen Tatsachen nicht mehr in Widerspruch stehen. Daher ist eine Voraussetzung für diese Arbeit mit Modellen der ständige Dialog zwischen den Fächern. In diesem Prozeß, der sich in der Begegnung und enger wissenschaftlicher Kooperation der Disziplinen vollzieht, erblicken wir den Zugang zu neuen Erkenntnissen und fruchtbaren Anwendungen in der Medizin.

Die angestrebte Begegnung bezieht sich auf die Themenkreise
- Kostennutzenanalyse
- Rechnerkommunikationssysteme
- Textverarbeitung
- Epidemiologische Forschung
- Biomedizinische Grundlagenforschung

Die wirtschaftliche Lage der Kliniken in diesem Lande mit dem sich aus ihr ergebenden Entscheidungszwang bei Investitionen zwischen verschiedenen notwendig erscheinenden Anschaffungen auszuwählen, hat dazu geführt, das Problem der Effizienzmessung auch in der Medizin verstärkt anzugehen. Umweltbelastung durch die industrielle Produktion hat die Betriebswirtschaftslehre vor die Aufgabe gestellt, nichtmonetäre Bewertungen im humanen Bereich zu versuchen. Die sich hieraus ergebende Parallele der Aufgabenstellung wird zu Lösungsansätzen führen, die auch die Medizinische Informatik interessieren.

Ähnliche fachübergreifende Anregungen erwarten wir von EDV-Anwendern, die durch die überraschend schnelle Entwicklung preisgünstiger Mikroprozessoren herausgefordert sind, sich über deren Einsatz in ihrem Fachbereich Gedanken zu machen. Uns allen gemeinsam stellt sich die Frage, wo und in welchem Umfang DV-Intelligenz zur Entlastung der zentralen Rechner in die Peripherie verlagert werden kann.

Der gleiche Wunsch nach fachübergreifendem Kontakt hat die Themenauswahl bei der Textverarbeitung beeinflußt. Wir erwarten von der Darstellung der Datenverarbeitung in der reinen Linguistik einen anregenden Gedankenaustausch.

Schließlich kann die Epidemiologie, die ja schon im vorigen Jahrhundert mathematische Modelle entwickelte, bei dem Rahmenthema nicht fehlen. Gerade hier hat die Rechnerentwicklung wichtige zusätzliche Möglichkeiten für die Erprobung mathematischer Modelle gebracht. Dies gilt auch für die Erforschung von Lebensvorgängen innerhalb eines einzelnen Organismus, deren Ergebnisse zweifellos in den kommenden Jahren Diagnostik und Therapie beeinflussen werden, weil sie zu bedeutenden Einsichten in Stoffwechselvorgänge und Regelmechanismen führen.

Das Zustandekommen und das ansprechende Äußere dieses Tagungsbandes verdanken wir den Damen Barbara Leutner, Doris Spiske, Hildegard Steinborn und Cornelia Strathmann, die in mühevoller Arbeit alle Manuskripte noch einmal schrieben.

Hans J. Jesdinsky Victor Weidtman

Vortrag des Präsidenten, Prof. Dr. K. Überla, zur Eröffnung der 23. Jahrestagung

Meine Damen und Herren!

Ich begrüße Sie herzlich hier in Köln namens der Deutschen Gesellschaft für Medizinische Dokumentation, Informatik und Statistik.

Modelle sind für den Methodiker in der Medizin, was statische Formeln für den Architekten sind. Beim Bau der zukünftigen Medizin benötigen wir sie als Voraussetzung. Sie müssen stimmen und tragen, das Aussehen des Bauwerks aber wird nicht von ihnen bestimmt. Sein Nutzen für die Gesellschaft, der Gebrauchswert, die Schönheit dessen, was geschaffen wird, hängen nicht wesentlich mit den Modellen zusammen.

Unsere Fachgesellschaft arbeitet seit 1953 an den Voraussetzungen einer zukünftigen Medizin, mit wechselndem Selbstverständnis und Erfolg. Wir halten heute unsere 23. Jahrestagung ab. Die bisher behandelten Themen lesen sich wie eine Einführung in eine zukünftige Medizin. Lassen Sie mich einige nennen:

- Allgemeine Methodenlehre der medizinischen Forschung
- Versuchsplanung in der klinischen Medizin
- Fehlerforschung
- Früherkennung von Krankheiten als methodisches Problem
- Computerunterstützte ärztliche Diagnostik
- Interaktive Datenverarbeitung in der Medizin
  und in diesem Jahr
- Modelle in der Medizin - Theorie und Praxis

Vor diesem reichen Hintergrund möchte ich einige Punkte aus der laufenden Arbeit anschneiden, die Gewicht haben oder bekommen werden.

Die GMDS ist ein eigenständiger eingetragener Verein geworden. Sie ist unabhängig auch in finanzieller Hinsicht. Diese gewonnene Eigenständigkeit und Unabhängigkeit als wissenschaftliche Fachgesellschaft, die sich selbst trägt, mag Übergangsschwierigkeiten bereiten, bringt aber auch neue Handlungsmöglichkeiten mit sich.

Zusammen mit der Gesellschaft für Informatik haben wir durch die Vergabe eines Zertifikats für Medizinische Informatik im vergangenen Jahr einen Akzent gesetzt. Wie dieses Beispiel zeigt, können Fachgesellschaften auch heute ihre Verantwortung der Gesellschaft und der Medizin gegenüber wahrnehmen. Diese Verantwortung der wissenschaftlichen Fachgesellschaften wird mit zunehmender Entmündigung des Bürgers durch die verschiedensten Prozesse größer. Damit steigen die Anforderungen.

Als ein auf Kooperation angelegtes Fach sind wir besonders verflochten mit verschiedenen medizinischen Fragen und gesellschaftlichen Entscheidungen. Die im Sommer dieses Jahres begonnene Schriftenreihe der GMDS wird ein Instrument sein, unsere Meinung zu Sachthemen aus wissenschaftlicher Sicht unabhängig zu artikulieren.

Aus der Fülle der Themen, die die Fachgesellschaft zur Stellungnahme herausfordern, möchte ich drei herausgreifen, die mir in den nächsten Jahren wichtig erscheinen:

- Klinische Prüfungen und ihr Erscheinungsbild in der Gesellschaft
- Der Bedarf an Rechnern in der Medizin
- Die schüchternen Ansätze von Gesundheitssystemforschung in unserem Land.

Die GMDS hat bereits vor 17 Jahren - 1961 - eine Jahrestagung mit dem Thema "Versuchsplanung in der klinischen Medizin" durchgeführt. Heft 1 unserer neuen Schriftenreihe ist ein Memorandum zur Planung und Durchführung kontrollierter klinischer Therapiestudien. Wir sind also seit langem und immer wieder fachlich mit diesen Fragen beschäftigt. Es gibt keinen anderen Weg als kontrollierte klinische Studien, um einigermaßen gesichert, schnell und ohne zu große Patientenzahlen in Prüfungen einzubeziehen, fundierte Erkenntnisse über die Wirksamkeit von Medikamenten zu erhalten.

Die Natur läßt sich nicht ohne weiteres durchschauen, und die bloße Beobachtung von Einzelfällen war über Jahrtausende das einzige Verfahren, freilich ohne viel Erfolg. Wir haben heute die kontrollierte klinische Prüfung als schärfere Erkenntnismöglichkeit. Wer behauptet, es gäbe ebenso scharfe andere Erkenntniswege auf diesem Gebiet, irrt. Dies ist auf der fachlich Seite unumstritten und auch durch die Fachgremien der WHO und EEG anerkannt.

Bei der Planung und Durchführung kontrollierter klinischer Studien treten schwerwiegende ethische Probleme auf. Selbstverständlich darf kein Mensch gegen sein Wissen oder gegen seinen Willen an klinischen Versuchen beteiligt sein. Auf der anderen Seite hat der Verbraucher abzuwägen, ob er das Risiko einer klinischen Prüfung ihrem Nutzen vorzieht. Bei dieser Risiko/Nutzenabwägung überwiegt dann, wenn die Standards für die Durchführung solcher Prüfungen eingehalten werden, eindeutig der Nutzen. Die Manipulation der Verbrauchermeinung auf diesem Gebiet scheint anzulaufen. Es ist unsere Aufgabe, den Verbraucher über den Nutzen klinischer Prüfungen zu informieren.

Ohne kontrollierte klinische Prüfung werden die derzeitigen und zukünftigen Patienten mit Arzneimitteln behandelt werden, von denen man nicht mehr weiß als heute. Wenn die Menschen etwas dazutun wollen, daß sie länger und besser leben, müssen sie aus rationalen Gründen kontrollierte klinische Prüfungen akzeptieren. Es gibt keinen vergleichbaren anderen Weg der Erkenntnisgewinnung.

Ohne kontrollierte klinische Prüfungen wird am Menschen unkontrolliert experimentiert, und das kann schlimmer sein. Jede individuelle Behandlung ist ein Experiment ohne feste Regeln. In kontrollierten klinischen Prüfungen ist der Teilnehmer sicher, daß er den Standard der derzeit besten Behandlung auch erhält, kontrolliert von mehreren Ärzten. Es kommt Transparenz ins therapeutische Geschehen und es werden feste Regeln eingehalten.

Es ist eine ethische Frage, die jeder selbst entscheiden muß, ob er als Patient sein Leiden und ggf. seinen Tod in den Dienst der Erkenntnisgewinnung stellt. Es kann in hohem Maße ethisch sein, an klinischen Prüfungen teilzunehmen.

Die rechtlichen Bedingungen für klinische Prüfungen sind in unserem Lande klar. Kontrollierte klinische Prüfungen sind in der Bundesrepublik erlaubt. Die Meinung einzelner Rechtsgelehrter, die behaupten, kontrollierte klinische Prüfungen erfüllten generell einen Straftatbestand, etwa den der vorsätzlichen Tötung, sind Meinung einer Gruppe. Wenn diese Meinung sich durchsetzen könnte, würde jeder Arzt für sich unkontrolliert prüfen müssen, als Einzelner seinen Arzneischatz auf dem Rücken seiner Patienten erproben müssen, die Transparenz nehme ab.

Als Fachleute müssen wir auf diesem Sektor unsere Stimme erheben. Der Verbraucher hat ein Anrecht darauf, etwas über die Vorteile kontrollierter klinischer Prüfungen zu erfahren, über die Transparenz, die sie für ihn bringen, und nicht nur über die Nachteile und Gefahren. Die GMDS wird sich in ihrer Arbeitsgruppe Therapeutische Forschung, durch weitere Publikationen und Veranstaltungen mit den Problemen klinischer kontrollierter Prüfungen sachlich auseinandersetzen.

Der Bedarf an Rechnern in der Medizin ist mein zweites Thema. Er nimmt zu und nicht ab. In den Verwaltungsapparaten besteht eine Tendenz,

Datenverarbeitung in der Medizin in erster Linie unter dem Gesichtspunkt der Kostenkontrolle aus der Sicht der Verwaltung zu sehen. Diese Tendenz hat langfristig zwei Gefahren:

1. Aussagen, die lediglich aufgrund administrativer Daten gewonnen werden, sind in ihrer Aussagefähigkeit beschränkt. Es sind also Fehlschlüsse zu erwarten, wenn die eigentliche Medizin vor der Tür bleibt.
2. Die großen Rationalisierungseffekte, die in der Datenverarbeitung in der Medizin stecken, werden durch eine einseitige Betonung der administrativen Seite verspielt.

Die Fachgesellschaft muß aufmerksam darauf machen, daß sich hier eine Fehlentwicklung anbahnt. Rechner in der Medizin sind nicht nur für die Administratoren da, sondern auch für den Patienten, für den Arzt und für die Forschung. Dem ist bei der Beschaffung Rechnung zu tragen. Bei der Langfristigkeit von Entscheidungen über Rechnerausstattungen werden sonst langfristige Fehlentwicklungen eingeleitet.

Kurz mein letztes Thema: Gesundheitssystemforschung.
Dieses Wort hat viele Facetten, und ich verzichte hier auf eine Definition. Man kann Medizin nicht nur für den einzelnen Patienten betreiben, sondern das ganze System betrachten: Die Masse der Menschen, der Ärzte, der Handlungsanweisungen, der Geldströme, der Strukturen usw. Diese Systembetrachtung war in unserem Fachgebiet und bei vielen großen Ärzten seit jeher üblich, ohne viel Aufhebens davon zu machen. Schließlich beschäftigt sich die Statistik seit jeher mit Massenerscheinungen und mit dem Ganzen.

Wir treten nun in eine Zeit ein, in der mit unterschiedlichen Interessenrichtungen das Gesundheitssystem formal beforscht wird. Die Ergebnisse werden so widersprüchlich sein, wie die Interessen. Es wird sehr schwer fallen, mehr zu bieten, als wissenschaftlich verbrämte Begründungen für die Forderungen einzelner Gruppen. Auf diesem Sektor werden ethische Anforderungen an den Wissenschaftler gestellt werden, die über das hinausgehen können, was wir gewohnt sind. Darf man epidemiologische Großforschung in letzter Konsequenz betreiben? Inwieweit werden die Menschen dadurch manipuliert? Wenn die neue Technologie zur Erforschung und Beeinflussung des Gesundheitssystems einst entwickelt ist, wird sie den Forschern aus der Hand genommen werden wie die Meinungsforschungsinstitute, die Atomreaktoren oder die Arzneimittel?

Es handelt sich heute nicht in erster Linie darum, Mittel zu verteilen oder zu erhalten, organisatorische Lösungen zu etablieren oder Namen zu belegen, sondern es handelt sich in erster Linie darum, fachlich gute Arbeit zu leisten, ohne dabei die wissenschaftliche Unabhängigkeit zu verlieren. Hierzu können die Mitglieder unserer Gesellschaft sicher auf die Dauer beitragen. Die schüchternen Ansätze der Gesundheitssystemforschung in unserem Land könnten durch unkritische Vergabe öffentlicher Mittel in falsche Bahnen gelenkt werden. Beschränkung, Nüchternheit und Zeit werden ihre Wirkung nicht verfehlen.

Meine Damen und Herren; die Zukunft der Methodik in der Medizin, wie wir sie verstehen, hat erst begonnen. Strukturänderungen im Selbstverständnis der Medizin und im Selbstverständnis unseres Fachgebiets bahnen sich an. Diese vorhersehbaren Strukturänderungen werden durch die kommenden Arztzahlen und Akademikerzahlen getragen werden.

Die Medizinische Statistik und Dokumentation, aus der unser Fachgebiet in Deutschland gewachsen ist, ist nicht auf die Vergangenheit bezogen. Sie ist ein Instrument zur Gestaltung der Zukunft. Dies ist das Selbstverständnis unserer Fachgesellschaft, es trägt unsere fachliche Tätigkeit.

In Köln verbindet sich Altes und Neues in besonderer, spielerischer Weise. Zu diesem Spiel mit Modellen, mit Altem und Neuen wünsche ich Ihnen und mir intellektuellen Spaß und wissenschaftlichen Erfolg.

FESTVORTRAG ZUM THEMA "WAS IST EIGENTLICH 'NORMAL' ?"

Gross, R.
Medizinische Universitätsklinik Köln

Der Vortrag wurde bereits in erweiterter Form zusammen mit H.E. Wichmann in der Zeitschrift "Die Medizinische Welt" 30 2 - 14 (1979) veröffentlicht.

Inhaltsverzeichnis

Seite

Seite

Seite

Seite

Seite

Seite

Seite

Seite

Seite

MODELLTHEORETISCHE GRUNDLAGEN DER EFFIZIENZMESSUNG IM GESUNDHEITSWESEN

Sieben, G.; Goetzke, W.

Seminar für Allgemeine Betriebswirtschaftslehre und für Wirtschaftsprüfung der Universität zu Köln

1. Einführung: Betriebswirtschaftliche Denkansätze für das Gesundheitswesen

Wer in der gegenwärtigen Diskussion um die Zukunft unseres Gesundheitswesens die Forderung erhebt, das Gesundheitssystem müsse "effizienter" werden, kann der allgemeinen Zustimmung sicher sein. Wenn es allerdings darum geht, konkret die Effizienz des Gesundheitswesens zu messen, herrscht noch weitgehend Ratlosigkeit. Daß sich die Mediziner in dieser Frage an den Wirtschaftswissenschaftler wenden, ist, wie im folgenden gezeigt wird, naheliegend; Effizienzmessung bildet ein klassisches ökonomisches Problem.

Das Interesse der Betriebswirtschaftslehre an der gesundheitlichen Versorgung ist keineswegs allein eine Reaktion auf die viel zitierte "Kostenexplosion" im Gesundheitswesen. Vielmehr steht das Bemühen im Vordergrund, auch solche (Teil-)Systeme der Gesellschaft in das Untersuchungsfeld der Betriebswirtschaftslehre einzubeziehen, bei denen gerade andere Kriterien als Gewinn- und Kostenziele als Leitmaxime des Handelns dominieren.

Die in jüngerer Zeit im Gesundheitswesen zu beobachtende starke Betonung des Kostenminimierungsziels auf der einen Seite und die im Bereich der primär gewinnorientierten Betriebe zunehmende Betonung gesellschaftsbezogener - sozialer - Ziele auf der anderen Seite, haben in Verbindung mit der schon immer bestehenden Gemeinsamkeit, mit knappen Mitteln haushalten zu müssen, deutlich gemacht, daß die Unterschiede zwischen Einrichtungen zur Versorgung mit gesundheitlichen Leistungen und erwerbswirtschaftlichen Betrieben zumindest auf der Modellebene gering sind. Infolgedessen erscheint es naheliegend, Überlegungen und Erfahrungen zur Effizienzmessung unter mehrfacher Zielsetzung aus dem erwerbswirtschaftlichen Sektor auf das Gesundheitswesen zu übertragen.

2. Was ist "Effizienz" und wozu ist Effizienzmessung erforderlich ?

Die Effizienzfrage stellt sich, wo Allokationsprobleme zu lösen sind, also überall dort, wo für die Erreichung bestimmter Ziele nur ein begrenzter Mittelvorrat zur Verfügung steht. Die Effizienzfrage setzt voraus, daß es mehrere (bessere und schlechtere) Möglichkeiten gibt, knappe Mittel zu verwenden.

Effizienz ist ein allgemeines Kriterium für die Qualität zielgerichteten Handelns. Dementsprechend ist der Maßstab für die Effizienzmessung der erwartete oder realisierte Grad der Zielerreichung, also der Erfolg des zielgerichteten Handelns.

Effizienzmessung kann vergangenheitsorientiert oder zukunftsorientiert sein. In der vergangenheitsorientierten Betrachtung, deren Erkenntnisse stets dazu dienen, bei der Gestaltung von Gegenwart und Zukunft umgesetzt zu werden, geht es darum, "Schwachstellen", mit anderen Worten vermeidbare Erfolgsdefizite eines Systems, aufzudecken.

In der zukunftsorientierten Betrachtung geht es darum, alternativ realisierbare Handlungsmöglichkeiten gegeneinander abzuwägen, um die erfolgsmaximale Alternative zu bestimmen und zu realisieren.

3. Entscheidungstheoretische Grundlagen der Effizienzmessung

3.1 Modelle als Hilfsmittel zur Lösung von Gestaltungsproblemen

Zur Bewältigung komplexer realer Gestaltungsprobleme hält die Entscheidungstheorie Modelle bereit, die helfen sollen, die Realität vereinfachend darzustellen, um dadurch das Auffinden von Problemlösungen zu erleichtern.

Wenn auf der Modellebene, wie im Bereich der Mathematik und des Operations-Research, Algorithmen zur Verfügung stehen, die es gestatten, ein einmal in ein Entscheidungsmodell eingefangenes Problem nach einem vorgegebenen Schema zu bearbeiten, kann die Datenverarbeitungskapazität technischer Hilfsmittel für die Lösung menschlicher Gestaltungsprobleme genutzt werden.

Reale Gestaltungsprobleme haben jedoch nicht "an sich" den Charakter eines Entscheidungsproblems, wie es etwa im Grundmodell der Entscheidungstheorie bildhaft dargestellt wird. Solche Modelle schöpfen vielmehr gerade aus der Realitätsvereinfachung ihre heuristische Kraft. Schon diese heuristische Wirkung der Vereinfachung macht die Modellanalyse lohnenswert - auch wenn eine formale Lösung des Modells nicht möglich ist, denn in einer komplexen Welt ist die gezielte Komplexitätsreduktion der wichtigste Schlüssel zur menschlichen Erkenntnis. Jede auf der Komplexitätsreduktion beruhende Art zu "sehen" ist, um dieses treffende Bild zu zitieren, zugleich eine Art nicht zu sehen;

stets steht der Erkenntnischance der Modellanalyse das Risiko der unvollkommenen und verfälschten Realitätserfassung gegenüber. Deshalb muß der Modellanalytiker seinen Ergebnissen stets kritisch gegenüberstehen, damit er nicht Gefahr läuft, auf der unzulänglichen Erfassung der Realität beruhende "Fehler dritter Art" (die richtige Lösung des falschen Problems) zu begehen. Der Konflikt zwischen erkenntnisfördernder Komplexitätsreduktion und realitätsgetreuer Erfassung der untersuchten realen Probleme bildet ein unauflösliches Dilemma der ökonomischen Modellanalyse.

Auch eine Effizienzdiskussion, die über die Empfehlung, "richtig zu handeln", hinausgehen soll, ist auf die vereinfachte Erfassung der Realität in Modellen angewiesen. Aufgrund der inhaltlichen Identität der Fragestellungen von Effizienzmessung und betriebswirtschaftlicher Entscheidungstheorie bietet es sich an, zur modelltheoretischen Fundierung der Effizienzmessung auf die bereits entwickelten Modelle der Entscheidungstheorie zurückzugreifen.

3.2 Ein Grundmodell der Entscheidungstheorie

Das Grundmodell der Entscheidungstheorie erfaßt die Wertvorstellungen des (der) Entscheidungsträger(s) in seinem (ihrem) Zielplan und bildet die alternativen Handlungsmöglichkeiten sowie die alternativ für möglich gehaltenen von dem (den) Entscheidungsträger(n) selbst nicht beeinflußbaren Umweltzustände in seinem (ihrem) Entscheidungsfeld ab. Der Zielplan definiert die Art der interessierenden Ergebnisse (Ergebnisdefinition) sowie den Grad der Vorziehenswürdigkeit in Art, Intensität, zeitlichem Anfall und der Eintrittswahrscheinlichkeit unterschiedlicher Ergebnisse (Art-, Höhen-, Zeit- und Sicherheitspräferenz). Durch die Verknüpfung von Ergebnisdefinitionen und Entscheidungsfeldinformationen über die Menge der Aktionen und die Menge der Umweltsituationen in einer Ergebnisfunktion werden die je Alternative zu erwartenden Ergebnisse ermittelt. Diese Ergebnisse können sich durch Arten-, Höhen-, Zeit- und Sicherheitsmerkmale unterscheiden. Die verschiedenen Ergebnismerkmale werden mit Hilfe der im Zielplan definierten Präferenzen zu einer Kennzahl der Vorziehenswürdigkeit amalgamiert.

Diesem Grundmodell der Entscheidungstheorie liegt das Axiom zugrunde, daß rationales oder effizientes Handeln in der Wahl derjenigen Handlungsalternative besteht, die den höchsten Grad an Zielerreichung, also den größten Erfolg verspricht.

3.3 Komplexitätsreduktion als Voraussetzung der Effizienzmessung

Das Grundmodell der Entscheidungstheorie hat den Vorteil, alle wesentlichen Dimensionen realer Gestaltungsprobleme zu berücksichtigen. Die Schwierigkeit der Modellanalyse anhand des dargestellten Modellrahmens besteht darin, seine einzelnen Elemente konkret auszufüllen, also die Informationen über die jeweils verfolgten Ziele und über die zur Auswahl stehenden Alternativen in Zielplan und Entscheidungsfeld abzubilden. Vereinfachungen sind in der Regel unumgänglich.

3.3.1 Modellvereinfachungen durch die Analyse von Teilsystemen

Eine exakte Messung der Effizienz des gesamten Gesundheitssystems anhand des Grundmodells der Entscheidungstheorie ist kaum vorstellbar. Dies würde voraussetzen, daß Alternativen zur Gestaltung des Gesamtsystems voneinander abgegrenzt und im Hinblick auf ihren Zielerreichungsgrad miteinander verglichen würden. Eine derartige Effizienzmessung muß auf einen groben Vergleich alternativer Strategien im Hinblick auf ihre Wirkung auf globale Zielindikatoren beschränkt bleiben.

Wenn schon bei der Planung der im wesentlichen auf das eine operational formulierbare Gesamtziel der Gewinnmaximierung ausgerichteten einzelnen Unternehmung eine Aufspaltung der Gesamtbetrachtung nach Funktionen (z.B. Beschaffung, Produktion, Absatz) und/oder Bereichen (z.B. Produktsparten) notwendig ist, erscheint eine derartige vorhandene Interdependenzen ignorierende Teilbereichsbetrachtung erst recht im Gesundheitswesen angebracht, wo ein komplexes System schwer operationalisierbarer Ziele Orientierungsmaßstab des Handelns bildet und wo nicht ein einzelner Betrieb sondern ein ganzer "Wirtschaftszweig" Gegenstand der Betrachtung ist.

Das Grundmodell der Entscheidungstheorie ist jedoch genauso gut wie auf das gesamte Gesundheitswesen auf einzelne Teilsysteme des Gesundheitswesens (z.B. auf die stationäre Versorgung, auf ein einzelnes Krankenhaus, auf eine Krankenhausabteilung, auf die Behandlung eines Patienten) übertragbar. Allerdings besteht hier die Gefahr der Effizienzmessung an "Suboptima", also der Orientierung an aus Teilsystemsicht optimalen Gestaltungsalternativen, deren Realisierung die Effizienzmaximierung des Gesamtsystems ausschließt. Dieses Problem ergibt sich jedoch bereits daraus, daß das Gesundheitswesen nur ein Teilsystem der Gesellschaft darstellt, das mit anderen gesellschaftlichen Bereichen (z.B. Erziehung, Verteidigung) um knappe gesellschaftliche Ressourcen konkurriert.

3.3.2 Modellvereinfachung durch die Beschränkung des Entscheidungsfeldes

Unabhängig davon, auf welchem Komplexitätsniveau des Gestaltungsproblems die Effizienzanalyse ansetzt, können im Interesse der Praktikabilität weitere Vereinfachungen der Problemsicht auf der Modellebene notwendig sein. Ein entscheidender Ansatzpunkt zur Modellvereinfachung ist die Beschränkung des Modells auf wenige Gestaltungsalternativen. Dies setzt eine Selektion des realen Alternativenraums im Rahmen der Modellkonstruktion voraus.

3.3.3 Modellvereinfachung durch Abstraktion von der Zeitdimension

3.3.3.1 Modellvereinfachung durch die Setzung eines Planungshorizontes

Reale Gestaltungsprobleme sind eigentlich schon deshalb "unlösbar" (Luhmann), weil sie kein natürliches zeitliches Ende haben. Wer dennoch im Rahmen von Modellanalysen konkrete Effizienzmessung betreiben will, der muß das Gestaltungsproblem zunächst dadurch vereinfacht darstellen, daß der Analyse ein Zeithorizont gesetzt wird. Dieser Zeithorizont ergibt sich schon durch die, je weiter sich die Betrachtung in die Zukunft erstreckt, abnehmende Prognosefähigkeit des Modellanalytikers. Die Setzung eines Zeithorizonts ist aber auch wegen der meist mit zunehmendem zeitlichen Abstand vom Betrachtungszeitpunkt geringeren Wertschätzung der Ergebnisausprägungen angezeigt.

3.3.3.2 Modellvereinfachung durch Vernachlässigung der Zeitdimension

Eine noch weitergehende Vereinfachung der Modellanalyse läßt sich dadurch erreichen, daß der Zeitaspekt völlig aus der Betrachtung herausgelassen wird. In diesem Falle spricht man von einer statischen Modellanalyse bzw. von statischen Modellen im Gegensatz zur dynamischen Modellanalyse bzw. zu dynamischen Modellen.

Die dynamische Modellanalyse bildet in den Wirtschaftswissenschaften noch immer die Ausnahme.

3.3.4 Modellvereinfachung durch Vernachlässigung der Ungewißheitsdimension

Eine weitere Vereinfachung der Modellanalyse besteht in der Vernachlässigung der Ungewißheit.
In der Realität lassen sich in der Regel weder die Entwicklung der

Umweltzustände noch - bei gegebenen Umweltzuständen - die Zusammenhänge zwischen Mitteleinsatz und interessierenden Ergebnissen eindeutig vorhersagen.

Modelle, die anstatt mit Wahrscheinlichkeitsverteilungen mit "sicheren" Daten operieren, werden deterministische Modelle genannt. Modelle, die die Ungewißheit berücksichtigen, werden probabilistische Modelle genannt.

Die Entscheidungstheorie kennt eine Reihe von Entscheidungsregeln unter Unsicherheit, die bestimmte Risikopräferenzen zum Ausdruck bringen. Die überwiegende Mehrzahl der betriebswirtschaftlichen Modellüberlegungen ist jedoch deterministischer Natur.

3.3.5 Modellvereinfachung durch vereinfachende Annahmen über Arten- und Höhenpräferenz

Wenn im Rahmen der Modellanalyse von der Zeitdimension und der Ungewißheitsdimension realer Gestaltungsprobleme abstrahiert worden ist, verbleiben Art und Intensität (Höhe) der intendierten Ergebnisse als Kriterien zur Beurteilung der Gestaltungsalternativen. Die Entscheidungstheorie kennt eine Reihe von vereinfachenden Entscheidungsregeln, die es gestatten, nach Art und Intensität ihrer Ergebnisse unterschiedliche Gestaltungsalternativen in eine eindeutige Rangfolge zu bringen. Die weitgehendste Vereinfachung ist die Berücksichtigung nur einer Ergebnisart. In diesem Falle bestimmt sich die Beurteilung von Gestaltungsalternativen entsprechend der Höhenpräferenz ausschließlich nach der Intensität der Ergebnisausprägung.

Bei Berücksichtigung mehrerer Ergebnisarten und stetigen Höhenpräferenzen lassen sich nicht dominierte (= im Sinne der mathematischen Modellanalyse "effiziente") Alternativen nur durch die zusätzliche Angabe einer Artenpräferenz in eine eindeutige Rangfolge bringen. Eine vielfach verwendete Höhen- und Artenpräferenz umfassende Entscheidungsregel ist die Zielgewichtung.

3.4 Effizienzmessung als Wirtschaftlichkeitsmessung

Eine Ausprägung des Grundmodells der Entscheidungstheorie, das hier als Basismodell der Effizienzmessung im Gesundheitswesen vorgeschlagen wird, bildet das Wirtschaftlichkeitsprinzip, das bekanntlich auf zweierlei Weise formulierbar ist: Entweder gilt es, mit einem gegebenen Mittelvorrat den größtmöglichen Zielerreichungsgrad zu realisieren (Ergiebigkeitsprinzip), oder aber es gilt, einen vorgegebenen Zielerreichungsgrad mit dem geringstmöglichen Mitteleinsatz zu realisieren.

Letztere Fassung des Wirtschaftlichkeitsprinzips wird auch als Sparprinzip bezeichnet.

Die Fassung des Wirtschaftlichkeitsprinzips als Ergiebigkeitsprinzip entspricht formal vollständig dem Grundmodell der Entscheidungstheorie. Es gilt, die erfolgsmaximale Verwendungsalternative eines Mittelvorrats zu wählen. Die Möglichkeit einer Effizienzverbesserung durch die Aufstockung des Mittelvorrates zu Lasten anderer Ziele ist dabei allerdings aus der Betrachtung ausgeschlossen. Die Fassung des Wirtschaftlichkeitsprinzips als Sparprinzip geht von der vereinfachenden Prämisse aus, daß gesparter Mitteleinsatz bei der Realisierung eines bestimmten Zielerreichungsgrades an anderer Stelle erfolgswirksam eingesetzt werden kann. Der tatsächliche Erfolg der Verwendung der gesparten Mittel bleibt dabei offen.

Auch bei Verwendung eines einfachen Erfolgsmessungsmodells auf der Grundlage des Wirtschaftlichkeitsprinzips bleibt grundsätzlich das Problem bestehen, in Art, Höhe, zeitlichem Anfall und Eintrittswahrscheinlichkeit unterschiedliche Ergebnisse zu einer Maßzahl der Zielerreichung bzw. des Erfolgs und damit der Vorziehenswürdigkeit zu aggregieren.

Die meisten Wirtschaftlichkeitsbetrachtungen beschränken sich auf statische, deterministische Modelle und beziehen allenfalls in Art und Intensität unterschiedliche Ergebnisse in die Analyse ein. In der Regel wird aber auch nur eine Ergebnisart zugrunde gelegt und von einer monoton steigenden oder fallenden Höhenpräferenz ausgegangen.

3.5 Effizienzmessung anhand von Indikatorzielen

Eine vielfach verwendete Modellvereinfachung beruht auf der Orientierung an Indikatorzielen. Wenn aufgrund einer schwer überschaubaren Vielfalt interessierender Sachverhalte, aufgrund von Meßproblemen und/oder aufgrund von Interessenkonflikten die ursprünglich intendierten Sachverhalte nicht in einem Zielplan zu erfassen sind, dann kann es sich im Interesse der Praktikabilität der Modellanalyse als zweckmäßig erweisen, mit einem oder wenigen Indikatorziel(en) zu arbeiten, das (die) mit den ursprünglich intendierten Sachverhalten in einem vermuteten oder erkennbaren Zusammenhang steht (stehen).

3.6 Zwischenergebnis: Anforderungen an eine entscheidungstheoretisch fundierte Effizienzmessung

Effizienzmessung bildet ein klassisches ökonomisches Problem. Als modelltheoretische Grundlage der Effizienzmessung bieten sich die allgemeinen Modelle der Entscheidungstheorie an, die Gestaltungsprobleme vereinfachend als Entscheidungsprobleme darstellen. Entscheidungstheoretisch fundierte Effizienzanalysen können auf unterschiedlichen Komplexitätsniveaus des Gestaltungsproblems ansetzen. Durch verschiedene Abstraktionen bei der Modellkonstruktion läßt sich eine weitere Komplexitätsreduktion erreichen.

Entscheidungstheoretisch fundierte Effizienzmessung erfordert die Formulierung eines Zielplans. Dieser Zielplan muß die Art der intendierten Sachverhalte beschreiben und (sofern nicht durch Modellvereinfachungen von bestimmten Dimensionen des realen Problems abstrahiert wird) die Präferenzen für die Beurteilung in Art, Intensität, zeitlichem Anfall und Eintrittswahrscheinlichkeit unterschiedlicher Ergebnisse beinhalten.

Effizienzmessung bezieht sich auf Gestaltungsalternativen. Voraussetzung für die Effizienzmessung ist die Abgrenzung alternativer Handlungsmöglichkeiten und die Bestimmung der Auswirkungen der alternativen Handlungsmöglichkeiten auf die im Zielplan beschriebenen intendierten Ergebnisse.

Effizienzmessung ist der Vergleich realisierter oder unter bestimmten Voraussetzungen zu erwartender Erfolge mit dem bei Wahl der optimalen Gestaltungsalternative erreichbaren Erfolg.

4. Schlußfolgerungen für die Effizienzmessung im Gesundheitswesen (in Thesenform)

4.1 "Die" Effizienz des Gesundheitswesens gibt es nicht

Effizienzmessungen können auf allen Ebenen des Gesundheitswesens sinnvoll sein. Mit der Wahl des Komplexitätsniveaus der Effizienzanalyse variieren die Möglichkeiten der konkreten Ausfüllung der Effizienzmodelle durch Ziel- und Entscheidungsfeldinformationen. Je umfassender das Gestaltungsproblem im Gesundheitswesen untersucht wird, desto eher müssen an die Stelle unmittelbar intendierter Sachverhalte globale Zielindikatoren treten und desto eher müssen an die Stelle konkreter Handlungsprogramme globale Handlungsstrategien treten, desto ungewisser ist daher auch der Zusammenhang zwischen den untersuchten Gestaltungsalternativen und den zugrunde gelegten Zielgrößen.

4.2 Effizienzmessung im Gesundheitswesen ist schwierig, weil die Gestaltungsziele schwer formulierbar sind

4.2.1 Effizienzmessung im Gesundheitswesen setzt in der Regel die Abwägung von interpersonalen Interessenkonflikten voraus

An der Gestaltung des Gesundheitswesens haben die verschiedenen Beteiligten unterschiedlichste Interessen. In einer groben Differenzierung lassen sich "Produzenten"- und "Konsumenteninteressen" unterscheiden, also die Interessen derjenigen, die aus der Beteiligung am Gesundheitswesen ihre Selbstverwirklichung in der Arbeit suchen und ihr Einkommen beziehen (z.B. niedergelassene Ärzte, Krankenhauspflegepersonal) und die Interessen derjenigen, denen die Leistungserstellung im Gesundheitswesen gewidmet ist (Patienten).
Es ist offensichtlich, daß zwischen diesen beiden großen Gruppen, aber sicherlich auch innerhalb der Gruppen, zahlreiche Interessenkonflikte bestehen, die dazu führen können, daß die im Rahmen von Effizienzanalysen zu vergleichenden Gestaltungsalternativen aus der Sicht der unterschiedlichen Gruppen eine jeweils unterschiedliche Rangfolge erhalten.

Wenn eine entscheidungstheoretisch fundierte Effizienzmessung bei multipersonalen Interessenkonflikten nicht auf die Sonderfälle paretooptimaler Lösungen beschränkt bleiben soll, ist daher die Effizienzbetrachtung entweder aus der Sicht jeweils einer bestimmten Gruppe anzustellen oder aber von einer übergeordneten Warte aus, die eine Abwägung der einzelnen Interessen vornimmt. Die Berechtigung und Priorität einzelner Interessen (z.B. Schmerzfreiheit des Patienten, Kosten der Therapie, Einkommen der Ärzte) muß dabei vorgegeben sein. Sie festzustellen, ist nicht Aufgabe der Effizienzanalyse. Hier stellt sich die entscheidende Frage nach der Legitimation der Zielvorgaben für die Effizienzanalyse.

Die gleiche Problematik der interpersonalen Interessenabwägung ergibt sich beim Versuch, im Rahmen der gesellschaftsbezogenen Rechnungslegung von Unternehmen Aussagen über den "gesellschaftlichen Nutzen" oder den "Sozialprofit" des Unternehmens zu machen. Da zur Lösung dieses Problems noch kein überzeugendes Konzept entwickelt werden konnte, was im übrigen nach der zu diesem Thema in der Volkswirtschaftslehre geführten langen Diskussion auch nicht zu erwarten war, ist man dazu übergegangen, unter Verzicht auf eine die konfliktären Gruppeninteressen amalgamierende Nutzenbetrachtung, mit Hilfe von Sozialindikatoren die unterschiedlichen Wirkungen des Unternehmens auf die verschiedenen gesellschaftlichen Gruppen darzustellen. Jeder Gruppe bleibt dann überlassen, für sich einen individuellen Nutzenkalkül anzustellen.

Je niedriger das Komplexitätsniveau der Effizienzbetrachtung ist,desto weniger Interessen müssen im Zielplan des Effizienzmodells berücksichtigt werden. Aus diesem Grunde sind Effizienzanalysen in Teilsystemen des Gesundheitswesens auch leichter durchzuführen als auf der Gesamtsystemebene. Allerdings besteht auf der Teilsystemebene immer das Suboptimierungsproblem.

4.2.2 Effizienzmessung setzt die Operationalisierung der intendierten Sachverhalte ("Ergebnisarten") voraus

Messung ist die Abbildung realer Sachverhalte in Skalen. Effizienzmessung erfordert die Abbildung von Zielerreichungsgraden in Skalen. Dazu ist es erforderlich, daß die intendierten Sachverhalte operational beschrieben werden, damit der Zielerreichungsgrad intersubjektiv eindeutig feststellbar ist. Gerade diese Forderung an eine entscheidungstheoretisch fundierte Effizienzmessung verdeutlicht ein besonderes Problem der Effizienzmessung im Gesundheitswesen. Bis heute sind keine operational formulierten generell gültigen Definitionen der "Gesundheit" des Menschen bekannt. Eine solche Definition beinhaltet notwendigerweise eine Fülle von Wertungen; sie müßte etwa, um ein einfaches Beispiel zu formulieren, angeben, ob ein kürzeres, schmerzfreies Leben oder ein längeres qualvolles Leben mehr "Gesundheit" bedeutet. Die Schwierigkeiten, die ursprünglich verfolgten Ziele des Gesundheitswesens operational zu formulieren, verführen immer wieder dazu, den leichter zu fassenden Mitteleinsatz als Zielgröße in Effizienzüberlegungen zu verwenden und dementsprechend anstatt mit Gesundheitsmaximierungsmodellen mit Kostenminimierungsmodellen zu arbeiten. Es ist viel zu wenig bewußt, daß das Kostenminimierungsdenken im Gesundheitswesen kein Befolgen ökonomischer Prinzipien schlechthin sondern eine Modellvereinfachung darstellt, die allzu leicht zur Suboptimierung führen kann.

4.2.3 Effizienzmessung erfordert die Formulierung von Präferenzen

Die oben dargestellten entscheidungstheoretischen Grundlagen haben deutlich gemacht, daß mit der Angabe der intendierten Sachverhalte (z.B. Kosten, "Gesundheit") in der Regel noch kein ausreichender Beurteilungsmaßstab für die im Rahmen einer Effizienzanalyse zu vergleichenden Alternativen formulierbar ist. Vielmehr ist die Vorziehenswürdigkeit in Art, Intensität, zeitlichem Anfall und Ungewißheit unterschiedlicher Ergebnisausprägungen durch die Formulierung entsprechender Präferenzen anzugeben.

Die operationale Formulierung solcher Präferenzen ist gerade im Gesundheitswesen außerordentlich schwierig. Schon bei einem einzelnen Individuum ändern sich diese Präferenzen im Zeitablauf. So werden etwa der durch eine ungesunde Lebensweise in der Jugend bedingte Verzicht auf Gesundheit im Alter oder das Risiko eines Herztodes von ein und derselben Person (z.B. in Abhängigkeit vom Lebensalter) nicht selten sehr unterschiedlich bewertet. Erst recht auf der Gesamtsystemebene ist die operationale Formulierung der Präferenzen äußerst problematisch. Wie etwa sollen Maßnahmen bewertet werden, die den Ausbruch bestimmter Krankheiten zeitlich vergrößern oder bei denen eine hohe therapeutische Wirksamkeit mit einem hohen Risiko verbunden ist ? Wer ist legitimiert, diese Präferenzen zu formulieren ?

4.3 Effizienzmessung im Gesundheitswesen ist schwierig, weil die Alternativen schwer zu beschreiben sind

4.3.1 Effizienzmessung setzt die Abgrenzung von Alternativen voraus

Der Vergleich von Alternativen im Rahmen von Effizienzanalysen im Gesundheitswesen setzt voraus, daß vollständige Alternativen formuliert werden. So ist etwa beim Vergleich des Erfolges alternativer Verwendungen eines bestimmten Budgets die Vergleichbarkeit der Alternativen nur gewährleistet, wenn bei einer "billigeren" Lösung auch der Erfolg der "gesparten" Mittel berücksichtigt wird. Im Rahmen von betriebswirtschaftlichen Investitionsentscheidungsmodellen wird dieses Problem durch die Berücksichtigung einer Differenzinvestition gelöst. Das bewußtere Nachdenken über Gestaltungsalternativen könnte auch im Gesundheitswesen ein Ansatzpunkt zur Verbesserung der Entscheidungsfindung sein.

4.3.2 Effizienzmessung setzt Informationen über die Ergebnisse alternativer Gestaltungsmaßnahmen voraus

Der Vergleich alternativer Gestaltungsmaßnahmen im Rahmen von Effizienzüberlegungen erfolgt anhand der bei der Wahl der Alternativen zu erwartenden Ergebnisse. Effizienzmessung im Gesundheitswesen setzt daher Informationen über den Zusammenhang von Aktionsparametern (z.B. bestimmte Organisationsformen, Behandlungsmethoden), Umweltsituationen (z.B. unterschiedliche Entwicklung der Morbidität) und Ergebnissen (z.B. Kosten der ambulanten Versorgung, Veränderung des Gesundheitszustandes eines Patienten) voraus. Dieser Zusammenhang ist im Gesundheitswesen oft nur mit großer Unsicherheit formulierbar; wie sich am Beispiel der Beurteilung von Krebsvorsorgeuntersuchungen zeigt, werden nicht selten sich völlig widersprechende Hypothesen vertreten.

5. Schlußbemerkungen

Effizienzüberlegungen können auch im Gesundheitswesen dazu beitragen, die Entscheidungsprozesse der an der Systemgestaltung Beteiligten zu verbessern. Eine valide entscheidungstheoretisch fundierte Effizienz-messung im Gesundheitswesen stellt indes derart hohe Informationsanforderungen an die Modellbenutzer, daß nur in Ausnahmefällen eine echte Effizienzmessung möglich sein dürfte. Das eigentliche Problem der Effizienzmessung stellt sich in der Regel bei der Formulierung der Ziele und Präferenzen, die als normativer Informationsinput in die Effizienzmodelle eingehen müssen. Diese Ziele und Präferenzen lassen sich jedoch weder wissenschaftlich begründen noch läßt sich darüber demokratisch abstimmen. Effizienzmodelle können daher die erforderlichen materialen Entscheidungen verantwortungsbewußter Entscheidungsträger auf allen Ebenen unseres Gesundheitswesens nicht ersetzen. Effizienzmodelle können jedoch u.U. ihre heuristische Kraft in einem Mensch-Modell-Dialog mit diesen Entscheidungsträgern einbringen und dadurch die verantwortliche Entscheidungsfindung der Gestalter unseres Gesundheitswesens unterstützen.

ANSATZPUNKTE UND METHODEN ZUR BEURTEILUNG VON LEISTUNGSFÄHIGKEIT UND WIRTSCHAFTLICHKEIT DER KRANKENHAUSVERSORGUNG

Eichhorn, S.
Deutsches Krankenhausinstitut - Institut in Zusammenarbeit mit der Universität Düsseldorf

I. Einleitung

Zunehmende Nachfrage nach Gesundheitsleistungen auf der einen Seite und Begrenzung der personellen und finanziellen Ressourcen auf der anderen Seite sind der Grund dafür, daß medizinisches Denken und Handeln immer stärker in eine neue Dimension, in die der Ökonomie gerückt ist. In allen Bereichen des Gesundheitswesens - und damit vor allem auch im Bereich des Krankenhauses - wird man heute nicht mehr allein nach maximaler Realisierung des Sachzieles der Patientenversorgung streben können und dürfen, sondern gleichrangig daneben auch das allgemein-formale Wirtschaftlichkeitsprinzip als das Prinzip des ökonomischen Handelns - in der Krankenhausgesetzgebung mit "sparsamer Wirtschaftsführung" bezeichnet - beachten müssen. Die wissenschaftliche Auseinandersetzung mit den Fragen der Anwendung des ökonomischen Prinzips im Gesundheitswesen machen nun den Gesamtbereich dessen aus, was man als "Gesundheitsökonomie" bezeichnet; eingegrenzt auf den Bereich des Krankenhauswesens spricht man auch von "Krankenhausökonomie". Dabei stehen im Mittelpunkt krankenhausökonomischer Überlegungen einmal die Kosten und zum anderen der Nutzen von Krankenhausleistungen. Erfassung, Bewertung, Kontrolle und Vergleich von Krankenhauskosten und Krankenhausleistungen, mithin Fragen von Wirtschaftlichkeit und Leistungsfähigkeit, machen den Hauptinhalt der Krankenhausökonomie aus.

II. Krankenhausökonomische Grundtatbestände

A. Krankenhaus als Betrieb

Für den Mediziner und andere im Gesundheits- und Krankenhauswesen Tätige sind Krankenhäuser Einrichtungen, die dem Erkennen, Heilen, Bessern oder Lindern von Krankheiten, Leiden oder Körperschäden bei den das Krankenhaus aufsuchenden Patienten dienen.

Fragt man den Ökonomen, dann sind Krankenhäuser Organisationen, die Entscheidungen über die Ziele und über den Mitteleinsatz der Krankenhausversorgung treffen, diese Entscheidungen durchsetzen und die Entscheidungsdurchsetzung dann auch kontrollieren. Dabei ergibt sich der Prozeß der Leistungserstellung im Krankenhaus aus dem Zusammenwirken von ärztlichen, pflegerischen, medizinisch-technischen Diensten, Versorgungs- und Verwaltungsdiensten sowie einer Vielzahl von Sachgütern des medizinischen, technischen und wirtschaftlichen Bedarfs, ferner der gesamten Krankenhausanlage mit ihren Gebäuden und ihrer medizinischen, technischen und wirtschaftlichen Einrichtung und Ausstattung. Ergänzt wird diese für jeden Betriebsprozeß, d.h. auch für die Leistungserstellung im Produktionsbetrieb typische Kombination produktiver Faktoren durch das Hinzutreten des sogenannten Humanfaktors "Patient" als dem "Dienstleistungssubjekt" analog dem "Bearbeitungsobjekt" im Produktionsbetrieb.

Davon ausgehend lassen sich die krankenhausökonomischen Grundtatbestände von den Kosten und Leistungen wie folgt definieren: Unter "Kosten" versteht man den in Geld ausgedrückten Einsatz an Personal, Sachgütern und Betriebsmitteln. Ihnen stehen die "Erträge" gegenüber, unter denen man das in Geld ausgedrückte Betriebsergebnis versteht; im Gegensatz dazu wird das mengenmäßige Betriebsergebnis als "Leistung" bezeichnet.

Dabei dürfte auch dem Nicht-Ökonomen einleuchten, daß ein Betrieb im finanziellen Gleichgewicht bleiben muß, daß sich Kosten und Erträge also zumindest entsprechen müssen, wenn ein Betrieb und damit auch ein Krankenhaus seine Aufgaben auf Dauer erfüllen und bestehen will. Dabei ist unerheblich, auf welche Art und Weise dem Krankenhaus die Erträge zufließen, über Leistungsentgelte - sprich Pflegesätze - oder aber auch über Zuschüsse des Bundes, des Landes oder des Krankenhausträgers. Kostendeckung und damit Eigenwirtschaftlichkeit sind mithin die Mindestvoraussetzung für die dauerhafte Aufgabenerfüllung eines Betriebes, auch bei uns im Krankenhaus.

B. Wirtschaftlichkeit und Leistungsfähigkeit als Leitmaximen für den Krankenhausbetriebsprozeß

Auch im Krankenhaus verläuft das betriebliche Geschehen weder mechanisch noch automatisch, sondern beruht auf menschlichen Entscheidungen, die nach bestimmten Prinzipien getroffen werden. Dabei gelten als Leitmaximen für den Ablauf des Krankenhausbetriebsprozesses die für jedes wirtschaftliche Denken und Handeln gültigen Prinzipien von Wirtschaftlichkeit und Leistungsfähigkeit, so wie auch in der Krankenhausgesetzgebung (KHG und BPflV) vorgeschrieben.

1. Wirtschaftlichkeit

Der Begriff des wirtschaftlichen Handelns im Krankenhaus beeinhaltet zweierlei: Einmal die Zielbezogenheit der Krankenhausarbeit, wonach jede Tätigkeit im Krankenhaus auf die angestrebte bedarfsgerechte Versorgung der Bevölkerung mit Krankenhausleistungen auszurichten ist; zum anderen aber die Mittelrelevanz des Leistungserstellungsprozesses, wonach nur diejenigen und jeweils nur so viele personelle, sachliche und finanzielle Mittel eingesetzt werden dürfen, wie es zur Erstellung der durch das Betriebsziel - bedarfsgerechten Versorgung - vorgesehenen Leistungen notwendig ist.

Ob ein Krankenhaus wirtschaftlich arbeitet oder nicht, richtet sich also im wesentlichen danach, ob es ihm gelingt, die angstrebte ärztlich-pflegerische Leistung mit dem geringstmöglichen Mitteleinsatz zu erreichen. Wirtschaftlichkeit ist also nicht identisch mit absoluter Sparsamkeit, mit absolut niedrigen Kosten; Wirtschaftlichkeit bedeutet vielmehr relative Sparsamkeit, relativ niedrige Kosten, wobei die Relativität darin besteht, daß man die Kosten jeweils auf die angestrebte bedarfsgerechte Versorgung bezieht. Nicht das Krankenhaus mit den niedrigsten Kosten arbeitet am wirtschaftlichsten, sondern dasjenige Krankenhaus, das sich bemüht, die in der ärztlich-pflegerischen Zielsetzung festgelegten Leistungen mit einem möglichst geringen Aufwand an Personal, Sachgütern und Betriebsmitteln (Bau, Einrichtung und Ausstattung) zu erreichen[1].

2. Leistungsfähigkeit

a) Leistungsfähigkeit als Ausdruck der Zielerfüllung

Definiert man den Begriff der Leistung als Ausdruck für das Betriebsergebnis, dann beinhaltet der Begriff der Leistungsfähigkeit mithin die Fähigkeit eines Krankenhauses, die in der ärztlich-pflegerischen Zielsetzung vorgegebenen Leistungen zu erbringen und zwar unter Berücksichtigung der jeweils eingesetzten Mittel. Verallgemeinert bedeutet Leistungsfähigkeit mithin das Verhältnis des Mitteleinsatzes zur Zielerreichung. So gesehen ist Leistungsfähigkeit nichts anderes als eine Zweck-Mittel-Relation, wobei es von der Kategorisierung des Zwecks und der Mittel abhängt, welche Art von Leistungsfähigkeit vorliegt.

In der erwerbswirtschaftlich orientierten Unternehmung ist es üblich, die Leistungsfähigkeit in den Kategorien von Erträgen und Aufwendungen darzustellen und am Periodenerfolg (Gewinn oder Verlust) zu messen. Eine derartige Beurteilung der unternehmerischen Leistungsfähigkeit ist insofern gerechtfertigt, als für die Unternehmung der Gewinn die zentrale Zielgröße darstellt und damit der Periodenerfolg als Zielerfüllungsgrad für die unternehmerische Leistungsfähigkeit angesehen werden muß.

Analysiert man daraufhin den Krankenhausbetrieb, dann zeigt sich, daß der Gewinn als Indikator und die Gewinnhöhe als Kriterium für die Leistungsfähigkeit des Krankenhauses ohne jede Aussagefähigkeit ist. Ausgehend von der Definition, daß Leistungsfähigkeit die Möglichkeit kennzeichnet, gesetzte Ziele zu erreichen, ergibt sich im Bereich des Krankenhauswesens die Leistungsfähigkeit aus der Fähigkeit des Krankenhauses, die zur bedarfsgerechten Versorgung der Bevölkerung seines Einzugsgebietes medizinisch zweckmäßigen und ausreichenden Krankenhausleistungen zu erbringen und damit als eigentliches Ziel der Krankenhausarbeit eine Verbesserung des Gesundheitszustandes der das Krankenhaus aufsuchenden Patienten zu bewirken. Will man also die Leistungsfähigkeit von Krankenhäusern beurteilen, dann muß man sich bemühen, das Oberziel des Krankenhauses "Deckung des Bedarfs der Bevölkerung an Krankenhausleistungen" zu operationalisieren, d.h. nachprüfbar zu gestalten. Ausgehend von dem institutionellen Sinn oder Zweck des Krankenhauses, den Gesundheitszustand der Bevölkerung zu verbessern, ist zu fragen, welche Leistungen ein Krankenhaus erbringen muß und wie diese Leistungen im einzelnen aussehen sollen.

Obwohl die Krankenhauspraxis und hier wiederum vor allem die Krankenhausmedizin größtes Interesse daran haben dürfte, die Leistungsfähigkeit der Krankenhäuser im Hinblick auf die Erfordernisse von Daseinsvorsorge, Gesundheitsfürsorge und Krankenversorgung zu definieren und zu demonstrieren, legen Krankenhäuser bis heute lediglich Rechnung in der herkömmlichen Form entweder der öffentlichen Verwaltung oder der privaten Erwerbswirtschaft, ermitteln mithin ein kamerales oder kaufmännisches Betriebsergebnis. In Erkenntnis der hierdurch offensichtlich auftretenden Mängel und Probleme bemühen sich gegenwärtig vor allen Dingen der Staat, aber auch die Krankenkassen darum, die Diskrepanz zwischen bedarfswirtschaftlicher Zielsetzung einerseits sowie öffentlicher und erwerbswirtschaftlicher Rechnungslegung andererseits dadurch zu überbrücken, daß sie vom Krankenhaus "Eigenwirtschaftlichkeit" verlangen und dazu das Krankenhaus nach "kaufmännischen Grundsätzen", d.h. erwerbswirtschaftlich-privatwirtschaftlich geführt wissen wollen. Derartige Vorstellungen und Denkungsweisen, das Kostendeckungsprinzip zum Hauptziel der Krankenhausarbeit zu deklarieren und damit auf den ersten Blick betriebswirtschaftlichen Erfordernissen zu entsprechen, haben im Zusammenhang mit den Diskussionen um Kostendämpfung immer mehr an Bedeutung gewonnen. Sie sehen dann vornehmlich die Kosten und damit die gesamtwirtschaftlichen Lasten der Krankenhausversorgung, vernachlässigen aber die Leistungen und damit den gesamtwirtschaftlichen Nutzen. Ohne sich dessen immer bewußt zu sein, begreifen sie das Krankenhaus als Selbstzweck. Verfolgt man die Diskussionen um die Weiterentwicklung der Krankenhausfinanzierung, dann kann man sich des Eindrucks nicht erwehren, daß man an vielen Stellen - bei den zuständigen Behörden des Bundes und der Länder, bei Krankenkassen, aber auch bei Buchhaltungs- und Kostenrechnungsperfektionisten in den Krankenhäusern - die öffentliche, bedarfswirtschaftlich-gemeinnützige Aufgabenstellung des Krankenhauses zu vernachlässigen und von der betrieblichen Zielsetzung abzutrennen beginnt und bestrebt ist, eine Einheit von Zielsetzung des Krankenhauses und kaufmännischer Rechnungslegung unter dem erwerbswirtschaftlich-privatwirtschaftlichen Vorzeichen von Kostendeckung und Eigenwirtschaftlichkeit herzustellen. Alle diese Bemühungen zielen letzlich und endlich darauf ab, mit Hilfe einer immer stärker ins Detail gehende Kostenrechnung das Problem des kostendeckenden und damit "richtigen" Pflegesatzes als Indikator für die zur primären Zielsetzung deklarierten Kostendeckung und Eigenwirtschaftlichkeit lösen zu können. Dabei scheint die ureigene Leistung des Krankenhauses immer mehr in den Hintergrund zu treten. Hat man dagegen die de facto ärztlich-pflegerisch determinierte Zielsetzung des Krankenhausbetriebes im Auge, dann ist das traditionelle Rechnungswesen für den Nachweis der Zielerfüllung und damit der Leistungsfähigkeit von Krankenhäusern völlig ungeeignet. Hierzu bedarf es ergänzender Informationen über alle diejenigen Leistungskategorien, die zwar durch die betriebliche Bestätigung des Krankenhauses aufgelöst, bisher aber in dem Krankenhausrechnungswesen nicht erfaßt werden. So gesehen ist es eine dringende Notwendigkeit, daß die nicht in geldlichen Erträgen und Aufwendungen zum Ausdruck kommende Leistungsfähigkeit von Krankenhäusern operational definiert, erfaßt und belegt werden kann. Dabei ist es primär auf den ständigen Kampf um kostendeckende Pflegesätze und damit um Eigenwirtschaftlichkeit zurückzuführen, daß sich die Krankenhäuser nur schwer von der erwerbswirtschaftlich-privatwirtschaftlichen Gedankenwelt der Erträge und Aufwendungen abwenden und in den bedarfswirtschaftlichen Kategorien von Leistungen, Nutzen und Kosten denken lernen. Sicher aber dürfte sein, daß die Leistungsbereitschaft der Krankenhäuser in dem Maße wächst, wie es gelingt, Kriterien für die Leistungsfähigkeit der Krankenhausversorgung zu entwickeln.

b) Antinomie zwischen einzelwirtschaftlicher und gesamtwirtschaftlicher Leistungsfähigkeit

Die Leistungsfähigkeit eines Krankenhauses kann in zweierlei Hinsicht betrachtet werden, einmal aus der Sicht des einzelnen Krankenhauses und zum anderen hinsichtlich seiner gesamtwirtschaftlichen Wirkungen im Rahmen des Gesundheits-, Sozial- und Gemeinwesens. Zwischen der einzelwirtschaftlichen Leistungsfähigkeit des Krankenhauses im Sinne von erzielter Kostendeckung und Eigenwirtschaftlichkeit und der gesamtwirtschaftlichen Leistungsfähigkeit im Sinne einer bedarfsgerechten Versorgung der Bevölkerung bestehen gewisse Wechselbeziehungen, die diese doppelte Betrachtungsweise erschweren. Ausgehend von der einzelwirtschaftlichen Leistungsfähigkeit des Krankenhauses im Hinblick auf ein befriedigendes Ertrags- und Aufwandsverhältnis bemüht sich das Krankenhaus primär um Eigenwirtschaftlichkeit. Die Folgen davon können sein: Erhöhung der Belegung durch unnötige vollstationäre Versorgung und überhöhte Verweildauer, Forderung nach Erhöhung der Pflegesätze oder auch Leistungsverschlechterung. Sieht man dagegen die gesamtwirtschaftlichen Aspekte der Leistungsfähigkeit des Krankenhauses, dann geht es ausschließlich darum, den Gesundheitszustand der das Krankenhaus aufsuchenden Patienten zu verbessern, und zwar unter möglichst geringem Mitteleinsatz (vor allem: abgestufte Versorgungsintensität, Begrenzung der Verweildauer, wirtschaftlicher Einsatz von Personal, Sachgütern und Betriebsmitteln). Die Konsequenzen eines aus dem Zwang zur Eigenwirtschaftlichkeit folgenden einzelwirtschaftlichen Verhaltens für die gesamtwirtschaftliche Leistungsfähigkeit des Krankenhauses sind mithin evident: Das Krankenhaus kann sich veranlaßt sehen, seinen öffentlichen Auftrag - um dessentwillen es überhaupt gegründet worden ist und betrieben wird - in wesentlichen Teilen zu vernachlässigen und die Institution Krankenhaus vor ihre Funktion zu setzen. Die Patienten als die Leistungsempfänger interessieren dann lediglich als Marktteilnehmer, als extern Betroffene; die Bevölkerung des Einzugsgebietes wird nur noch gesehen unter der Sicht des potentiellen Patienten.

Die Frage nach dem optimalen Verhältnis von einzelwirtschaftlicher und gesamtwirtschaftlicher Leistungsfähigkeit läßt sich nur dahingehend beantworten, daß der Gesamtnutzen der Krankenhausaktivitäten maximiert werden soll, eine Forderung, die auf eine Maximierung des Gesundheitsbeitrages des einzelnen Krankenhauses bei gleichzeitig angemessener Berücksichtigung der Eigenwirtschaftlichkeit hinausläuft. Insofern dürfen auf Kostendeckung ausgerichtete Denkweisen von Krankenhäusern nicht nur kritisiert werden. Einzelwirtschaftliche, auf Erwerb und Kostendeckung ausgerichtete Überlegungen sind vielmehr auch für Krankenhäuser von Bedeutung, jedoch nicht um ihrer selbst willen, sondern einzig und allein wegen ihres Einflusses auf die Optimierung der Gesamtleistungsfähigkeit. Einwendungen gegen ein solches Denken in Marktkategorien (Kosten und Erträgen) bei Krankenhäusern können nur insofern erhoben werden, als das Streben nach Eigenwirtschaftlichkeit zu einer Vernachlässigung der medizinisch determinierten gesamtwirtschaftlichen Grundanliegen führen. Soweit das nicht der Fall ist, sind beide Komponenten der Leistungsfähigkeit - die einzelwirtschaftliche und die gesamtwirtschaftliche Komponente - für die Beurteilung der Krankenhausaktivitäten unerläßlich.

Diese doppelte Betrachtungsweise der Leistungsfähigkeit der Krankenversorgung ist der Grund dafür, daß es für ein Krankenhaus nicht einfach ist, seine Leistungsfähigkeit unter Beweis zu stellen. Die mit äußersten Anstrengungen erreichte Kostendeckung, nicht selten aber auch anzutreffende Verlustsituationen, lassen sich mit den mehr oder weniger hohen Rentabilitätsziffern von Industrie-Unternehmen nicht vergleichen. Für den Nachweis der gesamtwirtschaftlich-relevanten, ärztlich-pflegerischen Zielerfüllung fehlt bisher jeder Anhaltspunkt; es bedarf hier noch der theoretischen Entwicklung und der empirischen Fundierung eines entsprechenden Rechenwerkes. Von seiten der Wissenschaft sind hierzu bisher nur Einzelbeiträge geleistet worden. Die Betriebswirtschaftslehre befaßt sich vornehmlich mit der erwerbswirtschaftlichen Unternehmung und deren Zielen; die Volkswirtschaftslehre hat die Bedeutung des Gesundheits- und Krankenhauswesens noch nicht voll erkannt; die Rechtswissenschaft ist für Fragen der Leistungsfähigkeit von Krankenhäusern weitgehend unzuständig; die Verwaltungswissenschaft ist um die Lösung der Probleme der öffentlichen Verwaltung bemüht und kaum in der Lage, sich darüber hinaus anderer Randfragen wie der von Krankenhausbetrieben anzunehmen, abgesehen davon, daß sich das Krankenhaus gegenwärtig gerade darum bemüht, sich aus dem Bereich der Verwaltung auszuklammern. Die Medizin hat es bisher nicht für notwendig erachtet, über Zielerfüllungsgrad und Qualität medizinischer Aktivitäten ernsthaft nachzudenken. Erst unter dem massiven, von Kostenüberlegungen ausgehendem Druck der Öffentlichkeit beginnt man jetzt nach Ansatzpunkten zu suchen, die Qualität und Effizienz der Medizin nachzuweisen. Die Krankenhauspraxis selbst ist mit der Suche nach Kriterien für ihre auf das Gesundheitswesen bezogene Leistungsfähigkeit überfordert. Die bezüglich der gesamtwirtschaftlichen Zielsetzung legitimierten politischen Instanzen des Bundes und der Länder haben zwar die Problematik erkannt, vermögen aber die gesamtwirtschaftlich öffentlichen Aufgaben des Krankenhauswesens nicht operational zu formulieren. Das mag vor allem daran liegen, daß man zu wenig über die Voraussetzungen und Wirkungen der Krankenhausaktivitäten informiert ist, sich nicht festlegen will oder nicht einigen kann und etwaige Widerstände beim Durchsetzen von Zielvorgaben fürchtet.

Keinesfalls kann man dem Krankenhausmanagement mangelndes Interesse an einer größtmöglichen Leistungsfähigkeit der Krankenhausversorgung unterstellen. Die Erfahrungen lassen es jedoch zweifelhaft erscheinen, ob die Krankenhausführungskräfte von sich aus und allein in der Lage sind, die einzel- und gesamtwirtschaftlichen Komponenten der Leistungsfähigkeit der Krankenhausversorgung zu artikulieren und zu konkretisieren. Vor allem die gesamtwirtschaftliche Aufgabenstellung wird vielfach von berufspolitischen, verbandspolitischen oder individuellen Wunschvorstellungen geprägt sein, bleibt deshalb in der Regel recht vage und abstrakt, ist vieldimensional und von daher in sich widersprüchlich, instabil und nicht konfliktfrei.

III. Systemorientierter Ansatz zur Kategorisierung von Leistungsfähigkeit und Wirtschaftlichkeit der Krankenhausversorgung

Bezugspunkt für die Aufgabenerfüllung im einzelnen Krankenhaus sind die Bestimmungen der Krankenhausgesetzgebung. Ausgehend vom Bedarf der Region an Krankenhausversorgung sind danach die medizinisch zweckmäßigen und ausreichenden Krankenhausleistungen bei sparsamer Wirtschaftsführung zu erbringen.

Im allgemeinen ist es heute üblich, die Leistungen des Krankenhauses (output) sowohl mit der Zahl der geleisteten Pflegetage als Summe der auf den Unterbringungstat projizierten Tagesleistung am Patienten als auch mit der Zahl der Einzelleistungen im Bereich von Diagnostik, Therapie, Pflege- und Hotelversorgung zu definieren. Input sind bei dieser Betrachtungsweise die eingesetzten Produktivfaktoren. Davon ausgehend, konzentriert sich die Beurteilung der Krankenhausaktivitäten, soweit es die Zielerfüllung betrifft, auf eine Dokumentation der geleisteten Pflegetage, gegebenenfalls ergänzt durch Art und Zahl der erbrachten Einzelleistungen. Im Hinblick auf die Beurteilung der sparsamen Wirtschaftsführung beschränkt man sich auf eine Kontrolle, ob und inwieweit die im Pflegetag gebündelten Einzelleistungen mit einem möglichst geringen Einsatz von Arbeitsleistungen, Sachgütern und Betriebsmitteln erbracht worden sind.

Diese Reduzierung des Leistungsbegriffes im Krankenhaus auf Pflegetage und Einzelleistungen läßt sich jedoch dann nicht mehr aufrechterhalten, wenn man den Humanfaktor "Patient" in den Betriebsprozeß des Krankenhauses einbezieht. Damit wird deutlich, daß die spezifische Leistung des Krankenhauses nicht in der Erbringung von Unterbringungstagen, Röntgenaufnahmen, Laboratoriumsuntersuchungen oder auch Operationen besteht, sondern primär darin, den Gesundheitszustand der das Krankenhaus aufsuchenden Patienten im positiven Sinne zu beeinflussen. Dabei ergibt sich der Veränderungswert aus einem Vergleich des Status des Patienten (z.B. definiert als krank, pflegebedürftig, rehabilitationsbedürftig, gestört im Allgemeinbefinden), gerechnet vom Anfang bis Ende des Krankenhausaufenthaltes. Primärleistung des Krankenhausbetriebsprozesses ist mithin die Veränderung des Gesundheitszustandes des Patienten (z.B definiert als gebessert oder geheilt, voll- oder teilreaktiviert, voll- oder teilrehabilitiert, verbessert oder wiederhergestellt). Aus gesamtwirtschaftlicher Sicht kann man die Primärleistung des Krankenhauses auch als Gesundheitskapitalbildung bezeichnen (Gesundheitskapital als Teilbereich des Humankapitals). Primärer Mitteleinsatz sind in diesem Zusammenhang die Pflegetage und damit die vielen Einzelleistungen im Bereich von Diagnostik, Therapie, Pflege- und Hotelversorgung. (In der Terminologie der Kostenrechnung entspricht der primäre Mitteleinsatz den innerbetrieblichen Leistungen.)

Der Sekundärbereich des Krankenhausbetriebsprozesses bezieht sich dann auf die Erstellung der Pflegetage und aller Einzelleistungen, die aus dieser Sicht als Sekundärleistungen zu bezeichnen sind. Sekundärer Mitteleinsatz ist in diesem Zusammenhang die Vielzahl der eingesetzten Arbeitsleistungen, Sachgüter und Betriebsmittel in ihrer krankenhausspezifischen Ausbildung und Zusammensetzung. (In der Terminologie der Kostenrechnung entspricht der sekundäre Mitteleinsatz den Kosten).

Sieht man diese Zweistufigkeit des Krankenhausbetriebsprozesses, dann lassen sich Leistungsfähigkeit und Wirtschaftlichkeit der Krankenhausversorgung wie folgt definieren:

Unter Leistungsfähigkeit der Krankenhausversorgung versteht man sowohl den Grad der Zielerreichung (Behandlungsergebnis, ausgedrückt durch die Veränderung des Gesundheitszustandes des Patienten) als auch die Angemessenheit von Art und Umfang der im Bereich von Diagnostik, Therapie, Pflege und Hotelversorgung erbrachten Einzelleistungen im Hinblick auf die Zielerreichung (Leistungsadäquanz und -relevanz des Behandlungsprozesses).

Davon ausgehend läßt sich das Gesamtsystem von Leistungsfähigkeit und

Wirtschaftlichkeit der Krankenhausversorgung wie folgt kategorisieren:

1) Leistungsfähigkeit

a) Definition des Leistungszieles des Krankenhauses, sowohl im Hinblick auf den einzelnen Patienten als auch im Hinblick auf seine Umwelt.

b) Erfassung und Dokumentation des Behandlungsergebnisses.

c) Analyse und Beurteilung des Behandlungsergebnisses anhand des Leistungszieles.

d) Aufstellung von Kriterien für den Ablauf des Behandlungsprozesses - Standards für Art, Umfang und Ablauf von Diagnostik und Therapie, Pflege und Hotelversorgung.

e) Registrierung und Dokumentation des Behandlungsprozesses - Art, Umfang und Ablauf der für den Patienten erbrachten Einzelleistungen im Bereich von Diagnostik, Therapie, Pflege und Hotelversorgung.

f) Analyse und Beurteilung des Behandlungsprozesses anhand der Ablaufkriterien.

Dabei beinhalten die Punkte a) bis c) die Beurteilung der Zielerreichung, die Punkte d) bis f) die Beurteilung von Adäquanz und Relevanz des Behandlungsprozesses. Zusammengenommen läßt sich anhand der Punkte c) bis f) die Leistungsfähigkeit des Krankenhausbetriebsprozesses beurteilen.

2) Wirtschaftlichkeit

a) Aufstellen von Kennzahlen für den Verbrauch an Produktivfaktoren (Arbeitsleistungen, Sachgüter und Betriebsmittel) zur Erstellung der Sekundärleistungen.

b) Ermitteln des Verbrauchs an Produktivfaktoren im Sekundärbereich der Leistungserstellung.

c) Analyse und Beurteilung des Leistungserstellungsprozesses anhand von Kennzahlen für den Verbrauch an Produktivfaktoren.

Dabei beinhalten die Punkte a) bis c) die Beurteilung der Angemessenheit des Faktoreinsatzes und damit der Wirtschaftlichkeit des Leistungserstellungsprozesses.

Das Gesamtsystem von Leistungsfähigkeit und Wirtschaftlichkeit der Krankenhausversorgung unterscheidet mithin drei Kategorien:

1) Grad der Zielerreichung,
2) Leistungsadäquanz des Behandlungsprozesses,
3) Mitteladäquanz des Leistungserstellungsprozesses.

IV. Hinweise zur Beurteilung von Leistungsfähigkeit und Wirtschaftlichkeit

A. Beurteilung des Zielerreichungsgrades

1. Probleme der patienten- und umweltbezogenen Zieldefinition

Abgeleitet aus dem Hauptziel der Krankenhausarbeit ist das Leistungserstellungsziel auf eine positive Veränderung des Gesundheitszustandes der das Krankenhaus aufsuchenden Patienten gerichtet. Die in diesem Zusammenhang auftretenden Schwierigkeiten bestehen einmal darin, daß der Begriff der Gesundheit nur sehr schwer zu definieren ist. Die Weltgesundheitsorganisation definiert Gesundheit wie folgt: "Health is a state of complete physical, mental and social well-being and not merely the absence of disease or infirmity". An anderer Stelle wird der Gesundheitszustand mit dem Grad der funktionellen Aktivität definiert (von der Fähigkeit "alles zu tun" bis zur "Bettlägerigkeit") oder aber mit den sogenannten fünf D's - death, disease, disability (both social and physical), discomfort and dissatisfaction[2)].

Von derartigen Definitionen für den Begriff "Gesundheit" ausgehend ist es natürlich sehr schwer, das Leistungsziel des Krankenhauses exakt zu definieren und davon ausgehend den Grad der Zielerreichung zu messen. Ausdrücke wie "bestmögliche Versorgung der Patienten" oder "bestmögliche Wiederherstellung der Gesundheit der Patienten" erweisen sich in diesem Zusammenhang als Leerformel. Aus diesem Grunde hat man versucht, Gesundheitsindikatoren (Health Status Indicators - HSI) zu entwickeln. Aufgabe dieser Gesundheitindikatoren ist es, das Oberziel "bestmögliche Patientenversorgung", das sich nicht in eindeutig meßbaren Größen ausdrücken läßt, in eine Reihe von operationalen Unterzielen aufzulösen, anhand derer sich Veränderungen im Gesundheitszustand des Patienten messen lassen[3)].

Die in diesem Zusammenhang auftretenden Probleme verschärfen sich dann, wenn man das insgesamt mögliche Leistungsspektrum eines Krankenhauses in Betracht zieht. Geht es wirklich, mehr vordergründig, nur um das Erkennen, Heilen, Bessern oder Lindern der jeweiligen Krankheit im Einzelfall oder aber sollen gleichzeitig die psychosomatischen, sozialmedizinischen, sozialpflegerischen Belange sowie Aufgaben der Prävention und Rahabilitation Berücksichtigung finden und in das Leistungsziel des Krankenhauses integriert werden.

Noch schwieriger werden Zieldefinition und Kontrolle der Zielerreichung, wenn man neben dem Gesundheitszustand des einzelnen Patienten auch den Gesundheitsstatus der Umwelt miteinbezieht. Gehen wir davon aus, daß "community health status is the culminating point of all that goes into health care"[4], dann gehört es mit zu den Aufgaben des Krankenhauses, den Gesundheitsstatus der Umwelt zu verbessern. Dabei dürfte unbestritten sein, daß bei voller Anerkennung der zu postulierenden Präferenz des Individuums die gesellschaftsbezogenen Aspekte der Zielsetzung der Krankenhaus- und Gesundheitsleistungen eine immer größere Rolle spielen und damit sowohl in die Zieldefinition als auch in die Kontrolle der Zielerreichung miteinbezogen werden müssen.

2. Lösungsansätze für eine Beurteilung des Zielerreichungsgrades

Die Schwierigkeiten, die Veränderungen des Gesundheitszustandes der Patienten einschließlich ihrer gesellschaftlichen Auswirkungen exakt und operational zu definieren und zu messen, sind der Grund dafür, daß man bisher im allgemeinen bei den Überlegungen um den Krankenhausbetriebsprozeß die Veränderungen des Gesundheitsstatus der Patienten nicht als eine Variable, sondern als eine Konstante angesehen hat. Mit anderen Worten: Im Mittel aller behandelten Patienten hat man eine nicht genau definierte Besserung des Krankheitszustandes als gegeben unterstellt, ohne für den Einzelfall das Behandlungsziel exakt zu definieren und den Grad der Zielerreichung zu messen. Es leuchtet ein, daß sich bei einer derartigen Betrachtungsweise der Kontrolle die Zielerreichung auf die Zahl der versorgten Patienten reduziert.

In dem Bemühen, diese zugegebenermaßen sehr groben und ungenauen Zielüberlegungen zu konkretisieren, bieten sich folgende Wege an:

1. Aufstellung von Patientenprofilen, sowohl in Form von Krankheitsartenprofilen als auch in Form von soziografischen Profilen (Alter, Geschlecht, Familienstand, Wohngemeinschaft, berufliche und soziale Stellung der Patienten usw.).

Patientenprofile sollen eine Antwort geben auf die Frage: Welche Patientenkategorien sind behandelt worden?

2. Dokumentation der Veränderungen im Krankheits- oder Gesundheitszustand der Patienten im Hinblick auf sein physisches, geistiges und soziales Wohlbefinden.

Die Befund- und Ergebnisdokumentation soll eine Antwort geben auf die Frage: Was hat der Behandlungsprozeß letztlich bewirkt?

Die in diesem Zusammenhang notwendigen Informationen lassen sich aus einer entsprechenden Auswertung der für alle Patienten routinemäßig geführten Krankenakten relativ leicht gewinnen.

B. Beurteilung der Leistungsadäquanz des Behandlungsprozesses

Voraussetzung für eine systematische Beurteilung des Behandlungsprozesses im Hinblick auf die Angemessenheit von Leistungsquantität und -qualität ist die Darstellung der personellen und apparativen Ressourcen sowie die regelmäßige Dokumentation und Darstellung des Ablaufes von Diagnostik, Therapie und Pflege und der dabei verordneten Leistungen. Dabei ist unabdingbare Voraussetzung, daß eine derartige Beurteilung des Behandlungsprozesses im Rahmen der ärztlichen Selbstverwaltung mitteilt (Peer Review).

Die Mehrzahl der Beurteilungsverfahren des Behandlungsprozesses im Hinblick auf Leistungsadäquanz sind retrospektiv organisiert, bekannt unter der Bezeichnung "Medical Audit". Eine erste Variante des Medical Audit besteht darin, die Dokumentation des Behandlungsverlaufes zum Gegenstand von internen Fachdiskussionen im Ärztekollegium zu machen. Werden von einzelnen Ärzten besondere Verfahren extrem häufig angewandt, so werden diese Abweichungen diskutiert, analysiert und zur Klärung gebracht. Beurteilungsbasis für die Adäquanz und Relevanz in Diagnostik und Therapie ist das allgemeine berufliche Wissen und die Erfahrungen aller im Ärztekollegium vertretenen Ärzte (implizite Kontrolle).

Eine mehr direktere Variante der Kontrolle des Behandlungsprozesses besteht darin, daß jeden Monat aus der Summe aller behandelten Patienten jedes Arztes eine oder auch mehrere Krankengeschichten nach dem Zufallsprinzip gezogen werden. Diese Krankengeschichten werden anonym an alle Ärzte verteilt, die die Diagnostik, die angewandten therapeutischen Verfahren sowie den Behandlungsverlauf schriftlich zu begutachten haben. Diese schriftlichen Gutachten werden anschließend von einer ärztlichen Kommission gesichtet. Bei auffallenden Abweichungen vom Behandlungs- und Leistungsprofil wird der jeweilige Fall - immer noch anonym - in der Gruppe besprochen. Beurteilungsbasis für die Relevanz und Adäquanz der diagnostischen, therapeutischen und pflegerischen Maßnahmen sind von der Gruppe selbst aufgestellte Behandlungs- und Leistungsprofile für einzelne Krankheitsarten oder Gruppen von Krankheitsarten (explizite Kontrolle). Das Erarbeiten und Aufstellen derartiger Kriterien für den Behandlungsprozeß wird dadurch erleichtert, daß die Patienten- und Leistungsdokumentation in einem zentralen Computerprogramm ausgewertet wird. Auf diese Weise werden die Ärzte im einzelnen Krankenhaus auch über die Behandlungserfahrungen und Behandlungsnormen anderer Ärzte informiert.

Es leuchtet ein, daß die Schwierigkeiten einer derartigen Beurteilung des Behandlungsprozesses in der Erarbeitung von Kriterien für Adäquanz und Relevanz der Leistungen sowie für den Ablauf des Behandlungsprozesses bestehen. Die Erfahrungen im Ausland, vor allem in den USA aber zeigen, daß das Aufstellen von derartigen Kriterien ein bedeutsamer Lernprozeß für die Krankenhausärzte ist und auf Dauer gesehen wesentlich zu einer Qualifizierung der Behandlung und zu einer Begrenzung des Leistungsumfanges beitragen kann. Es erübrigt sich, darauf hinzuweisen, daß derartige Kriterien für Behandlungs- und Leistungsprofile ständig revidiert und den sich ändernden Gegebenheiten angepaßt werden müssen. Naturgemäß hängt die Effizienz aller dieser Methoden, den Ablauf des Behandlungsprozesses zu beurteilen, davon ab, ob und inwieweit aus dem Beurteilungsergebnis Konsequenzen gezogen werden, die zu einer Änderung der gegenwärtigen Situation führen (z.B. Fortbildung der Ärzte, verstärkte Beratung und Anleitung jüngerer Ärzte, Korrektur der aufgestellten Kriterien und Profile).

Ausgelöst durch die Bemühungen um Kostenbegrenzung einerseits sowie um Beurteilung und Sicherung der Qualität der Krankenhausversorgung andererseits, beginnt man in der BRD erst jetzt, sich auch für die Leistungsadäquanz des Behandlungsprozesses zu interessieren. Nach umfangreichen theoretischen Vorarbeiten beabsichtigt das Deutsche Krankenhausinstitut gemeinsam mit der Deutschen Gesellschaft für Chirurgie und dem Institut für medizinische Informationsverarbeitung, Statistik und Biomathematik der Universität München Pilotstudien durchzuführen und zwar wie folgt: Für ausgewählte Krankheitsarten werden in etwa 10 Krankenhäusern Daten über die vorhandenen Ressourcen, über den Behandlungsprozeß sowie über das Behandlungsergebnis erhoben. Die erfaßten Daten werden überregional ausgewertet und stehen sowohl dem einzelnen Krankenhaus als auch einer von der Deutschen Gesellschaft für Chirurgie ausgewählten Beraterkommission zur Verfügung. Die Beraterkommission sichtet die Informationen über die einzelnen Krankenhäuser, beurteilt sie im Hinblick auf die Angemessenheit der Qualität der medizinischen Versorgung und diskutiert die abweichenden Ergebnisse mit dem jeweiligen Krankenhaus durch. In diesem Zusammenhang sollen neben fehlenden und unzulänglichen Ressourcen (Personal, Einrichtung und Ausstattung) auch die Leistungsadäquanz im prozessualen Ablauf von Diagnostik und Therapie beurteilt werden.

Die Bemühungen, die Leistungsadäquanz des Behandlungsprozesses zu beurteilen, konzentrieren sich mithin auf folgende Maßnahmen:

1) Aufstellen von Mindestanforderungen für die personellen und apparativen Ressourcen.

Die Mindestanforderungen sollen eine Antwort geben auf die Frage: Welches Personal und welche Einrichtungen sind für eine medizinisch-zweckmäßige und ausreichende Patientenbehandlung erforderlich?

2) Aufstellen von Behandlungs- und Leistungsprofilen für einzelne Krankheitsarten oder Gruppen von Krankheitsarten.

Behandlungs- und Leistungsprofile sollen eine Antwort geben auf die Frage: Welche medizinischen und pflegerischen Leistungen müssen für die Patienten erbracht werden?

3) Dokumentation des Behandlungsprozesses mit Hilfe einer detaillierten Leistungsrechnung.

Die Leistungsrechnung soll eine Auskunft geben auf die Frage: Welche medizinischen und pflegerischen Leistungen sind für den Patienten erbracht worden?

C. Beurteilung der Mitteladäquanz des Leistungserstellungsprozesses

Voraussetzung für eine Beurteilung der Mitteladäquanz und damit der Wirtschaftlichkeit der Leistungserstellung ist die Erfassung und Darstellung des Verbrauchs an Arbeitsleistungen, Sachgütern und Betriebsmitteln zum Zwecke einer Verbrauchsanalyse anhand von Kennzahlen. Es geht also um einen Vergleich der entstandenen Kosten entweder zu den Ist-Kosten des eigenen Krankenhauses aus der Vergangenheit, zu den Ist-Kosten anderer Krankenhäuser aus der Vergangenheit oder Gegenwart oder zu Norm-, Standard- oder Richtkosten, jeweils mit dem Ziel, die Kostenentwicklung und damit auch die Wirtschaftlichkeit der Leistungserstellung zu beeinflussen.

Von diesem Informationsbedarf ausgehend lassen sich für die Ausgestaltung der Kostenrechnung folgende Grundsätze aufstellen:

1. Die Kontrolle einer Kostenart lohnt sich nur dann, wenn man ihren Verbrauch auch messen und von seiten der Krankenhaus- oder Bereichsleitung auf den Verbrauch der Kostenart Einfluß nehmen kann.

2. Eine Kostenbeeinflussung ist nur dort möglich, wo die Kosten entstehen, d.h. an den einzelnen Leistungsstellen und Arbeitsplätzen.

3. Zum Zwecke der Kostenkontrolle bedarf es mithin einer Zurechnung der verschiedenen Kostenarten zu den Kostenstellen gemäß dem Verursachungsprinzip. Dabei ist eine Kostenzurechnung auf die Kostenstellen nur insoweit erforderlich, als die Kostenbestandteile an den jeweiligen Kostenstellen erfaßt, gemessen und beeinflußt werden können.

4. Werden die Gesamtkosten einer Kostenstelle ermittelt und ausgewiesen, dann bedarf es einer Trennung nach von der Leistungsstelle beeinflußbaren und nicht beeinflußbaren Kostenbestandteilen; denn Leitung und Personal der einzelnen Leistungsstellen müssen darüber informiert sein, welche Kostenbestandteile von ihren Verhaltensweisen beeinflußt werden können.

5. Davon ausgehend wird es zum Zwecke der Kontrolle der Wirtschaftlichkeit der Leistungserstellung ausreichen, die Kostenstellenrechnung in Form einer gezielten Teilkostenrechnung zu führen (gezielt = nur bestimmte Kostenstellen; Teilkostenrechnung = nur bestimmte Kostenarten). Mit anderen Worten, man sollte an den einzelnen Kostenstellen Kostenarten nur dann erfassen, wenn sie diesen Kostenstellen direkt zurechenbar sind und ihr Verbrauch dort erfaßt, gemessen und beeinflußt werden kann.

6. Im Hinblick darauf, die Personal- und Sachkosten zu analysieren und zu beurteilen, bedarf es des Aufbaues eines allgemeingültigen Kennzahlensystems für den Personal- und Materialeinsatz. Seine Anwendung bei der Beurteilung der Wirtschaftlichkeit des Leistungserstellungsprozesses setzt jedoch voraus, daß feststeht, von welchen Randbedingungen diese Kennzahlen ausgehen (z.B. Leistungsumfang - hier auch Angaben zur Verweildauer -, Leistungsqualität, organisatorische und technische Gegebenheiten, Qualifikation des Personals).

V. Schlußbemerkung

Die bisherigen Diskussionen um Wirtschaftlichkeit und Leistungsfähigkeit der Krankenhausversorgung erschöpfen sich vielfach in Leerformeln oder unbewiesenen Behauptungen. Eine wissenschaftliche Durchdringung der mit Wirtschaftlichkeit und Leistungsfähigkeit verbundenen Problematik verdeutlicht das Gesamtsystem mit drei Kategorien: Grad der Zielerreichung - Leistungsadäquanz des Behandlungsprozesses - Mitteladäquanz der Leistungserstellung.

Dabei machen Grad der Zielerreichung und Leistungsadäquanz des Behandlungsprozesses zusammengenommen die Leistungsfähigkeit des Krankenhauses aus, während die Mitteladäquanz der Leistungserstellung Ausdruck der Krankenhaus-Wirtschaftlichkeit ist. Zur Beurteilung der Wirtschaftlichkeit reicht das traditionelle Instrumentarium der Betriebswirtschaftslehre aus, nicht dagegen zur Beurteilung der Leistungsfähigkeit. Hier bedarf es der gemeinsamen Anstrengung von Medizinern und Ökonomen, die bestehenden Probleme zu einer befriedigenden Lösung zu bringen.

Fußnoten

1) So gesehen ist der Begriff der Wirtschaftlichkeit allein dem technisch-organisatorischen Bereich des betrieblichen Geschehens zuzuordnen. Die Ertragssituation bleibt bei der Beurteilung der Wirtschaftlichkeit außer Betracht, Markt- und damit Erfolgsvorgänge fallen nicht unter das Wirtschaftlichkeitskalkül. Obwohl diese Interpretation des Wirtschaftlichkeitsbegriffes allgemein bekannt ist, findet man immer wieder die Meinung, daß ein Krankenhaus, dessen Jahresrechnung mit Verlust abschließt, unwirtschaftlich arbeitet. Soweit sich Wirtschaftlichkeitsüberlegungen auf den Bereich der erwerbswirtschaftlichen Betriebe beziehen, könnte es noch zu einer derartigen gedanklichen Verbindung von Wirtschaftlichkeits- und Erfolgsvorstellungen kommen. Für den Bereich der öffentlichen und freigemeinnützigen Betriebe und damit auch für Krankenhäuser, bei denen von der Zielsetzung her Kostendeckungs- oder Verlustsituationen die Regel sind, wird offensichtlich, daß es bei Wirtschaftlichkeitsberechnungen nicht möglich ist, die für die Leistungen erzielten Preise in die Überlegungen einzubeziehen, sondern daß man immer von einem gegebenen Ertrag ausgehen muß. Bei nicht kostendeckenden Pflegesätzen, zurückzuführen auf die bestehenden Preisvorschriften für Krankenhausleistungen, ist sehr wohl denkbar, daß ein Krankenhaus mit Verlust arbeitet. Ob die entstandenen Kosten durch die eingegangenen Erträge gedeckt werden, ist jedoch keineswegs entscheidend für die Wirtschaftlichkeit der Krankenhausarbeit. Es ist sehr wohl möglich, ein Krankenhaus, das 2 Millionen DM Verlust ausweist, wirtschaftlicher arbeitet als ein anderes Krankenhaus, das mit 1 Million DM Überschuß abschließt. Die Höhe von Gewinn und Verlust bestimmt zwar die Rentabilität, nicht aber die Wirtschaftlichkeit des Krankenhausbetriebes.

   Wenn man den Begriff der Wirtschaftlichkeit so betrachtet, wird offensichtlich, daß die Wirtschaftswissenschaft nur dann etwas darüber aussagen kann, ob ein Verhalten wirtschaftlich ist oder nicht, wenn feststeht, worauf es den am Wirtschaften Interessierten letztlich ankommt. Wirtschaftliche Bestätigung trägt also ihren Sinn nicht in sich selbst. Das Handeln nach dem Wirtschaftlichkeitsprinzip setzt vielmehr voraus, daß das Leistungserstellungsziel (im Falle der Krankenhausversorgung primär medizinisch determiniert) vorgegeben ist und daß - davon ausgehend - versucht wird, dieses Ziel unter möglichst sparsamem Mitteleinsatz, d.h. wirtschaftlich zu erreichen.

2) Lewis, Ch.E.: The State of Art of Quality Assessment - 1973, Medical Care (1974) No. 10, S. 804.

3) 4) Blum, H.L.: Evaluating Health Care, Medical Care (1974) No.12, S. 1001.

METHODISCHE ASPEKTE DER KONSTRUKTION VON GESUNDHEITSINDIZES FÜR NEUGEBORENE

Selbmann, H.K.; Eimeren van, W.
Institut für Medizinische Informationsverarbeitung, Statistik und Biomathematik, München

Fragestellung

"Gesund ist, wer zum Glück keinen Arzt braucht". Dieses geflügelte Wort eignet sich sicher nicht zur Definition des Gesundheitszustandes von Neugeborenen, denn sonst wären alle unsere Neugeborenen krank. Andererseits zeigt es aber die häufig geübte Praxis, den Gesundheitszustand einer Person indirekt über den Bedarf an ärztlicher Hilfestellung zu messen, was allerdings bei sich änderndem Angebot oder Bedürfnis nicht ohne Probleme bleibt.

Anlaß für unsere methodische Untersuchung war die Frage: Gibt es einen Gesundheitsindex, der einerseits dem Geburtshelfer erlaubt, im Rahmen einer Qualitätskontrolle das Ergebnis seiner Leistungen zu beurteilen, und andererseits eine Prognose auf die zukünftige Entwicklung über den von ihm überblickten Zeitraum von ca. 7 Tagen hinaus ermöglicht ?

Wir wollen im folgenden die speziellen Anforderungen eines neonatologischen Gesundheitsindex in die bisher entstandene Theorie der Gesundheitsindizes einbetten, wohl wissend, daß auch die Theorie noch zu den Säuglingen zu zählen ist.

Anforderungen an Gesundheitsindizes

Gesundheitsindizes sollen den Gesundheitszustand von einzelnen Personen oder Gruppen (Abb. 1) global messen, wobei sie i.a. zielgerichtet unter Verzicht auf Informationen mehrere Gesundheitsindikatoren zusammenfassen. Eine solche Datenreduktion wird z.B. notwendig, wenn einzelne Krankheitsbilder über eine zu reiche Symptomatik verfügen und mehrere Krankheitsbilder in einer gemeinsamen "Währung" verglichen werden müssen. In der Perinatologie werden Gesundheitsindizes zur komprimierten Beschreibung des Gesundheitszustandes von Neugeborenen, zur Beurteilung der Ergebnisse geburtshilflicher Leistungen und zur Beurteilung der Dringlichkeit weiterer Maßnahmen herangezogen. Während bei der Ergebnis-Beurteilung eher die in der Vergangenheit vermeidbaren Zustände im Vordergrund stehen, liegt das Hauptgewicht bei der Prognose der Dringlichkeit auf den Zuständen, die durch einsetzende ärztliche Intervention verbessert werden können.

	EINZELFALL	POPULATION
BESCHREIBUNG	KOMMUNIKATION	ZUSTANDSBESCHREIBUNG EINER PERSONENGRUPPE
ERGEBNIS-BEURTEILUNG	EINZELFALLANALYSE, VERGLEICH MIT STAND.	THERAPIEVERGLEICHE, STAT. QUALITÄTSKONTROLLE
PROGNOSTIK	PLANUNG DER EINZELVERSORGUNG	VERSORGUNGSBEDARF-PLANUNG

Abb. 1

Anwendungsbeispiele von Gesundheitsindizes
(Schema nach Berg, 1973, Modif.)

Von Gesundheitsindizes wird verlangt, daß sie durchschaubar in der Konstruktion, einfach in der Berechnung und Anwendung sind. Außerdem sollten sie aus vorhandenen und reliabel erhebbaren Daten ableitbar sein. Beide Anforderungen haben zur Folge, daß bei vielen der über 50 bisher bekannten Indizes Näherungsmaße verwendet werden, wie etwa die Inanspruchnahme der ärztlichen Versorgung, die Mobilität oder die soziale Aktivität der Personen. Solche Proxy-Measures stehen und fallen mit ihrer Korrelation zum Gesundheitszustand. So haben bekanntlich Veränderungen in der Liegezeit oder der Verlegungsrate immer etwas mit dem Gesundheitszustand zu tun. Diese zusätzlichen Variationen beeinträchtigen die Reliabilität und Validität der Indizes, die insbesonders in den Grenzbereichen zur Entscheidungsvorbereitung gefordert werden muß.

Konstruktionsmerkmale von Gesundheitsindizes

Typische Konstruktionsmerkmale von Gesundheitsindizes sind der nächsten Abbildung (Abb. 2) zu entnehmen, wobei die unterstrichenen Klassen jeweils die vorzuziehenden sind.

1 BESCHREIBUNG / ERGEBNIS-BEURTEILUNG / PROGNOSE

2 EINZELFALLINDEX / AGGREGIERBARER EINZELFALLINDEX / POPULATIONSINDEX

3 NICHT / ZERLEGBAR IN SUBINDIZES

4 NOMINAL- / ORDINAL- / INTERVALLSKALIERT

5 EIN- / MEHR- / MULTIDIMENSIONAL

6 EINMAL / WIEDERHOLT MESSBAR

Abb. 2
Konstruktionsmerkmale von Gesundheitsindizes

Die ersten beiden Punkte sind schon besprochen. Die Zerlegung in Subindizes ist häufig bei prognostischen Indizes notwendig, da die Dringlichkeit von Interventionen selten aus einem globalen Gesundheitsmaß abgeleitet werden kann. Im allgemeinen wird die Zerlegung in Subindizes z.B. je einen für den klinischen Status und die soziale Gesundheit bei der Konstruktion schon berücksichtigt. Bei manchen der publizierten Indizes wird sie auch nachträglich durch statistische Verfahren wie etwa die Faktorenanalyse erzeugt.

Intervallskalierte Indizes werden u.a. angestrebt, um die Aggregation der Einzelfälle zu einem Populationsindex rechnerisch z.B. durch Summation zu vereinfachen.

Die Vorteile eindimensionaler Indizes sind offensichtlich. Sie liegen in ihrer einfachen Anwendung. Der Vergleich zweier Indexvektoren macht Ähnlichkeitsdefinitionen und Vergleichsalgorithmen notwendig, die die einzelnen Subindizes oder Dimensionen gewichtet berücksichtigen. Da diese Gewichtung jedoch häufig Veränderungen unterworfen sein wird, verfügen mehrdimensionale Indizes über eine größere Stabilität und auch Akzeptanz. Vielfach werden beispielsweise Gesundheitsindizes danach beurteilt, wie sie Mortalität und Morbidität in einem Wert vereinen. Der Index von C.L. Chiang aus dem Jahr 1965, der versteckt einen Tag "tot" einem Tag "krank" gleichsetzt, gehört zu den Jugendsünden der Gesundheitsindexforschung.

Auch in der Perinatologie bietet sich ein Indexvektor an, wenn im Rahmen der Qualitätskontrolle zwischen mütterlicher und kindlicher Morbidität abzuwägen ist. Dem Anwender bleibt es dabei überlassen, die Gewichte selbst zu setzen.

Schließlich kann ein Index ein oder mehrmals bestimmbar sein. Wiederholt bestimmbare Indizes dienen fast ausschließlich der Zustandsbeurteilung ohne Prognose. Durch eine Integration über die Zeit kann der Verlauf der Indexwerte zu einem einzigen Maß komprimiert werden. Ähnliche und andere Methoden sind uns von der Analyse zeitlicher Verläufe her bekannt.

Perinatale Mortalität und APGAR-Werte als Gesundheitsindizes

Nach dieser Übersicht über mögliche Formen von Gesundheitsindizes, lassen sie uns die 2 bekanntesten Indizes der Perinatologie herausgreifen: die perinatale Mortalität und den Asphyxie-Index von Virginia Apgar (1953).

Die perinatale Mortalität (Abb. 3) ist definiert als der Prozentsatz der Totgeburten und der bis zum 7. Tag Verstorbenen an den Tot- und Lebendgeborenen. Sie ist nach unserer Systematik ein Populationsindex und dient im wesent,ichen der Ergebnis-Beurteilung. Sie ist zerlegbar in die Totgeburten- und die Neonatal-Verstorbenen-Rate, intervallskaliert und eindimensional.

Ihre Nachteile liegen in den Ansprüchen, die man an sie stellt. Während das Feststellen des Versterbens eines lebendgeborenen Kindes eine hohe Reliabilität besitzt, ist die Abgrenzung einer Totgeburt zur Fehlgeburt bereits definitorischen Manipulationen unterworfen. Nach WHO-Definition sind Kinder unter 1000 g, nach amerikanischen Richtlinien vor der 20. Woche geborene, und nach deutschem Personenstandsgesetz solche unter 35 cm nicht zu berücksichtigen. Neben dieser Manipulierbarkeit ist die perinatale Mortalität auch medizinisch beeinflußbar. So liegt eine Verlängerung des Lebens über den 7. Tag hinaus nur zum Zweck der Verbesserung der eigenen Ergebnis-Statistik im Bereich des Denkbaren. Nebenbei fragt man sich, warum es gerade der 7. Tag sein mußte. Auch ihre geringe Inzidenz spricht gegen sie. Bei Geburtskliniken mit 1000 Kindern pro Jahr reicht ihr 95%-Konfidenzintervall von 10 bis 28 ‰, was sie für Klinikvergleiche unbrauchbar macht. Den Haupteinwand gegen die perinatale Mortalität als globalem Gesundheitsindex bildet jedoch ihre geringe Validität, nach der alle kranken Kinder als gesund = lebend eingestuft werden.

TOTGEBORENE T : WEDER ATMUNG NOCH HERZSCHLAG NOCH PULSIERENDE NABELSCHNUR

NEONATAL VERSTORBENE N : VOR DEM 8.LEBENSTAG VERSTORBEN

$$\text{PERINATALE MORTALITÄT} = \frac{T+N}{\text{TOT- UND LEBENDGEBORENE}}$$

BRD 1970 : 26.4‰ ⟶ 1976 : 17.1‰

Abb. 3
Perinatale Mortalität als Gesundheitsindex

Der APGAR-Index (Abb. 4) ist ein typisches Vitalitätsmaß, das i.a. dreimal, nämlich 1,5 und 10 Minuten nach der Geburt bestimmt wird. Er verbindet die Indikatoren: Hautfarbe, Atmung, Tonus, Reflexe und Herzfrequenz durch Summation zu einem eher ordinalskalierten Maß, das zwischen 0 und 10 liegt.

Als globaler Index berücksichtigt er Mißbildungen, Verletzungen oder organische Störungen nur insofern, als sie die Vitalität des Kindes beeinträchtigen. Die Bestimmung des APGAR-Wertes ist einfach; er enthält nur Daten, die ohnehin zu erfassen sind. Seine Konstruktion, d.h. die Gewichtung der Items untereinander, ist jedoch wenig einsichtig. Daher beurteilen "Erfahrene" Geburtshelfer die Kinder selten nach den einzelnen Indikatoren, sondern vergeben eher schulnotenhaft die Werte. Dies dokumentiert sich zum Beispiel an dem im Vergleich zu 4 und 6 überrepräsentierten APGAR-Wert von 5. Außerdem zeigt sich ein weiterer Konstruktionsmangel des APGAR-Wertes: die Einzelgewichtung der Indikatoren erlaubt keine Berücksichtigung von Wechselwirkungen. Diese könnten nur durch die Gewichtung von Szenarien gewertet werden.

	0	1	2	Z.B.
HAUTFARBE	BLAU / WEISS	ROSIG / BLAU	ROSIG	0
ATMUNG	KEINE	UNREGELMÄSSIG	REGELMÄSSIG	1
TONUS	SCHLAFF	TRÄGE	SPONTANBEW.	0
REFLEXE	KEINE	GRIMASSE	SCHREIEN	1
HERZFREQUENZ	KEIN PULS	<100	>100	1
				3

Abb. 4
Asphyxie - Index nach V. APGAR

Die Reliabilität des APGAR's ist mäßig. Pädiater vergeben im Schnitt um 2 Punkte niedrigere Werte als die Geburtshelfer. Vergleiche zwischen Kliniken sind aus demselben Grund nur beschränkt möglich. Auch die Validität wird z.B. für leicht asphyktische Kinder angezweifelt. Methodische Untersuchungen zur Validität existieren unseres Wissens dazu nicht. Die Abbildung 5 zeigt bei steigendem APGAR-Wert zwar eine monoton fallende perinatale Mortalität. Obwohl dies eine hohe Vorhersagevalidität erwarten läßt, besitzen über 40 % der vor dem 8.Lebenstag verstorbenen Kinder 5 Minuten nach der Geburt einen APGAR über 7. Dies entspricht einer positiv korrekten Vorhersage der perinatalen Mortalität von nur 24 %.

Zwei Gründe liegen hierfür nahe. Zum einen enthält der früh erfaßte APGAR-Index nicht alle Vitalitätsmerkmale der 1. Woche. So fehlen Daten über Nahrungsaufnahme und Stoffwechsel, Schlaf, Infektionen oder Nabelheilungsstörungen. Zum anderen hat der APGAR-Wert in Abhängigkeit vom Reifegrad, gemessen als PETRUSSA-Index oder näherungsweise über das Geburtsgewicht eine unterschiedliche prognostische Bedeutung. Abbildung 6 zeigt den Zusammenhang zwischen dem Geburtsgewicht und den Apgarwerten. Danach erreichen untergewichtige Kinder nach 5 Minuten seltener den maximalen APGAR-Wert von 10. Die unterschiedliche klinische Bedeutung des APGAR-Wertes läßt sich an der angehäuften Perinatalen Mortalität der beiden Szenarien für Kinder unter und über 2500 g

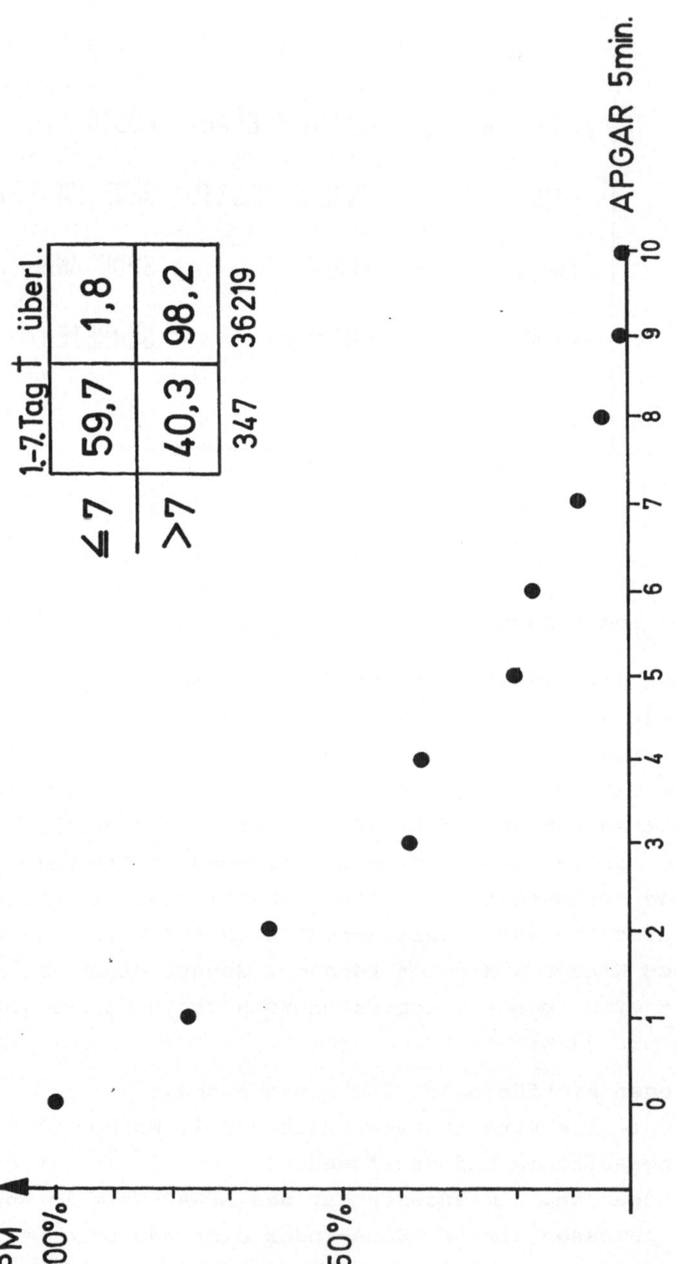

Abb. 5

Zusammenhang zwischen APGAR-Werten und Perinataler Mortalität

anlesen, obwohl durch die Verlegung in die Kinderklinik bereits Konsequenzen gezogen worden waren.

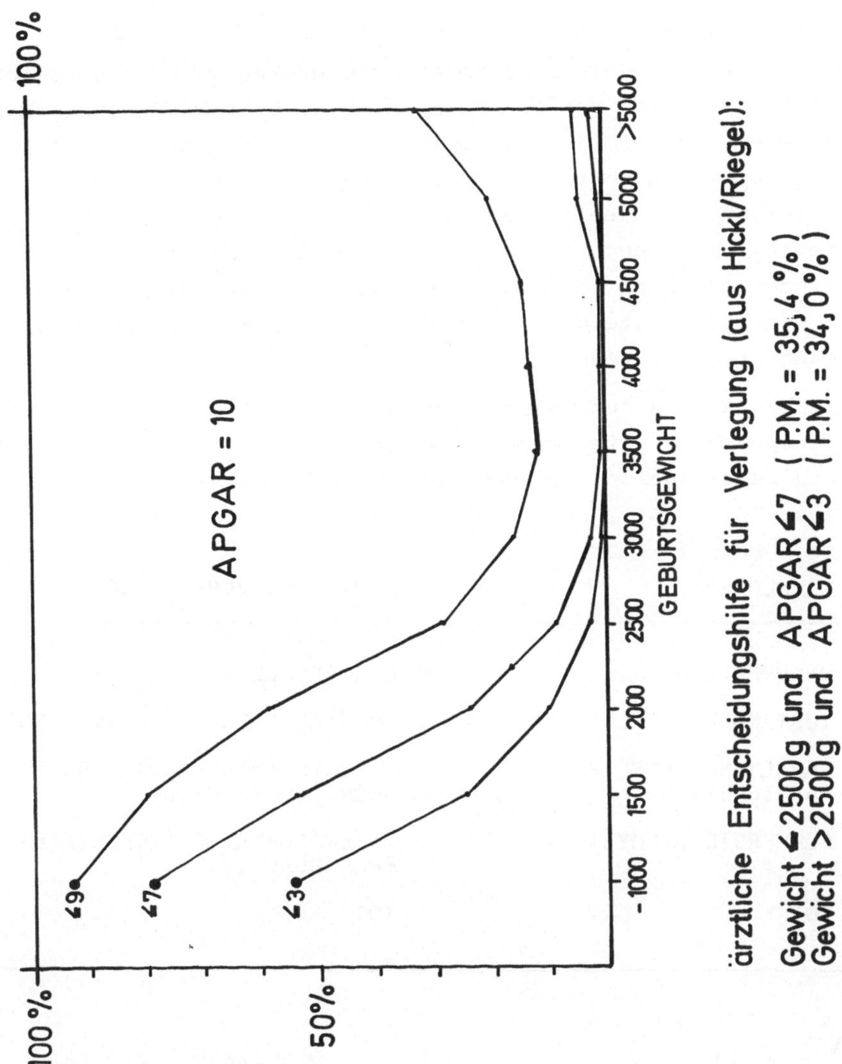

Abb. 6

Zusammenhang zwischen APGAR-Wert (5min.) und Reifegrad

Der APGAR-Index ist ein Beispiel dafür, daß Gesundheitsindizes produziert und in der Praxis akzeptiert werden. Er zeigt gleichzeitig, daß Indizes, die zunächst nur der Ergebnis-Beurteilung dienen, in Verbindung mit einem weiteren Subindex zu einem prognostischen Maß werden können.

Konzept eines Neugeborenenindex

Bei der Konstruktion eines globalen, die ersten 7 Tage überblickenden Neugeborenenindex muß auf Dimensionen verzichtet werden, die bei vielen der bekannten Indizes eine wesentliche Rolle spielen. Eine Selbsteinschätzung der Gesundheit aus Konsumentensicht scheidet ebenso aus wie die Beurteilung der seelischen Gesundheit. Eine soziale Aktivität ist nicht meßbar, in beschränktem Umfang jedoch eine soziale Funktion. Im wesentlichen muß sich der geplante Index für Neugeborene daher auf die direkte oder indirekte Beurteilung vitaler Funktionen durch die Ärzte, die Produzenten, stützen.

Ein Vorgehen analog zum Gesundheitsindex von Chiang von 1976 könnte erfolgversprechend sein, wenn es gelingt, ihn auf die Probleme der Neugeborenen zuzuschneiden. Dieser neue Neugeborenen-Index sähe dann so aus: (Abb. 7).

	(1) SCHWEREGRAD	(2) ÄRZTLICHE VERSORGUNG
S_1:	UNAUFFÄLLIG	NORMALPFLEGE
S_2:	ZUSTAND WECHSELND	SPEZIALPFLEGE (SOOR, IKTERUS....)
S_3:	ANHALTENDE UNREGELMÄSSIGKEITEN	KINDERKLINIK (AKUTER BEDROHLICHER ZUSTAND)
S_4:	SCHWERSTE ASPHYXIE	INTENSIVPFLEGE (ATEMHILFE, ERNÄHRUNG....)
S_R:	TOT	TOT

$$H_i = \sum_{j=1}^{R} W_j \cdot E_{ij}$$ E_{ij}... VERBRACHTE ZEIT IN S_j

$$0 \leq W_j = \frac{1}{2} \cdot (V_{j1} + (1 - V_{jR})) \leq 1$$ V_{jk}... INZIDENZ $S_j \longrightarrow S_k$

POPULATIONSINDEX: $$H = \frac{1}{N} \sum_{i=1}^{N} H_i$$

Abb. 7

Entwurf eines Gesundheitsindex

Als aggregierbarer Einzelfallindex mißt er für jedes Kind die Zeit, die es von den ersten 7 Tagen seines Lebens gesund war. Der Index bestimmt sich dabei als eine gewichtete Summe der Zeiten, die das Kind in den verschiedenen diskreten Stadien S_j verbracht hat. Die Aggregierung der Einzelfallindizes zu einem Populationsindex erfolgt durch einfache Mittelwertsbildung. Die Zahl der Stadien kann zwischen 3 und 10 liegen und wird im wesentlichen von der erforderlichen Validität und der Praktikabilität des Index bestimmt. Die Stadien selbst brauchen nicht auf einer gedachten Intervallskala aufgereiht sein. Die Intervallskalierung wird in einem weiteren Schritt durch die Wahl der geeigneten Gewichte w_j erreicht. Die Stadien, die vollständig und disjunkt sein müssen und im Prinzip Szenarien darstellen, können wie in der Abbildung entweder direkt durch den Schweregrad oder indirekt durch das Maß der benötigten ärztlichen Versorgung oder etwa durch die Mobilität der Kinder beschrieben werden. In der Definition und Operationalisierung dieser Stadien liegt eine Klasse von Problemen dieses Index.

Einen zweiten Freiraum der Index-Konstruktion und natürlich auch eine zweite Problemklasse bildet die Wahl der Gewichte, die weitere Aspekte wie Kosten oder soziale Funktionen in den Index hineinträgt. Die Bestimmung der Gewichte kann mit psychometrischen Methoden erfolgen, auf die wir hier nicht weiter eingehen wollen.

Chiang empfiehlt einen methodisch interessanten Ansatz für ihre Bestimmung. Die Grundlage seiner Überlegungen ist der hinter dem Index stehende Markov'sche Prozeß mit einer kontinuierlichen Zeitachse. Ein solcher Prozeß läßt sich durch Übergangsinzidenzen V_{jk} beschreiben, die die Wahrscheinlichkeit eines Wechsels von Zustand j nach Zustand k angeben. Die Inzidenzen können über einfache Maximum Likelihood-Schätzer aus einer Stichprobe der Population geschätzt werden, aus der die zu untersuchenden Personen stammen. Als mögliche Gewichtsfaktoren der Stadien schlägt Chiang das arithmetrische Mittel aus der Wahrscheinlichkeit, vom Zustand j aus gesund zu werden, und der Wahrscheinlichkeit, nicht zu sterben $(1-v_{jR})$ vor.

Ein eindimensionaler Index impliziert zwar für jede Form der Wertung einzelner Krankheitsstadien, daß sie einem gemischten Schicksal aus ganz gesund und tot äquivalent gesetzt werden können. (Kontinuitätsaxiom der Nutzen - Theorie, Torrance 1976). Beim Vorschlag von Chiang werden jedoch die Gewichte lediglich aus den geschätzten Übergangsinzidenzen bestimmt, nicht aus persönlich, sozial oder ökonomisch Wünschbarem oder was immer die Grundlage der Gewichtung sein mag. Wir erachten es deshalb für notwendig, zusätzlich jeden Zustand S_j noch nach psychometrischen Methoden zu gewichten.

Über Validität und prognostischer Güte läßt sich vor der Operationalisierung nichts aussagen. Es ist jedoch zu erwarten, daß für prognostische Zwecke, ähnlich wie vorher beim Apgarwert demonstriert, für unterschiedliche Ausgangsbedingungen wie früh- bzw. reifgeboren und mit bzw. ohne Mißbildungen lineare Korrekturen der Gewichte durchgeführt werden müssen. Hier zeigt sich eine gewisse Ähnlichkeit zum Index of Wellbeing von Kaplan, Bush et.al. (1976), die bei den Dimensionen Mobilität, physikalische und soziale Aktivität Korrekturen für Symptome und Probleme durchführten.

Schlußbemerkung

Wir haben in unseren Ausführungen auf die methodischen Detailprobleme der Gewichtung, der Validierung und der laufenden Indexkontrolle verzichtet, weil die Erfassung gezeigt hat, daß die Hauptargumente gegen einen Gesundheitsindex immer zuerst das Konzept treffen. Kosten-Nutzen-Analysen, Qualitätskontrollprogramme oder Therapie-Entwicklungen benötigen globale Gesundheitsindizes, wenn man das Phänomen Gesundheit nicht scheibchenweise angehen will. Die Entwicklung solcher Gesundheitsindizes, die sich trotz zahlreicher Ansätze erst am Anfang befindet, gehört mit zu den Aufgaben unseres Fachgebiets. Auch darauf wollten wir durch unseren Vorschlag zur Konstruktion eines neuen Index aufmerksam machen.

Literatur:

Apgar V. — A proposal for a new method of evaluation of the newborn infant. Anest. & Anal. 32, 1953, 260

Berg R.L. — Health status indexes, S. 256
Hospital Research and Educational Trust, Chicago, 1972

Chiang C.L. — Making annual indexes of health
Health Services Research 11, 1976, 442

Hickl, E.-J.	Angewandte Perinatologie
Riegel, K. (Hrdb.):	Urban & Schwarzenberg, München, 1974
Kaplan, R.M., I.W. Bush, C.C. Berry:	Health status: types of validity Health Services Research 11, 1976, 478
Torrance, G.W.:	Toward a utility theory foundation for health status index models Health Services Research, 11, 1976, 349

ERSTE ERGEBNISSE AUS DEM PROJEKT 'KOSTEN-NUTZEN-ANALYSEN' IN DOMINIG II

Lapré, J.; Kassner, U.

Hessische Zentrale für Datenverarbeitung - DOMINIG II -, Wiesbaden

1. Einleitung

'Das Projekt DOMINIG hat zum Ziel, modellhaft zu untersuchen, wie in einer Region der Informationsverbund der verschiedenen Gesundheitsversorgungseinrichtungen gestaltet werden sollte, um die Gesundheitsversorgung des Einzelnen zu verbessern, die Einrichtungen besser auszulasten und wirtschaftlicher zu führen sowie Informationen für gesundheitspolitische Planungen verfügbar zu haben'. (1)

Im Teilvorhaben DOMINIG II soll modellhaft ein Verbund von Krankenhäusern, der die Struktur einer Krankenhausversorgungsregion repräsentiert, umfassend durch Datenverarbeitung unterstützt werden.

Dabei hat es sich dem Oberziel, nämlich bedarfsgerechte Versorgung der Bevölkerung mit leistungsfähigen Krankenhäusern zu sozialtragbaren Pflegesätzen, unterzuordnen.

DOMINIG II wird gemeinsam von der Hessischen Zentrale für Datenverarbeitung (HZD), Wiesbaden und der Kirchlichen Gemeinschaftsstelle für Datenverarbeitung (KiGST), Frankfurt getragen.

Das Kabinett der Hessischen Landesregierung hat beschlossen, daß eine umfassende Strukturuntersuchung über die Wirtschaftlichkeit von DOMINIG II vorzulegen ist, um sicherzustellen, daß die Wirtschaftlichkeit des Versuchs und seiner Ergebnisse laufend überprüft wird. (2) Außerdem verlangt die Gesellschaft für Strahlen- und Umweltforschung als Projektträger von DOMINIG II die Durchführung von Kosten-Nutzen-Analysen.

Dieser Vortrag faßt die ersten Ergebnisse aus dem Projekt 'Kosten-Nutzen-Analysen' in DOMINIG II zusammen.

2. Zielsetzung und Durchführung von 'Kosten-Nutzen-Analysen' in DOMINIG II

Als Grundlage zur Durchführung der gestellten Aufgaben dient § 7 Abs.2 der Bundeshaushaltsordnung (BHO) und die dazu erlassenen vorläufigen Verwaltungsvorschriften. 3, 4)

Danach sind bei der Planung neuer Maßnahmen (ex-ante) Durchführbarkeitsstudien und während bzw. nach der Durchführung von Maßnahmen (ex-post) im Wege der Erfolgskontrolle Ergebnisprüfungen vorzulegen.

Nach den Erfordernissen des Einzelfalls ist die am wenigsten aufwendige Methode anzuwenden. Insbesondere sind finanzwirtschaftliche und betriebswirtschaftliche Kosten- oder Nutzenvergleiche, die zu den Methoden der Investitionsrechnung gehören, zu berücksichtigen.

Kosten-Nutzen-Untersuchungen gehen darüber hinaus, indem sie auch gesellschaftliche Nutzen und Kosten einbeziehen, d.h. den gesamtwirtschaftlichen oder volkswirtschaftlichen Aspekt der Maßnahmen betrachten.

Abgesehen von <u>Nutzwertanalysen</u> als Entscheidungshilfen für die Projektdurchführung wird aus zeitlichen und organisatorischen Gründen, aber auch aufgrund des unterschiedlichen Schwierigkeitsgrades das Projekt Kosten-Nutzen-Analysen in drei Teilprojekten durchgeführt:

I. <u>Entwicklungskosten für DOMINIG II-Einzelprojekte</u>

Für Ex-ante und ex-post Betrachtungen der Kosten der Entwicklung der Einzelprojekte in DOMINIG II werden für alle Einzelprojekte als Kostenträger

- mit Hilfe kalkulatorischer Kostenkennzahlen einheitlich die Kosten der Entwicklung geschätzt und
- den tatsächlich entstandenen Kosten im Soll-Ist-Vergleich gegenübergestellt.

Dieses Teilprojekt ist weitgehend abgeschlossen. Weiter unten wird über Durchführung und Ergebnisse berichtet.

II. <u>Kosten des Routinebetriebes der DOMINIG II-Einzelprojekte und gesamt</u>

Durch die in DOMINIG II entwickelten Verfahren werden konventionelle betriebliche Abläufe im Krankenhaus durch DV-Leistungen unterstützt. Dabei ist durch Kosten-Vergleiche nachzuweisen, ob dies in einem wirtschaftlichen Verhältnis geschieht.

Es müssen im Einzelfall, ex-ante und ex-post, die konventionell entstehenden Kosten im Krankenhaus ermittelt bzw. fortschreitend für die Zukunft geschätzt werden. Sie werden den einheitlich nach Kostenarten gegliederten Kosten des DV-Routinebetriebs gegenübergestellt.

Die generelle Erfassung der Kosten der Einzelprojekte ist problematisch. Die Betrachtung der heute im Krankenhaus betriebenen Kostenrechnung zeigt, daß tiefgegliederte Kosten-Untersuchungen des Vor-DOMINIG II-Zustandes nur durch zusätzlichen Aufwand möglich sind.

Über innerhalb dieses Teilprojektes durchgeführte Tätigkeiten wird weiter unten berichtet.

III. Kosten-Nutzen-Analysen für DOMINIG II und für Einzelprojekte in DOMINIG II im engeren Sinn

In Kosten-Nutzen-Analysen werden gesamtwirtschaftliche Effekte untersucht und bewertet. Diesbezügliche Methoden befinden sich insbesondere im medizinischen Bereich noch in wissenschaftlicher Diskussion.

Die gesamtwirtschaftliche Betrachtung für die Einzelprojekte von DOMINIG II wirft zusätzliche Probleme auf, da die getrennte Messung der Nutzeneffekte eng verwandter Einzelprojekte mit zum Teil ineinandergreifenden Schnittstellen fast unmöglich ist.

Aus diesem Projekt liegen bisher keine vortragsfähigen Ergebnisse vor.

3. Nutzwert-Analysen für Alternativentscheidungen in Einzelprojekten am Beispiel: Systemauswahl 'Kommunikationsrechner'

Die für die Systemauswahl zu beurteilenden Merkmale wurden in einem Merkmalsbaum unter dem Ziel 'Auswahl eines Kommunikationsrechners' hierarchisch zusammengefaßt und gewichtet. Zunächst wurde eine Prüfung nach Ausschlußkriterien, sogenannten 'sine qua non-Bedingungen' durchgeführt. Um die Einbeziehung der nicht relevanten Angebote in die engere Wahl zu vermeiden und damit eine gründliche Analyse von wenigen, ernstzunehmenden Angeboten zu ermöglichen, wurde die Bewertung stufenweise konzipiert, d.h. die Analyse der Merkmale erfolgte Schritt für Schritt.

In den ersten drei Stufen wurden Hard- und Software der Anbieter des Kommunikationsrechners bewertet, in der vierten Stufe wurde eine Gesamtbewertung des Systems durchgeführt und die Übertragbarkeit, das Systemkonzept, die Herstellerunterstützung und die Sicherheit analysiert. Erst danach wurden die Kostenkriterien herangezogen. Dabei konnten nach jeder Stufe Angebote ausgeschlossen werden.

Ziel in den einzelnen Stufen war:

Stufe 1: Anbieter mit leistungsschwacher Hardware auszuschließen,

Stufe 2: Anbieter ohne leistungsstarke Software auszuschließen,

Stufe 3: Anbieter mit punktuellen Leistungseinbußen in der Software auszuschließen,

Stufe 4: die Gesamtbeurteilung des Systems und die Festlegung der Angebote, die in einem Preis/Leistungsvergleich auszuwählen sind.

Mit Hilfe des beschriebenen Verfahrens konnten die Geldgeber (BMFT, GSF) überzeugt werden, daß ihre ursprüngliche Forderung, einen deutschen oder in zweiter Linie einen europäischen Hersteller auszuwählen, zumindest für den Zeitpunkt der Pilotinstallation nicht gehalten werden konnte.

4. Das System 'DKOST'

Innerhalb der Teilaufgabe - 'Entwicklungskosten für DOMINIG II-Einzelprojekte' - wurde ein Kostenrechnungssystem entwickelt, mit dessen Hilfe die Forderung nach Überprüfung der Wirtschaftlichkeit des Versuchs befriedigt wird.

Dieses DOMINIG II-Kostenrechnungssystem (DKOST) basiert auf der Vollkostenrechnung. Vergleichbare Systeme für DV-Entwicklungsprojekte des öffentlichen Bereichs sind den Verfassern bisher nicht bekannt. DKOST kann in abgewandelter Form für andere Entwicklungsprojekte universell eingesetzt werden. Es handelt sich um ein DV-System, das vom 'Programmsystem für Kostenrechnung' (PROKOS) *) des mbp in Dortmund unterstützt wird.

Definition der Entwicklungskosten

Kosten der Entwicklung im Sinne des Projektes DOMINIG II sind der wertmäßige Verzehr an Gütern und Dienstleistungen, die zur Erstellung der Projektleistung - nämlich 'Verbesserung der Informationsgewinnung, Informationsspeicherung und Informationsnutzung in der stationären Versorgung unter Benutzung eines zentralisierten DV-Systems' erforderlich sind.

Hierunter fallen nicht die Kosten, die der technologie- und organisationsbedingten Veränderung folgen.

Es wird nach direkten Kosten der Entwicklung (=Einzelkosten) und Ge-

---

*) MBP-PROKOS 'Universelles Programmsystem Kostenrechnung' von der Mathematischer Beratungs- und Programmierdienst GmbH,Dortmund

meinkosten unterschieden. Die Einzelkosten können dem Kostenträger unmittelbar zugerechnet werden, d.h. das Kostenverursachungsprinzip ist voll gewahrt.

Kostenträger innerhalb DOMINIG II sind die Einzelprojekte, die nach sachlichen Gesichtspunkten in vier Bereichen zusammengefaßt sind. Durch Ausdehnung der Bezugsgrößenhierarchie auf die Bereichsebene lassen sich auch bedingt zurechenbare Kosten stufenweise als Einzelkosten verrechnen.

Alle weiteren Kosten gelten als Gemeinkosten.

Bei der Bildung der Kostenstellen für die Kostenstellenrechnung wurden organisatorische, funktionelle und rechnungstechnische Kriterien zugrunde gelegt. Die Endkostenstellen wurden als abgegrenzte Verantwortungsbereiche mit ihrem zuständigen Kostenstellenleiter gebildet.

In der anschließenden Kostenträgerrechnung werden je Einzelprojekt direkte und indirekte Kosten ausgewiesen.

Den Nutzern des Systems werden Auswertungen in unterschiedlicher Ausführung zur Verfügung gestellt werden. Hauptnutzer der DKOST-Auswertungen ist die interne DOMINIG II-Runde mit dem Projektmanagement, den Projektbeauftragten, den Bereichsleitern als verantwortliche Kostenstellenleiter und den Projektleitern. Innerhalb dieser Gruppe kann noch relativ rasch auf die vorgelegten Ergebnisse sinnvoll und zweckmäßig reagiert werden.

Als weitere Nutzer erhalten die Projektleitung als oberstes DOMINING II-Entscheidungsorgan, das Haushaltsdezernat der HZD zum Abgleich mit der Haushaltsrechnung, der Landes-Rechnungshof als wesentliche Prüfungserleichterung und der Bundesminister für Forschung und Technologie über die Gesellschaft für Strahlen- und Umweltforschung als dessen Projektträger zu Planungs- und Kontrollzwecken Auswertungen aus DKOST.

Zu den Auswertungen im einzelnen:

Die Kostenartenrechnung wird standardmäßig in drei Versionen angeboten. Einmal als Kostenartenrechnung auf der untersten Ebene der Kostenarten, des weiteren als Kostenartenrechnung, verdichtet zu Hauptkostenarten und als Kostenartenrechnung, verdichtet zu Haushaltstiteln. Gemeinsam haben die drei Versionen den systematischen Aufbau. Das Jahressoll wird vorgegeben, die Istkosten der Vormonate und die des laufenden Monats ausgewiesen und aufaddiert. Diese Summe, vom Jahressoll subtrahiert, zeigt das noch verbleibende Soll an. Es werden die durchschnittlichen Istkosten pro Monat ermittelt, auf das Jahr hochgerechnet und die daraus resultierende Abweichung vom Jahressoll dokumentiert.

Die Kostenstellenrechnung stellt 3 Kostenstellenbögen mit unterschiedlichem Hintergrund und einen Mittelabrechnungsbogen zur Verfügung. Im Kostenstellenbogen I werden die Kosten für die Stelle ausgewiesen, an der sie etatmäßig erwartet, bzw. von der sie getragen werden.

Die Mittelherkunftsrechnung ermöglicht, gemäß Finanzierungssystematik von DOMINIG II, die finanziellen Leistungen der einzelnen Institutionen nach Kostenarten gegliedert darzustellen. Der Kostenstellenbogen II beinhaltet eine vorweggenommene innerbetriebliche Leistungsverrechnung.

Der Kostenstellenbogen III enthält nur noch Gemeinkosten. Mit Hilfe einer Stufenumlage werden die Vorkostenstellen zu Lasten anderer Vorkostenstellen und endlich der Endkostenstellen entlastet.

Innerhalb der Kostenträgerrechnung wird zwischen Verfahren und Einzelprojekten unterschieden. Verfahren sind sogenannte Sammelprojekte, in denen mehrere Einzelprojekte zusammengefaßt sein können. Die Verfahren werden in einem weiteren Schritt zu Lasten der zugehörigen Einzelprojekte aufgelöst. Den Einzelprojekten liegt ein Kalkulationsschema zugrunde, in dem die Einzelkosten und die Zuschläge für Ausfallzeiten und Gemeinkosten aufgezeigt werden. Um einen besseren Überblick über alle Kostenträger zu erhalten, werden diese in einer Zusammenfassung, in der nur die Summen und Zuschläge dargestellt werden, vorgelegt. Zusätzliche Sonderauswertungen, wie z.B. Anteile absolut und prozentual der Gemeinkosten eines Bereiches an den Gesamtkosten usw. werden ebenfalls zur Verfügung gestellt.

DKOST wird sowohl als Ist- wie auch als Plankostenrechnungssystem genutzt. Für die Planungsrechnung werden von den Projekt- bzw. Kostenstellenleitern gemäß Kalkulationsschema die Einzelkosten vorgegeben. Die Kosten der Vorkostenstellen werden aus den Wirtschaftsplänen entnommen. Durch Simulation von Ist-Läufen mit Planzahlen erhält man die Plankosten. Diese sind ex-post mit den Ist-Kosten zu vergleichen.

5. Wirtschaftlichkeitsvergleiche in verschiedenen Einzelprojekten

Aus dem Teilprojekt 'Kosten des Routinebetriebes ...' werden hier von den bisherigen Aktivitäten zwei Schwerpunkte herausgestellt:

- Archiv
- Labor

Für das Einzelprojekt 'Archivierung patientenbezogener Daten' wurde ein Kostenvergleich durchgeführt, um die Wirtschaftlichkeit verschiedener Archivierungsverfahren festzustellen. Gefordert war der Vergleich zwischen

1. einer Idealform konventioneller Archivierung

und den von DOMINIG II vorgesehenen Alternativen

2. Mikroverfilmung von Krankenakten und Verkleinerung der Röntgenaufnahmen auf 100 x 100 mm-Format

   und

3. Mikroverfilmung aller Unterlagen.

Dabei wurde von der DOMINIG II-Philosophie des Verbundsystems ausgegangen, d.h. bei der Mikroverfilmung werden drei Krankenhäuser mit je 300 Betten im Verbund zusammenarbeiten. Entsprechend der üblichen Archivierungspraxis auf 30 Jahre hochgerechnet, basiert diese Rechnung damit auf mehr als 1,3 Mio. Archivierungseinheiten.

Als wesentliche Einflußgröße beim Vergleich zwischen den konventionellen (=raumintensiven) Verfahren und den Verkleinerungsverfahren erwiesen sich die Kosten für Räume.

Aber gerade dieser Parameter ist am wenigsten allgemein vorgebbar.

Das Schaubild zeigt, wie sensitiv die Alternativen auf unterschiedliche Quadratmeterpreise reagieren. (Abb. 1).

Dieser Rechnung liegt die Methode des einfachen Kostenvergleichs zugrunde, die die Leistungsseite völlig außer acht läßt. Deshalb schneidet die von DOMINIG II ursprünglich favorisierte Alternative 2 schlechter ab als Alternative 3. Die Entscheidungsgremien entschieden sich, für das kostengünstige Verfahren 3, nämlich Mikroverfilmung aller Unterlagen.

Innerhalb des Einzelprojektes 'Labor-Subsystem' wurde eine Kostenanalyse als Grundlage einer Wirtschaftlichkeitsbetrachtung durchgeführt. (5)

Zur Beurteilung wurden Nutzen- und Kostendifferenzen gegenübergestellt, wobei Nutzen hier ausschließlich als 'Kosteneinsparung' definiert wurde.

Die Kosten umfassen die

einmaligen Kosten der EDV, das sind

- Kosten der Hardware
- Kosten der Installation

Jährliche Gesamtkosten TDM
Vergleich der Archivierungsalternativen
nach jährlichen Gesamtkosten (in TDM) in Abhängigkeit vom Quadratmeterpreis für Räume (in DM/m²)
Richtwert für Verwaltungsgebäude
Richtwert bei Krankenhausneubau
650
600
550
500
Alternative I
Alternative II
Alternative III
2.000
2.130
2.500
3.000
3.500
3.900
DM pro qm

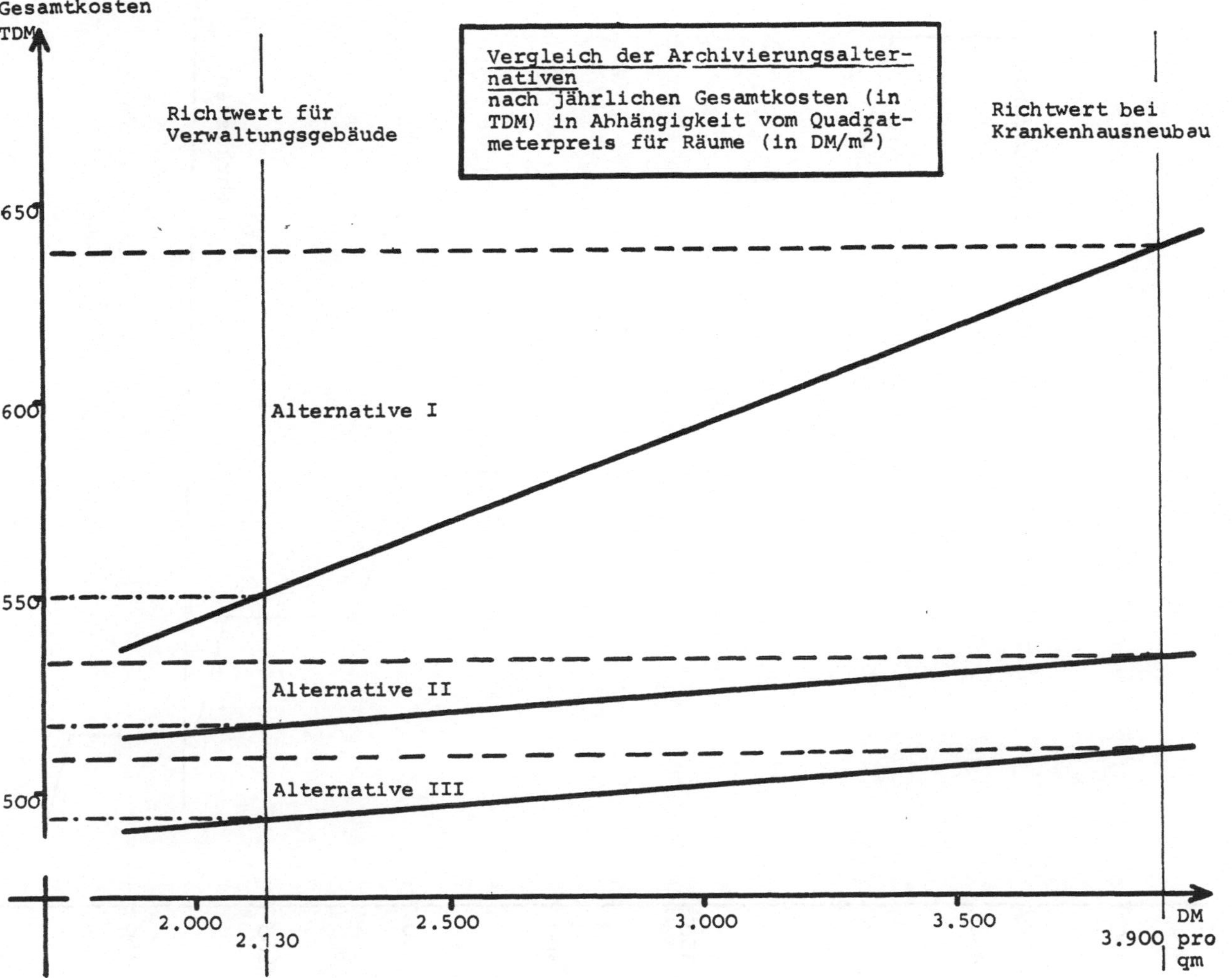

Abb. 1

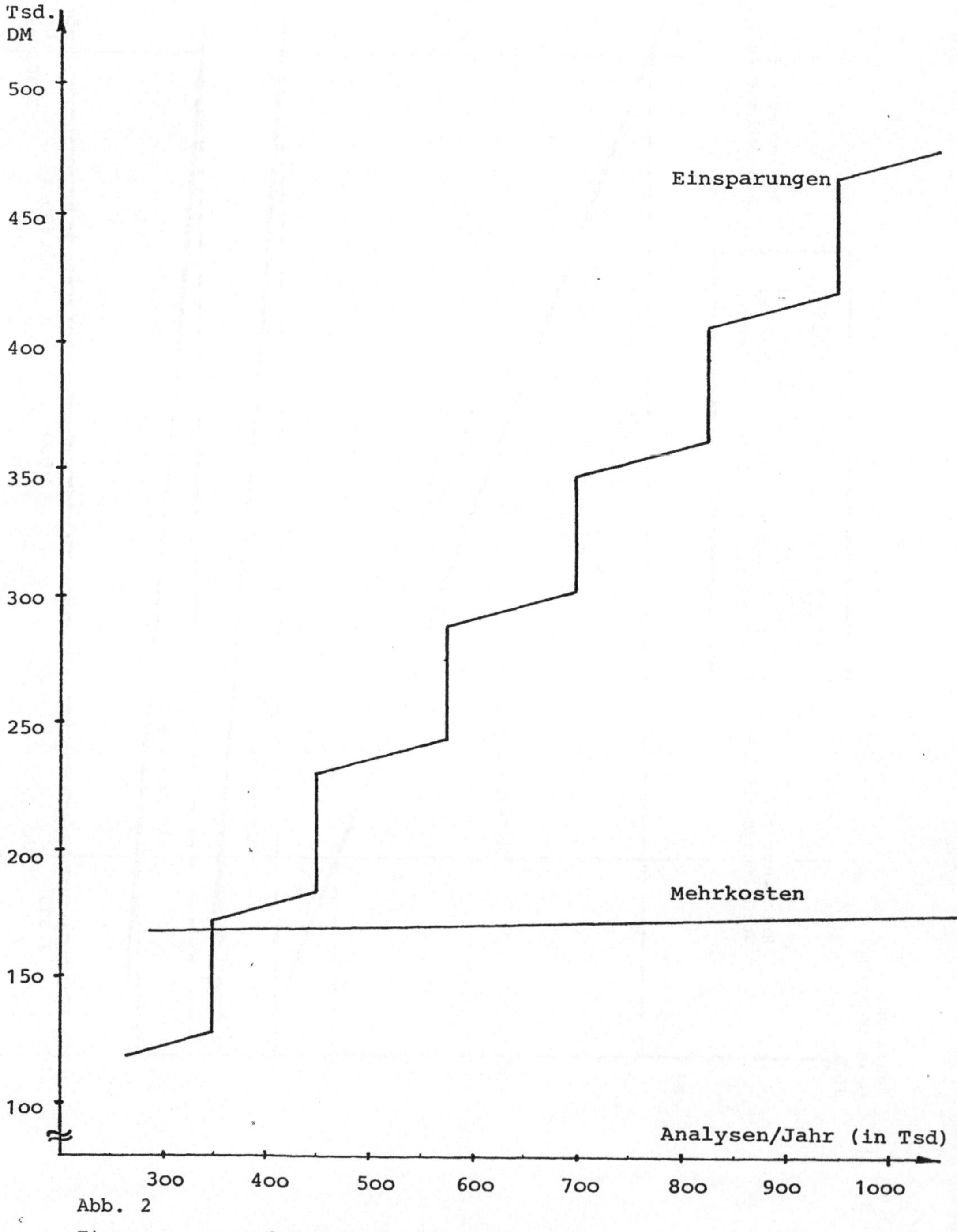

Abb. 2

Einsparungen und Mehrkosten der EDV bei alternativer Analysenzahl

laufenden Kosten der EDV, untergliedert in die Kostenarten

- Energiekosten
- Wartungskosten
- Kosten für Datenträger
- Raumkosten
- Personalkosten

Die Kosteneinsparungen (Nutzen) bei EDV-Anwendung gegenüber dem konventionellen Laborbetrieb umfassen die

- Personalkosten einschl. Arbeitsplatzkosten
- Arbeitsmaterialkosten
- Kosten in der Formularorganisation

Entwicklungs- und Einführungskosten wurden aus systemtechnischen Gründen nicht berücksichtigt (Einmal-/Mehrfach-Benutzung des entwickelten Systems). (Abb. 2)

Es wurde folgendermaßen vorgegangen:

1. Beschreibung des Labors hinsichtlich Aufbau- und Ablauforganisation
2. Gegenüberstellung der Ablauforganisation bei konventionellem und rechnerunterstütztem Laborbetrieb
3. Durchführung einer Multimomentaufnahme, um Zeitaussagen üner den Anteil automatisierbarer Tätigkeiten zu erhalten
4. Ermittlung der Kosteneinsparungen bei EDV-Einsatz
5. Ermittlung der Mehrkosten bei EDV-Einsatz
6. Gegenüberstellung der Kosteneinsparungen und Mehrkosten
7. Zusammenfassung und Kritik der Kostenanalyse als Beurteilungskriterium der Wirtschaftlichkeit des EDV-Einsatzes im Labor

Der Kostenvergleich fiel zugunsten des DV-unterstützten Labors aus. Die vollständige Veröffentlichung der Arbeit erfolgt in Kürze.

Literaturverzeichnis

1. Drittes DV-Programm 1976/1979
2. Kabinettbeschluß der Hess.Landesregierung vom 27.5.1975
3. Bundeshaushaltsprdnung (BHO) § 7 Abs. 2
4. Ministerialblatt des BMF und BMW Nr. 13 vom 11.7.1973, S. 293 ff. Vorläufige Verwaltungsvorschriften zu § 7 Abs. 2 BHO
5. Christoph Sauermann et al.: 'Kostenanalyse als Grundlage der Wirtschaftlichkeitsbetrachtung bei Einführung der elektronischen Datenverarbeitung im klinischen Labor', unveröffentlicht.

RESSOURCEN-WIRKSAMKEITS-ANALYSE (RWA)

EIN NEUER ANSATZ ZUR BEURTEILUNG DER VERSORGUNG MIT GESUNDHEITS-GÜTERN UND -DIENSTLEISTUNGEN

Klausing, M.

Studiengruppe Gesundheitssystemforschung am Institut für Medizinische Informationsverarbeitung, Statistik und Biomathematik der Ludwig-Maximilians-Universität, München

O. Einleitung

Daß über die wenigsten Versorgungsbereiche im Gesundheitswesen allgemein anerkannte, weil zuverlässige sozioökonomische Beurteilungen vorliegen, hat viele Gründe. Einer der wichtigsten liegt im methodischen Bereich. Z.B. hat im Bereich der Krankheitsfrüherkennung die Vielzahl von Untersuchungen über Effizienz und Effektivität mit überdies unterschiedlichsten Vorgehensweisen eher zur Verwirrung als zur Anklärung von Sinn und Unsinn der Früherkennung geführt.

Mit diesen wenigen Worten ist bereits ein wesentliches Ziel der RWA formuliert: ein einheitliches Konzept zur Ermittlung und Beurteilung von Effizienz und Effektivität der Versorgung der Bevölkerung zu entwickeln.

Als Grundlage unserer methodischen Überlegungen gehen wir von folgenden Begriffsdefinitionen aus:

- Die Effizienz ist das Verhältnis zwischen dem Ergebnis (output, Effekt etc.) und dem ihm zugrunde liegenden Ressourcenverbrauch. Sie gibt als Meßzahl an, welches Ergebnis mit welchen Ressourcen erreicht wurde.
- Die Effektivität ist die Relation zwischen dem Ergebnis und dem gesteckten Ziel. Sie gibt an, inwieweit der durch den definierten Ressourceneinsatz erzielte output den Begriffszielen dient (Zielerreichungsgrad).

Da jedes Versorgungsergebnis von vielen miteinander im Wirkzusammenhang stehenden Faktoren abhängt, müssen unsere Effizienz- und Effektivitätsanalysen sich mit der Ressourcenstruktur, insbesondere mit deren qualitativen Aspekten, auseinandersetzen. Dies erfordert die Analyse der einzelnen Ressourcen hinsichtlich ihrer Zielrelevanz. Somit ist eine Basis der Effizienzanalyse die Konstruktion eines Ziel systems, aus dem heraus Ansatzpunkte erarbeitet werden, ermittelte Effizienzen im Hinblick auf die Zielerfüllung der Maßnahmen als mehr oder weniger befriedigend zu interpretieren. Entscheidender Ansatzpunkt ist folglich die Effektivität. So wird offensichtlich, daß ausschließlich durch simultane Betrachtung von Effizienz <u>und</u> Effektivität eine umfassende Beurteilung von Versorgungsmaßnahmen möglich ist.

Die Ermittlung einzelner Effizienzen und/oder Effektivitäten ist relativ nutzlos, solange nicht Vergleichsangaben vorliegen, für die die Zulässigkeit des Vergleichs untersucht wurde. Denn gerade die Epidemiologie stellt hohe Anforderungen an die Vergleichbarkeit, und erst, wenn z.B. durch Berücksichtigung epidemiologischer Charakteristika einer Krankheit die Vergleichbarkeit von Präventionsprogrammen getestet ist, können valide Effizienz- und Effektivitätsunterschiede festgestellt und interpretiert werden.

Für die Durchführung von Effizienz- und Effektivitätsanalysen stehen damit drei wesentliche Anforderungen fest:

1. Die Existenz eines operationalen Zielsystems, damit exakt festliegt, was letztlich erreicht werden soll und wofür Ressourcen eingesetzt werden
2. Die Ableitung eines Maßnahmen-Systems aus dem Zielsystem,
   - damit unter holistischem Aspekt der systemare Zusammenhang zwischen Ressourcen und Effekten untersucht werden kann sowie die
   - prozessuale Betrachtung des Versorgungsprozesses zur Lokalisierung von Versorgungsmängeln unter besonderer Berücksichtigung der Zurechenbarkeit von Ressourcen und Effekten
3. Transparenz der Evaluation, die voraussetzt
   - die einheitliche Erfassung und nachvollziehbare, begründete Bewertung aller Ressourcen und Effekte sowie
   - durch Sachdisziplinen (Epidemiologie, Medizin etc.) begründeten Interpretationsrahmen der Analyseergebnisse.

2. Schwächen von Kosten-Nutzen-Analyse und Kosten-Wirksamkeits-Analyse und deren Beseitigung im Konzept der Ressourcen-Wirksamkeits-Analyse

Kosten-Nutzen-Analyse und Kosten-Wirksamkeits-Analyse unterscheiden sich durch die Erfassung der Nutzen in ihrer originären Dimension. Die Ressourcen-Wirksamkeits-Analyse ist insofern Weiterentwicklung der Kosten-Wirksamkeits-Analyse, als sie den Kosten-Begriff im Sinne monetarisierbarer Aufwendungen aufgibt und auch die eingesetzten oder einzusetzenden Ressourcen in ihren originären Größen erfaßt. Daraus ergeben sich mehrere methodische Konsequenzen, die anhand der drei o.g. Anforderungen an die Effizienz- und Effektivitäts-Analyse dargestellt werden können.

Die Forderungen nach einem Zielsystem erfüllen die Kosten-Nutzen-Analyse und Kosten-Wirksamkeits-Analyse nur zum Teil. Die Kosten-Nutzen-Analyse unterstellt im wesentlichen vorgegebene Ziele als erstrebenswert. Bei der Kosten-Wirksamkeits-Analyse wird dies nicht einheitlich gehandhabt; Ansätze von Zielsystemen finden sich z.T. auf der Wirksamkeiten-Seite, nicht dagegen auf der Kosten-Seite. Beide geben folglich Effizienzen an, nicht Effektivitäten.

Die Ressourcen-Wirksamkeits-Analyse erfüllt diese Anforderungen durch die Vorschrift zum Aufbau eines Zielsystems, ausgehend von einem operationalisierten Leitziel. Dies ist der erste Arbeitsschritt der RWA.

Auch die Forderung nach einem Maßnahmensystem wird bei KNA und KWA nur teilweise erfüllt. Zwar enthält die KNA die Vorschrift, alle Kosten und Nutzen zu erfassen, jedoch ohne methodische Vorschrift. Dagegen werden instrumentell nur die monetarisierbaren Effekte erfaßt. Die verbale Erfassung der Intangiblen oder deren Bewertung mit fiktiven (Markt)-Preisen verzerrt die Effizienz. Überdies betrachtet die KNA den Produktionsprozeß als Black Box. Sie folgt damit der reinen input/output-Denkweise und enthält auch keinen Ansatz zur Lösung der Zurechnungsproblematik von Kosten und bewirktem Nutzen.

Die KWA erlaubt zwar die originäre Erfassung intangibler Nutzen und entgeht somit der unlösbaren Aufgabe der Bewertung von Schmerz, Leid, Tod und psychischer Belastung in Geld, verfährt aber sonst prinzipiell wie die KNA und erliegt den gleichen Schwierigkeiten. Die RWA erfüllt die sich aus dem Maßnahmensystem ergebenden Anforderungen. Sie schreibt eine systemanalytisch fundierte Ermittlung der Versorgungseffekte und des entsprechenden Ressourcenbedarfs und -verbrauchs vor. Dies ist Gegenstand der Arbeitsschritte 2 und 6 der RWA. Da bereits das Zielsystem als Prozeß ausgerichtet ist, z.B. als Netzwerk, ist das entsprechende Maßnahmensystem ebenfalls nicht-statisch ausgelegt, wobei die Zurechenbarkeit von Ressourcen und Effekten getestet wird.

Die Anforderungen an die Transparenz der Evaluation sind bei KNA und KWA wie die anderen Anforderungen nur z.T. erfüllt. Sie sind dies bei der KNA lediglich bei eindeutig monetarisierbaren EFfekten, z.B. den direkten Kosten. Dies trifft bei der KWA für den Kostenbereich zu, lediglich im Bereich der Wirksamkeits-Effekte gibt es verschiedene Ansätze zur Nutzen-Aggregation ohne Monetarisierung. Sowohl für KNA als KWA gilt, daß die ermittelten Effizienzen häufig ohne Vergleichswerte interpretiert werden oder auf der Basis von Vergleichen, für die die Zulässigkeit des Vergleichs nicht geprüft wurde. Es liegt auf der Hand, daß solche "freien" Interpretationen Fehldeutungen und folglich die Manipulation der Analyseergebnisse fördern. In der RWA wird versucht, durch einheitliche und nachvollziehbare Bewertungspraxis in den Arbeitsschritten Normierung der Nutzwerte, Gewichtung der Versorgungsziele und Interpretation der Analyseergebnisse anhand des Ziel- und Maßnahmensystems sowie von Vergleichswerten nach Prüfung der Vergleichbarkeit, diese Schwächen auszugleichen.

3. Einsatzmöglichkeiten der RWA - aufgezeigt am Beispiel der Herzkreislauf-Früherkennungsmodelle in der Bundesrepublik Deutschland

Mit dem Gesagten ist bereits das Konzept der RWA in groben Zügen vorgestellt. Sie sehen zusammengefaßt die 6 Arbeitsschritte, aus denen sie besteht:

1. Entwurf eines Zielsystems
2. Ermittlung der Vorsorgungseffekte
3. Normierung der Nutzwerte der Versorgungsmaßnahmen
4. Gewichtung der Versorgungsziele
5. Ermittlung des Ressourcenbedarfs und - verbrauchs
6. Darstellung und Interpretation der Analyseergebnisse.

Ich werde die Arbeitsschritte im Folgenden kurz erläutern und dabei aufzeigen, inwieweit die RWA bei der Evaluation der Früherkennungsprogramme im Bereich Herzkreislauf zu eindeutigeren Ergebnissen über Effizienz und Effektivität verholfen hätte, als sie heute vorliegen. Die Ausführungen über die Herzkreislauf-Früherkennung in der Bundesrepublik Deutschland beruhen auf der

> "Analyse und kritische Bestandsaufnahme von bisher in der Bundesrepublik Deutschland durchgeführten Untersuchungen zur Früherkennung von Herz- und Kreislaufkrankheiten"

von Prof. Pflanz und Mitarbeitern.

Der erste Arbeitsschritt der RWA ist der Entwurf des Zielsystems. Er beginnt mit der Formulierung des Leitziels und der Sammlung der Einzelziele, ohne deren Kenntnis die Ermittlung der Effektivität nicht möglich ist. Bereits hier zeigt sich in allen 14 Herz-Kreislauf-Untersuchungen, daß das Leitziel, die Verhütung ernsthafter Krankheiten mit ihren Folgen oder vorzeitigen Todes entweder gar nicht erwähnt wird oder eine untergeordnete Rolle spielt. Dies hat zur Folge, daß ein logisches Zielsystem für die einzelnen Untersuchungen fehlt. Auch wenn man unterstellt, daß einzelne Vorhaben sich nicht mit einer Gesamtevaluierung der Herzkreislauf-Früherkennung beschäftigen wollten, sondern mit der Durchführbarkeit, wie dies zumeist formuliert ist, so finden sich dennoch erhebliche Lücken bei der entsprechenden Teilzielformulierung und den zugehörigen Untersuchungen. Dies hätte mit Anwendung der RWA vermieden werden können. Denn spätestens die Erarbeitung eines Maßnahmensystems, d.h. der exakten Formulierung jener Maßnahmen, mit denen die Versorgungsziele erreicht werden sollen, hätte zur Formulierung alternativer Versorgungsmöglichkeiten geführt, die mit den entsprechenden Vergleichsmethoden gegeneinander hätten abgewogen werden müssen. Pflanz kommt zu dem Ergebnis:

> "Aus diesen Gründen sind auch die Ergebnisse nicht geeignet, die Frage nach der "optimalen" Früherkennungsmethode zu beantworten".

Zum Beispiel ist die Maßnahme "Auswahl der Probanden" in den 14 Untersuchungsprogrammen sehr unterschiedlich und nach uneinheitlichen, z.T. epidemiologisch nicht vertretbaren Kriterien vorgenommen worden. Damit fehlt die Basis der Vergleichbarkeit der Untersuchungsergebnisse, die Voraussetzung zur Ermittlung eines "optimalen" Präventionsprogrammes ist.

Arbeitsschritt 2 der RWA, die Ermittlung der Versorgungseffekte und ihrer Indikatoren, zielt einerseits auf die vollständige Erfassung angestrebter, also im Zielsystem genannter Effekte, andererseits auf jene Ergebnisse, die sich, erwünscht oder unerwünscht - überdies ergeben. Die Erhebung dieser latenter Funktionen und ihre Bewertung ist für eine umfassende Beurteilung eines Früherkennungsprogrammes unerläßlich, denn erst die valide Aussage über die häufig nicht monetarisierbaren, empirisch schwer erhebbaren "Nebenwirkungen" erlaubt eine haltbare Interpretation. Sie scheitert jedoch oft daran, daß Effizienz- und Effektivitätsuntersuchungen ex post mit einem nicht mehr korrigierbaren Datensatz durchgeführt werden müssen. Allein bei der statistischen Aufbereitung werden durch Verwendung unterschiedlicher Methoden die Möglichkeiten des Vergleichs zerstört. Dies wird im Gutachten mehrfach festgestellt. Die RWA liefert hier kein Patentrezept, zeigt aber Ort und Schweregrad von Fehlern bei Vergleichen und deren Interpretation an, sofern bei der Ermittlung der Versorgungseffekte systemanalytisch unter Einbeziehung der beteiligten Fachdisziplin vorgegangen wird.

Die Normierung der Nutzwerte der Versorgungsmaßnahmen zielt auf die Schaffung der Vergleichsmöglichkeit von in unterschiedlichen Dimensionen anfallenden Versorgungseffekten, wobei gleichzeitig eine Bewertung des erzielten Versorgungseffekts im Hinblick auf seine Zielerfüllung vorgenommen wird. Im Gutachten findet sich hierzu ein Paradebeispiel: der Nutzen von Röntgen-Untersuchungen für die Herz-Kreislauf-Früherkennung ist umstritten. Sie wurden bei einigen Modellvorhaben durchgeführt, jedoch ohne entsprechende Evaluierung des Nutzens. Wäre mit dem RWA-Konzept gearbeitet worden, so wäre die Frage nach dem Sinn von Röntgen-Untersuchungen des Herzens zwingend gestellt worden mit den entsprechenden Konsequenzen für Effektivitätsbeurteilung.

Die Gewichtung der Versorgungsziele soll Kenntnis vermitteln über die Möglichkeit, Änderungen im Zielsystem vornehmen zu können, ohne die Versorgung zu gefährden. Dazu müssen die Zusammenhänge im Zielsystem in relative Abhängigkeiten übersetzt und in den Sensitivitätsanalysen getestet werden. Voraussetzung ist ein Zielsystem, das, wie oben ausgeführt, bei keinem Herz-Kreislauf-Modell existiert. So kann z.B. nicht beurteilt werden, welchen Einfluß die Qualität der Verdachtsbefunde auf das Erreichen des Leitziels der Früherkennung hat, weil die Modelle z.T. mit der "Verabschiedung des Patienten" enden, so daß dieser wichtige Arbeitsschritt der RWA gar nicht hätte vorgenommen werden können. Folglich ist die Angabe der Gesamteffektivität der Früherkennung nicht möglich. Eine Evaluierung mit der RWA hätte überdies den Vorteil, daß für jedes Ziel und den zugehörigen, durch das Maßnahmensystem beschriebenen Ressourcenverbrauch eine Teileffizienz und Teileffektivität angegeben werden kann. Die dadurch mögliche Lokalisierung von Versorgungsschwächen bietet eine differenzierte Interpretation von Programmen und die Möglichkeit, gezielt Änderungen vorzunehmen.

4. Schluß

Das Konzept der RWA ist der Versuch, auf die Schwächen insbesondere der Kosten-Nutzen-Analyse zu antworten. Dies geschieht, indem mit einem relativ aufwendigen Verfahren eine umfassende Ergebnis- und Prozeß-Evaluation vorgenommen wird.

Die knappe Darstellung mit einem Beispiel sollte andeuten, daß das RWA-Konzept Zwänge ausübt, sich mit Versorgungszielen und -problemen gründlich auseinanderzusetzen, bevor Effizienz und Effektivität beurteilt werden.

Wir hoffen, in absehbarer Zeit vom empirischen Einsatz dieses Konzeptes berichten zu können. (Lit. beim Verfasser)

MÖGLICHKEITEN DER UMSATZSCHÄTZUNG IN DER AMBULANTEN VERSORGUNG

Köpcke, W.; van Eimeren, W.
Institut für Medizinische Informationsverarbeitung, Statistik und Biomathematik der Universität München

1. Einleitung

Wie in anderen Industrienationen so findet auch in Deutschland in diesen Jahren eine intensive Diskussion über die Kostenentwicklung im Gesundheitswesen statt. Während im größten Umsatzbereich, den stationären Leistungen, weitgehend pauschal abgerechnet wird, erfolgt die Abrechnung im ambulanten Sektor auf der Basis der tatsächlich registrierten ärztlichen Leistung. Ein Zugang zu diesen Daten konnte erst erfolgen, als jene Daten, die zur Abrechnung benötigt werden, in maschinenlesbarer Form vorlagen.

Im Auftrag des Zentralinstituts (ZI) für die kassenärztliche Versorgung in der Bundesrepublik Deutschland wird zur Zeit von Wissenschaftlern verschiedener Disziplinen und Forschungseinrichtungen kooperativ ein Forschungsprojekt mit dem Titel "Beiträge zur Analyse der Wirtschaftlichkeit der ambulanten Versorgung in Bayern" durchgeführt.

Die an dieser Stelle behandelten Fragen stellen nur einen Einzelaspekt des Projektes dar; eine erste umfassende Information ist in einem einige hundert Seiten umfassenden Zwischenbericht gegeben, der in diesen Wochen vom ZI herauskommen wird.

Für die Analyse stehen grundsätzlich folgende Datenkörper zur Verfügung:

1. Eine nach Ärzten orientierte Datei, die einerseits Informationen über den Arzt enthält, andererseits die im betrachteten Quartal (2. Quartal 1975) von diesen Ärzten erbrachten Leistungen in bereits hochaggregierter Form.
2. Eine nach Krankenscheinen gegliederte Datei.
   Hierbei enthält jeder Satz u.a. Arzt und Kassenidentifikation, Patientenstatus und die verschiedenen erbrachten Leistungen nach den einzelnen Positionen der Gebührenordnung. Diese Datei enthält für das 2. Quartal 1975 etwa 10 Millionen Krankenscheine.
3. Als ergänzende Informationen können Daten von Statistischen Landesämtern über die Gemeinden und Gebiete benutzt werden.

Ein Analysenziel ist die Entwicklung eines Modellansatzes, der den Gesamtumsatz eines Arztes als eine Funktion der Fallzahlen, der Leistungszahl pro Schein (=fall), sowie der Vergütung für die jeweilige Leistung ausweist. Leistungszahl pro Schein sowie Fallzahl sind als endogene Variable des Modells über die Merkmale der Region, der Ärzte und Versicherten zu schätzen. Aus datentechnischen wie auch aus statistischen Gründen erschien es uns notwendig, die Merkmale auf der jeweiligen Betrachtungsebene - Krankenschein, Arzt und Region - in ihrem Einfluß zu studieren und nicht etwa alle drei Ebenen in einer Datei unterschiedslos zu integrieren. Die im folgenden vorgelegten Analysen zu einem Modell des Arztumsatzes stellen nicht das Endergebnis dar, sondern einen ersten Durchgang, wobei im wesentlichen die Markmale auf der Arztebene analysiert wurden, sowie einige regionale Merkmale auf ihre Bedeutung hin untersucht wurden. Die Analyse der Krankenscheinebene und das Zusammenfügen zu einem Gesamtmodell sind noch nicht abgeschlossen.

2. Aufbau der arztorientierten Datei

Die Arztdatei besteht aus 9.256 Sätzen, ein Satz je Arzt. Jeder Satz besteht aus einem Kopfteil, der den Arzt beschreibende Informationen erhält, und einem Leistungsteil, der die in einem Quartal erbrachten ärztlichen Leistungen widerspiegelt.

Der Kopfteil enthält die in Tabelle 1 dargestellten Angaben zur Identifikation und Beschreibung des Arztes. Der Leistungsteil jedes Datensatzes hat eine vierdimensionale Struktur: Aufgegliedert nach Kassenzugehörigkeit, Versichertenstatus und Fallart (Abb. 1) liegen Informationen zu 14 Leistungsgruppen vor (Tabelle 2).

Für jede der 14 Leistungsgruppen ist der abgerechnete Betrag dokumentiert. Die Behandelten Fälle sind für die Leistungsgruppen 1 - 9 nur global erfaßt und werden lediglich für die Leistungsgruppen 10 - 14 separat wiedergegeben.

3. Analyse der arztorientierten Daten

Für die ersten Rechnungen (Varianzanalysen und Regressionsanalysen) wurden 530 Fälle eliminiert, so daß sich die zu untersuchende Gesamtzahl von 9.256 auf 8.726 Ärzte erniedrigte. Die 530 Fälle setzen sich folgendermaßen zusammen:

- 79 Ärzte, die außerhalb Bayerns ihre Praxis haben, aner Patienten aus Bayern behandelt haben und damit auch mit der KV Bayern abgerechnet haben.

ARZTIDENTIFIKATION

1. ARZT-NUMMER
2. ALTER
3. GESCHLECHT
4. ZULASSUNGSART
5. FACHGRUPPE
6. JAHR DER APPROBATION
7. JAHR DER NIEDERLASSUNG
8. GEMEINDEKENNZIFFER
9. EINWOHNERZAHL

Tab. 1

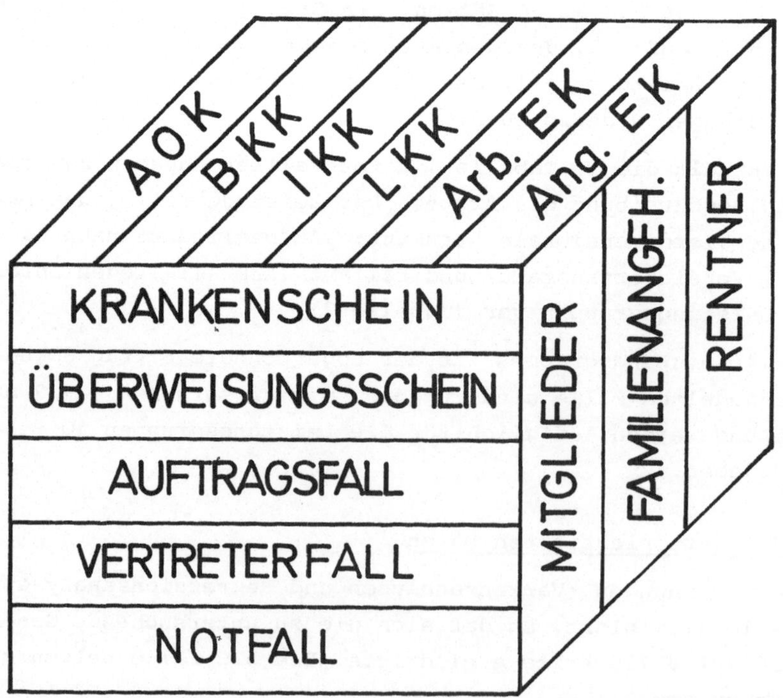

Abb. 1

Struktur des Leistungsdatensatzes

LG Ø1	BERATUNGEN
LG Ø2	BESUCHE
LG Ø3	ALLGEMEINE LEISTUNGEN
LG Ø4	SONDERLEISTUNGEN
LG Ø5	LABORLEISTUNGEN
LG Ø6	PHYSIKALISCH-MEDIZINISCHE LEISTUNGEN
LG Ø7	RÖNTGENLEISTUNGEN
LG Ø8	WEGEGEBÜHREN
LG Ø9	BESONDERE KOSTEN
LG 1Ø	KREBSFRÜHERKENNUNG MÄNNER
LG 11	KREBSFRÜHERKENNUNG FRAUEN
LG 12	KINDERVORSORGE
LG 13	MUTTERSCHAFTSVORSORGE
LG 14	STATIONÄRE LEISTUNGEN

Tab. 2
Leistungsgruppen

- 142 Ärzte, bei denen das Jahr der Approbation bzw. der Niederlassung fehlte, bzw. die nicht mehr praktizieren.
- 32 Pathologen und Psychotherapeuten, deren Leistungsspektrum sich so extrem von dem anderer Fachgruppen unterschied, daß der hier gewählte Analysenweg für diese Gruppen nicht möglich war.
- 326 Gemeinschaftspraxen. Da aus der Datei weder Anzahl noch Geschlecht der beteiligten Ärzte zu entnehmen war, wurden sie bei dieser Analyse ausgespart.

- 45 Ärzte, die nur Leistungen der Gruppe 10 - 14 (Vorsorge und stationäre Leistungen) abgerechnet haben.

Die in Tabelle 3 genannten qualitativen Variablen wurden in die Untersuchung einbezogen. Aus den ursprünglich 18 Fachgruppen wurden durch Zusammenlegung 7 Gruppen gebildet, da einige Fachgruppen so geringe Besetzungsziffern aufwiesen, daß eine weitere Analyse nicht möglich war. Das Kriterium für die Zusammenlegung in eine Gruppe war die Ähnlichkeit des Leistungsspektrums.

1. GESCHLECHT
2. LEISTUNGSGRUPPE 10 - 24 - VORSORGE, STATIONÄRE BEHANDLUNG
3. FACHGRUPPEN
4. AUFTRAGSFÄLLE
5. VERTRETERFÄLLE
6. NOTFÄLLE

Tab. 3
Regressionsanalyse - Auswahl der qualitativen Variablen

Von den Fallarten wurde der Normalfall (Krankenschein) nicht in die Analyse einbezogen, da er wenig zur Differenzierung beiträgt. Das Merkmal Überweisungsschein wird bei den quantitativen Variablen berücksichtigt, während die verhältnismäßig seltenen Fallarten - Auftragsfall, Vertreterfall und Notfall, als Null-Eins Variable in die Analyse einbezogen wurden.

Die Versichertengruppen und die Kassenarten wurden bei den quantitativen Variablen berücksichtigt.

Varianzanalysen mit den abhängigen Variablen, Fallwert, Fallsumme, Gesamtumsatz zeigen, daß alle 6 qualitativen Variablen einen deutlichen Einfluß auf die Zielvariable haben und deshalb zunächst zu berücksichtigen sind.

Mit Hilfe der 6 qualitativen Variablen lassen sich die Ärzte in insgesamt 2 x 2 x 7 x 2 x 2 x 2 = 224 Gruppen einteilen.
Diese Feinaufteilung ist leider nicht vollkommen durchzuführen, da einige Gruppen gar nicht oder zu schwach besetzt sind (z.B. weibliche Ärzte ohne Leistungsgruppe 10 - 14).
Für die weiteren Analysen sind wir von einer Mindestgruppengröße von 10 Personen ausgegangen. Aufgrund dieses Kriteriums ließen sich die Ärzte in 93 Gruppen aufteilen (Abb. 2).

Die Schätzung des Gesamtumsatzes der Ärzte erfolgte in mehreren Stufen. Geschätzt wurden zunächst Fallwert und Fallsumme (Gesamtzahl der behandelten Fälle). Das Produkt dieser beiden Schätzwerte ergab dann den geschätzten Gesamtumsatz.

Schwierigkeiten resultierten aus der Tatsache, daß Fallwert und Fallsumme eine schiefe Verteilung aufwiesen, so daß die Anwendung von Regressionsanalysen erst nach einer Transformation möglich war. Das Bild der Verteilung sowohl von Fallsumme als auch von Fallwert ließen eine logarithmische oder eine Wurzeltransformation am geeignetsten erscheinen. Unter den vielen durchgeführten Transformationen erwies sich das Ziehen der vierten Wurzel insgesamt am günstigsten.

Als unabhängige Variable zur Schätzung von Fallwert und Fallsumme wurden in einem ersten Schritt die in Tabelle 4 genannten 10 Variablen ausgewählt. Der erste Block sind 6 Variable, die die Ärzte in ihrer Alters- und Ausbildungsstruktur beschreiben. Im zweiten Block erscheinen 4 Variable, die das Leistungsspektrum und den Patientenmix des Arztes beleuchten.

Mit diesen zehn erklärenden Variablen wurden aufbauende schrittweise Regressionsanalysen gerechnet. Dabei ergab sich, daß für beide Zielvariablen - Fallsumme und Fallwert - von den 6 Variablen, die die Alters- und Ausbildungsstruktur der Ärzte beschreiben, nur drei relevant sind, nämlich

1) Alter des Arztes
2) Jahr der Approbation
3) Zeit bis zur Niederlassung.

Alle vier Variablen, die das Leistungsspektrum und den Patientenmix des Arztes beschreiben, wurden bei den schrittweisen Regressionsanalysen berücksichtigt. Damit wurden für die weiteren Analysen jeweils die gleichen 7 Variablen benutzt, um Fallwert und Fallsumme zu schätzen. Dies geschah durch Regressionsanalysen für die transformierten Zielvariablen in jeder der 93 Arztgruppen.

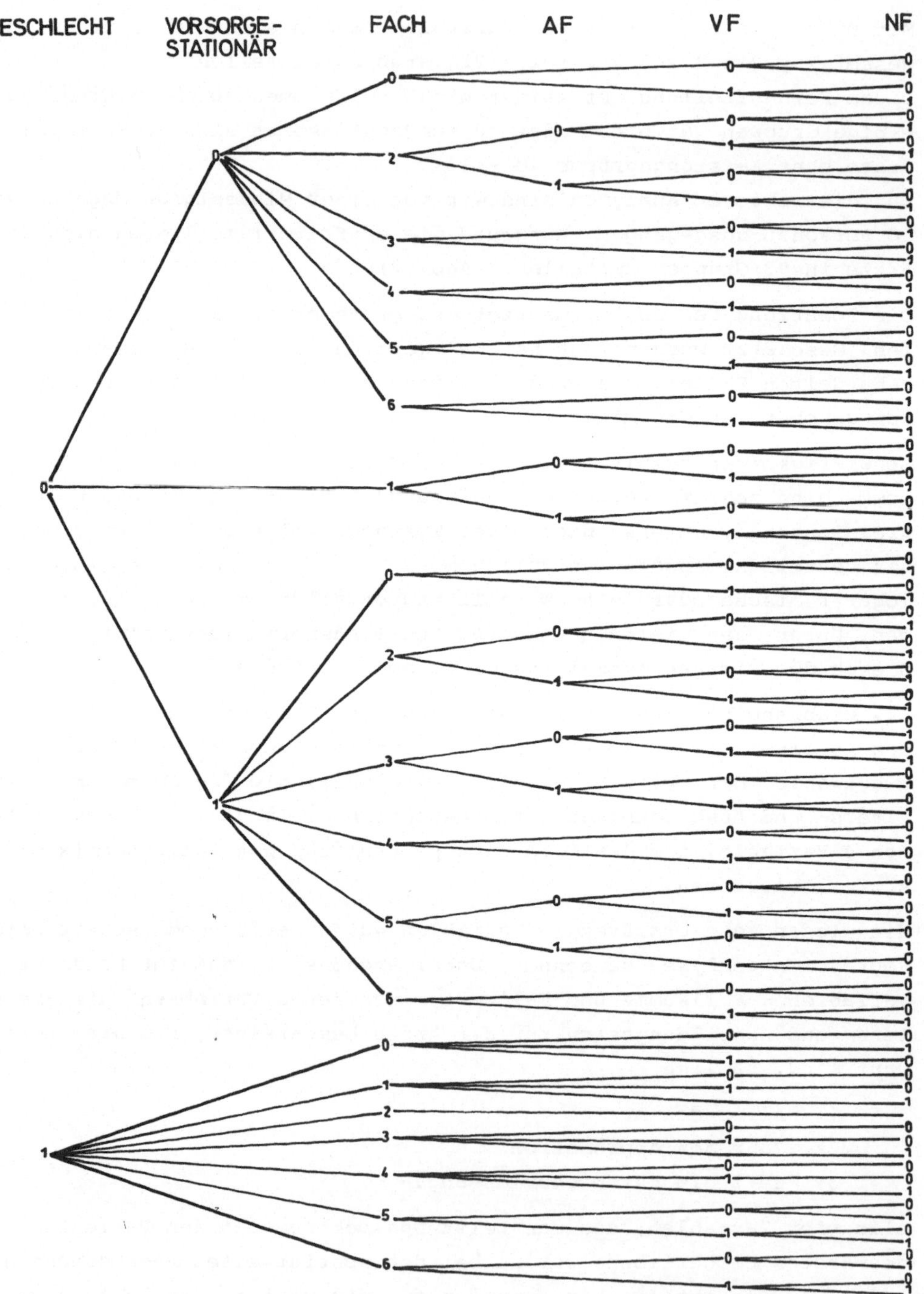

Abb. 2

Aufteilung der Ärzte nach sechs qualitativen Variablen in 93 Gruppen

1. ALTER DES ARZTES
2. JAHR DER APPROBATION
3. JAHR DER NIEDERLASSUNG
4. ALTER DES ARZTES BEI DER NIEDERLASSUNG
5. ZEITDIFFERENZ ZWISCHEN APPROBATION UND NIEDERLASSUNG
6. ZEIT SEIT DER NIEDERLASSUNG
7. PROZENTUALER ANTEIL DER FÄLLE LEISTUNGSGRUPPE 10-14
8. PROZENTUALER ANTEIL FAMILIENANGEHÖRIGER
9. PROZENTUALER ANTEIL DER ÜBERWEISUNGSSCHEINE
10. PROZENTUALER ANTEIL DER AOK-FÄLLE

Tab. 4

Regressionsanalyse - Unabhängige Variable zur Schätzung von Fallzahl und Fallwert

Die Korrelationen zwischen den wahren und geschätzten Werten weisen große Schwankungen auf. Die R^2 Werte liegen zwischen 0,1 und 0,9. Insbesondere die Gruppen, in denen mehrere Fachgruppen zusammengefaßt wurden, weisen teilweise sehr niedrige R^2-Werte auf. Insgesamt über alle Fälle ergibt sich für den Fallwert ein Bestimmungsmaß von 0.546 und bei der Fallsumme von 0.533. (Abb. 3)

Nach Retransformation liegen die Korrelationen mit R^2 =0.533 und R^2= 0493 etwas niedriger. Die Retransformation bewirkt außerdem, daß die geschätzten Mittelwerte unter den wahren Mittelwerten liegen, ein Effekt, der bei der Schiefe der Verteilungen zu erwarten war.

Bildet man für jeden Arzt das Produkt aus dem geschätzten Fallwert und geschätzten Fallsumme und damit die Gesamtumsatzschätzung, so ergibt sich insgesamt ein R^2 von 0.4. Auch hier liegt der geschätzte Gesamtmittelwert unter dem wahren Mittelwert.

Untersucht man die Korrelation zwischen beobachteten und geschätzten

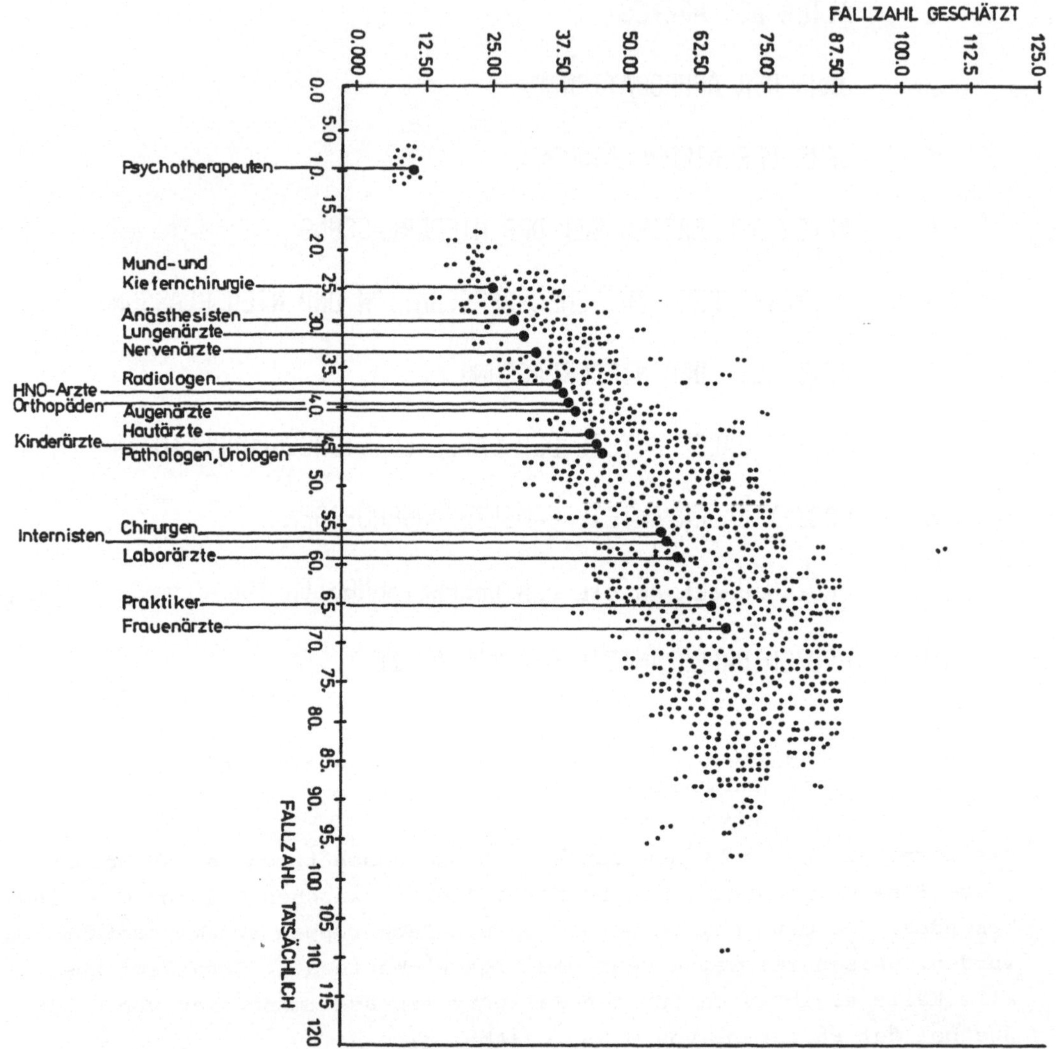

Abb. 3
Fallgruppen/Fallzahlen

Werten in den ursprünglichen Fachgruppen, ist festzustellen, daß einige Fachgruppen sehr schlecht abschneiden. Offensichtlich bringt die Berücksichtigung der Auftragsfälle, Vertreterfälle und Notfälle nicht soviel an Informationen wie durch die Zusammenlegung der Fächer verloren geht.

Desweiteren scheint der Fallwert bestimmter Fächer schlecht erfaßt zu werden. Der Fallwert als Verquickung von Leistungszahl und Leistungswert spielt ohnehin nur einen Ersatz für die auf der Scheinebene stattfindende Schätzung der Leistungszahl pro Schein.

4. Analyse der Gebietsebene

Nach der ersten Analyse auf der Arztebene haben wir versucht, mit Hilfe von Gebietsmerkmalen die Schätzung zu verbessern. Ausgehend von den ca. 90 Landkreisen haben wir Bayern in 70 Bereiche eingeteilt. Eine der Analysen war eine schrittweise aufbauende Regressionsanalyse, wobei als Zielkriterium das Verhältnis von wahrem Gesamtumsatz in einer Region (Summe der einzelnen Arztumsätze) zu dem Umsatz der Region wie er sich als Summe der geschätzten Arztumsätze ergibt. Ein Wert von über 1 bedeutet also, daß unser Arztmodell in dieser Region den tatsächlich vorliegenden Arztumsatz allgemein unterschätzte, ein Wert kleiner 1, daß es ihn überschätzte.

Von den sieben angebotenen Merkmalen:
Einwohnerzahl des Gebiets, Längengrad, Breitengrad der größten Ortschaft im Gebiet, die Anzahl der (Original-) Krankenscheine pro Einwohner, der Anzahl der Einwohner pro Arzt, der Anzahl der Einwohner pro Facharzt und des Anteils der Fachärzte wird lediglich das zu den Merkmalen Einwohner pro Arzt und Facharzt pro Arzt redundante Merkmal Einwohner pro Facharzt von der Analyse nicht berücksichtigt.

Umsatzsteigernd, so lautet das Ergebnis, wirken sich die folgenden Strukturmerkmale aus (Reihenfolge aufgrund der schrittweisen Regressionsanalyse)

1. Ein hoher Facharztanteil
2. Die Häufigkeit von Krankenscheinen pro Kopf der Bevölkerung
3. Eine hohe Zahl von Einwohnern pro Arzt
4. Eine hohe Einwohnerzahl

Die geographischen Merkmale Länge und Breite zeigen, daß zusätzlich ein höherer Umsatz als im Arztmodell geschätzt, auftritt, je mehr man nach Westen und je mehr man nach Süden kommt.

Insgesamt erklärt unser Modell - bezogen auf die Gebiete - 61 % der durch das Ärztemodell alleine nicht erklärten Variabilität von Gebiet zu Gebiet.

5. Weiteres Vorgehen

Ausgehend von den Erfahrungen im ersten Analysengang läuft zur Zeit ein zweiter Auswertungsschritt, in dem auf der Arztebene getrennt nach Arztgruppen, Kassenarten, Versichertenarten und Fallarten die Fallzahl geschätzt wird. Die Abschätzung der Leistungszahl pro Schein ist Ergebnis der noch nicht beendeten Analyse der auf Krankenscheinebene gesammelten Daten.

Die Fallzahlschätzung erfolgte mit Hilfe der kanonischen Korrelationsanalyse. Die Korrelationen zwischen wahrer und geschätzter Fallzahl in den einzelnen Arztgruppen liegen im Schnitt bei 0.5. Überraschend scheint auf den ersten Blick die Gesamtkorrelation von r = 0.88. Dieser Effekt beruht eindeutig auf den verschiedenen Mittelwerten in den einzelnen Facharztgruppen, wie in Abbildung 3 zu sehen ist.

Die bisher gewonnenen Erfahrungen zeigen, daß es möglich ist, einen Modellansatz zu entwickeln, der den Gesamtumsatz eines Arztes als eine Funktion der Fallzahlen, der Leistungszahl pro Schein sowie der Vergütung für die jeweilige Leistung ausweist. Leistungszahl pro Schein sowie Fallzahl sind mit wenigen einfachen Merkmalen der Region, der Ärzte und Versicherten verhältnismäßig genau zu schätzen. Eine Dynamisierung des Modells könnte prinzipiell über die Analyse der Daten von Quartalen in zeitlicher fortlaufender Folge erreicht werden.

Ein solches Modell kann dazu dienen:

1. Die finanziellen Folgen von geringfügigen Auf- und Abwertungen der Honorierung einzelner Leistungen insgesamt sowohl für die einzelnen Kassen als auch Kassenarzttypen abzuschätzen.
2. Verschiebungen in der Sozialstruktur von Ärzten auf ihre kurzfristigen Auswirkungen auf das Leistungsmuster und den damit zusammenhängenden Umsätzen abzuschätzen.
3. Verschiebungen im demographischen Muster der Gebiete, in denen die Ärzte arbeiten, ebenfalls in ihren Auswirkungen auf Leistungsmuster und Leistungsfrequenz und den damit zusammenhängenden Umsätzen vorherzusagen.

Sicher nicht können mit diesem Modell größere Systemveränderungen in ihren Auswirkungen vorausgesagt werden; auch für Effizienz- und Qualitätsbeurteilungen bietet der Datensatz keine Anhaltspunkte.

Dennoch sind solche empirisch fundierten Modelle sicherlich nützliche Instrumente für die Planung im ambulanten Bereich.

Literatur:

(1) Boese, J.; van Eimeren, W.; Schuller, A.; Schwefel, D. (Hrsg.)
Beiträge zur Analyse der Wirtschaftlichkeit ambulanter medizinischer Versorgung.
Problem, Verfahrensweise und erste Ergebnisse
Köln: Deutscher Ärzteverlag, 1978

(2) Fuchs, V.R.; Kramer, M.J.
Determinants of Expenditures for Physicians' Services in the United States 1948-68
New York: National Bureau of Economic Research, 1972

(3) Dixon, W.J. (Hrsg.)
BMDP Biomedical Computer Programs
Berkeley: University of California, 1975

MODELLE DER DEZENTRALISATION IN DER DATENVERARBEITUNG

Grochla, E.; Betriebswirtschaftliches Institut für Organisation und Automation an der Universität zu Köln (BIFOA)

Einleitung

Mit dem auf der Grundlage moderner Informationstechhologien aufbauenden Konzept der 'dezentralisierten Intelligenz' sind in der Diskussion um die Anwendung der automatisierten Datenverarbeitung neue Akzente gesetzt worden. Als Vertreter der betriebswirtschaftlichen Organisationslehre, einer Disziplin, die schon sehr lange mit Problemen der Dezentralisation beschäftigt ist, kann ich daher die Tatsache, daß sich die Medizin mit modernen dezentralen Datenverarbeitungskonzepten auf wissenschaftlicher Ebene auseinandersetzt, nur begrüßen.

Mit den nachfolgenden Ausführungen möchte ich dazu beitragen, daß die terminologischen und inhaltlichen Ungenauigkeiten, die heute leider noch die Diskussion um die 'dezentralisierte Intelligenz' kennzeichnen, bald überwunden werden. Darüberhinaus will ich - basierend auf Erfahrungen in der Wirtschaft - sinnvolle Gestaltungsalternativen im Rahmen moderner Informationsverarbeitungskonzepte sowie aktuelle Entwicklungstendenzen und Perspektiven aufzeigen.

1. Der Gestaltungsraum automatisierter Datenverarbeitungs-Systeme

Der Einsatz der automatisierten Datenverarbeitung (ADV) ist weniger ein technisches Problem - im Vordergrund steht vielmehr die Problematik der organisatorischen Gestaltung komplexer ADV-Systeme. Unter organisatorischer Gestaltung soll in diesem Zusammenhang die Zuordnung und Integration der Datenverarbeitungsaufgaben (Aufgabensystem) mit dem Menschen als Benutzer (Benutzersystem) sowie den ADV-Ressourcen, bestehend aus Betriebssystem und Maschinensystem, verstanden werden[1] (Abb.1).

Gestaltung in diesem Sinne bedeutet dann, diese vier Komponenten zunächst auf einer generellen Ebene zu analysieren, auf einer Konzeptionsebene eine entsprechende Anwendungskonzeption zu entwickeln und schließlich darauf aufbauend auf einer Phänomenebene die Realisierung der geplanten Anwendungskonzeption zu vollziehen. Einen wesentlichen Ansatzpunkt einer solchen organisatorischen Strukturierung bilden stets die Grundprinzipien der Zentralisation bzw. Dezentralisation der Aufgabenerfüllung, wobei es im Grunde bei diesen Fragen um das fundamentale organisatorische Gleichgewichtsproblem zwischen Aufgabenteilung und Koordination geht [2].

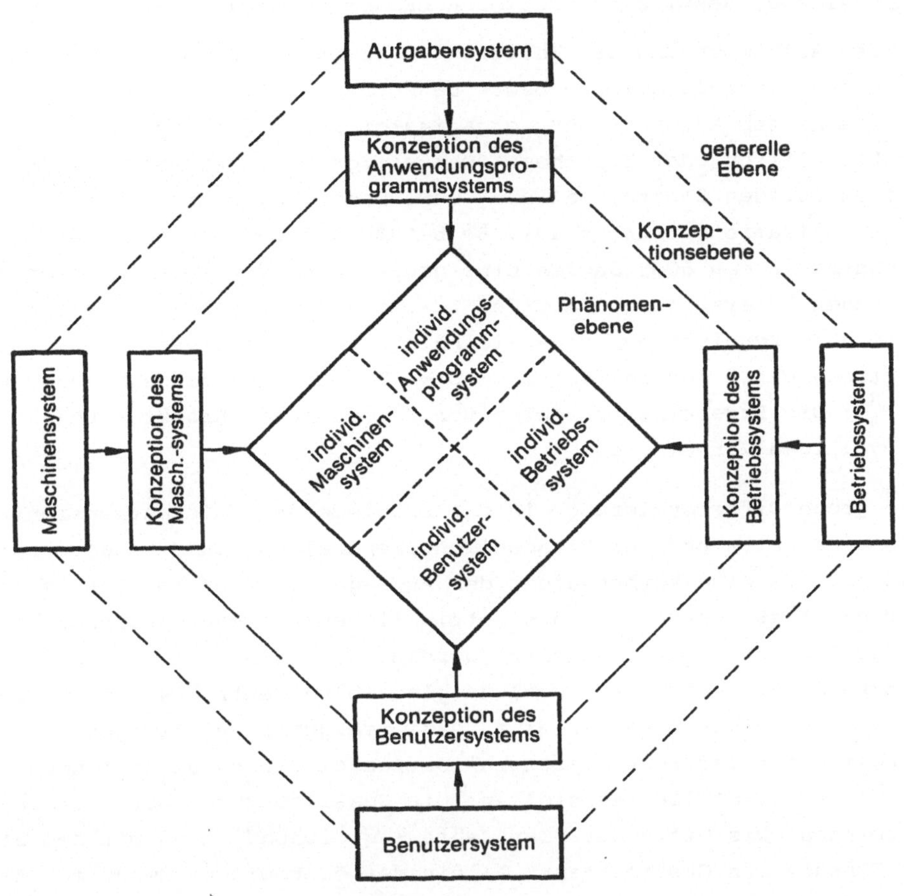

Abb. 1

Beide Prinzipien können nie in reiner Form verwirklicht werden; jede Aufgabensynthese zielt auf ihren Ausgleich und läßt sich lediglich ihrer Tendenz nach als Zentralisierung oder Dezentralisierung kennzeichnen; mit anderen Worten: Zentralisation bzw. Dezentralisation der Datenverarbeitung sind nur zwei Aspekte eines Kontinuums (Abb.2).

Zudem bedeutet die Zentralisation von Teilaufgaben, die hinsichtlich eines Merkmals gleichartig sind, gleichzeitig eine Dezentralisation hinsichtlich anderer Merkmale. Als solche Zentralisations- bzw. Dezentralisationsmerkmale werden dabei in erster Linie Verrichtung und Objekt, Entscheidung, Raum, Zeit, Personen und Sachmittel herangezogen.

Mit dem Aufkommen und der Weiterentwicklung der Computertechnologie wurde das Zentralisations- bzw. Dezentralisationsmerkmal "Sachmittel" immer mehr zum Ausgangspunkt organisatorischer Überlegungen, was bald zur Formulierung der Hypothese führte, der Computer über einen großen Einfluß auf den Zentralisations- bzw. Dezentralisationsgrad der gesamten Organisationsstruktur aus. So befaßten sich Ende der 50er und insbesondere in den 60er Jahren eine große Reihe von spekulativen und empirischen Untersuchungen mit den Zusammenhängen von Informationstechnologie und Organisation, ohne allerdings zu eindeutigen Ergebnissen hinsichtlich einer Zentralisations- bzw. Dezentralisationswirkung zu kommen [3]: Die Ergebnisse reichten von der uneingeschränkten Bejahung bis zur völligen Verneinung.

Eine grobe Differenzierung in die Probleme der Informationszentralisation einerseits und der Entscheidungszentralisation [4] andererseits ließ bereits eine Verbesserung der Aussage zu: Zwar konnten weiterhin über die Auswirkungen auf die betrieblichen Entscheidungsprozesse keine eindeutigen Aussagen abgeleitet werden, denn die Analyse der Untersuchungsergebnisse führte sowohl zu plausiblen Zentralisationsargumenten als auch zu plausiblen Dezentralisationsargumenten. Dagegen ließ sich bezüglich der Informationszentralisation eine eindeutige Tendenz zur zentralen ADV-Stelle feststellen: Die Gestaltung von ADV-Systemen war - zumindest bis Mitte der 60er Jahre - gleichbedeutend mit dem zentralen Einsatz von Großrechnern. Allein der ökonomische Zwang zur Auslastung der hohen qualitativen und quantitativen Kapazität der Anlagen förderte diese Zentralisierung [5]. Ihr Objekt waren zunächst alle Verrichtungen an Informationen. So wurde neben der Verarbeitung (in den Rechenzentralen) u.a. auch die Datenerfassung (in den sogenannten Lochsälen) zentralisiert.

Diese Aussagen zur Informationszentralisation haben heute allerdings keine Gültigkeit mehr. Im Gegenteil: Mit der Entwicklung des Kleincomputers, die mit der Miniaturisierung der Bauelemente und enormer Kostensenkung einherging, ist nunmehr die technische und ökonomische Grundlage dafür geschaffen, auch dezentralisierte ADV-Systeme als Gestaltungsalternativen in Betracht zu ziehen und somit "vollkommen neue Möglichkeiten organisatorischer Gestaltung und funktioneller Aufgabenerfüllung" [6] zu eröffnen.

Die damit angesprochene Ausweitung des Gestaltungsraumes beim Design von ADV-Systemen hat nicht zuletzt durch das Konzept der 'Distributed

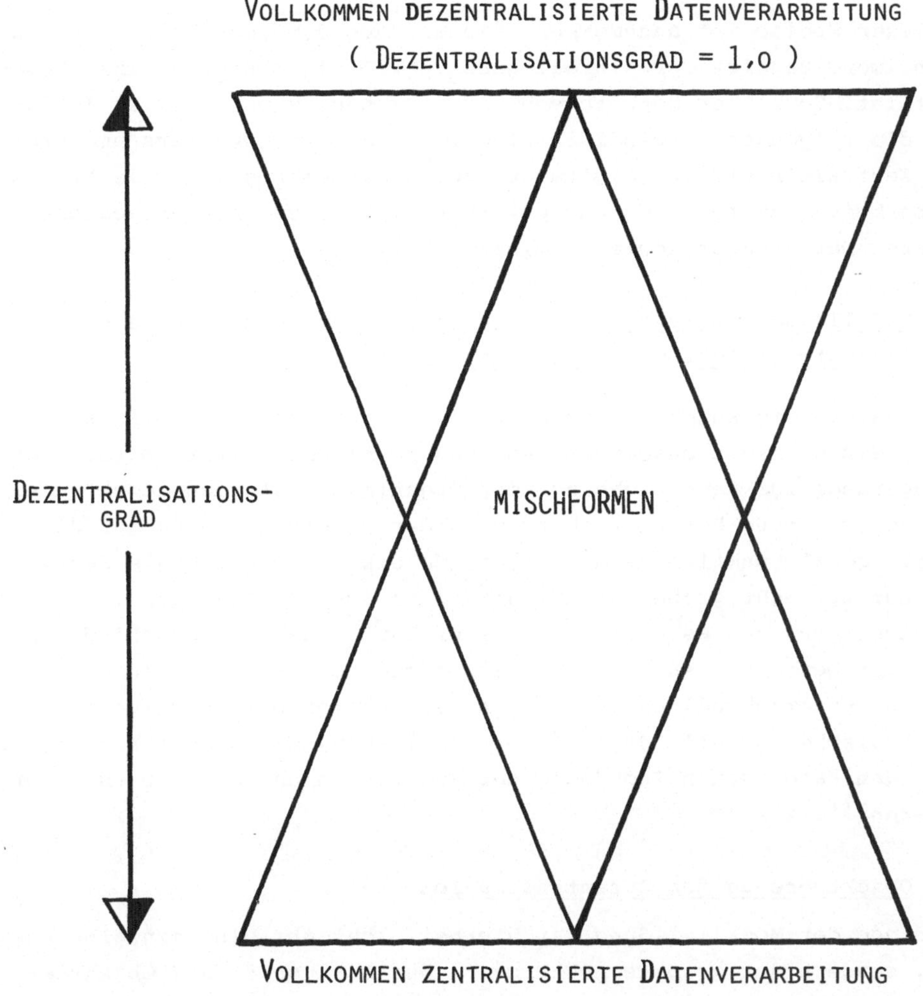

Abb. 2

Intelligence' bzw. 'Systems Distribution' oder 'Distributed Processing' stattgefunden. Bei diesem Konzept der 'Verteilten Computerintelligenz' wird unter sachmittelbezogenen und räumlichen Aspekten eine Aufspaltung des ADV-Systems vorgenommen. Die Computerintelligenz ist nicht mehr allein an zentraler Stelle zu finden, vielmehr erfolgt eine Verteilung selbständiger logischer und arithmetischer Rechenfähigkeit auf u.U. unterschiedlich große Computer an verschiedenen Orten.

An dieser Stelle ist anzumerken, daß der aus dem amerikanischen Raum übernommene Begriff der 'Intelligenz' gewiß nicht sehr glücklich gewählt ist. Soweit er dennoch von mir verwendet wird, soll er lediglich die folgenden notwendigen Eigenschaften des Computers umschreiben: Zentraleinheit mit digitaler bzw. analoger Logik, freie Programmierbarkeit, interne Programmspeicherung, Ein- und Ausgabe maschinenlesbarer Datenträger sowie Terminalfähigkeit.

2. Modelle der Funktionszuordnung im Rahmen des Konzeptes der 'dezentralisierten Intelligenz'

Eine Analyse des Angebotes dezentraler Systeme auf dem Computermarkt zeigt, daß es nicht ausreicht, nur das räumliche Kriterium (örtliche Verlagerung) zur Kennzeichnung der Organisationsformen dezentraler Datenverarbeitung heranzuziehen; auch der alleinige Bezug auf die 'Intelligenz'-Funktion genügt nicht, da eine solche globale Betrachtung nur zu recht groben Unterscheidungen führt. Außerdem ist zu berücksichtigen, daß es - wie bereits erwähnt - sehr unterschiedliche Grade der Dezentralisation gibt. Ich möchte daher im folgenden die Vielzahl unterschiedlicher Lösungen dezentraler Datenverarbeitung anhand typischer Modelle deutlich werden lassen, die sich ihrerseits an der organisatorischen Zuordnung der Funktionen des ADV-Prozesses orientieren[7].

2.1 Objektbereich der Dezentralisation

Grundlage der Modellbildung ist hierbei nicht nur eine einzelne Funktion, sondern der gesamte ADV-Prozeß. Zur Analyse dieses Objektbereichs der Dezentralisation bietet sich das Phasenschema des ADV-Prozesses an. Ihm zufolge können unterschieden werden:

- Datenerfassung
- Datenspeicherung
- Datentransformation (Verarbeitung i.e.S.) und
- Datenausgabe.

Diese Phasen der Datenverarbeitung führen zu folgenden Grundmodellen der Dezentralisation:

2.1.1 Dezentralisation der Datenerfassung (Abb.3)

Im Gegensatz zu der früher dominierenden zentralen Datenerfassung ist

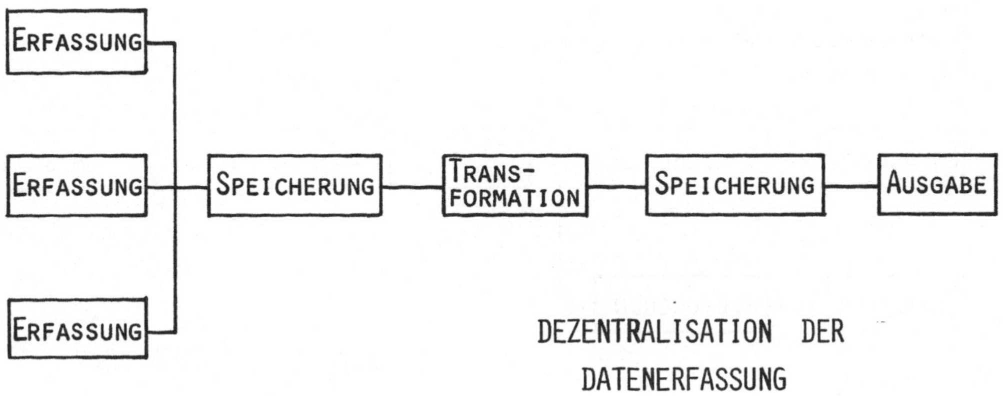

Abb. 3

heute eine starke Dezentralisierungstendenz festzustellen, und zwar aufgrund der Möglichkeiten, den Datenerfassungsprozeß mittels passiver oder aktiver Terminals an den Ort der Datenentstehung zu verlagern. Der Vorteil besteht darin, daß die an mehreren Stellen anfallenden Daten nunmehr im maschinenlesbaren und eingabefähigen Zustand wirtschaftlicher und in der Regel - vor allem bei Datenübertragung über Leitung - auch schneller einer zentralen Verarbeitung zugeführt werden können. Durch den Einsatz 'intelligenter' oder 'aktiver' Terminals [8)] kann der Erfassungsweg weiter verkürzt werden, indem nicht nur eine Integration einzelner oder aller Subphasen der Erfassung erfolgt, sondern sogar weiterführende Vorverarbeitungsaufgaben einbezogen werden können. Als Realisationsformen dezentraler Datenerfassung sind zu erwähnen: programmgesteuerte Tastaturerfassung, Etikettenleser, Prozeßdatenerfassung, Datensammelsysteme etc. [9)]

2.1.2 Dezentralisation der Datenspeicherung

Bei der Datenspeicherung machte sich in den letzten Jahren eine starke Zentralisierungstendenz bemerkbar. Augenfälligen Ausdruck fand dies im Aufbau großer zentraler Datenbanken und in der Einrichtung umfangreicher Informationszentren. Eine ausschließliche Dezentralisierung der Speicherfunktion ohne eine dezentrale Zuordnung vor- oder nachgelagerter Funktionen scheint auch wenig sinnvoll. Dagegen können die folgenden Alternativen, die Speicherfunktion zusammen mit jeweils einem anderen Teilprozeß auszulagern, bei entsprechender Aufgabenstellung erhebliche Vorteile aufweisen (Abb. 4) :

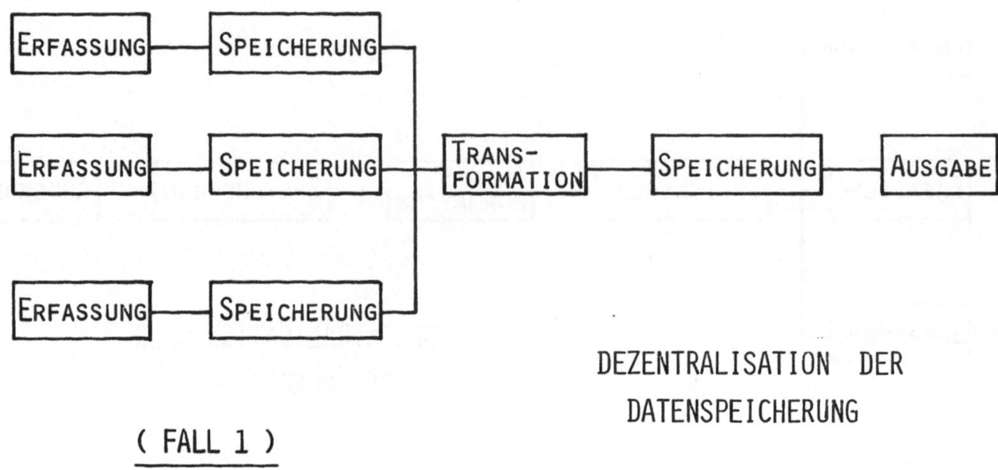

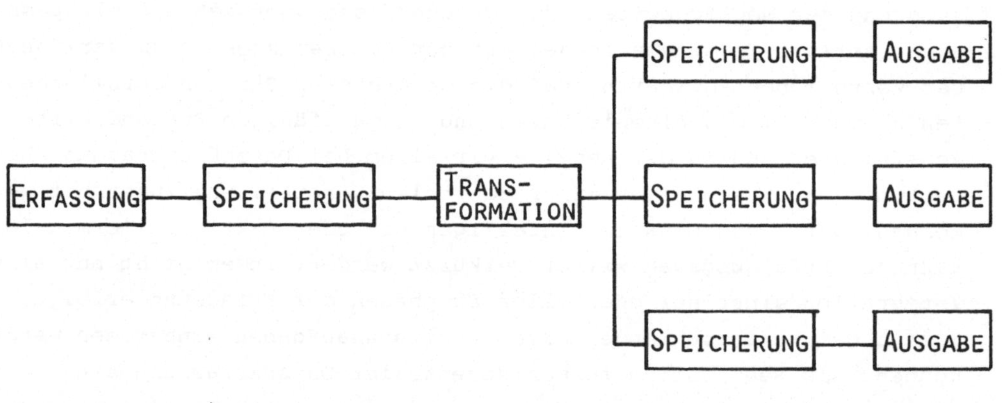

Abb. 4

- Einmal ist eine gemeinsame Dezentralisierung von Erfassung und Speicherung (Fall 1) immer dann sinnvoll, wenn die Beziehungsdichte zwischen Speicherung und Erfassung ebenso hoch ist wie die zwischen Speicherung und Verarbeitung i.e.S. Dies ist beispielsweise dann der Fall, wenn die erfaßten Daten zu Kontroll- oder Vergleichszwecken, evtl. auch zum Zwecke einer Vorverarbeitung im Zugriff der erfassenden Stelle bleiben soll.

- Weiterhin erweist sich eine hierzu analoge gemeinsame Auslagerung der Speicherung und Ausgabe (Fall 2) als zweckmäßig, wenn zwischen (Nach-)Speicherung und Ausgabe eine abschließende, das qualitative Niveau der Ausgabe erhöhende Aufbereitung der Daten stattfindet.
- Schließlich dürfte eine gemeinsame Dezentralisierung von Speicherung und Transformation aus der Sicht der Verarbeitung dann der Regelfall sein, wenn die Verarbeitung einen schnellen und sicheren Datenzugriff und ein schnelles Updating erforderlich macht. Zweckmäßigerweise sind in solchen Fällen zumeist auch Erfassung und Ausgabe dezentralisiert.

2.1.3 Dezentralisation der Datentransformation (Verarbeitung i.e.S.) (Abb. 5)

Eine Dezentralisierung der Verarbeitungsfunktion, die Vorverarbeitung und Hauptverarbeitung umfaßt, kann aus sehr unterschiedlichen Zielsetzungen erfolgen:

(1) zum Zwecke der Implementierung von Spezialrechnern, die auf bestimmte Aufgabenstellungen zugeschnitten sind,

(2) im Interesse einer Datenverarbeitung am Ort des Datenanfalls und Informationsbedarfs, wobei im Bedarfsfall Datenverarbeitungsaufgaben auf Systeme übertragen werden können, die freie Kapazitäten besitzen.

Bei der ersten Verfahrensweise stehen organisatorische Ziele im Vordergrund, dagegen spielen bei der zweiten Alternative Wirtschaftlichkeitsüberlegungen die dominierende Rolle [10].

2.1.4 Dezentralisierung der Datenausgabe

Eine Dezentralisierung der Datenausgabe ist heute durch eine Vielzahl den Anwendungsfällen organisatorisch und systemtechnisch adäquater peripherer Geräte möglich. (Abb.6).

Für die Beurteilung der Zweckmäßigkeit einer Dezentralisierung der Ausgabe ist zwischen quantitativ und qualitativ intensiver Ausgabe zu differenzieren: Mengenmäßig umfangreiche Ausgabeprozeduren sprechen tendenziell gegen eine Dezentralisierung, da hierbei die Vorteile leistungsstarker Ausgabegeräte nicht genutzt werden können, während qualitativ hochwertige Ausgabeverfahren in der Regel dezentrale, auf den Benutzer zugeschnittene Ausgabegeräte (Bildschirm, Arbeitsplatzdrucker usw.) sinnvoll machen.

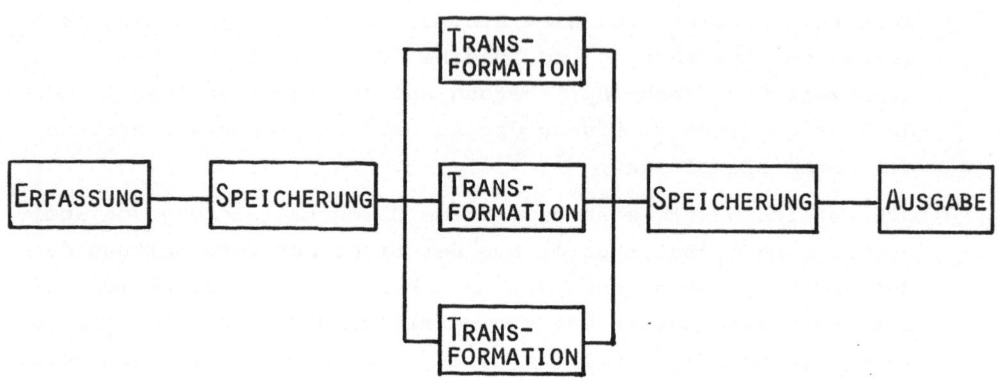

DEZENTRALISATION DER TRANSFORMATION

Abb. 5

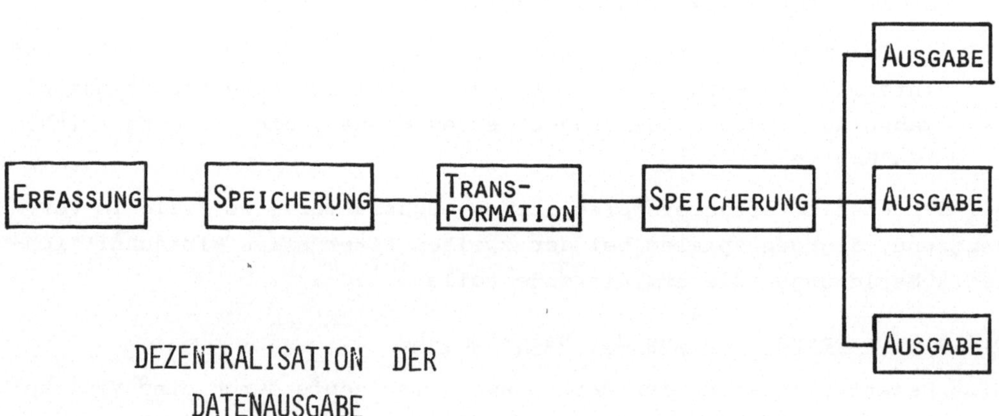

Abb. 6

2.2 Dezentralisationsprofile

Die genannten Modelle zum Objektbereich der Dezentralisation sind inhaltlich-klassifizierender Art und geben somit kein exaktes Bild über die Dezentralisation im Sinne einer Dimension von 0 bis 1,0. Für eine optimale Gestaltung von ADV-Systemen ist es daher zusätzlich notwendig, Dezentralisation als Intensitätsmerkmal aufzufassen und den jeweiligen

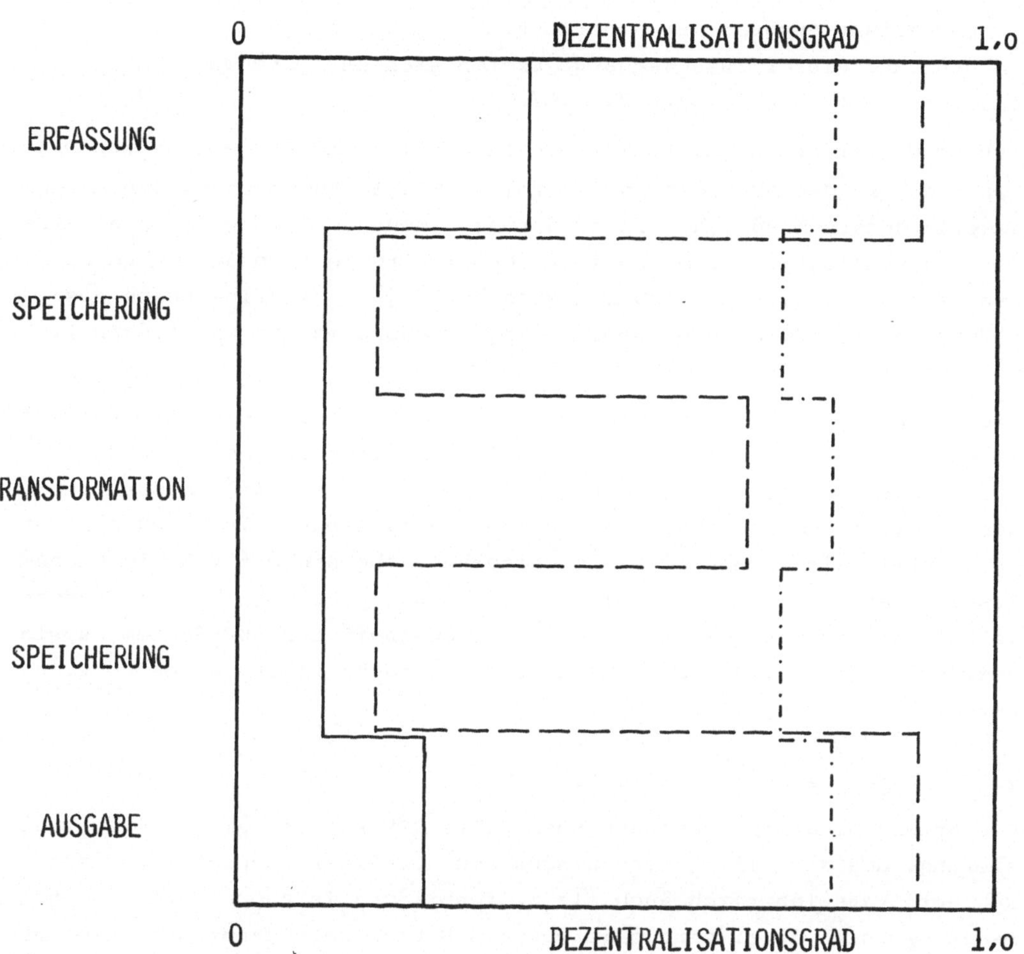

DEZENTRALISATIONSPROFILE (BEISPIELE):

——————— = VERARBEITUNG VON MASSENDATEN

— — — — = VERARBEITUNG MIT STÄNDIGEM ZUGRIFF AUF ZENTRALE DATENBESTÄNDE

-·-·-·-·- = ISOLIERTE ANWENDUNGEN SOWIE ANWENDUNGEN IM RAHMEN 'DISTRIBUTED DATABASES'

Abb. 7

Dezentralisationsgrad der einzelnen ADV-Funktionen zu ermitteln. Zur Darstellung dieser Zusammenhänge bieten sich entsprechende Dezentralisationsprofile an: (Abb.7).

Anhand dieser Dezentralisationsprofile läßt sich für jeden Anwendungsbereich - in der Abbildung sind drei spezielle Anwendungen durch eine jeweils unterschiedliche Linienführung gekennzeichnet - der angemessene Dezentralisationsgrad abbilden. Dabei wird je Anwendung eine Differenzierung des Dezentralisationsgrades für jede einzelne Phase des ADV-Prozesses (Erfassung, Speicherung, Transformation und Ausgabe) vorgenommen.

Exakte Aussagen über optimale Dezentralisationsprofile bestimmter Aufgabengebiete sind dabei nicht generell formulierbar, sondern können nur situativ abgeleitet werden. Dezentralisationsprofile müssen demnach stets in Abhängigkeit bestehender Gestaltungsziele und Restriktionen entwickelt werden [11)]. Als weitgehend abgesichert kann in diesem Zusammenhang nur eine generelle Gestaltungsempfehlung gelten: Wachsende Anforderungen an Flexibilität und Sicherheit des ADV-Systems sowie steigende Komplexität der Anwendungen erfordern i.d.R. einen höheren Dezentralisationsgrad.

2.3 Stufen der Dezentralisation

Die unterschiedliche Betonung spezieller ADV-Phasen bei der Dezentralisierung, die sich in entsprechenden Dezentralisationsprofilen niederschlägt, kann letztlich auch als Stufenbildung interpretiert werden. Es lassen sich dabei sinnvollerweise 3 Stufen der Dezentralisation unterscheiden: (Abb.8).

Dezentralisation in dem hier verstandenen Sinne beginnt mit der 1.Stufe, nämlich der Ausgliederung von Erfassung, Vorverarbeitung und Ausgabe. Datenspeicherung und Hauptverarbeitung werden auf dieser Stufe zentral durchgeführt.

Als ebenfalls noch partiell dezentralisiert wenn auch höheren Grades - kann die 2. Stufe der Dezentralisation angesehen werden. Hier wird zwar bereits die Hauptverarbeitung zum größten Teil auf dezentrale Stellen verteilt, die Speicherung dagegen erfolgt weiterhin zentral.

Erst auf der 3. Stufe wird von einer Zentralisation der Speicherung abgegangen (Abb. 9).

Charakteristisch für diese Stufe ist das Konzept der 'Verteilten Datenbank' (distributed databases) [12)]. Hierbei wird eine physikalische

S = Speicherung
H = Hauptverarbeitung
V = Vorverarbeitung
E = Eingabe
A = Ausgabe
E A
V
E
V
A
H
S
V
E
A
1. Stufe der Dezentralisation
V
E A
E A
V H
2. Stufe der Dezentralisation
A H
E V
S
V E
H A
EVTL.
(H)
V H
E A

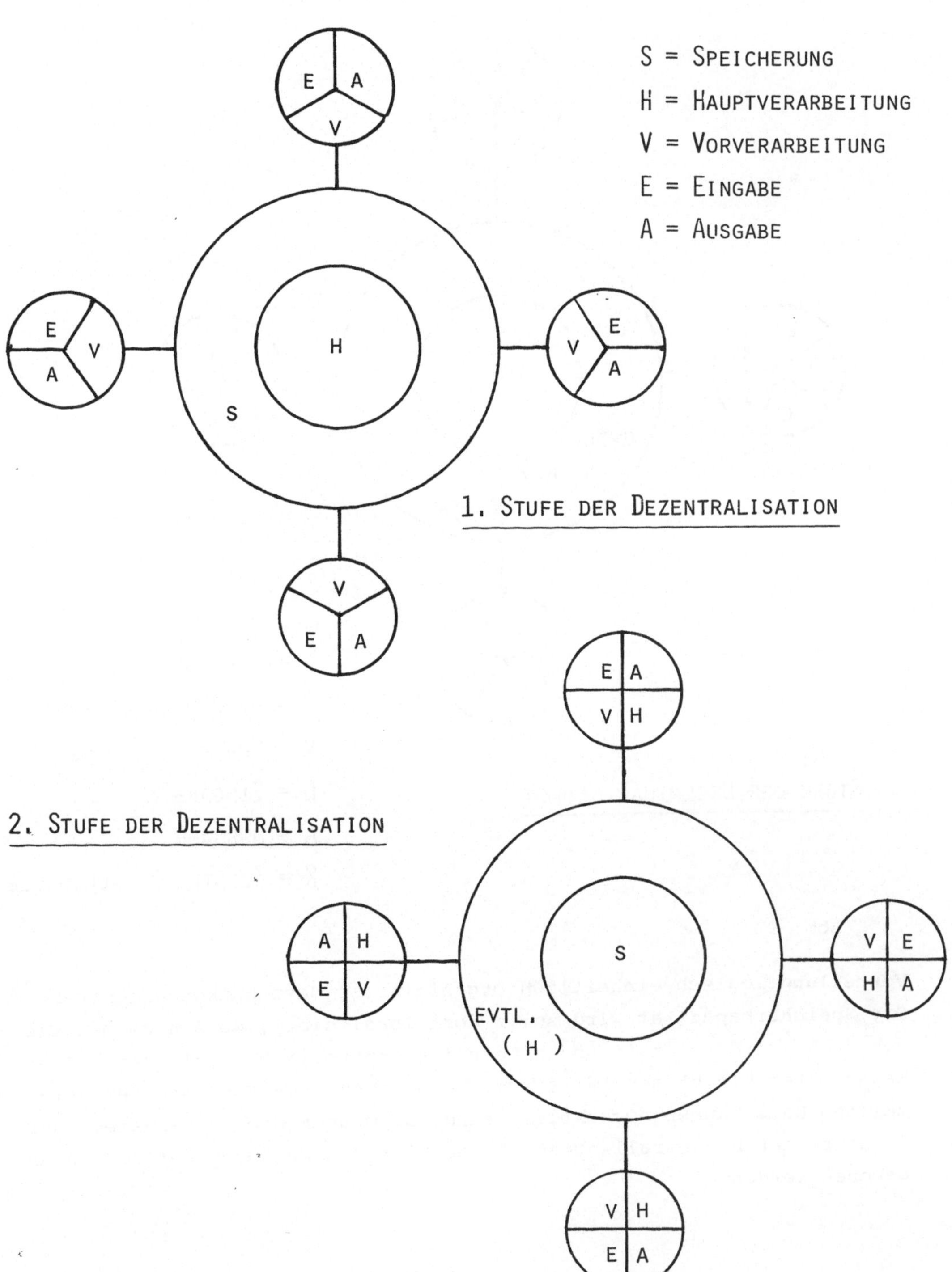

Abb. 8

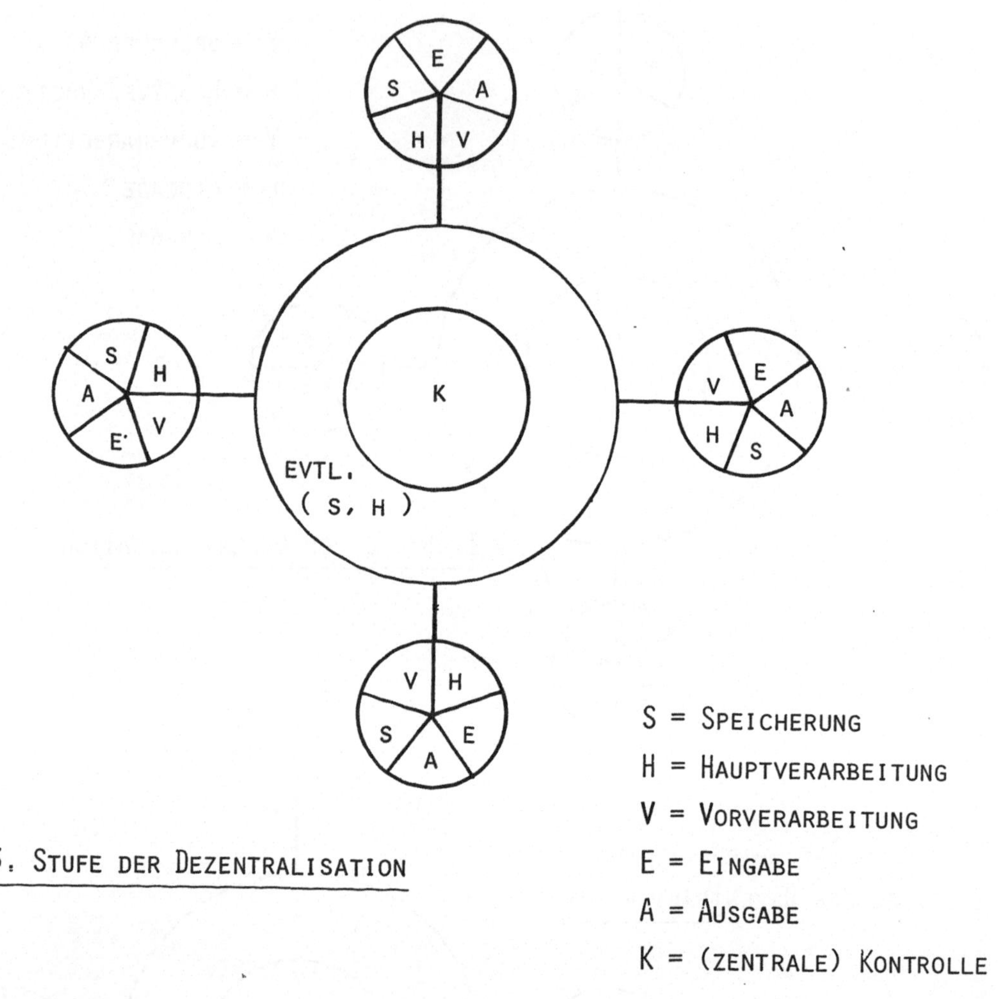

Abb. 9

Verteilung logisch einheitlich organisierter Datenbanken angestrebt[13]. Die Speicherkapazität wird somit dort lokalisiert, wo sie am meisten gebraucht wird - einzig und allein die Kontrolle über die verteilten Kapazitäten bleibt zentralisiert. Wenngleich auch Konzepte der verteilten Datenbanken hochaktuell sind, so müssen doch ADV-Systeme der 3. Stufe der Dezentralisation als noch in den Anfängen befindlich angesehen werden.

3. Modelle des Verbundes als reale Ausprägungsformen dezentralisierter Datenverarbeitungskonzepte

Bei den bisherigen Ausführungen standen Prozeß bzw. Funktionen der ADV im Vordergrund - von den konkreten ADV-Ressourcen selbst, deren räumliche Verteilung sowie von Fragen der Kooperation und Kommunikation der Computer untereinander wurde dagegen weitgehend abstrahiert. Diese Probleme sollen nun unter den Begriffen "Verbundcomputer" und "Computerverbund" behandelt werden.

3.1 Verbundcomputer (dezentrale Computertechnik)

Verbundcomputer werden vielfach als Ausprägungsformen dezentralisierter Datenverarbeitungskonzepte bezeichnet und sind durch die direkte technische Kopplung mehrerer ADV-Anlagen gekennzeichnet.

So sind beispielsweise beim Multiprocessing mehrere Processoren zusammengeschlossen, wobei allen Processoren der Zugang zu den gemeinsamen peripheren Geräten (Eingabe, Speicherperipherie und Ausgabe) ermöglicht wird. Die Zielsetzung dieser Verbundform liegt vor allem in der Sicherung der Betriebsbereitschaft und der erhöhten Auslastung des Systems.

Ähnliche Gesichtspunkte können zur Implementierung sogenannter Multicomputing-Systeme führen. Dabei erfolgt die gleichzeitige Nutzung der Speicherperipherie durch mehrere Zentraleinheiten.
Obwohl beim Verbundcomputer bereits Verarbeitungskapazität verteilt wird, kann hier doch noch nicht von wirklicher Dezentralisation der Datenverarbeitung im organisatorischen Sinne die Rede sein. Vor allem der Verlust der Selbständigkeit der verteilten Komponenten, die letztlich immer noch zentral zusammenarbeiten, steht im Widerspruch zum Konzept der 'verteilten Intelligenz'. Es empfiehlt sich daher, in diesem Zusammenhang den Begriff 'dezentrale Computertechnik' zu verwenden 14).

3.2 Organisatorische Formen des Computerverbundes

Als reale Ausprägungsformen dezentraler Datenverarbeitungskonzepte können dagegen Computerverbund-Systeme angesehen werden. Unter einem Computerverbund wird die Verknüpfung verschiedener - autonom arbeitsfähiger - Computersysteme zur kooperativen Erfüllung von Datenverarbeitungsaufgaben verstanden. Die Verknüpfung erfolgt dabei mit dem Ziel, eine optimal strukturierte Kooperation unterschiedlich intelligenter Subsysteme an verschiedenen Orten zu schaffen. Eine besondere

Rolle kommt dabei der Datenübermittlung zu, da die Kommunikation zwischen Computern notwendige Voraussetzung für die Realisation des Verbundes ist.

Organisatorische Formen moderner Computerverbundsysteme lassen sich u.a. auf die Grundstrukturen Stern- und Maschennetz zurückführen. Eine dem aktuellen Stand moderner Verbundsysteme entsprechende Klassifikation ist die Unterteilung in [15]:

- Datenträgeraustauschsysteme,
- 'aktive' Terminalsysteme

und

- Computer-Networks.

In Datenträgeraustauschsystemen erfolgt die Kommunikation der Computer untereinander durch physischen Transport maschinenlesbarer Datenträger. Kooperationsformen dieser Art sind u.a. in den Anwendungsbereichen Groß- und Einzelhandel, Kreditinstitute sowie Sozialversicherungsträger bereits weitgehend realisiert.

Der Übergang zum Verbund mit Datenfernübertragung wird bei sogenannten 'aktiven' Terminalsystemen vollzogen. Hiermit ist eine der wichtigsten Anwendungsformen für Kleincomputer angesprochen: der Computer am Arbeitsplatz. Diese Verbundform ermöglicht mittels direkter Datenfernübertragung zum einen, die Großcomputer wirkungsvoll zu entlasten und zum anderen, komplexere ADV-Aufgaben an die Groß-Anlage zu delegieren. Arbeitsplatzorientierte Verbundkonzeptionen sind bereits in den unterschiedlichsten Anwendungsgebieten anzutreffen und werden in Zukunft in noch viel stärkerem Maße das Design komplexer ADV-Systeme bestimmen [16].

Als Computer-Networks schließlich werden im anglo-amerikanischen Raum umfassende, übergreifende Computerverbundsysteme bezeichnet, in denen eine größere Anzahl von Computern on-line über Datenfernübertragungswege miteinander in Verbindung stehen. Computer-Networks - als Beispiele seien hier die bekanntesten amerikanischen Computer-Networks ARPANET, TYMNET, CYBERNET und INFONET genannt - überschreiten meist den Bereich einer Unternehmung und stellen demnach Formen zwischenbetrieblicher ADV-Kooperation dar.

Im Gegensatz zu anderen westlichen Ländern ist die Konzeption umfassender Computer-Networks in der Bundesrepublik noch in den Anfängen begriffen. Ein Ansatz ist hier u.a. mit der Entwicklung von EURONET im Rahmen der Europäischen Gemeinschaft gegeben, dessen Eröffnung für Ende 1978 geplant ist [17].

4. Entwicklungstendenzen und Perspektiven

Betrachten wir abschließend die zukünftige Entwicklung in der Datenverarbeitung, so lassen sich genügend Argumente dafür anführen, daß der Trend zur Dezentralisation anhalten wird. Neben verschiedenen Studien [18], die unabhängig voneinander zu ähnlichen Prognosen gelangen, spricht vor allem die Flexibilität dezentraler ADV-Konzepte für deren zunehmende Bedeutung. Wie wir wissen, ist für das langfristige Überleben komplexer Systeme deren Flexibilität bei der Anpassung an veränderte Umweltbedingungen ausschlaggebend. Bereits aus diesem empirisch gesicherten Zusammenhang [19] kann die Überlegenheit des dezentralen Konzeptes gegenüber der Entwicklung autonomer Großcomputer abgeleitet werden. Als weitere Vorteile der 'Verteilten Computerintelligenz' können gelten: höhere Sicherheit, bessere Überschaubarkeit, Abbau emotionaler Distanz sowie ein größeres Anwendungsspektrum.

Allerdings müssen für eine zunehmende Bedeutung dezentraler ADV-Konzeptionen zunächst einmal bestimmte Voraussetzungen bezüglich der Nachrichtentechnologie geschaffen werden. Hier deuten sich noch kaum übersehbare Fortschritte und Entwicklungen an. Der erste Schritt wird wohl darin bestehen, die Nachteile bestehender Netze (u.a. niedrige Geschwindigkeiten, hohe Fehlerraten) zu beseitigen und darüber hinaus spezielle, auf die Belange der ADV ausgerichtete Kommunikationsnetze zu schaffen. Zukünftige Computer-Kommunikationssysteme werden ihrerseits leistungsstarke Verbundsysteme in Form computergesteuerter Vermittlungssysteme sein (sog. 'Value-Added-Networks') [20]. Wie bereits erwähnt, gehört es zu den entscheidenden Konsequenzen der 'verteilten Computerintelligenz', daß der Computer mit der Funktion eines den Menschen unterstützenden Sachmittels an den Arbeitsplatz rückt. Insbesondere die organisatorische Integration mit anderen Bürotechnologien im 'magischen Dreieck' zwischen Datenverarbeitung, Textverarbeitung und Nachrichtentechnologie (bzw. Kommunikationstechnologie) wird sich als notwendig erweisen und in diesem Bereich eine stürmische Entwicklung einleiten [21].

Neben diesen Auswirkungen für den Arbeitsplatz allgemein bietet die dezentrale ADV weitreichende Möglichkeiten im Rahmen überbetrieblicher und volkswirtschaftlicher Informationssysteme. Speziell die Fortschritte der Kommunikations-Infrastruktur rücken die Chancen umfassender Informationsversorgung einen Schritt näher. Erste Konzeptionen [22], aber auch bereits Implementierungen im experimentellen Stadium [23] sind vorhanden. Langfristig steht hinter diesen Entwicklungen das Konzept der 'Information-Utility' [24], in dem dezentralisierte Computer-Anwendung Bestandteil der volkswirtschaftlichen Infrastruktur und damit zu einer gesamtgesellschaftlichen Aufgabe wird.

Wieweit diese Entwicklung zur 'checkless-society', der beleglosen Gesellschaft [25], führen wird, in der jeder sein Terminal in seinem geschäftlichen und privaten Einzugsbereich hat, ist noch nicht absehbar. Eines ist aber heute schon deutlich: Der Weg hierzu, der über verbundorientierte Kommunikationssysteme nach dem Konzept der 'dezentralisierten Intelligenz' führt, wird ähnlich expansiv sein, wie es die Anwendungsentwicklung der Großcomputer in der Vergangenheit war.

LITERATURHINWEISE

1) Vgl. GROCHLA, E.; MELLER, F.: Datenverarbeitung in der Unternehmung. Bd. 1: Grundlagen. Reinbek bei Hamburg 1974; GROCHLA, E.; MELLER, F.: Datenverarbeitung in der Unternehmung. Bd. 2: Gestaltung und Anwendung. Reinbek bei Hamburg 1977

2) Vgl. BLEICHER, Knut: Zentralisation und Dezentralisation. In: Handwörterbuch der Organisation, hrsg. von Erwin Grochla, Stuttgart 1969, Sp. 1801 - 1816

3) Einen Überblick über diese Studien gibt KUBICEK, Herbert: Informationstechnologie und organisatorische Regelungen. Berlin 1975, S. 167 ff.

4) Vgl. GROCHLA, Erwin: Zur Diskussion über die Zentralisationswirkung automatischer Datenverarbeitungsanlagen. In: Zeitschrift für Organisation, 38. Jg. 1969, Heft 2, S. 7 - 53

5) Vgl. BIFOA-Forschungsgruppe ERPO: Verteilte Intelligenz. Computertrend aus Hochschulsicht. In: Büro + EDV. Zeitschrift für Büroorganisation und Datentechnik. Sonderausgabe Kleincomputer. März 1977, S. 18 - 21

6) GROCHLA, Erwin: Konzeption für Informationszentren. In: Lecture Notes in Computer Science, ed. by G. Goos; J. Hartmanis, IV. 9, Berlin - Heidelberg - New York 1974, S. 9.

7) Vgl. GROCHLA, Erwin: Dezentralisierung der Datenverarbeitung. - Die aktuelle Tendenz in der Informationstechnologie. In: DV Aktuell 1977, hrsg. von Kurt Nagel, Stuttgart 1977 (Science Research Associates GmbH), S. 41 - 54

8) HAMMEL, R.; WEBER, H.: Intelligente Datenerfassung nach dem Prinzip der 'distributed intelligence'. In: Angewandte Informatik, 16. Jg. 1974, Nr. 4, S. 165 - 170; S. 166

9) Vgl. BIFOA-Forschungsgruppe MICOM: MDT-Einsatz im Computerverbund. Ansätze zur 'Distributed Intelligence'. Köln 1975, S. 40 ff.

10) Vgl. BIFOA-Forschungsgruppe MICOM: MDT-Einsatz ..., a.a.O., S.35

11) Vgl. GROCHLA, Erwin: Grundzüge und gegenwärtiger Erkenntnisstand einer Theorie der organisatorischen Gestaltung. In: Elemente der organisatorischen Gestaltung, hsrg. von Erwin Grochla, Reinbek bei Hamburg 1978, S. 40 - 65; S. 42 ff.

12) Vgl. LEVIN, Katriel Dan: Organizing Distributed Data Bases in Computer Networks. The Wharton School, University of Pennsylvania, Philadelphia, Pa., Diss. 1974; ASCHIM, Frode: Data Base Networks - An Overview. In: Management Informatics, Vol. 3 1974, No. 1, p. 17 f.

13) Vgl. LÖNNEKER, Walter: Verteilte Intelligenz? In: Büro + EDV. Zeitschrift für Büroorganisation und Datentechnik, 29. Jg. 1978, Heft 3, S. 6

14) Vgl. WEBER, Helmut: Computerverbundsysteme. In: Handwörterbuch der Organisation, 2. Aufl., hrsg. von Erwin Grochla, Stuttgart 1979

15) Vgl. BIFOA-Forschungsgruppe ERPO: Verteilte Intelligenz ..., a.a.O., S. 19 f.

16) Vgl. WORTMANN, H.: Datenfernverarbeitung - Technische Möglichkeiten, Genehmigungsbedingungen und Kosten bei Inanspruchnahme von Stromwegen der Deutschen Bundespost. In: ÖVD, 3. Jg. 1973, Heft 2, S. 82 ff.; SCHECHINGER, H.: Die Zukunft der Datenfernverarbeitung. In: Der Erfolg, 22. jg. 1973, Heft 4, S. 76 ff.

17) Vgl. BALLY, Laurent M.J.: EURONET: Struktur und geplante Arbeitsweise. In: Online.Journal für Informationsverarbeitung, 16. Jg. 1978, Nr. 3, S. 148 - 149

18) Vgl. KIMBEL, Dieter: Computer und das Fernmeldewesen. Wirtschaftspolitische, technisch-technologische und organisatorische Aspekte. OECD-Informatik Studien 2, hrsg. von der Gesellschaft für Mathematik und Datenverarbeitung mbH. Bonn-Bad Godesberg 1974, S. 187 ff.; FROST and SULLIVAN Inc.: Computer Data Terminals Market. New York 1971, S. 27 f.

19) Vgl. dazu beispielsweise ANSOFF, A.J.; BRANDENBURG, R.G.: A Language for Organization Design. Management Science, Vol.17 1971, No. 12, p. B 705 - B 731

20) Vgl. SCHRÖDER, J.W.C.: Unklare Zukunft von Rechnerverbundnetzen. Es fehlt eine Aussage der DBP zu Value Added Networks. In: Online, 13. Jg. 1975, Heft 1/2, S. 39 - 40

21) Vgl. YASAKI, E. K.: Toward the Automated Office. In: Datamation, Vol. 21 1975, No. 2, p. 59 ff.

22) Vgl. z.B. NILLES, Jack M. u.a.: Telecommunication - Transportation Tradeoffs. Development of Policy on the Telecommunications - Transportation Tradeoff. University of Southern California, Los Angeles 1974

23) Vgl. die Darstellungen in SZYPERSKI, Norbert; NATHUSIUS, Klaus: Informatik und Wirtschaft. Der informationstechnische Einfluß auf die Entwicklung unterschiedlicher Wirtschaftssysteme. Frankfurt - New York 1975

24) Vgl. hierzu z.B. SPRAGUE, R.E.: Information Utilities. Englewood Cliffs 1969; PARKHILL, D.F.: The Challenge of the Computer Utility, Readings 1966; GRUENBERGER, F. (Hrsg.): Computers and Communications - Toward a Computer Utility, Englewood Cliffs 1968; MATHISON, S.L.; WALKER, P.M.: Computers and Telecommunications: Issues in Public Policy. Englewood Cliffs 1970; weiterhin BIFOA-Forschungsgruppe MICOM: Bibliographie Computerverband, Köln 1975 (Deskritor: Computer Utility)

25) Vgl. STIFEL, R.C.: A 'Checkless Society' or an 'Unchecked Society'. In: Computers and Automation, Vol. 19 1970, No. 10, p. 32 ff.; WETTERHUUS, A.: The Cashless, Checkless Society: On Its Way ? In: Computers and Automation, Vol. 21 1972, No. 11, p. 14 ff.; vgl. REISTAD, Dale L.: Die beleglose Gesellschaft. In: Zeitschrift für das gesamte Kreditwesen. Beilage zu Heft 21 vom 1.11.1968, S. 4 ff.

THE STATE OF THE ART OF HOSPITAL INFORMATION SYSTEMS IN THE U.S.,1978

Ball, Marion J.,Health Sciences Center, Temple University, Philadelphia /USA

I. Defining Current types and levels of Hospital information systems

Hospital information systems are an established part of the Medical scene, with several versions currently operational throughout the United States. This discussion will begin by adressing the communication aspect of a hospital information system, making the important distinction between the communication system proper, and the individual applications that supply the information that is communicated.

Classes of systems

Three classes of system development have contributed to medical information systems. They are:

Class A: Individual stand alone, systems which usually address problems of single departments or specialties.

Class B: Embraces the typical hospital information system. It usually deals with interdepartmental or specialty boundaries. It is institutionally oriented and centers on communications. However, it often dips deeply into application areas to get the basic information to send and may include complete integrated applications as well.

Class C: Comprises comprehensive medical records systems. When medical records systems include communications, they have many similarities to hospital information systems. They often address many of the same application areas, but they are oriented to the patient disease process rath than to the problems of institutional suppor.

The Hospital information system model

The typical Class B Hospital Information System consists of:
(1) the communications system, (2) the clinical, and (3) the administrative application areas, among which communication occurs.

The overall communications component integrates these parts into a coordinated information system. A typical Hospital Information System has terminals of some type on each of the nursing stations, and in, or accessable to, each of the application areas in the hospital. The terminals are tied together through one or more computers. There are three main functions of a computer network:

1. to recognize both sending and receiving stations, format all messages and manage all of the message routing (this is called message switching).
2. to validate, check and edit each message to assure its quality; and

3. to control all of the hardware and software needed to perform the first two functions.

Any activity beyond these begins to encroach upon the applications functions.

Often, system contain files or data bases that are used jointly by several application areas. These files exist because they are technically easier to handle and can avoid error prone duplication.

Two basic arrangements of hardware are commonly used in medical communications' networks today. They are the traditional star network (central) and the ring network (distributed), neither of which distinguishes communications from applications.

The star network is characteristic of single computers from which connections radiate to a number of terminals. In contrast to the star, newer minicomputers and more sophisticated software have enabled connection of one small computer to the next in a configuration resembling a chain or ring. Unlike the star, the ring has no central focus. Distant files or terminals are reached by relaying signals along the chain.

Both Hospital Information systems Class B, and Medical records systems Class C contain examples of advanced communications, which in combination, begin to emerge as health information system. Individual applications development (Class A) support them.

Class B systems have been called by various names, including Hospital Information Systems, Medical Information systems, total hospital information systems, and global Medical information systems. The scope of systems does vary and the semantic confusion is bound to continue.This difference in scope has been recognized more objectively in recent writings, by accepting the term "hospital information systems" and dividing them into two levels. Level One and Level Two :

II. LEVEL ONE systems emphasize communications and administration oriented applications. In general, they transmit orders, capture a day's charges, prepare census, often provide some report functions such as laboratory or pharmacy, and they frequently allow inquiry into patient financial records.

LEVEL TWO systems include the functions of Level One systems, but also provide significantly more support for aspects of the clinical record. They not only offer expanded reporting features of such areas as laboratory, radiology, dietary and the like, but also maintain record files of thease areas during the patient's hospital stay. In addition, these systems commonly support the nursing service as well.

It cannot be over-emphasized that the difference between these two levels is not primary in their communications, but rather in the complexity of their integrated application functions. It is true that some systems can handle a larger variety of messages than others. Some systems have more sophisticated provisions for validating, checking, editing, and formating than others. Some respond faster and offer a better variety of displays. These variations are differences in the communication portion of the systems. They are important, but criteria based on these factors are not those used to distinguish between Level One and Two. It is the integrated application structure that makes the difference.

The application structure of a hospital information system can be analyzed in two ways. The first is according to the number of application areas supported. The second is according to compatibility of various application areas with one another. Interdepartmental activities are coordinated and data are easily merged and reorganized. The integration of various departments is the key to smooth accomplishment of common goals and to better patient care.

From the applications, come the messages to hospital personnel. Familiar messages include orders, reports, schedules, notice of patient or material movement, charges and credits, and perhaps at a slightly less conscious level, all the bits and pieces of information that are needed to construct consolidated records and summary reports.

Admitting, discharge, and transfer (ADT) is the starting point of most existing information systems. It is the point of first contact with the patient. Basic identifying and business data collected here, together with bed assignment are the key to controlling patient distribution and traffic throughout the hospital. From the admitting desk, notification can be sent to the large variety of services which may later have contact with the patient. They include the nursing station, laboratory, radiology, dietary, the switchboard and information desk, the mailroom, the chaplain, the cashier, credit department, administration, and medical records.

From admitting information, reports can be prepared to show census, bed status, hospital utilization including lengths of stay, and the basic patient directory. The latter can generate specified directory lists für physicians, the chaplains, and others.

From the patient's viewpoint, as well as of the attending physician, the nerve center of the hospital is the nursing area. The nursing area is the crossroad of communications concerning patient management. More than any other clinical area, communications constitute a major element of the nursing application. From the wards, messages may go almost anywhere in the hospital. Places frequently contacted include: the operating suite, laboratory, radiology, heart stations and electrocardiography, admitting and paging, central supply and the pharmacy, dietary, the blood bank, medical records, a host of other support areas, and the doctors' lounge. The nurse must keep all of these straight, see to it that the patient is correctly treated and satisfied, facilitate the doctors' activities, and finally, document everything that has been done.

The communications function of the computer is clearly in its element here, but many hospital information systems provide specific nurse support as well. Typical nurse communications include placing and cancelling of orders, transportation requests, and transfers among many. From the complex hospital information systems, a variety of summaries are available such as order and medication lists, patient condition and critical lists, and various narrative reports from other areas.

Specific to the nurse, may be computerized versions of her own notes, vital sign and fluid balance summaries, the nursing care plan and medication distribution schedules. No other service of the hospital faces so many different problems of coordination. The prime test of any medical communication system is how well it can move needed information into and out of the nursing station.

With all of the other service areas of the hospital, the HIS system is doing its major job if it affords only good communication. However, communication consists of messages and messages require content. If incoming messages from the nursing station were the only function of a hospital information system, the problem of content would be confronted and solved at the nursing station.

Reporting, on the other hand, requires something different from each area, something characteristic of the ancillary function. The difficulty in structuring messages from the ancillary areas often depends on the complexity of that area's data and the complexity of the use to which that message is put by the nursing service. Many of the differences in complexity aluded to in this description are evident in the enclosed document.

The important point to remember is that there are as many different views of how best to collect data as there are systems.

The preceding description should have given the reader a general picture of a hospital information system. Earlier in this paper, the Class C or Medical records system was mentioned. The configuration of such a hospital information system may appear similar to that of the Class B Hospital information system, but the content is primarily oriented to the patient record. Purely administrative functions tend to be secondary. Much more patient information such as history, physical and progress data, is contained in these systems because their emphasis is on reorganization and integration of direct clinical information. The problem oriented medical record system at the University of Vermont is an example of this type (Class C system).

In time, it may be expected that all of the existing systems will be pruned, and good features will be brought together as a true medical information system. The three classes of development will, in the future, continue to merge. Progress in medical records systems will undoubtedly lead to their combination with Hospital Information Systems, and applications will be designed with increasing frequency to be compatible with communications. To this will be added communication links to facilities outside the walls of the hospital such as physicians' offices, community health centers, and other hospitals.

There are, however, certain problems in developing and installing Hospital Information Systems. They are briefly listed for the reader's review.

The first major problem is the diffusion problem of new knowledge into an emerging discipline. It has long been known that introducing change brings with it little for the innovator. No one has said this better then Machiavelli:

> "It must be remembered that there is nothing more difficult to plan, more doubtful of success, nor more dangerous to manage, than the creation of a new system, for the initiator has the enmity of all who would profit by the preservation of the old institutions and merely lukewarm defenders in those who would gain by the new ones."

Information about the jobs done provides the content of messages that flow among members of the health team. The purpose of these messages can be best identified if one remembers that some of the information describes or characterizes the patient himself. Some describe things that are being done for or to specific patients. Some information is a step removed from the patient and characterizes the medical environment as a whole or pertains to the hospital as an institution. It is in patient data that one sees the success or failure of a medical organization. If the computer systems in hospitals are always considered with these basic purposes and relations in mind, their value, their strengths and weaknesses, and other potential will be appreciated.

The next step, then, is Hospital Information Systems from the added perspective of improved medical education and assessment of the quality of medical care.

Additional concerns are adressing appropriate man machine interface problems; the distortions found in the mass media on the capabilities of computers, in most cases, presenting unrealistic expectations and never explaining what computers CAN NOT do.

In the health professions, it seems quite evident that frequently there is a lack of involvement by the physician and/or administrator in the selection and implementation procedures of computers. One also quickly discovers that most health care institutions are lacking in good long range integrated planning procedures. Far too often we find health care institutions "re-inventing the wheel" and not taking advantage of what has been found to work and not work. The entire computer myth is looked at as the 100 % solution to a problem. This unrealistic expectation syndrome is a major problem in health care.

We also see that the importance of good management techniques are underestimated in relationship to the use of computerization in an organization. And secondly, there certainly is not sufficient effort by administration to provide on-going education for computer professionals as well as health professionals in applying new technological approaches to the vast array of health care problems.

CONCLUSION

The best way to comprehend the intricate tangle of systems that are found in the modern computerized health care setting is to keep foremost in mind their combined purpose. Hospitals exist to further patient welfare through supporting the activities of physicians and associated professionals. These professionals operate as a team and must have communication which is fast and reliable if the best job is to be done. The job done by each specially trained individual must be coordinated.

ERFAHRUNGEN MIT DEZENTRALISIERTER INTELLIGENZ AN ANALYSENGERÄTEN IM KLINISCH-CHEMISCHEN LABORATORIUM

Helb, H.-D.; Harrison, Maria

Medizinische Einrichtungen, Zentrallaboratorium, Münster;
Abteilung Klinische Chemie, Universitätsklinik Köln

Die Abteilung für klinische Chemie der Universitätskliniken Köln schaffte vor einigen Jahren mehrere Miniprozeßrechner für den on-line Anschluß von Analysengeräten an. Es war dies das erste Mal, daß in einem Zentrallaboratorium die gerade aufblühende Mikroprozessor-Technologie in größerem Umfang dazu benutzt wurde, frei programmierbare Kleinrechner an die Geräteperipherie zu verlegen und damit die mechanisierten Analysengeräte zu steuern, das Bedienungspersonal zu entlasten und dezentral kontrollierte Analysenergebnisse zu präsentieren.

Der Einsatz von Miniprozeßrechnern mit zusätzlicher Terminal-Funktion wurde für dieses Anwendungsgebiet in der "Projektstudie zur Einführung der EDV im Zentrallaboratorium der Universitätskliniken Köln" vorgeschlagen. Diese Studie wurde von der Firma SCS (1) in Zusammenarbeit mit dem Zentrallaboratorium durchgeführt. Die Anwendersoftware wurde von mir konzipiert und programmiert.

Im folgenden soll über die Erfahrungen beim Einsatz der Miniprozeßrechner berichtet werden.

1. Hardware: PCT-80 der Firma PCS

In Abb. 1 ist der modulare Hardware-Aufbau der dezentralen Einheiten schematisch dargestellt. Die Einheiten werden unter der Bezeichnung PCT-80 von der Münchener Firma PCS (2) gebaut. Die Kombination von Prozeßrechner-Modulen (Prozessor, Speicher, Interface-Karte, GMDS-Schnittstelle) mit Terminal-Modulen (Eingabe-Tastatur, Display und Funktionslampen, Drucker) ist der Grund für die hervorragende Eignung der PCT-80 für die dezentrale Meßwertverarbeitung und Dokumentation.

2. Software-Funktionen

Abb. 2 zeigt die Software-Funktionen, die in die PCT-80 einprogrammiert wurden (3). Es wird sowohl die Analytik als auch die Elektromechanik des angeschlossenen Analysegerätes geprüft. Als wesentliche Steuer-

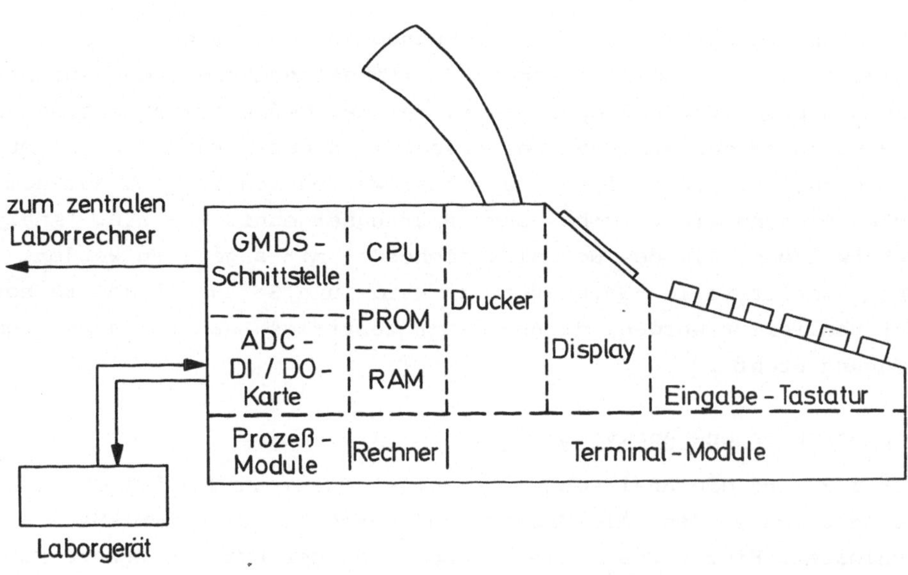

Abb. 1
Hardware-Module der PCT 80

Software-Funktionen

1.	Prüfung der Analytik	
2.	Prüfung der Elektromechanik	
3.	Steuerung des Analysegerätes	
4.	Parameter-Speicherung	x
5.	Identifikations-Eingabe	x
6.	Eingabe von Verdünnung und Kommentar	x
7.	Meßwert-Verarbeitung	
8.	Protokollierung der Analysenergebnisse	
9.	Schnittstellen-Normierung in Hard- und Software	

x = Dialog-Funktionen

Abb.2
Software-Funktionen

funktion wird die automatische Probenzufuhr des Analysengerätes gestoppt, wenn bei den Prüfungen ein Fehler festgestellt wird. Änderungen von Analysenparametern können ebenso in den Speicher der PCT-80 eingegeben werden wie die Probenidentifikationen und probenspezifische Verdünnungsfaktoren und Kommentare. Bei der Meßwertverarbeitung und der Berechnung des Analysenergebnisses wird der Verdünnungsfaktor mit berücksichtigt. Die Analysenergebnisse werden schließlich auf dem Drucker protokolliert, wobei auch Prüfungsergebnisse - z.B. "Analysenergebnisse oberhalb des Normalbereiches" - mit angegeben werden. Der Punkt "Schnittstellen-Normierung in Hard- und Software" konnte noch nicht realisiert werden, da noch kein zentrales Laborrechnersystem zur Verfügung steht .

3. Angeschlossene Analysegeräte

In Abb. 3 sind die Analysengeräte aufgelistet, an die PCT-80 Einheiten angeschlossen wurden. Als Erstes Analysengerät wurde der SMA 6/60 angeschlossen. Hier wurden alle in Abb. 3 aufgeführten Software-Funktionen installiert. Da die Eppendorf-Geräte und der SMAC möglichst schnell angeschlossen werden mußten, wurden bei diesen Geräten die Funktionen "Prüfung der Analytik", "Identifikations-Eingabe" und "Verdünnungs- und Kommentar-Eingabe" nicht installiert.

An PCT-80 Einheiten angeschlossene Analysengeräte

Analysengerät		Hersteller
Substratstraße	5032	Eppendorf-Gerätebau
Enzymstraße	5010	Eppendorf-Gerätebau
SMA 6/60		Technicon
SMAC		Technicon

Abb. 3

Angeschlossene Laborgeräte

4. Integration in den Arbeitsablauf

Der Arbeitsablauf am Analysegerät hängt eng mit der Funktion des Analysengerätes und seiner apparativen Realisierung zusammen. Er ist deshalb von Analysengerät zu Analysengerät mehr oder weniger unterschiedlich. Darüberhinaus gibt es einen allgemeinen Arbeitsablauf im Laboratorium, der von den organisatorischen Randbedingungen abhängt. Diese sind wiederum von Labor zu Labor verschieden. Auf Grund dieser Variabilität hat sich die Hoffnung nicht erfüllt, daß die in fast allen modernen Analysengeräten integrierten Mikroprozessoren eine Lösung der Schnittstellenprobleme zum zentralen Laborrechner bringen. Die meisten Laborgeräte-Hersteller haben bisher bei der Programmierung ihres integrierten Mikroprozessors nur ihr Analysengerät im Auge. An die Notwendigkeiten einer geräteübergreifenden Labororganisation wird dabei nicht gedacht, weil diese bisher nicht normiert ist und sicher auch in Zukunft nicht vereinheitlicht werden kann.

In dieser Situation ist es eine der Aufgaben dezentraler Intelligenz am (nicht im !) Analysengerät, die gerätespezifische Arbeitsplatzorganisation an die laborspezifische, geräteübergreifende Labororganisation anzupassen. Diese Aufgabe dezentraler Intelligenz ist in Abb. 4 dargestellt.

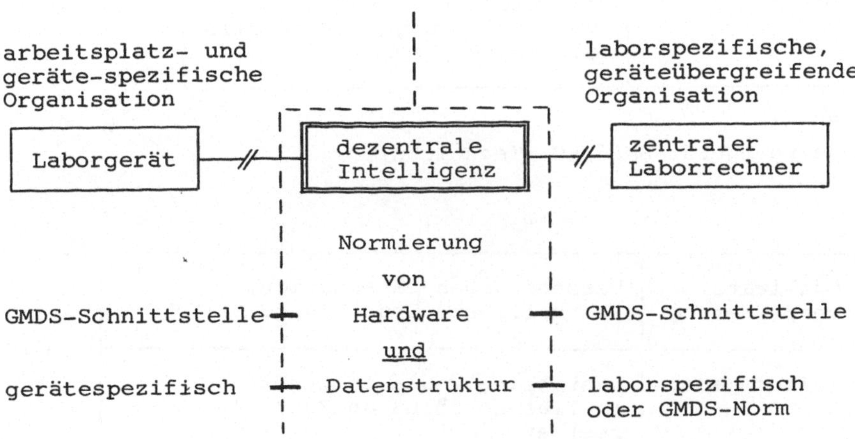

Abb. 4

Dezentrale Intelligenz zur Schnittstellen-Normierung in Hard- und Software

Die PCT-80 Einheiten sind auf Grund ihrer freien Programmierbarkeit und der Kombination von Prozeßrechner und Terminal-Hardware ausgezeichnet für diese Aufgabe geeignet.

5. Qualitätsverbesserung, Zeitersparnis, Akzeptierung durch das Personal

Qualitätsverbesserung und Zeitersparnis, die durch den Anschluß der dezentralen Intelligenz an das Analysengerät erzielt werden können, sind natürlich entscheidend davon abhängig, wie an den Analysegeräten ohne die PCTs gearbeitet worden ist und welche Funktionen nach Anschluß von PCTs ausgeführt werden. Dies ist für die einzelnen Analysengeräte in den folgenden Tabellen zusammengestellt:

Arbeitsweise vor Anschluß der PCT	Ergebnisausgabe analog auf Spezialpapier, ständiges Ablesen der Ergebnisse, keine Identifikation.
Installierte Software-Funktionen	alle Funktionen außer on-line Anschluß an Zentralrechner.
Arbeitsweise nach Anschluß der PCT	Ergebnisprotokoll mit Kommentaren, Ergebnisidentifikation, Berücksichtigung von Verdünnungen, Kontrolle der Ergebnisse.

Tab. 1
Analysengerät SMA6/60 (Technicon)

Qualitätsverbesserung	bessere Datenpräsentation, kontrollierte Ergebnisse.
Zeitersparnis	fast keine wegen fehlendem on-line Anschluß an Zentralrechner.
Akzeptierung durch das Personal	nur von 3o% der MTA's eingesetzt. Deren Meinung war positiv.

Tab. 2
Analysengerät SMA6/60 (Technicon)

Arbeitsweise vor Anschluß der PCT	Ergebnisberechnung mit Eppendorf-Rechner, Ergebnisprotokoll.
Installierte Software Funktionen	Signalkontrollen, Meßwertverarbeitung, (wie Eppendorf-Rechner).
Arbeitsweise nach Anschluß der PCT	Faktor-Eingabe über Tastatur, sonst wie vorher.

Tab. 3
Substrat-Straße 5032 (Eppendorf)

Qualitätsverbesserung	leichtere Faktor-Eingabe, übersichtliches Protokoll
Zeitersparnis	keine
Akzeptierung durch das Personal	von 1oo % der MTA's eingesetzt, da Ersatz für Eppendorf-Rechner

Tab. 4
Substrat-Straße 5032 (Eppendorf)

6. Folgerungen aus den Erfahrungen

Vergleicht man die Erfahrungen bei den einzelnen Analysengeräten miteinander, so fällt zunächst auf, daß die PCT am SMA6/60 nicht voll akzeptiert wurde. Die Gründe dafür sind naheliegend:

a. Die PCT konnte nur im "stand-by"-Betrieb arbeiten, da das zentrale Rechnersystem noch nicht vorhanden ist. Zeitaufwendige Arbeiten der alten Arbeitsweise müssen daher weiter ausgeführt werden, z.B. die manuelle Datenübertragung in die Arbeitslisten.

Arbeitsweise vor Anschluß der PCT	einzelne Kinetikpunkte auf Analogschreiber, nachträgliche manuelle Auswertung, keine Identifikation.
Installierte Software Funktionen	Signal-Kontrollen, Berechnung des Analysenergebnisses aus Kinetik-Meßwerten, Linearitätsprüfung, numeriertes Ergebnisprotokoll.
Arbeitsweise nach Anschluß der PCT	sofortige Erkennung von Fehlern, sofortiges Anhängen von Verdünnungsmessungen an die Eppendorf-Kette.

Tab. 5

Enzym - Straße 5010 (Eppendorf)

Qualitätsverbesserung	Erniedrigung der Nachweisgrenze (Meßbarkeit von GLDH), erhebliche Verbesserung der Identifizierung, Vermeiden von Ungenauigkeiten bei Bereichsumschaltung.
Zeitersparnis	ganz erheblich, ca. 2 Stunden/1oo Proben (mit Wiederholungen und Verdünnungsmesungen).
Akzeptierung durch das Personal	von 1oo % der MTA's eingesetzt, da erhebliche Arbeitserleichterung.

Tab. 6

Enzym - Straße 5010 (Eppendorf)

b. Einige zusätzliche Leistungen der dezentralen Intelligenz, wie z.B. Identifikation der Meßergebnisse und Verdünnungsberechnungen müssen durch Eingaben in die PCT-80-Einheiten erarbeitet werden.

Bei der Substrat-Straße ersetzte die PCT vollständig den Eppendorf-Rechner. Es änderte sich nichts wesentliches und die PCT wurde daher sofort akzeptiert. Bei der Enzym-Straße brachte die dezentrale Intelligenz erhebliche Verbesserungen in Arbeitsablauf, Zeit und Qualität. Hier wurden selbst die in der Anfangsphase unvermeidlichen Störungen gern in Kauf genommen.

Aus den Erfahrungen können folgende Folgerungen gezogen werden:

Die Akzeptierung dezentraler Intelligenz durch das Personal, das die intelligenten Einheiten zusätzlich bedienen muß, hängt nicht von der erzielbaren Qualitätsverbesserung ab. Auch eine Arbeitserleichterung durch die intelligenten Einheiten wird nur dann wahrgenommen, wenn der Weg dorthin nicht zu mühsam ist, d.h. wenn die Bedienung der Einheiten einfach ist. Das ganze kann folgendermaßen anschaulich dargestellt werden:

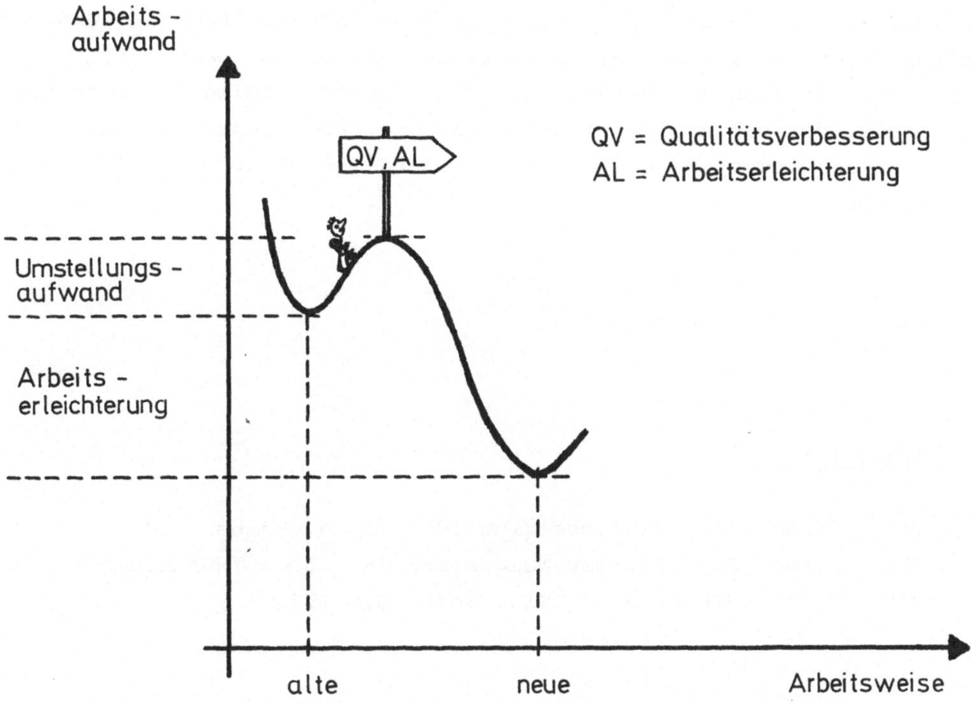

Abb. 5

Die Zeichnung stellt den Schnitt durch einen Potentialberg dar. Nach oben ist der Arbeitsaufwand aufgetragen und nach rechts die Entfernung von der alten Arbeitsweise. Will man die alte Arbeitsweise umstellen, so muß man erst einmal einen Widerstand gegen die Umstellung überwinden, denn die Umstellung bedeutet zunächst zusätzlichen Arbeitsaufwand.

Man muß also zunächst den Berg hinaufklettern. Motivation dafür ist die in Aussicht gestellte Qualitätsverbesserung und Arbeitserleichterung. Ist diese Motivation groß genug, so erreicht man auch den Berggipfel und erkennt nun, wo man mehr Energie (und Zeit) gewinnt, wenn man sich wieder nach der linken Seite wendet oder wenn man sich nach der rechten Seite wendet, d.h. die neue Arbeitsweise anwendet. Bei der Einführung von EDV - also auch der dezentralen Intelligenz - hängt die Höhe des Berges vom zusätzlichen Lern- und Bedienungs-Aufwand ab, den die EDV verlangt. Es nützt nichts, große Arbeitserleichterung und Qualitätsverbesserung in Aussicht zu stellen. Es ist besser, zunächst den Bedienungsaufwand so klein als möglich zu halten, selbst wenn dabei die Möglichkeiten der EDV nicht voll ausgeschöpft werden. Erst in weiteren Schritten sollten dann weitere Verbesserungen mit weiteren Bedienungsmöglichkeiten folgen.

Es wäre eine lohnende Aufgabe für den Arbeitskreis "Labordatenverarbeitung" der GMDS, nach der Hardware-Definition der Laborgeräte-Schnittstelle auch die Datenstruktur der Schnittstelle zum zentralen Rechner zu definieren, dabei die Möglichkeiten dezentraler Intelligenz zu berücksichtigen und die minimal notwendigen Dialoge mit dem Rechner festzulegen.

<u>Fußnoten:</u>

(1) Firma SCS, Oehleckerring 40 , 2ooo Hamburg 62

(2) Firma PCS, Pfälzer-Wald-Straé 36, 8ooo München 901

(3) H.-D. Helb et al., GIT, Heft 10, 1977

LINGUISTISCHE PROBLEME BEI DER BEDEUTUNGSANALYSE VON TEXTEN MIT HILFE DER EDV

Samuelsdorff, P.O.

Institut für Sprachwissenschaft, Köln

Die Rolle der Linguistik bei der Bedeutungsanalyse hängt im wesentlichen von dem Zweck der Bedeutungsanalyse ab. Wenn wir einen Text haben und möchten wissen, wovon er handelt, dann können wir uns eine Liste der Substantive ausdrucken lassen, die eine gewisse Häufigkeit überschreiten und aus dieser Liste auf den Inhalt des Textes schließen. So können wir aus einem medizinischen Text, in dem die Wörter 'Hals', 'Nase' und 'Ohr' sehr viel häufiger vorkommen als die Bezeichnungen anderer Körperteile, den Schluß ziehen, daß dieser Text von Hals-, Nasen- und Ohrenmedizin handelt. Diese Schlüsselwörter dürfen allerdings nicht so häufig sein, daß sie über die Spezifizität des Textes nichts mehr aussagen. So kann ein Wort wie 'Problem' in einem beliebigen Text häufig vorkommen, ohne etwas über den Inhalt dieses Textes auszusagen.

Schon bei diesem primitiven Analyseverfahren taucht ein erstes linguistisches Problem auf. Ein Wort, das mit verschiedenen Endungen vorkommt, darf im Sinne dieser Bedeutungsanalyse nicht als zwei verschiedene Wörter gewertet werden. So sind 'Ohr', 'Ohres' und 'Ohren' von der Bedeutung her gesehen ein und dasselbe Wort. Dem Computer, der verschiedene Zeichenfolgen zunächst als verschiedene Wörter erkennt, müssen Regeln eingegeben werden, die spezifizieren, welche Wortendungen nicht als bedeutungsverändernd angesehen werden sollen.

Diese Regeln sollten sich nicht auf grammatikalische Endungen beschränken, sondern auch Wortzusammensetzungen analysieren können. Denn Wörter wie 'Mandelvereiterung' oder 'Mittelohrentzündung' sagen ebensoviel darüber aus, zu welcher Art Text sie gehören, wie die Wörter aus denen sie sich zusammensetzen.

In einem medizinischen Text sollten Wörter wie '-behandlung' oder '-krankheit(en)' immer abgetrennt werden, um zu erfahren, von welchen Behandlungen oder Krankheiten die Rede ist.

Bei jeder Art von Textanalyse muß im Vorhinein feststehen, welche Art von Text analysiert werden soll. Man kann dann für die verschiedenen Textarten verschiedene Wörterbücher benutzen, die einerseits Angaben darüber machen, welche Wörter für die Textanalyse relevant sind, und andererseits Wörter auflisten, die für die Erkennung von textrelevanten Wörtern bei Wortzusammensetzungen abgetrennt werden müssen.

Das oben geschilderte Verfahren mag für die Inhaltsbestimmung eines Textes ausreichend sein. Um aber eine Bedeutungsanalyse im linguistischen Sinn zu erhalten, d.h. den Inhalt des gesamten Textes zu erschließen, müssen wir ein kompliziertes Verfahren anwenden. Es erweist sich in diesem Zusammenhang als nützlich, die Überlegung anzustellen, wie der Mensch die Bedeutung eines Textes erschließt, denn der Einsatz des Computers bei der Lösung einer Aufgabe lohnt sich nur dann, wenn wir genau wissen, wie wir die Aufgabe lösen wollen. Der Mensch speichert bei der Lektüre eines Textes den Inhalt zusammen mit bereits vorhandener Information, ändert diese Information oder weist gewisse Inhalte des gelesenen Textes aufgrund der vorhandenen Information zurück. Aber auch die Bedeutung der Sätze, die die zurückgewiesene Information enthalten, muß zunächst analysiert werden. Je größer die Kenntnisse des Menschen sind, desto effektiver ist seine Lektüre. So wird auch die Bedeutungsanalyse mit Hilfe des Computers um so effektiver sein, je mehr Kenntnisse schon gespeichert sind.

Neben der exakten Formulierung der Lösungsschritte ist eine der wichtigsten Voraussetzungen für den Einsatz des Computers bei der Bedeutungsanalyse die exakte Bestimmung der Form, die das Resultat der Analyse haben soll. Wir wollen uns deswegen hier auf die linguistischen Probleme der Bedeutungsanalyse medizinischer Texte beschränken, deren Resultat auf einer bereits vorhandenen Datenbank gespeichert werden soll. Über die Organisation einer solchen Datenbank wollen wir nichts sagen; sie hat ihre eigenen linguistischen Probleme, die den Rahmen dieses Vortrages sprengen würden.

Wir können das Verhältnis zwischen Text und Computer mit dem Verhältnis zwischen Sprecher und Hörer vergleichen. Bei diesem Vergleich ist der Computer der Hörer, der aus einer Zeichenfolge mit Hilfe seiner linguistischen Kompetenz Information gewinnt und verarbeitet. Diese Informationsgewinnung und -verarbeitung bedeutet nicht die mechanische Speicherung jedes Satzinhaltes. Der Inhalt der Sätze, die neue Information enthalten, wird gespeichert und mit einer Zuverlässigkeitsbewertung aufgrund der bereits vorhandenen Information versehen. Information, die schon vorhanden ist, braucht nicht noch einmal gespeichert zu werden. Es kann vorkommen, daß eine neue Information der schon vorhandenen widerspricht. Für diesen Fall muß es ein Entscheidungsverfahren geben, ob die neue Information gespeichert werden soll und wenn, mit welcher Bewertung, und ob die Bewertung der bereits vorhandenen Information herabgesetzt werden soll. Das setzt voraus, daß alle in der Datenbank gespeicherte Information eine Bewertung bezüglich ihrer Zuverlässigkeit haben muß.

Wir wollen uns nun ansehen, wie die linguistische Kompetenz eines Computers aussehen muß, um einen eingegebenen Text optimal analysieren zu können. Phonologische Probleme, d.h. theoretische Probleme der lautlichen Seite der Sprache gibt es nicht. Sie werden auch nicht durch solche auf der graphemischen Ebene ersetzt. Die Verschlüsselung der Schriftzeichen ist vom jeweiligen Computer vorgegeben und eher ein technisches Problem. Ähnlich wie der Mensch erkennt auch der Computer zunächst das Wort als linguistische Einheit. Jede Buchstabenfolge, die links ein Leerzeichen und rechts ein Leerzeichen oder ein Satzzeichen hat, ist ein Wort. Nun kann man in der Linguistik das Wort in zwei Richtungen betrachten, einerseits in seiner Zusammensetzung, wir sprechen dann von Morphologie, und andererseits im Hinblick auf seine Stellung in einer größeren Einheit (Wortgruppe oder Satz), wir sprechen dann von Syntax. In beiden Fällen dürfen wir die Bedeutung nicht außer acht lassen. Die Morphologie untersucht, wie sich die Bedeutung eines Wortes aus der Bedeutung seiner Teile ergibt. So ergibt die Verbindung des Substantivs 'Herz' mit dem Adjektiv 'krank' das spezifischere Adjektiv 'herzkrank' und die Verbindung dieses Adjektivs mit dem Suffix 'heit' ergibt das Substantiv 'Herzkrankheit'. Aufgabe der Syntax ist es, die Funktion der Wörter in einer größeren Einheit zu bestimmen. So werden alle Wörter einer Sprache in Wortklassen unterteilt, je nach der Funktion, die sie beim Zustandekommen eines Satzes haben. Die Bedeutungsanalyse eines Satzes setzt also die morphologische und syntaktische Analyse voraus und muß also in (mindestens) drei Schritten vollzogen werden.

Die wichtigste Voraussetzung für eine linquistische Analyse ist ein effizientes Maschinenwörterbuch, das sämtliche Informationen enthält, die erforderlich sind, um die Funktion eines Wortes im Satz festzustellen und seine Bedeutung in die Satzbedeutung zu integrieren. Das Aufsuchen im Wörterbuch muß also das Aufrufen von Programmen auslösen, die als Endresultat das Speichern der Satzinformation in der Datenbank ermöglichen. Zunächst stellt sich hier die Frage, welche Wörter (im Sinn der Wortketten, die vom Computer als Wörter erkannt werden) ins Wörterbuch aufgenommen werden. Es ist praktisch unmöglich, alle Wörter aufzunehmen, da dann jedes Substantiv einige Male und jedes Verb sogar einige dutzend Male vorkommen müßte. Parallel zum Wörterbuchaufsuchen müßte also eine morphologische Analyse vorgenommen werden, die das Wort auf seine im Wörterbuch vorkommende Form reduziert.

Während der morphologischen Analyse kann bereits eine syntaktische Bestimmung des Wortes erfolgen. Aus der Funktion der abgetrennten Form kann auf die syntaktische Kategorie des im Wörterbuch gefundenen Eintrags geschlossen werden. So ist es die Funktion der Endung 'keit' aus dem Adjektivstamm 'hartnäckig' das Substantiv 'Hartnäckigkeit' zu machen.

Während die Ableitungsmorpheme meist eine ziemlich eindeutige Funktion haben, bilden die Wortzusammensetzungen ein besonderes Problem. Wenn wir zwei Substantive zusammensetzen, tun wir das, weil wir irgend eine Beziehung zwischen den Objekten ausdrücken wollen, auf die sich die beiden Substantive beziehen; es gibt aber keine allgemeine Regel dafür, um welche Beziehung es sich handelt. So ist ein Krankenbett ein Bett für einen Kranken, ein Holzbett hingegen ein Bett aus Holz. Es ist daher ratsam, häufig vorkommende Zusammensetzungen als Einträge ins Wörterbuch aufzunehmen. Man kann dann im Wörterbuch verzeichnen, aus welchen Wörtern sie sich zusammensetzt und welche Beziehung zwischen ihnen besteht. Die Art der Beziehung geht meistens aus der Bedeutung mindestens eines der beiden Wörter hervor. Wenn die erste Komponente beispielsweise ein Material bezeichnet, wie im Falle Holzbett, dann wird in der Zusammensetzung meist die Bedeutung der zweiten Komponente auf eine bestimmte Beschaffenheit eingeengt. Es sollten daher Zusammensetzungsregeln für den Ausdruck aller möglichen Beziehungen gefunden werden, um auch solche Wortzusammensetzungen zu behandeln, die nicht voraussehbar sind und daher nicht im Wörterbuch stehen können. Der Wörterbucheintrag eines Substantivs muß also bei seiner semantischen Information, die zum Beispiel angibt, bei welchen Verben es in welcher Rolle auftreten kann, auch eine Eintragung über die mögliche Zusammensetzung mit anderen Substantiven enthalten, und welche Beziehung diese Zusammensetzung ausdrückt.

Das Problem der Mehrdeutigkeit wird von Laien meist als schwierig angesehen. Die Erfahrung zeigt jedoch, daß dieses Problem in den meisten Fällen verhältnismäßig leicht lösbar ist. So läßt sich die Bedeutung des mehrdeutigen Wortes 'Entfernung' (1. Distanz, 2. Resektion) immer aus dem Kontext erkennen, denn man wird wohl kaum Maßangaben entfernen wollen oder die Distanz in Körperteilen messen. Sollte letzteres doch vorkommen, dann hächstens in Fuß aber nicht in Füßen.

Die Wörterbucheintragungen der Verben müssen vor allem ihre Valenz enthalten, d.h. die möglichen Substantivklassen, die mit dem Verb im Satz vorkommen können und welche Funktion sie im Satz erfüllen. Die

Substantive nennen wir Argumente. So hat das Verb 'geben' drei Argumente: 1. die Person, die gibt, 2. die Person, der gegeben wird, 3. das, was gegeben wird. Nicht in jedem Satz sind alle Argumentstellen besetzt. Die Eintragung der Valenz im Wörterbuch ermöglicht es uns, nach der fehlenden Information des Satzes in der Datenbank zu suchen oder die Information als unvollständig abzuspeichern und sie gegebenenfalls mit Hilfe des folgenden Textes zu vervollständigen.

Bei den Adjektiven muß eingetragen sein, welche Teilklasse von Substantiven sie modifizieren können und auf welche Weise. So kann 'taub' nur mit Lebewesen vorkommen und bezeichnet ihre mangelnde Hörfähigkeit. Sofern ein Adjektiv prädikativ vorkommt, d.h. als Objekt des Verbes 'sein', wird es wie ein Verb behandelt. Das bedeutet, daß auch bei den Adjektiven die Valenz eingetragen sein muß, die in den meisten Fällen einstellig sein wird. Ein Adjektiv mit zweistelliger Valenz wäre zum Beispiel 'behilflich'. Für die Bedeutungsanalyse ist es auch bei Adjektiven mit einstelliger Valenz wichtig, welche Substantive es modifizieren kann. Da die Adverbien im Deutschen sich von den Adjektiven formal nicht unterscheiden, muß auch eine Information für die Verbmodifikation eingetragen sein.

Die Präpositionen werden nicht im Wörterbuch eingetragen, sondern lösen ein Programm aus, das mit Hilfe des Verbeintrags feststellt, welche Argumentstelle das auf die Präposition folgende Substantiv besetzt. Das Programm muß zwischen den echten Präpositionen und den Verbzusätzen (wie 'auf' in 'schreibt auf') unterscheiden können. Letztere müssen mit dem Verb, zu dem sie gehören, zusammengesetzt werden und in der zusammengesetzten Form im Wörterbuch aufgesucht werden, da die zusammengesetzten Verben eine andere Valenz haben als die Verben ohne Zusatz.

Die Artikel werden auch nicht im Wörterbuch erscheinen, sondern dienen lediglich zur Erleichterung der syntaktischen Analyse.

Ein besonderes linguistisches Problem bilden die Pronomina, da ein Lexikoneintrag keinen Aufschluß über ihre Bedeutung geben kann. Wir müssen versuchen, an ihrer Form und ihrer Stellung im Satz zu erkennen, welches Argument sie repräsentieren. Hierbei ist die Valenzeintragung der Verben im Wörterbuch sehr hilfreich. Häufig steht das Argument nicht im selben Satz wie das Pronomen, so daß es notwendig ist, bei der Textanalyse über die Satzgrenze hinauszugehen. Das Problem läßt sich an folgenden beiden Satzpaaren illustrieren:

'Die Krankenhausleitung bat die Oberschwester anwesend zu sein. Sie konnte wegen ihrer Krankheit der Bitte nicht entsprechen'.

'Die Krankenhausleitung bat die Oberschwester anwesend zu sein. Sie war von einem ihrer Mitglieder dazu veranlaßt worden'.

Im ersten Satzpaar beziehen sich die Pronomina 'sie' und 'ihr' auf die Krankenschwester, da Krankheit eine Eigenschaft von Lebewesen ist, während im zweiten Satzpaar diese Pronomina sich auf die Krankenhausleitung beziehen, da Personen keine Mitglieder haben. Auch im Satzpaar 'Die Chefärztin bat die Oberschwester anwesend zu sein. Sie konnte wegen ihrer Krankheit der Bitte nicht entsprechen'.
legt die Valenz von 'bitten' eindeutig fest, wer der Bitte nicht entsprechen konnte.

Um bei der Textanalyse effektiv über die Satzgrenze hinausgehen zu können, braucht man neben der Datenbank, aber natürlich in enger Verbindung mit ihr, noch zwei Zwischenspeicher: einen Langzeitspeicher, in dem der Gesamtinhalt des Textes gespeichert wird und einen Kurzzeitspeicher, in dem die letzten Sätze und deren Inhalt gespeichert werden, da sie zur Bestimmung der Bedeutung der Pronomina notwendig sind. Den Langzeitspeicher brauchen wir zur Bewertung der Information. Es könnte sonst vorkommen, daß wir die Zuverlässigkeit einer Information höher bewerten, weil sie schon in der Datenbank vorhanden ist, im Grunde aber aus dem gleichen Text stammt. Diese Trennung ist nur eine systematische. Der Langzeitspeicher ist als speziell markierter Teil der Datenbank vorstellbar, deren Markierung nach Beendigung der Analyse gelöscht wird. Wir können diese Organisation der Datenspeicherung wieder mit dem Gedächtnis des Menschen vergleichen. Der Mensch hat bei der Lektüre eines Textes die letzten Sätze, die er gelesen hat, in Erinnerung und setzt für die Pronomina automatisch die entsprechenden Argumente ein.

Wenn wir den Vergleich zwischen Mensch und Computer häufiger anführen, so tun wir das nicht, weil wir bei der Bedeutungsanalyse von Texten die psychische Tätigkeit des Menschen simulieren wollen, so nützlich die Resultate solcher Simulierungsversuche für die linguistische Datenverarbeitung auch sein mögen, sondern weil es sich bei fehlerhaften Resultaten der Analyse häufig als nützlich erwiesen hat, darüber nachzudenken, wie der Mensch bei der Lektüre eines Textes zu einer korrekten Bedeutungsanalyse kommt. Es gibt für den Menschen nur zwei Vorbedingungen für die korrekte Bedeutungsanalyse eines Textes: die Kenntnis der Fakten, die der Schreiber des Textes voraussetzt und die Kenntnis der Sprache. Diese Kenntnisse müssen wir dem Computer eingeben, wenn wir zu einer korrekten Bedeutungsanalyse kommen wollen.

Die Fakten müssen in einer Datenbank gespeichert sein und zwar in einer Form, die eine reibungslose Textanalyse gestattet, und die Sprachkenntnisse in einem Lexikon und in Programmen, die die grammatischen Regeln simulieren.

Es herrscht unter den Linguisten keine Einigkeit, wie das Lexikon und die Regeln auszusehen haben. Letztlich hängt die Form und Anzahl der Regeln von der Form und Größe des Lexikons ab. Je größer das Lexikon ist, desto weniger Regeln braucht man und umgekehrt. Bei der möglichen Speicherkapazität sollte das Lexikon möglichst groß sein und möglichst wenige Regeln benötigen, was die Programmierung vereinfacht. Der Umfang des Lexikons sollte jedoch nicht in möglichst vielen Einträgen bestehen, da die verschiedenen Wortformen sich durch einfache Regeln voneinander ableiten lassen, sondern die einzelnen Einträge sollten möglichst viel Information enthalten. Der Lexikoneintrag eines Wortes muß soviel Information enthalten, daß man bei jedem Vorkommen des Wortes im Text automatisch feststellen kann, welchen Beitrag es zur Textbedeutung liefert.

DIE TEXTVERARBEITUNG UND AUSWERTUNG DER WIENER AUTOPSIEBEFUNDE

Köberl, D.; Feigl, W.; Scherer, M.
Institut für Pathologische Anatomie der Universität Wien (Vorstand: Prof. Dr. J.H. Holzner)

Zusammenfassung

Die Autopsiebefunde des Bundeslandes Wien wurden mittels OCR-Belegen in maschinenlesbarer Form erfaßt. Die Daten wurden mit Hilfe des AGK-Thesaurus in eine standardisierte Form übergeführt. Die Ergebnisse verschiedener statistischer Untersuchungen dieses Datenmaterials werden vorgestellt. Ein Batch-Auswertungssystem zur Auswertung von standardisierten Textdaten wird skizziert.
Doz. Dr. St. Wuketich danken wir für die zur Verfügung gestellten Daten seines Instituts.

Für mortalitätsstatistische Untersuchungen im Rahmen eines Projektes des Österreichischen Bundesministeriums für Gesundheit und Umweltschutz mußten 15.541 Befunde des Jahres 1976 an neun Wiener Prosekturen erfaßt werden. Die große Datenmenge an Befundtexten, welche eine automatische Textanalyse und eine computergestützte Auswertung von besonderem Interesse erscheinen lassen, waren der Anlaß für eine dezentrale Datenerfassung mittels der maschinell und optisch lesbaren OCR-Schrift (1).

Als Basis für die Auswertungen diente der Thesaurus der Arbeitsgemeinschaft für Klartextverarbeitung (AGK) der GMDS. Einige Ergebnisse von Untersuchungen zur statistischen Struktur des Datenmaterials, welche vor der Entwicklung eines neuen Auswertungssystems durchgeführt wurden, sind im zweiten Teil dieses Berichtes beschrieben. Das Information Retrieval System, welches ein schnelles Wiederauffinden von Befunden mittels Suchfragen bei relativ geringem Bedarf an Externspeicher ermöglicht, wird kurz skizziert.

1. Der AGK-Thesaurus

Der Thesaurus der Arbeitsgemeinschaft für Klartextverarbeitung der GMDS ist der umfangreichste Thesaurus auf dem Fachgebiet der Pathologie (einschließlich Biopsie und Cytologie) im deutschen Sprachraum. Er zeichnet sich durch Synonymverknüpfung, durchgehende Hierarchie und die Möglichkeit der Implikationserschließung aus.

1.1 Organisation des AGK-Thesaurus

Der AGK-Thesaurus besteht aus drei Dateien: dem Eingangswortregister, dem Standardwortregister und dem invertierten Standardwortregister.

1.1.1 Das Eingangswortregister (derzeit 64.185 Einheiten)

Das Eingangswortregister dient dazu, verschiedene Flexionsformen eines Wortes und Synonyma auf ein Standardwort zurückzuführen. Dies geschieht durch die Angabe des Standardwortschlüssels bei jedem Einzelwort. Stopwörter (z.B. Artikel) sind besonders gekennzeichnet.

1.1.2 Das Standardwortregister (derzeit 19.008 Einheiten)

Das Standardwortregister, dessen Struktur auf Arbeiten von Röttger (2) zurückgeht, ist ein sogenanntes Facettensystem, d.h. ein Begriffssystem, für das die Kombination von Merkmalen bestimmend ist. Die Merkmale (als Facetten oder Zusatznotationen bezeichnet) sind ebenfalls Begriffe (Deskriptoren) des Standardwortregisters. Zu jedem Deskriptor können bis zu 18 Zusatznotationen angegeben sein. Bei dieser logischen Verknüpfung der Deskriptoren untereinander gibt es eine Vielzahl möglicher Hierarchien, da jedes Standardwort grundsätzlich mit jedem anderen kombinierbar ist.

1.1.3 Das invertierte Standardwortregister (derzeit 51.927 Einheiten)

Während die Merkmale (Facetten) als übergeordnete Einheiten direkt im Standardwortregister angegeben sind, dient das invertierte Standardwortregister zum Zugriff auf die einem Deskriptor untergeordneten Einheiten (diejenigen Standardworte, welche dieses Standardwort als Facette enthalten).

1.2 Hierarchie des AGK-Thesaurus

Jedes Standardwort gehört einer der sechs Facettenklassen an:

1 Lokalizer - Oberbegriff (Lokalisation 1. Ordnung)
2 Befunde
3 Lokalizers (Lokalisation 2. Ordnung)
4 Modifiers (Attribute)
5 Varia
6 Befundoberbegriffe (Findings)

Die beiden wichtigen Oberbegriffsklassen 1 und 6 lassen sich weiter aufgliedern:

Lokalizer - Oberbegriffe (1)
- systemisch (z.B. Arterie, ZNS, Nerv) (Organsystem)
- topographisch (z.B. Herz, Gehirn,

Lunge) (Organ)

Befundoberbegriffe (6) - Funktion (z.B. Stoffwechsel/Horm, Stoffwechsel/Cohlenhyd)
- Morphe (z.B. Degeneration)
- Ätiologie (z.B. Mycose)

Ein Beispiel zur Hierarchie des Thesaurus gibt die Abb. 1 wieder. Dieses Beispiel zeigt auch die Möglichkeiten, wie ein Befund mit dem Begriff "Lungenaspergillose" nach der Standardisierung wiederaufgefunden werden kann.

Beispiel zur Hierarchie des AGK – Thesaurus

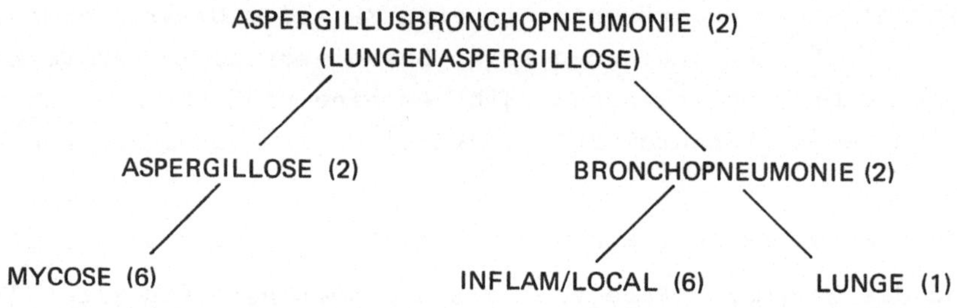

Abb. 1

1.3 Auswertungsmöglichkeiten mit Hilfe des AGK-Thesaurus

Eine Standardisierung der Befundtexte unter Verwendung der Facettenstruktur des AGK-Thesaurus bietet für die Auswertung eine Reihe von Vorteilen:

- Synonyma werden auf dasselbe Standardwort zurückgeführt (z.B. Magencarcinom, Magenkrebs).
- Ausgleich verschiedener Formulierungsmöglichkeiten (z.B. Magencarcinom enthält die Facetten "Magen" und "Carcinom", diese Formulierung ist somit in der standardisierten Form identisch mit der Formulierung "Carcinom des Magens").
- die Abfrage auf implizierte Begriffe und Oberbegriffe führt zum gewünschten Retrievalergebnis (z.B.: "Aspergillusbronchopneumonie" bzw. "Asper-

gillose" impliziert die beiden Begriffe "Aspergillose" und "Bronchopneumonie", diese wiederum die Oberbegriffe "Mycose" und "Lunge").

2. Untersuchungen zur statistischen Struktur der Daten (Abb. 2).

Statistische Untersuchungen der auszuwertenden Daten wurden vor allem im Hinblick auf die Entwicklung eines neuen Information Retrieval System durchgeführt, außerdem erschien auch ein Vergleich zwischen den verschiedenen Einsendern (Prosekturen) von Interesse. Es wurde dabei von einer Datei ausgegangen, in der die Originalworte durch die Standardworte des Thesaurus ersetzt und die Stopwörter eliminiert waren. Für den Vergleich zwischen den verschiedenen Einsendern wurden die Texte zum Abschnitt Todesursache herangezogen (eine ähnliche Untersuchung von Texten zur Klinischen Diagnose wurde vor mehreren Jahren von Schalk, Arndt und Giere (3) durchgeführt).

Datenbestand Autopsiebefunde 1976

15 541	Befunde
764 157	Wörter insgesamt
659 217	Standardwörter (Vernachlässigung der Stopwörter und anderer Wörter)
1 213 788	Zusatznotationen
1 873 005	Begriffe in der erweiterten standardisierten Wortdatei

Abb. 2

In den Abb. 3-5 sind die Ranglisten der Standardworte mit den Häufigkeiten im Abschnitt Todesursache, im Abschnitt Klinische Diagnose und im Abschnitt Todesursache einer ausgewählten Prosektur angeführt. Alle Ranglisten gehen bis zu einer kumulierten Häufigkeit von 50 %. Nimmt man die Anzahl an Standardworten bis zur kumulierten Häufigkeit von 50 % etwas willkürlich als ein Maß für die Differenzierung in der Beschreibung der Todesursachen, so erkennt man aus Abb. 6, wie stark sich diese zwischen den einzelnen Einsendern unterscheidet.

lfd.Nr.	Wort	absolute Häufigkeit	prozentuelle Häufigkeit
1	Arteriosclerose	3676	3.97
2	Herz	22o4	2.38
3	allgemein	1739	1.88
4	rechts	1663	1.8o
5	links	1629	1.76
6	Pneumonie	1514	1.64
7	Herzdilatation	1479	1.6o
8	nach	1461	1.58
9	und	1432	1.55
1o	Lungenoedem	13o6	1.41
11	Coronararteriensclerose	1247	1.35
12	Metastase	1155	1.25
13	Lungenembolie	1135	1.23
14	decompensiert	1o32	1.12
15	Zustand	1oo6	1.o9
16	in	973	1.o5
17	Bronchopneumonie	961	1.o4
18	frisch	917	o.99
19	Myocardinfarct	894	o.97
2o	Encephalomalacie	871	o.94
21	Uraemie	8o5	o.87
22	Diabetes	785	o.85
23	chronisch	78o	o.84
24	Mellitus	764	o.83
25	mit	752	o.81
26	recidivierend	7o1	o.76
27	Cachexie	699	o.76
28	Schwielenherz	694	o.75
29	arteriosclerotisch	69o	o.75
3o	Insult	665	o.72
31	cerebral	649	o.7o
32	beiderseits	6o9	o.66
33	operiert	576	o.62
34	schwer	566	o.61
35	Myocardsclerose	551	o.6o
36	Myocardiopathie	55o	o.59
37	stenosiert	55o	o.59
38	Cardiopathie	531	o.57
39	Thrombose	497	o.54
4o	Lungenemphysem	496	o.54
41	Lebercirrhose	479	o.52
42	purulent	472	o.51
43	Bronchialcarcinom	47o	o.51
44	Carcinom	459	o.5o
45	Linksherzhypertrophie	457	o.49
46	Stauungsorgan	455	o.49
47	Beinvenenthrombose	454	o.49
48	senil	452	o.49
49	Dilatation	449	o.49
5o	pulmonal	439	o.47
51	peripher	418	o.45

Abb. 3: Rangliste der standardisierten Texte zur Todesursache
Wortanzahl: 92.535

lfd.Nr.	Wort	absolute Häufigkeit	prozentuelle Häufigkeit
1	nach	282o	3.87
2	Zustand	17o2	2.34
3	rechts	1612	2.21
4	links	14o9	1.94
5	Diabetes	14o7	1.93
6	Arteriosclerose	1385	1.9o
7	Mellitus	1336	1.84
8	Myocardiopathie	1326	1.82
9	decompensiert	1165	1.6o
1o	auf	1147	1.58
11	Status	1o94	1.5o
12	Verdacht	1o82	1.49
13	Pneumonie	928	1.27
14	universell	853	1.17
15	sclerosierend	85o	1.17
16	fraglich	816	1.12
17	Insult	8o3	1.1o
18	und	786	1.o8
19	Herz	778	1.o7
2o	Hypertonie	765	1.o5
21	Neoplasma	743	1.o2
22	Uraemie	691	o.95
23	cerebral	683	o.94
24	Lungenoedem	677	o.93
25	chronisch	664	o.91
26	Myocardinfarct	659	o.91
27	Cardiopathie	641	o.88
28	cardial	579	o.8o
29	mit	556	o.76
3o	in	533	o.73
31	akut	5o6	o.7o
32	Herzversagen	497	o.68
33	Decompensation	494	o.68
34	arteriosclerotisch	438	o.6o
35	Cachexie	411	o.56
36	Hemiparese	4o9	o.56
37	Anaemie	4o7	o.56
38	vor	4o7	o.56
39	Gehirn	39o	o.54
4o	Lungenembolie	379	o.52
41	infolge	371	o.51
42	bei	361	o.5o
43	Emphysem	359	o.49
44	allgemein	357	o.49

Abb. 4: Rangliste der standardisierten Texte zur Klinischen Diagnose
Wortanzahl: 72.788

fd.Nr.	Wort	absolute Häufigkeit	prozentuelle Häufigkeit
1	Arteriensclerose	793	8.33
2	allgemein	379	3.98
3	Pneumonie	353	3.71
4	cerebral	327	3.44
5	Insult	285	2.99
6	Mellitus	277	2.91
7	Diabetes	277	2.91
8	arteriosclerotisch	266	2.79
9	Metastase	227	2.39
10	Cachexie	218	2.29
11	decompensiert	213	2.24
12	frisch	207	2.18
13	operiert	206	2.16
14	chronisch	204	2.14
15	Cardiopathie	201	2.11
16	Myocardschwiele	158	1.66
17	Lungenemphysen	128	1.34

bb. 5: Rangliste der standardisierten Texte zur Todesursache (Prosektur Lainz); Wortanzahl: 9.517

Vergleich zwischen verschiedenen Befundabschnitten und Einsendern
(K.. Klinsche Diagnose, T.. Todesursache, X.. keine Selektion)

Abschnitt	Einsender	Worte	Befunde	Worte/Befund	Worte bis zur kumul.Hfk.50%
X	X	659 217	15 541	42.42	76
K	X	72 788	15 541	4.68	44
T	X	92 535	15 541	5.95	52
T	U	14 148	1 907	7.42	71
T	B	8 949	1 524	5.87	28
T	L	9 517	2 062	4.41	17

bb. 6

Die erwartete starke Abhängigkeit dieser Zahl von der mittleren Wortanzahl pro Befund und Todesursachenabschnitt ist in Abb. 7 erkennbar.

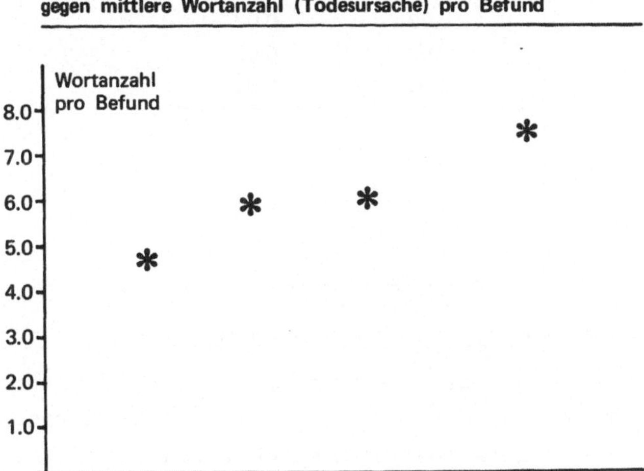

Abb. 7

Von besonderer Bedeutung für das Information Retrieval sind die Satzlängen der auszuwertenden Sätze. In Abb. 8 sind die relativen Häufigkeiten für Sätze der Länge von ein bis sieben Worten/Satz in den Abschnitten Klinische Diagnose und Todesursache angegeben. Dabei muß allerdings berücksichtigt werden, daß Stopwörter nicht mitgezählt werden. Das Überwiegen von kurzen Sätzen gibt uns zu Optimismus Anlaß, daß wir bei einer Verbesserung unseres Auswertungssystems auch eine teilweise Verwertung der syntaktischen Information unserer Texte, nämlich der pathologisch-anatomischen Todesursachendiagnose, erreichen können.

Relative Häufigkeiten der Satzlängen
(Abschnitte Todesursache und Klinische Diagnose)

Wörter/Satz	Abschnitt: Todesursache	Klinische Diagnose
1	0.48	0.38
2	0.28	0.35
3	0.10	0.13
4	0.05	0.07
5	0.03	0.03
6	0.02	0.02
7	0.01	0.01

Abb. 8

3. ASK - ein Auswertungssystem für standardisierte Klartextdaten

Zur Auswertung der Daten wurde ein Programmsystem entwickelt, welches ein Information Retrieval durch das Stellen von Suchfragen ermöglicht. Als standardisierte Klartextdaten verstehen wir Daten, bei denen die Worte des Textes durch die entsprechenden Standardwortschlüssel ersetzt sind (die Standardisierung, welche im wesentlichen aus dem Vergleich der Worte des Textes mit denen des Eingangswortregisters besteht, erfolgt in gleicher Weise wie beim Pathologiebefund-Auswertungssystem von W. Küsel (4)). Bei einer Standardisierung mit dem AGK-Thesaurus und einer Erweiterung der Wortdatei um die Zusatznotationen werden die logischen Relationen zwischen den Standardworten auch für die Auswertung voll wirksam.

3.1 Formulierung von Suchfragen

Suchfragen können gebildet werden durch die Verknüpfung von Worten des Eingangswortregisters als Operanden mit den drei Operatoren

& .. UND

| ... ODER

&¬ .. UND NICHT

(Die Frage CARCINOM &¬ METASTASE führt im allgemeinen genauso wie die Frage CARCINOM & MAGEN zu weniger Auswertungsergebnissen als die Frage CARCINOM allein, während CARCINOM | SARCOM wieder auf mehr Befunde zutreffen wird.)

Jede Suchfrage beginnt mit der Fragenidentifikation, welche von der eigentlichen Frage durch einen Doppelpunkt getrennt ist. Das Ende der Frage ist durch einen Strichpunkt gekennzeichnet. Prioritäten innerhalb einer Frage können durch die Verwendung von Klammern gesetzt werden. Auf das Ergebnis der Auswertung einer Frage kann bei späteren Fragen wieder zugegriffen werden. Dies geschieht durch Verwendung dieser Fragenidentifikation als Operand mit einem vorgesetzten Nummernzeichen ('#'). Will man bei einer Frage nur jene Befunde in die Auswertung einbeziehen, welche ein Wort als solches enthalten, ohne Berücksichtigung jener Worte, die damit facettiert sind, so kann man das durch ein dem Operanden vorgesetztes kommerzielles Zu-Zeichen ('@') verlangen.

Durch einfache PL/I-Unterprogramme können auch beliebige Felder des formatierten Teils des Befundprotokolls in die Auswertung einbezogen werden (z.B. Alter, Gewicht). Der Unterprogrammname ist dann als Operand mit einem vorgesetzten Dollarzeichen in der Frage anzugeben.

3.2 Optionen für die Auswertung

Der Auswertungsmodus, d.h. die Angabe, auf welcher Ebene eine Frage erfüllt sein soll, ist mit einer eigenen Karte (Optionen-Karte) festzulegen. Wir unterscheiden die drei Ebenen Gesamtbefund, Abschnitt und Satz (So ist die Frage "CARCINOM & LUNGE im allgemeinen nur mit einem satzweisen Auswertungsmodus sinnvoll, weil sonst die Todesursache "CARCINOM DES MAGENS, LUNGENEMBOLIE" ebenfalls als richtiges Ergebnis zu dieser Suchfrage aufgefunden würde. Weitere Optionen betreffen die Auswahl eines bestimmten Abschnitts, eines bestimmten Einsenders und eines bestimmten Jahrgangs.

3.3 Anwendungen des Auswertungssystems

Das beschriebene Auswertungssystem wurde für die automatische Erstellung einer Todesursachenstatistik eingesetzt, wobei Frageketten sinngemäß bestimmten Todesursachengruppen der WHO-Statistik angeglichen wurden. Ein Vergleich der so erstellten, auf einem hohen Prozentsatz an Obduktionen beruhenden Mortalitätsstatistik mit der offiziellen Statistik brachte eine Reihe wertvoller Aufschlüsse. Diese sollten letztlich eine Verbesserung der für die Medizin so wichtigen Medizinstatistik bringen.

Literatur

(1) Feigl, W., Küsel, W., Köberl, D., Frisch, K., Lintner, F.: Projekt der Mortalitätsstatistik Wien; in: Informationssysteme in der Medizinischen Versorgung. Bericht über die 21. Jahrestagung der Deutschen Gesellschaft für Medizinische Dokumentation, Informatik und Stati-

stik e.V. vom 26.-29. Sept. 1976, S. 393; Hrsg. P.L. Reichertz und B. Schwarz; F.K. Schattauer-Verlag,Stuttgart - New York (1978)

(2) Röttger, P., Reul, H., Klein, I., Sunkel, H.: Die vollautomatische Dokumentation und statistische Auswertung medizinischer Befundberichte; Meth. Inf. Med. 8, 12-26 (1969)

(3) Schalk, D., Arndt, F.J., Giere, W.: Die klinische Diagnose im sprachstatistischen Vergleich SIEMENS; Symposion über Klartextanalyse in der Medizin (2), München, 22.6.1974, S. 73

(4) Küsel, W., Ries, P., Wingert, F., Röttger, P., Westermann, H.: Ein variables Auswertungsprogramm für das Pathologie-Befund-System; Methoden der Informatik in der Medizin, 2O6; Hrsg. P.L. Reichertz und G. Holthuff; Springer-Verlag (1975)

MÖGLICHKEITEN ZUR ANWENDUNG DER FUZZY SET THEORY IN DER MEDIZINISCHEN KLARTEXTVERARBEITUNG

Dannhauer, H.M.
Abt. Medizinische Statistik und Dokumentation der RWTH Aachen

Die automatische Verarbeitung natürlich-sprachlicher Texte erfordert eine Formalisierung von Syntax und Semantik, um mit Hilfe von Algorithmen syntaktische und semantische Textanalyse betreiben zu können. Für die Darstellung und Analyse der Syntax sind unter Anwendung der Theorie der formalen Sprachen viele Modelle entwickelt worden, die auch für die praktische Anwendung in Textverarbeitungssystemen brauchbar sind. Ähnliche Versuche auf dem Gebiet der semantischen Analyse führen zu wesentlich größeren Schwierigkeiten. Der Hauptgrund hierfür ist die Tatsache, daß die natürliche Sprache keine präzise festgelegten syntaktischen Regeln und Bedeutungen kennt. Syntaktische Regeln können bei der sprachlichen Kommunikation durchaus durchbrochen werden (und werden es ständig in hohem Maße), ohne daß dadurch der betreffende Satz unverständlich wird. Demgegenüber akzeptiert ein auf der Grundlage der formalen Grammatik (etwa einer kontextfreien Grammatik) arbeitender Parser nur Sätze, die exakt nach den Regeln dieser Grammatik geformt sind. Die Bedeutungen sprachlicher Ausdrücke sind ebenfalls nicht exakt festgelegt. Dies gilt sowohl für den referentiellen Aspekt der Bedeutung (Relationen zwischen sprachlichen Ausdrücken und Objekten der außersprachlichen Welt) als auch für den strukturellen Aspekt (Relationen der sprachlichen Ausdrücke untereinander, wie z.B. Synonymie, Hyponymie etc.). In jedem Fall können sich Bedeutungen überlappen, d.h. sie sind nicht scharf gegen andere Bedeutungen abgegrenzt.

Die formale Behandlung und automatische Verarbeitung solcher unpräziser Sachverhalte stößt natürlich auf Schwierigkeiten, solange man versucht, diese Sachverhalte auf exakte Regeln und Strukturen abzubilden.

Die vor dem Hintergrund dieser Situation in (1) vorgeschlagene und seitdem in vielen Veröffentlichungen (etwa (2), (3), (4)) weiterentwickelte Theorie der Fuzzy Sets (Unscharfen Mengen) hat sich als wertvoller neuer Ansatz zur Berücksichtigung der Unexaktheit in so unterschiedlichen Wissensgebieten wie Kybernetik, Operations Research, Linguistik, Psychologie, Logik u.a. erwiesen.

Der Grundgedanke der Fuzzy-Set-Theorie ist eine Erweiterung des klassischen Mengenbegriffs in folgender Weise:

Gegeben sei eine Menge X von Elementen x. Eine Teilmenge $A \subset X$ kann in der klassischen Mengenlehre mit Hilfe einer Abbildung

$$c_A: \quad X \to \{0, 1\} \qquad (1)$$

charakterisiert werden. Dabei gilt für alle $x \in X$

$$c_A(x) = \begin{cases} 1 & x \in A \\ 0 & x \notin A \end{cases} \qquad (2)$$

c_A heißt die Charakteristische Funktion von A.

Demgegenüber wird eine Fuzzy-Teilmenge $A \subset X$ beschrieben durch eine Abbildung

$$\mu_{\underset{\sim}{A}}: \quad X \to [0, 1] \qquad (3)$$

mit $0 \leq \mu_{\underset{\sim}{A}}(x) \leq 1$ für alle $x \in X$. Diese Abbildung heißt die <u>Zugehörigkeitsfunktion</u> (membership function) der Fuzzy-Teilmenge $\underset{\sim}{A}$, deren Wert $\mu_{\underset{\sim}{A}}(x)$ den Grad der Zugehörigkeit eines Elements x zur Teilmenge $\underset{\sim}{A}$ angibt. Die klassischen Fälle $\mu_{\underset{\sim}{A}}(x) = 1$ (x ist enthalten in $\underset{\sim}{A}$) und $\mu_{\underset{\sim}{A}}(x) = 0$ (x ist nicht enthalten in $\underset{\sim}{A}$) sind hier also Spezialfälle des allgemeinen Falles $0 \leq \mu_{\underset{\sim}{A}}(x) \leq 1$ (x gehört zu einem gewissen Grad zu $\underset{\sim}{A}$).

Analog zu den Mengenoperationen auf klassischen Teilmengen lassen sich nun auch Operationen auf Fuzzy-Teilmengen definieren: Die Werte der Charakteristischen Funktion c_A ($A \subset X$) bilden bekanntlich einen Boole-schen Verband bezüglich der beiden logischen Operationen AND und OR und der Komplementbildung NOT. Diese Struktur induziert auf der Potenzmenge von X einen Boole-schen Verband bezüglich der Operationen $\cap$ (Durchschnitt) und $\cup$ (Vereinigung), wobei für zwei Teilmengen $A, B \subset X$ die Mengen $A \cap B$ und $A \cup B$ gegeben sind durch

$$\begin{aligned} c_{A \cap B}(x) &= c_A(x) \text{ AND } c_B(x) \\ c_{A \cup B}(x) &= c_A(x) \text{ OR } c_B(x). \end{aligned} \qquad (4)$$

Insbesondere existiert zu jeder Teilmenge A eine Komplementärmenge $\bar{A}$ mit

$$c_{\bar{A}}(x) = \text{NOT } c_A(x) \qquad (5)$$

und es gilt

$$A \cap A = \emptyset, \quad A \cup A = X. \qquad (6)$$

Das Intervall [0, 1] bildet dagegen einen zwar distributiven, jedoch nicht komplementären Verband bezüglich der Operationen $\wedge$ (Minimum) und $\vee$ (Maximum).

Dementsprechend bildet auch die Menge aller Fuzzy-Teilmengen von X einen distributiven Verband bezüglich der Operationen $\cap$ und $\cup$, und es gilt

$$\begin{aligned} \mu_{\underset{\sim}{A} \cap \underset{\sim}{B}}(x) &= \mu_{\underset{\sim}{A}}(x) \wedge \mu_{\underset{\sim}{B}}(x) \\ \mu_{\underset{\sim}{A} \cup \underset{\sim}{B}}(x) &= \mu_{\underset{\sim}{A}}(x) \vee \mu_{\underset{\sim}{B}}(x). \end{aligned} \qquad (7)$$

Man definiert außerdem ein "Pseudokomplement" $\bar{A}$ mit

$$\mu_{\bar{\underset{\sim}{A}}}(x) = 1 - \mu_{\underset{\sim}{A}}(x), \qquad (8)$$

für das aber nicht die Gleichungen (6) erfüllt sind, da offensichtlich $\mu_{\underset{\sim}{A}}(x) \wedge (1-\mu_{\underset{\sim}{A}}(x)) = 0$ und $\mu_{\underset{\sim}{A}}(x) \vee (1-\mu_{\underset{\sim}{A}}(x)) = 1$ nur erfüllt sind, wenn entweder $\mu_{\underset{\sim}{A}}(x) = 0$ oder $\mu_{\underset{\sim}{A}}(x) = 1$ für alle $x \in X$, d.h. wenn es sich um eine klassische Teilmenge handelt.

Analog zur klassischen Definition der Relation wird eine Fuzzy-Relation $\underset{\sim}{R}$ zwischen zwei Mengen X und Y definiert als eine Fuzzy-Teilmenge $\underset{\sim}{R} \subset X x Y$ mit der Zugehörigkeitsfunktion

$$\mu_{\underset{\sim}{R}}: \quad X \times Y \to [0, 1] . \qquad (9)$$

Der Nutzen dieses erweiterten Mengenbegriffs sei am Beispiel der einfachen inexakten sprachlichen Äußerung "Hans ist jung" erläutert.

Im Rahmen der klassischen Mengenlehre würde eine solche Aussage zunächst umgeformt in "Hans gehört zur Menge der jungen Menschen", wobei die Menge der jungen Menschen definiert wäre als diejenige Teilmenge A der Menschen, deren Alter einen gewissen Wert, z.B. 30 Jahre, nicht überschreitet:

$$c_A(x) = \begin{cases} 1 & a(x) \leq 30 \\ 0 & a(x) > 30. \end{cases} \qquad (10)$$

Die Problematik einer solchen Darstellung wird am Grenzfall besonders deutlich: In einer natürlichen sprachlichen Kommunikation wird man den Satz "Hans ist jung" auch dann noch verwenden und als wahr akzeptieren, wenn Hans 31 Jahre alt ist, und in etwas geringerem Maße auch dann noch, wenn er 35 Jahre alt ist, und so weiter. Es existiert also keine scharfe Abgrenzung der Menge aller jungen Menschen.

Eine angemessenere Beschreibung liefert die Definition einer Fuzzy-Teilmenge $\underset{\sim}{A}$ mit beispielsweise

$$\mu_{\underset{\sim}{A}}(x) = \frac{1}{1+a(x)^2} . \qquad (11)$$

Somit kann die Bedeutung des Wortes "jung" (im referentiellen Sinne) als Fuzzy-Teilmenge A der Menge aller Menschen aufgefaßt werden, wobei die in (11) gegebene Funktion den Zugehörigkeitsgrad eines Menschen x mit dem Alter a(x) zu dieser Teilmenge angibt. Insbesondere wird klar, daß das Pseudokomplement $\bar{\underset{\sim}{A}}$ nicht disjunkt zu $\underset{\sim}{A}$ ist. Dies entspricht dem Sprachgebrauch, denn ebenso wie "jung" ist natürlich auch "nicht jung" in seiner Bedeutung nicht scharf abgegrenzt, so daß sich die Anwendungsbereiche beider Ausdrücke überlappen.

Die im Beispiel erläuterte Art der Bedeutungsdarstellung ist in (4) erweitert worden zum Konzept der <u>Linguistischen Variablen</u>. Hierbei wird ein sprachlicher Ausdruck (wie z.B. "jung") als Wert einer Variablen (z.B. Alter) aufgefaßt, wobei die Bedeutung dieses Wertes eine Fuzzy-Teilmenge des Wertbereichs einer numerischen "Basisvariablen" (hier Alter) ist. Diese Methode setzt erstens voraus, daß zur betrachteten linguistischen Variablen eine entsprechende numerische Variable gefunden werden kann, und zweitens, daß die Zugehörigkeitsfunktionen, die dann die Fuzzy-Teilmengen bestimmen, nach irgendeinem Verfahren sinnvoll bestimmt werden können. Beides ist gerade bei der Klartextanalyse meist nicht der Fall; vielmehr treten hier die Relationen sprachlicher Ausdrücke untereinander in den Vordergrund. So bedient man sich beim Information Retrieval auf der Basis von Klartexten eines Thesaurus zur Deskriptoren-Extraktion aus den Originaltexten. Im Thesaurus sind semantische Relationen wie Synonymie, Hyponymie, Antonymie etc. gespeichert. Die Zuordnung von Deskriptoren zu Texten erfolgt auf der Basis der im Text vorkommenden Wörter unter Zuhilfenahme dieser Relationen.

Das Konzept der Fuzzy-Relationen bietet nun die Möglichkeit, im Thesaurus die Unexaktheit der Relationen zu berücksichtigen.

So läßt sich z.B. die Äquivalenzrelation Synonymie verallgemeinern zu einer Ähnlichkeitsrelation, die nicht mehr transitiv ist und bei der die Zugehörigkeitsfunktion den Grad der Ähnlichkeit zweier Begriffe angibt. Zu den für die semantische Analyse nützlichen Eigenschaften einer derartigen Relation gehört die Tatsache, daß sie nicht zu einer Aufteilung des Wortschatzes in Äquivalenzklassen führt, sondern zu Ähnlichkeitsklassen, die sich überlappen können und damit die unpräzise semantische Struktur des Wortschatzes berücksichtigen.

Die Zugehörigkeitsfunktionen können hierbei entweder durch statistische Analyse der Texte selbst ((8), (9)) oder durch explizite Kodierung von beispielsweise ärztlichem Fachwissen (10) bestimmt werden.

In ähnlicher Weise kann man bei der Analyse der Benutzeranfragen verfahren. Sie müssen wie die Texte selbst in Deskriptorenlisten umgeformt und über Ähnlichkeitsmaße ((6), (7)) mit den Texten in Beziehung gesetzt werden. Hier bietet es sich an, einerseits die Werte von Ähnlichkeitsmaßen als Zugehörigkeitsgrade in Fuzzy-Relationen zwischen Frage und Texten zu benutzen und andererseits dem Benutzer durch Präsentation der Fuzzy-Deskription Gelegenheit zu geben, seine Fragen durch Änderung der Formulierung in bestimmte Richtungen hin einzuengen, so daß insgesamt durch Berücksichtigung der Inexaktheit bei der Textanalyse exaktere Abfrage-Ergebnisse im Sinne von Recall und Präzision erzielt werden.

Wichtig für die Bearbeitung von Benutzer-Fragen ist auch die Möglichkeit, bei der Syntax-Analyse durch Übergang zu Fuzzy-Grammatiken (11) eine korrekte Verarbeitung auch unkorrekt formulierter Texte zu erreichen.

Bei der Realisierung der hier nur angedeuteten Möglichkeiten sind zweifellos noch viele Fragen zu klären, insbesondere bei der Bestimmung der Zugehörigkeitsfunktionen. Eine gezieltes Arbeiten in dieser Richtung ist aber überhaupt erst möglich, seit die verschiedenen Ansätze zur Berücksichtigung unpräziser Sachverhalte in der Fuzzy Set Theory mathematisch einheitlich zusammengefaßt werden konnten.

Literatur

(1) Zadeh, L.A.: Fuzzy Sets; Information and Control 8, 333-353 (1965)

(2) Goguen, J.A.: L-Fuzzy Sets; J. Math. Anal. Appl. 18, 145-174 (1967)

(3) Zadeh, L.A.: A Fuzzy Set Interpretation of Linguistic Hedges; J. Cybernetics 2, 4-34 (1972)

(4) Zadeh, L.A.: The Concept of a Linguistic Variable and its Application to Approximate Reasoning; Information Sciences 8, 199-249, 301-357 (1975); 9, 43-80 (1975)

(5) Salton, G.: A Theory of Term Importance in Automatic Text Analysis; Techn. Rep. 74-208, Dep. Computer Science Cornell-University Ithaca, N.Y. 14850

(6) Negoita, C.V.: On Fuzziness in Information Retrieval; Int. J. Man-Machine Studies 8, 711-716

(7) Bollmann, P., Konrad, R.: Fuzzy Document Retrieval; 3rd Europ. Meeting on Cybernetics and Systems Research, Wien 1976

(8) Rieger, B.: On a Generative Model of Vague Natural Language Meaning; 3rd Europ. Meeting on Cybernetics and Systems Research, Wien 1976

(9) Rieger, B.: Unscharfe Semantik natürlicher Sprache. Zum Problem der Repräsentation und Analyse vager Bedeutungen; Germ. Inst. der RWTH Aachen (1976)

(10) Adlaßnig, K.P.: Ein Modell zur medizinischen Diagnostik mit Fuzzy-Subsets; Inst. für med. Computerwiss., Universität Wien (1977)

(11) Santos, E.S.: Context-free Fuzzy Languages; Inform. Control 26, 1-11 (1974)

MODELLE UND MASCHINELLE METHODEN ZUR ERSTELLUNG EINES THESAURUS FÜR EIN LITERATURDOKUMENTATIONSSYSTEM IN DER KREBSFORSCHUNG

R.G. Henzler

Deutsches Krebsforschungszentrum, Institut für Dokumentation, Information und Statistik

1. Einleitung

Seit 1969 arbeitet das Deutsche Krebsforschungszentrum (DKFZ), Heidelberg, mit dem französischen Krebsforschungsinstitut Gustave-Roussy, Paris, innerhalb des Cancernet-Krebsliteraturinformationssystems (vormals SABIR-C) zusammen. CANCERNET versucht, die gesamte relevante internationale Krebs-Literatur laufend zu erfassen, zu bearbeiten, abzuspeichern und wieder nachzuweisen. Zur Zeit enthält die CANCERNET-Datenbank bei einem jährlichen Zugang von ca. 12.000 rund 100.000 Dokumente, die aus mehr als 1.100 biomedizinischen Fachzeitschriften stammen (1).

Abb. 1 zeigt ein vereinfachtes Modell der Informationsverarbeitung.

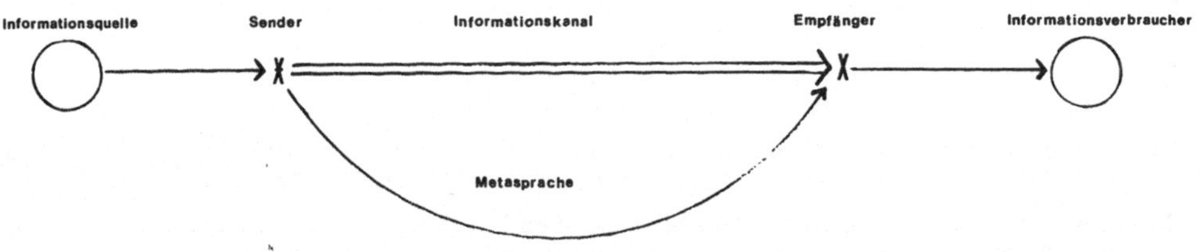

Abb. 1

Informationskette von Informationsquelle zu Informationsverbraucher (vereinfachtes informationstheoretisches Modell)

Die Informationsquelle ist der Autor eines Artikels, der Informationsverbraucher ist der Benutzer eines Informationssystems. Der Sender entspricht der Zeitschrift, in der die Information publiziert wird. Der Informationskanal zwischen Zeitschrift (Sender) und Informationsvermittler (Empfänger) umfaßt die Prozesse der Informationsverschlüsselung in der Metasprache des Systems jeweils für die Einspeicherung und die Recherche.

Eine Grundvoraussetzung beim Aufbau eines Informationssystems ist also die Metasprache des Systems, die zur Darstellung und Speicherung des Wissens benötigt wird. Der Zugriff auf die das Wissen repräsentierenden Begriffe kann durch deren geordnetes Auflisten in Klassifikationssystemen oder Thesauri, deren Struktur mithin Bestandteil der Metasprache ist, erleichtert werden.

Unter einem Thesaurus für die Literaturdokumentation verstehen wir im weiteren Sinn eine geordnete Menge von Schlagwörtern aus einem bestimmten Fachgebiet mit Darstellung ihrer verschiedenen Begriffsbeziehungen. Ähnlich wie die natürliche deutsche Sprache durch den Duden, so wird die fachspezifische Systemsprache durch einen Thesaurus standardisiert. Anstelle der natürlichen Fachsprache mit all den in ihr enthaltenen Synonymen und Mehrdeutigkeiten werden eindeutig normierte Bezeichnungen verwendet. Eine Aufgabe des Thesaurus liegt also in der Ausübung einer terminologischen Kontrolle des Vokabulars durch normierte Bezeichnungen, den Deskriptoren, die zur Standardisierung der Systemsprache verwendet werden. Durch Zuordnen von Synonymen wird eine terminologische Brücke zwischen der Fachsprache und der Dokumentationssprache hergestellt.

Da eine Normierung per se strittig sein kann, wird eine Abgrenzung der Begriffe eines normierten Vokabulars durch die Relationenwege in einem Thesaurus (Synonymverweise, Ober- und Unterbegriffsrelationen, verwandte Begriffe) vorgenommen und durch eine Einordnung in die hierarchische Struktur näher präzisiert. Um dem Benutzer die Auswahl der normierten Bezeichnungen zu erleichtern, sind in einem Thesaurus die Beziehungen der Deskriptoren untereinander sichtbar herausgestellt: durch Eingliederung in ein an die Fachsprache angelehntes Ordnungssystem unter Verwendung von hierarchischen und assoziativen Relationen. Damit ist eine Brücke zwischen Indexierung und Retrieval auf der begrifflichen Ebene hergestellt.

Nicht zuletzt ist es eine wichtige Aufgabe des Thesaurus, das jeweilige Fachgebiet möglichst vollständig mit Begriffen zu überdecken.

2. Struktur des Thesaurus

Die obengenannten Relationen wurden zur Benutzung als "Eingänge" in unseren Thesaurus folgendermaßen aufbereitet:

1. in dem alphabetischen Verweisregister

   das zur Vorzugsbenennung und zum Schlüssel in der Baumstruktur führt (siehe Abb. 2)

2. in der Baumstruktur

   ermöglicht das Auffinden spezifischer Begriffe zu vorgegebenen Begriffen, sowie die Recherchen in globalen Bereichen zu vorgegebenen speziellen Begriffen (Abb.3)

3. im Makrothesaurus

   erlaubt eine Orientierung über das Umfeld eines vorgegebenen Begriffs über Synonyme, Oberbegriffe und fremdsprachliche Begriffe (Abb.4)
   Diese Liste ist alphabetisch nach Hauptbegriffen sortiert und enthält alle Relationen; sie ist in gewissem Sinn die Umkehrung des alphabetischen Verweisregisters.

Das Begriffsvokabular ist so spezifisch wie möglich angelegt, um damit den Benutzern nur die für ihre Fragestellung interessanten Informationen zu übermitteln.

So wichtig eine möglichst spezielle Begriffsprägung (unter Umständen sogar Phrasenbildung wie z.B. "Intervall erstes Symptom-erste Konsultation") ist, weil damit Bezeichnungen definiert werden können, die ohne Standardisierung schwer im Freitext zu finden sind, so hat das Prägen von immer wieder neuen Deskriptoren auch seine Grenzen (2).

Zwar ist der Wert eines Informationssystems umso höher, je umfassender und spezifischer sein Vokabular ist, doch die Reichhaltigkeit muß durch ein geeignetes Relationensystem von Begriffsüberlappungen befreit werden. Der Aufwand,dieses Relationensystem zu schaffen, ist umso höher, je mehr Begriffe zu berücksichtigen sind. Außerdem ist eine hohe Spezifität dann weniger ökonomisch, wenn die vorliegenden speziellen Begriffe selten oder nie zur Recherche verwendet werden. Nach Erfahrungen am DKFZ mit über 1100 Recherchen in einem Jahr zeigte sich, daß auf den Freitext in der Recherche nicht verzichtet werden kann. So wurden außer den rund 1800 der verfügbaren 3800 Deskriptoren zusätzlich rund 250 Freitextbegriffe zur näheren Spezifikation der Recherchen verwendet.

Noch ein weiterer logischer Gesichtspunkt, der die obige statistische Betrachtungsweise unterstützt, ist die Dringlichkeit nicht-normierter Bezeichnungen aus Aktualitätsgründen: die Erweiterungen eines normierten Vokabulars kann und darf aus Gründen der Systemstabilität nicht zu schnell sein, indem jeweils die neuesten Begriffe integriert werden. Neue Begriffe sind aber wichtig, weil überwiegend die neueste Literatur abgefragt und verlangt wird (3).

```
A 139                                       |   CPZ:001.4
A-ZELLENTUMOR NICHT-SEZ.DES PANKREAS        |PANKREASTUMOR NICHT-SEZERNIEREND (A-ZELLEN)
A-ZELLENTUMOR SEZERNIEREND DES PANKREAS     |PANKREASTUMOR SEZERNIEREND (A-ZELLEN)
ABBAU                                       |   NB3:001.3
ABDOMEN                                     |   AAN:023.4
ABDOMEN (T)                                 |   PT2.1M:040.6
ABDOMEN (T-M)                               |   PT2.2M:013.6
ADDISON'KRANKHEIT                           |ADDISON-KRANKHEIT
ADDITIV                                     |NAHRUNGSMITTELZUSATZ
ADENIN                                      |   CB5.1A:001.5   CC3.6C:092.8
ADENINARABINOSID                            |   CB5.2A:001.5   CC3.6C:105.9   CPZ.32:016.7
ADENINPHOSPHORIBOSYLTRANSFERASE             |   CB1.6:003.5
ADENINRIBOSID                               |ADENOSIN
ADENO-ASSOZIIERTES-VIRUS                    |   BM3.114:001.6
ADENOAMELOBLASTOM                           |   PT1.1H:001.5
ADENOKARZINOM                               |   PT1.1A3:001.6
ADENOKARZINOM ALVEOLAER                     |   PT1.1A3:002.7
ADENOKARZINOM AZINOES                       |AZINUSZELLENKARZINOM
ADENOKARZINOM BASOPHIL                      |KARZINOM BASOPHIL
ADENOKARZINOM BRONCHIOLO-ALVEOLAER          |   PT1.1A3:003.7  PT1.2A:007.7
ADENOKARZINOM DER NEBENNIERENRINDE          |NEBENNIERENRINDENKARZINOM
ADENOKARZINOM DER TALGDRUESEN               |TALGDRUESENKARZINOM
ADENOKARZINOM EMBRYONAL                     |KARZINOM EMBRYONAL
```

Abb. 2

Ausschnitt aus dem Deskriptoren-Verweisregister

CP PHARMAKA

```
CPZ              ZYTOSTATIKA (FORTS.)
CPZ.3               ANTIMETABOLITE
CPZ.31                 ANTIAMINOSAEUREN
                          ALAZOPEPTIN**
                          AZASERIN
                          DON
                          STREPTOVITACIN
CPZ.32                 ANTIPURINE
                          ADENOSINDERIVATE
                             ADENOSYL-METHIONIN
                             DEAZAADENOSIN
                             ISOPENTENYL-ADENOSIN
                          AZAGUANIDIN
                          GUANINDERIVATE
                             AZAGUANIN
                             METHYLGUANIN
                             THIOGUANIN
                          PURINDERIVATE
                             AZAPURIN
                                AZAGUANIN
                                AZATHIOPRIN
                             DIAMINOPURIN
                             PURIN-NUCLEOSID
                                ADENINARABINOSID
                                GUANINARABINOSID
                                MERCAPTO(6)PURIN-RIBOSID
                                   METHYLTHIOPURIN-RIBONUCLEOSID
                             THIOPURIN
                                AZATHIOPRIN
                                MERCAPTO(6)PURIN
                                MERCAPTO(6)PURIN-RIBOSID
                                   METHYLTHIOPURIN-RIBONUCLEOSID
                                THIOGUANIN
                          PUROMYCIN
                          TOYOCAMYCIN
CPZ.33                 ANTIPYRIMIDINE
                          ARABINOSYL-NUCLEOTIDE
                          CYTIDINDERIVATE
                             AZACYTIDIN
                             CYCLOCYTIDIN
                          CYTOSINDERIVATE
                             FLUORO(5)CYTOSIN
                          DESOXYCYTIDINDERIVATE
                             BROMODESOXYCYTIDIN
                             FLUORO(5)DESOXYCYTIDIN
                          DESOXYURIDINDERIVATE
                             BROMODESOXYURIDIN
                             FLUORO(5)DESOXYURIDIN
                             JODO(5)DESOXYURIDIN
                          PYRIMIDIN-NUCLEOSID
                             CYTOSINARABINOSID
                             URACILARABINOSID
                          URACILDERIVATE
```

Abb. 3

Ausschnitt aus der Baumstruktur (Zytostatika)

a) Die Makrothesaurus-Vorstufe

Struktur:	neu geändert konstant
DESKRIPTOR	N/C/K
Französische Übersetzung	F
Synonyme	S
Registereintragungen	R
Alte deutsche Deskriptoren (frühere deutsche Übersetzung)	A
Quasisynonyme	Q

Beispiel:

KARZINOM	K
EPITHELIOMA	F
KARZINOM ADENOZYSTISCH	C
EPITHELIOMA ADENOIDE KYSTIQUE	F
CARCINOMA CRIBRIFORMIS	S
KARZINOM SIEBFOERMIG	R
KARZINOM'ADENO- ZYSTISCH	A
ZYLINDROM	AQ
KARZINOM ZYLINDROMATOES	S
KARZINOM ANAPLASTISCH	K
EPITHELIOMA ANAPLASIQUE	F
ANAPLASTISCHES KARZINOM	R
KARZINOM ATYPISCH	K
EPITHELIOMA ATYPIQUE	F
ATYPISCHES KARZINOM	R
KARZINOM BASOPHIL	N
ADENOKARZINOM BASOPHIL	S
EPITHELIOMA A CELL.BASOPHILES	F
KARZINOM CHROMOPHOB	N
EPITHELIOMA A CELL.CHROMOPHOBES	F
KARZINOM DER HAUTADNEXE	C
EPITHELIOMA ANNEXIEL	F
ADNEXKARZINOM	R
KARZINOM'ADNEX-	A
KARZINOM DIFFERENZIERT	K
EPITHELIOMA DIFFERENCIE	F
DIFFERENZIERTES KARZINOM	R
KARZINOM EMBRYONAL	K
EPITHELIOMA EMBRYONNAIRE	F
EMBRYONALES KARZINOM	R

Abb. 4

Der Makrothesaurus

a) Die Makrothesaurus-Vorstufe

b) Die Makrothesaurus-Endstufe

Struktur:

DESKRIPTOR	(Bezeichnung)
Notation(en)	
Französische Übersetzung	F
Englische Übersetzung	E
Synonyme	S
Quasisynonyme	Q
Frühere deutsche Übersetzung (falls geändert)	A
Inversionen und Schreibweisenvarianten (als Registereinträge)	R
Oberbegriffe (hierarchische Relationen)	O
Verwandte Begriffe (assoziative Relationen)	V
Definition bzw. Bemerkungen zu dem Begriff (scope notes)	B

Beispiel:

GALLENGANGSKARZINOM INTRAHEPATISCH
PT2.1A6:012.07 PT2.2K:004.07
F CHOLANGIOME MALIN
S GALLENGANGSADENOKARZINOM
A CHOLANGIOM MALIGNE
R MALIGNES CHOLANGIOM
O ADENOKARZINOM
O LEBER- UND GALLENWEGSTUMOREN MALIGNE
V GALLENWEGE (T)
GLYKAEMIE
NP2:007.04
F GLYCEMIE
R GLYCAEMIE
Q HYPERGLYKAEMIE
O PHYSIOLOGIE

Abb. 4

b) Die Makrothesaurus-Endstufe

Unter Berücksichtigung einerseits der Wichtigkeit des Freitextes, andererseits des Thesaurus, hatten die Schöpfer des CANCERNET-Systems eine Synthese der Prinzipien des "offenen" Thesaurus und des "geschlossenen" Thesaurus durchgeführt (Abb. 5).

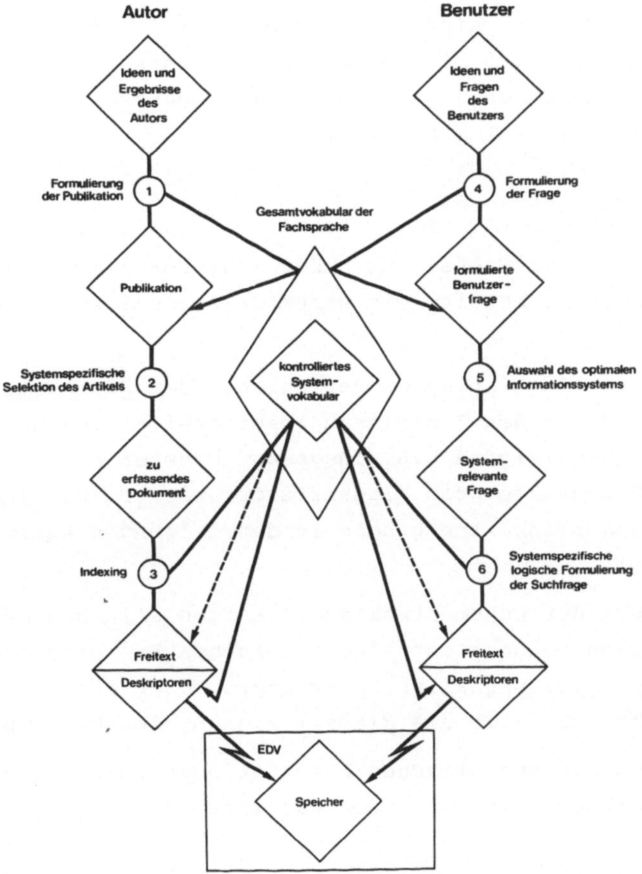

Abb. 5

Grafische Darstellung der Informationskette von Autor zu Benutzer im Rahmen eines Informationssystems

Schon 1969 konnten außer einem Deskriptorenwortschatz von rund 3800 Deskriptoren bei der Indexierung (Sachinhaltserschließung) - sofern zur inhaltlichen Charakterisierung der Dokumente notwendig - auch ad hoc freie Schlagwörter verwendet werden. Außerdem hatte das Informationssystem bereits zu diesem Zeitpunkt eine "Dokumentenklassifikation", die aus 12 Fachgebietsklassen der experimentellen sowie aus 29 Fachgebietsklassen der klinischen Krebsforschung besteht. Jedes Dokument wird hier jeweils nur einer Klasse zugeordnet. CANCERNET stellt also ein halboffenes System dar. Es vereint alle Vorteile eines geschlossenen Systems, das durch normierte, kontrollierte Begriffe (und die Klassifikation) eine weitgehende Vollständigkeit der Anfrageergebnisse gewährleistet, mit den Vorteilen eines offenen Systems, das eine Berücksichtigung von jeweils aktuellen Begriffen (den Titeln und den freien Schlagwörtern) ermöglicht.

3. Erstellung des Thesaurus

Sehr hilfreich bei der Erstellung unseres hierarchischen Thesaurus war die Tatsache, daß bereits ein strukturiertes Informationssystem vorlag (4).

Der Einsatz eines linguistischen Verfahrens, der Rückwärtssortierung, konnte unabhängig von den Indexierungshäufigkeiten durchgeführt werden. Die Ergebnisse zeigt Abb.6. Insgesamt konnten auf diese einfache Weise rund 1000 Begriffe grob klassifiziert werden. Die Indexierungs- bzw. Verwendungshäufigkeiten gingen in der folgenden Analyse der Begriffe ein (5,6).

Die Verfügbarkeit der Dokumentenklassifikation erlaubte den Einsatz einer maschinellen Methode zur algorithmischen Erstellung einer Tabelle der Frequenzverteilung aller Deskriptoren über die Dokumentenklassen und erleichterte damit die Klassifizierung der Deskriptoren (Abb.7).

Weiterhin wurden die semantischen Assoziationen unter den 3886 Deskriptoren untersucht. Es gibt nun Assoziationsfaktoren mehrerer Ordnungen (7).

Assoziierte Begriffe 1. Ordnung (="Coterms"):

Das sind die Begriffe, die zusammen mit einem gegebenen Begriff indexiert wurden, z.B. alle Begriffe, die unter CARCINOEMBRYONALES ANTIGEN stehen. Der Begriff kommt insgesamt 388 mal in der Literaturdatei vor, davon zusammen mit COLON-TUMOR 119 mal (Abb.8).

3886 Hauptbegriffe		
(T)	350	
(T.SEK.)	115	
T.	54	
'KRANKHEIT	28	
'SYNDROM	28	
ITIS	16	
BENIGNE	10	
MALIGNE	16	
GRAPHIE	40	873
EKTOMIE	28	
TOMIE	10	
SAEURE	19	
ASE	66	
MYCIN	22	
GENESE	16	
NUKLIDE	146	
BLASTOM	12	
ZYTOM	7	

13 000 nicht-normierte Begriffe *		
(T)	27	
(T.SEK.)	20	
T.	26	
'KRANKHEIT	3	
'SYNDROM	8	
ITIS	6	
BENIGNE	-	
MALIGNE	-	
GRAPHIE	12	181
EKTOMIE	11	
TOMIE	7	
SAEURE	7	
ASE	30	
MYCIN	9	
ICIN	4	
GENESE	3	
NUKLIDE	-	
BLASTOM	6	
ZYTOM	2	

* davon wurden 3060 mit einer Frequenz von mindestens 3 berücksichtigt

falsche Zuordnungen
(77)

METRIE (z.B. SYMMETRIE)
SKOPIE (z.B. MIKROSKOPIE)
ASE (z.B. NASE)
(ZAHLEN)

zu wenig Zuordnungen
(71)

(T)
T.SEK.
THERAPIE
NUKLIDE (ohne Zahlen)
Grund : zweiteilige Begriffe

Abb. 6

Ergebnisse der Rückwärtssortierung

NR.		GESAMT	EXP.	KLIN.	MAX/KL.	ANZ.KL.
1	KOPRA	1	1	0	1/ 6	1
2	KORTIKOSTEROIDE	254	89	165	48/48	31
3	KORTIKOTHERAPIE	214	17	197	85/48	25
4	KRANKENBLATT	32	0	32	8/71	12
5	KRANKENHAUS	58	3	55	12/42	17
6	KRANKENHAUSPERSONAL	78	15	63	16/53	17
7	KRAUROSIS VULVAE	9	0	9	8/42	2
8	KREATIN	11	8	3	3/13	5
9	KREATININ	23	6	17	4/36	14
10	KREBS	785	111	674	163/59	40
11	KREBS EXTRAKAPSULAER	0	0	0	0/ 0	0
12	KREBS FAMILIAER AUFTRETEND	300	12	288	41/36	23
13	KREBS FRUEHSTADIUM	309	8	301	81/36	26
14	KREBS GENERALISIERT	171	4	167	45/40	26
15	KREBS INTRAKAPSULAER	0	0	0	0/ 0	0
16	KREBS LATENT	200	6	194	32/40	21
17	KREBS MULTIZENTRISCH	147	9	138	20/40	21
18	KREBS NACH IMMUNODEPRESSION	154	61	93	52/11	21
19	KREBS NICHT BEHANDELT	109	6	103	44/48	22
20	KREBS POSTTRAUMATISCH	117	6	111	20/34	17

KLASS. | NR.	1	2	3	4	5	6	7	8	9	10	11	12	13	14	15	16	17	18	19	20
1	0	15	1	0	0	0	0	2	2	10	0	0	0	1	0	0	0	0	0	0
2	0	9	0	0	0	0	0	1	0	10	0	1	2	0	0	0	0	1	2	0
4	0	0	0	0	0	0	0	0	0	2	0	0	1	0	0	0	0	0	0	0
5	0	2	1	0	0	0	0	0	0	1	0	0	1	0	0	0	1	0	0	0
6	1	6	0	0	0	1	0	0	0	10	0	0	1	0	0	0	6	5	0	6
8	0	7	0	0	0	0	0	0	0	10	0	2	0	1	0	1	1	0	1	0
9	0	7	2	0	3	14	0	0	2	5	0	0	0	0	0	0	0	0	1	0
10	0	0	0	0	0	0	0	0	0	5	0	6	0	0	0	0	0	0	0	0
11	0	16	11	0	0	0	0	0	1	35	0	3	2	1	0	4	0	52	1	0
12	0	17	0	0	0	0	0	2	0	14	0	0	1	0	0	1	1	1	0	0
13	0	10	2	0	0	0	0	3	1	9	0	0	0	1	0	0	0	2	1	0
20	0	4	4	0	2	1	0	0	0	36	0	11	2	0	0	4	1	15	0	4
34	0	4	12	0	0	0	0	0	0	11	0	23	3	7	0	3	12	6	2	20
35	0	5	7	2	0	2	0	0	0	2	0	11	24	2	0	19	14	0	2	13
36	0	7	10	2	1	2	0	3	4	19	0	41	81	13	0	10	19	4	0	2
37	0	3	4	0	0	0	0	0	0	4	0	5	5	5	0	6	8	3	1	0
38	0	5	10	0	1	0	0	0	1	9	0	3	15	5	0	26	7	1	5	5
39	0	1	4	3	0	0	0	0	4	5	0	14	5	11	0	13	9	1	3	1
40	0	31	13	0	3	4	0	0	1	3	0	30	79	45	0	32	20	2	13	8
41	0	4	0	0	0	0	1	0	0	2	0	7	12	9	0	15	1	1	6	2
42	0	7	6	2	12	8	8	0	2	10	0	11	45	4	0	11	10	7	9	2
43	0	18	8	0	0	0	0	0	1	5	0	29	2	4	0	19	6	0	3	1
44	0	9	11	0	1	1	0	0	0	8	0	38	4	7	0	14	6	5	6	11
46	0	3	6	0	0	0	0	0	0	5	0	2	1	10	0	2	9	0	3	19
47	0	0	4	0	0	0	0	0	1	2	0	4	0	4	0	1	9	0	1	16
48	0	48	85	1	4	1	0	0	0	13	0	40	6	11	0	15	3	21	44	4
49	0	0	0	1	0	0	0	0	0	24	0	0	2	0	0	1	0	0	0	0
50	0	0	0	0	0	0	0	0	0	6	0	0	2	0	0	0	0	0	0	0
51	0	1	0	0	0	0	0	0	1	30	0	0	0	1	0	0	0	1	1	0
52	0	1	0	3	2	5	0	0	0	29	0	0	3	1	0	0	0	0	1	0
53	0	3	1	3	6	16	0	0	1	47	0	0	1	1	0	0	0	0	2	0
54	0	0	0	0	1	1	0	0	0	24	0	0	0	1	0	0	0	0	0	0
55	0	2	6	0	1	2	0	0	1	35	0	0	0	19	0	2	0	11	0	0
56	0	4	1	0	0	0	0	0	0	2	0	0	0	0	0	0	0	0	0	0
57	0	2	3	0	0	2	0	0	0	39	0	0	0	5	0	0	0	5	0	0
58	0	2	1	0	1	0	0	0	0	26	0	1	0	1	0	0	0	0	0	0
59	0	1	1	2	3	0	0	0	0	163	0	14	0	0	0	0	3	9	0	1
60	0	0	0	4	10	15	0	0	0	75	0	3	8	0	0	1	1	1	1	0
61	0	0	0	1	5	2	0	0	0	16	0	0	1	0	0	0	0	0	0	0
71	0	0	0	8	2	1	0	0	0	24	0	1	0	1	0	0	0	0	0	2

Abb. 7

Deskriptoren nach Frequenzen und Klassifikationen

	Carcinoembryonales Antigen			Alphafetoprotein	
	Carcinoembryonales Antigen	388		Alphafetoprotein	286
	Colon-Tumor	119		Leber-Tumor	160
	Krebszelle	77	x	Blutserum	91
x	Immunologische Untersuchung	71	x	Diagnostik biologisch	52
x	Radioimmunoassay	70		Hepatom maligne	52
x	Mensch	52	x	Radioimmunoassay	47
	Kreuz-Immunität	47		Ratte	38
	Verdauungstrakt-Tumor	47		Leber-Metastase	33
x	Blutserum	43		Quantitative Messungen	31
	Tumor-Antigen	42		Leber	3o
	Diagnostik immunologisch	40	x	Mensch	30
x	Immunofluoreszenz	31		Carcinoembryonales Antigen	28
	Antigene	28		Embryo	25
	Alphafetoprotein	28	x	Immunodiffusion	25
	Antigen spezifisch	27		Kind	25
x	Diagnostik biologisch	27		Testis-Tumor	25
x	Immunodiffusion	25		Vergleich	25
	Membran	25		Hepatom exp.	24
	Magen-Tumor	24	x	Immunologische Untersuchung	24
	Technik	24	x	Immunofluoreszenz	22
	⋮			⋮	

Abb. 8

Assoziationsfaktoren

Hier werden allerdings unspezifische Begriffe höherer Gesamtfrequenzen, z.B. allgemeine Begriffe wie CHIRURGIE, DIAGNOSTIK mit aufgeführt. Ferner spielt eine Rolle, ob vorhandene Deskriptoren mit vielen Deskriptoren (Ausgangsbegriff ist allgemein) assoziiert sind oder mit wenigen (Ausgangsbegriff ist speziell). Diese Verzerrung kann durch einen Filter ausgeglichen werden, der die Auswahl der assoziierten Terms beschränkt (z.B. (Stoppwortliste anerkannt allgemeiner Begriffe oder mit einer Frequenz >M). Ein anderes Problem ist der geeignete cut-off-Wert für die Dimension der zu untersuchenden Coterm-Vektoren. Ein Steuerungsalgorithmus könnte so aufgebaut sein, daß wenig einschlägige und andere total uninteressierte Deskriptoren nach der folgenden Regel ausgelassen werden:

1. Wahl von N so, daß $\sum_{i=1}^{N} F_i < F_a$

2. Absolutes Kriterium: alle $F_i < 10$ sollen ausgefiltert werden

3. Relatives Kriterium: alle $F_i < F_a/10$ sollen ausgefiltert werden

4. Begrenzung der Anzahl der Coterms, z.B. $i_{max} < 10$, wobei gesetzt ist:

   F_i = Indexierungsfrequenz eines Deskriptors I

   F_a = Indexierungsfrequenz des Ausgangsbegriffs für den Coterm-Vektor

Wertet man die Ähnlichkeiten der Vektoren rechnerisch nach dem Cosinusmaß aus, dann kann man an den erhaltenen Werten erkennen, ob gewisse Begriffe häufig zusammen vorkommen, daß erwogen werden kann, die entsprechenden Begriffskombinationen zu präkoordinieren.

Assoziierte Begriffe 2. Ordnung (="Assoziationsfaktoren")

Über die gemeinsam mit zwei Begriffen assoziierten Begriffe (in der Abb.8 die angekreuzten) können Assoziationsbeziehungen 2. Ordnung zwischen den Begriffen hergestellt werden. Diese Assoziationsbeziehungen sind in der Art "synonym", da man davon ausgehen kann, daß zwei Begriffe, die sich gegenseitig ersetzen lassen (und das ist gleichbedeutend mit der Aussage, daß sie immer mit denselben "Coterms" vorkommen, gleichartig sind. Ein Grad der Synonymität ist der Cosinus zwischen den Coterm-Vektoren (8).

Algorithmus zur Erkennung der Spezifität bzw. Exhaustivität von Deskriptoren

Basierend auf dem in Abb.7 bereits verwendeten Streumaß (ANZ. KL.) der Streuung von Deskriptoren in Dokumentationsfachgebiete wurde ein weitergehendes Maß entwickelt, das die zufälligen Fachgebietsstreuungen ausfiltert.

Um diese zufälligen Streufaktoren auszuschließen, wurde maschinell eine Reduktion der Streuung nach einem 1 % bzw. 2 %-Filter vorgenommen. Durch die Reduktion wurde erreicht, daß die Deskriptoren-Frequenzen in einem Fachgebiet nur dann berücksichtigt werden, wenn sie mindestens 1 % bzw. 2 % der Gesamtfrequenz des Deskriptors beträgt. Da bei diesem Filter Fachgebiete mit wenigen Artikeln einseitig benachteiligt werden, wurde ein weiterer Korrekturfaktor in Bezug auf die Anzahl der Artikel pro Fachgebiet berücksichtigt. Streut ein Deskriptor in ein kleines Fachgebiet mit einer Frequenz von weniger als 1 % (bzw. 2 %), kommt aber gleichzeitig in mehr als 1 % (bzw. 2 %) aller Artikel des Fachgebiets vor, dann wird seine Streuung in das entsprechende Fachgebiet trotzdem berücksichtigt (9).

Sei n_i die Anzahl der Artikel im Fachgebiet i und $f_i^{(d)}$ die Anzahl der Deskriptorenzuteilungen für den Deskriptor d im Fachgebiet i, wobei $F^{(d)}$ die Gesamtfrequenz des Deskriptors d über alle Fachgebiete ist, dann gilt für die Streuung $s_i^{(d)}$ des Deskriptors d im Fachgebiet i :

$$s_i^{(d)} = s_i^{(d)}(n_i, f_i^{(d)}) = \left[f_i^{(d)}\right]$$

$$\left[f_i^{(d)}\right] = \begin{cases} f_i^{(d)} & \text{für } \dfrac{f_i^{(d)}}{F^{(d)}} \geq p\ \%\ (p=1,2) \text{ oder für } \dfrac{f_i^{(d)}}{n_i} \geq p\ \% \\[2ex] 0 & \text{für } \dfrac{f_i^{(d)}}{F^{(d)}} < p\ \% \text{ und } \dfrac{f_i^{(d)}}{n_i} < p\ \% \end{cases}$$

Ein Streumaß für einen Deskriptor d ist mithin :

$$\sigma_d = \sum_i \left[f_i^{(d)}\right]^*, \quad \left[f_i^{(d)}\right]^* = \begin{cases} 1 & \text{für } \left[f_i^{(d)}\right] > 0 \\ 0 & \text{''} \qquad\quad = 0 \end{cases}$$

Die Anzahl der Deskriptoren mit gleichem σ_d wurden addiert und je nach Frequenzklasse in die Tabelle eingetragen. In Abb. 9a, b wurden p=0,2 gewählt und ausgewertet. Dabei wurde eine Einteilung der Deskriptoren in dual-logarithmischer Weise in 14 Frequenzklassen durchgeführt. Z.B. zeigt sich bei den Begriffen der Frequenzklasse 2 als denjenigen, die ein- oder zweimal vorkommen, daß 192 in einem und 60 in zwei Fachgebieten vorkommen. Von den Begriffen der Frequenzklasse 3 gibt es am häufigsten Begriffe, die in zwei Fachgebiete streuen (135).

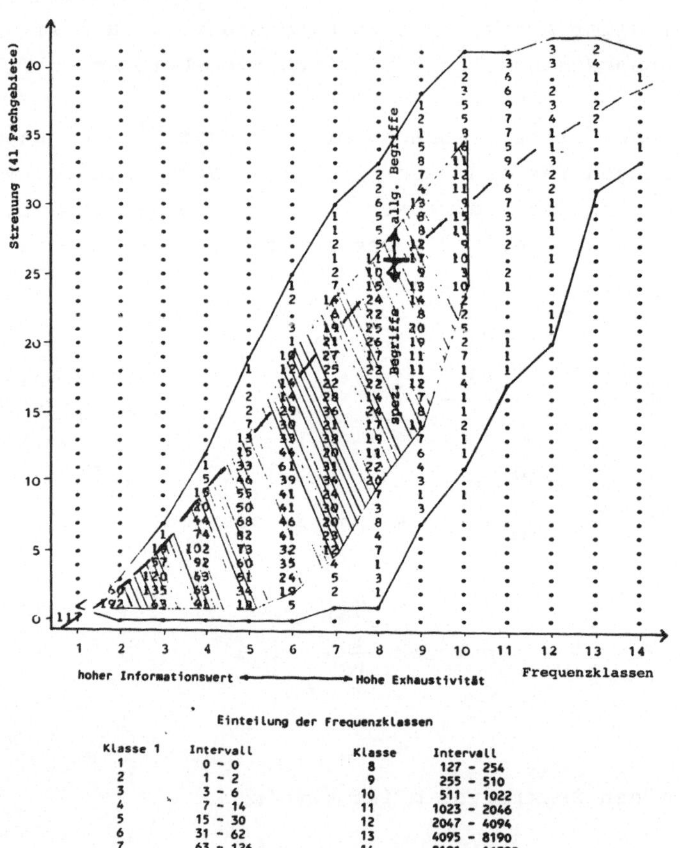

Einteilung der Frequenzklassen

Klasse 1	Intervall	Klasse	Intervall
1	0 - 0	8	127 - 254
2	1 - 2	9	255 - 510
3	3 - 6	10	511 - 1022
4	7 - 14	11	1023 - 2046
5	15 - 30	12	2047 - 4094
6	31 - 62	13	4095 - 8190
7	63 - 126	14	8191 - 16392

Abb. 9

Tabelle der Anzahlen der Begriffe je Frequenzklasse und Streuklasse mit schraffierter Darstellung des Kernvokabulars und der ungefähren Trennlinie zwischen allgemeinen und speziellen Begriffen.

Fall a) Frequenzverteilung ohne Filter (p=0)

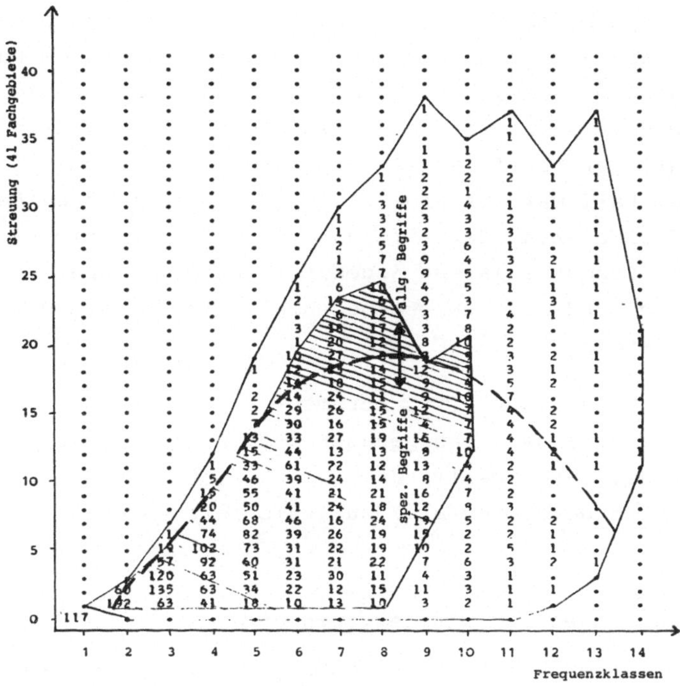

Abb. 9

Fall b) Frequenzverteilung mit Filter (P=2)

In der Frequenzklasse 4 haben wir ein Maximum bei einer Streuung in fünf Fachgebiete. Bei den höheren Frequenzklassen ist es einleuchtend, daß diese Begriffe in sehr viele Fachgebiete streuen. So wurde für den Begriff MAUS eine Streuung in 34 Fachgebiete und für den Begriff CHIRURGIE eine solche in 39 Fachgebiete maschinell ermittelt (diese beiden Begriffe gehören der höchsten (14.) Frequenzklasse an).

Vergleicht man Abb. 9a mit 9b, so stellt man fest, daß sich durch den Einfluß des Filters die Streuung nur in den oberen Frequenzklassen ändert und in den unteren Frequenzklassen gleich bleibt. Auf dieser Basis wurde durch eine intellektuelle Analyse der Deskriptorengruppen in gleichen Frequenzklassen eine ungefähre Trennlinie ermittelt, die Begriffe mit allgemeinem Charakter und speziellem Charakter in zwei Klassen teilt. Außerdem wurde eine Schraffur für das Kernvokabular eingezeichnet, d.h. für die Deskriptoren mit gleichartiger Klassenverteilung. Begriffe, die außerhalb des schraffierten Kerns liegen, wurden als peripher für das Informationssystem betrachtet; handelt es sich um Begriffe geringer Frequenzklassen, die oberhalb der gestrichelten Trennlinie liegen, dann müssen sie näher auf die Signifikanz für das Informationssystem untersucht werden. Es kann z.B. sein, daß ein solcher Begriff zu wenig bei der Indexierung verwendet wird, weil er einen ihm nahe verwandten Begriff als Partner hat, der häufiger geindext wird (z.B. Oxidation und Reduktion). In diesem Fall wäre es angebracht, die betreffenden Begriffe zu einem zu fusionieren. Begriffe unterhalb der gestrichelten Trennlinie, die hohen Frequenzklassen angehören, sind in ihrer Frequenz eventuell zu hoch und sollten gegebenenfalls in weitere Unterbegriffe unterteilt werden.

Die genannte Clustermethode kann als Instrument dafür benutzt werden, die Begriffe des Informationssystems genauer auf ihren Informationswert zu untersuchen, auf ihre Spezifität bzw. Exhaustivität bzw. Allgemeinheit zu prüfen und gegebenenfalls zu fusionieren oder aufzuteilen.

Zusammenfassende Bemerkungen zur Clustergewinnung

Zur Erstellung semantischer Relationen bevorzugten wir eine halbautomatische Analyse, die Hilfslisten für eine weitere Bearbeitung durch die Wissenschaftler lieferte, welche letztlich für die Thesaurusgruppierungen vom wissenschaftlichen Standpunkt aus verantwortlich waren.

Eine voll-algorithmische Generierung von Clustern hätte nur quantitative und nicht qualitative Ergebnisse für Informationen innerhalb der Informationsbank liefern können.

Vollautomatische Verfahren, d.h. Verfahren, die fertige Clustergenerierungen nach festen Schemata vornehmen, wurden nicht durchgeführt:

- weil die Gruppierungen gerade das Finden der Deskriptoren durch den Fachwissenschaftler erleichtern und dabei dessen Denkweise berücksichtigt werden sollte: also Synonym, Ober- und Unterbegriff, Assoziationsrelationen
- weil aufgrund der bisher vorliegenden Tests mit ausnahmsweise kleinen Datenkollektionen noch keine gesicherte Extrapolation auf große Datenbanken möglich ist.

Unser Vorgehen kann etwa so wie in Abb. 10 angedeutet charakterisiert werden. Uns erschien dabei wesentlich, daß alternativ maschinelle und fachlich vergleichende Schritte kommen und somit der etwa eingegangene Fehler in der Ausgangsdatei jeweils im nächsten Schritt bereinigt werden konnte.

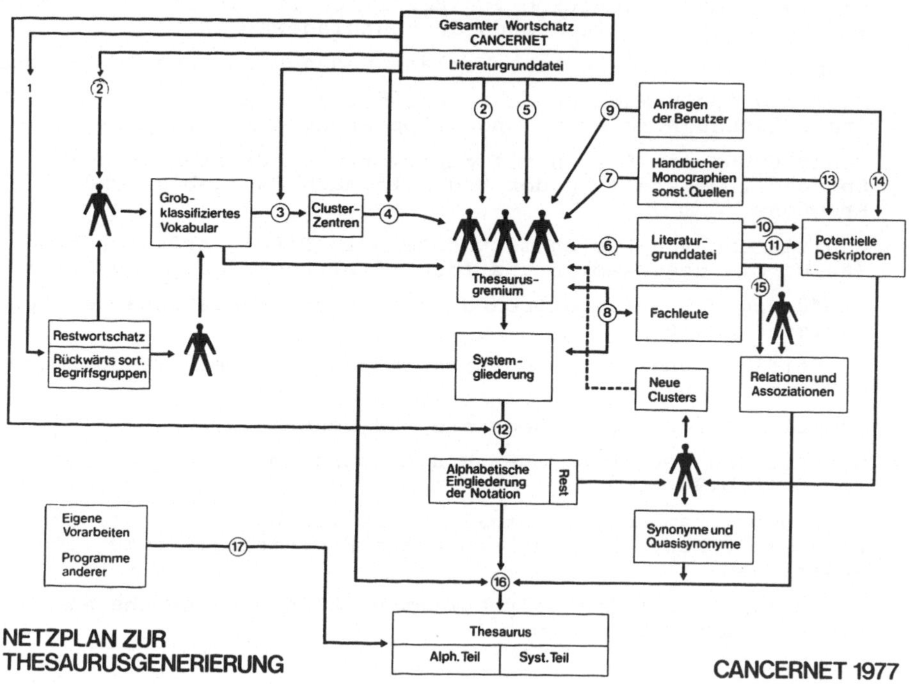

Abb. 10

Netzplan zur Thesaurusgenerierung

Erläuterung zu den Zahlen in Abbildung 10

(1) Rückwärtssortierung des normierten und nicht-normierten Vokabulars (Abb.6)
(trennt das Gesamtvokabular in zwei Gruppen: eine Gruppe von clusters gleicher Endungen, z.B. -skopie, -ase, -saeure, ... und eine Restgruppe nichtsortierter Begriffe)

(2) Tabellennachschlagewerk (Abb.7)
(dient dazu, alle Deskriptoren und Häufigkeiten je Dokumentenklasse zu erkennen)

(3) Frequenzuntersuchungen in der Literaturgrunddatei
(Häufigkeiten der Zuteilungen pro Deskriptor)

(4) Koppelung von Deskriptoren "coterms" - in einer Dokumentationseinheit (Abb.8)

(5) Frequenzuntersuchungen in der Literaturgrunddatei unter Berücksichtigung des Fachgebiets (Häufigkeit der Zuteilung eines Deskriptors pro Fachgebiet)

(6) Recherchen zur Begriffsinhaltsanalyse

(7) Sammlung und Integration von Begriffen aus Inhaltsverzeichnissen und Registern in Standardnachschlagewerken

(8) Gespräche mit Fachleuten, Vorlage abgeschlossener Fachgruppen

(9) Sammlung des Vokabulars der Benutzer zum Zweck der benutzerfreundlichen Normierung und Gruppierung der "clusters"

(10) Generierung von Listen mit Nichtvorzugsbegriffen (franz. Sprache), Darstellung der Begriffe nach Fachgebiet und Frequenz

(11) Generierung von Listen mit Wörtern in Titeln erfaßter Arbeiten (zu Normierungszwecken und Identifizierung neuer Begriffe)

(12) Einfügung der systematischen Notationen in die gesamte alphabetische Liste

(13) Identifizierung neuer Begriffe in Monographien, Handbüchern und sonst. Quellen

(14) Identifizierung neuer Begriffe aus Benutzerfragen

(15) Generierung von Relationen und Assoziationen zwischen Deskriptoren (Abb.9)

(16) Routineprogramme zur Erstellung des Thesaurus mit seinem alphabetischen, systematischen und Registerteil zuzüglich Relationen

(17) Erstellung von Retrievalprogrammen für die Recherche im hierarchischen Thesaurus

Es zeigte sich, daß die anfallenden assoziativen Relationen nach Anwendung maschineller Methoden intellektuell weiterbearbeitet werden müßten. Diese Weiterbearbeitung der maschinell vorsortierten Clusters erforderte zudem gute Fachkenntnisse, so daß Fachleute durch maschinelle Methoden nicht ersetzt werden konnten. Die intellektuelle Arbeit am Thesaurus wurde durch ausgewählte maschinelle Clusterungsmethoden unterstützt, die in zwei Stufen hilfreich waren, in einer ersten Phase der Grobstrukturierung und in einer Endstufe zur zusätzlichen Absicherung und Kontrolle auf Vollständigkeit der erarbeiteten Clusters. Bei der zukünftigen Bearbeitung der assoziativen Relationen werden sie sich noch als wertvolle Hilfe erweisen.

Die Strukturierungsarbeiten für den hierarchischen Thesaurus wurden induktiv und deduktiv durchgeführt: wir begannen sowohl mit einer Grobstruktur als auch mit der detaillierten Strukturierung von kleinen Gruppen, die sukzessive zusammengeführt wurden. Dabei entwickelten wir eine Baumstruktur und verfeinerten diese schrittweise. Ein umgekehrtes Vorgehen, ausgehend von einem sogenannten systematischen Hauptteil, in den alle Verweisrelationen eingetragen werden, erschien uns nicht zweckmäßig, weil eine Vollständigkeit der einzelnen Untergruppen in der wichtigen Entwicklungsphase nicht zu gewährleisten wären, und eine homogene Bildung der Oberbegriffe außerdem erschwert ist. Einer der Hauptvorteile war, daß die Clusters der wichtigsten Kapitel schon vor Fertigstellung des gesamten systematischen Teils zu Retrievalzwecken verwendet werden konnten.

Schwierig zu lösen war in einigen Fällen die Erkennung von Synonymrelationen, da eine Synonymitätsfeststellung von der Betrachtungsweise des Fachmanns abhängt: je allgemeiner die Betrachtungsweise, umso mehr Begriffe werden einander zugeordnet, je spezieller die Betrachtungsweise, umso mehr Begriffe werden differenziert. Die Differenzierung der Begriffe als kleinste Dokumentationseinheiten erfolgt in Anlehnung an die Bedeutung der Fachgebiete für Krebsforschung, so wurde z.B. der Begriff GESCHICHTE nicht weiter differenziert, obwohl es viele Unteraspekte der "Geschichte" gibt, da der Begriff für unser System nur als globaler Gesichtspunkt interessant ist, dagegen wurde ein Begriff wie LEUKAEMIE in vier Untergruppen mit insgesamt 36 Begriffen weitgehend so differenziert, wie es der Betrachtungsweise eines Tumorpathologen entspricht. Der multidisziplinäre Charakter der Krebsforschung erforderte, daß spezielles Vokabular mehrerer biomedizinischer Fachdisziplinen berücksichtigt werden mußte.

Arbeitsaufwand

Bei der Benutzung eines solchen Thesaurus kann man davon ausgehen, daß Begriffsstrukturen vorliegen, die für das Retrieval zusammen abgefragt werden sollen. Diese Zusammenstellung der Begriffe für die Recherche kann zwar prinzipiell ad hoc durch die für die Recherche zuständigen Fachreferenten durchgeführt werden, jedoch unter erhöhtem Zeitaufwand; eine Vollständigkeit dieser Fragezusammenstellungen kann auch nicht in dem Ausmaß garantiert werden wie bei einer fertig vorliegenden Struktur, abgesehen vom Zeitaufwand für diese Zusammenstellungen; der Arbeitsaufwand allein für das Eintippen der Begriffe wäre für Anfragen von 100 Begriffen (z.B. alle Enzyme des Systems) 1/2 Std. am Bildschirm - durch die fertige Anfrageverknüpfung im Thesaurus läßt sich die Verknüpfung in wenigen Sekunden bewerkstelligen.

Andererseits war der Arbeitsaufwand bei der Erstellung erheblich. Zwar war die überwiegende Mehrheit der zu bearbeitenden Deskriptoren relativ leicht einzuordnen und zu bearbeiten, einige wichtige Deskriptoren konnten jedoch nur unter Zuhilfenahme der verschiedenartigsten

Fachliteratur, Lexika, Klassifikationen und Informationssysteme klassifiziert werden und erforderten außerdem noch intensive Gespräche mit Fachleuten.

Insgesamt wurden 2.500 Stunden on-line und 15.000 Stunden off-line (also wissenschaftlich) gearbeitet, wobei 35 Stunden CPU-Zeit verbraucht und 100.000 Seiten Papier ausgedruckt wurden.

Die Entwicklung eines hierarchischen Thesaurus ist jedoch trotz aller Kosten für ein optimales Information Retrieval unentbehrlich.

Literaturverzeichnis

(1) Wagner, G., Sandor, L.:
Das Krebsliteraturinformationssystem CANCERNET.
Medizin in unserer Zeit, 2, 40-47 (1976)

(2) Fugmann, R.:
Besonderheiten des Indexierens für große Retrieval-Systeme
in: Deutscher Dokumentartag 1977, Saarbrücken vom 3.10. - 7.10. 1977 Bearb.: von der Laake, M., Port, P.
Verlag Dokumentation Saur, München-New York (1978)

(3) Henzler, R.G.:
Free or controlled vocabularies.
Some statistical user-oriented evaluations of biomedical information systems.
Intern. Classificat. 5, 21-26 (1978)

(4) Clauss, W., Henzler, R.G., Posner, G., Sandor, L., Wolf, T.:
Abschlußbericht zum Projekt PT 840.01:
Entwicklung eines deutschsprachigen Thesaurus für das Gebiet der Krebsforschung und Erarbeitung maschineller Methoden zur Thesaurusgenerierung.
Deutsches Krebsforschungszentrum, Heidelberg (1978)

(5) Pfeiffer, M.:
Automatische Suffixanalyse. - Diplomarbeit, Stuttgart (1973)

(6) Dörflinger, F.:
Vergleichende Bewertung zwischen statistischen und linguistischen Verfahren bei der Suffixanalyse.
Diplomarbeit, Stuttgart (1974)

(7) Lustig, G.:
A new class of association factors.
in: Mechanized Information Storage, Retrieval and Dissemination.
Proc. of the FID/IFIP Joint Conference 1967
North Holland, Amsterdam (1968)

(8) Fritsche, M.:
Automatic clustering techniques in information retrieval (EUR 5051a). - Commission of the European Communities, CETIS Luxembourg (1974)

(9) Berko, H., Bernick, M.:
Automatic document classification.
JACM, 10, 151-162 (1974)

EIN NEUES MODELL INTERAKTIVER DATENERFASSUNG AUF DER BASIS VON ICD - SNOMED MITTELS BAUMSTRUKTURMETHODE, EINE 'PILOT-STUDY'

Frutiger, P., Rossier, Ph., Scherrer J.R.
Centre Universitaire d'Informatique, Université de Genève, Genf

Einleitung

Ärzte benötigen zur Abfassung medizinischer Texte, deren Speicherung sowie deren Abfrage nach patientenbezogenen oder statistischen Gesichtspunkten ein speziell dafür geschaffenes Datenerfassungssystem. Folgende EDV-Lösungen bieten sich im Rahmen eines interaktiven medizinischen Informationsystems für diese Bedürfnisse an:

- Freitext-Eingabe mit sofortiger automatischer Codierung und deren Kontrolle im Dialogverkehr,
- Code-Eingabe aufgrund eines Katalogs der medizinischen Fachausdrücke mit reflexartiger Rückmeldung des zu diesem Code gehörigen Texts,
- Vorgabe von Auswahllisten (Baumstrukturmethode), aus welchen immer feiner differenzierte Texte ausgewählt werden können.

Andere Verfahren eignen sich nicht, da die Fülle der möglichen Texte dies selbst für medizinische Spezialgebiete, in welchen auch Texte aus anderen Fachgebieten benötigt werden, nicht zulässt.

Eines der Auswahlkriterien für die geeignetste Methode ist ohne Zweifel das Erwägen der Bedürfnisse für die spätere Abfrage dieser Texte. Solange diese Daten rein patientenbezogen ausgenützt werden, sind alle drei Methoden brauchbar. Die Beschreibung eines Krankheitsbildes oder die epikritische Zusammenfassung können vom Rechner klar wiedergegeben werden. Wie steht es aber mit den Möglichkeiten, Antworten auf schon einfache statistische Abfragen vom System zu erhalten?

Wird bei der Datenerfassung Freitext benützt, geschieht dies in Abhängigkeit des Wortschatzes des betreffenden Arztes. Dieser Wortschatz ist geprägt durch die medizinische Schule, welche der Arzt durchlaufen hat, seine Spezialisierung und an die Person gebundene Faktoren. Die Qualität des automatisch aus Freitext produzierten Codes erreicht optimal die Qualität des eingegebenen Freitextes.

Bei einer einfachen Abfrage, wie z.B. der Häufigkeit eines bestimmten Krankheitsbildes und der Liste der entsprechenden Krankengeschichten, steht der Arzt häufig dem Problem gegenüber, daß dieses Krankheitsbild unter mannigfaltig verschiedenen Codes abgespeichert ist. Der Klinikchef kann zwar für seine Klinik einen nachhaltigen Einfluß in Richtung einer einheitlichen Codierung ausüben und zusätzlich seine Oberärzte in ein Kontrollsystem einbeziehen; diese Methode ist aber äußerst unsicher und bewährt sich nicht im Rahmen der vielen verschiedenen Kliniken eines Universitätsspitals, falls man überhaupt an interdisziplinären Abfragen interessiert ist. Solche Abfragen werden bis heute meist vermieden, teils aus der leider berechtigten Angst vor wissenschaftlichem Diebstahl, teils aus der leider ebenso berechtigten Überzeugung, daß der qualitative Wert solcher Abfragen aus den oben geschilderten Gründen der Heterogenität der Codierung klein ist. Vom medizinischen Standpunkt aus wären aber gerade solche Abfragen verheißungsvoll, könnte man die einschränkenden Faktoren der Methode vermeiden. Der Faktor des wissenschaftlichen Diebstahls gehört in den Kreis des Datenschutztes und wird hier nicht weiter behandelt. Was kann jedoch in Bezug auf eine einheitliche Codierung verbessert werden?

Die Code-Eingabe stützt sich auf einen dem Arzt zugänglichen Katalog medizinischer Standardausdrücke. Das Wälzen eines solchen Lexikons wird von fast allen Ärzten, inklusive den Autoren dieser Arbeit, verabscheut, vor allem solange dieses Lexikon als Sachregister angeordnet ist. Trotzdem sind gerade diese Sachregister nützlich, wie wir später sehen werden. Es werden deshalb alphabetische Register angelegt, welche einen schnelleren Zugriff zum gesuchten Code erlauben. Damit stehen wir aber vor demselben Problem der ungleichartigen Codierung, wie dies beim Freitext-Verfahren vorliegt. Sämtliche Synonyma müssen a priori erlaubt sein, was zum Weiterbestehen des medizinischen Sprach-Chaos beiträgt.

Die Baumstrukturmethode lehnt sich an die Benützung von Lexika als Sachregister an und läßt diese auf eine neue Art und Weise erleben. Auf dem Bildschirm erscheinen die einem und demselben Code-Niveau zugehörigen Texte zur Auswahl. Dadurch wird bei jeder Text-Selektion ein Überblick über die zugehörigen, ähnlichen Ausdrücke gegeben. Die Titel und Untertitel sind also nicht wie im Sachregister-Ausdruck von Texten hierarchisch tieferen Niveaus voneinander getrennt und verzettelt. Durch Einbau von Querverweisen und anderen Hilfsmitteln wird ein System angeboten, welches dem Arzt erlaubt, seinen vorgefaßten Ausdruck in angenehmer und einfacher Weise so zu modifizieren, daß er dem Standardtext entspricht ohne an Gehalt zu verlieren.

Die beiden Methoden, Freitext-Eingabe und Baumstrukturmethode, sind einander ähnlich, wobei nur der Eingang ins System differiert (Abb. 1). Beide Methoden dürften sich auch vorteilhaft miteinander kombinieren lassen. Eine dementsprechende Studie ist im Gang.

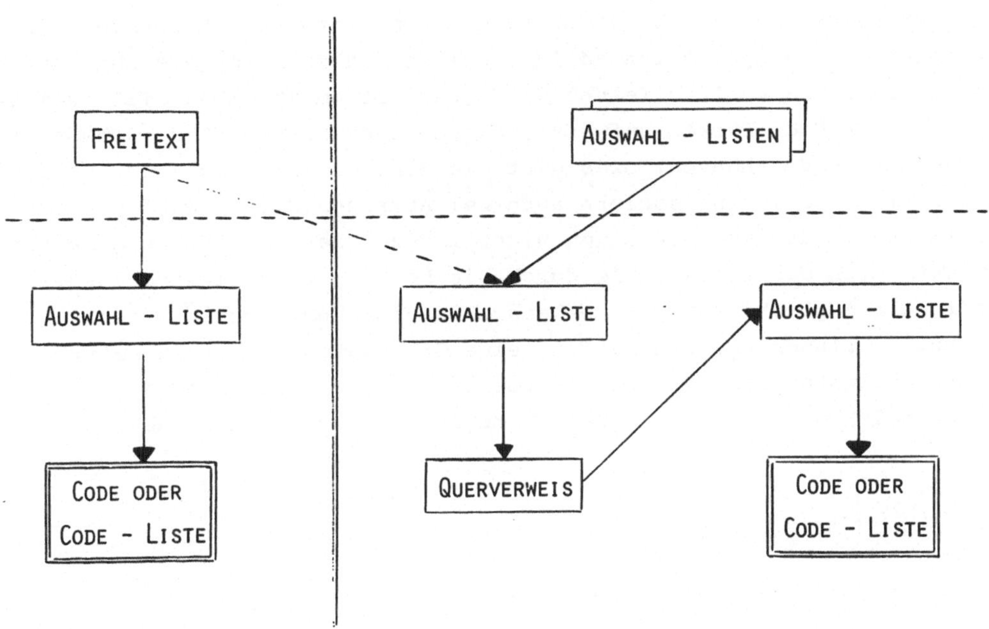

Abb. 1
Zusammenhang zwischen den Methoden der Freitext-Analyse und der Baumstrukturmethode

Methode

Bei der Wahl einer medizinischen Nomenklatur stehen sich die internationalen Codes der von der WHO ausgearbeiteten 9. Revision der ICD-Klassifikation (1) und der aus dem SNOP-Code hervorgegangenen SNOMED-Nomenklatur (2) gegenüber. Beide, der erstere monoaxiale, der letztere multiaxiale Schlüssel, haben ihre Anhänger unter den Ärzten. Der Unterschied zwischen diesen beiden Codes besteht darin, daß im Fall des ICD-Schlüssels ein vollständiger medizinischer Ausdruck einem einzelnen Zahlen-Code zugeordnet ist, während im Fall von SNOMED der Sachverhalt mittels mehrerer Zahlen-Codes umschrieben werden muß. Die Ausdrücke des ICD-Codes entsprechen den Krankheitsetiquetten der medizinischen Umgangssprache, während die SNOMED-Texte erst im Zusammenhang gleich einem Puzzle ein Krankheitsbild wiedergeben.

Eine der wichtigsten Anforderungen, neben den Abfragemöglichkeiten, bildet die Schnelligkeit, mit welcher sicher codiert werden kann. Wir haben deshalb ein System gewählt, welches es erlaubt nach möglichst wenigen Selektionen am Bildschirm zu einem klaren Krankheitsbegriff zu gelangen. In speziellen Fällen, sei es, daß der Arzt die ihn interessierenden Krankheiten feiner differenziert umschreiben will, sei es, daß der ICD-Code Lücken aufweist, müssen zusätzliche "Code-Schnörkel" angegeben werden können. Dies gibt die Möglichkeit, nicht nur rasch und klar zu codieren, sondern auch bei Abfragen die Auswahl so weit zu treiben, daß weder Unmengen nicht interessierender Fälle gemeldet werden, noch daß viele Fälle durch die beim multiaxialen Schlüssel weit mehr mögliche heterogene Verschlüsselung untergehen. Diese Anforderungen bringen uns zum Schluß, eine Grob-Kategorisierung mittels eines obligatorischen ICD-Codes vorzunehmen, welche mittels fakultativen SNOMED-Fazetten eine Fein-Kategorisierung erlaubt (Abb. 2).

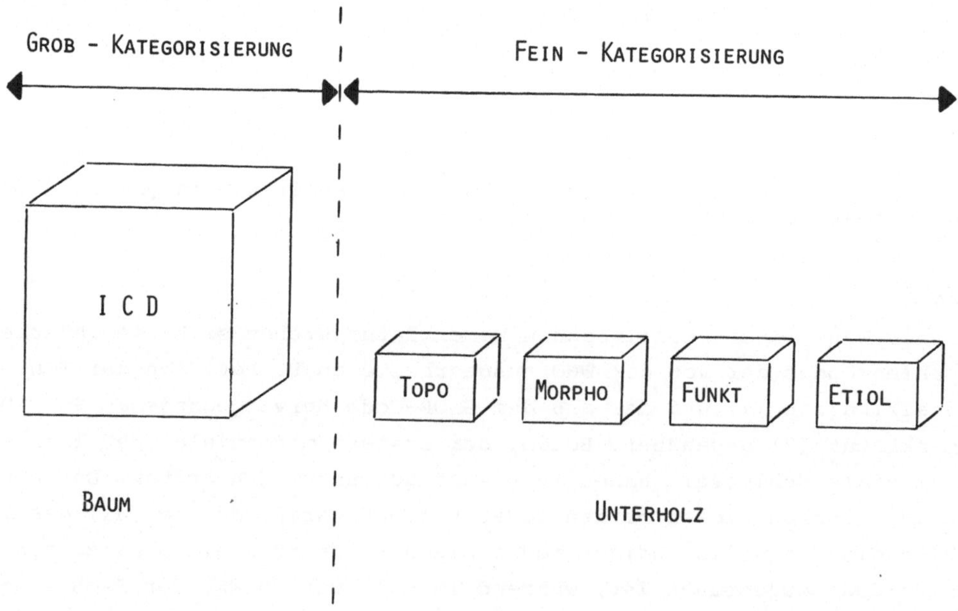

Abb. 2
Zusammenhang zwischen obligatorischem ICD-Code und fakultativen SNOMED-Codes.

Nach der Wahl einer Nomenklatur stehen wir vor dem Problem der Umsetzung der vorliegenden Kataloge in Seitenfolgen am Bildschirm. Die hierarchische Struktur des Zahlen-Codes ist die Grundlage für diese

Umsetzung. Ein speziell zu diesem Zweck entwickeltes PASCAL-Programm (FACILE) (3) analysiert die Codes auf ihr hierarchisches Niveau, gruppiert diese und fügt die Instruktionen für Folgeseiten ein. Diese Automatisierung ermöglicht nicht nur ein schnelles erstes Erstellen eines vollständigen Baums, sondern auch das laufende Anpassen des Baums an die Bedürfnisse des medizinischen Alltags ohne große Umtriebe.

Auszug aus Topographie SNOMED	
T551	Glande Parotide
T55101	Partie superficielle de la Gl. Parot.
T55102	Partie profonde de la Gl. Parot.
:	:
T55106	Capsule de la Glande Parotide
T55110	Glande Parotide droite
T55120	Glande Parotide gauche
T55130	Conduit Parotidien
T55131	Branche du Conduit Parotidien
T55132	Orifice du conduit Parotidien
T552	...

Topographie SNOMED — FACILE Code 4		
1	T N	
2	T N N N - N N N	
3	T N N N	
4	T N N N 0 0	
5	T N N N 0 N* oder T N N N N*0	
6	T N N N N*N*	N* ≠ 0

Abb. 3
Hierarchie des SNOMED Topographie-Codes. Die übrigen SNOMED-Codes haben andere hierarchische Verhältnisse.

Als Beispiel der Zahlen-Code-Analyse, sei hier der SNOMED Topographie-Code erklärt (Abb. 3). Im Auszug aus dem Code sind die Niveaux 1 und 2 aus Platzgründen weggelassen. Man sieht, daß ein Niveau (hier 4) übersprungen werden kann und daß das Niveau 5 aus zwei verschiedenen Code-Strukturen zusammengesetzt ist. Nachdem der Arzt "T551" gewählt hat (er wählt den betreffenden Text, da die Codes unsichtbar sind), erscheint eine Bildschirmseite, welche alle Begriffe zwischen "T55101" und "T55130" umfaßt. Wählt er anschließend "T55130", erscheinen die beiden Begriffe des Niveau 6 "T55131" und "T55132". Dieses Beispiel ist der Klarheit halber so einfach gewählt; es ist aber durchaus die Regel, daß die Folge "T55101" bis "T55130" laufend von Begriffen mit

Niveau 6 durchsetzt ist.

Das Einsteigen in einen Baum, um das richtige Blatt am Ast zu erreichen, bedingt eine intellektuelle Arbeit des Arztes. Dieses Prozedere hat zwei Vorteile. Der Arzt ist erstens gezwungen, bei jedem Verschlüsselungsvorgang eine entsprechende Bildschirmfolge zu durchlaufen, welche ihm Listen von "preferred terms" anbietet. Er erlernt so aktiv, sich in standardisierter Weise auszudrücken. Zweitens hat er die Möglichkeit, sein vorgefaßtes "erwähltes Blatt" unter Umständen fallen zu lassen, um ein dem Krankheitsbild besser entsprechendes auszuwählen. Die Listen haben teilweise differential-diagnostischen Charakter und zwar dort, wo die Differentialdiagnosen im selben Gruppenbereich liegen. An anderen Stellen kann dies durch Einfügen von Querverweis-Seiten simuliert werden.

Diese Querverweis-Seiten optimieren auch den Selektionsweg. Steigt der Arzt in einen falschen Ast ein, wählt dann eine nächste Seite, wird ihm eine Kommentarseite angeboten, auf welcher Querverweise aufgeführt sein können. Wählt er einen der Querverweise, ist die nächste Bildschirmseite diejenige im Baumsystem, welche den betreffenden Begriff unter gleichartigen "Kommilitonen" enthält. Zu diesem Zeitpunkt läßt sich also noch leicht unter diesen Begriffen ein anderer, sehr ähnlicher auswählen. Diese Methode entspricht unseres Erachtens weitgehend dem menschlichen assoziativen Denkprozeß. Jedenfalls ist sie für den wenig geübten Anfänger sehr hilfreich. Das geschickte Einfügen solcher Querverweis-Seiten in Vorahnung der möglichen Irrwege ist die Voraussetzung für die Praktikabilität der Methode. Es ist deshalb unumgänglich, das System während einer gewissen Zeit im Probelauf zu prüfen und laufend an die Bedürfnisse und "Schwächen" der Benützer anzupassen. Das automatische Erzeugen der Baumstruktur durch FACILE ist deshalb unabdingbar.

Wie hängen nun aber ICD-Code und SNOMED "Code-Schnörkel" zusammen? Basis für eine saubere Codierung ist der ICD-Code (9. Revision), der durch fünfte und sechste Ziffer zum Teil gemäß den Wünschen der Fachärzte erweitert wurde. Codes, die nicht dem ICD-Original entsprechen, können strukturell direkt vom Original-Code unterschieden werden. Das Zurückführen auf die Wurzel erlaubt die volle ICD-Kompatibilität.

Diesem ICD-Code können nun durch "feste Verdrahtung" SNOMED-Fazetten zugewiesen werden. Es genügt dabei, im ICD-Katalog nach dem zu verdrahtenden Text eine Instruktion einzubauen und die im Unterholz anzuspringenden Codes beizufügen (Abb. 4). Typisch ist diese Anwendung im Bereich der Tumoren, welche in der Form der ICD-O-Codierung den eigentlichen Anstoß zu dieser ICD-SNOMED-Methode gab. Die ICD-Struktur wird stark erleichtert (das Ausschalten von Begriffen wird weiter unten erklärt), und den einzelnen Texten werden die betreffenden Untergruppen der Topographie und die für diese topographische Lage häufigsten Morphologien zugeordnet.

149.0	TUMEUR DU PHARYNX
*3	T60100 ; M80520 ;
149.1	TUMEUR DE L'AMYGDALE (ANNEAU DE WALDEYER)
*3	T61000 ; M80520 ;
⋮	⋮

Abb. 4
Eingefügt im ICD-Code sind Instruktionen, welche bestimmen, was für Unterholzstrukturen nach Auswahl der betreffenden Termini zu durchlaufen sind. Hier: Topographie, dann Morphologie.

Die hierarchische Struktur des SNOMED Topographie-Codes erlaubt eine direkte Zuordnung einer Untergruppe. So findet sich z.B. für den Oesophagus eine T-Untergruppe, welche die verschiedenen Regionen des Oesophagus in einer Folgeserie beinhaltet. Anders verhält es sich bei den entsprechenden morphologischen Neoplasie-Veränderungen. Die hauptsächlichsten können wiederum in einem Fenster des M-Codes angesprungen werden. Andere, in der gleichen Region häufige Morphologien, jedoch nicht, da sie über das ganze achte Kapitel des M-Codes verteilt sind. Zu diesem Zweck ist die Vereinbarung getroffen, das der Verweis auf einen Morphologie-Code bei der Baumerzeugung zuerst feststellt, ob vorgängig zu diesem M-Code eine obligatorische Kommentarseite mit

Querverweisen existiert. Ist dies der Fall, springt der Benutzer zuerst diese Kommentarseite an, auf welcher Querverweise zu über die ganze Morphologie verteilten Begriffen enhalten sein können, bevor er dann auf die Seite der häufigsten morphologischen Alternativen gelangt. Dies klingt alles sehr kompliziert. Der Arzt, welcher einzig Begriffe aus Textlisten auswählt, spürt davon überhaupt nichts. Es wird einzig daran festgehalten, ihm zu zeigen, daß er sich in diesem oder jenem Unterholz befindet, indem er nach dem Verlassen eines Baums eine entsprechende Seite angeboten erhält, welche es ihm erlaubt die Unterbäume zu erreichen.

Das Einschalten von fakultativen Kommentarseiten, welche durch eine bestimmte Selektion am Bildschirm erreicht werden können, ermöglicht es, Definitionen von Krankheitsbildern, differentialdiagnostische Hinweise und andere Informationen zur gewählten Gruppe oder zum ausgelesenen Begriff zu vermitteln.

Das Ausschalten von ursprünglich einbezogenen Texten ist durch das Einfügen eines Symbols nach dem betreffenden Code möglich. Dadurch ist der Text für Abfragen noch zugänglich, erscheint aber nicht mehr im Codierungsbaum.

Resultate

FACILE hat bis zum Sommer 1978 eine Baumstruktur mit den in Tabelle 1 aufgeführten Werten erzeugt. Daraus erhellt, daß 2488 verschiedene Bildschirmseiten bestehen. Die manuelle Beschreibung einer solchen Menge von Bildschirmseiten mit jeweiliger Angabe der dazu gehörigen Folgeseiten des nächst tieferen Niveau wäre ein äußerst zeitaufwendiges und mit Fehlern behaftetes Unterfangen.

Die "Anzahl Texte" entspricht all jenen Termini, die gewählt werden können, um anschließend aus der betreffenden Baum- oder Unterholz-Struktur auszutreten. Kann ein Begriff für ein Krankheitsbild eines Patienten nicht weiter differenziert werden, ist es jederzeit möglich, den zuletzt ausgewählten Text (seinen Code) abzuspeichern, bevor andere Unterholz-Strukturen angeboten werden (siehe Beispiel 1, Abb. 5, 6).

Haben die Texte eines Niveau nicht alle auf einer Bildschirmseite Platz, müssen automatisch Folgeseiten erzeugt werden, von welchen auf die vorherigen zurückgesprungen werden kann. Im allgemeinen kann im Baum jederzeit zurückgesprungen werden (4). In 164 Fällen mußte eine Folgeseite erzeugt werden, in 14 Fällen mehrere. Dieses Resultat kann noch dadurch verbessert werden, daß die Texte mit zwei Begrenzungszeichen so versehen werden, daß der dazwischen liegende Textteil den im vorangehenden Bild ausgewählten Begriff ergänzt (z.B. FIEVRE JAUNE, FIEVRE JAUNE*URBAINE*). Auf dem Bildschirm erscheint nur das Wort "URBAINE", während zum betreffenden Code für die Abfrage der gesamte Text angegeben ist.

	I C D	SNOMED Topographie	SNOMED Morphologie	SNOMED Etiologie	SNOMED Funktionen	Total
Anzahl Bildschirmseiten	1775	347	139	71	152	2488
Anzahl Texte	7001	1749	828	586	961	11125
1 Folgeseite	138	9	11	3	3	164
Mehr als 1 Folgeseite	7	2	4	0	1	14
Anzahl Seiten mit Querverweisen	232	6	14	1	0	255
Mittlere Zahl Selektionen, um einen Term zu erreichen	5,15	4,27	5,06	4,01	5,06	---

Tab. 1
ICD/SNOMED Baumstruktur: Stand vom Sommer 1978.

Die 255 Seiten mit Querverweisen zeigen deutlich, wie gründlich der Arzt im Labyrinth der verschiedenen Äste geführt wird. Jedesmal, wenn ein Text nicht auf Anhieb gefunden wird, wird ein entsprechender Querverweis eingefügt. Dies gehört zum Einfahren und Optimieren des Systems.

Weiter finden wir in Tabelle 1 die mittlere Zahl von Selektionen, die benötigt werden, um einen der Texte zu erreichen.

Im Folgenden seien 3 Beispiele direkt anhand der Abbildungen vorgeführt:

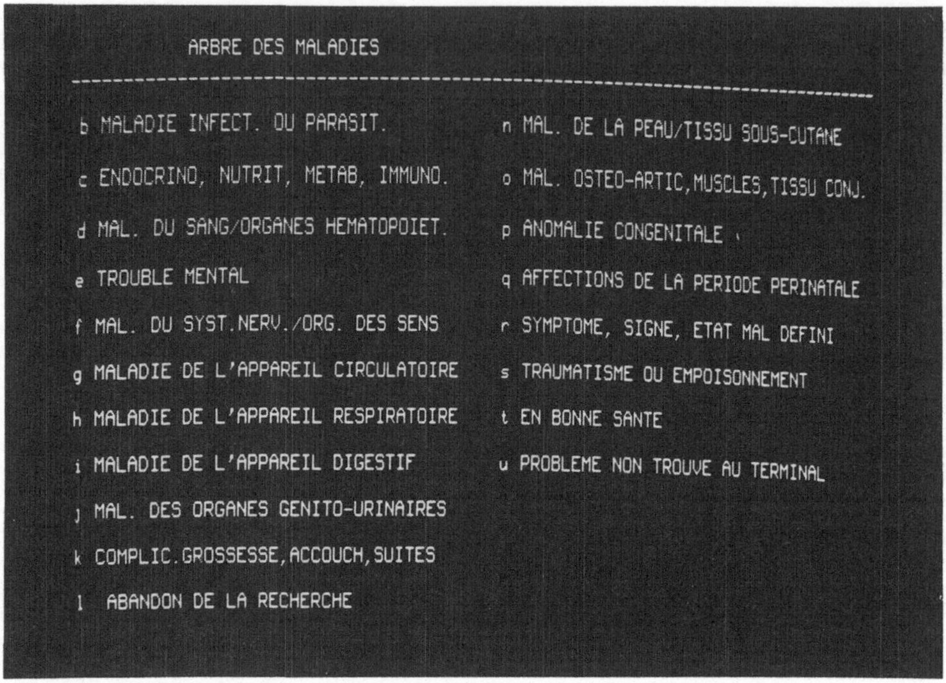

ARBRE DES MALADIES

b MALADIE INFECT. OU PARASIT.
c ENDOCRINO, NUTRIT, METAB, IMMUNO.
d MAL. DU SANG/ORGANES HEMATOPOIET.
e TROUBLE MENTAL
f MAL. DU SYST.NERV./ORG. DES SENS
g MALADIE DE L'APPAREIL CIRCULATOIRE
h MALADIE DE L'APPAREIL RESPIRATOIRE
i MALADIE DE L'APPAREIL DIGESTIF
j MAL. DES ORGANES GENITO-URINAIRES
k COMPLIC.GROSSESSE,ACCOUCH,SUITES
l ABANDON DE LA RECHERCHE
n MAL. DE LA PEAU/TISSU SOUS-CUTANE
o MAL. OSTEO-ARTIC,MUSCLES,TISSU CONJ.
p ANOMALIE CONGENITALE
q AFFECTIONS DE LA PERIODE PERINATALE
r SYMPTOME, SIGNE, ETAT MAL DEFINI
s TRAUMATISME OU EMPOISONNEMENT
t EN BONNE SANTE
u PROBLEME NON TROUVE AU TERMINAL

Abb. 5
Beispiel 1 und Anfang Beispiel 2 (siehe Text).

x MALADIE DU THYMUS

b PERSISTANCE DU THYMUS
c ABCES DU THYMUS

1 RETOUR AUX GRANDS CHAPITRES
x FIN DE RECHERCHE

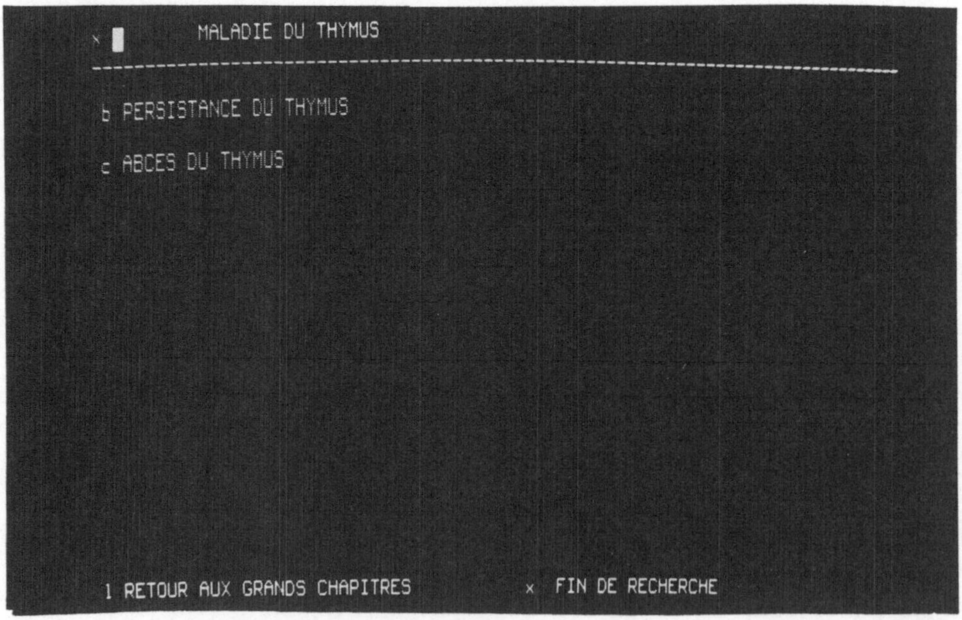

Abb. 6
Beispiel 1 und Anfang Beispiel 2 (siehe Text).

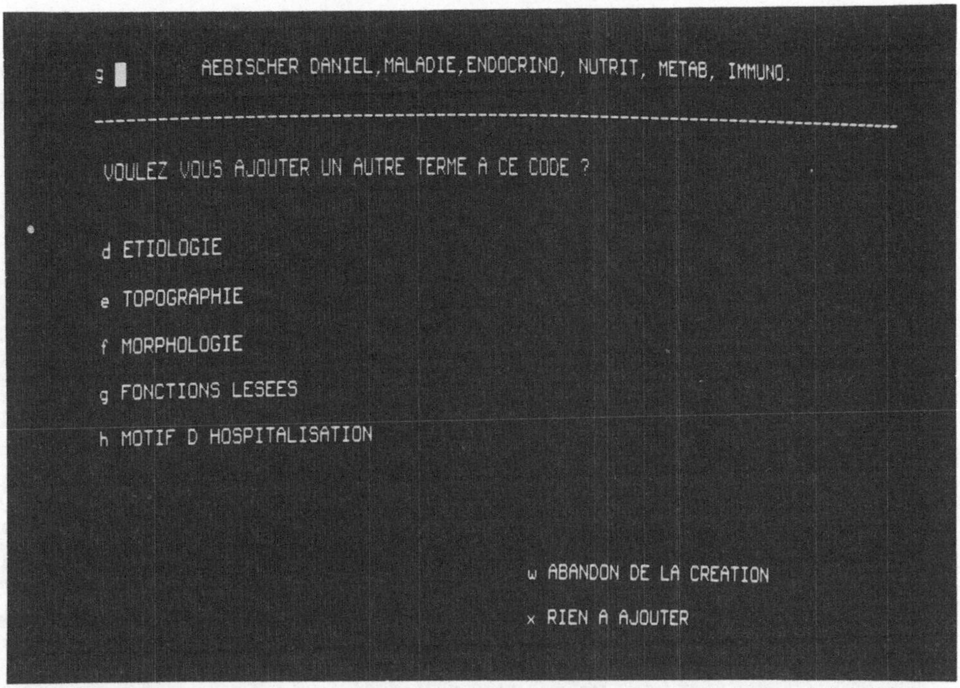

```
g ▌      AEBISCHER DANIEL,MALADIE,ENDOCRINO, NUTRIT, METAB, IMMUNO.
--------------------------------------------------------------------------

VOULEZ VOUS AJOUTER UN AUTRE TERME A CE CODE ?

d ETIOLOGIE

e TOPOGRAPHIE

f MORPHOLOGIE

g FONCTIONS LESEES

h MOTIF D HOSPITALISATION

                                   w ABANDON DE LA CREATION

                                   x RIEN A AJOUTER
```

Abb. 7
Beispiel 2 (siehe Text).

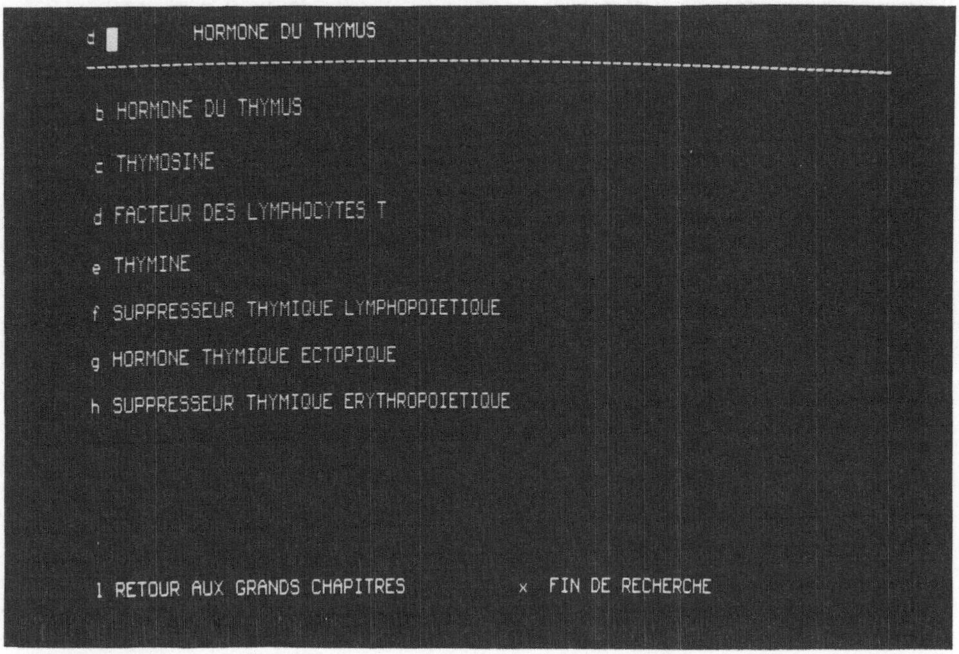

```
d ▌      HORMONE DU THYMUS
--------------------------------------------------------------------------

b HORMONE DU THYMUS

c THYMOSINE

d FACTEUR DES LYMPHOCYTES T

e THYMINE

f SUPPRESSEUR THYMIQUE LYMPHOPOIETIQUE

g HORMONE THYMIQUE ECTOPIQUE

h SUPPRESSEUR THYMIQUE ERYTHROPOIETIQUE

1 RETOUR AUX GRANDS CHAPITRES            x  FIN DE RECHERCHE
```

Abb. 8
Beispiel 2 (siehe Text).

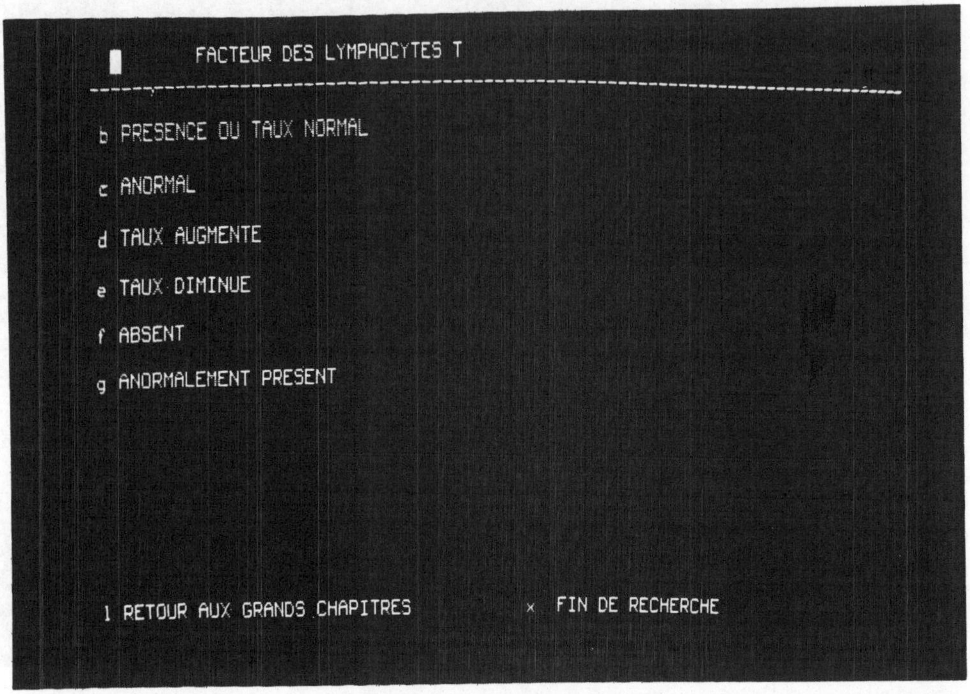

FACTEUR DES LYMPHOCYTES T

b PRESENCE OU TAUX NORMAL

c ANORMAL

d TAUX AUGMENTE

e TAUX DIMINUE

f ABSENT

g ANORMALEMENT PRESENT

1 RETOUR AUX GRANDS CHAPITRES

x FIN DE RECHERCHE

Abb. 9
Beispiel 2 (siehe Text).

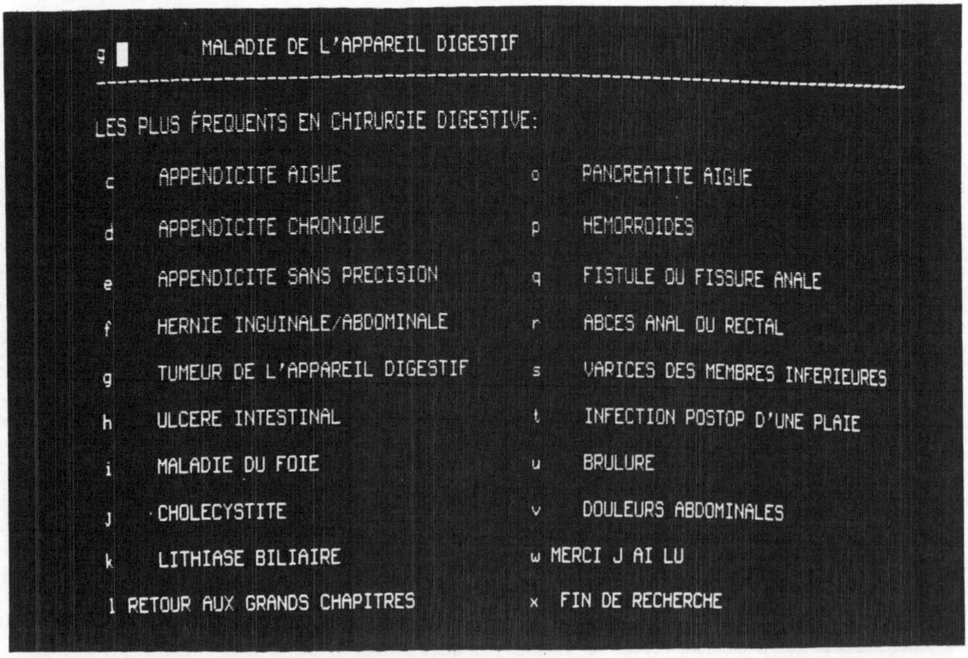

g MALADIE DE L'APPAREIL DIGESTIF

LES PLUS FREQUENTS EN CHIRURGIE DIGESTIVE:

c APPENDICITE AIGUE

d APPENDICITE CHRONIQUE

e APPENDICITE SANS PRECISION

f HERNIE INGUINALE/ABDOMINALE

g TUMEUR DE L'APPAREIL DIGESTIF

h ULCERE INTESTINAL

i MALADIE DU FOIE

j CHOLECYSTITE

k LITHIASE BILIAIRE

o PANCREATITE AIGUE

p HEMORROIDES

q FISTULE OU FISSURE ANALE

r ABCES ANAL OU RECTAL

s VARICES DES MEMBRES INFERIEURES

t INFECTION POSTOP D'UNE PLAIE

u BRULURE

v DOULEURS ABDOMINALES

w MERCI J AI LU

1 RETOUR AUX GRANDS CHAPITRES

x FIN DE RECHERCHE

Abb. 10
Beispiel 3 (siehe Text).

- Beispiel 1 (Abb. 5, 6)
  Auf dem letzten Bildschirm (Abb. 6) kann sich der Arzt für keine der angebotenen Varianten entscheiden. Er steigt aus dem Baum mit Selektion "X" aus und hat damit "MALADIE DU THYMUS" gewählt. Zwischen den Abbildungen 1 und 2 finden sich vier Selektionsseiten, wovon zwei Querverweise enthalten.
- Beispiel 2 (Abb. 5 - 9)
  Der Sprung ins Unterholz erfolgt über eine "Pufferseite", welche den Arzt informiert, in welchem Baum er sich befindet. Die Thymushormone werden im Unterbaum der Funktionen direkt ("fest verdrahtet") angesprungen.
- Beispiel 3 (Abb. 10)
  Aufgrund von statistischen Erfahrungen aus den letzten Jahren können für eine bestimmte Klinik auf einer Bildschirmseite die häufigst gebrauchten Diagnosen und Symptome zusammengefaßt werden. Diese Termini sind als Querverweise redigiert und erlauben nach deren Wahl den direkten Sprung zur betreffenden Bildschirmseite innerhalb desselben Baumsystems.

Für die Implementierung des Systems wird eine etwa sechsmonatige Einführungsphase vorgeschrieben, während welcher die Ärzte nach einem ausgedruckten, übersichtlichen Sachkatalog auf Codeblättern epikritisch verschlüsseln. Dies hat den Vorteil, daß sie sich an die systematische Suche in einem Sachkatalog gewöhnen (ein alphabetischer Katalog wäre zur Vorbereitung vollständig fehl am Platz) und anschließend den Übergang zum Terminal als wahre Erleichterung auffassen. Die Neigung der Ärzte zum "homo ludens" ist dabei ein glücklicher Begleitumstand.

Diskussion

Das Eingeben von Freitext mit automatischer Codierung ist zur Zeit für operationelle Systeme noch nicht ausgereift. Außer in den bekannten Arbeiten der Gruppe von Pratt (zuletzt (5), (6), (7)) werden ähnliche Verschlüsselungsmethoden, welche jedoch etwas weiter von der reinen Freitext-Eingabe entfernt sind, vorgeschlagen. Das Göttinger Modell, kürzlich beschrieben von Haase et al. (8), erlaubt die Eingabe freier Diagnosetexte. Nach dem Auffinden des Begriffes wird eine Bildschirmseite angeboten, aus welcher der endgültige Text ausgewählt werden kann. Diese Methode entspricht weitgehend der in Abbildung 1 beschriebenen. Grundlegend für die Baumstrukturmethode ist die Tatsache, daß keine Synonyma benötigt werden, da nur "preferred terms" am Bildschirm angeboten werden. Dies trägt dazu bei, die Sprache der Mediziner nicht zu verarmen, sondern zu vereinheitlichen. Es fragt sich also grundsätzlich, ob der Freitext wirklich so erwünscht ist, wie dies die Anstrengungen allerseits vermuten lassen könnten.

Gleich wie bei der Frage, ob SNOP (oder SNOMED) besser sei als ICD (oder KDS) (9), sollte man wohl auch die Gegenüberstellung Freitext oder Auswahl standardisierter Textstücke vermeiden. Ein befriedigendes Resultat dürfte wohl in der Benutzung sämtlicher dieser Methoden liegen. So haben wir versucht, ICD mit SNOMED zu kombinieren und jeder Nomenklatur ihren Platz zugewiesen. ICD als Grob-Kategorisierung, SNOMED als Fein-Beschreibung. Die vorliegende Arbeit befaßt sich mit einem System der Auswahl von vorgegebenen Begriffen. Gleichzeitig sind jedoch die Autoren daran, zu analysieren, wie die zum codierten Text zufügbaren Freitexte weiter ausgewertet werden können.

Das Anbieten von Texten immer feiner differenzierter Natur bildet einen sanften Zwang zur Präzisierung. Der Arzt bleibt z.B. nicht beim Begriff "Diabetes" stehen, sondern wählt auf der nächsten Seite die Diagnose "Neu entdeckter Diabetes" aus. Weiter kann er durch Querverweise u.a. auf Retinopathie verwiesen werden, was er eigentlich auch eingegeben hätte, hätte er sich nicht "der Einfachheit halber" auf kurz "Diabetes" beschränkt.

Die Möglichkeit, auf die Sprachgewohnheiten der Ärzte einzuwirken, ist wohl das wichtigste Moment, welches diesem System bei den Klinikchefs den nötigen Impuls verleiht. Schon in der Phase der einfachen Papiercodierung mittels Sachkatalog ist der standardisierende Effekt spürbar und als echter Vorteil zu werten. Der Mut zum Verzicht auf Nebensächlichkeiten ("Botanisieren") und auf medizinisch-intellektuelle Ausflüchte gepaart mit der Akribie beim Aussuchen des best zutreffenden Textes, um das Essentielle im Krankheitsbild zu umschreiben, bildet die Grundlage zu einer sauberen, klinischen Dokumentation, welche ergänzt durch Modifikatoren, Zeitangaben und Freitexte (hier nicht beschrieben) auch bei der Kontrolluntersuchung eines Patienten oder interaktiven Überarbeitung eigentlicher Problemlisten brauchbar ist.

Zusammenfassung

Es wird über ein interaktives Verschlüsselungssystem medizinischer Fachbegriffe berichtet, welche es erlaubt, am Bildschirm aus Auswahllisten einen immer feiner differenzierten Text auszuwählen. Als Basis wird der auf lokale Bedürfnisse erweiterte ICD-Code (Version 9) verwendet, an welchen "fest oder lose verdrahtet" SNOMED-Fazetten angekettet werden können. Querverweise optimieren den Selektionsweg in der Baumstruktur. Die automatische Erzeugung des Baums aus dem Quellencode erleichtert den Unterhalt des Systems. Der Synonym-Verzicht bewirkt auf lange Sicht eine Standardisierung der Ausdrucksweise der Ärzte.

Résumé

Les auteurs présentent un système interactif de codification de termes médicaux qui permet de sélectionner au terminal successivement des textes toujours plus différentiés selon la méthode de l'arbre de capture. Ils utilisent comme base le code ICD (version 9) qui a été adapté aux besoins des cliniques.

A ce code peuvent être attachés, "câblé ou non", des codes SNOMED. L'optimisation du chemin des sélection est obtenue par des renvois dans l'arbre. La génération automatique de l'arbre, basée sur l'ordre hiérarchique des identificateurs, permet un entretien aisé du système. Le fait de renoncer entièrement aux synonymes amène les médecins à long terme à une terminologie unique.

Summary

The present interactive codification system of medical terms permits selection of more and more refined texts on the terminal screen using the tree branching logic. ICD (9th edition) has been adapted to the needs of the physicians and may be combined "hard wired or not" with SNOMED terms. Crossreferences optimize the pathway of the selection procedure. Updating is made easy by automatic generation of the tree directly from the hierarchical structure of the identifiers. The displayed texts are limited to "preferred terms" thus intending to standardize medical language.

Bibliographie

(1) Organisation Mondiale de la Santé éd., Classification Internationale des Maladies, 1 (1977).

(2) College of American Pathologists ed., Systematized Nomenclature of Medicine, SNOMED, 1st ed. (1976).

(3) Frutiger P., Rossier Ph., Scherrer J.R.: Automatic ICD/SNOMED Codification of Symptoms, Signs and Diagnostics using Tree Branching Logic, MEDINFO 77, Shires/Wolf ed., North Holland Publishing Company, 267-270, (1977).

(4) Berney J.-Ph., Baud R., Scherrer J.R.: Implementation of a frame selection system, MEDINFO 77, Shires/Wolf ed., North Holland Publishing Company, 65-69, (1977).

(5) Pratt A.W., Pacak M.G.: Identification and Transformation of Terminal Morphemes in Medical English, Part I, Meth. Inform. Med. 8, 84-90, (1969).

(6) Pacak M.G., Pratt A.W.: Identification and Transformation of Terminal Morphemes in Medical English, Part II, Meth. Inform. Med. 17, 95-100, (1978).

(7) Dunham G.S., Pacak M.G., Pratt A.W.: Automatic Indexing of Pathology Data, J. Amer. Soc. Inform. Scien., 81-90, (1978).

(8) Haase J., Klar R., Pietrzyk P.: Ein Programm zur Diagnosenverschlüsselung im Dialogverkehr, Meth. Inform. Med. 17, 145-150, (1978).

(9) Graepel P.H.: Manual and automatic indexing of the medical record: categorized nomenclature (SNOP) versus classification (ICD), Med. Inform. 1, 77-86, (1976).

DIOGENE, A TRANSACTIONAL HOSPITAL INFORMATION SYSTEM USING A FRAME SELECTION SYSTEM AS MAN-MACHINE INTERFACE. IT'S PRESENT USE IN A PATIENT ADMISSION, DISCHARGE AND TRANSFER APPLICATION.

A. Assimacopoulos, M. Tonetti, D. Aebischer and J.R. Scherrer
Centre Universitaire d'Informatique, Division d'informatique médicale et hospitalière, Hôpital cantonal, Genève / Switzerland.

Introduction

DIOGENE is an integrated information system developed for a complex of five hospitals sharing some central clinical resources and a central administration. It has been designed as a whole and is presently developed and implemented in a step-wise mode.

The patient admitting subsystem was launched on January 1st 1978. Nine months later, more than 30.000 patients were admitted by about eighteen admitting clerks using on-line terminals. This first on-line subsystem was interfaced with the batch-oriented patient accounting system.

The on-line transfer and discharge subsystem has been added to the admitting one. The training of the fourty head-nurses of the five hospitals has started.

The next on-line subsystems to be developed will be oriented towards the clinical resources such as radiology, pharmacy and laboratory. Problems-oriented medical records will be created based on an on-line coding system for medical nomenclature (1, 2).

A specialized man-machine interface

Among the numerous problems challenging the architects of such an ambitious project, the quality control of the data inflowing into the data base is probably one of the most important.

A survey of hospital activity prompted the architects of the system DIOGENE to conclude that the envisioned applications involved a broad, but finite number of medical, technical or administrative terms and that it shall be possible to formulate most of the transactions at the computer terminal by successive selections of items on frames. Should the succession of frames allow the user to make only relevant selections, the data would be already prefiltered before any use by specific application programs (fig. 1). In addition, the various applications would take an uniform appearance at the computer terminal thus promoting the homogeneity of the hospital information system.

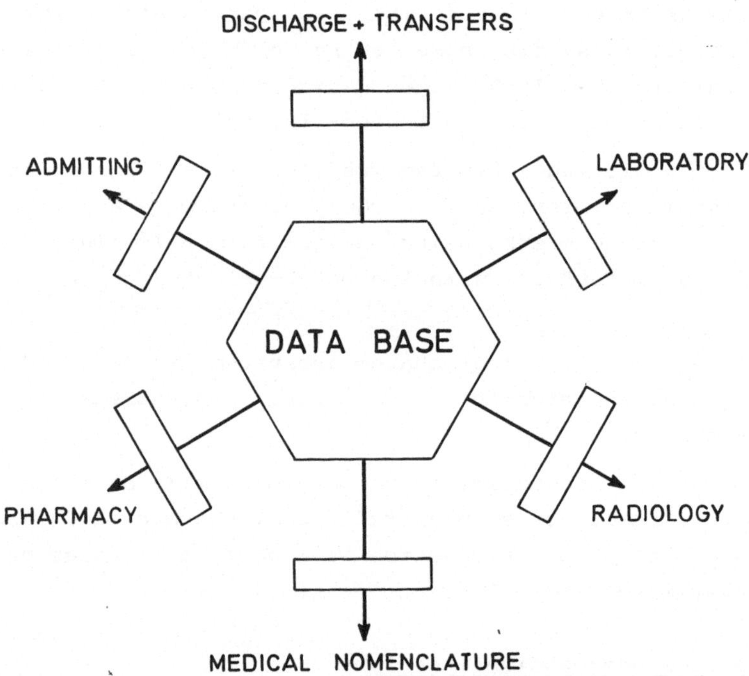

Fig. 1

A specialized man-machine interface can be considered as a universal filter between the various applications and the central data base.

A general purpose Frame Selection System (FSS) was thus developed and implemented (3). The presently running applications are using this unique man-machine interface with satisfaction.

Under the stress of implementation, the theoretical approach needed a few fittings but appears to be the right one.

FSS in admitting, discharge and transfer

The patient admitting application (fig. 2 to 5) causes the biggest stress on the FSS. Most of the informations to be collected is ignored a priori from the system and has to be keyboarded into the terminal by the admitting clerk. Thus comprehensive data filtration has to be performed by dedicated application programs (fig. 6). Moreover the decision whether the admitted patient is a new one or a former one returning to the hospital is prepared by the computer. This branching decision is not depending on selections but is driven by an application since it is depending on the content of the data base.

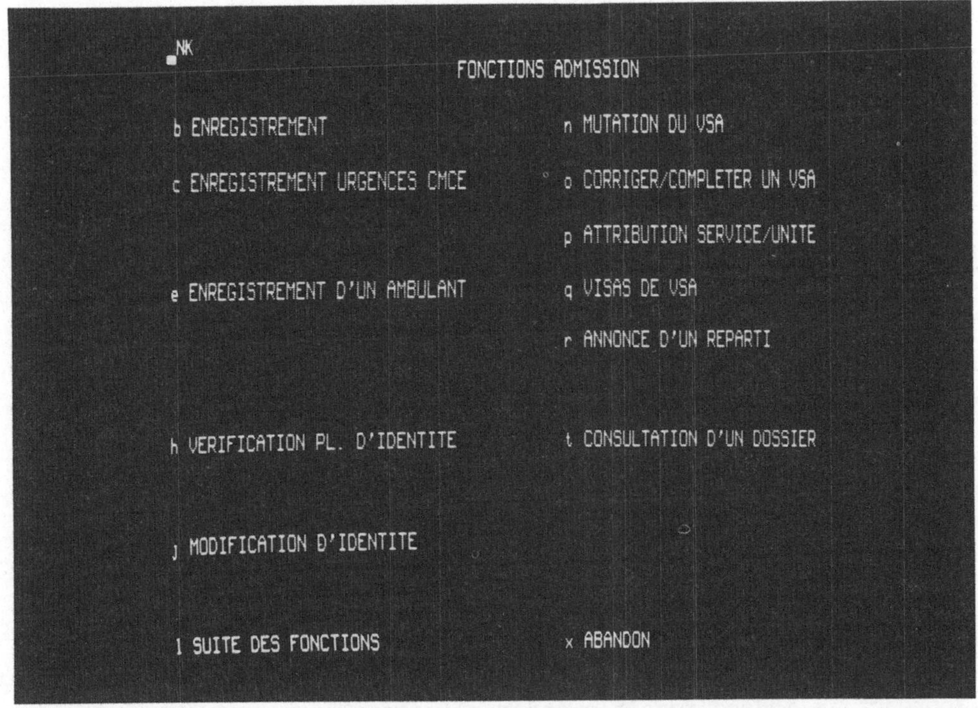

Fig. 2

List of main functions available to the admitting clerk. The selection of a function is made by pressing on the keyboard the lower case character preceding the function name.

On the other hand the discharge and transfer application gives a dramatically different picture as illustrated by the discharge transaction (fig. 7 to 11). Every piece of data contributing to the transaction message is obtained from selections on frames. The name of the patient is entered once in the system at the admitting time. To avoid any subsequent keyboard entry of the patient identification, dynamic frames displaying the list of patient for each ward unit are updated in the library of frame by the admitting, transfer and discharge application. The schematic drawing of the discharge transaction (fig. 12) is an illustration of the simplest use of the FSS.

The tree branching logic of an FSS (fig. 13) allows to draw various patterns of frames chaining. Among them four basic patterns were observed:

- a plain straightforward pathway from the first selection on a frame to the last one as illustrated by the discharge application.
- a pathway returning back to a previous frame, it is typically observed when facultative data are introduced into the transaction message.
- a frame collecting keyboarded data, with its dedicated validation program.
- a branching prompted by the content of the data base and not by a selection.

In fact any selection frame in a plain pattern can be substituted by a collection of frames forming a subtree.

Conclusion

Our experiences with a FSS as a man-machine interface shows that this approach is indeed feasible and realistic. They can be summarized in a few statements (table I and II).

The use of natural language or frames is a definite advantage for the hospital employees. They will be guided by the successive frames appearing on the terminal when performing a transaction. Their training will thus be eased. But once the training period is over, the user will know, in most of the cases, the selection he has to make without reading the screen of his terminal, thus the computer response time should be short enough to follow the thinking process of the user performing a transaction.

On the other hand describing the frames and driving their display outside of the application programs is definitely an asset for the EDP people. The modularity of the software and its maintenance are eased, eventhough some limitations may be experienced in the design of the system interactions with the user since they must fit with the FSS standards.

The experience gathered with the admitting discharge and transfer application as well as with medical nomenclature (1, 2) strengthen our conviction that the FSS approach is well suited for data acquisition and retrieval in numerous on-line applications adressing hospital management as well as clinical or epidemiological problems (4).

Summary

An interactive Hospital Information System (HIS) can be schematized as a central data base evolving permanently with the hospital activity. Should the data base reflect faithfully the hospital status at any time, the quality control of data inflowing into the data base has to be handled properly.

For this purpose a Frame Selection System (FSS) has been implemented for the DIOGENE's HIS. It is an intermediate solution between natural medical language and the use of a coded nomenclature. Its tree branching logic governing the successive display of frames leads the hospital employees to build a transaction message containing only relevant data, free of synonyms or ambiguous terms.

Such a method is a basic tool set up for on-line data acquidition in all kinds of epidemiological or clinical research. It has been successfully used for the hospital admission application even though comprehensive validation programs were necessary to complement the data validation since most of the information is keyboarded into the terminal. The discharge and transfer application, presently added to the HIS, uses extensively the FSS capabilities of data filtration since all key informations are collected from selection on frames.

Acknowledgements

The authors are indebted to Mr. B. Kugler and Mr. M. Kessy from Medical Illustration Dept. and to Miss D. Lorenzo from EDP Dept. for their technical assistance.

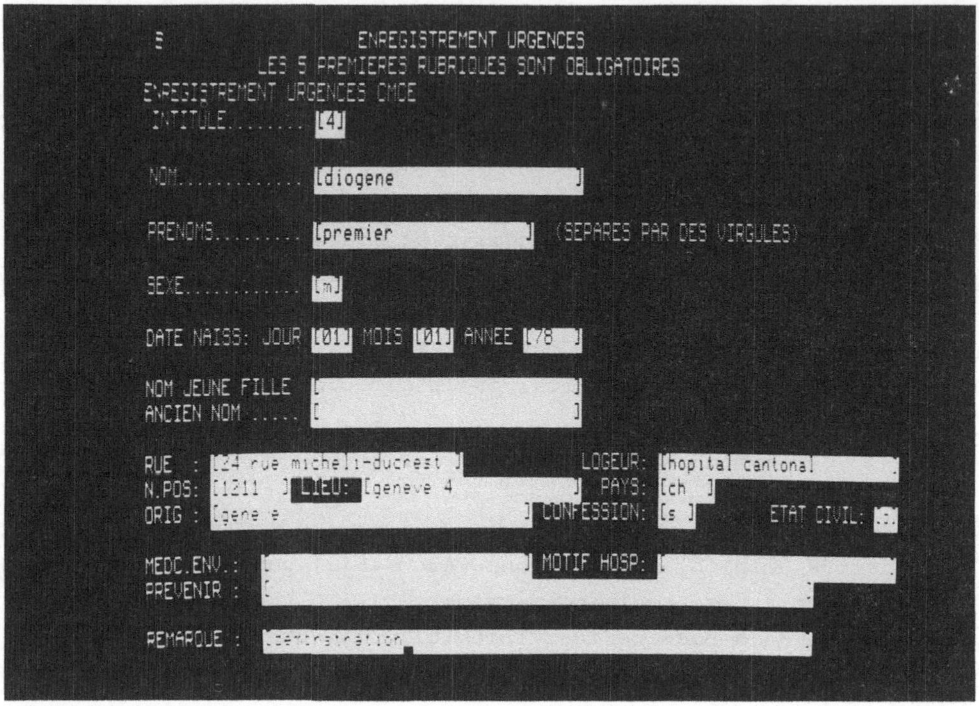

ENREGISTREMENT URGENCES
LES 5 PREMIERES RUBRIQUES SONT OBLIGATOIRES
ENREGISTREMENT URGENCES CMCE
INTITULE........ [4]
NOM............ [diogene]
PRENOMS......... [premier] (SEPARES PAR DES VIRGULES)
SEXE........... [m]
DATE NAISS: JOUR [01] MOIS [01] ANNEE [78]
NOM JEUNE FILLE [ ]
ANCIEN NOM ..... [ ]
RUE : [24 rue micheli-ducrest] LOGEUR: [hopital cantonal]
N.POS: [1211] LIEU: [geneve 4] PAYS: [ch]
ORIG : [geneve] CONFESSION: [s] ETAT CIVIL: [ ]
MEDC.ENV.: [ ] MOTIF HOSP: [ ]
PREVENIR : [ ]
REMARQUE : [demonstration]

Fig. 3

The patient name, sex, birthday, address, etc. are entered by the admitting clerk on this frame using the keyboard. A few data such as sex, birthday, religion need specific validation to prevent errors.

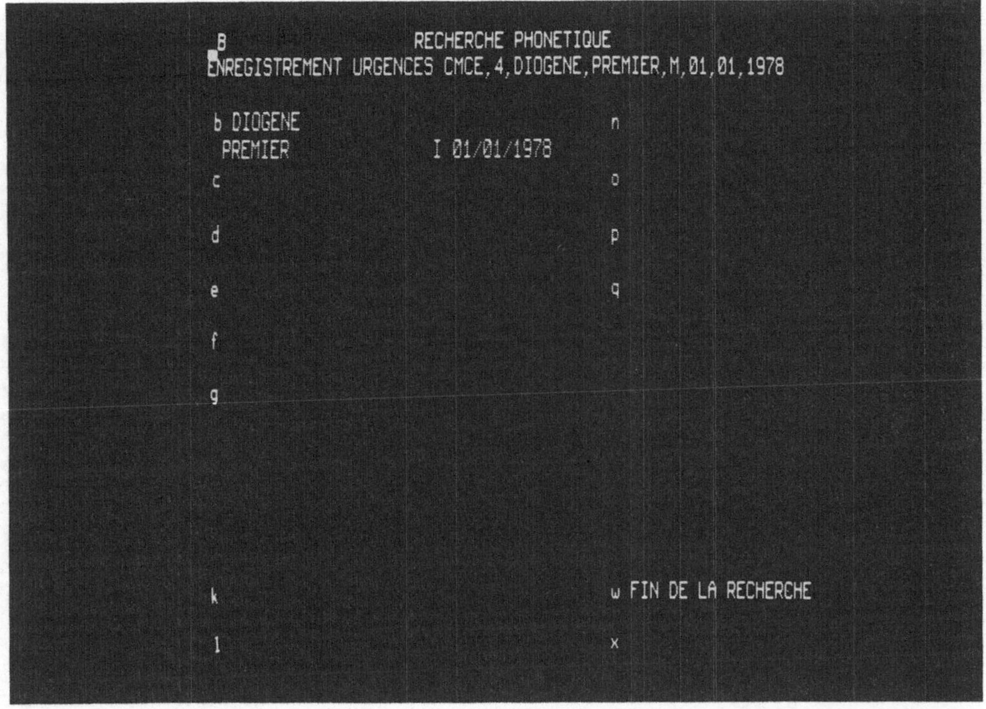

Fig. 4

The list of patients having a name resembling the admitted patient's one are retrieved from archives and displayed.

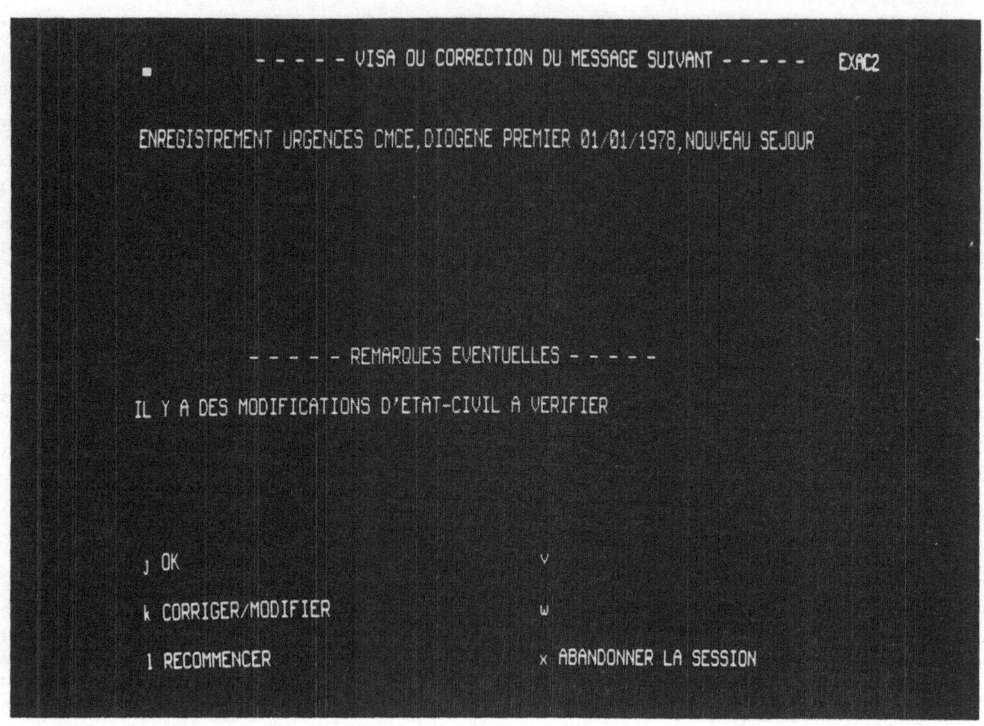

Fig. 5

After processing the transaction, but before updating the data base, the transaction message is displayed by the FSS for final approval by the terminal operator. The selection OK (j) will trigger the update of the data base.

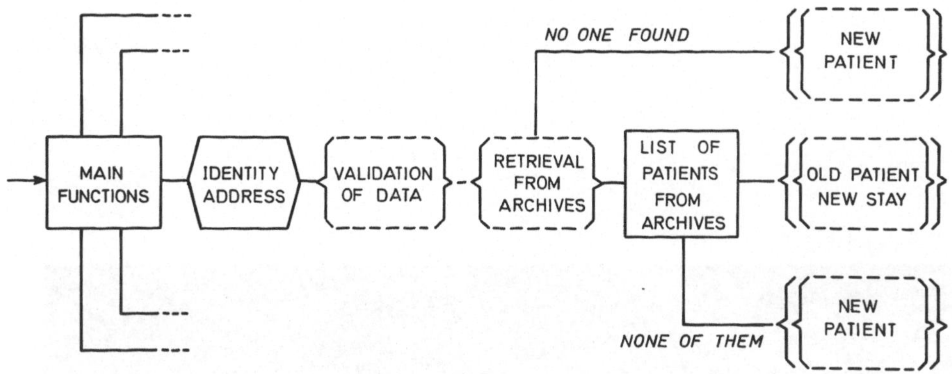

Fig. 6

Schematic drawing of the emergency room admitting. Rectangular boxes = selection frames, lines = branching pathway, diamond shaped boxes = keyboard entry on frames, bracket = processing by an application program.

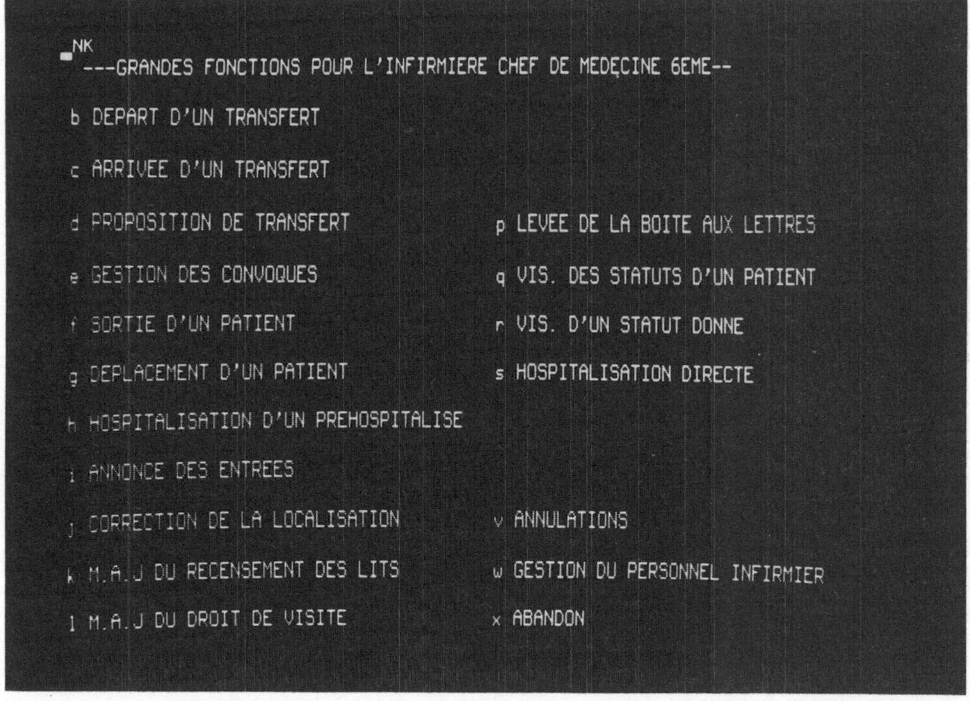

Fig. 7

List of main functions available to the head-nurse

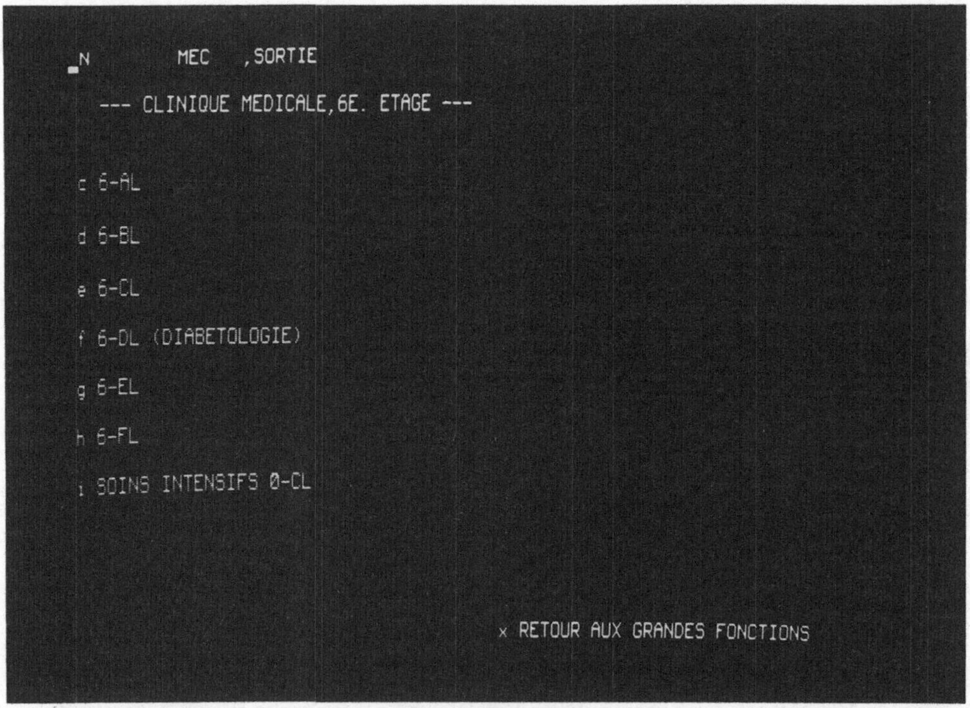

N MEC ,SORTIE

--- CLINIQUE MEDICALE,6E. ETAGE ---

c 6-AL

d 6-BL

e 6-CL

f 6-DL (DIABETOLOGIE)

g 6-EL

h 6-FL

i SOINS INTENSIFS 0-CL

x RETOUR AUX GRANDES FONCTIONS

Fig. 8
List of ward units on the 6th floor

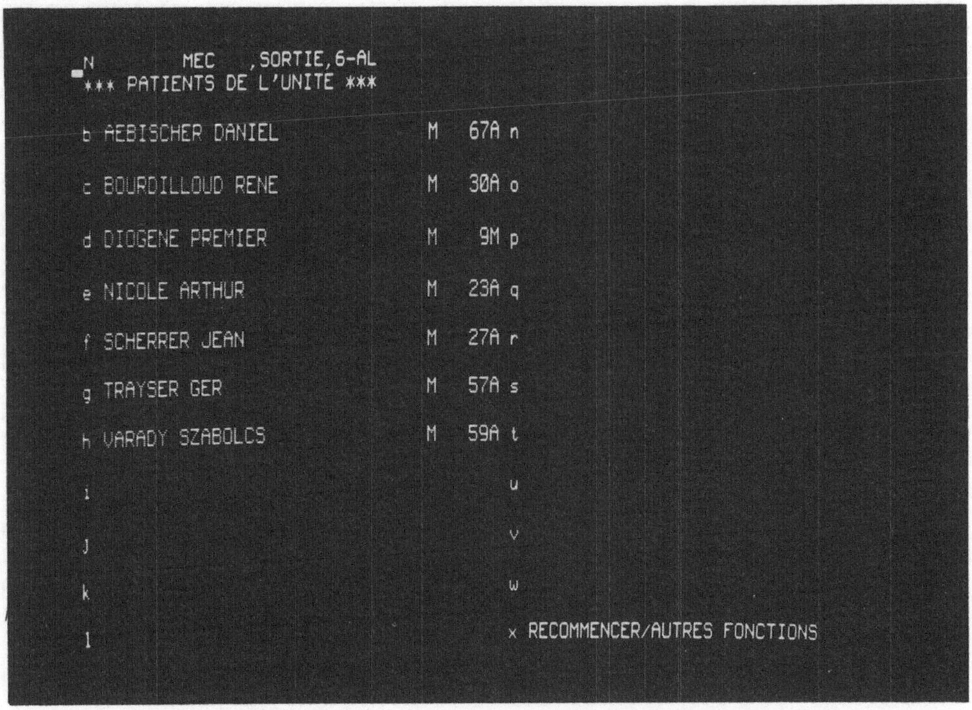

```
N        MEC    ,SORTIE,6-AL
*** PATIENTS DE L'UNITE ***

b AEBISCHER DANIEL              M   67A n

c BOURDILLOUD RENE              M   30A o

d DIOGENE PREMIER               M    9M p

e NICOLE ARTHUR                 M   23A q

f SCHERRER JEAN                 M   27A r

g TRAYSER GER                   M   57A s

h VARADY SZABOLCS               M   59A t

i                                       u

j                                       v

k                                       w

l                                       x RECOMMENCER/AUTRES FONCTIONS
```

Fig. 9

List of patients hospitalized in the ward selected in figure 8 (6-AL) (the names are faked).

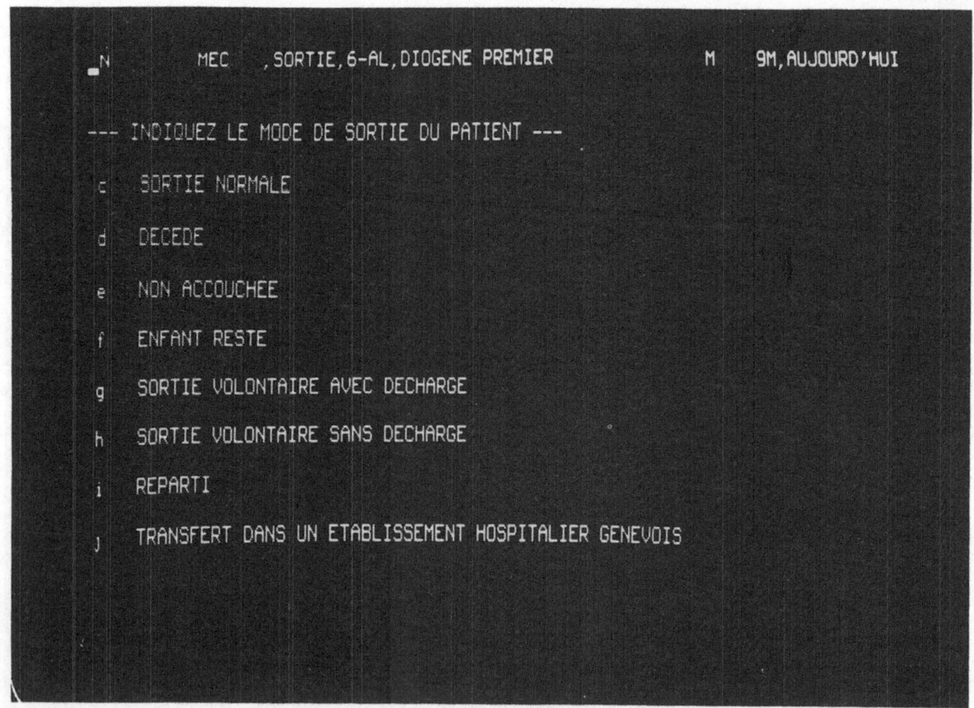

Fig. 10
List of various discharge conditions or destinations

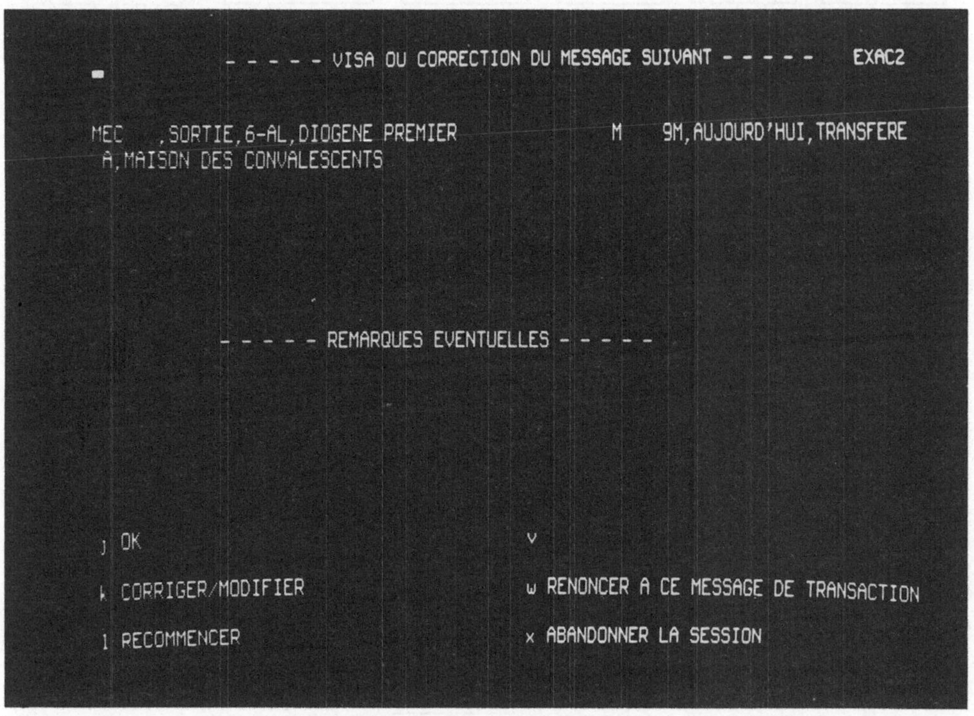

Fig. 11

Final approval can be given on this frame by the head-nurse (as in figure 5).

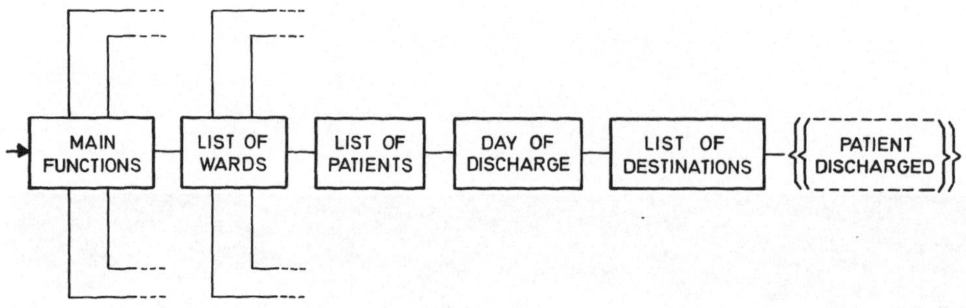

Fig. 12

Schematic drawing of the patient discharge transaction (for explanation of the symbols see figure 6).

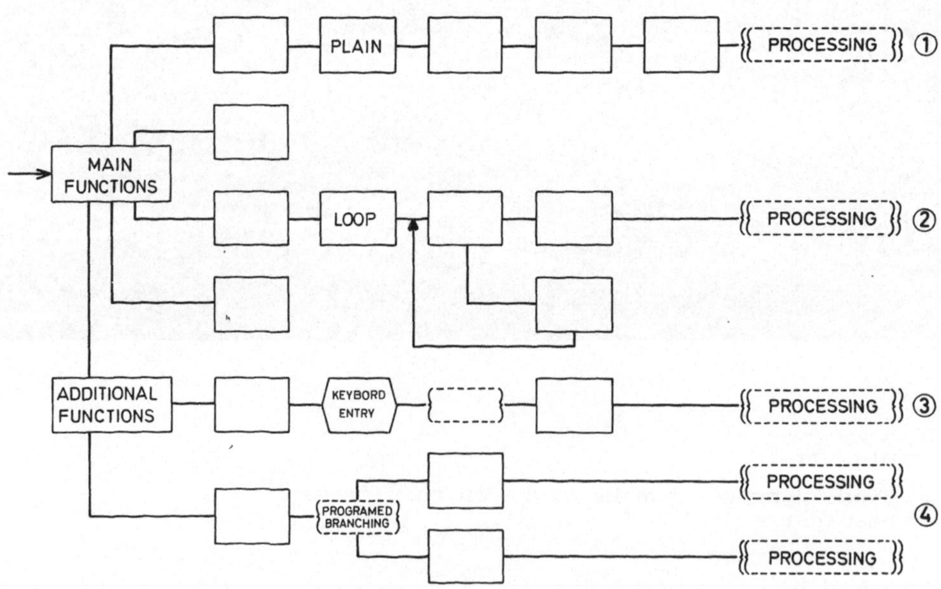

Fig. 13

Schematic drawing of the various branching mechanismus and other features offered by the FSS as used by the admitting, discharge, and transfer subsystems (for explanation of the symbols see figure 6).

PRO	Programming people

The frames are described outside of the application programs, using a high level language.

The display of successive frames is not driven by the application programs

The coding of data is handeled by the FSS

The data are filtered by the FSS

The maintenance of programs is eased by the FSS standards.

CONTRA

The interactive dialogue between the application programs and the terminal must fit FSS standards

Table II

PRO

Users

A natural language is used on frames (no codes)

The FSS is a permanent guide when performing a transaction

The use of the terminal does not vary between different applications

The training on new applications is eased

The FSS is adapted to most hospital employee

CONTRA

A short response time is mandatory

The FSS may be to slow for specialized terminal operators

Table I

References

1. Frutiger P., Rossier Ph., Scherrer J.R., Automatic ICD/SNOMED codification of symptoms signs and diagnostics using tree branching logic. MEDINFO 77, 267-270 (1977)

2. Frutiger P., Rossier Ph., Scherrer J.R., Ein neues Modell interaktiver Datenerfassung in der Medizin auf der Basis von ICD-SNOMED mittels Baumstrukturmethode (GMDS 1978) (to be published)

3. Berney J.P., Baud R., Scherrer J.R. Implementation of a Frame Selection System MEDINFO 77, 65-69 (1977)

4. Berney J.P., Baud R., Scherrer J.R., Towards the use of a natural, medical language supported by the linguistic part of a tree branching logic in the environment of a hospital information system. (1978) (Accepted for publication in the "Journal of Clinical Computing").

ERFAHRUNGEN MIT DEM ROUTINEEINSATZ DER TEXTSYNTHESE FÜR MEDIZINISCHE BERICHTE

Thurmayr, R.; Stieber, J.

Institut für Medizinische Datenverarbeitung der Gesellschaft für Strahlen- und Umweltforschung mbH., München (Leiter: Prof.Dr.med. W. v. Eimeren)

Institut für Medizinische Statistik und Epidemiologie der Fakultät für Medizin der Technischen Universität München (Vorstand: Prof. Dr.med. H.-J. Lange).

I

Zusammenfassung

Die halbautomatische Erstellung medizinischer Berichte wird seit 9 Jahren für chirurgische Operationsberichte, Unfallarztbriefe und toxikologische Arztbriefe eingesetzt. Die anhand eines Fragebogens erfaßten Daten werden sofort der Dokumentation zugeführt. Durch Fehlerkontrollen und Mahnsystem konnte eine Vollständigkeit der Operationsdaten von 96,1 %, eine Richtigkeit von 96,8 % und eine Vollzähligkeit von 96,1 % erreicht werden. Eine Auswertung der Operationsdaten aus 1225 Gallenblasenoperationen wird gezeigt. Über das Tätigkeitsprofil einer Dokumentationsassistentin und die Kosten nach Übertragung des Systems auf ein intelligentes Terminal werden berichtet.

Die Dokumentation medizinischer Berichte verfolgt folgende Ziele:

1. Erleichterung der Berichtsschreibung und -korrektur
2. Speicherung der Daten
3. Formatierung der Information
4. Qualitätsverbesserung (formal, inhaltlich).

Diese Ziele werden von den verschiedenen Verfahren der Textverarbeitung unterschiedlich stark angestrebt (2). Die Textverarbeitung mit Schreibautomaten sieht ihr Ziel vorwiegend in der Erleichterung der Briefschreibung und -korrektur. Kein Wert wird hierbei auf die Speicherung der Daten gelegt. Die Textanalyse (6), (11) dagegen kümmert sich vor allem um die nachträgliche Formatierung der erfaßten Berichte, wobei die Berichte genommen werden müssen, wie sie diktiert wurden, ohne Einfluß auf die inhaltliche Qualität.

Seit 9 Jahren haben wir ein Programmsystem für die halbautomatische Erstellung von Operationsberichten und Arztbriefen in der Chirurgischen Klinik (Direktor: Prof.Dr.med. G. Maurer) und in der Toxikologischen Abteilung der II. Medizinischen Klinik (Abteilungsleiter: Dr.med. M. v. Clarmann) der Medizinischen Fakultät der Technischen Universität München im Routineeinsatz, das sämtliche aufgeführten Ziele berücksichtigt (7). Ich hoffe, Ihnen dies ausreichend demonstrieren zu können. Es dürfte auch klar sein, daß die Erfüllung all dieser Ziele eine aufwendigere Organisation benötigt. Bisher wurden 9500 Operationsberichte und 16.300 Arztbriefe erfaßt (Tab. 1).

Berichtgebiet	Anzahl
Operationsberichte (Appendix, Mamma, Struma, Galle, Magen, Colon, Rektum, Herzschrittmacher, Unterschenkelfraktur)	9 500
Arztbriefe (Unfallarztbrief, Toxikologischer Arztbrief)	16 300
SUMME	25 800

Tab. 1
Halbautomatisch erfaßte Berichte

Unter halbautomatischer Erstellung medizinischer Berichte verstehen wir ein computerunterstütztes Dokumentationssystem mit unmittelbarer Erfassung der Daten zum Zwecke der Dokumentation und gleichzeitiger Erstellung eines Berichtes (4), (1), (5). Ergebnis des Dokumentationssystems ist also ein medizinischer Bericht und die codierte Speicherung seines Inhaltes. Das Verfahren wird halbautomatisch genannt zum Unterschied von anderen, bei denen der Bericht automatisch aus bereits gespeicherten Daten erstellt wird (3). In der Schilderung der Berichterstellung können wir uns kurz fassen, da dieser Systemteil bereits mehrfach beschrieben wurde (8).

Die Daten werden im Interview mit dem Arzt von einer Dokumentationsassistentin anhand eines Fragebogens mit multiple-choice-Antworten selbstcodierend erfaßt. Zu jeder Frage ist beliebiger Klartext zulässig. Codenummern und Klartext werden über Bildschirm oder im Bedarfsfall über Lochkarten in den Computer eingegeben. Die zutreffenden Texte werden im Textvorrat aufgrund der Codenummern aufgerufen und zu einem Bericht zusammengestellt. Eine Korrekturschleife gestattet die Verbesserung von Markierungen und falsch eingefügtem Klartext. Der endgültige Bericht wird dann ausgegeben und gleichzeitig die entsprechenden Markierungen und Klartexte zwischengespeichert.

Qualitätsverbesserung der Berichte.

Das Charakteristische unseres Systems ist die Steuerung der Berichterstellung durch den Textvorrat. Der Benutzer bestimmt zwar die Textauswahl mit Hilfe der Codenummern, die Reihenfolge der Textausgabe ist dagegen durch den Textvorrat festgelegt und entspricht im wesentlichen der Reihenfolge der Fragen im Fragebogen (Abb.1). Hierdurch wird es möglich, über mehrere Fragen hinweg syntaktisch richtige Sätze zu bilden und tiefgehende Fehlerkontrollen aufzubauen, da in Abhängigkeit von der Beantwortung von Hauptfragen bestimmte Folgefragen beantwortet sein müssen, die in sich wieder geschachtelt sein können.

TEXTVORRAT

Block-Nr.	Code	Textkonserve	Folgeblock
10	111	Keine Verwachsungen des Magens.	13
	112	(Verwachsungen)	11
11	113	Geringe	12
	114	Mäßige	12
	115	Starke	12
12	0	Verwachsungen des Magens.	
13	116	Der Magen ist	

BERICHTERSTELLUNG

Eingabe	Berichtausgabe
---,112,114,---	Mäßige Verwachsungen des Magens
---,111,---	Keine Verwachsungen des Magens
---,112,---	xxxx 115

Abb. 1

Berichterstellung aus dem Textvorrat

Der Textvorrat ordnet jeder Codenummer eine Textkonserve zu und steuert die Textfolge im Bericht durch Angabe des Folgeblockes.
Ein Satz kann daher mehrere Merkmale beschreiben. Im letzten Beispiel wird eine Fehleranzeige ausgegeben, da keine Codenummer für die Stärke der Verwachsung eingegeben wurde. Textkonserven in Klammern werden nicht ausgegeben; sie dienen der Lesbarkeit des Textvorrats.
Textkonserven mit der Codenummer 0 enthalten obligatorischen Text, der immer ausgedruckt wird, wenn er angesprungen wird.

Fehler, die gegen die feste Steuerung des Textvorrates verstoßen, werden innerhalb des Berichtes am Bildschirm angezeigt, wie Nichtbeantwortung einer Frage, unstatthafte Mehrfachbeantwortung und Beantwortung ausgeschlossener Folgefragen.

Darüberhinaus existiert ein Prüfprogramm, das die Daten in der Zwischendatei prüft. Dieses Programm überprüft einmal die Personaldaten eines Patienten (Name, Geburtsdatum) aufgrund der Aufenthaltsnummer auf Übereinstimmung mit den bereits gespeicherten Personaldaten in der aktuellen Personaldatei. Weiterhin prüft das Programm die Codenummern auf Plausibilität. Durch Formulierung von Prüfbedingungen können Codenummern unabhängig von der Textvorratssteuerung herausgegriffen werden, die sich gegenseitig ausschließen oder bedingen, wobei angegeben werden kann, ob diese Plausibilität auch für das Nichtvorhandensein einer Codenummer gilt und von weiteren Codenummern abhängt. Außer Grenzüberschreitungen von Meßwerten können Zusammenhänge zwischen Meßwertbereich und Vorhandensein einer bestimmten Codenummer formuliert werden.

Insgesamt kennt das Programm 11 Prüfarten. Da der Benutzer die Möglichkeit hat, Fragen, die er nicht beantworten kann, im Sinne von "keine Angabe" zu überspringen, dürfen übersprungene Codenummern nicht abgeprüft werden, um überflüssige Fehleranzeigen zu vermeiden. Das Programm entdeckt in 12 % der Berichte einen Fehler im medizinischen Teil und in 7 % im Personalteil.

Klartexteingaben können nicht automatisch überprüft werden. Die Berichte werden daher von einem Dokumentationsarzt durchgelesen, der sein Augenmerk besonders auf die Klartexteingaben richtet, ob z.B. lokale pathologische Veränderungen nach Sitz, Größe, Form, Farbe und Konsistenz beschrieben wurden. Bei mangelhaften Angaben muß die zuständige Dokumentationsassistentin beim interviewten Arzt rückfragen, wodurch bei beiden ein Lernprozeß eintritt, durch den solche mangelhaften Angaben mehr und mehr vermieden werden. 8 % der Berichte müssen wegen Rechtschreibfehlern oder mangelhafter Grammatik und 7 % wegen mangelhaften Angaben verbessert werden.

Diese 3 Kontrollarten führen zu einer Verbesserung des Berichtsinhaltes in Bezug auf Richtigkeit und Vollständigkeit der Daten. So stieg der Zeilendurchschnitt ohne Berücksichtigung der Personaldaten von durchschnittlich 18 Zeilen bei frei diktierten Operationsberichten auf 37 Zeilen bei den halbautomatisch erstellten und von 19,6 Zeilen auf 27,3 bei Unfallarztbriefen. Um die Fehlerrate im endgültigen Bericht abschätzen zu können, wurde bei 45 Operationen der halbautomatisch erfaßte Bericht mit dem über die gleiche Operation frei diktierten Bericht verglichen (9). Von den 2862 Merkmalen, die in beiden oder in einem von beiden Berichten beschrieben wurden, waren 2751 (96 %) im halbautomatischen Bericht und nur 1613 (56 %) im freidiktierten Bericht vorhanden. Der halbautomatische Bericht enthält damit um 70 % mehr Information als der freidiktierte.

Wir sind in diesem Zusammenhang der Frage nachgegangen, aus welchen Gründen ein Merkmal im freien Diktat nicht beschrieben wurde: Merkmale werden umso weniger beschrieben, je mehr es sich um eine normale Ausprägung handelt, je spezieller ein Merkmal ist, wenn es sich um einen Befund und nicht um eine operative Tätigkeit handelt und wenn es Konsistenz, Oberfläche, Nachbarschaftsbeziehungen eines Befundes und nicht Anzahl, Größe oder Lokalisation beschreibt.

Die Merkmalsbeschreibung widersprach sich in beiden Berichten 67 mal. Der standardisierte Bericht enthält damit eine Fehlerrate von 3,2 % im medizinischen Teil, wenn man alle Widersprüche, die ja retrospektiv nicht mehr zu klären sind, zur Hälfte dem halbautomatisch diktierten Bericht zuschreibt.

Die Vollzähligkeit der Berichte wird durch ein Mahnsystem erreicht, das von den Operationsankündigungen, der Operationstafel und dem Operationsbuch ausgeht. Der Großteil der Operateure kommt selbständig zum Diktat. Ausstehende Diktate werden nach 3 Tagen erst telefonisch (etwa 30 %) und dann schriftlich (3 %) angemahnt. Ursprünglich wurde die Dokumentationsassistentin in den Operationssaal zum Diktat gerufen. Leider wurde der Anruf öfter vergessen, so daß die Dokumentationsassistentin lange Wartezeiten hatte, wenn sie sich vorzeitig in den Operationssaal begab, was schließlich zum Ärgernis beim Operationshilfspersonal führte und das Mahnsystem für Operationen außerhalb der Dienstzeit nicht ersetzen konnte. Wir gingen daher zu einem einheitlichen Vorgehen, nämlich Diktat in den Diensträumen der Datenerfassung, über. Im Jahre 1977 wurden von den 1804 Operationen in den 12 Berichtsgebieten 1733 halbautomatisch erfaßt (96,1 %); 61 sind wegen atypischem Befund oder Eingriff und 6 sind trotz schriftlicher Mahnung frei diktiert. 4 Operationen entgingen dem Mahnsystem.

Die hohe Qualität der halbautomatisch erfaßten Daten kann an ihrer Vollzähligkeit, Vollständigkeit und Richtigkeit abgelesen werden.

Auswertung der Berichte

Die nach Fehlerverbesserung in die Spezialdatenbank überführten Daten sind mit Hilfe des indexsequentiellen Informationssystems ISIS der Auswertung zugänglich. Der Benutzer kann sich die Berichte in Schlagworten decodiert ausgeben lassen. Er kann nach der Häufigkeit bestimmter Merkmale oder Merkmalskombinationen in Form Boole'scher Gleichungen fragen. Innerhalb der so gebildeten Teilkollektive kann er sich von jedem Patienten bestimmte Merkmale zeigen lassen oder sich die Häufigkeit aller Merkmale bestimmen lassen (10).

Klartextangaben werden mit Wortteilsuche ausgewertet. Will man z.B. alle intercurrenten Lungenerkrankungen auswählen, dann sucht man zunächst alle Klartexte, die intercurrente Komplikationen beschreiben und darin nach den Wortteilen "Lunge", "Pulm" oder "Pneu". In der Auflistung der so gefundenen Klartexte können dann falsch positive Angaben wie "ge<u>lung</u>en" leicht ausgeschieden werden.

Eine Auswertung der gespeicherten Daten wurde auch mit Hilfe multivariater Verfahren durchgeführt. Dazu mußten zuerst die Daten, die in Form von Codenummern in Wiederholungsfeldern variabler Anzahl gespeichert sind, in Binärdaten mit festen Feldern umgewandelt werden. Da solche Umwandlungen sehr fehleranfällig sind, haben wir ein Programm verwandt, das zur Transformation die Textdatei für den Fragebogen benützt, damit auch die neuen Felder wieder über den Text angesprochen werden können. Wir haben die 80 häufigsten Variablen aus dem Befundteil von 1225 Gallenblasenoperationen ausgewählt und einer Faktorenanalyse unterzogen. Es ergaben sich folgende 6 Faktoren, die 35 % der totalen Varianz erklären (Tab. 2):

1. Verwachsungen der Gallenblase zur Nachbarschaft (Netz, Leber, Duodenum), leicht lösbar
2. Cholelithiasis mit Steinen in der Gallenblase
3. Choledocholithiasis mit gestautem, dickwandigem Choledochus
4. Cholecystitis chronica mit chronisch entzündeter und leicht verdickter Gallenblasenwand
5. Dysfunktion der Gallenblase mit positivem Cholangiogramm, gefüllter Gallenblase ohne Entzündung und weicher Leber
6. Gallenblasenhydrops mit vergrößerter, 12 - 30 cm langer, prall gefüllter, nicht ausdrückbarer Gallenblase.

Faktor, Cluster	Faktoren-analyse	Cluster-analyse
Verwachsungen Gallenblase	+	+
Cholelithiasis	+	-
Choledocholithiasis	+	+
mit Cholangitis	-	+
mit Verschlußikterus	-	+
Cholecystitis chronica	+	+
Dysfunktion der Gallenblase	+	+
Gallenblasenhydrops	+	-

Tab. 2
Statistische Auswertung Befunddaten
1225 Gallenblasenoperationen

Die weiteren Faktoren beschreiben einzelne anatomische Gebilde bzw. Untersuchungstechniken und Faktor 10 bezieht sich auf die Schrumpfgallenblase, so daß durch die Analyse die wichtigsten Diagnosen, die zur Operation führen, und ihr Bezug zum Befund aufgezeigt werden konnten.

Bei der Clusteranalyse treten die ersten 6 Faktoren ebenfalls als Cluster auf bis auf Cholelithiasis und Hydrops. Dagegen kommt die akute Gallenblasenentzündung neu hinzu und die Choledochussteinerkrankung wird unterteilt in Cholangitis mit Steinrezidiv und mit Steinverschlußikterus. Von beiden Verfahren wird das Bild der Gallenblasenverwachsungen als unabhängig von den übrigen Erkrankungen dargestellt.

Ergänzend muß noch angeführt werden, daß die medizinischen Basisdaten (Diagnosen, Operationen, Risikofaktoren, Histologieergebnisse, postoperative Komplikationen) aus den Arztbriefdaten automatisch extrahiert werden und in die Archivdatenbank überführt werden, wo sie zur personen- oder problembezogenen Auswertung zur Verfügung stehen.

Arbeitsprofil der Dokumentationsassistentin

Der Arbeitsaufwand der Dokumentationsassistentin verteilt sich auf die Brieferstellung und auf die Dokumentation der Daten. So entfallen auf die Interviewzeit beim Operationsbericht durchschnittlich 12 Minuten und auf die Verarbeitung einschließlich Dateneingabe 32 Minuten (insgesamt 44 Minuten). Beim Arztbrief beträgt die Interviewzeit nur 8 Minuten und die Verarbeitungszeit 27 Minuten, da in einer Vorbereitungszeit von 23 Minuten der größte Teil der Merkmale aus der Krankengeschichte entnommen wird (insgesamt 58 Minuten). Die Verarbeitungszeit steigt mit der Länge der zusätzlichen Klartexte und bei den Operationsberichten außerdem mit der Anzahl der freien Sprünge, die grammatikalisch richtig eingesetzt werden müssen.

Tätigkeit	Anteil an Gesamttätigkeit [%]
Diktat und Berichterstellung	34
Manuelle Vor- und Nacharbeiten (Einschließlich Mahnsystem u. Ablage)	34
Dokumentation (Fehlerprüfung, Speicherung, Auswertung)	20
Weiterentwicklung (Neuerstellung, Pflege der Textvorräte)	12

Tab. 3

Tätigkeitsprofil einer Dokumentationsassistentin bei der halbautomatischen Operationsberichterstellung

Wie das Tätigkeitsprofil einer in der halbautomatischen Operationsberichterstellung beschäftigten Dokumentationsassistentin zeigt, beträgt die Berichterstellung nur 34 % ihrer Arbeitszeit (Tab.3). Wie bei jeder Sekretärin gehören dazu Vorarbeiten wie Fragebogenhaltung und Nacharbeiten wie Anlage und Verteilung und das aufwendige Mahnsystem mit weiteren 34 % der Arbeitszeit. Die Dokumentationstätigkeiten wie Fehlerprüfung, Speicherung und Auswertung beanspruchen 20 % und die Weiterentwicklung der Berichterstellung mit Pflege der vorhandenen Textvorräte 12 %. Diese Tätigkeiten kann eine Dokumentationsassistentin nicht ausführen ohne Kontrolle und Beratung eines Dokumentationsarztes, der vor allem bei Klartexteinfügungen in schwierige Berichte, bei der Auswertung und bei der Weiterentwicklung mithelfen muß.

Wir sehen den Vorteil dieses Dokumentationssystems nicht in der Geschwindigkeit der Briefschreibung, die um einige Minuten verkürzt wird, sondern im Service für die Ärzte, deren Diktatzeit einschließlich Vor- und Nacharbeiten wesentlich verkürzt wird und in der aufgezeigten Qualitätsverbesserung der Berichte. Das Können der Oberärzte in der Berichterstellung wird durch das System auch dem Anfänger vermittelt und durch die Kontrollmechanismen bei allen Berichten eingehalten, so daß ein gleichmäßig hohes Berichtsniveau in der Klinik erreicht wird. Das System ist voll akzeptiert in der Klinik, da die Ärzte seine Vorteile zu schätzen wissen und sich das System nicht mehr wegdenken können. Dies zeigt sich auch darin, daß die Ärzte die Erarbeitung auf neue Gebiete selbst anregen und andere Kliniken des Klinikums das System zu übernehmen wünschen.

Weiterentwicklung

Da wir bisher mit Datenfernverarbeitung über 2 km Entfernung ohne Drucker am Ort und mit zentraler Fehlerkorrektur arbeiten mußten, wurde viel Organisationsarbeit durch den Listentransport vom Rechenzentrum (2 mal täglich) und zurück einschließlich Dokumentation des Listenverkehrs gebunden. Wir haben daher mit dem Institut für Informatik der TUM, Abt. Microprozessor (Prof. H. Schecher) Kontakt aufgenommen, wo uns ein intelligentes Terminal mit einem Mikroprozessor INTEL 8080, einem Sichtgerät, einem Drucker und 2 Floppy-Disk-Laufwerken zusammengestellt wurde. Auf dieses intelligente Terminal wurden die Programme für die halbautomatische Berichterstellung und für die Plausibilitätskontrollen übertragen. Wir können so die Daten auf Floppy-Disk zwischengespeichert am Ort pflegen und dann off line in die Spezialdatenbank für Berichte am zentralen Computer einlesen. Durch die Reduktion der Rechenzeit auf dem Großrechner können dann die Kosten für einen Operationsbericht auf 30.-- DM gesenkt werden. In diesen Kosten sind Personalaufwand, Abschreibung des intelligenten Terminals, Rechenzeit am Großrechner und Papierkosten eingeschlossen. Sie können daher mit den Kosten einer einfachen Briefschreibung z.B. einer Geschäftskorrespondenz keinesfalls verglichen werden.

Literaturverzeichnis

(1) Giere, W.; Baumann, W. — Zur Erfassung und Verarbeitung medizinischer Daten mittels Computer 1. Mitteilung. Meth. Inform. Med., 8, 11-18 (1969).

(2) Gockel, H.P. — Vorschläge zur Diskussion automatischer Befundverarbeitungssysteme. Radiologie, 14, 340-345 (1974).

(3) Hemel, van O.J.S., Schutte, F., Bemmel, van J.H., Chang, A.M.M. — Feed-Back in an Obstretic Data Base in Lecture Notes in Medical Informatics, Band 1, Medical Informatics Europe 78 (Hrsg.: J. Anderson, Springer Verlag, Berlin, Heidelberg, New York 1978) 783-798.

(4) Jacobitz, K., Börner, P. — Ein allgemeines System zur Synthese medizinischer Berichte aus Markierungsbögen)FTSS), Meth. Inform.Med., 11, 163-172 (1972).

(5) Koeppe, P., Schaefer, P., Gutenmorgen, W. — Das System ORVID. Der Versuch einer Echtzeitlösung für die Befundung und Dokumentation von Röntgenbildern IBM Nachrichten, 20, 14-21 (1970).

(6) Röttger, P., Reul, H., Sunkel, L. et alii: — Neue Auswertungsmöglichkeiten pathologisch-anatomischer Befundberichte. Klartextanalyse durch Elektronenrechner Meth. Inform. Med., 9, 35-44 (1970).

(7) Thurmayr, R. — Ein Dokumentationssystem zur Erfassung der Operationsdaten mit Fragebogen und Erstellung eines programmierten Operationsberichtes Meth. Inform. Med., 9, 218-224 (1970).

(8) Thurmayr, R. — Über ein neues Verfahren der Dokumentation digitaler Daten und der automatischen Berichterstattung in der Klinik. Habilitationsschrift 1974 GSF-Bericht MD 85, GSF München-Neuherberg, Ingolstädter Landstr. 1

(9) Thurmayr, R. — Erfahrungen mit der Erstellung halbautomatischer medizinischer Berichte. Verhandlungen d. dtsch. Ges. f. Innere Medizin, München, 8, 937-94 (1974).

(10) Thurmayr, R., Ohngemach, D. — Informations-Retrieval von Operationsdaten. Datenverarbeitung in der Medizin (2), 85-103, Siemens AG Erlangen MC 12/1050, 1975.

(11) Wingert, F. — Klartextverarbeitung. In: Medizinische Informatik und Statistik, Bd. 4: Klartextverarbeitung. Frühjahrstagung, Gießen 1977. (Hrsg.: F. Wingert, Springer Verlag, Berlin, Heidelberg, New York 1978) 1-20.

ERFAHRUNGEN MIT DEM ROUTINEMÄSSIGEN EINSATZ EINES RETRIEVALSYSTEMS IN DER PATHOLOGIE

V. Loy, U. Gross, Universitätsklinikum Steglitz, Institut für Pathologie, Freie Universität Berlin

I) Einleitung:

Retrieval bedeutet Datenwiedergewinnung, gemeint ist damit meist die Datenwiedergewinnung mittels größerer Rechenanlagen und umfangreicher Programme. Ob sie in der Pathologie allgemein notwendig ist, und ob dafür ausschließlich die Datenverarbeitung eingesetzt werden kann, soll hier nicht diskutiert werden (vgl. (1)). Unterstellt man aber, daß in der Pathologie in sehr hoher und immer noch steigender Zahl überwiegend sogenannte "harte" Diagnosen gestellt werden, die meistens das gesamte Spektrum der verschiedenen Disziplinen eines Krankenhauses abdecken, dann ist der Gedanke, bei diesem Datenumfang größere Rechner und größere Systeme einzusetzen, zumindest naheliegend. Sollen solche Systeme längere Zeit erfolgreich laufen, dürfen sie den mit ihnen nicht unmittelbar befaßten Pathologen nicht stören, das heißt sie müssen einige Voraussetzungen erfüllen:

1. Es darf weder für den Pathologen noch für seine Sekretärin mehr Arbeit anfallen.
2. Das System sollte keine sprachliche Einschränkung bedingen.
3. Die Kommunikation zwischen behandelndem Arzt und Pathologen darf nicht behindert werden.
4. Dem Pathologen, der das System benutzt und der nicht identisch zu sein braucht mit dem, der die Daten gewinnt, dürfen ebenfalls keine sprachlichen Auflagen gemacht werden.

II) Datenerfassung:

Alle bioptischen und autoptischen Texte werden vollständig auf mehreren Kleincomputern (Gier, Datapoint) erfaßt. Primäre Datenträger sind Magnetbandkassetten, von denen die Texte im Institut ausgedruckt und auf konventionelle Magnetbänder kopiert werden. In einem Arbeitsgang erhält man so einen von dem sonst üblichen Befundbericht der Pathologen kaum abweichenden Beleg für den behandelnden Arzt, gleichzeitig stehen die Daten dem Rechner auf einem Magnetband zur Verfügung. Einzelheiten siehe (2).

III) Datenaufbereitung:

Bevor die Daten im Retrievalsystem zur Verfügung stehen, erfahren sie eine Reihe von Veränderungen. Zunächst müssen die zahlreichen orthografischen Fehler korrigiert werden. Ein Programm vergleicht Wort für Wort der aufzubereitenden Texte mit dem Eingangsregister des AGK-Thesaurus (4, 5, 6). Es enthält alle bisher von den beteiligten Pathologen verwendeten Begriffe einschließlich der Synonyma und der grammatikalischen Formen. Die dort nicht gefundenen Wörter werden ausgedruckt. Der größere Teil umfaßt Wörter mit orthografischen Fehlern, der kleinere im Thesaurus noch fehlende Wörter. Die Fehler werden von einem Pathologen handschriftlich korrigiert (zeitlicher Aufwand für einen Jahrgang etwa drei Stunden) und von einer Datenerfasserin im Dialog am Bildschirm berichtigt.[+)] Der zeitliche Aufwand ist ebenfalls verhältnismäßig gering, da neben der Druckausgabe in dem erwähnten Fehlerprogramm eine Ausgabe der nicht gefundenen Wörter auf Magnetband erfolgt, die damit der Korrektur unmittelbar zugänglich sind und nicht erneut erfaßt werden müssen. Die korrigierten Wörter werden anschließend von einem weiteren Programm statt der fehlerhaften in die Texte eingefügt. Die übriggebliebenen, orthografisch richtigen aber im Eingangsregister fehlenden Wörter müssen anschließend in den Thesaurus eingebracht und klassifiziert werden. Das erfolgt im wesentlichen nach dem von (3) konzipierten Verfahren der off-line Ergänzung des AGK-Thesaurus.

Die Klassifizierung der neuen Wörter wird wieder vom Pathologen durchgeführt. Er, der für diese Arbeit am meisten Qualifizierte, leistet hier eine Arbeit einmal, die sonst von Hilfskräften für jeden Tag aufs neue erbracht werden müßte. Die bisher fehlenden Begriffe werden entweder einer Synonymgruppe im Eingangsregister zugewiesen oder als neue Begriffe im Standardwortregister aufgenommen. In diesem zweiten Register des AGK-Thesaurus erhält jeder Begriff bis zu 20 Querverweise, die die in ihm implizierte Information aufschlüsseln. Zum Beispiel enthält das Standardwortregister für den Begriff "Adenose" die zusätzlichen Hinweise "Druesengang", "Proliferation" und "Tum/benign/epith". Das letzte ist ein Kunstwort, auf das bei allen gutartigen epithelialen Tumoren verwiesen wird.

Sind die Texte korrigiert und ist der Thesaurus ergänzt, kann die Standardisierung durchgeführt werden: Jeder Befund erhält neben den Identifikationsdaten und dem Orginaltext zusätzlich eine Liste von Begriffen. Ein Programm vergleicht wieder jedes Wort des Originaltextes mit dem Eingangswortregister. Zuerst wird, falls es sich nicht schon

---

+) Dieses Programm wurde freundlicherweise von Herrn Brê (Dienstleistungseinrichtung f. automatisierte Datenverarbeitung im Klinikum Steglitz) erstellt.

um ein Standardwort handelt, das ursprüngliche Wort gegen das Standardwort ausgetauscht, und schließlich werden die Querverweise in die Liste aufgenommen. In diesem standardisierten Abschnitt wird zuletzt hinter jedem Begriff vermerkt, in welchem Satz er auftritt, ob er in Klammernsteht und ob er über den Thesaurus eingebracht wurde. Ein einfaches Beispiel: eine Originaldiagnose sollte lauten: "Adenose (Mamma, links)". Nach der Standardisierung würde den Identifikationsdaten folgen: "Adenose (1), Druesengang (1,The), Proliferation (1,The), Tum/benign/epith (1,The), Mamma (1,Kla,The), links (1,Kla,The). Die Ziffer 1 kennzeichnet, daß die Begriffe im ersten Satz der Diagnose auftreten, "The" bedeutet, der Begriff steht nicht im Orginaltext, er stammt aus dem Thesaurus und "Kla", der Begriff steht im Orginaltext in einer Klammer. Diesem Standardtext folgt der Orginaltext. Auf diese zunächst kompliziert anmutende Weise wird versucht, die sich hinter der sprachlichen Vielfalt des Originals verbergende Information so weitgehend wie möglich aufzuschlüsseln und dennoch die originale Struktur zu erhalten (vgl. auch Abb. 4a-d). Es geschieht hier mit Hilfe des Rechners, was konventionell der Dokumentar von Hand macht.

IV) Auswertung:

Die standardisierten Texte können in das Retrievalsystem aufgenommen werden. Wir benutzen das kommerzielle System "GOLEM" (7)[+)]. Da die medizinischen Rechner des Klinikum Steglitz der FU Berlin vergleichsweise klein sind, steht uns das System nur einmal wöchentlich zur Verfügung, wir können unsere Daten aber im Dialog auswerten. Demnächst erhält das Institut für Pathologie einen eigenen Bildschirm, so daß dann Abfragen vom Institut aus möglich sind. Diese inzwischen routinemäßigen Auswertungen erfolgen seit Mai 1978 für die Ärzte aus der Pathologie und den Kliniken.

Schon vor 1978 hatte sich in mehreren Pilotauswertungen herausgestellt, daß das benutzte Retrievalsystem kombiniert mit dem AGK-Thesaurus den Bedürfnissen der Pathologie sehr entgegenkam.

Dies soll hier an einem einfachen Beispiel gezeigt werden: für eine Untersuchung im Institut wurden wir gebeten, alle Fälle von gutartigen epithelialen Neubildungen der Leber zu suchen. Der Benutzer des Systems muß sich zunächst als "befugt" ausweisen, dies geschieht durch ein Kennwort, es folgen dann noch weitere technische Angaben, die den

[+)] Wir danken Herrn Dipl.Ing. Enke von der Dienstleistungseinrichtung Automatisierte Datenverarbeitung für seinen unermüdlichen Einsatz bei der Implementierung auf den Rechnern des Klinikum Steglitz der FU.

entsprechenden Unterlagen entnommen werden können (7). Die eigentliche Suche beginnt mit der Eingabe von einem oder mehreren Suchbegriffen ("Deskriptoren"), Abb. 1a.

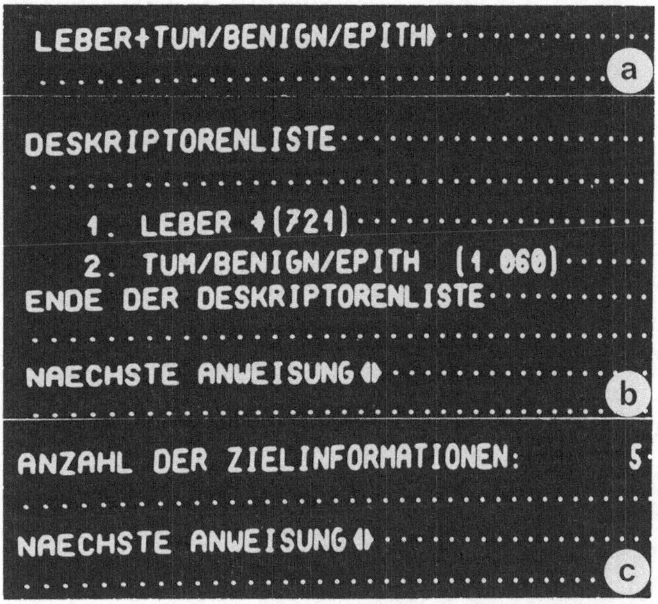

LEBER+TUM/BENIGN/EPITH
a

DESKRIPTORENLISTE

1. LEBER *(721)
2. TUM/BENIGN/EPITH (1.060)
ENDE DER DESKRIPTORENLISTE

NAECHSTE ANWEISUNG
b

ANZAHL DER ZIELINFORMATIONEN: 5

NAECHSTE ANWEISUNG
c

Abb. 1a-c

An dem Beispiel "Leber + Tum/benign/epith" wird deutlich, daß der Benutzer in seiner Formulierung unabhängig ist von den Formulierungen der Originaltexte. Nach wenigen Sekunden gibt das System die Häufigkeit der gesuchten Begriffe im Datenbestand an (hier: ca. 12000 bioptische Diagnosen, Jahrgang 1976), Abb 1b. Der Stern ist ein Hinweis, daß zu diesem Begriff Synonyma existieren, die allerdings in der Häufigkeitsangabe enthalten sind. Neben der Aufnahme der in den Texten vorhandenen Begriffe bietet GOLEM die Möglichkeit, Synonymverknüpfungen vorzunehmen. Dem kommt die Struktur des AGK-Thesaurus entgegen. Wie schon beschrieben, enthält er im Eingangswortregister alle bisher verwendeten Synonyma, die wieder über ein Programm automatisch von GOLEM aufgenommen werden. Sie, das sei noch einmal betont, stammen aus verschiedenen Instituten. Der Pathologe am Bildschirm ist unabhängig von der originalen Formulierung. Anders ausgedrückt, das System kennt die regionalen "Dialekte", soweit von den kooperierenden Pathologen zu einer bestimmten Diagnose unterschiedliche Synonyma in den Thesaurus eingebracht wurden. An Hand der Deskriptorenliste kann man entscheiden, wie die aufgeführten Begriffe in den Befunden verknüpft werden sollen. Erlaubt sind die Befehle "U" = "und", "V" = "oder", sowie "UN" = "und nicht". Es ist möglich, die Anweisungen in Klammern zu schachteln. Es folgte in dem Beispiel die Anweisung "U", das heißt, es müssen in einem bioptischen Befund alle in der Deskriptorenliste aufgeführten Begriffe enthalten sein. Diese Anweisung wurde bei den Abbildungen übersprungen. Abb. 1c zeigt die Antwort des Systems: Fünf Befunde entsprechen formal den gestellten Anforderungen. Die Suchkriterien sollen aber noch vor Kenntnis der Texte an dieser Stelle weiter eingeschränkt werden: gefordert sei, die aufgeführten Begriffe müssen in einem Satz stehen, was durch eine Anweisung an das System möglich ist. Man gibt am Bildschirm "ind" (nicht abgebildet) ein, das heißt "indiziertes Suchen". Oben wurde schon darauf hingewiesen, daß in dem standardisierten Text jeder Begriff mit der Nummer des Satzes versehen wird, in dem er steht. Das System vergleicht jetzt nur diese Nummern und bietet nur noch die Befunde an, in denen die gewünschten Begriffe die gleichen Nummern (Indices) haben, Abb. 2.

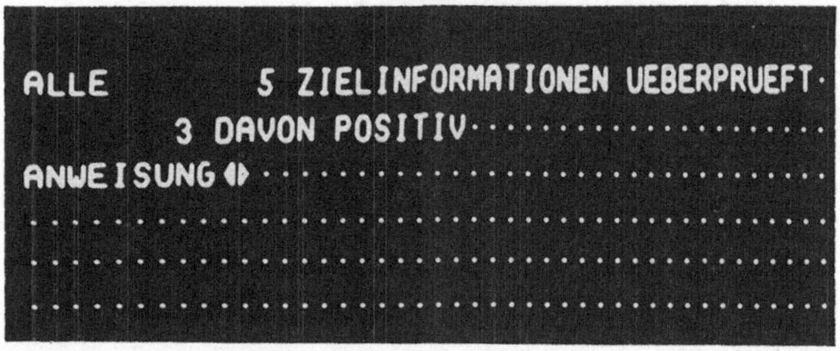

ALLE 5 ZIELINFORMATIONEN UEBERPRUEFT
3 DAVON POSITIV
ANWEISUNG

Abb. 2

Abb. 3a-c zeigen die gefundenen Texte. Wichtiger sind aber die beiden ausgesonderten Befunde.

Der ursprünglich erste, Abb. 4, erläutert die sogenannte "Punktregel": die einzige sprachliche Auflage, die die beteiligten Pathologen erhalten, heißt, es dürfen in einem Satz (also zwischen zwei Punkten) nur eindeutige Diagnosen stehen. In dem vorliegenden Befund wurde dadurch die Gallenblase klar von der Leberstanze getrennt, und die aufgeführte Papillomatose (die den Hinweis für den gesuchten gutartigen epithelialen Tumor gab) erwies sich bei der indizierten Suche als nicht der Leber zugeordnet.

Der ursprünglich fünfte Befund ist dagegen komplexer, er wird deshalb vollständig dokumentiert: Abb. 5a-d.

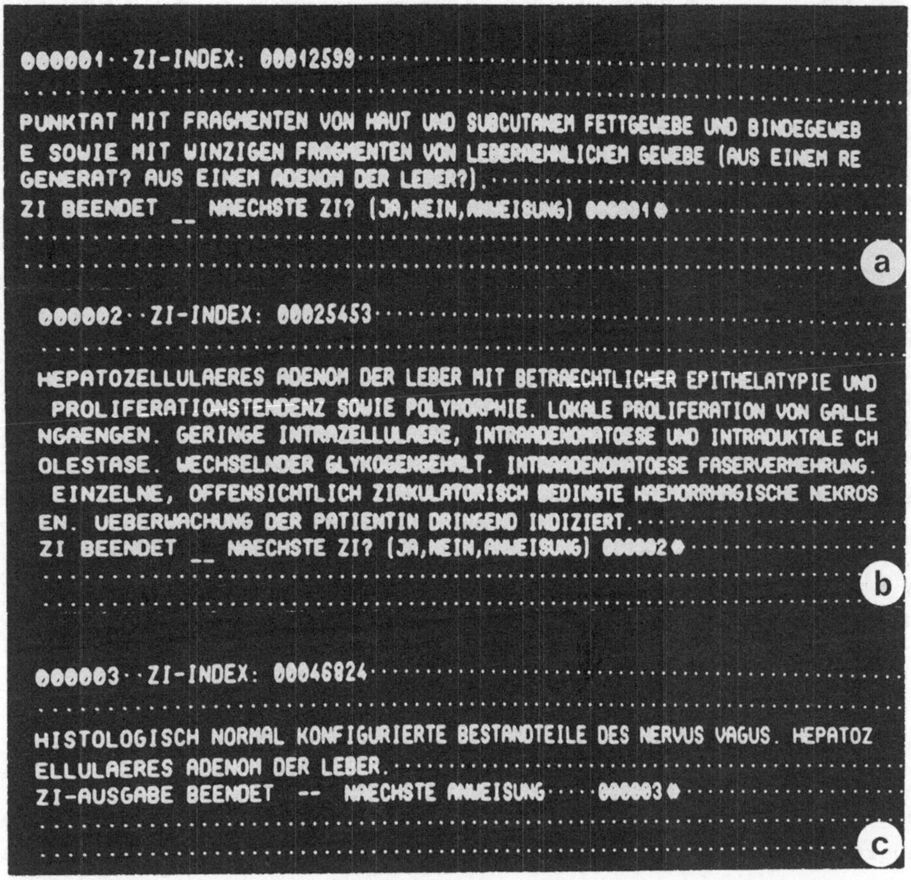

```
000001··ZI-INDEX: 00012599

PUNKTAT MIT FRAGMENTEN VON HAUT UND SUBCUTANEM FETTGEWEBE UND BINDEGEWEB
E SOWIE MIT WINZIGEN FRAGMENTEN VON LEBERAEHNLICHEM GEWEBE (AUS EINEM RE
GENERAT? AUS EINEM ADENOM DER LEBER?).
ZI BEENDET __ NAECHSTE ZI? (JA,NEIN,ANWEISUNG) 000001
```
a

```
000002··ZI-INDEX: 00025453

HEPATOZELLULAERES ADENOM DER LEBER MIT BETRAECHTLICHER EPITHELATYPIE UND
 PROLIFERATIONSTENDENZ SOWIE POLYMORPHIE. LOKALE PROLIFERATION VON GALLE
NGAENGEN. GERINGE INTRAZELLULAERE, INTRAADENOMATOESE UND INTRADUKTALE CH
OLESTASE. WECHSELNDER GLYKOGENGEHALT. INTRAADENOMATOESE FASERVERMEHRUNG.
 EINZELNE, OFFENSICHTLICH ZIRKULATORISCH BEDINGTE HAEMORRHAGISCHE NEKROS
EN. UEBERWACHUNG DER PATIENTIN DRINGEND INDIZIERT.
ZI BEENDET __ NAECHSTE ZI? (JA,NEIN,ANWEISUNG) 000002
```
b

```
000003··ZI-INDEX: 00046824

HISTOLOGISCH NORMAL KONFIGURIERTE BESTANDTEILE DES NERVUS VAGUS. HEPATOZ
ELLULAERES ADENOM DER LEBER.
ZI-AUSGABE BEENDET  --  NAECHSTE ANWEISUNG    000003
```
c

Abb. 3a-c

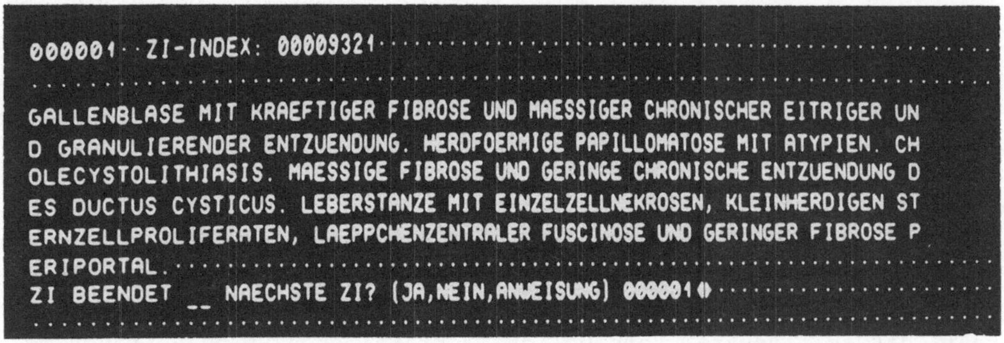

```
000001··ZI-INDEX: 00009321

GALLENBLASE MIT KRAEFTIGER FIBROSE UND MAESSIGER CHRONISCHER EITRIGER UN
D GRANULIERENDER ENTZUENDUNG. HERDFOERMIGE PAPILLOMATOSE MIT ATYPIEN. CH
OLECYSTOLITHIASIS. MAESSIGE FIBROSE UND GERINGE CHRONISCHE ENTZUENDUNG D
ES DUCTUS CYSTICUS. LEBERSTANZE MIT EINZELZELLNEKROSEN, KLEINHERDIGEN ST
ERNZELLPROLIFERATEN, LAEPPCHENZENTRALER FUSCINOSE UND GERINGER FIBROSE P
ERIPORTAL.
ZI BEENDET __ NAECHSTE ZI? (JA,NEIN,ANWEISUNG) 000001
```

Abb. 4

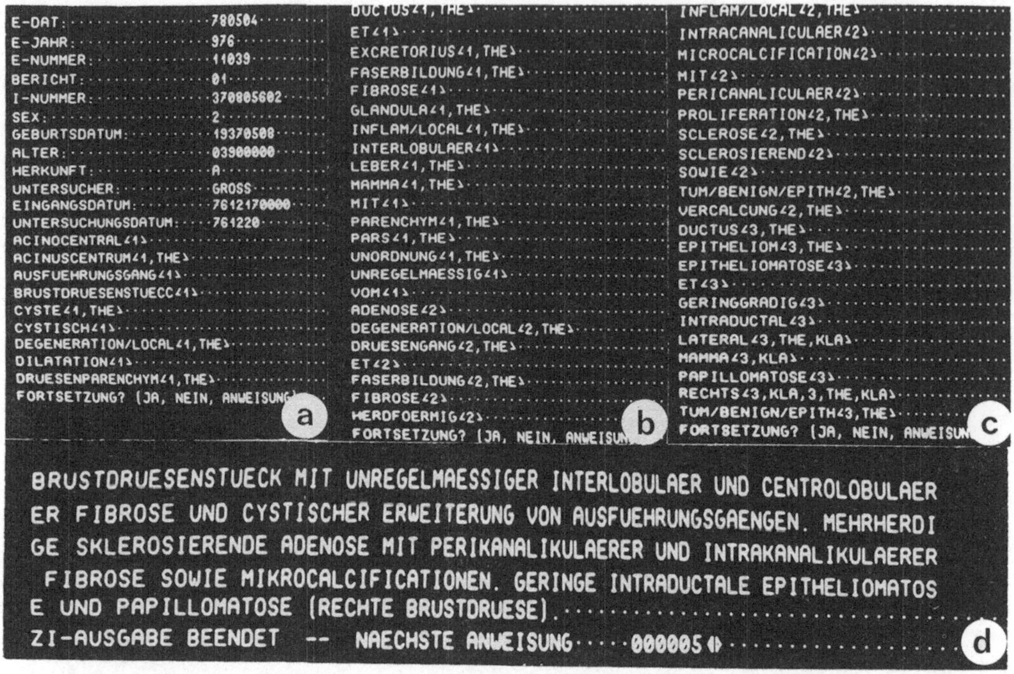

E-DAT: 780504
E-JAHR: 976
E-NUMMER: 11039
BERICHT: 01
I-NUMMER: 370805602
SEX: 2
GEBURTSDATUM: 19370508
ALTER: 03900000
HERKUNFT: A
UNTERSUCHER: GROSS
EINGANGSDATUM: 7612170000
UNTERSUCHUNGSDATUM: 761220
ACINOCENTRAL<1>
ACINUSCENTRUM<1,THE>
AUSFUEHRUNGSGANG<1>
BRUSTDRUESENSTUECC<1>
CYSTE<1,THE>
CYSTISCH<1>
DEGENERATION/LOCAL<1,THE>
DILATATION<1>
DRUESENPARENCHYM<1,THE>
FORTSETZUNG? (JA, NEIN, ANWEISUNG)
a

DUCTUS<1,THE>
ET<1>
EXCRETORIUS<1,THE>
FASERBILDUNG<1,THE>
FIBROSE<1>
GLANDULA<1,THE>
INFLAM/LOCAL<1,THE>
INTERLOBULAER<1>
LEBER<1,THE>
MAMMA<1,THE>
MIT<1>
PARENCHYM<1,THE>
PARS<1,THE>
UNORDNUNG<1,THE>
UNREGELMAESSIG<1>
VOM<1>
ADENOSE<2>
DEGENERATION/LOCAL<2,THE>
DRUESENGANG<2,THE>
ET<2>
FASERBILDUNG<2,THE>
FIBROSE<2>
HERDFOERMIG<2>
FORTSETZUNG? (JA, NEIN, ANWEISUNG)
b

INFLAM/LOCAL<2,THE>
INTRACANALICULAER<2>
MICROCALCIFICATION<2>
MIT<2>
PERICANALICULAER<2>
PROLIFERATION<2,THE>
SCLEROSE<2,THE>
SCLEROSIEREND<2>
SOWIE<2>
TUM/BENIGN/EPITH<2,THE>
VERCALCUNG<2,THE>
DUCTUS<3,THE>
EPITHELIOM<3,THE>
EPITHELIOMATOSE<3>
ET<3>
GERINGGRADIG<3>
INTRADUCTAL<3>
LATERAL<3,THE,KLA>
MAMMA<3,KLA>
PAPILLOMATOSE<3>
RECHTS<3,KLA,3,THE,KLA>
TUM/BENIGN/EPITH<3,THE>
FORTSETZUNG? (JA, NEIN, ANWEISUNG)
c

BRUSTDRUESENSTUECK MIT UNREGELMAESSIGER INTERLOBULAER UND CENTROLOBULAER
ER FIBROSE UND CYSTISCHER ERWEITERUNG VON AUSFUEHRUNGSGAENGEN. MEHRHERDI
GE SKLEROSIERENDE ADENOSE MIT PERIKANALIKULAERER UND INTRAKANALIKULAERER
FIBROSE SOWIE MIKROCALCIFICATIONEN. GERINGE INTRADUCTALE EPITHELIOMATOS
E UND PAPILLOMATOSE (RECHTE BRUSTDRUESE).
ZI-AUSGABE BEENDET -- NAECHSTE ANWEISUNG 000005
d

Abb. 5a-d

Zunächst wird der Befundaufbau (gemeint ist die in dem Retrievalsystem vorliegende Form) noch einmal deutlich: Er beginnt mit den Identifikationsdaten, nach dem Untersuchungsdatum (Abb. 5a) schließt sich der standardisierte Text an (Abb. 5a-c), ihm folgt der Originaltext (Abb. 5d). In dieser Diagnose ist zwar verschiedentlich von gutartigen epithelialen Neubildungen die Rede, sie beziehen sich aber alle auf die Brustdrüse und nicht auf die Leber, das heißt dieser Befund hätte nicht angeboten werden dürfen. Wie die Brustdrüse hier gewissermaßen zur Leber wurde, zeigt der standardisierte Text, er beginnt mit dem Standardwort "acinocentral". Acinocentral ist das bevorzugte Synonym zu "centrolobulär", das im ersten Satz der Diagnose auftaucht. Kontrolliert man den Begriff "acinocentral" im Standardregister, stößt man auf eine falsche Klassifizierung: neben acinocentral stehen die Verweise "Acinuscentrum" und "Leber". In Abb. 5b erscheint so auch der Begriff "Leber" mit dem Hinweis, daß er in den ersten Satz von Thesaurus eingefügt wurde. Dieser Fehler bei der Klassifizierung beruht darauf, daß acinocentral tatsächlich im praktischen Sprachgebrauch meist in Zusammenhang mit der Leber benutzt wird, aber eben nicht ausschließlich. Der Fall wurde so ausführlich geschildert, weil an ihm deutlich wird, wie sehr das ganze System den tatsächlichen Bedürfnissen des Pathologen entgegenkommt: der Fehler in der Klassifizierung läßt sich leicht beheben, und wir meinen, daß an dieser Stelle und nicht auf der technischen Seite die verschiedenen Verfahren ihre Brauchbarkeit für den Pathologen erweisen müssen.

Zur Korrektur der falschen Klassifizierung sucht man zunächst am Bildschirm alle Texte, in denen der Begriff "acinocentral" auftritt, dieser Schritt wurde nicht abgebildet. Es waren insgesamt 74 Texte. Von ihnen bezogen sich 3 (darunter der Fall mit der Brustdrüse) nicht auf die Leber. Dies zeigt im übrigen, daß die ursprüngliche Klassifikation nicht ganz unberechtigt war. Über ein Dienstprogramm können nun die fälschlicherweise über "acinocentral" der Leber zugeordneten Texte korrigiert werden. Nach der Korrektur findet man schon in der Häufigkeitsangabe, Abb. 6a, daß der Begriff "Leber" statt 721mal nur 718mal

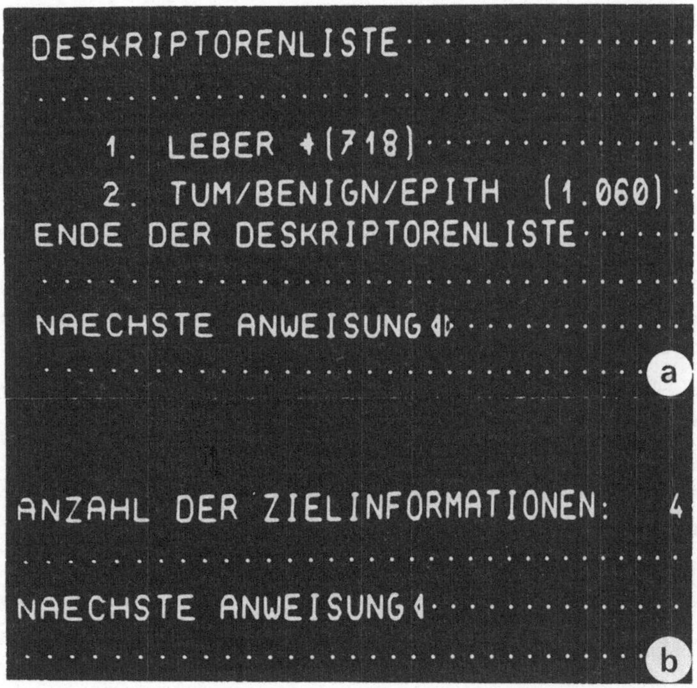

Abb. 6a-b

auftritt und nach der Suchanweisung werden nur noch 4 Fälle gefunden, Abb. 6b. Hier würde sich wieder die indizierte Suche anschließen, die sich aber von der schon geschilderten nicht unterscheidet. Hingewiesen werden soll aber noch auf zwei möglicherweise mißverständliche Dinge. Einmal wurde bei der indizierten Suche der Fall mit der Brustdrüse ausgesondert, obwohl er den Begriff Leber enthielt. Das ist korrekt, denn der zusätzlich geforderte gutartige epitheliale Tumor steht in der Diagnose erst in den folgenden Sätzen ("Adenose", "Epitheliomatose", "Papillomatose"). Dann erscheint in der Abb. 5c die Standardisierung von "rechte" merkwürdig. Der Begriff "rechte" im Originaltext wird zu "rechts (3, Kla, 3, The)" umgewandelt. Die Ursache ist eine hier zwar nicht falsche, aber doppelte Klassifizierung im Standardregister, dort steht "rechts" mit den Verweisen "lateral" und überflüssigerweise "rechts". Offensichtlich ein Überbleibsel einer unvollständig durchgeführten Thesaurusrevision. So ist die Standardisierung formal richtig, inhaltlich aber verdoppelt; sie bedeutet, im dritten Satz steht der Begriff "rechts" in einer Klammer und er wurde zusätzlich über den Thesaurus in die Klammer im dritten Satz aufgenommen. Die Kennzeichnung der über den Thesaurus aufgenommenen Begriffe durch den Hinweis "The" ermöglicht es, diese Begriffe bei der Suche unberücksichtigt zu lassen, also ausschließlich mit den originalen Formulierungen zu arbeiten.

V) Diskussion:

Wir meinen, das System mußte ausführlich dargestellt werden, da nur am konkreten Beispiel, besonders am stattgehabten, und nicht nur ausgedachten, verständlich wird, wie präzise, flexibel und wie einfach für den Benutzer ein kommerzielles Retrievalsystem verbunden mit dem AGK-Thesaurus arbeitet. Die erste von uns gestellte Forderung kann zum Teil erfüllt werden; die nicht unmittelbar an der Arbeit am Thesaurus beteiligten Pathologen werden nicht durch zusätzliche Arbeit belastet. Die Klassifizierung muß selbstverständlich geleistet werden, sie erfolgt aber weitgehend dort, wo die neuen Begriffe anfallen (vgl. (3)), sie kann deshalb schnell und unbürokratisch durchgeführt werden. Auf diese Weise fand die Nomenklatur der WHO bereits zunehmend (d.h. entsprechend ihrer konkreten Anwendung) Eingang in den Thesaurus. Der Wortschatz des Thesaurus erscheint groß, beschränkt man sich aber auf den Teil der Wörter, die von dem jeweiligen Pathologen verwendet wurden, wird der Thesaurus dort, wo das überhaupt notwendig ist, sehr viel handlicher: von den etwa 55000 Wörtern des Eingangsregisters wurden im bioptischen Bereich lediglich ca. 8000 verwendet, von den Standardwörtern etwas mehr als 4000.

Die zweite Forderung wird von dem System nahezu uneingeschränkt erfüllt: der Pathologe ist frei in seiner Formulierung.

Die Kommunikation zwischen behandelndem Arzt und dem Pathologen wird nicht berührt (3. Forderung).

Für den Benutzer des Systems (4. Forderung) gibt es ebenfalls kaum sprachliche Auflagen. Zwar entsteht für die Sekretärinnen keine zusätzliche Arbeit, dafür werden allerdings Kräfte in der Datenerfassung benötigt, die die orthografischen Fehler bereinigen.

Damit kommen wir zurück auf ein Problem, das wir schon 1974 angesprochen haben (2), nämlich die erheblichen Schwierigkeiten bei der Datenerfassung. Sie konnte bisher nicht verbessert werden, es ist aber vorgesehen, bei der Umstellung auf den on-line Betrieb die auszuwertenden Texte während der Erfassung gegen den Thesaurus abzuprüfen und damit den Korrekturaufwand zu senken. Überraschend zeigte sich für uns letztlich, daß der Umgang mit dem Thesaurus und GOLEM kaum Probleme brachte, während die Datenerfassung nach wie vor unbefriedigend bleibt. Thesaurus und GOLEM sind den Retrievalbedürfnissen der Pathologen weit voraus, die Erfassung hinkt weit hinterher. Einen zusammenfassenden Überblick über das System gibt die Abb. 7.

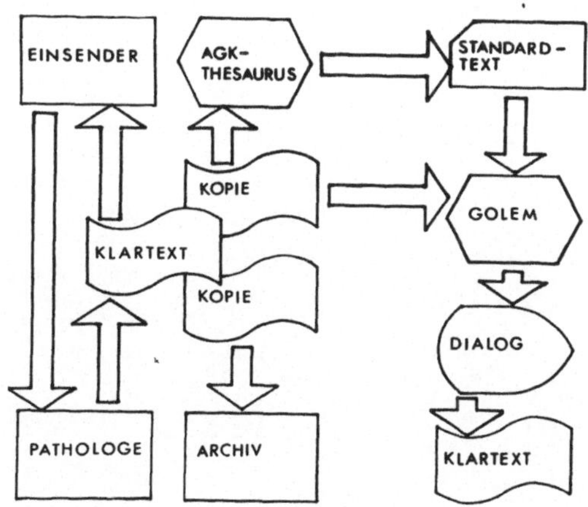

Abb. 7

Der überwiegende Teil der Datenaufbereitung wurde auf dem Rechner des Dialogsystem Süd (Berlin) durchgeführt. Wir danken besonders der Systemgruppe für ihre großzügige Unterstützung.

LITERATUR

1. Koeppe, P.: Die Bedeutung der Manware beim Aufbau von Krankenhaus-Informations-Systemen. Aus: P.L. Reichertz und G. Holthoff: Methoden der Informatik in der Medizin, Springer 1975.

2. Loy, V., Gross, U.: Erfassung von bioptischen Befunden im Institut für Pathologie.
Aus: P.L. Reichertz und G. Holthoff: Methoden der Informatik in der Medizin, Springer 1975.

3. Ries, P., Loy, V. Küsel, W., Fabricius, W.: Konzept einer off-line Version der Ergänzung des AGK-Thesaurus.
Aus: S. Koller, P.L. Reichertz und K. Überla: Medizinische Informatik 1975, Springer 1976.

4. Röttger, P. Reul, H., Klein, I., Sunkel, H.: Die vollautomatische Dokumentation und statistische Auswertung pathologisch-anatomischer Befundberichte.
Meth. Inf. Med. 8, 19-26 (1969)

5. Röttger, P., Reul, H., Sunkel, H., Klein, I.: Neue Auswertungsmöglichkeiten pathologisch-anatomischer Befundberichte. Klartexte durch Elektronen-rechner.
Meth. Inf. Med. 9, 35-44 (1970)

6. Röttger, P., Wingert, F., Feigl, W., Graepel, P., Ries, P., Schalk, D., Gross, U.M., Matakas, F.: Konzeption und Organisation des AGK-Thesaurus. Symposium über Klartextanalyse in der Medizin, Wien 1973, Schriftenr. Fa. Siemens, Datenverarb. Med. 1, 52-60 (1974)

7. Siemens: Betriebssystem BS 1000, Informationssystem GOLEM 2, Datenerfassung, Datenverwaltung, Datenwiedergewinnung.
Bestellnummer D 14/4325, D 14/4335.

COMPUTERUNTERSTÜTZTES INFORMATIONSSYSTEM IN DER SCHWANGERENAMBULANZ

R. Biniek, U. Voigt, N. Lang
Institut für Medizinische Statistik, Dokumentation und Datenverarbeitung der Universität Bonn (Direktor: Prof. Dr. med. G. Oberhoffer)
Universitäts-Frauenklinik Bonn (Direktor: Prof.Dr.med. E.J. Plotz)

Zusammenfassung

Es wird ein interaktives Dokumentationsmodell für die Schwangerenambulanz beschrieben, mit dem sämtliche während einer Schwangerschaft anfallenden Daten direkt über Terminal eingegeben werden können. Neben umfangreichen formalen und logischen Plausibilitätskontrollen erfolgt eine Überprüfung auf das Vorliegen bestimmter Risikofaktoren, an Hand derer jederzeit eine epikritische Zusammenfassung über die bisherige Schwangerschaft möglich ist. Die Ausgabe der Daten geschieht entweder über den Drucker in Form eines herkömmlichen Ambulanzblattes oder direkt über das Terminal. Anschließend wird über die bisherigen Erfahrungen beim Einsatz dieses Systems seit Februar 1978 berichtet.

An der Universitäts-Frauenklinik Bonn wurden 1972 die üblichen Krankenblätter durch Markierungsbögen ersetzt, mit denen klinische Standarddaten im Rahmen des stationären Aufenthaltes bei Schwangerschaftskomplikationen und bei Entbindung erfaßt werden. Daten aus dem Schwangerschaftsverlauf konnten mit diesem System nur retrospektiv in zusammenfassenden Diagnosen im Rahmen der Anamneseerhebung berücksichtigt werden.
Als erste Stufe einer On-Line-Dokumentation über Terminal wurde für die Schwangerenambulanz ein interaktives Dokumentationssystem entwickelt, das folgende Ziele erreichen soll:

1. Möglichst lückenlose Dokumentation aller während der Schwangerschaft anfallenden Daten mit sofortiger Plausibilitätskontrolle und Korrekturpflicht bei nicht plausiblen Daten.
2. Eine stets aktuelle Zusammenfassung der für die zu betreuende Schwangerschaft zutreffenden Risiken bzw. Abweichungen vom Normalverlauf.
3. Der jederzeitige Abruf aller Daten, die nach medizinischen Gesichtspunkten in logisch zusammengehörende Gruppen zusammengefaßt werden.
4. Sofortige Verfügbarkeit der Ambulanzdaten bei Integration des Kreißsaales in das Informationssystem.
5. Gewährleistung einer EDV-geschriebenen, jedoch im klinischen Be-

trieb EDV-unabhängigen Krankenblattführung herkömmlicher Art.

Für die Realisierung dieses Projektes stehen uns ein Rechner IBM 370/125 mit 512 Kilobyte Arbeitsspeicher und 10 Platten 3340, sowie mehrere Datensichtgeräte 2260 mit einer Bildschirmgröße von 12 Zeilen zu je 80 Zeichen zur Verfügung.

Die Programmierung erfolgte in MPL, einer am Bonner IMSDD entwickelten Programmiersprache zur Erfassung, Speicherung und Verarbeitung von komplexen medizinischen Datenbeständen; einige Programmteile wurden aber noch im Assembler geschrieben. Zur Leitungs- und Nachrichtensteuerung wird BTAM-GENA unter DOS/VS benutzt. Das in 3 1/2-jähriger Arbeit erstellte Quellenprogramm umfaßt etwa 20.000 Lochkarten. Zur Ausführung werden trotz zweifacher Overlay-Struktur 380 Kilobytes virtuellen und 28 Kilobytes reellen Arbeitsspeicherplatzes benötigt. Der Funktionsablauf läßt sich wie folgt skizzieren (Abb. 1):

1. Existieren noch keine Daten über die Patientin, handelt es sich also um eine Erstuntersuchung, werden die Personaldaten eingegeben. Geplant ist die Eingabe durch eine Verwaltungskraft in einem anderen Zimmer, was aber zur Zeit wegen organisatorischer und maschineller Mängel nicht möglich ist. Anschließend wird vom Arzt die Anamnese erhoben und die Untersuchung durchgeführt. Die Ergebnisse werden direkt in das Terminal eingegeben. Therapeutische und diagnostische Entscheidungen werden ebenfalls dokumentiert.

2. Bei einer Wiederholungsuntersuchung werden die epikritische Zusammenfassung und wahlfreien Zusatzinformationen über das Terminal abgerufen oder dem Ambulanzblatt entnommen. Nach einer kurzen Zwischenanamnese erfolgt die Untersuchung.

3. Nach Ambulanzschluß werden die Daten in Form des Ambulanzblattes vom EDV-System geschrieben, so daß bei der Aufnahme zur Entbindung jederzeit eine vollständige Dokumentation des bisherigen Schwangerschaftsverlaufes zur Verfügung steht.

4. Die Laborwerte werden von der MTA oder der EDV-Sachbearbeiterin über das Terminal eingegeben.

Der Katalog der erfaßbaren Daten enthält als Festteil die anamnestischen Daten, welche Familien-, Eigen-, Regel- und geburtshilfliche Anamnese umfassen. Zum Verlaufsteil gehören alle Untersuchungsbefunde und Besonderheiten wie Wehen, Blutungen oder Gestose-Zeichen. Die Ausprägungen der über 500 erfaßbaren Merkmale sind soweit wie möglich verschlüsselt, wobei insgesamt 38 größere Code-Tabellen mit bis zu

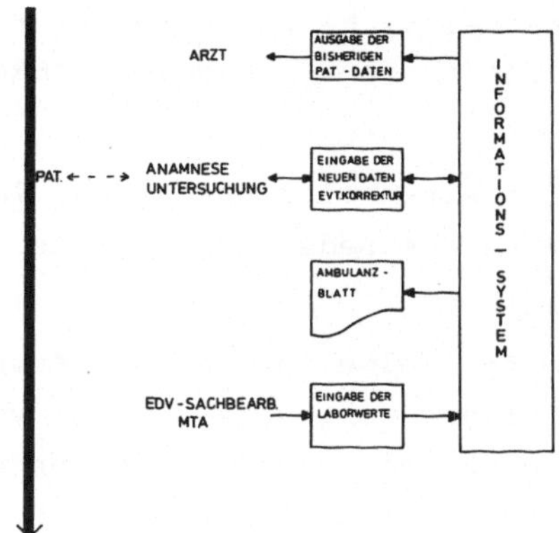

Abb. 1
Diagramm

58 Möglichkeiten erarbeitet wurden. Logisch zusammengehörende Begriffe werden in Gruppen zusammengefaßt, die dann ein oder mehrere Bildschirmformate bilden. Um auch Sachverhalte, die im Rahmen der verfügbaren Schlüssel nicht oder nicht ausreichend codierbar sind, erfassen zu können, wird genügend Raum für Klartextergänzungen gelassen (vgl. Abb.2).

```
*****************************************************************************************
*                                                                                       *
* ALLG.ANAMN. INT.ERKR. (INTE)   NAME, VORNAME          A:00003 70    ET:250278 33.SSW  *
*                                                                                       *
* __/__/_______________________________________|        ERKR./JAHR/ERGAENZUNG           *
*                                                                                       *
* __/__/_______________________________________|         ..     ..      ..              *
*                                                                                       *
* __/__/_______________________________________|         ..     ..      ..              *
*                                                                                       *
* __/__/_______________________________________|         ..     ..      ..              *
*                                                                                       *
* >>>>|    FOLGE: OPER                                                                  *
*                                                                                       *
*    A              B                  C               D                                *
*                                                                                       *
* 1  HERZERKR.      PYELONEPH.         VARIKOSIS       PSYCHATR. ERKR.                  *
*                                                                                       *
* 2  HYPERTON.      AND.NIERENER.      EMBOLIE         NEUROL. ERKR.                    *
*                                                                                       *
* 3  HYPOTON.       DIAB. MAN.         TBC             ENDOKRINE ERKR.                  *
*                                                                                       *
* 4  HEPATITIS      DIAB.LAT           SONST.INFEKT.   SONSTIGES                        *
*                                                                                       *
* 5  FEHL.TRANSF.   VENE. ERKR.        TUMORE                                           *
*                                                                                       *
*****************************************************************************************
```

Abb. 2
Bild INTE

Auch steht in vielen Bildern eine nicht merkmalsgebundene Zeile für reinen Klartext zur Verfügung. Außergewöhnlich lange oder seltene

Befunde, Sondersituationen oder wissenschaftliche Zusatzinformationen können vom Benutzer im eigens dafür vorgesehenen Bild namens "FREI" dokumentiert werden.

Die entwickelten 36 Bilder haben jeweils einen vier Buchstaben langen Namen, der eine mnemotechnische Abkürzung des Bedeutungsinhaltes darstellt.

Für die verschiedenen Situationen - Erst-, Folge- und Nachuntersuchung - sind Standardreihenfolgen der Bilder vorgegeben, wobei vom System je nach den eingegebenen Daten einzelne Bilder übersprungen oder zusätzliche aufgerufen werden. Durch direktes Ansprechen der Bilder über den Namen kann vom Benutzer jederzeit die Standardreihenfolge abgeändert werden.

Die Eingabedaten werden grundsätzlich auf ihre formale und logische Plausibilität überprüft. Formal wird auf falsche Codes, Unter- oder Überschreitung der Feldlänge bei fixer Feldlänge und zu hohe oder zu niedrige Zahlenwerte abgeprüft. Treten solche Fehler innerhalb eines Bildes auf, wird das entsprechende Feld mit Dollar-Zeichen ausgefüllt. Das Ergebnis einer logischen Plausibilitätskontrolle zeigt Abbildung 3.

```
REMINDING                    NAME, VORNAME      A:00003 70   CT:250278 33.SSW

_I  0 = ANGABE GRAV/PARA FALSCH , 1 - N = NR. DER ZU LOESCHENDEN SS-BESCHREIBUNG

    BEI DER PAT. SOLL ES SICH UM EINE 03 GRAVIDA / 02 PARA HANDELN

 1. 71 PARTUS SPONTAN JUNGE 3200 GR 52 CM LEBT

 2. 72 ABORT 3 MONAT  CURETTAGE
```

Abb. 3
Bild RMND

Bei einer Patientin in der dritten Schwangerschaft bei zwei Entbindungen führt die Eingabe einer Fehlgeburt zu einem logischen Widerspruch. Entweder kann man hier die entsprechende Schwangerschaftsbeschreibung mit "2" löschen oder mit "0" in das Bild PARA springen und dort die

Angabe über Gravida/Para verbessern.

Die Ausgabe der Daten erfolgt sowohl in der Form des nach jedem Besuch der Patientin neu geschriebenen Ambulanzblattes, als auch direkt über das Terminal.

Das Ambulanzblatt (Abb. 4) enthält im Kopf die Basisinformationen,die Regelanamnese, Angaben über bisherige Schwangerschaften und bestimmte Basis-Laborwerte.

Anschließend folgt eine Auflistung aller für die jetzige Schwangerschaft wichtigen anamnestischen Risikofaktoren und bisherigen Auffälligkeiten im Schwangerschaftsverlauf. Dazu werden die Daten bei der Eingabe auf das Vorliegen bestimmter Konstellationen überprüft, die im klinischen Sprachgebrauch als Besonderheiten oder Risikofaktoren bezeichnet werden. 154 solcher Risikofaktoren werden zur Zeit vom System her überprüft. Der Benutzer hat aber jederzeit die Möglichkeit, weitere Risikofaktoren und Besonderheiten mit dem Bild FREI zu beschreiben. An dieser Stelle des Ambulanzblattes werden nun nur solche Daten ausgegeben, die in Zusammenhang mit den zutreffenden Faktoren stehen. Von diesem Prinzip erhoffen wir uns, eine stets aktuelle und komprimierte Übersicht über alles Auffällige in der jeweiligen Schwangerschaft geben zu können.

```
                                                                                                          SEITE  1
UNIVERSITAETS - FRAUENKLINIK  BONN              SCHWANGERSCHAFTS-AMBULANZ                           BONN,DEN 14/02/78

A.NR: 03391/75                          *****************                GRAV: 01  PARA: 00  ABORTUS:   0
                           BLUTGRUPPE: * A1    RH NEG. *                                            AK :
                                       *****************                                            280977 NEGATIV
                                                                                                    290977 NEGATIV
                           ZYKLUS   : 28 TAGE REGELM.                                               231177 NEGATIV
I.ZAHL: 194303182120       L.R.     : 04.06.77 SCHWAECHER/SICHER                                    R-HHT:
                           1. KB    : 10.10.77  (CIRCA 19.SSW)                                      290977    1: 64

                           ET       : 11.03.78   NACH L.R.                                          NORM.GEW 58.00
                                      -------------------                                           GROESSE 164

A N A M N E S T I S C H E   B E S O N D E R H E I T E N :
ENDOKRINE ERKR. 1974 HYPERTHREOSE   1975 ADNEXITIS RECHTS (?)
R I S I K O F A K T O R E N   D E R   J E T Z I G E N   S S :
AELTERE ERSTGEBAERENDE 34 JAHRE BEL LAUT U.SCHALL VOM: 13.01.78
RH-KONSTELLATION GEWICHTSZUNAHME BISHER UM  6 KG
71 CURETTAGE
         |     |     |     |         | URIN      | HB |OED|      |    |  |VAGINALE UN |                                   |RE AM
DATUM    |SSW  |GEWI.|L.U.|  RR     | E / Z / AC| HK |VAR|FUNDUS|LAGE|HT| VT|ZERV| MM| BESONDERHEITEN UND DISPOSITIONEN   |ARZT
=========================================================================================================================
28.09.77|17/  |60.2 | 90 |130/090|             |13.5|0  |N-1   |    |+ |   |2.0 |0.0|HB HK BLUTGR. AK MUTTERP.          |28.10.77
        |     |     |    |       |             |40.0|0  |      |    |  |   |    |   |ROETELN, WAR, T3,T4,T7 NATABEC     |BIN
                                                                                      AGIOLAX
                                                                                      U.SCHALL AM: 07.10.77
E I N S T E L L U N G:  PORTIO,VAGINA UND VULVA GLATT SMEAR VOM 22.09.77 PAP. II_ UTERUS PARAMETRIUM,ADNEXE UND BECKEN OB
-------------------------------------------------------------------------------------------------------------------------
28.10.77|21/  |61.5 | 89 |130/080|0  /0  /0   |    |0  |N     |    |+ |   |2.0 |0.0|LENOTHAN                           |23.11.77
        |     |     |    |       |             |    |0  |      |    |  |   |    |   |                                   |BIN
RR ZU BEGINN 180:100
         BRENNEN DER FUESSE
         UEBELKEIT
-------------------------------------------------------------------------------------------------------------------------
23.11.77|25/  |62.0 | 95 |130/080|0  /0  /0   |    |0  |N     |    |+ |   |2.0 |0.0|AK NATABEC                         |21.12.77
        |     |     |    |       |             |    |0  |      |    |  |   |    |   |GELUSIL-LAC                        |DUH/BIN
                                                                                      L-THYROXIN
SODBRENNEN
-------------------------------------------------------------------------------------------------------------------------
21.12.77|29/  |64.0 | 96 |130/080|             |    |0  |R-3   |    |+ |   |1.5 |0.0|CA                                 |
        |     |     |    |       |             |    |0  |      |    |  |   |    |   |U.SCHALL AM: 13.01.77              |DUH/BIN
KRIBBELN IN DEN FINGERN
-------------------------------------------------------------------------------------------------------------------------
13.01.78|32/  |     |    |       |             |13.5|   |      |    |  |   |    |   |                                   |
        |     |     |    |       |             |40.0|   |      |    |  |   |    |   |                                   |DUH
-------------------------------------------------------------------------------------------------------------------------
```

Abb. 4

Ambulanzblatt

Im sich daran anschließenden Verlaufsteil sind die benötigten Daten, wie etwa das Gewicht, in für longitudinale Betrachtung geeigneter Form angeordnet.

Eine ebenso übersichtliche Ausgabe der Gesamtdaten über den Bildschirm ist nur bedingt möglich. Der Kleinheit der Bildschirme entsprechend werden die Daten in medizinisch zusammengehörende Gruppen unterteilt. Zur Zeit können folgende 7 Ausgabe-Arten aufgerufen werden: Basis-Informationen, anamnestische Angaben, Schwangerschaftsverlauf Teile 1 und 2, Angaben zur Berechnung des Geburtstermines, alle Untersuchungsergebnisse eines bestimmten Tages, alle Laborwerte mit Wertung auf normal, zu hoch oder zu tief. Die Ausgabe über den Bildschirm wird im klinischen Betrieb aber äußerst selten benutzt, da einerseits immer nur Teilübersichten zu einem Problem ausgegeben werden können, und auf der anderen Seite die Antwortzeiten bei dieser sehr rechenintensiven on-Line-Ausgabe mit Größenordnungen zwischen 10 Sekunden und 1 Minute noch viel zu hoch liegen. Wir hoffen, daß durch die durchgeführten Programmoptimierungen und den Hard-Ware-Ausbau die Antwortzeiten entscheidend reduziert werden können.

Das Dokumentationsmodell befindet sich seit dem Februar 1978 im klinischen Einsatz. Die dabei gewonnenen Erfahrungen zeigen, daß die Bewältigung der anfallenden Daten mit den Möglichkeiten des Systems voll gelungen ist. Auch sehr komplexe und seltene Krankheitsbilder wurden von klinisch-praktischer Sicht her zufriedenstellend dokumentiert und auch übersichtlich und prägnant ausgegeben. Durch das oben erläuterte Verfahren der Risikofaktorerkennung ist die angestrebte aktuelle und komprimierte Übersicht über alles Pathologische in der jeweiligen Schwangerschaft in durchaus befriedigender Weise erreicht worden.

Die Reaktionen der Benutzer waren jedoch sehr unterschiedlich. Erhebliche Schwierigkeiten ergaben sich z.B. durch fehlende Schreibmaschinenkenntnisse, so daß es einem Teil der Ärzte auch nach längerer Einarbeitungszeit nicht möglich war, die Daten während der regulären Untersuchung einzugeben. Die dann übliche Praxis des Eingebens der Daten am Nachmittag nach Ambulanzschluß wurde von den Ärzten verständlicherweise als Mehrarbeit abgelehnt. Auch zeigte sich, daß doch teilweise eine mehrstündige bis mehrtägige Einarbeitungszeit nötig ist, um ein so komplexes System in allen Einzelheiten bedienen zu können. Aus der Urlaubszeit mit manchmal täglichem Arztwechsel in der Ambulanz resultieren daher dann auch Lücken in der Dokumentation, für die sich letztlich keiner genau zuständig fühlt.

Zusammenfassend ist also zu sagen, daß sich die Einführung dieses Dokumentationssystems als prinzipiell möglich erwiesen hat, und die gesteckten medizinischen Ziele voll erreicht worden sind. Trotzdem wird man weitere, überwiegend organisatorische Maßnahmen planen müssen, um die Benutzerfreundlichkeit zu erhöhen.

Literatur

Jesdinsky, H.J.
Diagnose-Modelle in der Medizin
Methods Inf. Med. 11, 44-59 (1972)

Lang, N. et al.
Eine Volldokumentation in der Geurtshilfe - ein Schritt im Rahmen eines klinischen Informationssystems
Z. Geburtsh. Perinat. 177, 262-278 (1973)

Voigt, U. et al.
Automatische Erstellung eines Arztbriefes mit Hilfe der Datenverarbeitung in der Geburtshilfe
Arch. Gynäk. 214, 457 - 459 (1973)

Voigt, U.
MPL, eine Programmiersprache zum Erfassen, Speichern und Verarbeiten komplexer medizinischer Datenbestände
Habilitationsschrift Bonn 1977

DOKUMENTATION UND VERARBEITUNG KLINISCHER DATEN IN DER GEBURTSHILFE MITTELS EDV

R. Schönhardt, N. Lang

Institut für Medizinische Statistik, Dokumentation und Datenverarbeitung (Direktor: Prof.Dr. G. Oberhoffer)
Frauenklinik der Universität Bonn (Direktor: Prof. Dr. E.J. Plotz)

Seit 1972 wird in der geburtshilflichen Abteilung der Universitäts-Frauenklinik Bonn routinemäßig ein auf Markierungsbelegen basierendes Krankenblatt verwendet (Lang et al. 1973, Hamacher et al. 1974). Auf 15 unterschiedlichen Markierungsbelegen werden die Daten erfaßt, die während der stationären Behandlung in der Schwangerschaft, während der Entbindung, im Frühwochenbett und auf der Kinderstation anfallen. Die Gestaltung der Markierungsbelege erfolgte so, daß sie bei konventioneller Benutzung als Krankenblatt lesbar blieben, andererseits eine EDV-gerechte primäre Datenerfassung ohne fehlerträchtige Verschlüsselung oder Übertragung erlaubten. Die Einführung dieses Systems wurde als eine Zwischenstufe zu einem echten Informationssystem in der Geburtshilfe konzipiert, das eine on line Datenverarbeitung über interaktive EDV-Systeme ermöglicht.

Mittlerweile liegen nahezu 7 Jahre an Erfahrung über unser maschinell "lesbares" Krankenblatt vor, so daß es sinnvoll geworden ist, eine kritische Analyse durchzuführen und die Ergebnisse an den ursprünglich gesteckten Zielen zu messen.

Das erste, praktisch klinische Ziel, die auf der Grundlage dieses Krankenblatts abgespeicherten Daten zur automatischen Erstellung eines Arztbriefes zu verwenden, wurde bereits bei Einführung des Systems erreicht. Dies wurde in früheren Publikationen mitgeteilt (Voigt et al. 1973, Hamacher et al. 1973). Hauptziel war jedoch die jederzeitige Verfügbarkeit gesicherter klinischer Daten für wissenschaftliche Analysen. Diese sollten einfache Leistungsübersichten im Sinne der Qualitätskontrolle oder die detaillierte Untersuchung von Zusammenhängen verschiedener Parameter ermöglichen. Im folgenden sollen bisher erfolgte Anwendungen mit den erzielten Ergebnissen vorgestellt und die dabei aufgetretenen Fehler und Probleme diskutiert werden.

Erläuterung des Markierungsbeleg-Krankenblattes

Zunächst seien stichwortartig einige Bemerkungen zum Aufbau des Markierungsbeleg-Krankenblattes gemacht (Abb. 1). Die 15 Markierungs-

UFK BONN — Markierungsbelege des geburtshilflichen Krankenblattes

Inhalt:			Zeitpunkt der Datenerhebung:
Blatt	1	Verlauf der jetzigen Schwangerschaft	Stat. Aufnahme
	1A	Spezielle Diagnostik und Stationäre Aufenthalte in der Schwangerschaft	
	2	Allgemeine und gynäkolog. Anamnese	
	3	Geburtshilfliche Anamnese	
	4	Allgemeiner Status	
	7	Entbindung I , Aufnahmebefund	Kreissaal
	8	Entbindung II , Geburtsverlauf	
	9	Entbindung III, Nachgeburtsperiode	
	10	Entbindung IV , spezielle Diagnostik	
	12	Neugeborenes, Kreissaalbefund	
	13	Neugeborenes, 1. pädiatrischer Befund	Neugeborenenabteilung
	14	Neugeborenes, Verlauf	
	15	Neugeborenes, Abschlußbefund	
	11	Wochenbett	Wochenstation, Entlassung
	11A	Wochenbett	

Abb. 1
Aufbau des Markierungsbeleg-Krankenblattes.

belege sind so gruppiert, daß sie voneinander unabhängig in zeitlich unterschiedlichen Funktionsabläufen benutzt werden können. Die Gruppe 1 (1 - 4) umfaßt nur retrospektive Daten aus der geburtshilflichen und allgemeinen Anamnese, sowie den Allgemeinstatus bei der Aufnahme. Die Gruppe 2 (7 - 10) erfaßt Daten aus dem Geburtsverlauf, die im Kreißsaal erfaßt werden. Die Gruppe 3 (12 - 15) enthält Neugeborenendaten, die von dem pädiatrisch tätigen Personal im Kreißsaal und auf der Neugeborenen-Station erstellt werden. Die 4. Gruppe (11 und 11 a) erlaubt die Erfassung der Wochenbettsdaten bei Entlassung der Mutter. Bei Nichtzutreffen bestimmter Merkmalsgruppen können Markierungsbelege auch wegfallen. Beispiel: Verzicht auf die Neugeborenen-Belegblätter bei Geburt eines toten Kindes.

Schritte zur Erstellung und Nutzbarmachung der Datei geburtshilflicher Daten

Im folgenden soll der weitere Verlauf der Datei-Erstellung skizziert werden:

1. Überprüfung der Markierungsbelege auf Vollständigkeit und formale Fehler durch die Dokumentationsassistentin.
2. Automatische Umwandlung in Lochkarten und manuelles Hinzufügen der Personaldaten und gegebenenfalls von freiem Text.
3. Abspeicherung der neu gewonnenen Daten auf Magnetband (etwa alle 3 - 4 Wochen).
4. Bei Jahresende Erstellung einer Datei auf Magnetband für einen Jahrgang, nach I-Zahl geordnet.
5. Ausdruck der Geburten nach Entbindungsdatum geordnet und Überprüfung der Liste auf Vollständigkeit anhand des Kreißsaalbuchs. Vervollständigung der Datei durch die noch fehlenden Geburten.
6. Zusammenfassung des neuen Jahrgangs mit den bereits bestehenden Jahrgängen in einer Gesamtdatei.
7. Überprüfung der I-Zahlen und Korrektur bei Frauen, die bereits früher an der Universitäts-Frauenklinik Bonn entbunden wurden.
8. Bisher eingesetzte Routineprogramme:
   a) Alphabetische Namenslisten mit Angabe von I-Zahlen und Entbindungsdatum.
   b) Prüfprogramme auf Vollständigkeit und Plausibilität der im Zusammenhang mit der Aufstellung der Jahresstatistik wesentlichen Angaben.
   c) Ausdruck eines Normalkollektivs (Geburten ohne Risikofaktor und ohne pathologischen Verlauf).
   d) Selektionsprogramm: Identifizierung aller Geburten, für die bestimmte vorgebbare Kriterien zutreffen.
   e) Erstellung der Jahresstatistik.

Die Schritte 1 und 2 werden von einer Dokumentationsassistentin durchgeführt, deren Sorgfalt eine besonders große Rolle für die Güte der Daten spielt. Ab Schritt 2 werden alle Arbeiten am Institut für Medizinische Statistik, Dokumentation und Datenverarbeitung der Universität Bonn ausgeführt.

Die Dateien werden jeweils sequentiell nach I-Zahl geordnet angelegt, wobei die I-Zahl aus dem Geburtsdatum der Mutter und einem 2-ziffrigen Namenscode zusammengesetzt ist. Diese I-Zahl wird sodann per Programm erweitert durch eine laufende Nummer bei gleicher I-Zahl und durch eine laufende Nummer der Geburten an der UFK Bonn bei ein und derselben Patientin.

Die Daten werden in Form von Records zu je 128 Bytes abgespeichert, wobei ein Record entweder die Information eines Markierungsbelegs enthält oder aber Personaldaten oder einen Freitext zur Charakterisierung von Besonderheiten, die im automatischen Arztbrief erscheinen sollen. Jeder Record enthält einen Label, der außer I-Zahl noch andere Informationen, wie z.B. Entbindungsdatum und Markierungsbeleg-Nummer aufnimmt. Die Dateistruktur und die zur Erstellung notwendigen Programme wurden seinerzeit von Dr. Voigt in Zusammenarbeit mit der UFK Bonn entwickelt.

Die wichtigsten Angaben zu der nun vorliegenden Gesamtdatei sind in Abbildung 2 aufgeführt. Mit Ablauf eines Jahres wird die Datei jeweils um den neuen Jahrgang mit ca. 1.000 Geburten vergrößert. Die im Routineprogramm aufgeführten, fest etablierten Anwendungen erlauben die bequeme Verfügbarkeit der Daten über EDV, sie haben sich bereits bei vielen wissenschaftlichen Arbeiten bewährt.

Selbst so einfache Ausdrucke, wie alphabetische Namenslisten der Patientinnen eines Jahrgangs mit grundlegenden Angaben wie z.B. des Geburts- und Entbindungsdatums sind für die Identifizierung bei zahlreichen Arbeiten von großem Wert. Das Selektieren nach bestimmten vorgebbaren Kriterien ist von der Seite der Datenverarbeitung ein leichtes Unterfangen, für die wissenschaftliche Arbeit aber ein ständig wiederkehrendes Problem, das mit einem herkömmlichen Archiv kaum zu lösen ist. Alle Anwendungsprogramme für die hier beschriebene geburtshilfliche Datei sind in PL/I geschrieben.

Probleme und Fehlerquellen bei der Datei-Erstellung

Die Erfahrung zeigte, daß mit Abschluß eines Jahrgangs die erste Jahresdatei (Schritt 4) im Durchschnitt noch um 5 bis 10 Geburten vervollständigt werden mußte (Schritt 5). Eine der häufigsten Fehlerquellen ergab sich aus der "Kompliziertheit" des Namencodes. So waren beispielsweise von den Patientinnen des Jahrgangs 1977 etwa 20 % bereits aufgrund früherer Geburten in der Datei enthalten. Bei einem großen Teil dieser Frauen stimmte der neu ermittelte Namenscode nicht

UFK BONN

DATEI GEBURTSHILFLICHER DATEN
ERSTELLT AUS DEM MARKIERUNGSBELEG - KRANKENBLATT

Inhalt: Geburten der Jahre 1972 bis 1977

Zahl der Geburten	6984
Recordlänge	128 Bytes
Zahl der Records	185793
Records pro Geburt	26.6 (Mittelwert)
Ordnungsprinzip	I - Zahl (Geb.- Datum, Namenscode, laufende Nummer bei gleicher I - Zahl)

Abb. 2
Angaben zu der geburtshilflichen Gesamtdatei.

mit dem früher ermittelten Namenscode überein. Wird dieser Fehler nicht bemerkt, wird eine neue Patientin registriert, statt die erneute Entbindung einer bereits bekannten Patientin. Die hohe Fehlerrate bei der Zuteilung des Namenscodes durch das Klinikpersonal zeigt deutlich die große Fehlerträchtigkeit solcher numerischen Verschlüsselungen.

Nach der Korrektur der "Label"-Fehler erfolgt die Überprüfung der eigentlichen Daten. Sie beschränkt sich bei der großen Vielfalt der auf den Markierungsbelegen enthaltenen Informationen bisher nur auf die geburtshilflichen "Kern"-Daten, die auf Vollständigkeit und Widersprüchlichkeit untersucht wurden. Diese Prüfung ging der Aufstellung der jahresstatistischen Angaben voraus. Die Abbildung 3 gibt einen Überblick über die bisher gemachten Erfahrungen: Eine so wesentliche Angabe, wie die des Geburtsgewichts der Neugeborenen wird sofort komplettiert, so daß diese Angabe in der Gesamtdatei vollständig ist. Andere fehlende Angaben werden zunächst einmal nur lokalisiert. Auf ihre Vervollständigung mußten wir bisher aus Mangel an Arbeitskräften

UFK BONN

DATEI GEBURTSHILFLICHER DATEN
ERSTELLT AUS DEM MARKIERUNGSBELEG - KRANKENBLATT
VOLLSTÄNDIGKEIT DER DATEN

Fehlende Angaben:

Geburtsgewicht	0 %
Gestationsalter	2.8 %
Parität / Zahl früherer SS.	0.95 %
Geschlecht des Kindes	0.95 %
Lage des Kindes	1.15 %
Apgar - Wert 1 Min. (der lebenden Neugeborenen)	0.91 %

Abb. 3
Vollständigkeit der Daten

größtenteils verzichten. Dies führte zu mehr oder weniger großen Informationsverlusten, deren Größenordnung für einige Merkmale angegeben ist. Die bei dem ersten Augenschein relativ hohe Fehlangabe des Gestationsalters - bei 2,8 % der Geburten - erscheint andererseits wieder recht zufriedenstellend, wenn man berücksichtigt, daß in der "Münchener Perinatalstudie 1975" (Selbmann et al. 1977) dieser Prozentsatz bei 15 % lag. Die meisten anderen wichtigen Merkmale haben einen Unvollständigkeitsanteil von ca. 1 %.

Eine besonders hohe Verlustrate an Information ergab sich immer dann, wenn Merkmale nach Verlegung der Mutter oder des Kindes außerhalb des Markierungsbelegbereichs erhoben wurden. Da diese Daten für die Jahresstatistik andererseits von größter Bedeutung waren, mußte für die Überprüfung und Komplettierung ein besonderer Weg beschritten werden. Wir ließen von allen, vom Programm identifizierten, perinatal verstorbenen Kindern einen Ausdruck mit allen zugehörigen Daten erstellen.

Dieser konnte dann mit Eintragungen im Kreißsaalbuch bzw. den Registrierungen auf der Kinderstation verglichen und korrigiert bzw. ergänzt werden. Dieses Vorgehen hat sich sehr bewährt und war bei 20 bis 40 perinatal verstorbenen Kindern pro Jahr gut realisierbar.

Die Aufdeckung widersprüchlicher Angaben führte bisher zwar zu ihrer Lokalisierung, sie konnten aber nur teilweise korrigiert werden. Solche Korrekturen erfordern eine personalaufwendige Überprüfung der gesamten Archivunterlagen. Diese Arbeit wurde in Einzelfällen für wissenschaftliche Analysen an kleineren Kollektiven durchgeführt, für jahresstatistische Aufstellungen wurde eine fehlende Angabe nur konstatiert.

Ergebnisse

Im folgenden sollen anhand einiger Beispiele Ergebnisse dargestellt werden, die auf der Grundlage des beschriebenen Datenmaterials gewonnen wurden. Die detaillierteren Untersuchungen beschränken sich dabei auf den Fünfjahreszeitraum von 1973 bis 1977.

Statistische Erhebungen, so wie sie in der "Münchener Perinatalstudie 1975" (Selbmann et al. 1977) mit großem Aufwand für den Raum München durchgeführt wurden, können für das Geburtskollektiv der UFK Bonn aufgrund des bestehenden Markierungsbeleg-Krankenblatt-Systems und der einmal vorhandenen Computerprogramme jedes Jahr aufs neue routinemäßig durchgeführt werden. Die in unserer Datei gespeicherten klinischen Daten sind jedoch für jede Geburt so umfangreich, daß darüberhinaus detaillierte Einzelfallanalysen für spezielle wissenschaftliche Fragestellungen möglich wurden.

Ein Auszug aus den jahresstatistischen Angaben für das Jahr 1977 ist in Abb. 4 und 5 gezeigt. Bei einer solchen Aufstellung ist zu beachten, daß sich diese Untersuchungen auf das spezielle Kollektiv von Geburten einer Universitätsklinik beziehen, so daß Vergleiche mit anderen Kliniken nicht im Sinne eines Leistungsvergleichs angestellt werden können. So zeigt sich bei den Geburten an der UFK Bonn im Vergleich zum Durchschnitt ein besonders hoher Prozentsatz von pathologischen Verläufen, wie z.B. Frühgeburtlichkeit, Untergewichtigkeit der Neugeborenen, kindliche Asphyxie, perinatale Mortalität etc. Dieser Sachverhalt drückt sich beispielsweise schon in dem hohen Anteil der Risikoschwangerschaften aus, der an der UFK Bonn im Zeitraum 1973 bis 1977 relativ konstant bei 70 - 75 % lag (Abb.6). Im Durchschnitt wird in der "Münchner Perinatalstudie 1975" ein Anteil der Risikoschwangerschaften von 46 % angegeben.

Auszug aus der jahresstatistischen Aufstellung für das Jahr 1977

Gesamtzahlen:	
Zahl der Geburten:	1045
Zahl der geborenen Kinder	1061
Einteilung in Gewichtsklassen:	
unter 1000 Gramm	3
1000 - unter 1500 Gramm	13
1500 - unter 2000 Gramm	31
2000 - unter 2500 Gramm	53
2500 - unter 3000 Gramm	170
3000 - unter 3500 Gramm	411
3500 - unter 4000 Gramm	284
4000 - unter 4500 Gramm	87
4500 - unter 5000 Gramm	8
5000 Gramm und mehr	1
Frühgeburten (Gestationsalter < 38. SSW.):	
Gesamtzahl (incl. Mehrlingsgeburten)	108
Gewicht unter 1000 Gramm	3
Gewicht 1000 - unter 1500 Gramm	10
Gewicht 1500 - unter 2000 Gramm	24
Gewicht 2000 - unter 2500 Gramm	23
Gewicht 2500 Gramm und mehr	53
Frühgeburten bei Mehrlingen	5
Fehlende Angabe zum Gestationsalter	29

Abb. 4

Auszug aus der Jahresstatistik 1977:
Geburtsgewichte und Frühgeburten

Als Beispiel für die Untersuchung von Zusammenhängen verschiedener Parameter ist in Abbildung 7 eine Darstellung der 10. und 90. Perzentile, sowie des Mittelwerts des Geburtsgewichts in Abhängigkeit vom Gestationsalter für das Kollektiv der UFK Bonn gezeigt. Aufgrund der noch zu geringen Zahlen von Frühgeborenen vor der 36. Schwangerschaftswoche, wurden die betreffenden Werte erst ab der 36. Schwangerschaftswoche berechnet. Im Vergleich zu der in der Literatur am häufigsten zitierten Darstellung der Perzentilen nach Lubchenco (Denver, Colorado, USA) liegen die Gewichtsperzentilen an der UFK Bonn deutlich höher. Dies entspricht früheren Befunden von Hosemann und ähnlichen Studien aus dem mitteleuropäischen Raum.

Ein weiteres Beispiel unserer Auswertungen zeigt Abbildung 8, in der die perinatale Mortalität in Abhängigkeit vom Geburtsgewicht dargestellt ist. Diese detaillierte Art der Betrachtung ist bei dem sehr hohen Anteil untergewichtiger Kinder an der perinatalen Mortalität heute unerläßlich.

Perinatale Mortalität:	pro 1000	
Gesamte Perinatale Mortalität	26 (24.5)	
Perinatale Mortalität nach Gewichtsklassen:		
unter 1000 Gramm	3 (1000)	
1000 - unter 1500 Gramm	6 (462)	
1500 - unter 2000 Gramm	10 (323)	
2000 - unter 2500 Gramm	3 (56.6)	
2500 Gramm und mehr	4 (4.16)	
Perinatale Mortalität und Risikofaktoren:		
bei Normalschwangerschaften	1 (3.88)	
bei Risikoschwangerschaften	25 (31.1)	
Zeitpunkt des Todes:		
Ante Partum vor Aufnahme in die Klinik	5	
Ante Partum nach Aufnahme in die Klinik	3	
Sub Partu	0	
bis 24 Std. Post Partum	10	
2 bis 7 Tage Post Partum	8	
Kindliche Morbidität:		
Asphyxien (Gesamthäufigkeiten):		
Apgar ≥ 7 (nach 1 Min. und 5 Min.)	928	992
Apgar 4-6 (nach 1 Min. und 5 Min.)	60	22
Apgar 1-3 (nach 1 Min. und 5 Min.)	47	14

Abb. 5

Auszug aus der Jahresstatistik 1977:
Einige Angaben zur perinatalen Mortalität und Morbidität

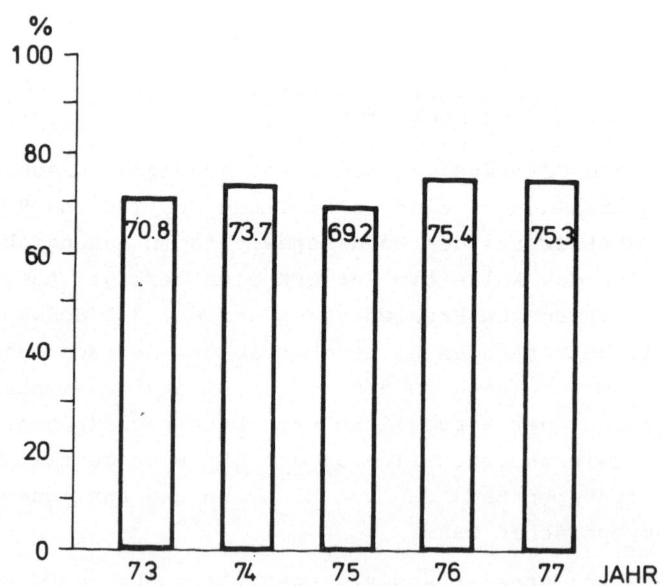

Abb. 6

Anteil der Risikoschwangerschaften 1973 - 1977 an der UFK Bonn

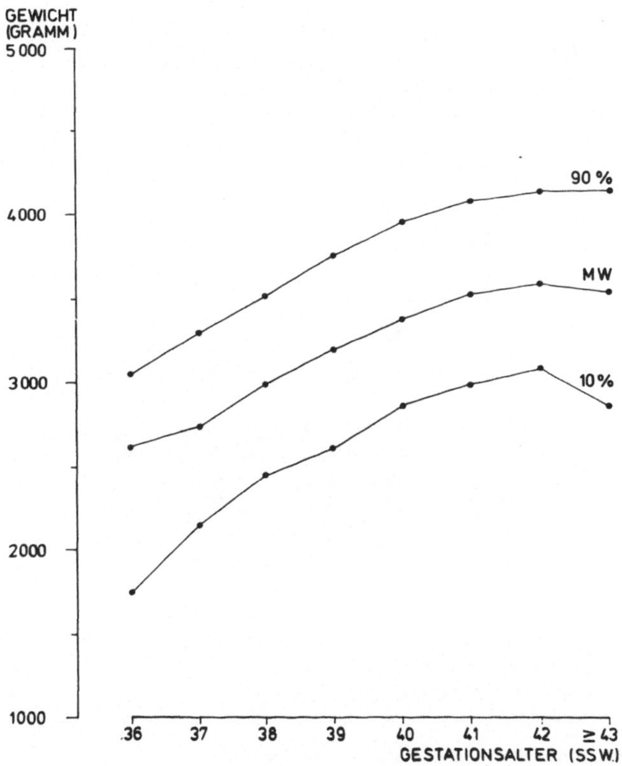

Abb. 7

Geburtsgewichtsperzentile in Abhängigkeit vom Gestationsalter (Kollektiv der UFK Bonn 1973-1977)

Die hier gezeigten Beispiele stellen nur einen kleinen Teil der von uns bereits erstellten Auswertungsprogramme dar. Insbesondere liegen Programme für die Untersuchung der Frühgeburtlichkeit, perinatalen Mortalität und perinatalen Morbidität (tabellarische Übersichten, Zusammenhänge und Korrelationen u.a.) vor. Die der bisherigen Auswertung zugrundeliegenden Patienten-Kollektive können jährlich routinemäßig ergänzt bzw. vergrößert werden. Auf diese Weise lassen sich die Ergebnisse zunehmend besser absichern.

Zusammenfassung

Ein auf Markierungsbelegen basierendes Krankenblatt wird an der Uni-

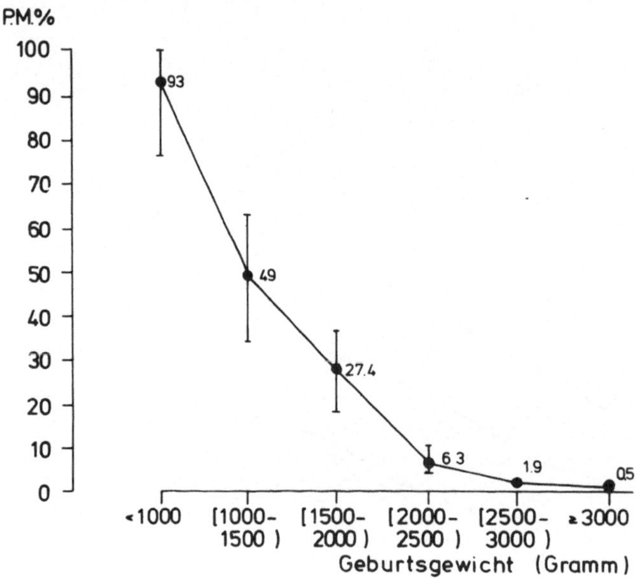

Abb. 8

Perinatale Mortalität und Geburtsgewicht
(Kollektiv der UFK Bonn 1973-1977)

versitäts-Frauenklinik Bonn seit 1972 routinemäßig verwendet. Durch die laufende Speicherung umfangreicher klinischer Daten auf Magnetband konnten über die automatische Erstellung eines Arztbriefes hinaus für jedes Jahr detaillierte statistische Angaben der an der UFK Bonn anfallenden geburtshilflichen Fälle gemacht werden. Darüberhinaus wurden wissenschaftliche Untersuchungen von Zusammenhängen verschiedener Parameter durchgeführt. Schließlich steht mit den gespeicherten Daten ein so ausführliches Material zur Verfügung, daß auch Einzelfallanalysen für spezielle wissenschaftliche Fragestellungen durchgeführt werden konnten.

Literatur:

M. Hamacher, N. Lang und U. Voigt:
Automatische Arztbrieferstellung mit Hilfe der Datenverarbeitung in der Geburtshilfe.
Z. Geburtsh. Perinat., 177, 279 (1973)

M. Hamacher und M. Niesen:
EDV-gerechte Datenerfassung in einer Neugeborenen-Abteilung.
Z. Geburtsh. Perinat., 178, 51 (1974)

N. Lang, M. Hamacher, M. Hansmann, O. Bellmann und U. Voigt:
EDV-Volldokumentation in der Geburtshilfe über Markierungsbelege - ein Schritt im Rahmen eines klinischen Informationssystems.
Z. Geburtsh. Perinat., 177, 262 (1973)

H.K. Selbmann, M. Brach, H.J. Höfling, R. Jonas, M.A. Schreiber und K. Überla:
Münchner Perinatalstudie 1975
Deutscher Ärzte-Verlag GmbH (1977)

U. Voigt, D. Faber, M. Hamacher und N. Lang:
Automatische Erstellung eines Arztbriefes mit Hilfe der Datenverarbeitung in der Geburtshilfe
Archiv für Gynäkologie, 214, 457 (1973)

EVA - EIN MODULARES PROGRAMMSYSTEM ZUR DATENAUSWERTUNG UND ENTSCHEIDUNGSFINDUNG ALS NEUER BAUSTEIN DES AACHENER DOKUMENTATIONS- UND MONITORINGSYSTEMS ADAM

Halbach, M.

Abt. Medizinische Statistik und Dokumentation der Medizinischen Fakultät an der Rheinisch-Westfälischen Technischen Hochschule Aachen
Vorstand: Prof. Dr.med. R. Repges

Das Aachener Dokumentations- und Monitoringsystem ADAM ist ein universelles Datenerfassungs- und Verarbeitungssystem für den Einsatz im klinischen Bereich. Es wird in der Abteilung Anaesthesiologie der Rheinisch-Westfälischen Technischen Hochschule Aachen routinemäßig für Überwachungsaufgaben während Operationen eingesetzt. Seine Entwicklung wurde unter DVM 117 vom Bundesminister für Forschung und Technologie gefördert.

Das Konzept des Systems (Abb. 1) weist als Kernstück eine dynamische COMMON Verwaltung BUFMAG auf, die den Informationsaustausch zwischen den Teilbausteinen des Systems koordiniert.

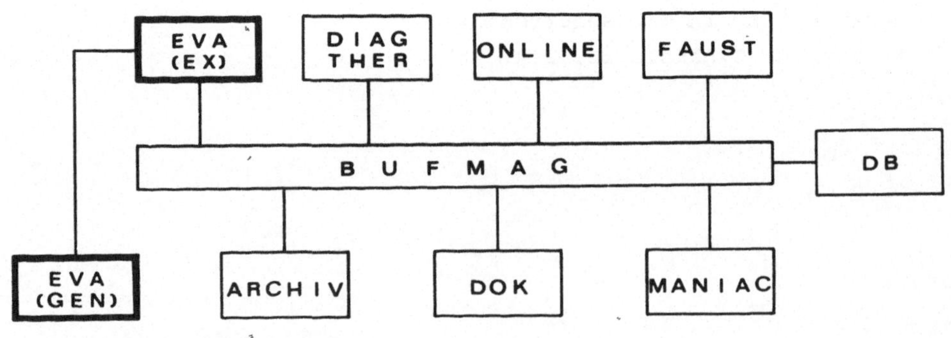

Abb. 1

Systemkonzept des Aachener Dokumentations- und Monitoringsystems ADAM

Die Datenbank DB dient zur Speicherung von Patientendaten und von häufig benutzten Listen. Sämtliche Patientendaten werden gemeinsam mit der Realzeit des Meßzeitpunktes und einer Beschreibung von Datentyp und Format abgespeichert. Der Inhalt der Datenbank ist eine zeitrichtige Beschreibung des überwachten Prozesses.

Die Datenerfassung und -präsentation erfolgt über Farbsichtgeräte auf der Basis von Masken als situationsgerechte Zusammenfassung einer Gruppe von aktuell relevanten Daten. Dem Formularausgabesteuerungsprogramm FAUST obliegt die Beschaffung der auszugebenden Formulare und Daten aus der Datenbank, die zeitoptimale Abwicklung der Eingabe/Ausgabe-Vorgänge, die formale und inhaltliche Prüfung der eingegebenen Daten und die Verzweigung innerhalb des Maskennetzes zur Dialogfortsetzung. Da zur Zeit in der Abteilung Anaesthesiologie intelligente mikroprozessorgesteuerte Patientenperipherie installiert wird, kann auf eine direkte online-Erfassung von Vitalparametern durch das Rechnersystem der Abteilung verzichtet werden; statt dessen ist eine preiswerte digitale Kopplung zwischen Mikroprozessor und Abteilungsrechner vorgesehen. Es wird damit dem durch sinkende Hardwarekosten möglich gewordenen Trend Rechnung getragen, Datenverarbeitungskapazität näher an den Operationstisch und das Intensivbett zu bringen.

Verschiedene Programme zur Diagnosehilfe und zur Therapieunterstützung sind im Rahmen der Patientenüberwachung routinemäßig im Einsatz. Als interessantes Beispiel aus der Gruppe dieser Bausteine ist ein Programm zur Optimierung der Fentanyldosierung zu nennen. Basierend auf einem im Laufe des Projektes erarbeiteten Modell zur Dynamik der Fentanylverteilung im menschlichen Körper, das durch Untersuchungen mit einem Analogrechner verifiziert wurde, optimiert das Dosierungsprogramm unter Berücksichtigung der geplanten Operationsdauer und den bereits erfolgten Fentanylgaben Menge und Zeitpunkt der nächsten Fentanylgabe mit dem Ziel, den Wirkspiegel im Gehirn rasch auf das für eine hinreichende Analgesietiefe erforderliche Niveau zu bringen und dieses Niveau anschließend konstant zu halten.

Während die bislang erwähnten Bausteine prozeßgekoppelt, das heißt unter Zeitbedingungen arbeiten, die durch das Geschehen im Operationssaal vorgeschrieben werden, sollen in folgenden einige Subsysteme vorgestellt werden, die zeitunkritisch zur Dokumentation und Systempflege dienen.

Das Dokumentationssystem erzeugt am Ende einer Operation und um Mitternacht ausführliche freitextliche Papierprotokolle über den prä-, per- und postoperativen Verlauf sowie ausführliche grafische Darstellungen aus der peroperativen Phase einschließlich aller Medikationen und Infusionen.

Ein Datenbankarchiv übernimmt die langfristige Archivierung von Patientendaten auf Magnetband. Durch die Wahl eines maschinenunabhängigen Magnetbandformates wird das erfaßte Datenmaterial auch für Auswertungen auf Großrechenanlagen nutzbar gemacht.

Ausgehend von einer einfachen Generierungssprache erstellt und vernetzt der Maskencompiler MANIAC die zur Abwicklung der Dialoge erforderlichen Masken. Die Generierung, Änderung und Erweiterung des Maskennetzes wird seit langem ausschließlich vom medizinischen Personal durchgeführt. Die formale und inhaltliche Struktur des Maskennetzes wird so den Bedürfnissen des klinischen Routinebetriebes optimal angepaßt.

Es stellt sich nun die Frage, wie der durch täglichen Routineeinsatz ständig anwachsende Datenbestand sinnvoll zur Beantwortung medizinisch-wissenschaftlicher Fragestellungen herangezogen werden kann und wie neue Erkenntnisse unter Nutzung der vorhandenen Datenverarbeitungskapazität in die anaesthesiologische Betreuung des Patienten einbezogen werden können. Im Gegensatz zu den bisher vorgestellten Bausteinen wird hier ein Programmsystem gefordert, das Untersuchungen nicht nur am einzelnen aktuellen Patienten, sondern auch an Patientenkollektiven durchführen kann, wobei die Kollektive von Problem zu Problem individuell zusammengestellt werden müssen.

Ein grober Überblick über die zu erwartenden Probleme im anaesthesiologischen Bereich zeigt einerseits, daß die Fragestellungen und die bekannten oder vermuteten Wege zu ihrer Beantwortung ungeheuer vielschichtig sind; andererseits läßt sich fast jedes Problem in eine Reihe von immer wieder anzutreffenden Teilproblemen zerlegen. Statt nun jedes einzelne Problem isoliert programmtechnisch zu lösen und unter großem Aufwand in das bestehende System zu integrieren, wird ein Paket von Modulen bereitgestellt, die die einzelnen Teilprobleme lösen und bei geeigneter Verkettung zur Lösung des Gesamtproblems führen.

An ein nach dieser Strategie arbeitendes modulares Assistenz- und Auswertungssystem müssen einige Forderungen gestellt werden. Unabdingbar ist die Verfügbarkeit aller geläufigen arithmetischen, logischen und algebraischen Funktionen zur Verknüpfung von Patientendaten im weitesten Sinne. Alle Operationen müssen bequem auf Meßreihen angewendet werden können. Weiterhin sollen komplexe Funktionen jederzeit angefügt werden können, um flexibel auf neue Problemsituationen eingehen zu können.

Besonderes Augenmerk ist auf Benutzerfreundlichkeit zu richten. Insbesondere sollen globale Auswertungen und die Anwendung des Ergebnisses mit ein und demselben Funktionsvorrat bewerkstelligt werden. Die Parametrierung der einzelnen Module und deren Verkettung soll einfach und gegen das Auftreten fataler Fehler gesichert sein. Darüberhinaus soll der Anwender das System unter Wahrung der vollen Mehrbenutzbarkeit ohne Rücksichtnahme auf die Prozeßumgebung benutzen können.

Mit dem neuen Baustein EVA (Evaluating and Assistance System) wird diesem Forderungskatalog Rechnung getragen (Abb. 2).

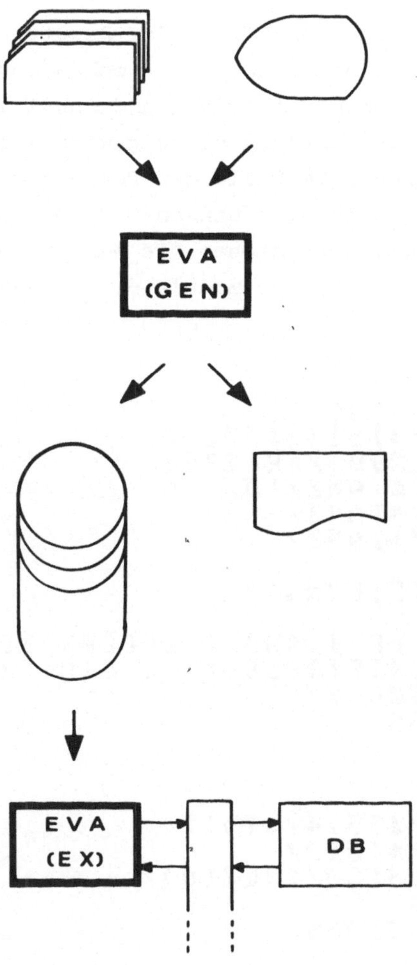

Abb. 2
Generierung und Abarbeitung einer Sequenz

Typische Elementarprobleme, die durch unabhängige Module gelöst werden, sind zum Beispiel die Datenbeschaffung aus der Datenbank nach verschiedenen Suchstrategien unter Vorgabe von frei wählbaren Zeitkriterien, die Datenverknüpfung durch Anwendung aller in FORTRAN definierten arithmetischen und logischen Operationen mit Erweiterungen für die Behandlung von Zeitreihen oder Präsentation der Ergebnisse auf Korrespondenz- oder Ausgabemedien.

Jedes Modul wird durch ein Parameterpaket gesteuert; die vermaschte Gesamtheit aller Parameterpakete, die zur Lösung eines bestimmten Problems erforderlich ist, heißt Sequenz. Der problemgerechte Aufbau der Sequenzen erfolgt mit einem Sequenzgenerator EVA-GEN.

Nach den Regeln einer einfachen Sprache formuliert der Benutzer eine Folge von Anweisungen, die dem Sequenzgenerator über Lochkarten oder Sichtgeräte zugeführt und von diesem einer formalen und inhaltlichen Fehlerprüfung unterzogen wird. Der Übersetzungsvorgang wird auf einem Zeilendrucker ausführlich dokumentiert. Im Falle der Fehlerfreiheit werden die Parameterpakete zu einer Sequenz gebunden und auf reservierten Externspeicherbereichen abgelegt. Dort stehen sie dem Executor - ein kleiner Supervisor und die Gesamtheit der Module - zur beliebig häufigen Abarbeitung zur Verfügung.

```
         :$I513=$IRNAWAUS*100
         :$I514=$IRDATUM
         :$I515=$IRNAWEND*100
         :TIME/DIF/$TANZ/$T514/$T512/
         :GOTO/$TANZ//(HL290)/(HL290)/
         :TIME/ADD/$TANZ/$TANZ/1D/
HL290    :TIME/MIN/$IANZ/$TANZ/
HL300    :HISTO/COU/$SI3/$IANZ/
         :CON
         :CON/'ALTERSVERTEILUNG'/
         :CON
         :$LRES=$IBPDSEX.NE.1.AND.$IBPDSEX.NE.2
         :$LRES=$LRES.OR.$IPIDGEBDA.EQ.010101
         :GOTO/$LRES/(HL320)//
         :$I512=$IPIDGEBDA
         :$I513=0
         :$I514=$IRDATUM
         :$I515=0
         :TIME/DIF/$T512/$T514/$T512/
         :TIME/YEA/$IRES/$T512/
         :GOTO/$IRES//(HL310)/(HL310)/
         :$IRES=$IRES+100
HL310    :HISTO/COU/$SI4/$IRES/
HL320    :CONTINUE
         :WRITE/PF/$SIO/2/
```

Abb. 3

Ausschnitt aus einem Übersetzungsprotokoll

Bild 3 zeigt einen Ausschnitt aus einem Übersetzungsprotokoll des Sequenzgenerators. Jedem ausführbaren Statement kann ein Label vorangestellt werden, das zum Verlassen der linearen Arbeitsfolge unbedingt oder in Abhängigkeit numerischer oder logischer Variablenwerte bedingt angesprungen werden kann.

Bei der Benutzung von Sichtgeräten zur Eingabe der Befehlsfolge kann auf Hilfsfunktionen zurückgegriffen werden. Nach Eingabe eines Fragezeichens erscheint auf dem Bildschirm eine Übersicht über alle definierten EVA-Befehle (Abb. 4). Wird ein gültiges Befehlskürzel mit vorangestelltem Fragezeichen eingegeben, erscheint ein kurzgefaßter Hilfstext

```
   TABELLE DER DEFINIERTEN BEFEHLSNAMEN
 ------------------------------------------
 01: MXC          FIN          SFETCH
 04: SFILL        SDIFFERENT   SINTEGRATE
 07: DUMP         GOTO         LOADER
 10: PROTOKOLL    CONTINUE     FETCH
 13: OPEN         CLOSE        WRITE
 16: READ         SKIP         BACKSPACE
 19: REWIND       WEOF         INITIALIZE
 22: LIMIT        ALARM        PLOT
 25: HELP         $.....       OUTPUT
 28: OLD          PATIENT      PENR
 31: COUNT        TRANSFORM    EVALUATE
 34: TIME         INDEFINITE   DECTAB
 37: HISTO        TRIGGER      STORE
 40: CORRESPOND   CALL         CLEAR
 43: BDEF         SORT         PRIVATE
 46: ALPROZ       LIST         CCONVERT
 49: DISPOSE


 **************** BEFEHL ****************
 ?FETCH
```

Abb. 4
Tabelle der definierten EVA - Anweisungen

zur Erläuterung der für diesen Befehl erforderlichen Parameter (Abb.5).

Der Executor EVA-EX kann durch die Bereitstellung von zwei Prioritätsebenen für je 32 Benutzer sowohl prozeßgekoppelt ("online") wie auch prozeßentkoppelt ("offline") arbeiten (Abb. 6).

Auf der prozeßgekoppelten Executorebene laufen Sequenzen, die aufgrund von Ereignissen der Patientenüberwachung gestartet werden. Im allgemei-

```
·BEFEHL: FETCH                                      EX·
·-----------------------------------------------------·
·ANWEISUNG ZUM BESCHAFFEN VON EINZELVARI-·
·ABLEN AUS DER DATENBANK.                                ·
·-----------------------------------------------------·
·FETCH/P1/P2/P3/P4/P5/(P6)/(*)                          ·
·                                                        ·
·P1:  SYSTEMVARIABLENNAME                                ·
·P2:  SUCHSTRATEGIE                                      ·
·     B=BEST V=VORWAERTS R=RUECKWAERTS                   ·
·P3:  GRUND-(SOLL-)ZEIT POSITIV RELATIV                  ·
·P4:  ERLAUBTES ZEITFENSTER                              ·
·P5:  ZIELVARIABLE                                       ·
·P6:  PATIENTEREREIGNISNUMMER                            ·
·-----------------------------------------------------·
·NOGO ERLAUBT. FALLS NOGO MUSS AUF DER 2                 ·
·,3.,4... KARTE DIE PENR FEHLEN ODER MIT                 ·
·DER DER ERSTEN KARTE IDENTISCH SEIN.                    ·
·-----------------------------------------------------·
·FALLS P1 VARIABLENPAAR UND ZIELVARIABLE                 ·
·MIT FORMAT T, WIRD DOPPELWORT BESCHAFFT                 ·
·**************** BEFEHL ****************·
·FETCH/*BHKPULS/B/2H/$TDEL/$IPULS/$IPAT/█·
```

Abb. 5

Befehlsspezifischer Hilfstext zur Unterstützung der Benutzer bei der Befehlseingabe

nen werden die Ergebnisdaten dieser Sequenzläufe zur Beeinflussung des Prozeßgeschehens herangezogen und müssen beispielsweise dem behandelnden Personal visuell zugänglich gemacht werden. Typische Beispiele für dieses Einsatzgebiet sind die Erarbeitung von Therapievorschlägen und Diagnosehilfen oder die Fortschreibung von Bilanzierungen.

Im prozeßentkoppelten oder offline Betrieb werden vorwiegend wissenschaftliche Fragestellungen unter Einbeziehung von Massendaten bearbeitet. Die Sequenzen sind im allgemeinen umfangreich und ihre Laufzeit sehr groß. Sie werden vorzugsweise nachts und an Wochenenden aktiviert. Der Anstoß erfolgt manuell - eventuell mit einer Zeitverzögerung; die Ergebnisdaten werden zumeist auf Zeilendruckern festgehalten.

Die Ablaufsteuerung des Executorsystems - insbesondere der Unterbrechungsalgorithmus zur Einhaltung der Prioritätsvorschriften - obliegt einem Supervisorprogramm. Der Supervisor nimmt Aufträge von anderen Tasks entgegen, merkt den Start der verlangten Sequenz vor und aktiviert die jeweils höchstpriore Sequenz. Muß eine Sequenz aus Mangel an Betriebsmitteln unterbrochen werden, wird - falls vorhanden - eine

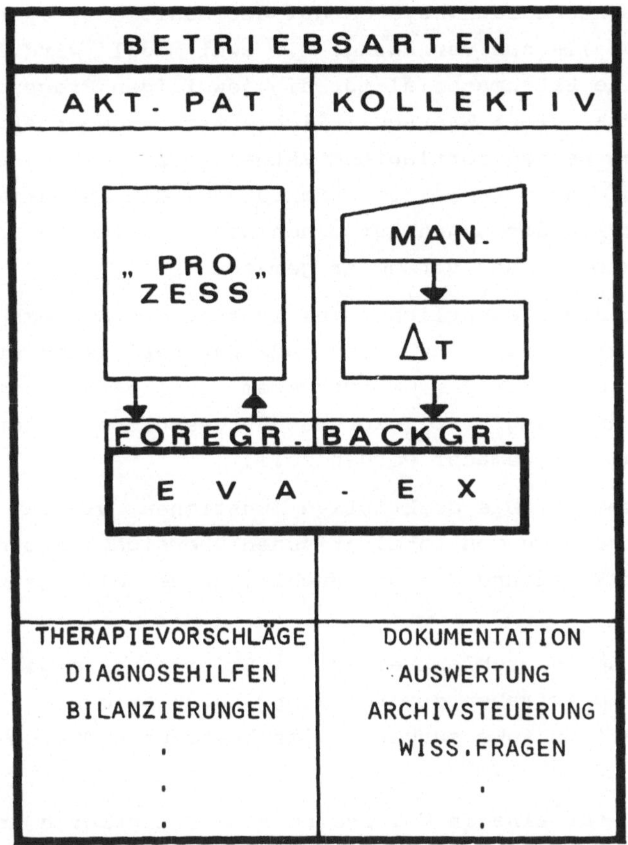

Abb. 6
Betriebsarten des Executors EVA-EX

wartende Sequenz mit gleicher oder niedrigerer Priorität gestartet.

Der Leistungsumfang des Systems EVA umfaßt zur Zeit etwa fünfzig Funktionen. Neben den bereits erwähnten unerläßlichen Elementarfunktionen wurden einige komplexe Funktionen verifiziert, deren Notwendigkeit zum Teil erst im Zuge der Benutzung des Auswertungssystems offenbar wurde.

So können sich Sequenzen mit hohem Datenaufkommen eines vollständigen index-sequentiellen Filehandlingsystems bedienen. Zur automatischen Diagnoseerstellung wurde ein Entscheidungssystem auf der Basis von Entscheidungstabellen implementiert. Die Anzahl der codierbaren Zeilen und Spalten der Entscheidungstabellen ist größer als die der uns bekannten Tabellen in der medizinischen Literatur. Die Tabellen können beliebig verkettet sein; der Auftrag, eine Entscheidungstabelle abzuarbeiten, kann eine Aktion einer anderen Tabelle sein.

Ein probabilistisches Entscheidungssystem auf der Basis des Bayes'schen Algorithmus steht ebenfalls zur Verfügung. Mit zwei Moduln wird das in der Datenbank vorhandene Datenmaterial für die jeweiligen Fragestellungen zur Ermittlung der a priori Wahrscheinlichkeiten ausgewertet. Diese Wahrscheinlichkeiten werden fortlaufend aktualisiert. Mit einem dritten Modul werden die so gesammelten Erfahrungen, die in Matrixform vorliegen, unter Realzeitbedingungen auf einen neuen Patienten angewendet und für eine Entscheidung verfügbar gemacht.

Der letzte Punkt macht eine wesentliche Zielrichtung des Systems EVA deutlich, nämlich daß die durch eine umfassende Datenerfassung ständig in Form klinischer Daten in das Gesamtsystem einfließende ärztliche Erfahrung mittel- und langfristig zur rechnergestützten Diagnose und Therapiefindung nutzbar gemacht werden soll.

Weiterhin existieren komfortable deskriptive Funktionen, wie zum Beispiel ein Modul zur Erzeugung von tabellarischen Übersichtsinformationen oder ein Modul zur Erzeugung der gebräuchlichen Verteilungsfunktionen (Abb. 7).

Falls sich aus völlig neuen Problemkreisen die Erfordernis ergibt, neue Funktionen für spezielle Aufgaben zur Verfügung haben zu müssen, können neue Module mit wenigen Anweisungen in das bestehende System eingebunden werden.

Ein typisches Beispiel für eine in das System ADAM integrierte Anwendung auf der prozeßgekoppelten Ebene ist eine Sequenz zur Diagnostik von Säure-Basen-Störungen. Nach Eingabe der durch die Blutgasanalyse gewonnenen Meßwerte erstellt die Sequenz durch Abarbeitung einer Entscheidungstabelle die Diagnose und macht Vorschläge zur Behebung der Störung. Die Sequenz wählt die Pufferlösung und berechnet, falls eine Pufferung erforderlich ist, die zu infundierende Menge der Pufferlösung.

Im prozeßentkoppelten Betrieb wird retrospektiv eine monatliche Statistik der Notarzteinsätze der Stadt Aachen erstellt. Die Untersuchungen erfolgen vorwiegend unter einsatztaktischen Gesichtspunkten; außerdem werden Unterlagen für den Verwaltungsverkehr erstellt.

Das System EVA übernimmt seit geraumer Zeit die Steuerung der Datenbank für alle Funktionen, die sich auf Patientenkollektive beziehen, so zum Beispiel das Archivieren von Patienten.

Das System EVA steht seit über einem Jahr der Abteilung Anaesthesiologie zur Verfügung. Es hat sich im Laufe dieser Zeit gezeigt, daß das modulare Assistenz- und Auswertungssystem bei der Bewältigung der

```
HISTOGRAMM
DARGESTELLT WIRD DIE: ABSOLUTE HAEUFIGKEIT
GESAMTANZAHL DER WERTE                          000143
ANZAHL DER UNDEFINIERTEN WERTE                  000000
ANZAHL DER WERTE KLEINER ALS DAS MINIMUM        000000
ANZAHL DER WERTE GROESSER ALS DAS MAXIMUM       000000

MITTELWERT   IM DEFINITIONSBEREICH:   2.98104E01
VARIANZ      IM DEFINITIONSBEREICH:   1.66110E02
STREUUNG     IM DEFINITIONSBEREICH:   1.28882E01
```

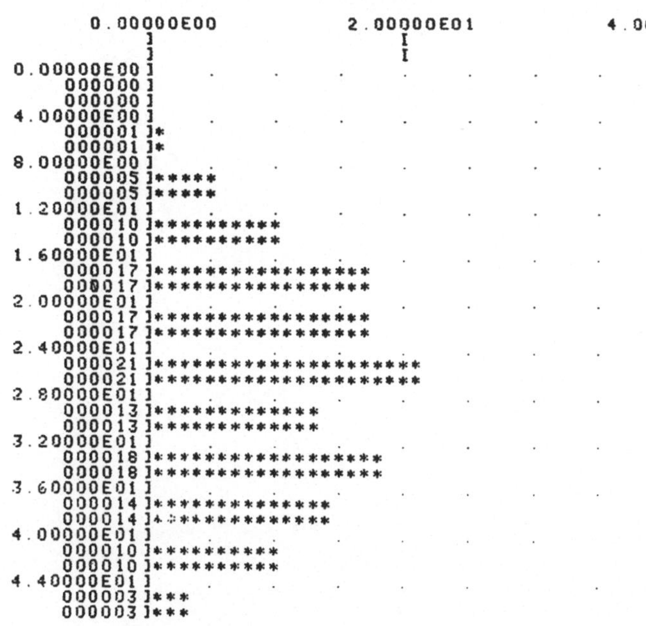

Abb. 7

Automatisch erstellte Verteilungsfunktion

unterschiedlichsten Aufgaben sowohl im Bereich der Routine als auch im medizinisch-wissenschaftlichen Bereich gegenüber konventioneller Programmierung dem Benutzer einen entscheidenden Zeitvorteil bietet. Gerade dieser Zeitvorteil ermöglicht die spontane Reaktion auf Wünsche nach vermehrter DV-Kapazität im klinischen Betrieb und die Unterstützung einer wissenschaftlichen Disziplin wie der Anaesthesiologie, die sich zunehmend auf die Analyse von Massendaten stützen muß.

MPL - EINE PROGRAMMIERSPRACHE ZUM ERFASSEN, SPEICHERN UND VERARBEITEN KOMPLEXER MEDIZINISCHER DATENBESTÄNDE

Voigt, U.; Spitzer, K.; Baur, M.
Institut für Medizinische Statistik, Dokumentation und Datenverarbeitung der Universität Bonn (Direktor: Prof. Dr. med. G. Oberhoffer)

Macht man sich daran, in einer der gebräuchlichen höheren Programmiersprachen ein selbst einfaches Medizinisches Informationssystem zu schreiben, hat man mit einer Fülle von Schwierigkeiten zu kämpfen, die sich aus der besonderen Beschaffenheit medizinischer Datensammlungen ergeben: Die meist aus Belegen zusammengesetzten Datengruppen stammen aus den unterschiedlichsten Quellen (z.B. Arzt, Labor, Verwaltung) und weisen naturgemäß eine mannigfaltige Strukturvariabilität auf.

Als Ordnungskriterium bietet sich die Zeit an. Da aber Datenelemente des Types Zeitpunkt bzw. Zeitdauer mit dazugehörigen arithmetischen Operationen in keiner höheren Programmiersprache angeboten werden, sind aufwendige Hilfskonstruktionen nötig.

Während das Problem der relativen symbolischen Adressierung innerhalb einer Struktureinheit, wie sie z.B. ein Record darstellt, zufriedenstellend gelöst ist (STRUCTURE in PL/I, CLASS in SIMULA), ergeben sich ernste Probleme bei der Verarbeitung von variablen Ansammlungen der unterschiedlichsten Struktureinheiten. Ordnet man sie in typenspezifischen Bereichen an, so ist sowohl ein überhöhter Speicherplatzbedarf zu erwarten als auch der Verlust der gemeinsamen linearen Anordnung nicht zu umgehen; beläßt man diese, so erfordert das einen diffizilen Pointer-Mechanismus.

Wie immer man sich entscheidet, bei der Verarbeitung kommt eine weitere Eigenheit medizinischer Daten erschwerend hinzu: ihre außerordentlich hohe und komplexe Interdependenz. Ein Beispiel: Um zu entscheiden, ob ein Scheck eingelöst werden kann, wird nur der letzte Kontostand benötigt. Die Prüfung auf logische Plausibilität eines Befundes oder gar das Ermitteln von risikoreichen Situationen hingegen bedarf eines ungleich höheren Informationsniveaus, dessen Erzeugung auf herkömmliche Weise wegen der hohen Datenstrukturvariabilität nur mit großem programmtechnischen Aufwand möglich ist.

Neben anderen Erwägungen sind es hauptsächlich die geschilderten Schwierigkeiten, welche zur Gestaltung einer eigenen, besonders auf die Bedürfnisse im medizinischen Bereich zugeschnittenen Programmiersprache berechtigen.

Da die vorzustellende Sprache sich in ihrer Syntax an die modernen höheren Programmiersprachen anlehnt und auch die üblichen Datenelemente wie INTEGER- und FLOAT-Zahlen, Charakterstring- und Bitstring-Daten nebst den zugehörigen arithmetischen bzw. logischen Operationen sowie Concatenation und Substringing umfaßt, seien hier nur einige wesentliche Besonderheiten von MPL angerissen.

Weil in der Medizin ein Datum meist erst mit der Angabe seiner zeitlichen Einbettung im Krankheitsverlauf seine volle Aussagekraft besitzt, ist der Datenelementtyp "Zeitpunkt" implementiert. Hierbei handelt es sich um eine Zeitpunktsangabe im Gregorianischen Kalender, wahlweise bis auf Sekundengenauigkeit. Die Operation "zeitlichen Abstand zwischen zwei Zeitpunkten bestimmen" führt auf natürliche Weise zu dem Datenelementtyp "Zeitdauer". Ein Beispiel:

```
TIME C I   ANFG /197810121347 /;
DURATION I DAUER / 16 /;
TIME Y I   ENDE;

    ENDE:=ANFG+DAUER;
    LIST(ENDE,"T);
--------------------------

12.10.78 14H03M
```

Die Varibale ANFG wird als Zeitpunktdatenelement in der Präzision Jahrhundert bis Minute (C für century, I für minute) deklariert und mit 12.10.1978 13 Uhr 47 initialisiert, die Variable DAUER als Zeitdauerdatenelement in der Präzision Minuten mit dem initialen Wert 16 Minuten. Das Ergebnis der Addition von ANFG und DAUER wird unter der Variablen ENDE abgespeichert, deren Wert sich nunmehr auf 12.10.78 14 Uhr 3 beläuft.

Maschinenintern besitzen Zeitpunkt- und Zeitdauerdatenelemente eine spezielle Darstellung. Um externe Daten hierin zu überführen, wird eine implizite Konversion benutzt.

```
TIME C D GEBDAT;
       GEBDAT:='19410910';    Wert: #T_C_D_19410910
```

Das Charakterstring '19410910' wird in das Zeitpunktdatenelement GEBDAT umgewandelt.

```
GEBDAT:='194A0910';          Wert: NIL
GEBDAT:='19780229';          Wert: NIL
```

Ist die Konversion bei konversionsungeeigneten Zeichen, z.B. Buchstaben, nicht möglich oder würde sich ein formal falsches Zeitpunktdatenelement wie ein nicht existenter Schalttag ergeben, so wird der Zielvariablen der Wert NIL zugewiesen. Analoges geschieht bei allen anderen Konversionstypen, von denen eine reiche Auswahl angeboten wird, da alle nur eben logisch möglichen Konversionen durchzuführen sein sollen.

Der besondere Wert NIL entsteht aber nicht nur bei fehlerhaften Konversionen, sondern ist auch das Ergebnis von anderen fehlerhaften Ausdrükken, z.B. der Division durch Null oder arithmetischen Überläufen, allgemein: von sämtlichen Operationen, die gewöhnlich eine Programmunterbrechung hervorrufen würden. Damit wird ein Trap-Mechanismus vermieden, der bei häufiger Inanspruchnahme lästig zu programmieren ist. Ist der Wert einer Variablen NIL, so kann man zum einen damit wie mit einem ganz normalen Wert weiterrechnen, wobei sich natürlich als letztes Resultat ebenfalls NIL ergibt, zum anderen kann nach kritischen Operationen direkt, falls die genaue Stelle des NIL-Werdens interessiert, abgefragt und eine entsprechende Fehlerbearbeitung vorgenommen werden.

Im Beispiel wird nach der kritischen Divison ihr Ergebnis auf NIL hin überprüft.

```
INTEGER A,B,C;
          A:=B/C;
          IF A=NIL THEN DO;...END;
```

Aber auch die einfachere Sequenz

```
IF ¬A THEN DO;...END;
```

bzw. die noch kompaktere Form

```
IF ¬(A:=B/C) THEN
```

haben dieselbe Wirkung. Hier kommt nämlich eine weitere Spracheigenheit zum Tragen:

Jeder exekutierbare Ausdruck (ausgenommen natürlich Kontrollanweisungen wie IF, GO oder DO) unterliegt bei der Programmausführung einer impliziten Plausibilitätskontrolle, die ihm den Wert "wahr" oder "falsch" zuordnet. Diese Kontrolle ist ein Semiprädikat, sie liefert als Repräsentation des geprüften Ausdruckes bei Akzeptierung im Sinne von "wahr" den Wert des Ausdruckes selbst, bei Nichtakzeptierung den Wert NIL. Deshalb entsprechen die logischen Abfragen IF ¬A oder IF ¬(A:=B/C) der Formulierung IF A=NIL.

Aus dem bisher Gesagten mag die Auffassung von Ausdrücken im Zusammenhang mit Semiprädikaten nur dürftig begründet erscheinen, die sich daraus ergebenden Möglichkeiten können erst nach Einführung weiterer Sprachkonzepte abgeschätzt werden.

Von MPL wird ein Arbeitsspeicherpool wählbaren Umfanges verwaltet. Auf

Anforderung werden dem Programm hieraus Teile benötigter Größe verfügbar gemacht, sie heißen Segmente. Jedem Segment ist eine bestimmte Anzahl von Flaggen zugeordnet. Dies sind zweiwertige Schalter, der Wertevorrat besteht aus 'O'B und '1'B. Weiterhin ist jedem Segment ein Operationsindikator vom INTEGER Datentyp assoziiert. Sein Wert bestimmt, ob und auf welche Weise bei einer Ausgabeoperation ein Segment an externe Speichermedien oder Peripheriegeräte übergeben werden soll. Durch eine jedem Segment eigene Datenbasisteilnummer wird die Menge der Segmente vollständig in disjunkte Teilmengen, die internen Datenbasisteile, zerlegt. Die Gesamtheit der Segmente incl. ihrer o.a. Zusatzinformationen wird als interne Datenbasis bezeichnet.

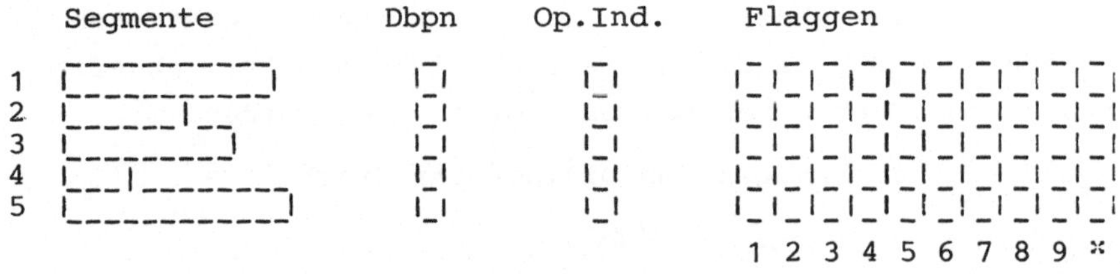

```
   Segmente             Dbpn     Op.Ind.     Flaggen

   -----------           _         _         _ _ _ _ _ _ _ _ _ _
1 |___________|         |_|       |_|       |_|_|_|_|_|_|_|_|_|_|
2 |______|__            |_|       |_|       |_|_|_|_|_|_|_|_|_|_|
3 |_________|           |_|       |_|       |_|_|_|_|_|_|_|_|_|_|
4 |___|________         |_|       |_|       |_|_|_|_|_|_|_|_|_|_|
5 |____________|        |_|       |_|       |_|_|_|_|_|_|_|_|_|_|
                                             1 2 3 4 5 6 7 8 9 *
```

Strukturschema der internen Datenbasis

Das Anlgen von Segmenten erfolgt entweder implizit beim Lesen von Daten - aus welcher Quelle auch immer - oder explizit durch besondere Befehle. Gelöscht werden Segmente ausschließlich explizit.

In ihrer einfachsten Funktion ist die interne Datenbasis die zentrale Schnittstelle für den Austausch von Nachrichten zwischen Programm und Umgebung, worauf später eingegangen wird. Wesentlich bedeutsamer jedoch ist ihre Auffassung als Operand in Mengenoperationen, bei denen es sich im wesentlichen um komplexe Selektionen handelt.

Ein Beispiel mag die Funktionsweise andeuten. Es soll das Hb vom ersten bis zum fünften postoperativen Tag angelistet werden, wenn es 9.O unterschreitet. Zuerst muß das Operationsdatum festgestellt werden. Dann ist der Zeitraum zu bestimmen, aus welchem die Werte interessieren. Darauf sind die Blutbildsegmente auszusuchen, die erstens in diesen Zeitraum fallen und zweitens einen Hb-Wert enthalten, der kleiner als 9.O ist.

Geht man davon aus, daß alle involvierten Segmente bereits in der internen Datenbasis vorhanden sind, läßt sich die gestellte Aufgabe folgendermaßen programmieren:

```
TIME Y D ZP(2);

FS(1):='1'B;
IF   $CS(24,2) 'OP' $
   & $TX(15,8) ¬=NIL $
```

```
      & $LCT(*,(-1))$
      & (ZP(2):=#D_D_4+(ZP(1):=CSVAL_T+#D_D_1))
    THEN IF $CS(24,2) 'BB' $
          & $TX(15,8) >=ZP(1) & <=ZP(2) $
          & $RX(27,4) < 9. $
           THEN DO WHILE $LCT(*,(1))$;
             CSFLG:='O'B; LIST(CSVAL_R,"r); END;
```

Da eine Selektion sich immer nur auf diejenigen Segmente bezieht, deren Flagge im 1. Flaggensatz (FS) an ist, werden zunächst durch FS(1):='1'B; die Flaggen des 1. FS auf an gesetzt, damit alle Segmente der internen Datenbasis den folgenden Abfragen unterzogen werden können. Der Ausdruck $CS(24,2) 'OP'$ ist wahr, wenn mindestens ein Operationssegment (Kennung 'OP' in Spalte 24-25) vorhanden ist. Der Ausdruck $TX(15,8) ¬=NIL $ ist wahr, wenn in den Spalten 15 bis 22 ein gültiges Zeitpunktdatenelement gefunden wird.

Aber es wird nicht alleine bestimmt, ob der selektive Ausdruck wahr ist, sondern auch, falls er wahr ist, gemäß dem Semiprädikatcharakter von Ausdrücken ein Arbeitsflaggensatz mit der symbolischen Bezeichnung '*' zur Verfügung gestellt, in dem die Flaggen, welche zu "wahren" Segmenten gehören, an sind. Weiter liefert die Konjunktion der beiden Ausdrücke nicht nur wahr oder falsch, sondern gleichzeitig im Arbeitsflaggensatz das Ergebnis der Konjunktion ihrer beiden Arbeitsflaggensätze. Jederzeit kann auf die primär lineare Anordnung der Segmente in der internen Datenbasis Bezug genommen werden; innerhalb der Menge der in einem Flaggensatz wahren Segmente ist also ein sequentieller Zugriff möglich.

Durch den Ausdruck $LCT(*,(-1))$ wird das letzte zutreffende Operationssegment in besonderer Weise verfügbar gemacht: es ist nun das sog. "laufende" Segment. Damit wird neben anderem der Wert der letzten arithmetischen Selektion über diesem Segment unter dem Schlüsselwort CSVAL (für current segment's value) verfügbar. Zu diesem Wert, hier dem Zeitpunkt der Operation, wird ein Tag addiert, das Ergebnis in ZP(1) abgespeichert, dann um weitere vier Tage erhöht und das Ergebnis in ZP(2) abgelegt. Sind alle Einzelausdrücke wahr, erfolgt nun in analoger Weise das Aufsuchen der zutreffenden Blutbildwerte und ihr sequentielles Anlisten mit Hilfe der DO WHILE $LCT Anweisung.

Der Programmtext arbeitet praktisch voraussetzungslos auf jeder beliebigen individuellen Anordnung der internen Datenbasis, es existieren keine Limitierungen bezüglich der Zahl der Angaben, fehlerhafte Daten bedürfen keiner besonderen Behandlung. Das Vorhandensein von Mengenoperationen und die prinzipielle Auffassung von Ausdrücken als Semiprädikate erlaubt eine kompakte Programmierung, die sich - und dies ist von großem Vorteil -

direkt der Denklogik anlehnt.

Wie schon angedeutet, sind Segmente das einzige Kommunikationsmittel zwischen einem Programm und seiner Umgebung, deren Gesamtheit als externe Datenbasis bezeichnet wird. Ihre einzelnen logischen Teile heißen Dateien (files).

I.a. versteht man unter Dateien lediglich eine Datenstruktur, die im externen Speicher gehalten wird. Hier ist der Dateibegriff insofern weiter gefaßt, als er sich primär auf den Datentransport vom und zum Programm bezieht, wobei es eine untergeordnete Rolle spielt, ob die transportierten Daten auch gespeichert werden bzw. waren oder als Nachricht fungieren. Diese Auffassung erlaubt eine relative Unabhängigkeit des Programms von den verwendeten Dateiformen und ist die Voraussetzung für einen einheitlichen Auslösemechanismus für jedweden externen Datentransport.

Eine Datei ist entweder ungeordnet oder geordnet. Bei einer ungeordneten Datei ist die Aufeinanderfolge der sie ausmachenden Segmente rein durch deren physikalische bzw. zeitliche Anordnung bestimmt, und zwar unabhängig vom Inhalt der Segmente. Es kann zu einer Zeit nur jeweils auf ein einzelnes Segment, nämlich das nächste, zugegriffen werden.

Stanzausgabe und Eingabe vom Datenendgerät sind Beispiele für ungeordnete Dateien.

Bei geordneten Dateien ergibt sich aus dem Inhalt der Segmente selbst ihre Aufeinanderfolge. Dazu enthält jedes Segment an jeweils der gleichen Stelle eine Kennung aus einer Menge benachbarter Zeichen. Die Kennungen sollen die eindeutige Identifizierung eines Segmentes im Datenbestand erlauben und müssen daher paarweise verschieden sein. Ihre streng monoton aufsteigende Reihenfolge erzeugt die Ordnung der Datei, womit sich eine logische Aufeinanderfolge der Segmente ergibt, die nicht notwendig mit der physikalischen Anordnung übereinstimmen muß.

Die Menge der Segmente einer geordneten Datei wird vollständig in disjunkte Teilmengen gegliedert. Diese heißen Eingänge (entries). Das Zerlegungskriterium macht den ersten Teil der Kennung aus und heißt Eingangsschlüssel (entry key, abgekürzt EK), während der zweite Teil der Kennung als Segmentschlüssel bezeichnet wird (segment key, abgekürzt SK). Der Zugriff auf eine geordnete Datei ist EK-bezogen. Eine Anforderung - sie kann nur genau einen EK bezeichnen - stellt dem Programm alle Segmente mit diesem Eingangsschlüssel oder eine durch logische Operationen eingeschränkte Teilmenge davon in der internen Datenbasis geordnet zur Verfügung.

Die Kennung induziert also nicht nur eine Ordnung (2. Art) über der Datei, sondern auch eine Struktur, wobei das ausgezeichnete Teilmengensystem der Segmente durch die Menge der Eingangsschlüssel gebildet wird.

Der mit modernen Techniken der Verwaltung großer Datenmengen und ihrer Interdependenzen Vertraute wird zu Recht fragen, wieso für die Gestaltung von medizinischen Informationssystemen, denen man doch eine schon fast anrüchige komplexe Datenstruktur nachsagt, ein so relativ einfaches Speichermodell gewählt wird. Die Beantwortung dieser Frage ergibt sich eben aus den spezifisch medizinischen Anforderungen, wie folgende Überlegungen zeigen sollen. Die Beurteilung eines Krankheitsbildes - die Entscheidung über erforderliche diagnostische Maßnahmen und das therapeutische Vorgehen - kann nur jeweils unter Berücksichtigung aller zu diesem Zeitpunkt verfügbarer Information erfolgen. Diese Situation ist eine völlig andere als die im administrativ-kommerziellen Bereich anzutreffende, wo meist nur ganz wenige Daten verfügbar sein müssen; man denke an die Scheckeinlösung. Es besteht sicher ein prinzipieller Unterschied zwischen der Zahlbarmachung eines Betrages und einer ärztlichen Verordnung. Es liegt auf der Hand, daß den sich daraus ergebenden, unterschiedlichen Anforderungen an ein Informationssystem auch unterschiedliche Arten der Speicherung und Verarbeitung der beteiligten Datenmengen entsprechen.

Nun sind aber die derzeit verfügbaren Datenbanksysteme primär unter dem Gesichtspunkt des administrativ-kommerziellen Einsatzes konzipiert. Sie erlauben mit Hilfe der hierarchischen Dateistrukturierung über sog. Pfade den schnellen, gezielten Zugriff auf Einzelinformationen, deren Verarbeitung dann in konventioneller Weise, insbesondere ohne Mengenoperationen, erfolgt. Neuere Ansätze (Coddsches Relationenmodell) eröffnen zwar interessante Perspektiven, sind aber, abgesehen von nicht gegebener Verfügbarkeit und von immensem Investitionsbedarf, primär auf logische Aussagen über die gesamte Datenmenge hin orientiert. Uns interessiert aber im Einzelfalle jeweils nur eine Teilmenge der gesamten Datenmenge, nämlich die Daten eines Patienten, diese aber vollständig. In MPL werden daher diese Teilmengen in Form multipler, auch nach der Zeit geordneter Listen gespeichert. Die eigentliche Verarbeitung geschieht dann im Rahmen der internen Datenbasis.

Dateien werden in Dateisteuerblöcken zusammengefaßt:

```
FCB EXMPLE OWNS
FILE PAT       (TYPE(DAM) MEDIUM(3340) DISP(MOD)
               BLKSIZE(2000) NBLKS(100)) HOLDING
DBP 1          (FBLK(1) NBLKS(100) EKL(12) SKL(18)),
FILE TERMNL    (TYPE(TAM) MEDIUM(3270)
```

```
                DISP(NEW) HOLDING

    DBP 2 ;
```

Die Datei PAT ist direkt-organisiert. Segmente, die hieraus gelesen werden oder darauf zu schreiben sind, besitzen die Datenbasisteilnummer 1. Bei der Datei TERMNL handelt es sich um einen 3270 Bildschirm.

Der Ausdruck

```
    $$PEDB FUNC('REQ ') DBP(1) EK(SCHLSL)
      SUBSET($CS(20,2) 'ST'$ & $CS(74,36) 'RH+'$)
                                    $$
```

liest mit der Funktion 'REQ' (für read equal) von der geordneten Datei mit der Datenbasisteilnummer 1 die Segmente des Eingangsschlüssels ein, der unter der Variablen SCHLSL abgespeichert ist. Andere Operationen sind: lesen kleiner, lesen gleich kleiner etc. Die Menge der zu einem EK eingelesenen Segmente kann durch eine SUBSET Spezifikation eingeengt werden. Im Beispiel wurden nur diejenigen Segmente eingelesen, welche in den Spalten 20 und 21 die Kennung 'ST' und irgendwo in dem 36 Zeichen langen Feld ab Spalte 74 das String 'RH+' enthalten. Die Auswahlbeschreibung geschieht in der Syntax der selektiven Ausdrücke auf der internen Datenbasis.

Schreiben auf der externen Datenbasis wird durch die Funktion 'MODI' spezifiziert:

```
    $$PEDB FUNC('MODI') $$
```

Mit einem Befehl können auf beliebig vielen Dateien beliebig viele Segmente geschrieben werden. Die genaue Funktion für ein individuelles Segment ergibt sich aus seinem Operationsindikator (add, replace, delete) und seiner Datenbasisteilnummer.

Die externe Datenbasis beinhaltet auch den Datenkommunikationsteil. Unterstützt werden sowohl schreibmaschinenähnliche Terminals wie 2740 als auch die Bildschirme 2260 und 3270. Für letztere wird der komplette Funktionsumfang abgedeckt: formatierte Ein- und Ausgabe, Programmfunktionstasten, Lichtgriffeleingabe, verstärkte Intensität und Feldschutz.

In einem sog. SCB (für screen control block) wird ein Schirmbild formal beschrieben. Alle Felder stehen unter selbstgewählten symbolischen Namen dem Benutzer zur Verfügung, der völlig frei ist von der Erstellung der sendefähigen Nachricht bzw. ihrer Dekodierung beim Empfang, wo systemseits schon auf formale Plausibilität überprüft wird.

Abschließend sei angemerkt, daß MPL primär kein Datenbanksystem im gebräuchlichen Sinne des Wortes ist, sondern ein Arbeitsmittel zur Gestaltung eines solchen, da es sich infolge der flexiblen Ansteuerungsmöglichkeit von Datenmengen vorzüglich zur Erzeugung von Datenbankeffekten eignet. Das vorgestellte Sprachkonzept ist sicher noch entwicklungsfähig, und diese kurze Schilderung hat längst nicht alle Aspekte ausreichend umreißen können. Doch sollte sie Anlaß geben zu einer Überlegung, wie gut eigentlich die üblichen programmtechnischen Mittel geeignet sind, komplexere medizinische Informationsstrukturen zu handhaben, und ob nicht aus der Medizin selbst Anstöße für adäquatere Hilfsmittel kommen könnten.

EINBESTELLSYSTEM FÜR EINE ONKOLOGISCHE NACHSORGE-AMBULANZ

Elsässer, K.-H.; Köhler, C.O.

Aus dem Krankenhaus Rohrbach, Thorax-Chirurgische Spezialklinik (Ärztlicher Direktor: Prof. Dr.med. I. Vogt-Moykopf), Heidelberg

und dem Deutschen Krebsforschungszentrum, Institut für Dokumentation, Information und Statistik (Direktor: Prof.Dr. G. Wagner)
Abt. Zentrale Datenverarbeitung (Leiter: Dr. C.O. Köhler), Heidelberg

1. Einleitung

Trotz von kompetenter Stelle geäußerter gegenteiliger Meinung halten wir an der Auffassung fest, daß Krebsvorsorge und Krebsnachsorge auf jeden Fall für den einzelnen Patienten hilfreich und sinnvoll ist, und daß die aus allen Einzelfällen gewonnenen Daten in ihrer Gesamtheit dazu dienen können, neue Erkenntnisse für zukünftige Krebspatienten zu gewinnen. Um beiden Ansprüchen gerecht zu werden, müssen in gezielten und organisierten Vorhaben dieser Art mindestens die folgenden logischen Moduln verwirklicht werden:

- Datenerfassung
- Datenhaltung
- Datenpräsentation, intern (Verfügbarkeit)
- Datenpräsentation, extern (Arztbriefschreibung)
- Patientensteuerung, extern (Einbestellung, Mahnung)
- Patientensteuerung, intern (Resource-allocation)

Ob diese Modulm mit oder ohne EDV-Unterstützung eingesetzt werden, ist eine sekundäre Frage und hängt ab:

- von der Menge der Daten
- von der Zeitabhängigkeit der Datenpräsentation
- von den Ansprüchen auf Genauigkeit und Sicherheit
- von den Ansprüchen an die wissenschaftliche Auswertung
- von der Prüfung der Nutzen/Kosten-Relationen.

Die Thorax-Chirurgische Spezialklinik Krankenhaus Rohrbach, Heidelberg, eine Spezialklinik mit weitem Einzugsbereich zur primären operativen Therapie von Bronchial-Tumoren, hatte sich zum Ziel gesetzt, diese Aufgabe mit Hilfe der Datenverarbeitung in Form eines Krankenhauszen-

trierten Tumorregisters (KRAZTUR) zu lösen. Ein entsprechender Antrag an das BMFT wurde zum 1.1.1977 unter Einbeziehung des Wissens und der Erfahrung von Mitarbeitern am Deutschen Krebsforschungszentrum genehmigt, das Projekt nahm am 1.6.1977 die Arbeit auf. Eingesetzt ist seit 1.10.1977 eine Philips P856 unter MUMPS.
Verwirklicht und in die Routine übernommen sind dabei bis heute:

- Zugangskontrolle (Datenschutz)
- Datenerfassung (mit direkten umfangreichen Prüfungen)
- Datenhaltung
- Datenpräsentation, intern
- Datenpräsentation, extern (Vorstufe)
- Patientensteuerung, extern
- Patientensteuerung, intern (Vorstufe)

Das Thema dieser Präsentation soll die Patientensteuerung (Patient Scheduling) sowohl extern als auch intern sein. Eine gute Patientendurchflußsteuerung und damit verbundene Resource-Allocation bringt für alle Beteiligten Streßabbau, geringere Wartezeiten und bessere Auslastung von Räumen und Geräten. Der wirtschaftliche Gewinn des Einsatzes läßt sich leider praktisch nicht in DM ausdrücken, da sich das Gesamtsystem durch den Einsatz verändert und ein "Vorher - Nachher" nicht direkt vergleichbar ist.

2. Einbestellsystem

Der Einsatz eines Einbestellsystems in einer onkologischen Nachsorge-Ambulanz ist zur Einbestellung der Patienten zur regelmäßigen Nachsorge-Untersuchung erforderlich (Mengenproblem). Weiterhin kontrolliert das System automatisch während der gesamten Nachsorge, ob der Patient alle Termine wahrnimmt und mahnt gegebenenfalls. Im folgenden wird das im System KRAZTUR implementierte Einbestellsystem beschrieben.

Nach dem Festlegen des Einbestellzeitraumes (z.B. eine Woche oder ein Monat) werden durch einen entsprechenden Modul die I-Zahlen der jeweiligen Patienten aus dem gesamten Datenbestand herausgesucht, für die in diesem Zeitraum eine Einbestellung geplant ist. Dazu ist im Patientendatensatz ein ungefähres Wieder-Einbestellungsdatum gespeichert, das vom untersuchenden Arzt mit dem Patienten bei der letzten Nachsorge-Untersuchung vereinbart wurde. Die zutreffenden I-Zahlen werden in einem sogenannten Ergebnisfile gespeichert.
Mit den Daten "ungefähres Einbestelldatum" und "Zeitwunsch des Patienten" kann eine Zuordnung der I-Zahl zu einem entsprechenden Zeitpunkt

an einem bestimmten Datum getroffen werden. Zeitüberschneidungen, doppelte Zuordnungen, Einbestellungen an Sonn- und Feiertagen und sogar Einbestellung am Geburtstag des Patienten werden durch Prüfmechanismen verhindert.

Tages- und Wochenlisten, in denen schon getroffene Zuordnungen eingetragen sind, unterstützen und erleichtern das Festsetzen des Einbestelltermins.

Ist für alle einzubestellenden Patienten ein Zeitpunkt für die nächste Nachsorge-Untersuchung definiert, druckt ein weiterer Modul die entsprechenden Einbestellbriefe. Das System erstellt für jede relevante I-Zahl zwei verschiedene Briefe, einen erhält der Patient, der zweite ist für den betreuenden Hausarzt bestimmt.

Um eine lückenlose Nachsorge des einzelnen Patienten zu erreichen, kontrolliert das System das Erscheinen der Patienten. Bei der Erfassung der Nachsorge-Untersuchungsergebnisse wird der zugehörige Eintrag in der Einbestelldatei gelöscht. Ein nicht gelöschter Eintrag weist darauf hin, daß der Patient nicht zur Nachsorge erschienen ist.

In diesem Fall wird an Patient und Hausarzt ein Erinnerungsschreiben versandt. Ergibt auch dies keine Reaktion, erhält der Hausarzt einen Brief mit der Bitte, weitergehende Angaben über den Patienten (Nachsorge beim Hausarzt, verzogen, verstorben) und entsprechende Daten und Untersuchungsergebnisse an das Krebsregister zu melden.

3. Durchlaufsteuerung - Theorie

Der Prozeß der Terminvergabe kann durch Berücksichtigung von patienten- und klinikspezifischen Daten erweitert werden.

Durch eine gezielte Einbestellung der Patienten soll deren Durchlauf durch die einzelnen Leistungsstellen gesteuert und damit auch im Sinne geringerer Wartezeiten für den Patienten und besserer Auslastung der einzelnen Leistungsstellen optimiert werden.

Im einfachsten Fall wird für jeden Patienten ein starrer Zeitraum, in dem die gesamte Untersuchung durchgeführt wird, vorgesehen. Die Zuordnung erfolgt gemäß vorgegebenem Zeitraster. Diese Methode führt zu Warteschlangen vor Leistungsstellen mit längerer Untersuchungsdauer und zu Wartezeit für Personal in Leistungsstellen mit kürzeren Behandlungszeiten. Um dies zu verhindern, ist die mittlere Behandlungszeit jeder Leistungsstelle zu ermitteln und in den Prozeß der Terminvergabe miteinzubeziehen.

Eine weitere Untersuchung galt der Leistungsstellenstruktur. Sind sie hintereinander oder parallel "geschaltet"? Welche Leistungsstelle oder Leistungsstellen müssen vor einer bestimmten Untersuchung passiert werden ?
Um diese Daten berücksichtigen zu können, ist zum einen die bauliche Struktur der Leistungsstellen (Wege zwischen Leistungsstellen) analysiert worden, zum anderen ist aus den über den Patienten gespeicherten Daten zu ermitteln, welche Leistungsstellen er in welcher Reihenfolge durchlaufen muß. Aus den aufgeführten Daten der Patienten lassen sich die ungefähren Behandlungszeiten in bestimmten Leistungsstellen errechnen:

- wievielte Nachsorge-Untersuchung
- wurde der Patient in der Nachsorgeklinik stationär behandelt
- eindeutige Diagnose
- Alter des Patienten
- Rezidive und Komplikationen
- Begleitdiagnosen
- Nationalität
- Mitarbeit des Patienten.

In die daraus kalkulierte patientenspezifische Behandlungszeit können zusätzlich noch Faktoren wie Behandlung durch medizinische Geräte, personelle und räumliche Kapazitäten der Leistungsstellen eingehen.

4. Konzept in KRAZTUR

Das bei uns zur Zeit in der Generierungsphase befindliche Konzept eines EDV-gestützten Einbestellsystems für eine onkologische Nachsorge-Ambulanz im Rahmen des Projekts KRAZTUR enthält mehrere Moduln (s.Abb.)

Der Modul "Zeitplangenerator" erlaubt die Berücksichtigung klinikspezifischer Daten bei der Terminvergabe. So müssen dem Zeitplangenerator folgende Daten mitgeteilt werden:

- Planungszeitraum
- personelle Besetzung der einzelnen Leistungsstellen
- Leistungsstellenstruktur
- Arbeitszeit und Pausen in den einzelnen Leistungsstellen.

Aus diesen Daten werden Parameterwerte generiert, die in die Berechnung von Terminen und Behandlungszeiten eingehen.

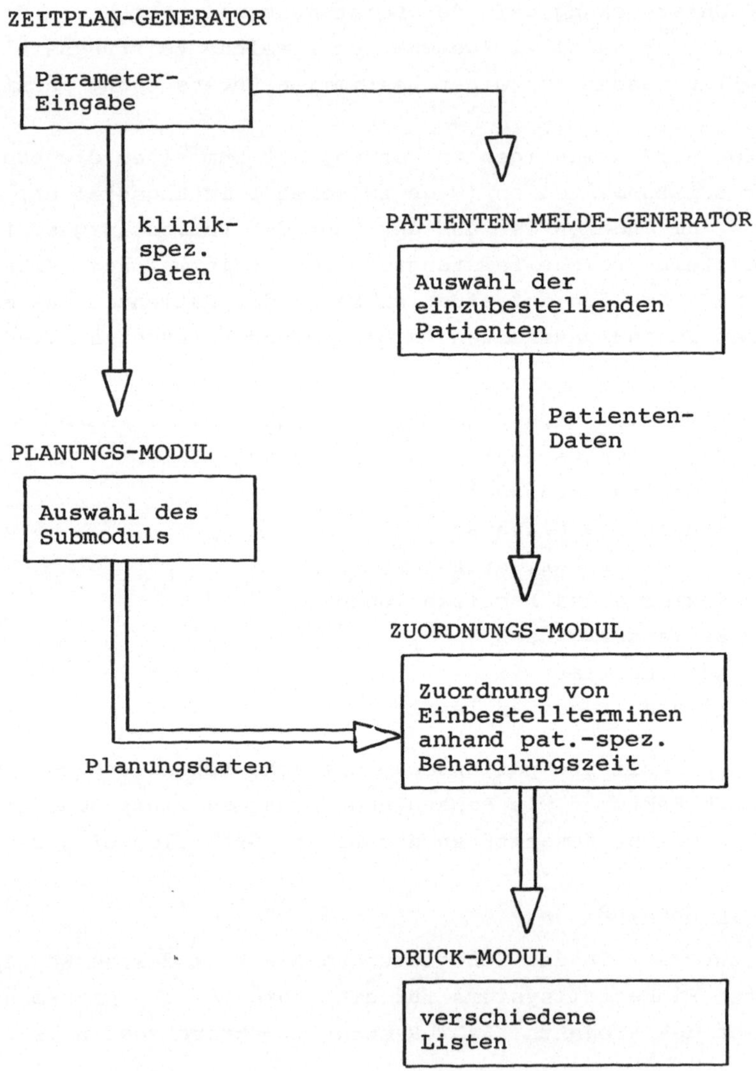

Abb.:

Konzept der Patientendurchlaufsteuerung in KRAZTUR

Der "Patienten-Melde-Modul" (s. Abb.) prüft, bei welchen Patienten ein Nachsorgetermin im angegebenen Planungszeitraum vorgesehen ist. Außerdem werden für jeden Patienten die oben aufgeführten Parameter bestimmt, mit denen die patientenspezifischen Behandlungszeiten berechnet werden können.

Sind für alle Patienten die entsprechenden Parameter bestimmt, führt der "Planungsmodul" (s. Abb.) diese patientenspezifischen und die klinikspezifischen Parameter zusammen.
Je nach Leistungsstellenstruktur

- starre Reihenfolge der Leistungsstellen
- teilweise starre Reihenfolge
- variable Reihenfolge der Leistungsstellen

wird der entsprechende Submodul ausgewählt.

Aus allen oben erläuterten Daten und Parametern werden die für jeden Patienten optimalen Einbestellungstermine bestimmt. In diesen Prozeß gehen die Wünsche des Patienten bezüglich der Einbestellung genauso ein wie die Reihenfolge, in der er bestimmte Leistungsstellen durchlaufen muß. Anhand seiner gespeicherten Daten und Angaben über maschinelle und personelle Kapazität der einzelnen Leistungsstellen kann eine patientenspezifische Behandlungszeit für jede Leistungsstelle annähernd vorhergesagt werden. Der Patientenfluß sollte damit so steuerbar sein, daß alle Leistungsstellen gleichmäßig ausgelastet sind und sich keine Überlastungen an einzelnen Stellen ergeben. Damit wird versucht, den einzelnen Patienten auf dem schnellstmöglichen und bequemsten Weg durch alle Leistungsstellen zu steuern (s. Abb.). Die Belastung des Patienten soll somit gesenkt werden.

Sind für alle einzubestellenden Patienten entsprechende Termine gefunden und zugeordnet, werden verschiedene Druckroutinen gestartet (s.Abb.):

- Einbestellbriefe
- alphabetische Patientenliste, nach Einbestelltag geordnet
- Terminlisten für jede Leistungsstelle
- Patientenlaufzettel
- Statistiken.

5. Schlußbemerkungen

Zusammenfassend glauben wir nach unseren Erfahrungen mit dem vorläufigen Einbestellsystem, daß auch die kompliziertere Form sich als wirtschaftlich vertretbar erweisen wird, wobei der eigentliche Beweis für unsere These im menschlichen Bereich liegt.

DATENSICHERUNG IN EINEM NETZ VON RECHNERN MIT EINEM NETZWERK-BETRIEBSSYSTEM

Sager, W.K.H.; Dudeck, J.; Becker, Th.; Habicht, L.
Institut für Medizinische Statistik und Dokumentation der Universität Gießen

Zusammenfassung

Durch die zunehmende Verlagerung der Datenverarbeitungsaufgaben in den Bereich der Real-Zeit-Anwendungen erlangen die Methoden der Ausfallsicherung eine immer größere Bedeutung. Neben den konzeptionellen Problemen, die in diesem Zusammenhang auftreten, ist die Ausfallsicherung auch ein gewichtiger Kostenfaktor, der eine sorgfältige Abstimmung der Sicherungsmaßnahmen mit den gestellten Anforderungen erfordert. Die Entwicklungen auf dem Gebiet des 'Distributed Processing' eröffnen in diesem Bereich einige neue Möglichkeiten, die einer flexibleren Anpassung dienlich sind. Es wird dargestellt, wie eine Ausfallsicherung bei dem Gießener Patientenaufnahmesystem auf der Basis der Hilfsmittel eines Netzwerk-Betriebssystems realisierbar ist.

1. Einleitung

Jeder, der längere Zeit mit EDV-Anlagen zu tun hatte, mußte in der Regel erfahren, daß die Ausfallwahrscheinlichkeit eines solchen Systems sich deutlich von Null unterscheidet. Waren die diesbezüglichen Anforderungen bei Batch-orientierten Systemen noch vergleichsweise niedrig, so erlangen sie bei den Real-Zeit-orientierten Systemen eine zentrale Bedeutung. Die Akzeptanz solcher Systeme wird aber auch im medizinischen Bereich nicht unwesentlich von dem Vertrauen bestimmt sein, welches die Benutzer in dessen Betriebssicherheit setzen. Es ist daher eine Aufgabe des System-Designs, die Auswirkungen des möglichen Ausfalls unter Berücksichtigung der entstehenden Kosten und der geforderten Sicherheit zu minimieren. Hier soll die Datensicherung also unter dem Aspekt der Sicherung gegen Verlust und unbeabsichtigte Verfälschung und nicht im Sinne des Mißbrauchs betrachtet werden.

2. Fehlerursachen

Bei den Ausfallursachen unterscheidet man gewöhnlich zwischen Hardware- und Software-Fehlern. Erstellt man Statistiken, so kommt in der Regel eine Klasse der nicht entscheidbaren Fälle hinzu. Untersuchungen in der Prozeßdatenverarbeitung (1) und bei Datenerfassungssystemen (2) zeigten, daß die Ausfallursachen etwa gleichmäßig auf die Hardware und Software verteilt sind. Es zeigten sich ferner Abhängigkeiten der Ausfallrate zu der Komplexität und zum Betriebsalter des Systems (Abb. 1).

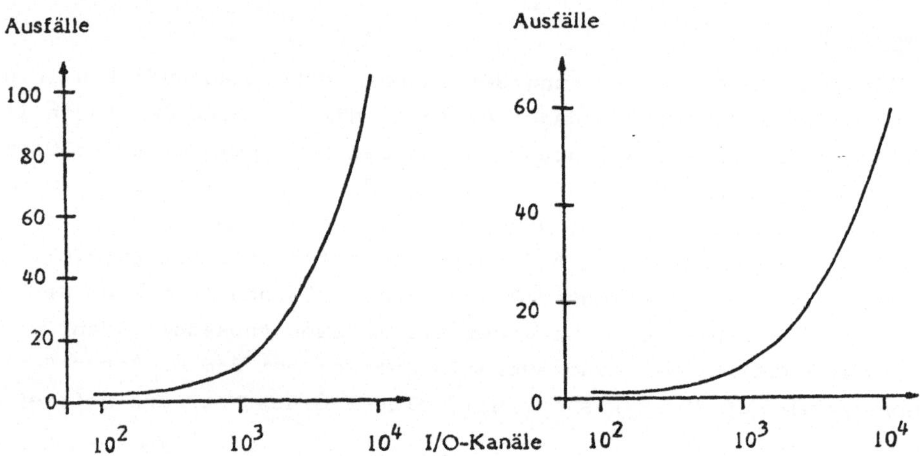

Abb. 1: Fehlerhäufigkeit zur Komplexität (nach Angaben von Hoesch (1))

Die Fehlerrate steigt nach diesen Untersuchungen bei Hardware und Software mit der Komplexität des Systems an. Die Fehlerrate fällt mit dem Betriebsalter; bei der Software infolge der Fehlerbeseitigung, bei der Hardware fällt sie nach einer sog. 'burn-in-time' ab, steigt dann aber nach einiger Zeit infolge der Überalterung wieder an.

Die durch Software verursachten Ausfälle kann man weiter untergliedern in Bedienungsfehler und echte Programmfehler. Untersuchungen bei den Bell Laboratories (3) zeigten hier ein Verhältnis 2 zu 1 (Abb. 2).

Bei den Vorkehrungen gegen Software-Fehler wird man daher besonders auf die Auslegung der Benutzerschnittstellen zu achten haben. Als Vorkehrungen gegen Software-Fehler sind daher zu nennen:

a) Fehler-erkennende und -tolerierende Benutzerschnittstellen
b) sorgfältiges und vollständiges Systemdesign
c) modularisierte Programmerstellung
d) ausgiebige Testphasen
e) ausführliche Programmdokumentation

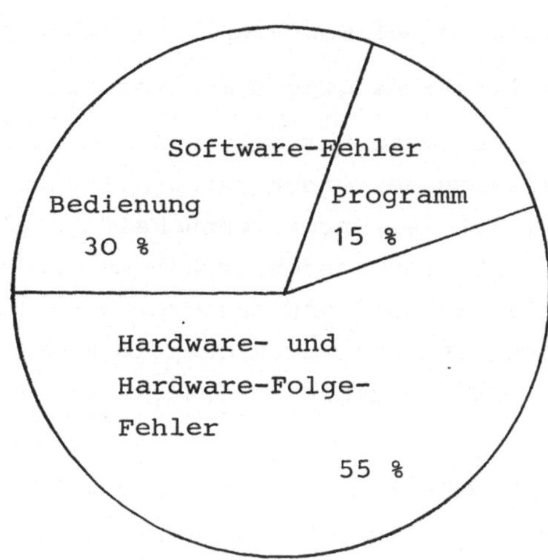

Abb. 2: Ursachenhäufigkeit für Totalausfall des ESS-Systems nach Kulzer (3)

Insbesondere kann man nur bei erheblichem Aufwand beim letzten Punkt erwarten, daß auf Dauer die Anzahl der beseitigten Fehler die Anzahl der durch die Änderung neu verursachten Fehler übersteigt (4).

Bei der Hardware werden CPU, Zentralspeicher und Plattenlaufwerke durchgehend als die anfälligsten Anlageteile angegeben. Um hier Vorkehrungen für eine Ausfallsicherung treffen zu können, bedarf es zunächst der Methoden zur Fehlererkennung. Hier ist man den Vorkehrungen ausgeliefert, die der Hersteller der Hardware vorgesehen hat. Als Hilfen zur Überwachung der Hardware werden als

- o Hardware-Prüfmethoden, z.B.
  - Parity Bits
  - Hamming Codes
  - Capabilities
  - Self-checking circuits
  - watch-dog timers, etc.

oder als

- o Software-Prüfmethoden
  - Diagnostik-Programme
  - Plausibilitätskontrollen
  - Programmcode-Überwacher

- Parametervergleich bei mehreren Parallel-Prozesseroren

eingesetzt. Herstellerunabhängige Standards gibt es bisher nur wenige.

Um ein System gegen Hardware-Ausfall zu sichern, bleibt letztendlich nur die redundante Auslegung der wichtigsten Anlagenteile (5). Diese Strategie ist aber sowohl bei der Hardwareanschaffung als auch bei der Softwareerstellung mit erhöhten Kosten verbunden. Es ist daher eine ökonomische Notwendigkeit, Aufwand und Anforderungen aufeinander abzustimmen. eine genaue Anpassung ist aber auch deshalb wichtig, weil durch die erhöhte Komplexität des redundanten Systems eine erhöhte Fehlerrate verursacht wird.

Die Entwicklung von Rechnernetzen mit der zugehörigen Betriebssoftware eröffnet hier neue, flexiblere Möglichkeiten, diese Anpassung vorzunehmen. Die ungelösten Probleme bei der Ausfallsicherung waren ein wesentlicher Aspekt,der zur Konzipierung von Rechnernetzen führte.

3. Rechnerkonfigurationen zur Ausfallsicherung

Die höchste Ausfallsicherheit gegen Hardwarefehler läßt sich erreichen mit Konfigurationen, in denen drei Rechner parallel an der gleichen Aufgabe arbeiten. An geeigneten Synchronisationsstellen wird der Gleichlauf der drei Systeme kontrolliert, wobei zwei gleiche Ergebnisse ein Differierendes dominieren. Zu Fehlern kommt es nur dann, wenn mindestens zwei Rechner zu den gleichen falschen Resultaten kommen, was in der Regel nur bei Programmfehlern vorkommt. Nur mit dieser Methode lassen sich mit großer Sicherheit Fehler erkennen, die durch die Hardware-Prüfmethoden unentdeckt bleiben. Die Umschaltzeiten werden durch die Fehlerbehandlungsroutinen bestimmt und dürften im µsec-Bereich liegen.

Eine zweite Variante sind Doppelrechnersysteme im Stand-By-Betrieb. Dabei steuert ein Rechner den Prozeß und informiert den zweiten Rechner an bestimmten Stellen des Programms über den Programmzustand. Entdeckt die Hardware-Überwachung einen Fehler, so übernimmt der Stand-By-Rechner die Kontrolle und setzt am letzten Synchronisationspunkt wieder auf. Die Umschaltzeiten liegen in der gleichen Größenordnung wie im ersten Fall. Die Ausfallsicherung ist für den Fall des nicht erkannten Hardwarefehlers nicht mehr gewährleistet.

Beim Reserverechnersystem wird der zweite Rechner während des Normalbetriebes zu anderen Aufgaben eingesetzt (Batchverarbeitung, Programmentwicklung etc.), und nur bei Ausfall des Hauptrechners übernimmt er dessen Funktion. Dadurch ergibt sich eine bessere Hardwareausnutzung, infolge der nötigen Wiederanlaufphasen liegen die Umschaltzeiten aber im Minutenbereich.

4. Ausfallsicherung bei dem Gießener Patientenaufnahmesystem

Eine Betrachtung der organisatorischen Gegebenheiten im Gießener Patientenaufnahmesystem ergab eine tolerierbare Ausfallzeit von ca. 15 Minuten. Es wurde daher von Anfang an eine Ausfallsicherung über ein Reserverechnersystem geplant. Das in Gießen installierte Netz von Kleinrechnern besteht aus zwei MODCOMP II und einem MODCOMP IV (Abb. 3), die untereinander durch 'LINKS' gekoppelt sind. Die Verwaltung der Rechner erfolgt über ein einheitliches Netzwerkbetriebssystem. Der MODCOMP IV wird zur Langzeitspeicherung von Daten verwendet. Die zwei MODCOMP II-Rechner bedienen das Zentrallabor und die Patientendatenerfassung. Jeder der beiden Rechner kann im Fehlerfall beide Funktionen komplett - bei verschlechterter Antwortzeit - übernehmen.

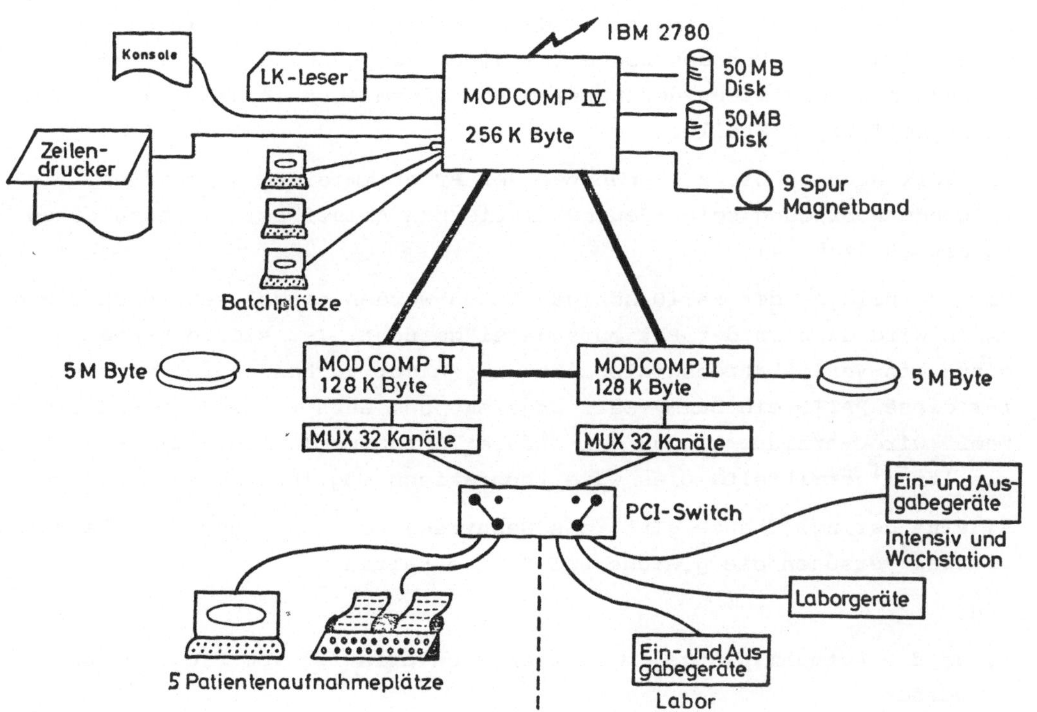

Abb. 3: Konfiguration des Gießener Laborcomputer- und Patientenaufnahme-Systems

Das Patientenaufnahmesystem versorgt fünf Aufnahmeplätze und erfüllt die folgenden Aufgaben:

1. Erfassung der Patientendaten und Anlegen von Patientenstammsätzen in der aktuellen Patientendatei.
2. Ermittlung bereits vorhandener Daten bei wiederholter Aufnahme desselben Patienten.
3. Erstellung der Datensätze für das Abrechnungssystem.
4. Überführen der Patientendaten in eine Langzeitdatei nach Entlassung und Rechnungsübernahme durch den Kostenträger.

Die aktuelle Patientendatei dient unter anderem dem Laborsystem als Datenlieferant, da die dort verarbeiteten Proben nur durch die I-Zahl des Patienten gekennzeichnet sind. Aufgrund dieser I-Zahl werden aus der Patientendatei Stations-Nr. und Name des Patienten ergänzt. Für die Funktion des Labors ist daher die ständige Verfügbarkeit der aktuellen Patientendatei wichtig. Ausfallzeiten bis zu 15 Minuten können hier gerade noch toleriert werden. Ausfallzeiten von einigen Stunden sind untragbar.

Beim Ausfall eines Rechners (CPU, Zentralspeicher) muß das System auf dem zweiten Rechner gestartet und die E/A-Kanäle umgeschaltet werden. Eine wesentliche Voraussetzung für diese Vorgehensweise ist jedoch die Wahrung der Konsistenz der Dateien bei einem Abbruch des Programms an jeder beliebigen Stelle.

Die Vorkehrungen hierzu waren bei der Programmierung zu treffen. Die folgende Abbildung zeigt den schematischen Ablauf beim Anlegen eines Datensatzes (Abb. 4).

Die zur Bildung der PATID nötigen Daten werden eingelesen, nach dieser PATID wird dann in der Patientendatei gesucht. Ist sie vorhanden, so beginnt ein Verifikationsdialog. Ist sie nicht vorhanden, so wird sofort für diese PATID ein Dummy-Satz angelegt und entsprechend gekennzeichnet. Damit wird verhindert, daß ein anderer Aufnahmeplatz die gleiche PATID als 'frei' ermittelt. Dies wäre theoretisch möglich, da es

a) eine geringe Chance gibt, aus Geburtsdatum, Namen und Geschlecht für zwei Personen die gleiche PATID zu erhalten

und

b) da die Aufnahmeplätze im Zeitscheibenverfahren vom Programm bedient werden.

Nach dem Einlesen der restlichen Patientendaten wird der Satz dann vollständig ausgegeben und danach der Datendatz für das Abrechnungssystem erstellt. Als letztes ist noch das 'Leer'-Kennzeichen zu löschen.

Bei Ausfall des Systems, bevor das 'Leer'-Kennzeichen gelöscht ist, gilt

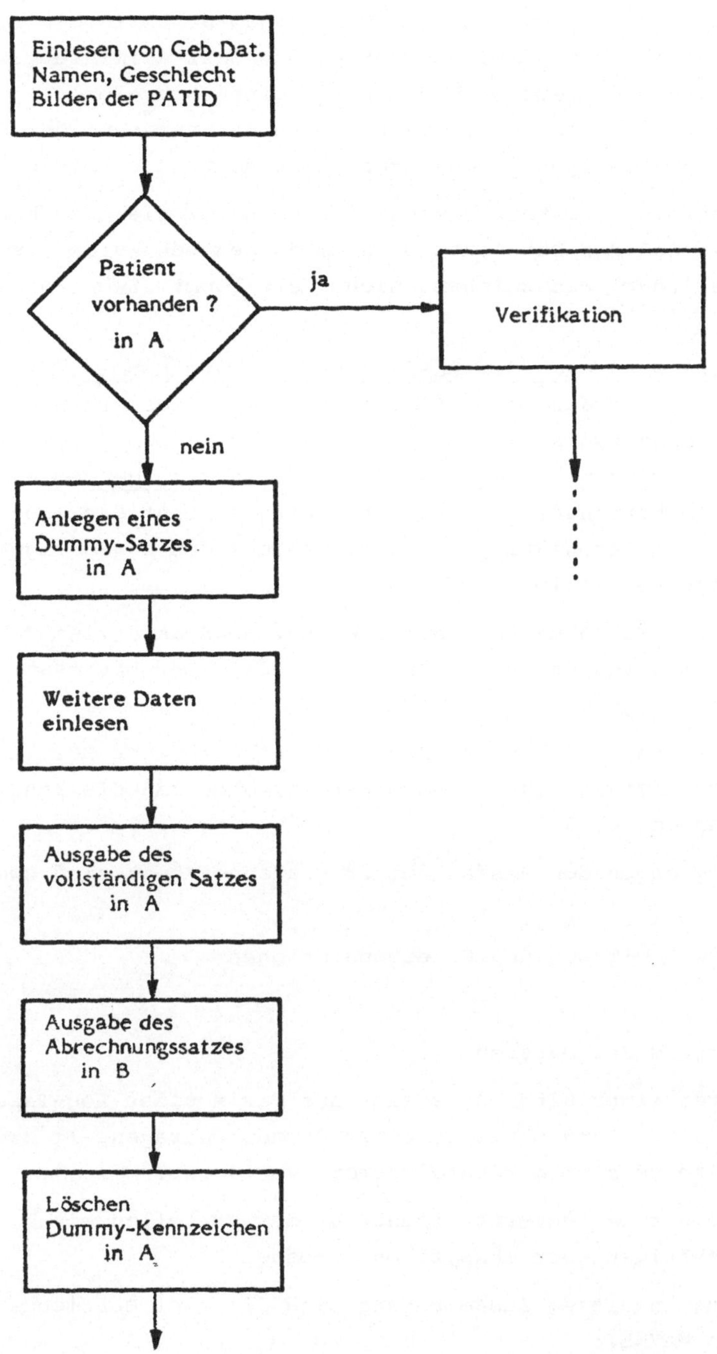

Abb. 4: Zugriffsfolge zur Patientendatei (A) und zur Abrechungsdatei (B) im Patientenaufnahme-Programm

der Datensatz als nicht vorhanden. Die vergebene PATID bleibt aber gesperrt, bis eine Reorganisationsroutine den Satz eliminiert. Das Anlegen des Datensatzes reduziert sich damit auf einen Schreibvorgang. Die Gefahr eines Ausfalls und einer damit verbundenen Inkonsistenz der Daten während der zeitaufwendigen Dateneingabe wird dadurch vermieden.

Die Gefahr der Inkonsistenz besteht nur noch für die Abrechnungssätze für den Fall, daß der Datensatz bereits ausgegeben wurde, es aber zur Löschung des 'Leer'-Kennzeichens nicht mehr kommt. Zwei Fälle sind möglich:

a) <u>Der Patient wird nach dem Ausfall erneut aufgenommen</u>, dann existieren zwei Abrechnungssätze zum selben Patienten. Dies erkennt und behandelt das Abrechnungssystem.
b) <u>Der Patient wird nach dem Ausfall nicht mehr aufgenommen</u>, dann existiert ein überflüssiger Datensatz. Dies erkennt das Programm zur Übernahme der Datensätze, das die Existenz des zugehörigen Patientendatensatzes verifiziert.

Bei einer Wiederaufnahme des Patienten bei noch aktuellem Datensatz (Verifikation) wird analog verfahren, indem ein neuer Datensatz für den neuen Aufenthalt angelegt wird.

Durch diese Maßnahmen kann das Programm an beliebiger Stelle abgebrochen und durch Systemstart neu begonnen werden, ohne daß die Konsistenz der Dateien gefährdet wird.

Zur Sicherung gegen den Ausfall einer Platteneinheit sind zwei Verfahren üblich:

a) Führen von Log-Tapes und Dateigenerationen

und

b) Doppelführung der Dateien.

Das Nachführen einer älteren Version auf Basis eines Log-Tapes kann je nach Füllgrad des Bandes bis zu einer Stunde betragen. Im zweiten Fall ist die zweite Version der Datei sofort verfügbar.

Hier konnten wir bei unserer Lösung auf den Vorteilen eines Rechnernetzes und des zugehörigen Betriebssystems aufbauen.

Von Bedeutung in diesem Zusammenhang sind die zwei Betriebssystems-Komponenten von MAXNET:

a) die Link-Task und
b) die SYC-Task.

a) <u>Link-Task</u>

Die Link-Task ist in jedem Rechner des Netzes installiert und steuert den Datenverkehr über die Rechner-Rechner-Verbindung. Mit ihrer Hilfe kann von der Operator-Konsole oder aus einem Anwenderprogramm des einen Rechners der andere Rechner angesprochen werden. Im FORTRAN-Programm wird der Link dazu einfach als logische Einheit behandelt. Mit Hilfe der Link-Tasks ist es unter anderem möglich:

- o Programme im anderen Rechner
  - zu laden
  - zu starten
  - anzuhalten
  - fortzusetzen etc.
- o File assignments festzulegen und zu ändern.

Insbesondere die letzte Möglichkeit stellt eine große Hilfe bei der Rekonfiguration im Fehlerfalle dar:

Sollen, wie in unserem Fall, zwei Dateien
a) die Patientendatei (A) und
b) die Abrechnungsdatei (B)
zur Sicherung doppelt geführt werden, so ergibt sich folgendes Bild:

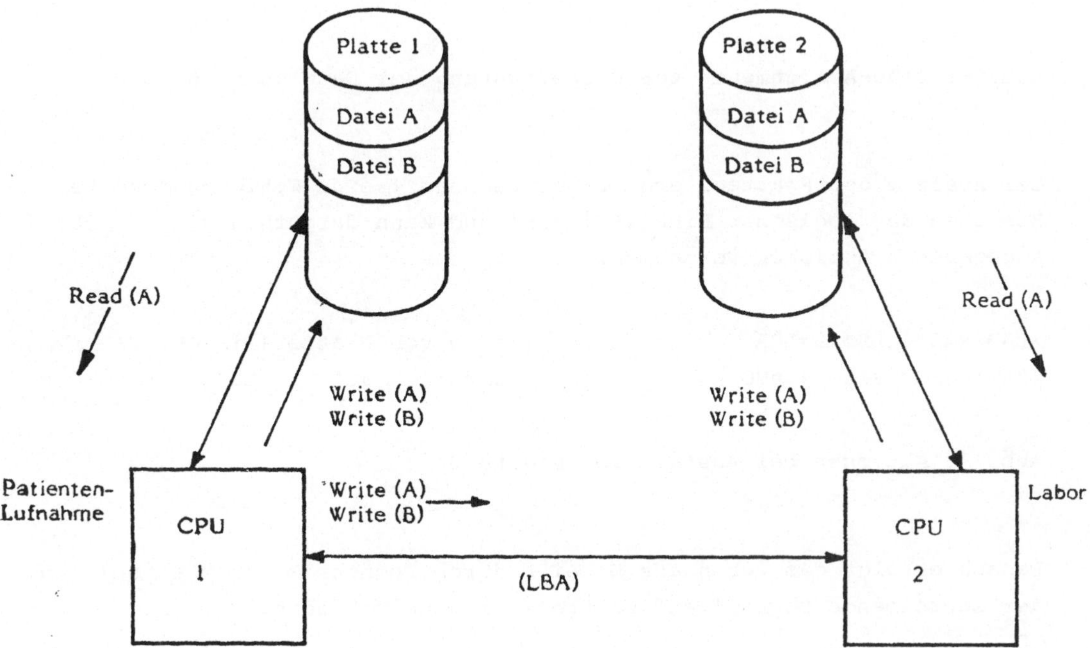

Abb. 5: Zugriff zur Patientendatei (A) und zur Abrechnungsdatei (B) bei Doppelführung

Im Rechner 1 erfolgt die Patientenaufnahme mit lesendem und schreibendem Zugriff auf Datei A und schreibendem Zugriff auf Datei B. Im Normalbetrieb wird der lesende Zugriff von Platte 1 erfolgen. Zu schreiben ist auf beide Platten.

Auf Rechner 2 läuft das Laborsystem, das ebenfalls auf Datei A lesend zugreift. Dies erfolgt zweckmäßigerweise auf Platte 2. Die zugehörigen Assignments der logischen Einheiten sind dann, wie in Abb. 6 dargestellt, vorzunehmen.

In CPU 1 ist vereinbart:	In CPU 2 ist vereinbart:
- für PAT.AUF-Task	- für LABOR-Task
TFILE 1 = A	TFILE 5 = A
TFILE 2 = B	
TFILE 3 = LBA	
TFILE 4 = LBA	
- für LINK-Task	- für LINK-Task
LFILE LBA,5 = A	LFILE LBA,3 = A
	LFILE LBA,4 = B

Abb. 6: File-Assignments zur Doppelführung der Dateien A und B

Bei Ausfall der Platte 2 erhält der Rechner 1 eine Fehlermeldung beim Benutzen der logischen Einheit 'LINK' und kann daraufhin die in Abb. 7 angegebenen Aktionen vornehmen.

```
/LAB/RAS    LBA,5=LBA              ;Lesen von Platte 1 in CPU 2
/PAT/ASS    3=NO 4 =NO             ;Schreiben auf Platte 2 unterdrücken
```

Abb. 7: Aktionen bei Ausfall von Platte 2

Danach erfolgt das Lesen aus Datei A durch Rechner 2 von Platte 1, und der schreibende Zugriff auf Platte 2 wird unterbunden.

Bei Ausfall der Platte 1 ist analog zu verfahren.

Bei dieser Vorgehensweise übernimmt das Anwenderprogramm das Handling der Ausfallsicherung. Es ist auch möglich, diese Funktionen dem Betriebssystem zu übertragen. Dies erfolgt durch Einschalten einer sogenannten SYMBIONT-Task der SYC-Task.

b) SYC-Task

Die SYC-Task simuliert auf der Eingabeseite eine physikalische Einheit. Sie kann per Programm über eine zugeordnete logische Einheit angesprochen werden und kopiert dann die Eingabe auf zwei logische Einheiten. Abb. 8 veranschaulicht diese Funktion.

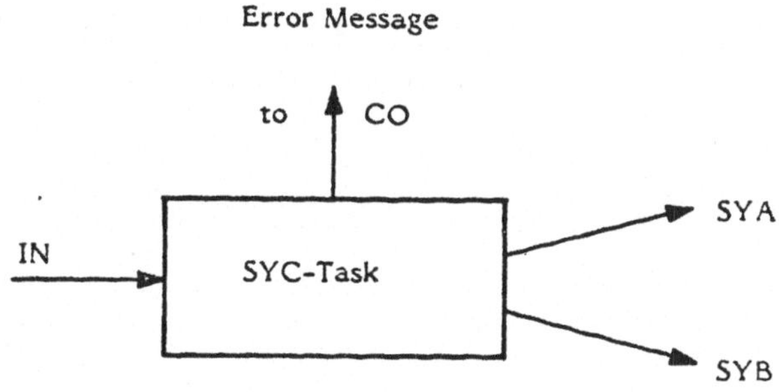

Abb. 8: Funktion der SYC-Task mit den zugehörigen Vereinbarungen:
in CPU 1
- für PAT.AUF-Task
TFILE 1 = N
- für SYC-Task
//ASS SYA = A SYB = LBA

Die logischen Einheiten SYA und SYB können physikalischen Einheiten dynamisch - d.h. durch Kommandos von der Operator-Konsole oder durch ein Überwacher-Programm zugeordnet werden. Im Fehlerfalle kann dann wie oben angegeben rekonfiguriert werden.

Die Duplikate der Dateien sollten im ursprünglichen Konzept auf der Peripherie des MCIV liegen. Dies erwies sich jedoch wegen der geringen Kapazität der hier installierten Leitungen (19 K Baud) als nicht durchführbar. Ein weiteres Problem ergab sich aus einigen Inkompatibilitäten der verschiedenen Rechnertypen. Es wurde daher ein Austausch der Anlage vereinbart. Die neue Konfiguration sieht MCIV-Rechner anstatt der MCII vor, und auch die Peripherie wurde so erweitert, daß die Doppelführung innerhalb des Duplex-Systems möglich ist. Die Verbindung zwischen diesen beiden Rechnern erlaubt Transferraten bis 125 K Baud im DMP-Mode, so daß keine wesentlichen Zeitverzögerungen durch den LINK verursacht werden.

Literatur

(1) Hoesch: Zuverlässigkeit; Vortragsmanuskript (1976)

(2) Shooman, M.L.: Software Reliability Models and Measurement; in: Infotech State of the Art Report on Software Reliability 2, 277f.

(3) Kulzer, J.J.: Systems Reliability - A Case Study of No. 4 ESS; in: Infotech State of the Art Report on System Reliability and Integrity 2, 213f.

(4) Ramamoorthy, C.V., Cheung, R.C., Kim, K.H.: Reliability and Integrity of Large Computer Programs; in: Lecture Notes in Computer Science 12, Springer Verlag Berlin (1974)

(5) Seifert, M.: Konzepte zur Rekonfiguration in verteilten Systemen; in: Schindler, S., Schröder, J. (Hrsg.): Tagungsband zum GI-Workshop Rechnernetze und Datenfernverarbeitung, Berlin (1978)

EDV-GESTÜTZTE EINWEISUNGSSTEUERUNG IN DER REHABILITATION DER BUNDESVERSICHERUNGSANSTALT FÜR ANGESTELLTE - BERLIN

Dinkloh, G.; Friedrich, L.
Bundesversicherungsanstalt für Angestellte, Berlin (BfA)

Kurzfassung

Die BfA weist pro Jahr ca. 270 000 Patienten zur Durchführung stationärer Rehabilitationsmaßnahmen in ca. 200 Behandlungsstätten ein. Dabei werden die medizinischen Anforderungen für die Patienten von ca. 2.200 Gutachtern verschlüsselt.

Es werden EDV-Programme eingesetzt zur Auswertung der medizinischen Gutachten und zur Einweisung der Patienten in die geeigneten Behandlungsstätten.

1. Problemstellung

Die Bundesversicherungsanstalt für Angestellte - Berlin (BfA) führte 1976 und 1977 jeweils etwa 270.000 Gesundheitsmaßnahmen wegen allgemeiner Erkrankungen durch. Diese Maßnahmen werden im Rahmen des gesetzlichen Auftrages der BfA als Rehabilitationsträger gewährt und durchgeführt.

Zur Betreuung der Rehabilitanden stehen derzeit etwa 200 Behandlungsstätten mit etwa 27.000 Betten in fünf medizinisch verschieden qualifizierten Haustypen zur Verfügung:

Kliniken, Kurkliniken, Sanatorien, Diätkurheime, Kurheime.

Bei der Einweisung der Patienten zur Durchführung von stationären Heilbehandlungen sind zwei grundsätzliche Probleme zu lösen (Abb. 1):

- Auswahl von medizinisch geeigneten Häusern für die jeweiligen Patienten,
- gleichmäßige Verteilung der Patienten auf Behandlungsstätten mit gleichem Leistungsspektrum.

Bis etwa 1975 waren die Behandlungsstätten (im folgenden kurz Häuser genannt), die für die BfA allgemeine Rehabilitationsmaßnahmen durchführen, wegen der hohen Antragszahlen von über 300.000 pro Jahr stets voll belegt. Dabei ergaben sich für die Patienten oftmals erhebliche Wartezeiten. War die Verteilung der Patienten auf die Häuser ungleichmäßig, führte das bei verschiedenen Häusern zu unterschiedlichen

Wartezeiten

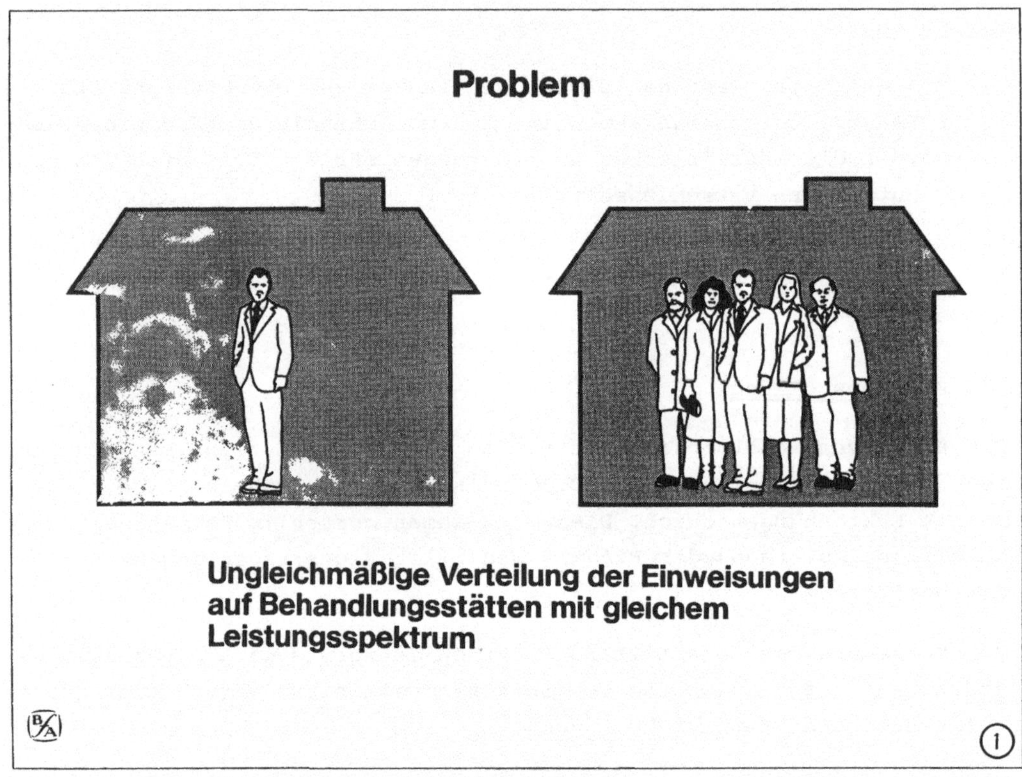

Abb. 1

Abnehmende Antragszahlen ließen seitdem ein neues Problem entstehen: Ungleichmäßige Verteilung der Patienten führte für verschiedene Häuser zu unterschiedlich starker Unterbelegung. Und das selbst dann, wenn sich die Häuser in ihrem Leistungsangebot glichen. Auch dies ist aus verschiedenen Gründen - vor allem wegen der Regelungen mit den sogenannten Vertragshäusern - unerwünscht.

Ohne Datenverarbeitung war dieses Problem nicht mehr zu lösen. Deshalb wurde im Frühjahr 1976 entschieden, stufenweise ein EDV-gestütztes Einweisungsverfahren zu entwickeln. Die erste Stufe wurde im September 1976 eingeführt. Sie bearbeitete ca. 380.000 Fälle. Eine zweite Stufe läuft seit Januar 1978. Die folgenden Ausführungen beschreiben diese zweite Stufe.

Weitere Stufen werden im Rahmen des EDV-gestützten, integrierten Rehabilitations-Gesamt-System der BfA erarbeitet, über das auf der GMDS-

Jahrestagung 1977 bereits berichtet wurde.

Zum besseren Verständnis wird das Schema der erforderlichen Funktionsabläufe in der Rehabilitation der BfA noch einmal kurz erläutert (Abb. 2):

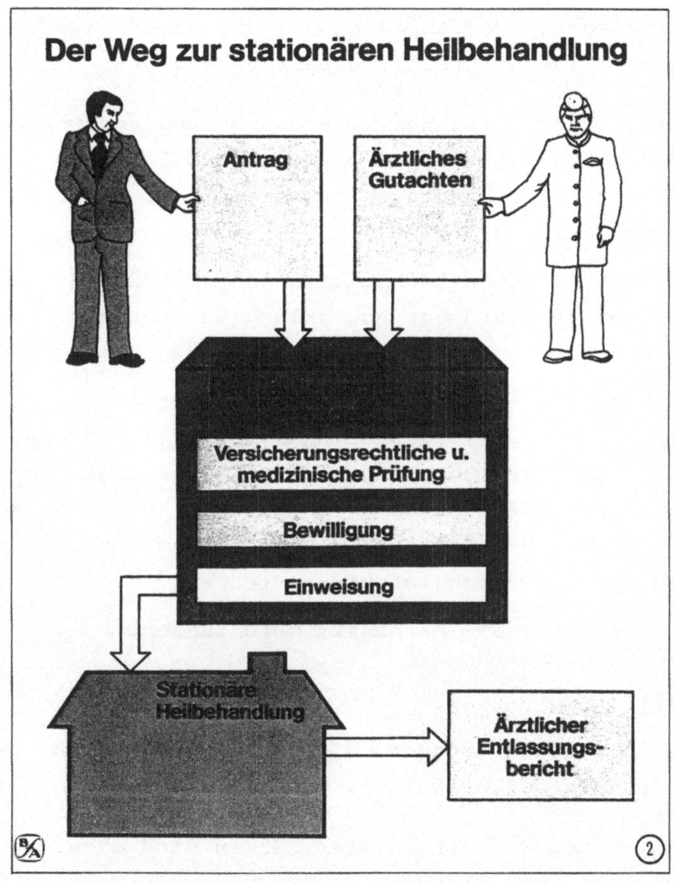

Abb. 2

Zu jeder Rehabilitations-Maßnahme ist ein Antrag und ein ärztliches Gutachten erforderlich. Nach der versicherungsrechtlichen und medizinischen Prüfung wird die Bewilligung oder Ablehnung des Antrages als verwaltungsrelevanter Sachverhalt festgestellt.

Für jeden bewilligten Einzelfall wird ein medizinisch geeignetes Haus unter Berücksichtigung der nachfolgend beschriebenen Bedingungen der maschinellen Einweisungssteuerung ausgewählt. Rehabilitand und Behandlungsstätte erhalten einen entsprechenden Bescheid.

Nach der Einberufung des Patienten durch die Behandlungsstätte wird die Maßnahme selbst durchgeführt und mit dem ärztlichen Entlassungsbericht abgeschlossen.

2. Grundlagen

An den beschriebenen Verfahren sind insbesondere außer dem Rehabilitanden selbst folgende Stellen direkt beteiligt:

- Die ärztlichen Gutachter, die den Behandlungsvorschlag aus ihren Untersuchungen ableiten. Derzeit erstellen etwa 2.200 Gutachter über das gesamte Bundesgebiet verteilt im Auftrage der BfA die erforderlichen Gutachten.
- Die BfA-Abteilungen "Rehabilitation" mit den Grundsatzdezernaten und Sachbearbeitern zur Abwicklung der verwaltungsmäßigen Verfahren.
- Die Beratenden Ärzte der BfA, die als Prüf- und Entscheidungsärzte nach den vorliegenden oder zusätzlich einzuholenden schriftlichen Unterlagen über die medizinischen Gegebenheiten der Maßnahme entscheiden und den wesentlichen Anteil an der Entwicklung der medizinisch-inhaltlichen Logiken und Algorithmen der EDV-Programme der Einweisungssteuerung tragen.
- Die Häuser, die die Maßnahmen durchführen.

2.1 Zielsetzungen

Die wichtigsten Zielsetzungen, die von dem EDV-gestützten Einweisungsverfahren erfüllt werden sollen, werden im folgenden aufgeführt:

- Die Patienten (in den meisten Fällen sind dies Versicherte in der Angestelltenversicherung) sollen unter Berücksichtigung der diagnostischen und therapeutischen Möglichkeiten auf die im Einzelfall geeigneten Behandlungsstätten verteilt werden. Dabei soll eine möglichst gleichmäßige Auslastung der Häuser erreicht werden.
- Die Einweisung soll also so erfolgen, daß allen Häusern mit einem vergleichbaren Leistungsangebot Einweisungsunterlagen im prozentualen Verhältnis ihrer Bettenkapazität zugewiesen werden.
- Das Leistungsniveau der Behandlungsstätte soll dem im Gutachten für den Versicherten geforderten Leistungsniveau entsprechen; wenn kein passendes Haus gefunden wird, ist die Einweisung in ein so wenig wie möglich höher qualifiziertes - nicht jedoch in ein

niedriger qualifiziertes - Haus zulässig.

- Die Auslastung der Häuser soll möglichst genau, d.h. unter Anrechnung von Verlängerungen oder Abbrüchen von Heilbehandlungen ermittelt werden und bei der Verteilung der Einweisungen berücksichtigt werden.
- Es sollen die Entfernungen zwischen Wohnort und Maßnahmeort sowie individuelle Besonderheiten des jeweiligen Antragstellers berücksichtigt werden.
- Die beratenden Ärzte der BfA sowie die Sachbearbeitung sollen von Routinearbeiten entlastet werden.

Die Hauptziele, optimale Versorgung des Betreuten und gleichmäßige Auslastung der Häuser, lassen sich nicht immer gleichzeitig erfüllen. Bei der Entscheidung über einen Antrag wird aber in jedem Fall von dem Grundsatz ausgegangen, daß eine optimale medizinische Versorgung des jeweiligen Antragstellers erreicht wird.

Dies bedeutet z.B., daß Einweisungen bewußt in bereits gut ausgelastete, möglicherweise überqualifizierte Häuser vorgenommen werden, wenn keine anderen weniger ausgelasteten Häuser medizinisch für die Behandlung der betreffenden Fälle geeignet sind.

2.2 Lösungsweg

Zur Realisierung der angeführten Ziele reichte das bisherige manuelle Verfahren nicht aus, bei dem eine dekadisch aktualisierte Bettenbedarfsliste den Beratenden Ärzten der BfA zur Haus-Auswahl und Patienten-Einweisung zur Verfügung gestellt wurde.

Das Computer-gestützte Verfahren basiert auf folgenden Überlegungen:

Der Gutachter faßt die Ergebnisse seiner Untersuchung im ärztlichen Gutachten zusammen, stellt fest, ob eine stationäre Heilbehandlung indiziert ist und schlägt aufgrund der festgestellten Krankheiten und deren Schweregrad die Einweisung in einen bestimmten Behandlungsstättentyp vor.

Die Behandlungsmöglichkeiten der Häuser lassen sich aus dem diagnostischen und therapeutischen Leistungsangebot ableiten, und zwar nach Indikationen (Anzeige für eine bestimmte Behandlungsart) und Behandlungsintensitäten.

Bringt man mit Hilfe eines Zuordnungsverfahrens die geforderten Indikationen und Behandlungsintensitäten (d.h. die Leistungsanforderung) aus dem Gutachten mit dem Leistungsangebot eines Hauses in Übereinstimmung, so wählt man damit ein Haus aus, das die jeweiligen Behandlungserfordernisse des Patienten berücksichtigt. Treffen mehrere Häuser gleichzeitig zu, so läßt sich die zum Zeitpunkt herrschende Auslastung dieser Häuser berücksichtigen.

Der zentrale medizinische Aspekt der EDV-gestützten Einweisungssteuerung besteht also in dem Zuordnungsproblem Patient-Behandlungsstätte (Abb. 3).

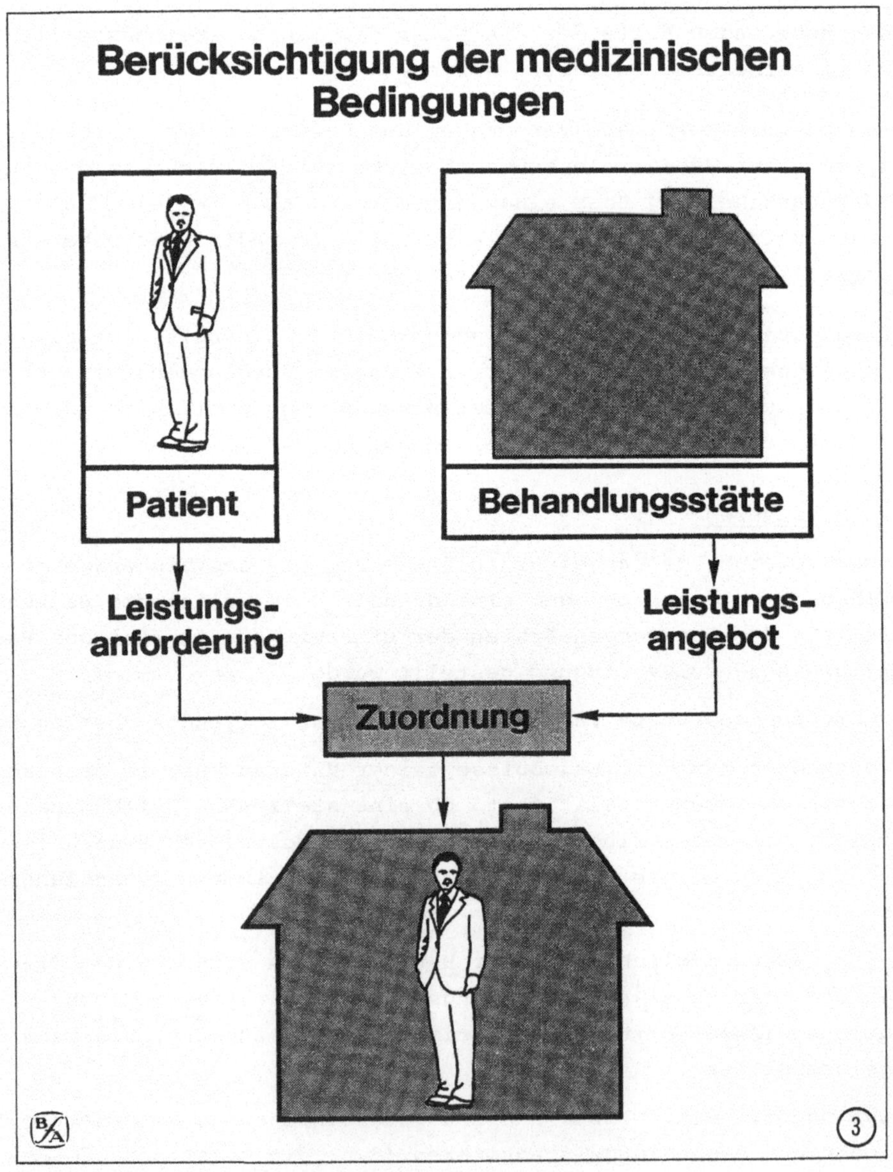

Abb. 3

Die Beschreibungen der Patientenanforderung und des Leistungsangebots der Behandlungsstätten müssen - wenn die Zuordnung maschinell geschehen soll - mit den gleichen Beschreibungsmerkmalen durchgeführt werden.

Diese Forderung wird mit Hilfe des in der BfA entwickelten Indikationskatalogs erfüllt.

Der Indikationskatalog stellt eine Verschlüsselung von Diagnosen oder Diagnosegruppen dar unter dem Gesichtspunkt der Behandlungsmöglichkeiten des jeweiligen Patienten in den der BfA zur Verfügung stehenden Häusern.

Vorhandene Schlüsselverzeichnisse erwiesen sich als für diesen Einsatz nicht geeignet.

Zur Erläuterung des Aufbaues des Indikationskatalogs sei die Gruppe der Erkrankungen der Verdauungsorgane herausgegriffen (Abb. 4).

BUNDESVERSICHERUNGSANSTALT FÜR ANGESTELLTE
INDIKATIONSKATALOG
für das
Ärztliche Gutachten (Formblatt 8.7150)
zum Antrag auf
med. Leistungen zur Rehabilitation (stat. Heilbehandlung)
VO
Krankheiten der Verdauungsorgane
Chron. Erkrankungen der Verdauungsorgane
Fettleber
Fettleber I. Grades VO 44
Fettleber II. und III. Grades VO 68
Sonst. und bisher nicht geklärte
Krankheiten der Leber VO 31
Chron. Krankheiten der Gallenwege
Krankheiten der Gallenblase und der
extrahepat. Gallengänge VO 47
VO 90
4

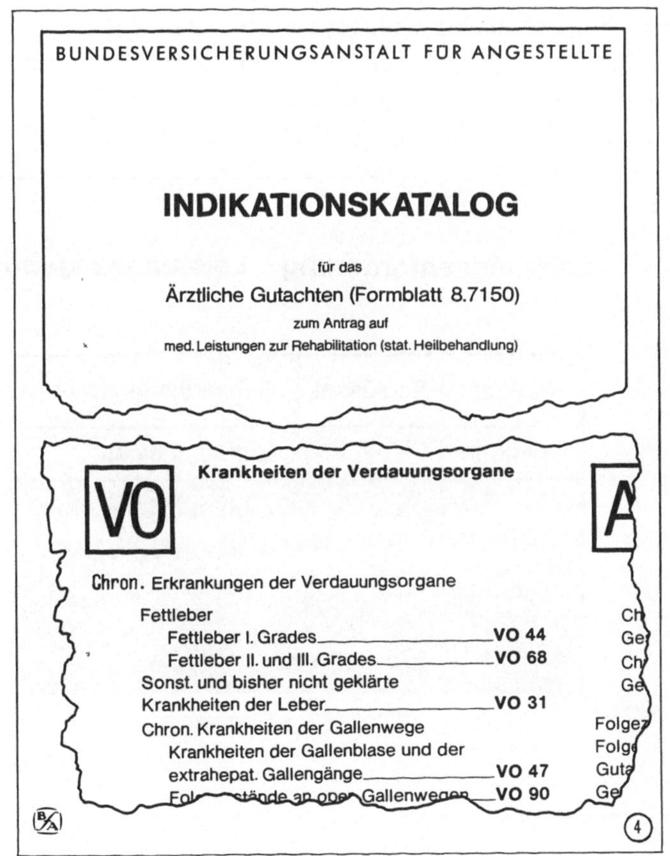

Abb. 4

Die Verschlüsselung der Indikationen ist zur einfacheren Anwendung durch die Gutachter und Prüfärzte der BfA alphanumerisch - d.h. teilweise sprechend - vereinbart. So werden z.B. die Krankheiten der Verdauungsorgane mit VO, Krankheiten der Gefäße mit GF, Krankheiten des Stoffwechsels mit ST verschlüsselt.

Die zwei nachfolgenden Ziffern bei der Indikationsverschlüsselung sind so ausgewählt, daß innerhalb der einzelnen Indikationsgruppen mindestens einfache Fehler und Zahlendreher erkennbar sind. Die zufällige, unsortierte Wahl der Ziffern hat den Zweck, die Fehler zu reduzieren, die durch systematisch falsches Erinnern bzw. Verschlüsseln entstehen.

Zusätzlich zu jeder Indikation ist die Angabe der Behandlungsintensität erforderlich, die im allgemeinen dem Schweregrad der Erkrankung entspricht.

Dieser Zuordnungsschlüssel (Abb.5) ist sehr einfach aufgebaut. Für die Behandlung der BfA-Rehabilitanden stehen je nach der geforderten Leistung fünf verschiedene Haustypen zur Verfügung. Die geforderte Behandlungsintensität wird also indirekt über das Leistungsangebot der verfügbaren Haustypen ausgedrückt. Beim Kurheim und Diätkurheim ist sie am geringsten, bei der Klinik am höchsten.

Leistungsanforderung – Leistungsangebot

Patient	Schlüssel	Behandlungsstätte
gering	1	Kurheimniveau
	2	Diätkurheimniveau
	3	Sanatoriumsniveau
	4	Kurklinikniveau
hoch	5	Klinikniveau

BfA 5

Abb. 5

3. Realisierung

Das EDV-System besteht im wesentlichen aus drei Komponenten.

3.1 EDV-Gutachten-Prüfung

Die Verschlüsselung der im Gutachten in Klartext angegebenen Diagnosen in Schlüsselzahlen des Indikationskatalogs wird vom Gutachter selbst durchgeführt. Außerdem hat der Gutachter noch die Behandlungsintensität mit Hilfe der Haustyp-Verschlüsselung pro Indikation anzugeben.

Zur Beschreibung der Leistungsanforderung eines Patienten können im Gutachten bis zu drei Indikationen angegeben werden, und zwar eine Hauptindikation und zwei Nebenindikationen.

Der ärztliche Gutachter hat im Beispiel auf der Abb. 6 vorgeschlagen, daß der Beispiel-Patient insbesondere wegen seines Gallenleidens (VO47) auf Sanatoriumsniveau (Schlüssel 3) behandelt werden soll. Daneben soll aber auch eine Behandlung wegen seines Bluthochdrucks (Gefäßleiden GF89) auf Sanatoriumsniveau (Schlüssel 3) sowie wegen seiner Fettleibigkeit (Stoffwechselerkrankung ST94) auf Kurklinik-Niveau (Schlüssel 4) erfolgen.

Der Vollständigkeit halber sei erwähnt, daß der Beratende Arzt der BfA natürlich die Gutachterangaben im Sinne einer besseren oder günstigeren Behandlung modifizieren kann, wenn dies z.B. durch Fachgutachten oder andere ärztliche Unterlagen erforderlich erscheint.

Diese Daten sowie noch weitere zur Identifikation und zur Kennzeichnung bei Besonderheiten werden aus dem Gutachten von Datentypistinnen erfaßt und den Programmen der Einweisungssteuerung übergeben.

Die maschinelle Prüflogik der Gutachtendaten, die vor der eigentlichen Hauszuordnung angesprochen wird, hat dabei im wesentlichen folgende Aufgaben:

- es werden plausible von unplausiblen Gutachten getrennt
- Gutachten mit plausiblen Angaben werden für die Hauszuordnung im Zuordnungsprogramm vorbereitet. Zuvor wird noch z.B. anhand der Indikationen entschieden, ob das Zuordnungsprogramm zu einem Hausvorschlag führen soll, der den Beratenden Ärzten vorzulegen ist, oder zu einer Einweisung führen soll, die im allgemeinen nicht vorzulegen ist.
- Gutachten mit unplausiblen oder unvollständigen Angaben, einschließlich der möglichen Ablehnungen werden den Beratenden Ärzten zur weiteren Entscheidung vorgelegt.

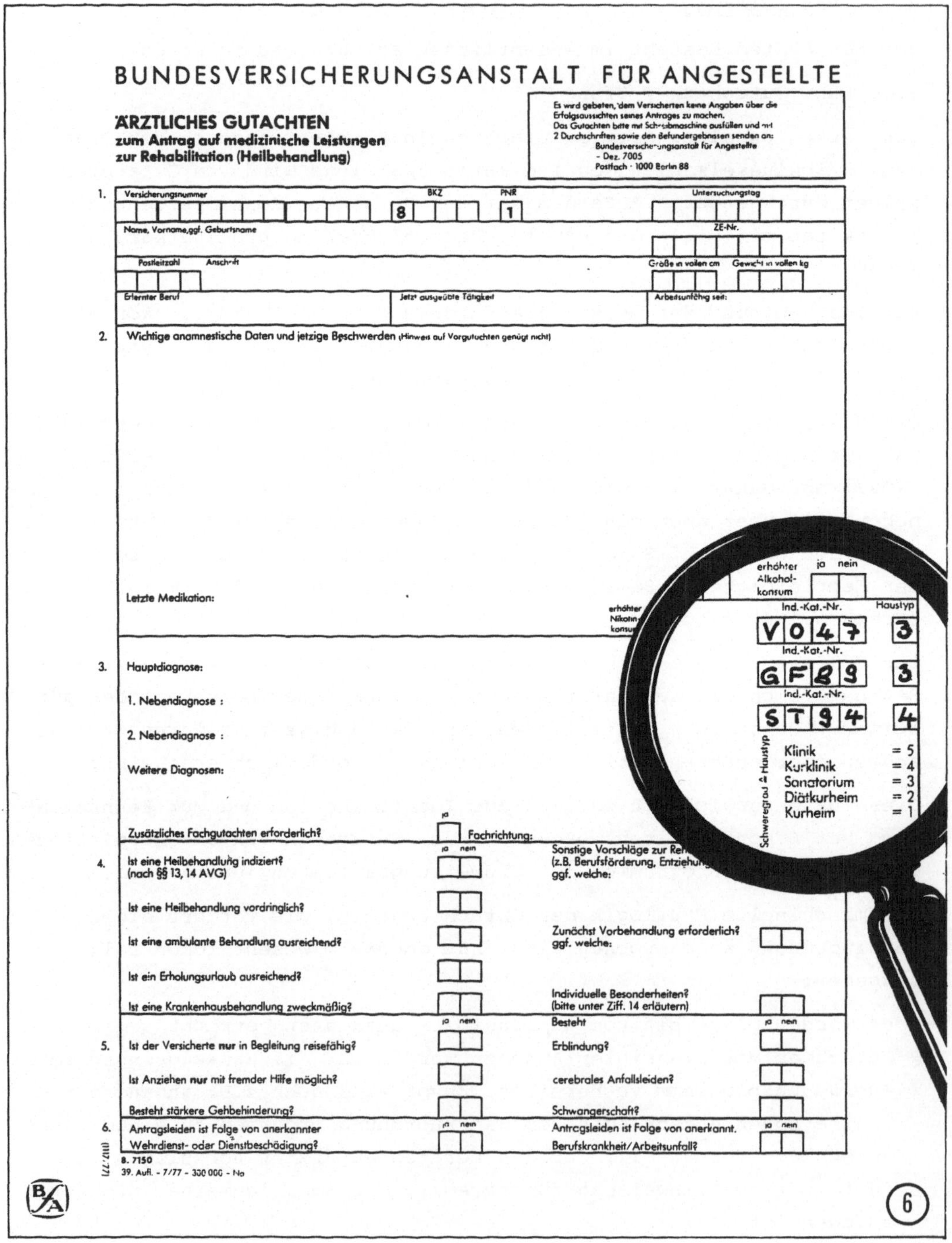

BUNDESVERSICHERUNGSANSTALT FÜR ANGESTELLTE

ÄRZTLICHES GUTACHTEN
zum Antrag auf medizinische Leistungen zur Rehabilitation (Heilbehandlung)

Es wird gebeten, dem Versicherten keine Angaben über die Erfolgsaussichten seines Antrages zu machen.
Das Gutachten bitte mit Schreibmaschine ausfüllen und mit 2 Durchschriften sowie den Befundergebnissen senden an:
Bundesversicherungsanstalt für Angestellte
- Dez. 7005
Postfach · 1000 Berlin 88

1. Versicherungsnummer | BKZ 8 | PNR 1 | Untersuchungstag
Name, Vorname, ggf. Geburtsname | ZE-Nr.
Postleitzahl | Anschrift | Größe in vollen cm | Gewicht in vollen kg
Erlernter Beruf | Jetzt ausgeübte Tätigkeit | Arbeitsunfähig seit:

2. Wichtige anamnestische Daten und jetzige Beschwerden (Hinweis auf Vorgutachten genügt nicht)

Letzte Medikation:

erhöhter Nikotinkonsum

erhöhter Alkoholkonsum ja nein

Ind.-Kat.-Nr. V047 Haustyp 3
Ind.-Kat.-Nr. GF89 3
Ind.-Kat.-Nr. ST94 4

Schweregrad Δ Haustyp
Klinik = 5
Kurklinik = 4
Sanatorium = 3
Diätkurheim = 2
Kurheim = 1

3. Hauptdiagnose:
1. Nebendiagnose :
2. Nebendiagnose :
Weitere Diagnosen:
Zusätzliches Fachgutachten erforderlich? ja Fachrichtung:

4. Ist eine Heilbehandlung indiziert? (nach §§ 13, 14 AVG) ja nein
Ist eine Heilbehandlung vordringlich?
Ist eine ambulante Behandlung ausreichend?
Ist ein Erholungsurlaub ausreichend?
Ist eine Krankenhausbehandlung zweckmäßig?

Sonstige Vorschläge zur Re... (z.B. Berufsförderung, Entziehu...) ggf. welche:
Zunächst Vorbehandlung erforderlich? ggf. welche:
Individuelle Besonderheiten? (bitte unter Ziff. 14 erläutern)

5. Ist der Versicherte **nur** in Begleitung reisefähig? ja nein
Ist Anziehen **nur** mit fremder Hilfe möglich?
Besteht stärkere Gehbehinderung?

Besteht ja nein
Erblindung?
cerebrales Anfallsleiden?
Schwangerschaft?

6. Antragsleiden ist Folge von anerkannter Wehrdienst- oder Dienstbeschädigung? ja nein
Antragsleiden ist Folge von anerkannt. Berufskrankheit/Arbeitsunfall? ja nein

(1117.77)
B. 7150
39. Aufl. - 7/77 - 300 000 - No

BfA

6

Abb. 6

Diese Prüflogik wurde von den Ärzten der BfA entwickelt. Zur besseren Verständigung zwischen Ärzten und Mitarbeitern der Datenverarbeitung sowie zur leichteren Pflege und Anpassung des Systems an neue Erkenntnisse wurde hier die Entscheidungstabellentechnik mit Vorübersetzter "VORELLE" zur Logikanalyse und Programmgenerierung eingesetzt. Die so entstandene Prüflogik ist daher auch für den Arzt jederzeit transparent. Änderungen aus medizinischer Sicht können leicht eingebracht werden. Die Entscheidungstabellen werden inhaltlich voll vom ärztlichen Bereich der BfA verwaltet.

3.2 Zuordnungsprogramm

Das Zuordnungsprogramm der Einweisungssteuerung der BfA beinhaltet im wesentlichen die Algorithmen zur Patienten-Haus-Zuordnung sowie zur medizinisch vertretbaren Gleichverteilung von Einweisungsfällen auf die Häuser.

Jede einzelne Hausauswahl wird vom Programm prinzipiell in folgenden Schritten durchgeführt (Abb. 7):

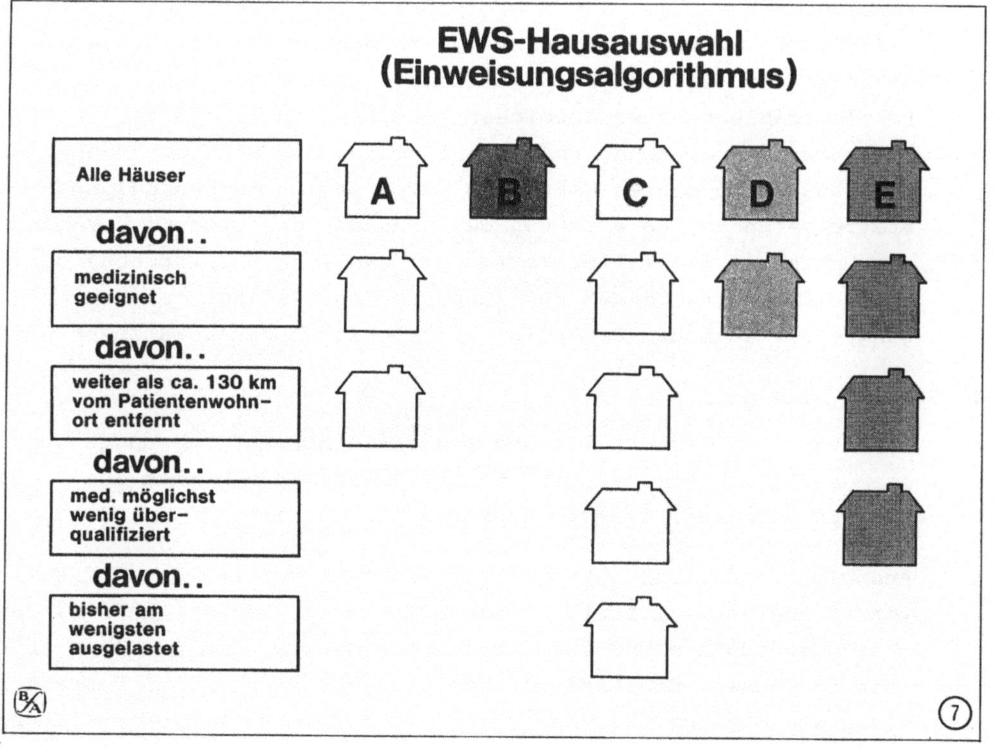

Abb. 7

1. Schritt

Auswahl aller für den vorliegenden Einzelfall medizinisch geeigneten Häuser.

Neben Indikationen und Behandlungsniveau werden an dieser Stelle noch Sonderanforderungen beim Patienten und Sonderleistungen beim Haus auf Verträglichkeit geprüft. Diese können sowohl medizinischer als auch verwaltungsmäßiger Natur sein.

2. Schritt

Auswahl der Häuser, die mindestens 100 km vom Wohnort des Patienten entfernt sind.

Aus sozialmedizinischen Gründen soll eine Behandlungsstätte mindestens 100 km vom Wohnort des Patienten entfernt liegen. Wird in Sonderfällen, z.B. bei mangelnder Transportfähigkeit eine kürzere Anreise gewünscht, muß der Beratende Arzt mittels direkter Hausvorgabe einweisen.

Die Entfernung wird maschinell aus den geographischen Koordinaten der Häuser und des Mittelpunktes des Postleitzahlbereiches (3stellig) des Patientenwohnortes errechnet. Da der tatsächliche Wohnort bis zu dreißig Kilometer vom Mittelpunkt seines Postleitzahlbereiches abweichen kann, ist für den Mittelpunkt eine Mindestentfernung von 130 Kilometer zum Haus vorgegeben. Wird außerhalb dieses Umkreises keine geeignete Behandlungsstätte gefunden, so wird von den Behandlungsstätten innerhalb des Umkreises die entfernteste ausgewählt. Ein entsprechender Bearbeitungshinweis auf dem Ausgabebeleg verlangt die Bestätigung einer zu nahen Behandlungsstätte durch den Beratenden Arzt.

3. Schritt

Auswahl derjenigen Häuser, die den medizinischen Anforderungen des Patienten bezüglich der Hauptindikation am nächsten kommen (um Einweisungen in überqualifizierte Häuser zu vermeiden).

Aus wirtschaftlichen Gründen ist es nicht vertretbar, daß Patienten in überqualifizierten Häusern behandelt werden, wenn einfacher ausgerüstete und damit billigere Häuser den gleichen Erfolg bringen können. Das Behandlungsniveau des Hauses darf deshalb so wenig wie möglich über der Anforderung für den Patienten liegen.

4. Schritt

Auswahl desjenigen Hauses, das bisher am wenigsten Einweisungen erhielt.

Unter den Häusern, die alle bisher betrachteten Bedingungen für einen Patienten erfüllen, kann nun für eine gleichmäßige Auslastung gesorgt werden.

Die Auslastung wird mit Hilfe zweier Auslastungsparameter gemessen und zwar dem Einweisungsindex und der Wartedauer. Der Einweisungsindex gibt die Anzahl derjenigen Tage seit Beginn des laufenden Jahres an, an denen ein Bett im Mittel belegt war. Die Wartedauer gibt an, wie lange ein Patient höchstens auf den Antritt seiner Heilbehandlung warten muß, vorausgesetzt, das Haus belegt alle der BfA zur Verfügung gestellten Betten. Für Einweisungsindex und Wartedauer gilt gleichermaßen, daß bei jeder Einweisung dasjenige der dafür geeigneten Häuser ausgewählt wird, das den kleinsten Einweisungsindex bzw. die kürzeste Wartedauer hat. Damit ist die gleichmäßige Verteilung der Patienten auf vergleichbare Häuser sichergestellt.

Bei der Berechnung der Auslastungsparameter ist zu unterscheiden zwischen Fällen von bereits abgeschlossenen Heilbehandlungen, für welche bereits die Patientenzahlen mit den zugehörigen tatsächlichen Zeiten für die stationäre Heilbehandlung von den Häusern zum Zwecke der Kurkostenabrechnung zurückgemeldet sind, und Fällen von Heilbehandlungen, zu denen diese Rückmeldungen noch fehlen.

Für die noch nicht abgeschlossenen Heilbehandlungen können der Beitrag zum Auslastungsparameter Einweisungsindex und der Auslastungsparameter Wartedauer nur näherungsweise errechnet werden, da die tatsächliche Dauer noch nicht bekannt ist. Diese Dauer wird jedoch mit genügender Genauigkeit je Haus aus dessen abgeschlossenen Heilbehandlungen errechnet.

Für die abgeschlossenen Heilbehandlungen werden die Beiträge zum Einweisungsindex exakt errechnet.

Die Bettenzahl eines Hauses kann im Laufe eines Jahres schwanken. Da die bereitgestellte Bettenkapazität den Einweisungsindex und die Wartedauer beeinflussen, ist sie genau zu ermitteln.

Deshalb werden Änderungen in den Bettenzahlen mit Hilfe des Hausdatei-Änderungsdienstes (s. Kap. 3.3) mit Änderungstermin eingegeben und dann maschinell berücksichtigt.

Eine direkte Hausauswahl durch den Beratenden Arzt ist in besonderen Fällen möglich. Es sind Sonderregelungen vereinbart, die angewendet werden, wenn zum Beispiel die Zuordnung des Betreuten zu einer geeigneten Behandlungsstätte nur mit Hilfe einer vierten Indikation möglich ist, oder wenn individuelle Kriterien (z.B. Jugendheilbehandlung, Klima-Spezialbehandlung, Wohnortnähe, Rollstuhlbenutzung usw.) berücksichtigt werden müssen.

3.3 Hausdatei

Die Programme der Einweisungssteuerung arbeiten mit der Hausdatei. Diese enthält außer dem medizinischen Leistungsangebot der einzelnen Häuser alle Informationen, die benötigt werden, um gleichwertige Häuser möglichst gleichmäßig mit Einweisungsunterlagen versorgen zu können.

Aus der Hausdatei lassen sich jederzeit Belegungsstatistiken abrufen, die zur Steuerung des Verfahrens und zu weiteren Planungen dienen.

Außerdem gibt es eine Reihe von Eingriffsmöglichkeiten über die Hausdatei in das EDV-System, die zur Betreuung und Kontrolle der Einweisungssteuerung durch die Fachabteilung dienen. Dies sind u.a.:

- Häuser bedingt sperren
- Häuser absolut sperren
- Einweisungszahlen verändern oder anpassen
- Bettenzahl verändern
- Leistungsangebot der Häuser verändern
- Einweisungen über direkte Hausvorgabe für die Beratenden Ärzte anordnen
- Häuser an- oder abmieten

Änderungen zu solchen und hier nicht näher spezifizierten Referenzdaten werden wie die übrigen EWS-Daten in der Fachabteilung erfaßt. Das erlaubt der Fachabteilung, notwendige Änderungen reibungslos und in eigener Verantwortung durchzuführen.

4. Zusammenfassung

Zusammenfassend kann die EDV-gestützte Einweisungssteuerung folgendermaßen beschrieben werden (Abb. 8):

Jedes ärztliche Gutachten wird einer maschinellen Plausibilitätsprüfung unterzogen. Nicht verarbeitbare Gutachten werden den Beraten-

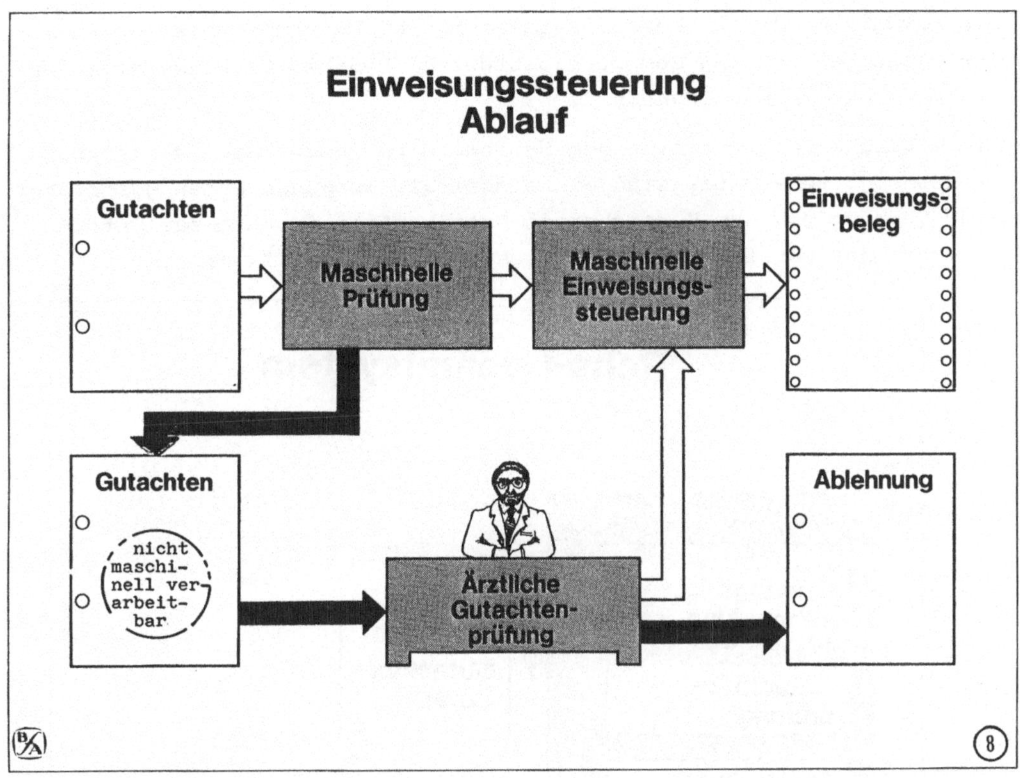

Abb. 8

den Ärzten der BfA zur weiteren Prüfung und Entscheidung vorgelegt.

Diese Fälle können nach Ergänzung bzw. Entscheidung entweder zur Ablehnung des Antrages führen oder fließen wieder in die Programme der Einweisungssteuerung. Bei vom Beratenden Arzt vorgenommener Direktauszeichnung eines Hauses wird dieser Fall dann lediglich abgebucht und zur Berechnung der Auslastungsparameter weiterverarbeitet.

Vollständige und plausible Gutachten werden maschinell weiterverarbeitet, indem dem Patienten die für ihn medizinisch geeignete Behandlungsstätte mit der niedrigsten Auslastung zugeordnet wird. Besonderheiten und Entfernungen zwischen Wohnort und Ort der Behandlungsstätte werden berücksichtigt.

Pro Fall wird ein sogenannter Hausbeleg maschinell erzeugt, der von den Sachbearbeitern bzw. auch noch von den Beratenden Ärzten geprüft oder sogar geändert werden kann. Derartige Änderungen werden natürlich dem System ebenfalls mitgeteilt.

Die Programme der Einweisungssteuerung werden stufenweise im Rahmen der Planungen für ein Computer-gestütztes Rehabilitationssystem der BfA entwickelt und eingeführt.

Die logische Dateistruktur des Systems wird in der Abb. 9 sichtbar. In der sog. Reha-Datei sind die einzelfallbezogenen Daten gespeichert. Eine Verknüpfung zum Versicherten-Datenbestand der BfA zur Unterstützung der versicherungsrechtlichen Prüfung ist in Arbeit.

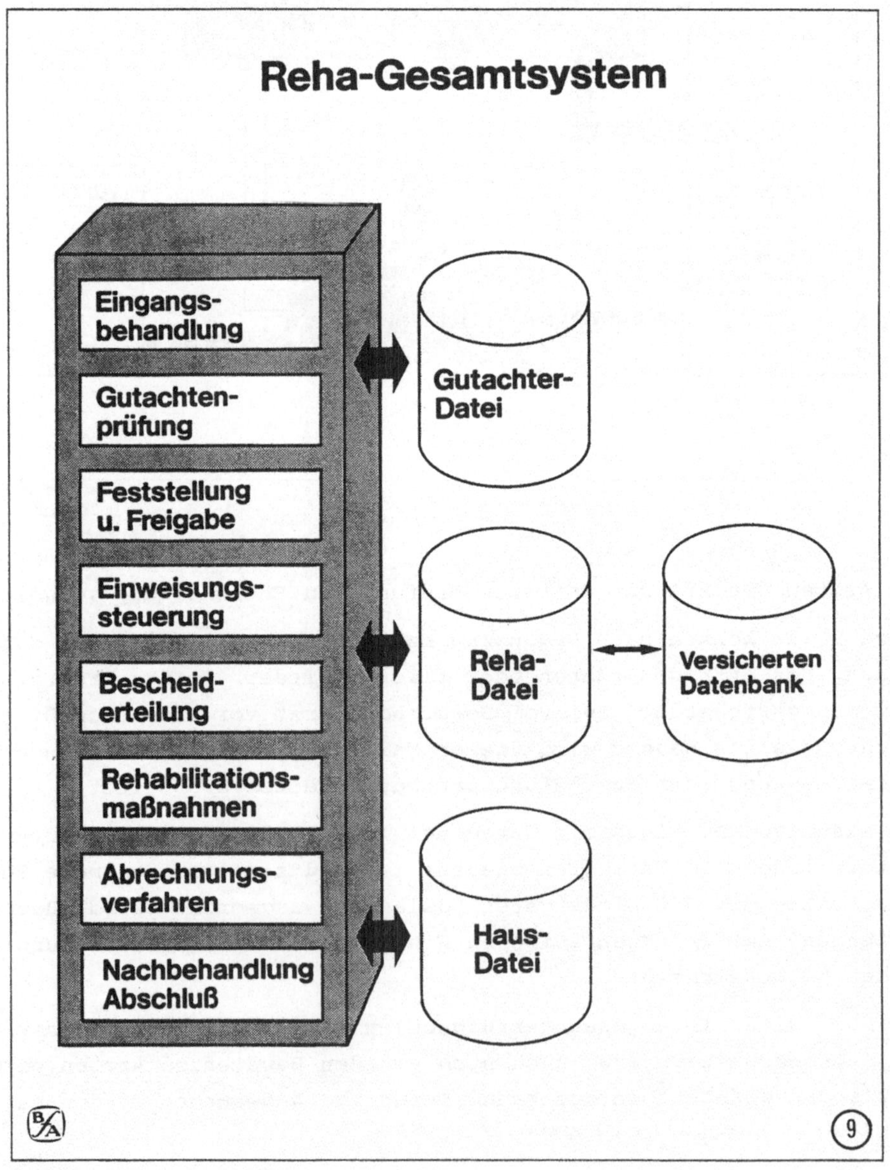

Abb. 9

Die hier beschriebene, derzeit in der Routine befindliche zweite Stufe der Einweisungssteuerung wurde im Januar 1978 in Betrieb genommen.

Infolge der auszuübenden hohen Sorgfaltspflicht der an diesem Projekt beteiligten Stellen, wird die direkte Verarbeitung der Gutachtendaten in der Einweisungssteuerung stufenweise freigegeben. Als Übergangslösung erzeugen die EDV-Programme noch keine Einweisungen, sondern ausschließlich sogenannte maschinelle Hausvorschläge, die den Beratenden Ärzten zur endgültigen Freigabe vorgelegt werden. Die Freigabe der Programme zur Erzeugung von Einweisungen d.h. von Hausbelegen,die die Sachbearbeitung zur Bescheiderteilung direkt weiterverwenden kann, erfolgt gutachter- und/oder indikationsbezogen.

Da die Gewährung von Gesundheitsmaßnahmen auf der medizinischen Sachaufklärung des Gutachters beruht, ist eine hohe Gutachtenqualität unbedingt erforderlich. Zur Verbesserung und Sicherstellung der Gutachtenqualität wurden ebenfalls EDV-Programme entwickelt.

Die mit der Einweisungssteuerung zusammenhängenden Programme Gutachterbetreuung, Antragsverfahren, sozialmedizinische Dokumentation und weitere befinden sich derzeit in verschiedenen Routine- bzw. Entwicklungsstufen.

Die erforderlichen Entwicklungsarbeiten sowie die Wartungs- und Pflegearbeiten bei eingeführten Systemen werden in enger Zusammenarbeit zwischen Verwaltung, Medizin und Datenverarbeitung durchgeführt und von einer im Aufbau befindlichen verwaltungsmäßigen und medizinischen Systemsteuerung koordiniert.

ERGEBNISSE EINER BLUTBANK-LAGERHALTUNGSSIMULATION

Page, B.
Technische Universität Berlin, Fachbereich Informatik

1. Problembeschreibung

Die Herstellung, Lagerung und Verteilung von Blutkonserven für die Transfusionsmedizin ist ein Problem, das sich wesentlich schwieriger darstellt als die Produktion, Lagerung und Distribution industrieller Güter. Dies läßt sich vor allem auf den besonderen Charakter des Produktes Blutkonserve zurückführen, der durch die folgenden Besonderheiten gekennzeichnet ist:

- keine planmäßige Produktion von Blutkonserven möglich, sondern freiwillige Blutspender;
- begrenzte Konservenhaltbarkeit von 3 bis 4 Wochen;
- neben stochastischer Nachfrage (durch Patienten) auch stochastisches Angebot (durch Blutspender);
- keine Zurückweisung von dringenden Konservenanforderungen zulässig, da sonst die Gesundheit von Patienten gefährdet wird.

Wegen dieser Schwierigkeiten bei der Lagerhaltung von Blutkonserven, aber auch wegen häufig anzutreffender organisatorischer Mängel sind viele Blutbanksysteme durch eine Reihe typischer Schwachstellen gekennzeichnet:

- kaum Einflußmöglichkeiten des Blutspendedienstes auf den Umfang der Blutspenden;
- fehlende Übersicht über den Verbleib der Konserven, sowohl im Blutspendedienst nach Auslieferung an die Krankenhäuser als auch in den Krankenhäusern selbst bezüglich ihrer Stationen;
- unvernünftiges Bestellverhalten der Krankenhäuser, die häufig bemüht sind, besonders bei seltenen Blutgruppen einen überproportional hohen Lagerbestand zu halten.

Diese Schwachstellen führen in vielen Blutbanksystemen zu überhöhten Konservenverlusten durch Überalterung und zu chronischen Fehlbeständen mit der Notwendigkeit zur teuren außerplanmäßigen Beschaffung der dringend benötigten Konserven an anderer Stelle des Versorgungssystems. Konservenverfall in Höhe von mehr als 18 % und Fehlmengen von mehr als 19 %, wie sie im Berliner Blutspende-Dienst verzeichnet wurden, sind keine Ausnahme (3). Die Folgen sind überhöhte Betriebskosten in den Blutspende- und Transfusionsdiensten.

Selbst in Anbetracht der Besonderheiten in der Lagerhaltung von Blutkonserven gegenüber der industriellen Lagerhaltung sind die grundsätzlichen Überlegungen der Lagerhaltungstheorie, die für den industriellen Bereich entwickelt wurde, auch auf Blutbanken übertragbar, wo sich das Lagerhaltungsproblem und das Problem der optimalen Verteilung der Produkte im Versorgungssystem in ähnlicher Weise stellen.

2. Das Simulationsmodell

Es wurde ein komplexes Lagerhaltungsmodell eines regionalen Blutbanksystems entworfen und implementiert.

Der erste Schritt der Simulationsstudie war eine umfangreiche Systemanalyse und Datenerfassung in der regionalen Blutbank in Berlin - dem Berliner Blutspende-Dienst - und in einem städtischen Krankenhaus. Dadurch sollten statistische Schätzungen für Modellparameter und Verteilungen (über Patienten, Notfälle, Blutspender, Transfusionen, Kosten etc.) auf der Basis realer Daten ermöglicht werden.

Die Struktur des Modells ist der Abb. 1 zu entnehmen. Eine detaillierte Beschreibung des Modellaufbaus und des Ablaufs der Ereignisse ist bereits an anderer Stelle publiziert worden [(2), (3)].

Die Implementierung des Simulationsmodells erfolgte in der diskreten Simulationssprache SIMSCRIPT II.5 auf einer IBM 370/158 mit zwei Mbytes Kernspeicher. Das Programmsystem ist modular aufgebaut und besteht aus 30 Routinen mit ca. 2.500 Zeilen Programmcode. Die Rechenzeiten liegen zwischen ca. 10 Minuten CPU-Zeit je Simulationslauf und annähernd einer Stunde (Validierungslauf mit realen Daten).

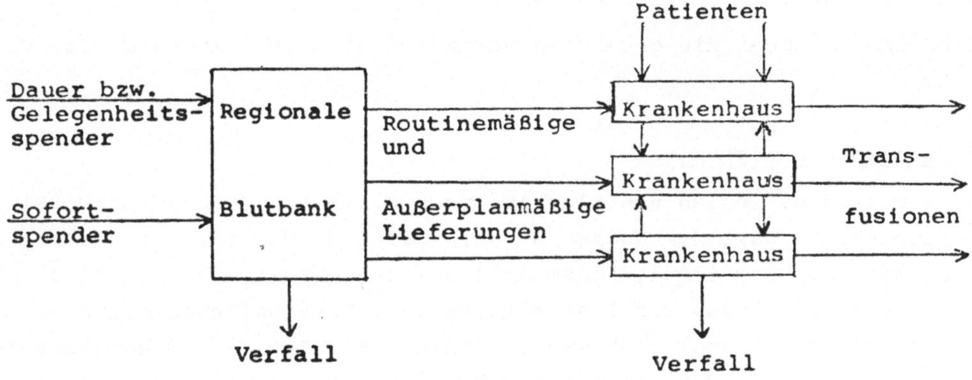

Abb. 1: Struktur des Simulationsmodells

3. Optimale Lagerhaltungsverfahren in einem regionalen Blutbanksystem

Ziel der Simulationsstudie war der Vergleich alternativer Lagerhaltungsverfahren in einem regionalen Blutbanksystem. Dazu mußten Zielkriterien definiert werden. Gängige Zielkriterien für die Lagerhaltung von Blutkonserven sind

- Fehlmengen
- Konservenverfall
- Durchschnittliches Konservenalter bei der Transfusion
- Kosten.

Hier wurden als übergeordnetes Zielkriterium die Lagerhaltungskosten je transfundierte Konserve definiert. Somit stellt sich das Optimierungsproblem für ein Blutbanklagerhaltungssystem als ein Minimierungsproblem der Lagerhaltungskosten je transfundierter Konserve bei gegebener Verfügbarkeit (Fehlmengenquote) unter Einhaltung eines akzeptierbaren Konservenalters bei der Transfusion dar.

Das erste Lagerhaltungsverfahren, das mit dem Modell getestet werden sollte, ist ein heuristisches Verteilungsmodell für Blutkonserven, das die bedarfsgerechte Belieferung der Krankenhäuser eines Versorgungsgebietes sicherstellen soll. Das zweite Verfahren ist ein Bestellverfahren für Blutspender, das der bedarfsorientierten Steuerung des Konserveninputs und damit der Stabilisierung der Konservenversorgung im Gesamtsystem dienen soll. Anhand von Lagerbestandsprognosen werden die Blutspender eine Woche im voraus einbestellt.

Das Recycling-Verfahren schließlich bezieht sich auf die Umverteilung von älteren und überzähligen Blutkonserven von kleineren Krankenhäusern mit wenigen Patienten auf größere Krankenhäuser, wo eine höhere Wahrscheinlichkeit für die Transfusion dieser Konserven besteht.

Einzelheiten über die genannten Verfahren sind der Literatur (3) zu entnehmen.

4. Simulationsergebnisse

Es wurden drei Serien von Simulationsexperimenten durchgeführt. Die erste Versuchsreihe galt dem Nachweis der Validität des Simulationsmodells, denn nur wenn das Simulationsmodell das reale System hinreichend genau wiederspiegelt, kann der Test alternativer Lagerhaltungsverfahren mit dem Modell zu sinnvollen Aussagen führen. Ein Teil der Ergebnisse des Outputvergleichs, der einen von mehreren Schritten des Validitätsnachweises für das Blutbankmodell darstellt (vergleiche (3)), befinden sich in der Tab. 1. Es läßt sich eine ziemlich nahe Übereinstimmung zwischen Simulationsergebnissen und realen Daten feststellen. Auf formale statistische Tests mußte jedoch hier verzichtet werden, da einige der realen Daten nicht empirisch erfaßt, sondern vom Fachpersonal geschätzt wurden.

Ergebnisse / System	Kosten je transfun. Konserve [DM]	Fehlmengen [%]	Verfall [%]	Transfusionsalter [Tage]
Reales Syst.	ca. 19	18,8	18,25	9,82
Ist-Modell	19,70	18,76	18,29	9,86

Tab. 1: Ergebnisse des Outputvergleichs

Die zweite Experimentserie diente dem Vergleich der alternativen Lagerhaltungsverfahren. Ausgangspunkt waren die Simulationsergebnisse des Ist-Modells. Dann wurde das heuristische Verteilungsmodell für Blutkonserven eingesetzt. Um Unabhängigkeit zwischen den Simulationsläufen mit alternativen Strategien zu erhalten, wurden jeweils verschiedene Zufallszahlen verwendet. Als dritte Strategie wurde das Blutbankmodell mit dem heuristischen Verteilungsmodell und dem Bestellverfahren für Blutspender simuliert. Schließlich wurde zusätzlich das Recycling-Verfahren eingesetzt. Es galt nun, statistisch nachzuweisen, daß jedes zusätzliche Verfahren (jede neue Strategie) zu einer Reduzierung der Lagerhaltungskosten führt.

Für diesen Nachweis wurde eine Multiple Ranking Procedure verwendet, wie sie von Bechhofer (1) entwickelt wurde, und die eine Rangordnung von k normalverteilten Populationen $P_i (i=1,2,...,k)$ bezüglich der Größe ihrer Mittelwerte μ_i auf der Basis einer multivariaten t-Verteilung vornimmt. Diese läßt die Aussage zu, daß die empirische Rangordnung der Simulationsergebnisse der theoretischen Rangordnung der Strategien mit den verschiedenen Lagerhaltungsverfahren mit 95-%iger Wahrscheinlichkeit entspricht, sofern die Differenz der Mittelwerte der Lagerhaltungskosten für jede Strategie größer oder gleich einer vorher festzulegenden minimalen signifikanten Differenz ist.

Auf Grund der Simulationsergebnisse (siehe Tab. 2) kann unter Anwendung der Multiple Ranking Procedure angenommen werden, daß jedes zusätzliche Lagerhaltungsverfahren zu einer signifikanten Reduzierung der Lagerhaltungskosten führt. Gleichzeitig erhöht sich jedoch das durchschnittliche Transfusionsalter der Blutkonserven. Eine Reduzierung ist möglich, wenn man den durchschnittlichen Lagerbestand im Gesamtsystem senkt.

Ergebnisse / Modell	Kosten je transfun. Konserve [DM]	Fehlmengen [%]	Verfall [%]	Transfusionsalter [Tage]
Ist-Modell	20,28	18,80	18,33	9,82
Soll-Modell m.heuristischem Verteilungsmodell	17,19	4,45	18,27	14,39
Soll-Modell m.zusätzl. Bestellverfahren	14,90	4,22	15,88	13,24
Soll-Modell m.zusätzl. Recycling-Verfahren	13,61	4,71	14,30	13,27

Tab. 2: Simulationsergebnisse für den Strategienvergleich

Die dritte Experimentserie galt der Bestimmung eines optimalen Lagerbestandes im Gesamtsystem. Die Ergebnisse befinden sich in der Abb. 2 bzw. Tab. 3. Die optimale Lösung (d.h. minimale Lagerhaltungskosten) lag bei 1,25 mal dem wöchentlichen Konservenbedarf. Damit konnten die Lagerhaltungskosten auf fast ein Drittel gegenüber der Ausgangslösung (Ist-Modell) gesenkt werden. Demgegenüber erhöhte sich das durchschnittliche Konservenalter bei der Transfusion nicht.

Lagerbestandsfaktor	Kosten je transfun. Konserve [DM]	Fehlmengen [%]	Verfall [%]	Transfusionsalter der Konserven [Tage]
1,25	7,34	10,11	4,80	9,79

Tab. 3: Optimaler Konservenbestand im Gesamtsystem

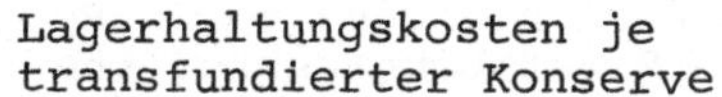

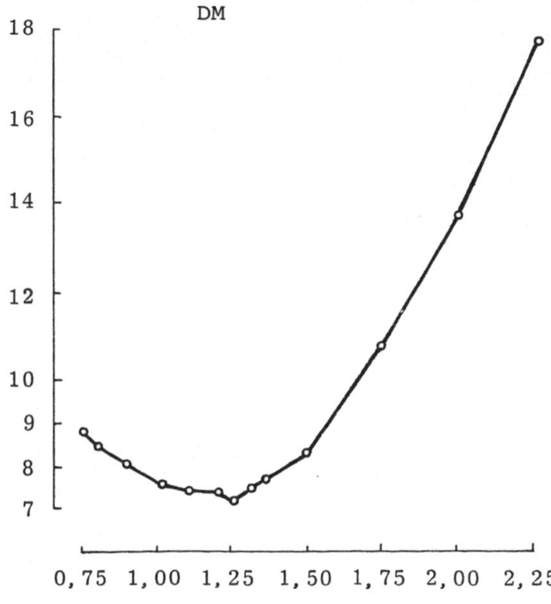

Abb. 2: Bestimmung des optimalen Lagerbestandes

5. Realisierungsmöglichkeiten in der Praxis

Voraussetzung für den praktischen Einsatz der Verfahren ist ein computergestütztes Informationssystem, das die notwendigen Lagerhaltungsinformationen schnell und zuverlässig bereitstellt. Erste konkrete Realisierungsschritte liegen bereits mit der Implementierung des ADV-Demonstrations-Vorhabens "Berliner Blutspende-Dienst" im Rahmen des DOMINIG I-Projektes vor. Als Teil des Systems sind ein automatischer Kommissionierungsvorschlag für Blutkonserven und ein Einbestellungsverfahren für Blutspender vorgesehen, die Modifikationen der hier beschriebenen Verfahren darstellen.

Literatur

(1) Bechhofer, E.R., Dunnett, C.W., Sobei, M.: A two-Sample multiple decision procedure for ranking means of Normal populations with common unknown variance; Biometrika 41 (1954)

(2) Page, B.: Testing alternative Inventory Policies for a Regional Blood Banking System; Paper auf dem First Congress of the European Federation for Medical Informatics, Cambridge (1978)

(3) Page, B.: Ein Simulationsmodell zur optimalen Versorgung von Krankenhäusern mit Blutkonserven durch einen regionalen Blutspendedienst; in: Krankenhausplanung, Hrg. Prof. Dr. M. Meyer, erscheint im Fischer Verlag

ARCHIVIERUNG PATIENTENBEZOGENER DATEN IM DOMINIG II-PROJEKT

Kästner, Inge; Roßbach, M.

Hessische Zentrale für Datenverarbeitung - DOMINIG II - , Wiesbaden

(Gefördert nach dem 3. DV-Programm der Bundesregierung über die Gesellschaft für Strahlen- und Umweltforschung mbH (GSF) unter dem Förderkennzeichen DVM 403)

An dem Projekt DOMINIG II (Informationsverbund mehrerer Krankenhäuser) sind zehn Modellhäuser in Hessen beteiligt, die strukturell in etwa die Einrichtungen einer Krankenversorgungsregion (mit ca. 4.ooo stationären Patientenbetten und Krankenhäusern unterschiedlichen Spektrums und verschiedener Trägerschaften)repräsentieren.

Das Projekt Archivierung ist ein Teilprojekt von DOMINIG II. Der Bericht über dieses Projekt ist gegliedert in die Abschnitte

1. Ist-Analysen der bestehenden Krankenhaus-Archive innerhalb DOMINIG II
2. Konzept für die Archivierung patientenbezogener Daten
3. Realisierung des Archivierungskonzepts innerhalb DOMINIG II.

1. Ist-Analysen

Um einen Überblick über die augenblicklich vorhandenen Organisationsformen auf dem Gebiet der Archivierung zu erlangen, wurde in allen zehn DOMINIG II-Krankenhäusern der Ist-Zustand erhoben und analysiert.

Es zeigte sich, daß die Archive fast aller Häuser mit gleichen Problemen belastet waren. Von den Ergebnissen der Ist-Aufnahme seien hier einige besonders markante angeführt:

Raumnot

Eine der größten Schwierigkeiten stellte der Raummangel dar. Die Unsicherheit über die gesetzlich geforderten Aufbewahrungszeiten hatte die für die Archivierung vorgesehenen Räume aus allen Nähten platzen lassen.

Organisation

Der Zustand der Raumnot wurde häufig durch überholte Organisationsformen verschärft. In vielen Häusern wurde dezentral archiviert. Unter 'zentraler Archivierung' wurde das Aufbewahren von Krankengeschichten und Röntgenaufnahmen verschiedener Abteilungen in einem Raum, nicht aber in einer gemeinsamen Akte verstanden. Die Ambulanzunterlagen wurden stets gesondert archiviert. In den zehn DOMINIG II-Krankenhäusern existierten 16 verschiedene Ordnungssysteme, in manchen Häusern bis zu vier voneinander abweichende nebeneinander.

Vollständigkeitskontrollen bezüglich der abgelegten Akten wurden nicht durchgeführt.

Aus all diesen Gründen wurde der Informationsfluß bei notwendigen Rückgriffen auf abgeschlossene Akten wesentlich beeinträchtigt. Als mögliche Folgen davon können gesundheitliche Beeinträchtigungen (z.B. bei Risikopatienten) und wirtschaftliche Nachteile durch unnötige Mehrfach-Untersuchungen angesehen werden.

Personal

Die personelle Situation war in beinah allen Fällen unbefriedigend. Vielfach wurden die Archivierungsaufgaben 'nebenbei' von hochbezahlten Mitarbeitern anderer Abteilungen (Sekretärinnen, Krankenschwestern, Röntgenassistentinnen) wahrgenommen. Wo im Stellenplan Mitarbeiter für das Archiv vorgesehen waren, reichte diese Zahl meist nicht aus; einige Archive waren personell überhaupt nicht besetzt.

Kosten

Leider gab es keine Möglichkeit, die realen Kosten der Archivierung zu ergründen, da die Archive bisher nicht als eigene Kostenstelle im Hause geführt wurden.

Insgesamt kann man sagen, daß der Zustand der Archive den Stellenwert widerspiegelte, den diese Institutionen im allgemeinen im Bewußtsein der meisten Krankenhausmitarbeiter besitzen.

2. Konzept für die Archivierung patientenbezogener Daten

Das Feinkonzept für das Projekt Archivierung wurde im Jahr 1978 von der Projektgruppe erstellt und im Dialog mit dem Projekt-begleitenden Fachausschuß Medizin, dem Mitarbeiter aus verschiedenen Bereichen des Krankenhauswesens angehören, abgeschlossen. In dem Konzept sind u.a. der Verfahrensvorschlag, die Organisationslösung und die Hardware- und Software-Lösung detailliert dargestellt.

Entsprechend den Erkenntnissen der Ist-Analysen liegen die Schwerpunkte für dieses Projekt mehr auf dem organisatorischen als auf dem EDV-Sektor. Die Basis des Konzepts wird durch die zentrale Archivierung, durch die einheitliche Ablage der Akten nach dem Ordnungskriterium 'I-Zahl' und durch die Verbundmikroverfilmung der Akten nach einem definierten Zeitraum konventioneller Archivierung gebildet.

Zentrale Archivierung

Zentrale Archivierung bedeutet nicht nur die Lagerung aller Akten in einem Raum, sondern auch die Unterbringung aller Bestandteile einer Krankenakte (Krankengeschichte, Ambulanzunterlagen, Röntgenbilder) in einem Behältnis. Zweifellos wird sich eine konsequente zentrale Archivierung bei z.B. örtlich weit auseinanderliegenden Einrichtungen großer Kliniken nicht ohne weiteres verwirklichen lassen; ein zentraler Aktennachweis sollte aber in jedem Fall vorhanden sein.

Flexibilität in der Frage des gemeinsamen Behältnisses für alle Krankenaktenbestandteile ist sinnvoll z.B. in solchen Häusern, deren Aufgabenstellung zur Folge hat, daß wenig geröntgt wird (z.B. psychiatrische Krankenanstalten).

Aktenablage nach dem Ordnungskriterium 'I-Zahl'

Die Ablage der Akten erfolgt nach den unveränderlichen Daten eines Patienten, der sogenannten 'I-Zahl'. Ordnungskriterien in diesem Falle sind das Geburtsdatum und der Geburtsname.

Um die Fehlererkennung bei der Ablage zu erleichtern, sind Farbmarkierungen in Form von Steckreitern für den Geburtstag und -monat vorgesehen. Mit den gleichen Mitteln erhält jede Akte eine Kennzeichnung des letzten Behandlungsjahres.

Als wesentliches Hilfsmittel für das Archiv wird eine nach Geburtsnamen geordnete Referenzdatei aufgebaut, die entweder konventionell oder durch die EDV geführt werden kann. Mit Hilfe dieser Datei können u.a. folgende Aktivitäten abgewickelt werden:

Patientenaufnahme im Archiv, Patientenentlassung im Archiv, Recherchen nach Patientenakten, Mahnungen überfälliger Akten, Ausgabeverbuchungen, Vollständigkeitskontrolle.

In DOMINIG II wird die Referenzdatei auf dem krankenhauseigenen Kommunikationsrechner geführt; die Datei enthält folgende Elemente: Geburtsname, Familienname, Vorname, Geburtsdatum, letztes Entlassungsdatum, Behandlungsort, Archivierungsstatus.

Die o.g. Aktivitäten werden durch entsprechende Programme abgewickelt. Im Rahmen der Aktenmikroverfilmung (siehe unten) und um das Datenvolumen klein zu halten, werden die Daten des viertletzten Behandlungsjahres auf ein Band überführt und nach entsprechendem Updating über COM dem Archiv wieder zur Verfügung gestellt.

Verbundmikroverfilmung

Auf Grund der ermittelten Rückgriffe auf abgeschlossene Krankenakten (siehe Abb. 1), deren Häufigkeit nach drei Jahren rapide absinkt, wurde für die DOMINIG II-Lösung eine dreijährige Phase konventioneller Archivierung vorgesehen. Nach dieser Phase werden sowohl Krankengeschichten und Ambulanzkarten als auch Röntgenaufnahmen mikroverfilmt.

Eine besondere Problematik stellte die Entscheidungsfindung zur Formatwahl für die Röntgenbild-Verkleinerung dar. Zur Debatte standen das Format 100 x 100 mm mit oder ohne Kontrastausgleich und das Format 35 mm.

Das 100 x 100 mm-Format bedeutete einen Schritt zur Standardisierung, da immer mehr Geräte auf den Markt kommen, die primär dieses Format liefern. Außerdem hat dieses Format den Vorteil, daß die notwendigen Informationen ohne Zurhilfenahme eines zusätzlichen Gerätes mit dem bloßen Auge erkannt werden können. Allerdings befindet sich das Verfahren zur Röntgenbildverkleinerung mit Kontrastausgleich z.Zt. erst in der Erprobungsphase.

Für das 35 mm-Format sprachen wirtschaftliche Erwägungen, die Möglichkeit der Mikrofilmrückvergrößerung und die Serienreife des Verfahrens. Die DOMINIG II-Entscheidung fiel aus diesen Gründen für das 35 mm-Format. Der Kontrastausgleich wurde von allen beteiligten Ärzten als unbedingt notwendig erachtet.

3. Realisierung des Archivierungskonzepts

Die Archivierung patientenbezogener Daten wird innerhalb DOMINIG II mit einem Verbund dreier Krankenhäuser (Gesamtbettenzahl ca. 900) realisiert.

In einem ersten Schritt werden hierbei die Archive des Kreiskrankenhauses Bad Soden und des Elisabethenstiftes Darmstadt auf die zentrale Archivierung mit dem vorgeschlagenen Ordnungssystem der Akten umgestellt. Während die Referenzdatei in Bad Soden auf dem dort installierten Kommunikationsrechner geführt wird, ist in Darmstadt eine konventionelle Kartei vorgesehen. In beiden Häusern wird zu Beginn 1979 entsprechend dem neuen System archiviert.

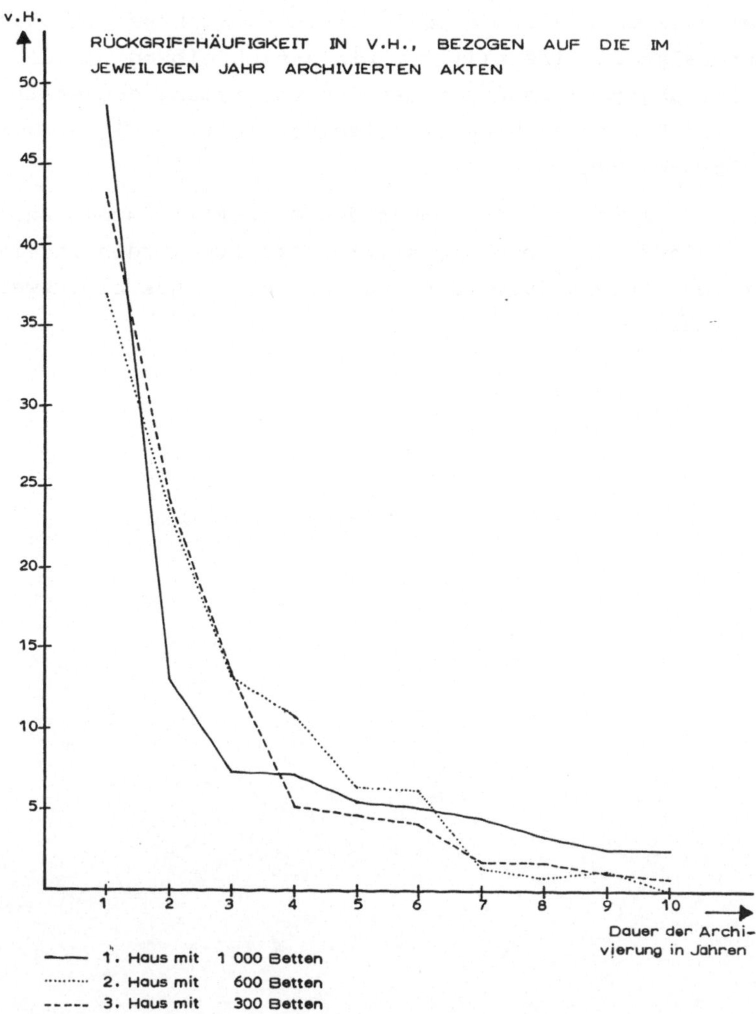

Abb. 1
Rückgriffhäufigkeit in v.H., bezogen auf die im jeweiligen Jahr archivierten Akten

In einem zweiten Schritt wird im Kreiskrankenhaus Bad Soden die Mikrofilm-Zentralstelle installiert. Die Ausschreibung für die Mikrofilmgeräte ist abgeschlossen und mit der Verfilmung des ersten Jahrgangs (gemäß Verfahrensvorschlag ist dies der Jahrgang 1975) wird im Frühjahr 1979 begonnen.

Nach der erfolgreichen Erprobung des Mikrofilmsystems und des routinemäßigen Anlaufs der neuorganisierten Archive werden in einem dritten Schritt (ca. Anfang 1980) die Krankenakten eines bzw. zweier Häuser mitverfilmt.

EIN DATENKOMMUNIKATIONSSYSTEM FÜR DEN EINSATZ IN EINEM GROSSKLINIKUM

Gürich, W.; Stiller, S.
Abteilung Innere Medizin II der Medizinischen Fakultät an der Rheinisch-Westfälischen Technischen Hochschule Aachen

Die hohen Erwartungen an die elektronische Datenverarbeitung im medizinischen Bereich haben sich bisher noch nicht erfüllt. Die ursprüngliche Absicht, eine zentrale Stelle zu schaffen, die für alle medizinischen Abteilungen die EDV-Aufgaben löst, hat sich nicht verwirklichen lassen.

Dennoch setzen sich in Teilbereichen der medizinischen Versorgung in zunehmenden Maße kleine und mittlere, meist kommerzielle EDV-Systeme durch, die begrenzt sind auf die Lösung von fachspezifischen Fragestellungen, z.B. Computer-Tomographie, EKG-Befundung, Bestrahlungsplanung oder Textsysteme zur Befundschreibung. Diese Systeme können alle autonom arbeiten, und ihre Zahl wird sich weiter erhöhen, da sie nicht speziell für den Einsatz in einem Großklinikum entwickelt wurden, sondern auch in kleineren Krankenhäusern oder Arztpraxen Verwendung finden. Die größere Verbreitung dieser EDV-Systeme reduziert nicht nur den Stückpreis, sie vergrößert auch die Kenntnisse und die Bereitschaft des ärztlichen Personals, diese Geräte einzusetzen.

Ein Rechnerverbund solcher Subsysteme eines Klinikums unter Einbeziehung von Patientenaufnahme, zentralem Archiv und medizinischer Dokumentation kann die sich überlappende Datenerfassung an jedem einzelnen Untersystem vermeiden und das Sammeln aller Befunddaten eines Patienten erleichtern.

Der Rechnerverbund kann zu einem Datenkommunikationssystem ausgebaut werden, wenn für die Leistungsanforderung und die Befundrückgabe der Pflegebereich und die poliklinischen Untersuchungsstellen mit Hilfe von Datenendgeräten an diesen Verbund angeschlossen werden.

Die Abb. 1 zeigt eine Möglichkeit, ein Datenkommunikationssystem ohne Verwendung eines zentralen, universellen Knotenpunktrechners zu verwirklichen.

Die einzelnen Subsysteme sind gleichberechtigt über einen Datenbus verbunden. Die Stationsterminals können den einzelnen Subsystemen beliebig zugeordnet werden, da sie in gleicher Weise an den Bus angeschlossen sind. Die Größe und Ausstattung der Subsysteme ist nicht festgelegt. Ein System kann von einem Mikrorechner zur Befund- und Arztbriefschreibung bis zu komplexen Prozeßrechnern mit umfangreicher Peripherie reichen.

Die Patientenaufnahme und -abrechnung sowie das zentrale Mikrofilmarchiv sind als Untersysteme der Verwaltung mit in den Datenaustausch einbezogen.

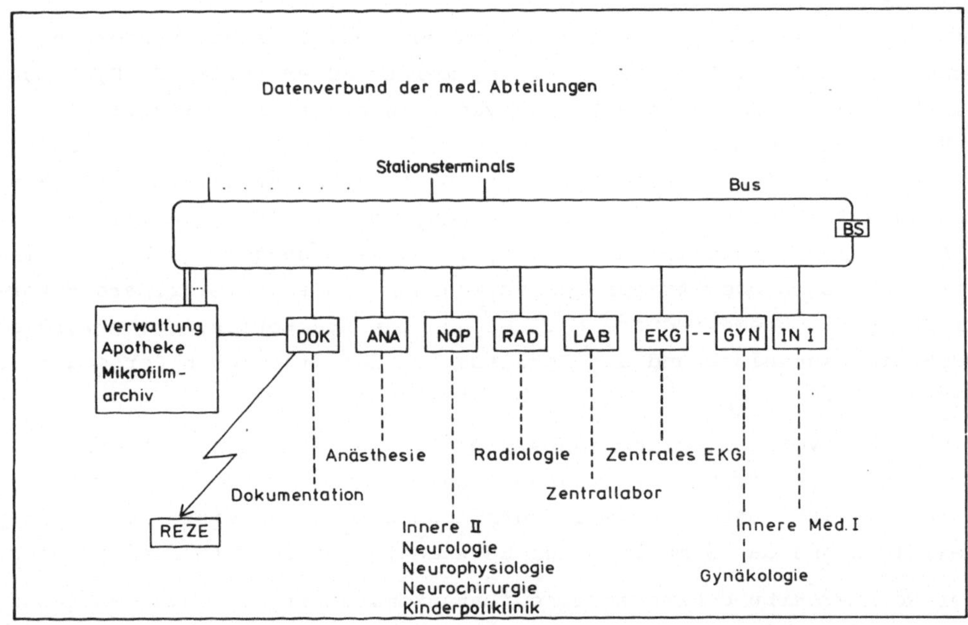

Abb. 1: Ein dezentrales Datenkommunikationssystem mit bitseriellem Ringbus, Stationsterminals und verschiedene Subsysteme

Die dezentrale Struktur bietet gegenüber einer Zentralrechnerlösung einige Vorteile. Das System kann Schritt für Schritt durch neue Subsysteme erweitert werden. Das bedeutet, ein Rechner braucht erst dann beschafft zu werden, wenn für die betreffende Aufgabe der Rechnereinsatz wissenschaftlich anerkannt und wirtschaftlich sinnvoll ist und wenn vielleicht sogar von der Industrie ein fertiges System angeboten wird. Bei dieser Lösung verteilt sich der Investitionsbedarf auf mehrere Jahre im Gegensatz zur Lösung mit einem zentralen Großrechner. Ein solcher erfordert sehr hohe Anfangskosten und ist zumindest in den ersten Jahren nicht vollständig ausgelastet.

Jedes Subsystem wird fachlich und organisatorisch von den Abteilungen betreut, für die es arbeitet. Wir glauben, daß durch diese Zuordnung eine bessere Motivation der Benutzer erreicht wird. Die Umsetzung neuer Erkenntnisse im jeweiligen Fachgebiet in entsprechende Programme kann leichter durchgesetzt und eingeführt werden.

Subsysteme sind überschaubar, sie dienen nur wenigen Aufgaben, die Datenhaltung im Rechner ist einheitlich, die Ein-/Ausgabe-Raten werden nur vom Eigenbedarf bestimmt, die Antwortzeit ist deshalb kürzer als bei einem Zentralrechnersystem. Günstiger ist die Antwortzeit auch für die Benutzer der Stationsterminals, da sich der Dialog dieser Geräte auf viele Subsysteme verteilt.

Die Struktur des Datenkommunikationssystems erfordert keine große zentrale EDV-Mannschaft. Für den Datenbus, die Stationsterminals und für die Durchsetzung und Überwachung der Einheitlichkeit der Schnittstellen genügen zwei Mitarbeiter.

Die Vielzahl von Rechnerräumen mit der notwendigen Ausstattung, die Kosten für die Ankopplung an den Datenbus und die Zusammenführung von Daten aus Dateien verschiedener Subsysteme zur Dokumentation und Abrechnung sind Nachteile des beschriebenen Systems.

Das technische Problem, einen Datenverbund über mittlere Entfernung mit Hilfe eines Bussystems durchzuführen, ist heute gelöst. Zwei Koaxialkabel mit einem Taktgeber bilden die Übertragungsstrecke. In den verschiedensten Bereichen sind bereits solche bitseriellen Übertragungssysteme im Einsatz: im Kraftwerkswesen (BBC), zur industriellen Steuerung (PDV), in Großforschungszentren (serielle CAMAC-Leitung) und auch schon im medizinischen Bereich (PUC).

Die Busleitung ist bis auf den Taktgeber passiv, zur Erhöhung der Ausfallsicherheit kann der Taktgeber doppelt ausgelegt werden.

An die Busleitung wird über ein Koaxial-T-Stück der Anschluß des Subsystems oder des Stationsterminals rückwirkungsfrei angeschlossen. Abbildung 2 zeigt die Ausführung einer Busankopplung.

Ein Mikrorechner wickelt die Übertragungsprozedur für den Datenbus ab, er holt sich aus der an ihm vorbeilaufenden Information nur die Daten heraus, die für ihn bestimmt sind. Für den geblockten Datentransfer verfügt der Mikrorechner über einen Speicher. Die Datenrate auf der Busleitung ist begrenzt durch die Geschwindigkeit des eingesetzten Mikroprozessors. Die empfangenen Daten werden an Schnittstellenumsetzer weitergegeben, die ihrerseits programmierbar sein können, so daß die unterschiedlichsten Datenendgeräte, Prozeßelemente und Rechner mit verschiedenen DFÜ- und DMA-Prozeduren bedient werden können.

Das beschriebene Datenvermittlungssystem lebt in hohem Maße von der lükkenlosen Benutzung der Stationsterminals im Pflegebereich und in den Polikliniken. Wir halten die Bedienung dieser Geräte durch fachfremdes Personal für nachteilig, weil Übermittlungsfehler zwischen dem Pflegepersonal und den Datenerfassungsfachkräften auftreten können und insbesondere bei einem 24-Stunden-Betrieb der Personalaufwand zu groß ist.

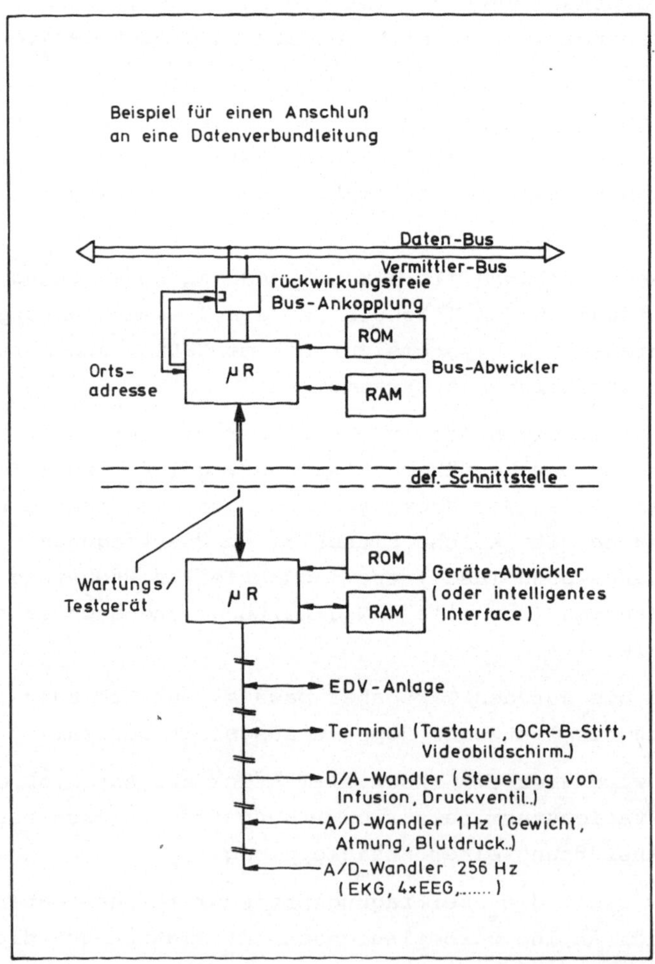

Abb. 2: Realisierung einer rückwirkungsfreien Busankopplung mit Prozedurabwickler und programmierbarem Schnittstellenumsetzer

Soll das Pflegepersonal die Stationsterminals selbst bedienen, so muß der Weg zum Datenendgerät kurz sein und die Bedienung sehr einfach sein. Einen Vorschlag für ein solches Gerät zeigt die Abbildung 3.

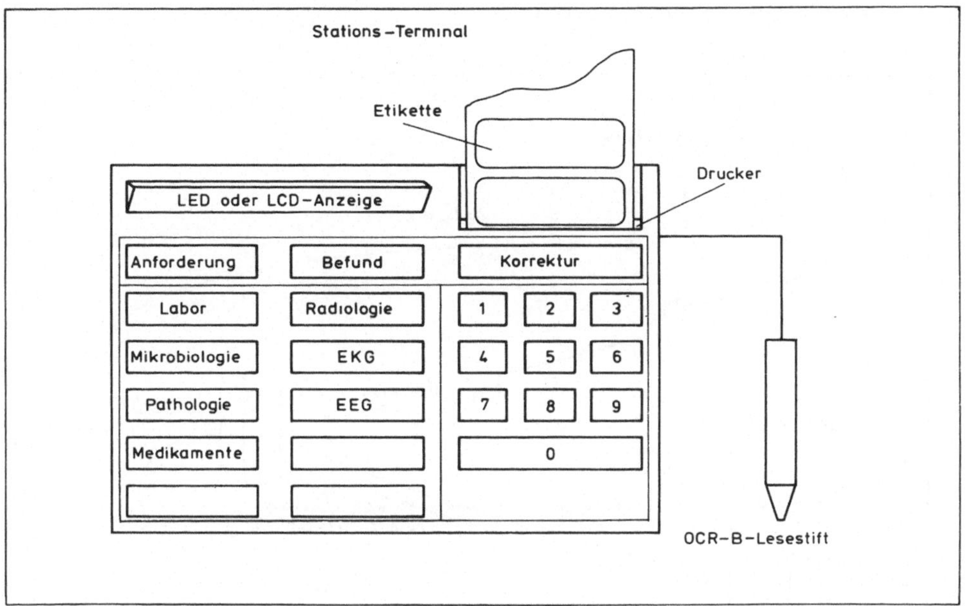

Abb. 3: Vorschlag für ein Stationsterminal im Pflegebereich und in den Polikliniken

Das Stationsterminal besteht aus großen, übersichtlich beschrifteten Tasten, einer 32-stelligen alfanumerischen Leuchtanzeige, einem Etikettendrucker und einem Lesestift.

Mit diesem Terminal können Anforderungen an die Leistungsstellen angemeldet werden und Kurzbefunde abgefragt werden.

Als Beispiel soll eine Anforderung einer Laboruntersuchung erläutert werden: Nach Betätigen der Taste "Anforderung" wird über den Lesestift die Patientennummer vom Patientenetikett eingelesen. Der Adressat der Anforderung, nämlich der Zentrallaborrechner, wird durch die Taste "Labor" angewählt. Das Terminal antwortet mit dem Ausdrucken einer Laborprobennummer auf dem Etikettstreifen, so daß die Probe eindeutig gekennzeichnet werden kann.

Jeder Schritt wird auf der Leuchtanzeige zur Kontrolle angezeigt und kann korrigiert werden.

Änderungen in den Leistungen eines Subsystems können durch Austausch der Anforderunglisten vorgenommen werden, die Hardware- und Software der Stationsterminals und der übrigen Subsysteme bleibt davon unberührt.

Abrufbare Kurzbefunde werden auf die Etiketten gedruckt und können in die Fieberkurve geklebt werden.

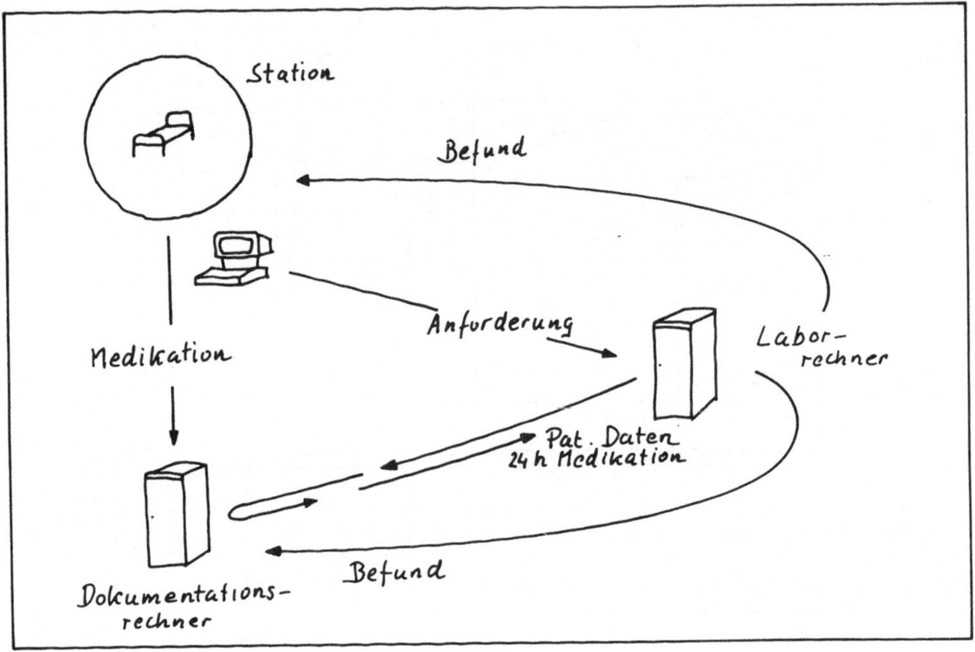

Abb. 4: Datenfluß zwischen Stationsterminal, Laborrechner und Dokumentationsrechner bei der Anforderung einer Laborleistung

Der zu dieser Anforderung gehörende Datenfluß ist in Abbildung 4 dargestellt.

Die Anforderung erreicht den Laborrechner über die Busleitung. Dieser holt sich über die gleiche Leitung die Patientendaten und die Medikation der letzten 24 Stunden vom Dokumentationsrechner ab. Das Ergebnis der Laboruntersuchung wird an den Dokumentationsrechner gesendet und der Kurzbefund automatisch auf die Etiketten des anfordernden Stationsterminals ausgedruckt. Die Abfrage älterer Kurzbefunde erfolgt nur im Dialog mit dem Dokumentationsrechner. Die tägliche Medikation wird ebenfalls über das Stationsterminal registriert und im Dokumentationsrechner gesammelt.

Über den hier beschriebenen Aspekt des betriebsorganisatorischen Unterstützung durch das Datenkommunikationssystem bietet es aber auch bei vollständiger Dokumentation der übermittelten Daten die Möglichkeit zu umfangreichen wissenschaftlichen Untersuchungen, ein wichtiger Anreiz für die Ärzte, auf die konsequente Benutzung des Systems zu achten.

EDV-UNTERSTÜTZUNG DER PER- UND POSTOPERATIVEN PATIENTENÜBERWACHUNG ALS TEIL EINES DATENKOMMUNIKATIONSSYSTEMS IN EINEM GROSSKLINIKUM

vom Hövel, R.

Medizinische Statistik und Dokumentation der Medizinischen Fakultät an der Rheinisch-Westfälischen Technischen Hochschule Aachen

In Aachen wurde mit der Unterstützung des BMFT (DVM 117, "Zum Einsatz der Datenverarbeitung für Überwachungsaufgaben während und nach Operationen") für die Abteilung Anästhesiologie ein Dokumentations- und Monitoringsysten entwickelt, das auch für Überwachungsaufgaben in der Abteilung Gynäkologie im Einsatz ist. Über dieses System ist schon mehrfach berichtet worden, deswegen soll hier nicht im einzelnen darauf eingegangen werden, sondern es soll auf Grund der inzwischen gesammelten Erfahrungen ein Konzept dargelegt werden, wie die Datenverarbeitung in einem Klinikum zum wirklich integralen Bestandteil der Überwachungselektronik werden kann.

Eine Antwort auf die Frage, warum die Möglichkeiten der Datenverarbeitung gerade in der medizinischen Versorgung nur sehr langsam zum Zuge kommen und die Bedienung der entsprechenden Geräte immer noch auf Widerstände stößt, muß sicherlich in der noch immer vorherrschenden Zweigleisigkeit gesehen werden: Auf der einen Seite die patientennahen Erfassungsgeräte, auf der anderen der Computer, der quasi nachträglich aufgepfropft wird. Für das Zusammenspiel dieser beiden Seiten müssen nicht nur entsprechende Leitungsverbindungen geschlossen werden, sondern oft ist es zusätzlich erforderlich, Übertragungseinheiten zu kalibrieren und den Rechner mit Steuerdaten zu online-Erfassung zu füttern. Vor der Benutzung eines solchen Systems stehen also Handgriffe, die mit der eigentlichen medizinischen Problemstellung nichts zu tun haben und in sich die Gefahr von Fehlbedingungen tragen.

Mehrarbeit und Störanfälligkeit sind natürlich nicht gerade förderlich für die Akzeptanz und verhindern meist, daß auch die Vorteile, die die Datenverarbeitung bieten kann, gesehen werden.

Inzwischen ist die Miniaturisierung beim Bau von Prozessoren und Speichern soweit fortgeschritten, daß es möglich wird, Rechnerintelligenz in Form von Hardware vor Ort, nämlich in Operationssaal und Intensivstation zu installieren und in die Überwachungseinheit zu integrieren. Es erfolgt also nicht mehr nur eine Daten-Ein-/Ausgabe am Arbeitsplatz, sondern die Daten sind am Arbeitsplatz auch physikalisch vorhanden und können dort verarbeitet werden. Der zeitkritische Organisationsaufwand wird verringert, die Antwortzeiten werden kürzer.

Anlaß für das im folgenden beschriebene Konzept waren die Planungen für das Klinikum in Aachen, in dem die Abteilung Anästhesiologie für den Arbeitsbereich Intensivpflege und intraoperative Überwachung zuständig ist. Dieser Bereich umfaßt 32 Operationssäle, 22 Vorbereitungsräume und 64 Intensivbetten. Vorbereitungsterminals, die jeweils für mehrere Operationssäle zuständig sind und von nicht medizinischem Personal bedient werden, Operationsampeln, sowie Intensivwarten sind über Leitungscontroller (LC) an eine Informationsschiene, den ANA-Bus angeschlossen (Abb. 1). Weitere Teilnehmer an diesem Bus sind einige Druckerstationen und der ANA-Rechner, der über Massenspeicher verfügt und das Bindeglied zum Klinikbus darstellt, über dessen Aufgaben Herr Gürich in seinem Vortrag "Ein Datenkommunikationssystem für den Einsatz in einem Großklinikum" berichtet.

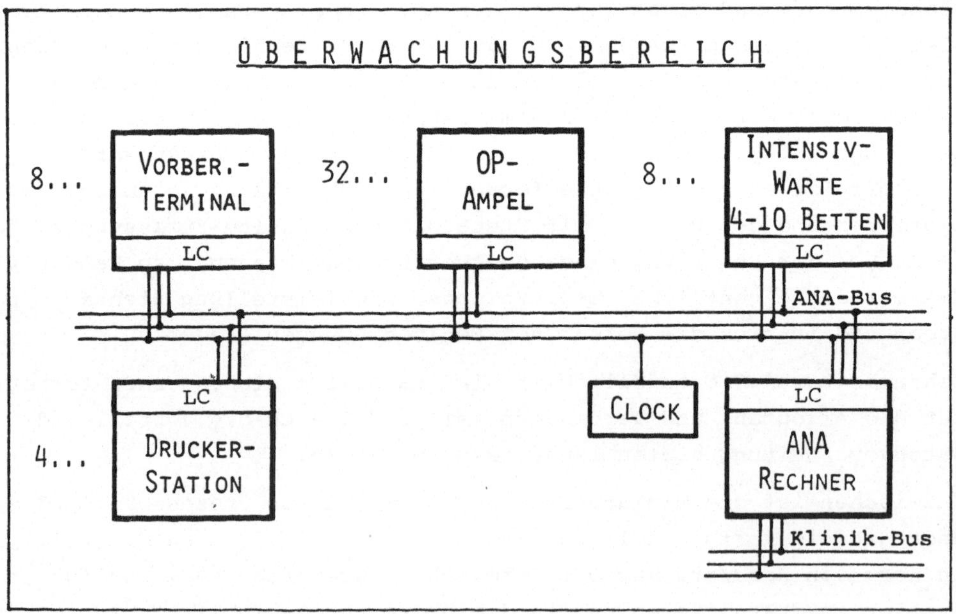

Abb. 1
Teilnehmer am ANA-Bus

Von den Bettenstationen und den zentralen Leistungsstellen gelangen die Daten via Klinikbus in die Datenbank des ANA-Rechners. An den Vorbereitungsterminals werden über eine alphanumerische Tastatur die Informationen zur Einleitung der Anästhesie eingegeben. Beide Datengruppen gelangen über den ANA-Bus zum Überwachungsterminal und sind hier während des Überwachungszeitraumes verfügbar.

Das Überwachungsterminal ist modular aufgebaut und vereinigt in einem Aufbau-Rahmen z.B. der Anästhesieampel die für die medizinische Fragestellung erforderlichen Erfassungseinschübe und die zur Signalverarbeitung und Darstellung notwendigen Komponenten (Abb. 2). Die Erfassungseinschübe stellen ihre Signale am Terminalbus zur Verfügung, wo sie von einem µ-Prozessor gelesen und in einen RAM-Speicher abgelegt werden, der auch die Vorinformationen über den Patienten enthält, die an anderer Stelle erhoben wurden und z.B. während der Operation von Interesse sind. In der Minimalversion sind die Programme und die Steuerdaten in einem PROM abgelegt, für den weiteren Ausbau kann ein RAM-Programm-Memory eingefügt werden, das über Floppy oder Band oder aus dem Massenspeicher eines Rechners am ANA-Bus mit Prozeduren temporärer Bedeutung geladen wird. Ein Video-Display dient zur analogen Visualisierung schnell veränderlicher Meßwerte, wie EKG und EEG und zur Darstellung der digital gespeicherten Daten über Masken in tabellarischer oder graphischer Form.

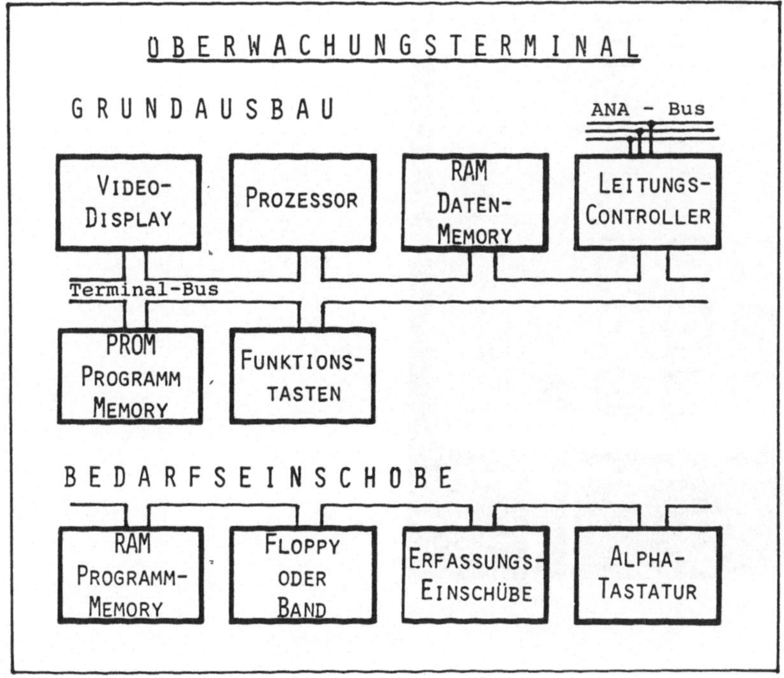

Abb. 2
Komponenten eines Überwachungsterminals

Die Kommunikation z.B. zur Auswahl von Masken und zur manuellen Eingabe von Daten erfolgt nicht wie heute noch vielfach üblich über eine alphanumerische Volltastatur, deren Anschluß zwar auch möglich ist, sondern über eine Funktionstastatur, die auf die medizinischen Belange zugeschnitten ist. Gezeigt wird hier die Tastatur des Überwachungssystems AM 420 von Philips (Abb. 3). Die gewünschte Maske wird durch einfachen Tastendruck aufgerufen.

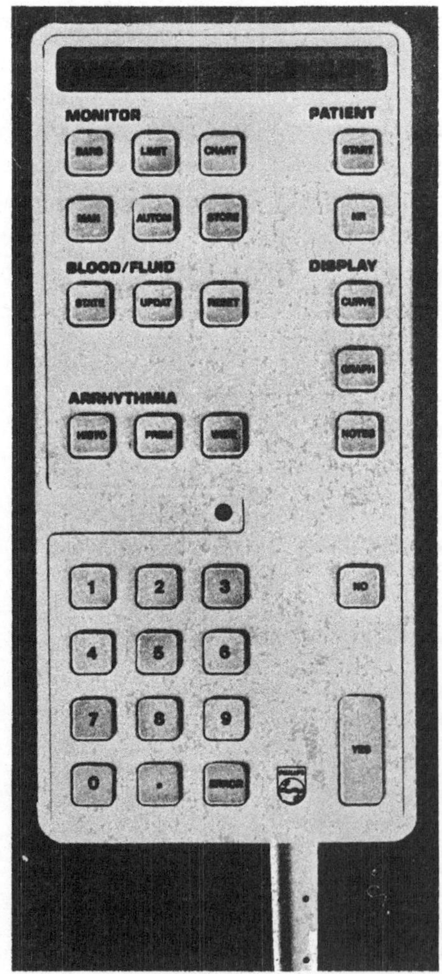

Abb. 3
Funktionstastatur des AM 420 der Firma PHILIPS

Die Reaktionszeiten sind, weil die notwendigen Daten vor Ort in schnellen Speichern verfügbar sind, sehr gering. Die Erfahrung hat gezeigt, daß schon Wartezeiten von einigen Sekunden als sehr störend empfunden werden, um so mehr, wenn erst in einem Baum mehrere Zweige durchlaufen werden müssen. Bei den Kosten für Speicherbausteine, die sicherlich noch weiter sinken werden, ist es inzwischen vertretbar, mehrere Masken gleichzeitig in einem schnellen Speicher bereitzuhalten und zu aktualisieren. Eine Zahl von 5 bis 10 solcher Masken ist für den Normalfall durchaus ausreichend. Sie sind entweder im PROM resident oder werden für die besondere Problemstellung (z.B. entsprechend der Operations- oder Narkoseart, oder der Patientenrisikogruppe) aus einem Hintergrundpool aktiviert. Es muß also nur einmal auf das Laden einer ganzen Gruppe gewartet werden.

Nach Beendigung der Operation werden entweder nur die lokal erzeugten Daten an den Abteilungsrechner oder der gesamte Patientendatensatz an das Terminal im Vorbereitungsbereich weitergegeben. Dort können dann noch weitere Daten wie Anweisungen zur postoperativen Versorgung und Angaben über den Verlauf der Operation hinzugefügt werden, die zuvor ggf. auf Diktaphon gesprochen wurden. Danach gelangt der Datensatz zur microprogrammierten Druckerstation, die dem Operationsbereich zugeordnet ist, und die Journale und Berichte werden erstellt.

Der Datentausch zwischen den verschiedenen Teilnehmern am ANA-Bus, wie auch am Klinikbus wird von einheitlichen Leitungscontrollern (LC) gesteuert, die über Datensteckdosen an den Bus angeschlossen werden (Abb.4). Sie sind als μ-Prozessor gesteuerte intelligente Interfaces zu verstehen. Ihre Aufgabe besteht in der entkoppelten Weiterleitung von Daten zwischen Bussystem und Teilnehmer und umgekehrt. Dazu gehören Aufteilung der Sender-Messages in Datenpakete, Umsetzung von logischer in physikalische Adressierung, Entnahme von Paketen aus dem Bus mit Paritätsprüfung und Quittierung sowie Zusammenbau der Pakete zu Messages. Die physikalische Adressierung der Teilnehmer erfolgt platzbezogen durch eine in der Datensteckdose durch passive Elemente vorgegebene Adresse, die bei der Implementierung des Systems festgelegt wird, ähnlich wie dies bei dem PUC-System des Deutschen Herzzentrums München realisiert ist. Durch die passive Ankopplung der LC können diese bei Bedarf abgeschaltet und problemlos ausgetauscht werden, ohne den übrigen Übertragungskanal zu beeinflussen. Im Interesse der Ausfallsicherheit existiert auch keine Masterstation, die den Verkehr über die Kommunikationsschiene steuert; vielmehr wird die Belegung des Busses und der Datentausch von der Sendestation in eigener Regie abgewickelt. Zur Synchronisation verfügt das Bussystem lediglich über eine zentrale Clock.

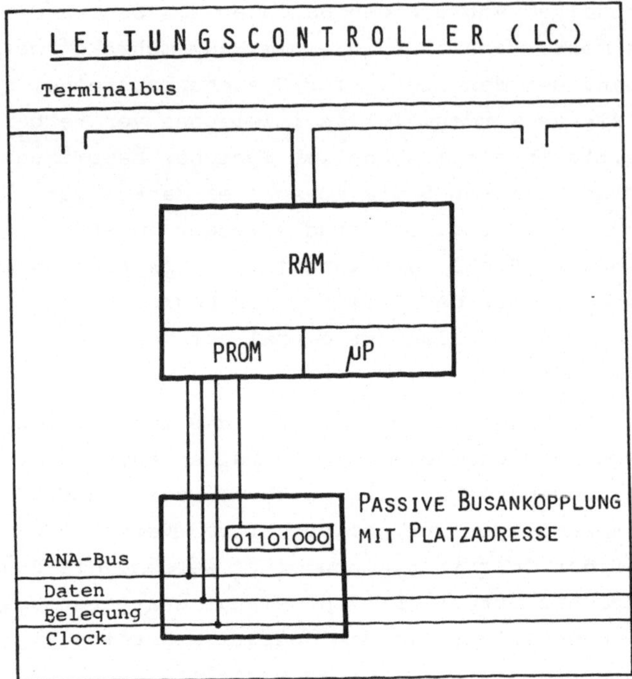

Abb. 4
Schnittstelle zwischen Bus und Teilnehmer

Das Clocksignal ist permanent auf einer der drei Busleitungen verfügbar. Auf der zweiten, der Steuerleitung, sind die Buszustände "frei", "vorgemerkt" und "belegt" erkennbar. Wenn ein LC einen Übertragungswunsch hat, muß er zunächst prüfen, ob der Bus "frei" ist, um dann auf der Steuerleitung seinen Bedarf "vorzumerken". Ist nach einer Wartezeit die Steuerleitung weiterhin im Zustand "vorgemerkt", kann in den Zustand "belegt" übergegangen und ein Datenpaket auf die dritte, die Datenleitung gegeben werden. Die Wartezeit ist für alle Leitungscontroller unterschiedlich, um die gleichzeitige Benutzung der Datenleitung durch konkurrierende LC zu verhindern. Sie ist proportional zur Clockfrequenz und zur Platzadresse und ordnet den Teilnehmern gleichzeitig eine Priorität zu.

Jedes Datenpaket hat einen Vorspann, in dem Sender und ein oder mehrere Empfänger vermerkt sind. Bei Systemstart werden alle LC in einer speziellen Initialisierungsphase von einer ausgewählten Station aus mit topologischen Daten über das System und mit logischen Zuordnungen zwischen Datenarten und Adressaten geladen. In dieser Phase prüft jeder

LC seine Lauffähigkeit und quittiert sie. Die logische Signalzugehörigkeit zu Systemen oder Programmen kann während des laufenden Betriebs über Steuerdatenblöcke geändert werden.

Neu zugeschaltete LC sind durch die in ihren PROM's eingeprägte Information sofort in der Lage, an sie adressierte Datenblöcke zu empfangen und topologische Daten anzufordern.

Es ist durchaus denkbar, die einzelnen Teile des Überwachungssystems auch ohne den Anschluß an ein Bussystem oder ohne einen Abteilungsrechner zu betreiben. Man müßte sich dann auf die Möglichkeiten der in jedem Terminal residenten Prozeduren zur Kommunikation und zur Datenerfassung beschränken und die Patientendaten mit einer Floppy-Disk transportieren. Für ein Universitätsklinikum scheint diese Einschränkung jedoch wenig sinnvoll. Denn dadurch würde man sich gleichzeitig die Möglichkeit nehmen, neue Verfahren zur Patientenversorgung wie zum Beispiel neue Dosierungsmodelle oder ein Update von Tabellen für probabilistische Entscheidungsmodelle ohne größeren Aufwand einzuführen.

SEKUNDÄRE PHARMAKOLOGISCHE PROZESSE

Tautu, P.
Aus dem Institut für Dokumentation, Information und Statistik
(Direktor: Prof. Dr. G. Wagner) am Deutschen Krebsforschungszentrum
Heidelberg

1. Einführung

Eines der Hauptprobleme in der Pharmakologie besteht in der Vorhersage und der Messung der Reaktionen, die durch die Verabreichung eines gewissen Arzneimittels in einem Gewebe verursacht werden. Gewöhnlich interpretiert man die Wirkung eines gewissen Arzneimittels auf ein bestimmtes Gewebe-"Effektor"-System als eine Interaktion zwischen dem (wahrscheinlich biotransformierten) Arzneimittel (das wir "Pharmakon" nennen wollen) und einer spezifischen rezeptiven Substanz (oder "Rezeptor"), die auf der Innen- oder Außenseite der Membran der Zellen, die das Effektorsystem bilden, lokalisiert sind. Das Rezeptor-Effektor-System wird als die Gesamtheit identischer Rezeptoren und der Strukturen, in welchen der verursachte Effekt auftritt (und die Kette der Ereignisse, die dazu führen), definiert (26). Der Charakter der Stimulus-Effekt-Relation ist abhängig davon, welches Phänomen als "Effekt" ausgewählt wurde.

Im Rahmen der modernen Zellbiologie sollten die pharmakologischen Phänomene als Spezialfall von Empfang und Übertragung von Signalen interpretiert werden. Bei zahlreichen Medikamenten läßt sich deren Wirkung als ein Zelloberflächenphänomen interpretieren, das von der Existenz von auf der Membran lokalisierten "kognitiven" Elementen, d.h. Rezeptoren abhängt. Eine Erkennung manifestiert sich durch die Bindung eines Pharmakons an den Rezeptor. Man vermutet, daß diese Bindung spezifische Interaktionen des Rezeptors widerspiegelt, wenn sie (i) strukturelle und sterische Spezifitäten, (ii) Sättigungseffekte, (iii) Zellspezifitäten, (iv) Affinität und (v) Reversibilität aufweist. Man sagt z.B., daß nicht alles, was Hormone bindet, Rezeptoren sind (2).

Während der letzten zehn Jahre brachten Studien über Hormonrezeptoren mehr Klarheit über die Initiation von Hormoneffekten. Es ist nun bekannt, daß die biologisch wichtigen Rezeptoren für Peptide und Catecholaminhormone weitgehend oder ganz an der Außenseite der Zelloberfläche sitzen, während die Rezeptoren für steroide und thyroide Hormone im Zytoplasma und Zellkern lokalisiert sind. Genauer heißt das, daß auf dem Rezeptorniveau die hormonale Meldung von einer rezeptiven Stelle empfangen wird, wobei ausschließend deren Information durch einige Kopplungsmechanismen unter Einschaltung eines oder mehrerer Übermittler einer ausführenden Stelle übermittelt wird (1). Steroidhormone z.B. interagieren zunächst mit Zytoplasmarezeptoren, während der zelluläre Hormoneffekt erst nach einer weiteren Überführung steroid-zytoplasmischer Komplexe in einem "neo-nuklearen" Rezeptor wirksam wird.

Den Anstoß für die Entwicklung des Rezeptorenkonzepts bildet die von H.N. Langley 1878 geschriebene Arbeit über antagonistische Wirkung von Atropin und Pilokarpin beim Speichelfluß von Katzen; aber der Vater der Rezeptorentheorie war P. Ehrlich. Die quantitativen Studien würden von A.R. Clark aufgenommen. Er zeigte, daß (i) die Bildung von Pharmakon-Rezeptor-Komplexen dem Massenwirkungsgesetz folgt, d.h.

$$\frac{[F][R^*]}{[FR]} = K_F \,, \qquad [A]$$

wobei $[R^*]$ die Konzentration der freien Rezeptoren bezeichnet und K_F für die Konstante $K = k_{21}/k_{12}$ steht, (ii) die Interaktion reversibel ist und (iii) die Spezifität der Wirkung bei sehr geringer Verdünnung der Liganden manifestiert werden kann.

Seine "Besetzungstheorie" basiert auf folgenden Annahmen:

A1. Die Intensität der Reaktion auf ein Pharmakon steht in direkter Beziehung zur Anzahl der Rezeptoren, die durch die Pharmakonmoleküle besetzt werden. Die Gewebereaktion r ist eine Funktion der Konzentration [FR] des Pharmakonrezeptor-Komplexes, d.h.

$$r = f([FR]) \,,$$

oder nach Einführung "relativer Rezeptorenbesetzung",

$$\frac{r}{r_{max}} = \frac{[FR]}{[R]} = \frac{1}{1+K_F/[F]} \,, \qquad [B]$$

wobei r_{max} das Reaktionsmaximum und [R] die totale Rezeptorkonzentration sind, unter der Hypothese, daß $r_{max} = f(\text{Stimulus}_{max})$.

A2. Pharmakon und Rezeptor stehen in einem starren "Schloß-Schlüssel"-Verhältnis.

A3. Die Rezeptoren sind identisch und wirken unabhängig voneinander. Diese "Unabhängigkeit" bedeutet, daß die Bildung eines FR-Komplexes auf die Besetzung der benachbarten Rezeptoren keinen Einfluß hat.

A4. An jedem Rezeptor tritt durch die Wirkung des Arzneimittels ein "Alles-oder-Nichts"-Effekt auf.

In der Besetzungstheorie erreicht der Effekt das Maximum r_{max}, wenn [FR] im wesentlichen gleich [R] ist.

Man sollte jedoch beachten, daß die Art der Funktion f in der Gleichung

[A] in Wirklichkeit durch die Eigenschaften einer gewissen Anzahl sequentieller Mechanismen bestimmt wird; die Beziehung [A] ist eine grobe Approximation der Phänomene, die an der Zellmembran und innerhalb der Zellen eines Effektorsystems stattfinden (siehe z.B. (26)). Die Annahme A1 und die entsprechende Gleichung [A] wurde in den Jahren 1954-1956 durch E.J. Ariëns, R.P. Stephenson und R.F. Furchgott präzisiert. Z.B. formulierte E.J. Ariëns die Gleichung [A] als

$$r = \alpha[FR], \quad 0 \leq \alpha \leq 1 \qquad [A']$$

wobei die Proportionalitätskonstante α die "wirkliche Aktivität" eines gegebenen Pharmakons definiert. Er wies darauf hin, daß ein Arzneimittel durch zwei Konstanten charakterisierbar ist: α, die wirkliche Aktivität und k_{21}, die Dissoziationskonstante (oder die Geschwindigkeit der rückwärtsgerichteten Reaktion) des Pharmakons. Diese Konstante ist das Reziproke der "Affinität" a des Pharmakons für den Rezeptor, d.h. $k_{21} = a^{-1}$.

R.P. Stephenson führte den Begriff der "Wirksamkeit" ein und änderte [A] in

$$r = f\left(\varepsilon\frac{[FR]}{[R]}\right) = f\left(\frac{\varepsilon}{(1+k_{21})[F]^{-1}}\right) \qquad [A'']$$

wobei ε die Arzneimittelwirksamkeit ist. Indessen darf ε nicht mit α gleichgesetzt werden. Es gibt viele Arzneimittel mit $\alpha = 1$, die jedoch verschiedene ε haben. Weiterhin modifizierte er auch die Annahme A1 von Clark folgendermaßen:

B1. Die maximale Reaktion kann durch ein Arzneimittel auch hervorgerufen werden, wenn nur ein kleiner Teil des Rezeptors besetzt ist. Hierbei gibt es "freie" Rezeptoren (oder eine "Rezeptorreserve").

B2. Die Reaktion ist nicht direkt proportional zur Anzahl der besetzten Rezeptoren. Der Stimulus ist eine rein theoretische Größe, und seine Bildung ist einfach ein Aspekt der Interaktion eines Pharmakons mit seinem Rezeptor.

B3. Verschiedene Arzneimittel haben verschiedene Fähigkeiten, um eine Reaktion zu verursachen. Sie können eine verschiedene Anzahl von Rezeptoren besetzen, selbst wenn sie gleiche Reaktionen hervorrufen.

Von R.F. Furchgott wurde weiterhin die folgende Variante der Gleichung [B] vorgeschlagen:

$$\frac{r}{r_{max}} = f(\varepsilon^*[FR]) , \qquad [B']$$

wobei er die "eigentliche Wirksamkeit" ε^* eines Arzneimittels einführte.

Das Verhältnis zwischen ε in [A''] und ε^* in [B'] ist $\varepsilon = \varepsilon^*[R]$.

1961 präsentierte W.D.M. Paton seine "Ratentheorie" unter der Voraussetzung, daß der Effekt eines Pharmakons in keinem Zusammenhang zu dem Anteil der besetzten Rezeptoren steht, aber proportional zur Rate der FR-Komplexbildung ist; d.h.

$$r = g(v) = g\left(k_{12}[F](1 - \frac{[FR]}{[R]})\right), \qquad [C]$$

wobei v die Geschwindigkeit der vorwärtsgerichteten Reaktion ist. Wenn die Rate der Komplexbildung das vorherrschende Merkmal der pharmakologischen Phänomene ist, sollte man nach Ankunft des Pharmakonmoleküls auf dem freien Rezeptor ein deutliches Reaktionsmaximum erwarten. Jeder gebildete FR-Komplex würde ein "Reizquant" liefern. Die Reaktion klingt ab und führt zu einem Gleichgewichtszustand.

Sowohl für die "Besetzungs"- als auch für die "Ratentheorie" lassen sich Beispiele finden, man sollte sie jedoch nicht getrennt behandeln. Daten über Peptidhormone z.B. stützen die Besetzungstheorie (16), während für Steroidhormone die Ratentheorie, zusammen mit der Voraussetzung von Ersatzrezeptoren, gültig zu sein scheint. Unter physiologischen Bedingungen sind ca. 50% der vorhandenen Thyroidhormon-Rezeptoren besetzt (11). Andere pharmakologische Modelle findet man in (12,26).

2. Ein phänomenologischer Zugang

Die zuvor genannten Theorien beschreiben das Verhältnis zwischen dem Auftreten von Pharmakonmolekülen und von Effektorreaktionen auf eine einfache Weise, ohne Hypothesen über das Verhalten der Rezeptoren und/ oder der Additivität von Signalen, die durch die FR-Komplexbildung erzeugt werden, aufzustellen. Diese Unvollständigkeit kann durch eine adäquate Beschreibung der pharmakologischen Phänomene überwunden werden. Unter der Grundvoraussetzung, daß diese Phänomene Wahrscheinlichkeitsgesetzen gehorchen, stellen wir folgende Hypothesen auf:

H1. Die Ankunft von Pharmakonmolekülen an ihren Rezeptoren ist eine Folge zufälliger Ereignisse. Jedes Molekül kommt zu einer bestimmten Zeit t_i, $i = 0,1,2,\ldots$ an, wobei die Differenz zweier aufeinanderfolgender Ankunftzeiten (etwa $t_i - t_{i-1}$) eine Zufallsvariable X_i ist. Dann wird der Ankunftsprozess durch die Folge $\{X_n\}_{n\geq 1}$ von unabhängigen, identisch verteilten Zufallsvariablen beschrieben. Die Verteilungsfunktion dieser Variablen wird durch F(x) bezeichnet; sie gibt die Wahrscheinlichkeit an, daß die zufällige Zeitdifferenz $X_n = t_n - t_{n-1}$ kleiner oder gleich x ist, d.h.

$$F(x) = P\{X_n \leqq x\}.$$

Die einfachste Annahme über die Form von F(x) ist, daß

$$F(x) = 1 - e^{-ax}, \quad 0<x<\infty$$

mit der Anfangsbedingung $F(0)=0$, wobei a eine positive Konstante ist.

H2. Die spezifischen Rezeptoren sind identisch und paarweise unabhängig. Ein Rezeptor R kann durch ein Pharmakonmolekül F zu einer gewissen Zeit besetzt werden. Das Ergebnis dieser Besetzung ist die Bildung eines reversiblen FR-Komplexes, $F+R \Longleftrightarrow FR$.

H3. Ein Rezeptor ist als "Zähler" mit einer Totzeit zu interpretieren, d.h. als eine Art von Mechanismus, der eintreffende F-Moleküle registriert und durch deren Ankunft "paralysierbar" ist. Diese Moleküle mögen den Rezeptor zu den Zeiten $t_0<t_1<t_2<...$ erreichen. Das Molekül, welches zur Zeit t_i eintrifft, blockiert den Rezeptor für eine zufällige Zeit Y_i, was bedeutet, daß andere, in dem Zwischenintervall (t_i, t_i+Y_i) eintreffende Pharmakonmoleküle mit den bereits besetzten Rezeptoren keinen Komplex mehr bilden können; sie können jedoch die Dauer von Y_i beeinflussen. Daraus folgt, daß ein beim Rezeptor eingetroffenes F-Molekül dann und nur dann einen FR-Komplex bildet, wenn bei der Ankunft die Blockierungszeit aller vorher angekommenen F-Moleküle abgelaufen ist.
Die aufeinanderfolgenden Zeiten von Komplexbildungen $\{Y_i\}_{i\geqq 1}$ sind unabhängige und identisch verteilte Zufallsvariable mit der Verteilungsfunktion G(y).

H4. Der Rezeptor kann auch eine zufällige Regenerationszeit V_i haben, in der er keinen neuen Komplex bilden kann, wobei er anschließend für die zufällige Zeitdauer W_i unbesetzt ist. Diese Hypothese verfeinert Paton's Ratentheorie und gibt eine Erklärung für den Fall einer Reaktion, sogar wenn die Pharmakonkonzentration am Rezeptor nicht abfällt.

H5. Die Bildung eines FR-Komplexes induziert einen Stimulus. Der Einfachheit halber nehmen wir an, daß die Ereigniszeit t_j' der Stimuli identisch sind mit dem Zeitpunkt der Bildung von FR-Komplexen. Die Zeitintervalle zwischen Stimuli bilden eine Folge $\{Z_j\}_{j\geqq 1}$ von Zufallsvariablen (siehe Abb. 1).

H6. Jeder Stimulus, der zur Zeit t_j' auftritt, bestimmt eine meßbare Reaktion $\rho(t-t_j')$ zur Zeit t. Diese Reaktion addiert sich zur Reaktion auf den folgenden Stimulus.

Diese Beschreibung zeigt, daß die Reaktion eines Effektorsystems auf ein bestimmtes Arzneimittel als eine Überlagerung dreier Ströme verschiedener Ereignissse betrachtet werden kann. Ein solches Ereignis kann sein (a) die Ankunft eines Pharmakonmoleküls, "f-Ereignis" genannt, (b) die Bildung eines FR-Komplexes, "c-Ereignis" genannt, (c) das Auftreten eines speziellen Stimulus, "s-Ereignis" genannt. Dies wird in Abbildung 1 dargestellt.

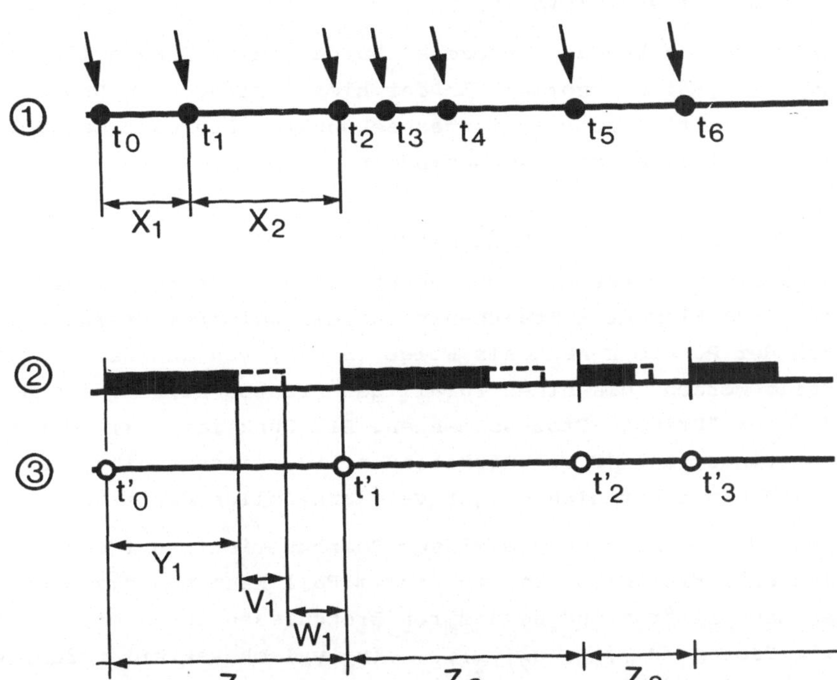

Abb. 1: Die Folge pharmakologischer Ereignisse
1: Die Ankunft des Pharmakonmoleküls, der Strom der f-Ereignisse beim Auftreten zu den Zeitpunkten $t_0, t_1, t_2, \ldots$;
2: Die Bildung von FR-Komplexen, der Strom der c-Ereignisse beim Auftreten zu den Zeitpunkten $t'_0, t'_1, t'_2, \ldots$;
3: Das Auftreten der Stimuli, der Strom der s-Ereignisse;
X_1: Die zufällige Differenz zwischen t_0 und t_1;
Y_1: Die zufällige Zeitdauer des ersten FR-Komplexes;
W_1: Die freie Zeit des Rezeptors;
Z_1: Die zufällige Differenz zwischen dem Auftreten von zwei Stimuli zur Zeit t'_0 und t'_1.

In (7) wurde die Hypothese H3 zum ersten Mal eingeführt (siehe auch (10), pp. 228-230, und (24)) unter der Annahme, daß F(x) exponentiell und G(y) hyperexponentiell sind. Zu erwähnen ist, daß im gleichen Jahr (1970) S.K. Srinivasan und G. Rajamannar ähnliche Zählermodelle für neurophysiologische Phänomene veröffentlichten (21).

Die Hypothesen H5 und H6 erlaubten die Darstellung spezifischer Effektorreaktionen als "sekundäre pharmakologische Prozesse" (24) (siehe auch (6) §7), verursacht durch einen "background process", der mit der Bildung von FR-Komplexen oder äquivalent mit dem gleichzeitigen Auftreten von Stimuli identifiziert wurde.

Die Bezeichnung "sekundärer Prozess" wurde von L. Takács (22,23) und A. Prékopa (15,16) übernommen. In der hier vorliegenden Arbeit wollen wir die Konstruktion stochastischer sekundärer Prozesse betrachten und diese als kumulative Prozesse behandeln.

3. Der stochastische sekundäre Prozess

(X,B_X) sei ein meßbarer Raum von Punkten x und zusätzlich werde angenommen, daß jedes Element x Startpunkt für ein weiteres Ereignis y ist. Das Auftreten der Punkte x kann als Folge (Strom) von ähnlichen Ereignissen dargestellt werden, die einen zufälligen Prozess bilden, den wir "Background"- oder "Primär"-Prozess nennen. Die Funktion $\xi(x)$, die die Anzahl der im Zeitintervall (O,t) auftretenden Ereignisse angibt, ist nicht fallend und nimmt nur nicht-negative, ganzzahlige Werte an.

(Y,B_Y) sei der meßbare Raum gewisser Charakteristiken Y der induzierten ("sekundären") Ereignisse Y*. In diesem Fall kann man die Assoziierung zwischen den primären und sekundären Ereignissen durch eine endliche Folge von Paaren $(x_1,y_1),(x_2,y_2),\ldots,(x_n,y_n)$ charakterisieren, wobei die Elemente $x_1,\ldots,x_n$ die Realisierung einer Punktverteilung im Raum X, und die Elemente $y_1,\ldots,y_n$ gewisse Charakteristiken der entsprechenden Ereignisse $y_1^*,\ldots,y_n^*$ sind. Die Paare (x_i,y_i), $1\leqq i\leqq n$, sind die Elemente des Produktraumes $S=XY$ mit der σ-Algebra B_S.

Betrachten wir jetzt die (rechteckige) Menge $D=A\times B$, wobei $D\in B_S$, $A\in B_X$ und $B\in B_Y$ gilt. Die Zufallszahl der Paare (x_i,y_i) in D ist ebenfalls eine Zufallsvariable $\eta(D)$. Die bedingten Wahrscheinlichkeiten

$$P\{\eta(D_1)=k_1,\ldots,\eta(D_n)=k_n|x_1,\ldots,x_n\},\ D_i\in A_i,\ A_i\in B_X,\ B_i\in B_Y,\quad 1\leqq i\leqq n\ ,$$

existieren mit Wahrscheinlichkeit 1, und unter der Hypothese, daß die sekundären Ereignisse, die den verschiedenen Punkten von X entsprechen, unabhängig sind, werden diese bedingten Wahrscheinlichkeiten zu

$$P\{\eta(D_1)=1,\ldots,\eta(D_n)=1|x_1,\ldots,x_n\} = \mu(B_1,x_1),\ldots,\mu(B_n,x_n).$$

In der oben genannten Relation stellt $\mu(B,x)$, $B\in B_Y$, ein Wahrscheinlichkeitsmaß dar, daß auf der σ-Algebra B_Y definiert ist. Mit anderen Worten, $\mu(B,x)$ ist die Wahrscheinlichkeitsverteilung des sekundären Ereignisses, wenn sein Ausgangspunkt x ist (15). Für jedes feste $B \in B_Y$ ist die Funktion $\mu(B,x)$, $x \in X$, meßbar bezüglich des σ-Ringes B_X.

Auf der Grundlage dieser formalen Definition kann man einige explizite Annahmen einführen, um so einen klaren Ausdruck für den sekundären Prozess zu geben. Sei $\{Z_i\}_{i\geq 1}$ eine Folge von nicht-negativen Zufallsvariablen, und M(t) sei der zugehörige Zählprozess, definiert durch

$$M(t) = \begin{cases} \max\{k \mid Z_1+\ldots+Z_k \leq t\}, & Z_1 \leq t \\ 0, & Z_1 > t \end{cases} .$$

$\{Q_i\}_{i\geq 1}$ sei eine zweite Folge von unabhängigen und identisch verteilten Zufallsvariablen, die auch von der Folge $\{Z_i\}$ unabhängig ist, und $\rho : [0,\infty)\times R^1 \to R^1$ sei eine meßbare Funktion. Wenn $\{Z_i\}_{i\geq 1}$ der Background-Prozess ist, und $\theta_i = Z_1+\ldots+Z_i$ gesetzt wird, dann ist der sekundäre Prozess die Summe

$$\eta(t) = \sum_{j=1}^{M(t)} \rho(t - \theta_j, Q_j). \qquad [1]$$

Wir interpretieren M(t) als die Anzahl der bis zum Zeitpunkt t gebildeten FR-Komplexe, die zu den zufälligen Zeitpunkten $\{\theta_i, 1\leq i\leq M(t)\}$ auftreten, und Q_i als die zufällige Amplitude der Effektorreaktion, die durch das i-te primäre Ereignis erzeugt wird. Die Amplituden Q_i haben die Verteilungsfunktion

$$A(q) = \{Q_i \leq q\} .$$

Ein sekundärer pharmakologischer Prozess ist somit die stochastische Darstellung einer Dosis-Wirkungsbeziehung und kann als Output des Effektorsystems mit Gewichtsfunktion ρ interpretiert werden, der durch eine Folge von Stimuli, die zu den zufälligen Zeitpunkten θ_i, $1\leq i\leq M(t)$, auftreten, gesteuert wird.

Um den sekundären pharmakologischen Prozess $\{\eta(t)\}_{t\geq 0}$ zu spezifizieren, muß man Annahmen über (1) die Intensität des Background-Prozesses, d.h. die Intensität der Bildung von FR-Komplexen (oder äquivalent dazu die Ankunftsintensität der Stimuli am Effektor), (2) die Form der Verteilung A(q) und (3) die Form der meßbaren Gewichtsfunktion ρ machen. Die einfachste Annahme bezüglich des Background-Prozesses ist, daß er ein Poisson-Prozess $\{N(t)\}_{t\geq 0}$ mit der Intensität λ ist. Die Funktion ρ kann folgende Form haben (25):

$$\rho(t - \theta, Q) = \begin{cases} Qe^{-\alpha(t - \theta)}, & t \geq 0 \\ 0, & t < 0 \end{cases}$$

Der sekundäre Prozess läßt sich dann folgendermaßen schreiben

$$\eta(t) = \begin{cases} \sum_{j=1}^{N(t)} Q_j e^{-\alpha(t - \theta_j)}, & N(t) > 0 \\ 0, \text{ sonst}, \end{cases} \qquad [2]$$

wobei α eine Konstante ist, die in (25) als Zerfallsparameter bezeichnet wird.

Damit kann man $\eta(t)$ ausdrücken als

$$\eta(t) = [\eta(\theta_N) + Q_N]e^{-\alpha(t - \theta_N)}, \qquad [3]$$

wobei θ_N den Zeitpunkt der letzten FR-Komplexbildung vor t repräsentiert, N ein zufälliger poissonverteilter Index ist, und $\eta(\theta_N)$ den zufälligen Effekt direkt vor dem N-ten Impuls darstellt (4).

Die Intensität λ des zugrundeliegenden Background-Poisson-Prozesses wird oft als konstant angenommen (d.h. der Poisson-Prozess ist stationär), sie könnte aber auch eine Zufallsvariable sein (d.h. der Poisson-Prozess ist dann doppelt stochastisch). Das allgemein bekannte Resultat, daß für einen Background-Poisson-Prozess der sekundäre Prozess gegen einen Gauß-Prozess konvergiert wenn $\lambda \to \infty$, folgt einfach, indem man zeigt, daß das charakteristische Funktional des Prozesses $\{\eta(t)\}_{t \geq 0}$, d.h.

$$\Phi_\eta(\varphi) = E[E[exp\{i\sum_j \int \varphi(t)\rho(t - \theta_j)dt | M\}]]$$

gegen das charakteristische Funktional eines Gauß-Prozesses konvergiert (14,17).

Eine ähnliche Konvergenz kann gezeigt werden, wenn der Background-Prozess ein Erneuerungsprozess ist. Nehmen wir an, daß die Zeitintervalle Z_i, $1 \leq i \leq M(t)$, eine Wahrscheinlichkeitsdichte z(t) mit Erwartungswert γ und Erneuerungsdichte

$$d(t) = \sum_{k=1}^{\infty} z*^k(t)$$

haben, wobei $z*^k$ die k-fache Faltung von z mit sich selbst ist. Die Intensität des primären Erneuerungsprozesses ist $\beta = 1/\gamma$. Wenn β groß wird, konvergiert unter bestimmten Bedingungen der sekundäre Prozess gegen einen Gauß-Prozess (17).

4. Sekundäre pharmakologische Prozesse als kumulative Prozesse

Die kumulativen Prozesse wurden zum ersten Mal von W.L. Smith (19,20) untersucht, indem er sie definierte als

$$\eta(t) = \int_0^t f[\zeta(s)]\, ds \ , \qquad [4]$$

wobei $\{\zeta(t)\}_{t\geq 0}$ ein Erneuerungsprozess und f(.) integrierbar (mit Wahrscheinlichkeit 1) ist. Der kumulative Prozess $\{\eta(t)\}_{t\geq 0}$ ist fast sicher von beschränkter Variation in jedem endlichen Intervall. W.L. Smith erhielt für kumulative Prozesse (siehe Satz 7 in (19)) ein Analogon zum Hauptsatz der elementaren Erneuerungstheorie, d.h. wenn $\eta(t)$ ein kumulativer Prozess ist, so konvergiert $\eta(t)/t$ fast sicher und im Mittel gegen eine Konstante $\varkappa_1/\mu_1$, wobei $\varkappa_1$ und μ_1 die ersten Momente des kumulativen Prozesses bzw. des eingebetteten Erneuerungsprozesses sind.

Die Momente der Zufallsvariablen $\eta(t)$ erhält man durch Benutzung ihrer charakteristischen Funktion (23) oder ihres charakteristischen Funktionals (17), die eindeutig die Wahrscheinlichkeitsstruktur des sekundären Prozesses bestimmen. Das charakteristische Funktional wurde 1935 von A.N. Kolmogorov eingeführt.

Das wichtigste Problem bei dem sekundären pharmakologischen Prozess ist jedoch der Zeitpunkt, zu dem die Amplitude der Antwort ein bestimmtes kritisches Niveau von biologischer Bedeutung erreicht oder überschreitet. Dieser Fall stellt eine Anwendung des wohlbekannten "first-passage time"-Problems auf kumulative Prozesse dar.

Sei T der Zeitpunkt, zu dem die Gesamtamplitude der Reaktion zum ersten Mal ein vorgegebenes zeitunabhängiges Niveau K überschreitet. Wir müssen nun die Wahrscheinlichkeit $r(c;t)dc$ dafür betrachten, daß die Gesamtamplitude η zum ersten Mal K überschreitet und zum Zeitpunkt t in das Intervall $(c,c+dc)$, $c>K$, fällt, gegeben das η bis zum Zeitpunkt T K niemals überschritten hat. Diese Wahrscheinlichkeit kann mit Hilfe der beiden anderen bedingten Wahrscheinlichkeiten $p(b,t|0)db$ und $p(b,t|a)dadb$ definiert werden. Die letztere ist einfach zu definieren als

$$P\{b\leq\eta(s+t)\leq b+db\,|\,a<\eta(s)\leq a+da\} = p(b,t|a)dadb \ . \qquad [5]$$

Wenn der sekundäre pharmakologische Prozess durch einen Poisson-Prozess gesteuert ist, sieht man (11,25), daß

$$r(b,t|a) = \begin{cases} r(b-ae^{-\alpha t},\ t|0)\ , & \text{für } b\geq ae^{-\alpha t} \\ 0\ , & \text{sonst}\ . \end{cases} \qquad [6]$$

Die Wahrscheinlichkeit $r(c;t)$ erfüllt die Integralgleichung (25):

$$r(c;t) = -\int_0^{\varkappa} \lambda p(b,t|0)dA(c-b) + \int_0^t ds \int_{\varkappa}^{\infty} da \int_0^{\varkappa} \lambda p(b,s|a)r(a;t-s)\cdot dA(c-b) \qquad [7]$$

wodurch zwei mögliche Situationen ausgedrückt werden:

(1) der kumulative Prozess hat bis zum Zeitpunkt t nie den Wert K überschritten und liegt zum Zeitpunkt t in dem Intervall (b,b+db), b+db≤K, (2) der Prozess überschreitet zum Zeitpunkt t-s den Wert K (mit a>K) und springt anschließend in der Zeit s nach (b,b+db) mit der Wahrscheinlichkeit p(b,s|a).

Die algebraischen Schwierigkeiten bei der Lösung der Integralgleichung [7] machen viele Vereinfachungen nötig, um die Verteilungsfunktion und das erste Moment der "first-passage time" T zu erhalten. In der Theorie der stochastischen sekundären Prozesse gibt es viele schwierige Probleme, die noch ungelöst sind.

Literatur

(1) Baulieu, E.M. et al.: Metabolism and protein binding of sex steroids in target organs: An approach to the mechanism of hormone action; Recent Progr. Horm. Res. 27, 351-419, (1971)

(2) Birnbaumer, L., Pohl, S.L., Kaumann, A.J.: Receptors and acceptors: A necessary distinction in hormone binding studies; Advances Cyclic Nucleotide Res. 4, 239-281, (1974)

(3) Brown, M., Ross, S.M.: Asymptotic properties of cumulative processes; SIAM J. Appl. Math. 22, 93-105, (1972)

(4) Chamayou, J.M.F.: On the simulation of shot noises and some other variables; Stoch. Proc. Appl. 6, 305-316, (1978)

(5) Cox, D.R., Miller, H.D.: The Theory of Stochastic Processes; Methuen, London, (1965)

(6) Feldman, U., Schneider, B.: A general approach to multicompartment analysis and models for the pharmacodynamics; Lecture Notes Biomath. 11, 243-279, (1976)

(7) Firescu, D., Savu, S., Tautu, P.: On the distribution function of pharmacoreceptor response-time; Rev. Roumaine Math. Pures Appl. 15, 35-44, (1970)

(8) Hechter, O.: The receptor concept: Prejudice, prediction and paradox. In: Klachko, D.M., Forte, L.R., Franz, J.M. (eds.): Hormone Receptors; Plenum Press, New York, 1-40, (1978)

(9) Iglehart, D.L., Kennedy, D.P.: Weak convergence of the average of flag processes; J. Appl. Probability 7, 747-753, (1970)

10) Iosifescu, M., Tautu, P.: Stochastic Processes and Applications in Biology and Medicine. Vol.II: Models; Springer, Berlin - Heidelberg - New York, (1973)

11) Keilson, J., Mermin, N.D.: The second-order distribution of integrated shot noises; IRE Trans. Inform. Theory IT-5, 75-77, (1959)

12) Mackay, D.: A critical survey of receptor theories of drug action. In: van Rossum, J.M. (ed.): Kinetics of Drug Action; Springer, Berlin - Heidelberg - New York, 255-321, (1977)

13) Oppenheimer, J.H. et al.: Nuclear receptors and the initiation of thyroid hormone action; Recent Progr. Horm. Res. 32, 529-565, (1976)

(14) Papoulis, A.: High density shot noise and Gaussianity; J. Appl. Probability 8, 118-127, (1971)

(15) Prékopa, A.: On secondary processes generated by a random point distribution of Poisson type; Ann. Univ. Sci. Budapest, Sect. Math., 1, 153-170, (1958)

(16) Prékopa, A.: On secondary processes generated by random point distributions; Ann. Univ. Sci. Budapest, Sect. Math., 2, 139-146, (1959)

(17) Rice, J.: On generalized shot noise; Advances Appl. Probability 9, 553-565, (1977)

(18) Roth, J. et al.: Receptors for insulin, NSILA-s and growth hormone: Applications to disease states in man; Recent Progr. Horm. Res. 31, 95-139, (1975)

(19) Smith, W.L.: Regenerative stochastic processes; Proc. Roy. Soc. (Ser. A), 232, 6-31, (1955)

(20) Smith, W.L.: Renewal theory and its ramifications; J. Roy. Statist. Soc. (Ser. B), 20, 243-302, (1958)

(21) Srinivasan, S.K., Rajamannar, G.: Counter models and dependent renewal point processes related to neuronal firing; Math. Biosci. 7, 27-39, (1970)

(22) Takács, L.: On secondary processes generated by a Poisson process and their applications in physics; Acta Math. Acad. Sci. Hung. 5, 203-236, (1954)

(23) Takács, L.: On secondary stochastic processes generated by recurrent processes; Acta Math. Acad. Sci. Hung. 7, 17-29, (1956)

(24) Tautu,P.: Probability methods in pharmacodynamics: A prospect; Mimeographed Techn. Rep., DKFZ, Heidelberg, (1973)

(25) Tsurui, A., Osaki, S.: On a first-passage problem for a cumulative process with exponential decay; Stoch. Proc. Appl. 4, 79-88, (1976)

(26) van den Brink, F.G.: General theory of drug-receptor interactions. In: van Rossum, J.M. (ed.): Kinetics of Drug Action; Springer, Berlin - Heidelberg - New York, 169-254, (1977)

LEUKOPOESE: EIN STOCHASTISCHES MODELL FÜR WACHSTUM, ERKRANKUNG UND BEHANDLUNG

Rittgen, W.
Aus dem Institut für Dokumentation, Information und Statistik (Direktor: Prof. Dr. med. G. Wagner) am Deutschen Krebsforschungszentrum Heidelberg

In diesem Beitrag wird ein stochastisches Modell für die Granulopoese vorgestellt. Dieses Modell läßt in einer etwas erweiterten Form dann auch die gleichzeitige Betrachtung einer normalen und einer malignen Teilpopulation und der daraus entstehenden Kompetitionsphänomene zu. Dabei werden aber die wahrscheinlichkeitstheoretischen Aspekte dieses Modells bewußt vernachlässigt, da schon eine ausführliche exakte Definition als kontrollierter stochastischer Prozess den Rahmen dieses Vortrages sprengen würde.

Das vorgestellte Modell beschreibt die Entwicklung der Granulozyten von den pluripotenten Stammzellen über spezialisierte Stammzellen, Vermehrungs- und Reifungsstufen bis hin zu dem Endprodukt, dem reifen Granulozyten im Blut.

Abbildung 1 zeigt diese einzelnen Entwicklungsstufen als Blockstruktur. Das gesamte System hat seinen Ursprung in einer Population von pluripotenten Stammzellen (Kompartiment 1), die zu beliebig vielen Teilungen fähig sind und bei jeder Teilung wiederum eine Stammzelle und eine nicht mehr "unsterbliche" Zelle hervorbringen. An dieses Stammzellenkompartiment schließen sich, einem Vorschlag von Clarkson und Rubinow (3,14) folgend, in Form einer Kette hier als Vereinfachung nur 2 Kompartimente (2 und 3) von spezialisierten Pseudostammzellen an. Diese Zellen bilden die Ausgangspunkte für einzelne Blutzellinien, sie sind jedoch nur noch beschränkt teilungsfähig, aber der durch diese Beschränkung verursachte Zellverlust wird durch eine entsprechende Nachlieferung wieder kompensiert. An Kompartiment 2 läßt sich die Entwicklung einer anderen Zellart, z.B. die Erythropoese, anschließen (Kompartiment 4), dieser Prozess soll aber nicht betrachtet werden. An das letzte Pseudo-Stammzellenkompartiment schließt sich dann mit den Blöcken 5 und 6 die eigentliche Granulopoese an.

Die von den "Granulozyten-Stammzellen" produzierten Myeloblasten werden im Vermehrungskompartiment 5 durch vier Teilungen zu den Metamyelozyten, die dann im Reifungskompartiment 6 zur Endform heranreifen. Die reifen

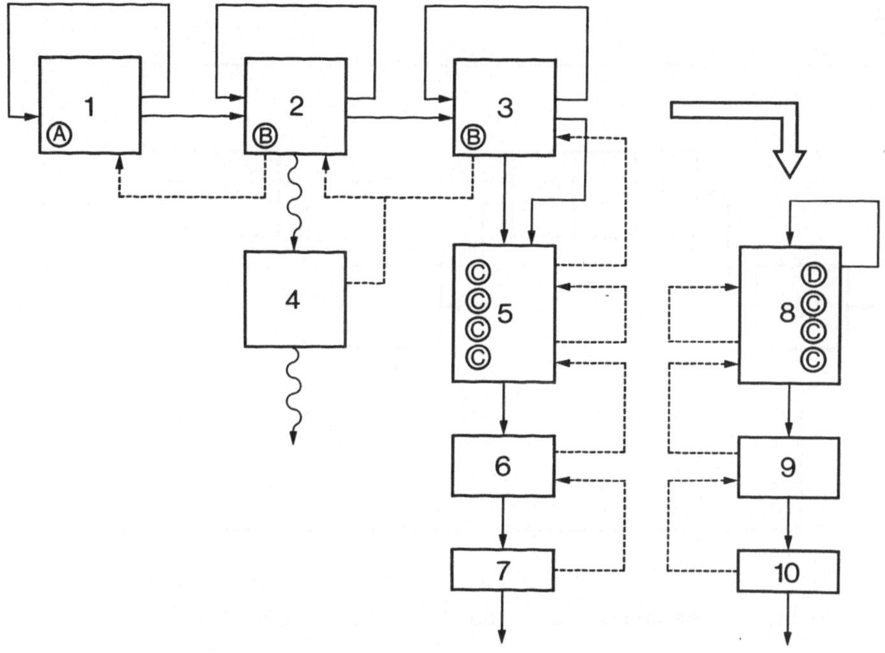

Abb. 1: Schematische Darstellung des Leukopoesemodells:
1 : Stammzellen
2 : "Erythrozyten"-Stammzellen
3 : "Granulozyten"-Stammzellen
4 : Erythropoese (angedeutet)
5 : Vermehrungsstufe
6 : Reifungsstufe
7 : Endstufe
8 : maligne Vermehrungsstufe
9 : maligne Reifungsstufe
10 : maligne Endstufe

Granulozyten in Kompartiment 7 verschwinden dann mit einer konstanten Rate pro Zeiteinheit. Abbildung 1 kann aber nur die Grundidee des Modells darstellen, da die Kompartimente 1,2,3 und 5 durch in ihnen ablaufende Teilungen eine sehr detaillierte Feinstruktur aufweisen.

So steht z.B. der Buchstabe A in Kompartiment 1 als Abkürzung für den Zellzyklus der pluripotenten Stammzellen (siehe Abbildung 2) mit den vier Proliferationsphasen G_1, S, G_2 und M und einer oder möglicher Weise auch zwei Ruhephasen Q_1 bzw. Q_2. Die Buchstaben B und C in den Kompartimenten 2 und 3 bzw. 5 stehen als Abkürzung für leichte Modifikationen dieses Zellzyklusschemas, die zu einer beschränkten Teilungsfähigkeit bzw. zu einer Teilung in eine höhere Entwicklungsstufe führen.

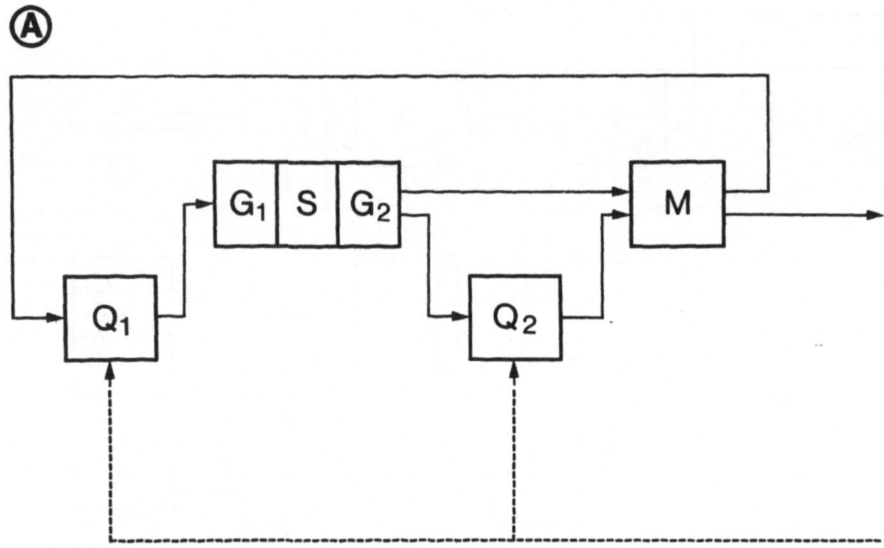

Abb. 2: Zellzyklusschema für eine Stammzellenpopulation

Die Zellzyklusschemata A, B und C wurden analog zu einem Verzweigungsprozess mit exponentiellverteilten Phasenzeiten für Q_1, Q_2, G_2 und M bzw. gammaverteilten Phasenzeiten, d.h. einer Summe von unabhängigen, identisch exponentiellverteilten Zeiten für G_1 und S, modelliert, entsprechend zusammengesetzt und durch einen Reifungszustand (Kompartiment Nr. 6) und einen Endzustand (Kompartiment 7) mit gamma- bzw. exponentiellverteilten Durchlaufzeiten ergänzt. Das ganze Modell würde sich somit nach einigen unwesentlichen Umformungen als mehrdimensionaler Markoffscher Verzweigungsprozess darstellen lassen, wenn alle Parameter konstant (bzw. nur von der Zeit abhängig) wären. Solch ein Modell wäre aber zu starr und könnte nicht auf wechselnde Anforderungen reagieren.

Um eine gute Bedarfsanpassung zu erreichen, wurde die Produktionsrate an reifen Granulozyten durch Feed-back-Mechanismen von Entwicklungsstufe zu Entwicklungsstufe reguliert, in Abbildung 1 durch die gestrichelten Linien angedeutet. So führt eine zu geringe Granulozytenzahl in Kompartiment Nr. 7 zu einer Verkürzung der Reifungszeit (gegenüber dem Normalzustand), bei einer zu kleinen Anzahl von reifenden Zellen werden Ruhezeiten in Q_1 und Q_2 der letzten Teilungsstufe in Kompartiment Nr. 6 verringert usw., bis zu den pluripotenten Stammzellen, deren Ruhezeiten bei einer zu geringen Zahl von Pseudo-Stammzellen in Kompartiment Nr. 2 verkürzt werden.

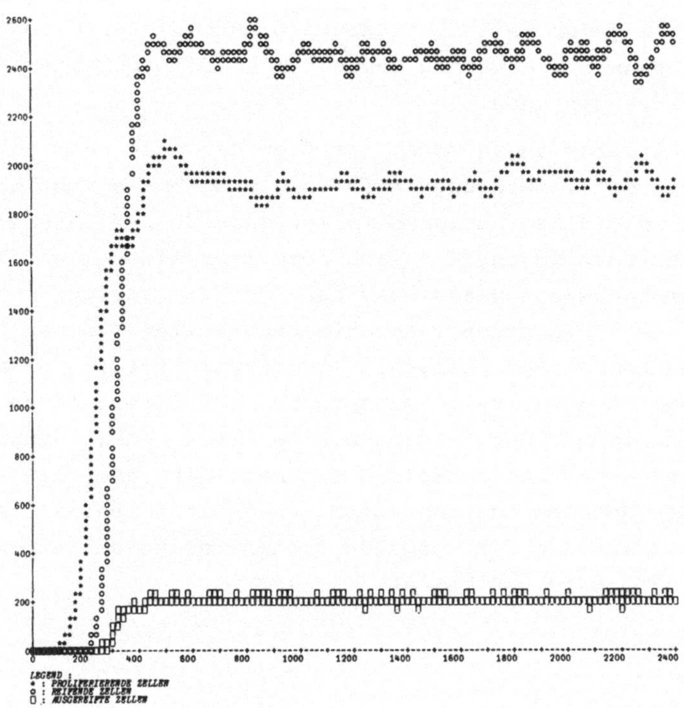

Abb. 3: Zeitliche Entwicklung der proliferierenden, reifenden und ausgereiften Zellen

Abbildung 3 zeigt das Ergebnis einer mit 25 Stammzellen beginnenden Simulation dieses Modells, wobei für die Zeitparameter in den einzelnen Entwicklungsstufen die von L.E. Blumenson (1,2) angegebenen Daten verwendet werden. Zur Vereinfachung wurden nur die Anzahl der proliferierenden, reifenden und reifen Zellen (Kompartimente 5, 6 und 7) ohne Berücksichtigung der Feinstruktur über die Zeitachse aufgetragen. Deutlich ist dabei der sukzessive Aufbau der drei verschiedenen Populationen zu erkennen, die nach relativ kurzer Zeit jeweils eine gewisse Gleichgewichtslage erreichen.

Das gesamte Granulopoetische System untersteht durch die internen Regelungsmechanismen einer sehr strengen Kontrolle, die auch gewisse Unregelmäßigkeiten im Verhalten einzelner Zellen ohne Schwierigkeiten ausgleichen kann.

Eine Gefahr für das System entsteht erst dann, wenn eine Zelle so transformiert wird, daß sie ihre Stammzellen-Eigenschaft bzw. ihre beschränkte Teilungsfähigkeit aufgibt und durchschnittlich mehr als eine Zelle ihrer eigenen Art bei jeder Teilung produziert. Aus dieser einen Zelle entwickelt sich dann eine ständig anwachsende Teilpopulation, die andere Zellen zurückdrängen kann.

Für das Modell wurde angenommen, daß sich die maligne Transformation auf dem Niveau der Vermehrungsstufe (siehe nochmals Abbildung 1) manifestiert, und daß diese malignen Zellen dann ebenfalls höhere Entwicklungsstufen hervorbringen, die sich noch mehrmals teilen (Kompartiment 8, in dem der Buchstabe D als Abkürzung für die maligne Modifikation des Zellzyklusschemas steht), anschließend reifen (Kompartiment 9) und dann in einen Endzustand übergehen (Kompartiment 10). Die Entwicklungsstufen der malignen Zellreihe entsprechen nur formal denen der normalen Zellen, die maligne Endstufe kann nur teilweise oder überhaupt nicht funktionsfähig sein. Die formale Gleichheit geht aber soweit, daß die entsprechenden Regelmechanismen sich gegenseitig beeinflussen, und eine zu große Übervölkerung die normalen Zellen teilweise in der Mitose behindert und zum Absterben bringt.

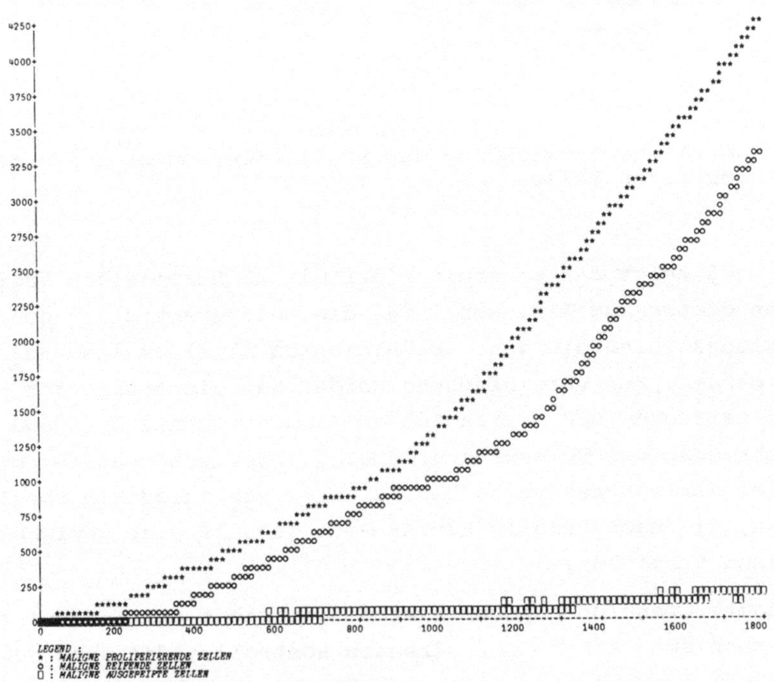

Abb. 4: Zeitliche Entwicklung der malignen proliferierenden, reifenden und ausgereiften Zellen

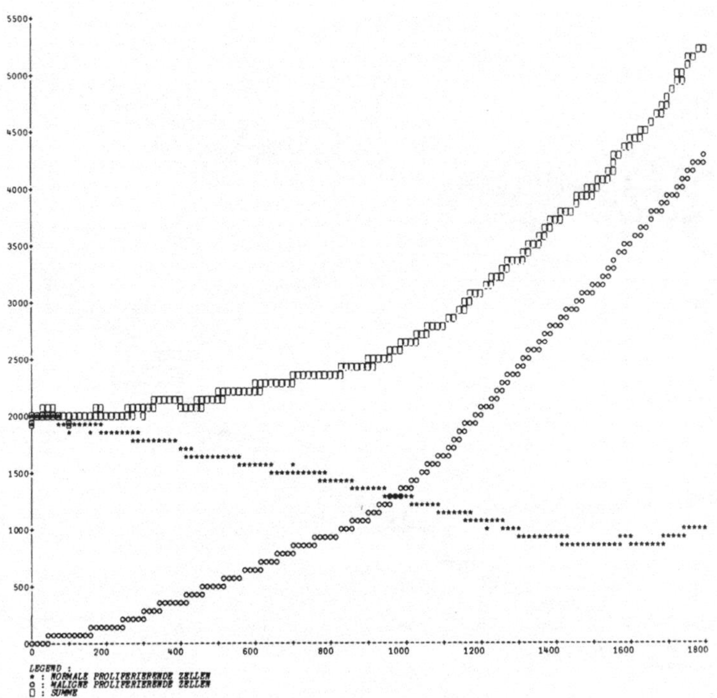

Abb. 5: Zeitliche Entwicklung der normalen und malignen proliferierenden Zellen

Abbildung 4, 5 und 6 zeigen einige Ergebnisse aus der Simulation des erweiterten Modells. Zur Verkürzung der Simulationszeit wurde dabei mit einer dem Gleichgewichtszustand von Abbildung 2 entsprechenden Besetzung der Kompartimente einschließlich ihrer Feinstruktur bei den normalen Zellen und zusätzlich 25 malignen begonnen. Abbildung 4 zeigt für die maligne Zellinie die zeitliche Entwicklung der proliferierenden, reifenden und reifen Zellen (Kompartiment 8, 9 und 10). Dabei ist deutlich die Verschiebung der Größenverhältnisse zwischen den einzelnen Teilpopulationen gegenüber Abbildung 2 zu erkennen. Die Abbildungen 5 und 6 zeigen dann in einer Gegenüberstellung die Entwicklung der normalen und malignen proliferierenden bzw. ausgereiften Zellen und deren Summe. Deutlich sieht man in beiden Abbildungen das Ansteigen der jeweiligen Gesamtsumme und den Rückgang der normalen Population.

Als nächstes stellt sich natürlich die Frage nach einer Therapie. Dabei kann man sich die Tatsache zunutze machen, daß bei den leukemischen Zellen die Synthese-Phase länger dauert als bei den normalen Zellen, und

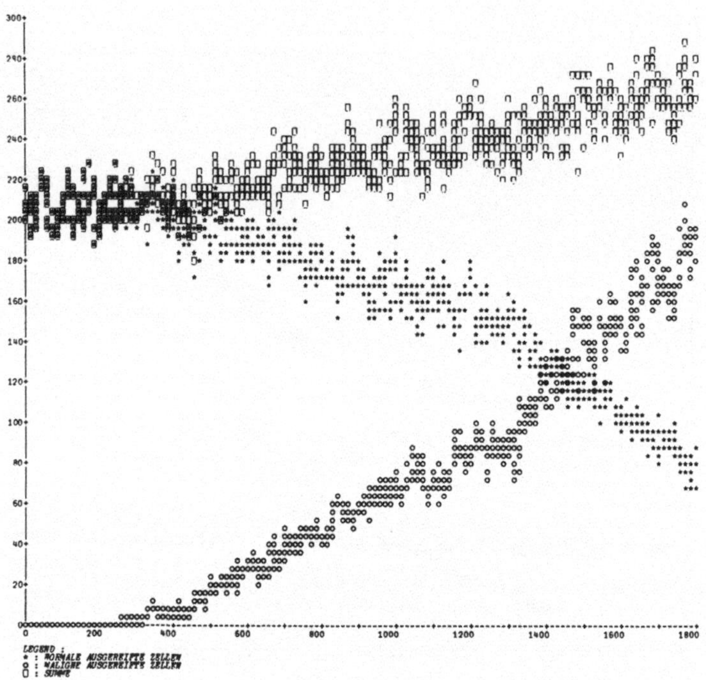

Abb. 6: Zeitliche Entwicklung der normalen und malignen ausgereiften Zellen

man kann hoffen, daß durch ein in dieser Phase wirksames Medikament mehr maligne als normale Zellen getötet werden. In unserem Modell wird eine relativ einfache Therapiemöglichkeit eingeführt, in dem die Zellen, die sich in einem gewissen Zeitintervall in einer bestimmten Phase befinden, mit einer vorgegebenen Wahrscheinlichkeit abgetötet werden. Abbildung 7 und 8 zeigen als Ergebnisse von zwei Simulationen die Anzahlen der normalen und malignen proliferierenden Zellen und deren Summe vom Beginn bis kurz nach dem Ende von zwei verschiedenen Therapieserien. Bei der ersten Serie (Abbildung 7) wurden zehnmal in jeweils 24-stündigen Abständen mit Wahrscheinlichkeit 0.75 die Zellen, die sich innerhalb von drei Stunden in der S-Phase befanden, getötet.

Bei der zweiten Serie (Abbildung 8) wurde die Therapiewirkung auf 0.50 verringert, dafür aber 15mal angewendet. Als Startwert für diese beiden Simulationen wurde die Konfiguration gewählt, die in etwa dem Zeitpunkt entspricht, zu dem die Anzahlen der normalen und malignen ausgereiften Zellen ungefähr gleich sind (siehe Abbildung 5). Diese beiden Simulatio-

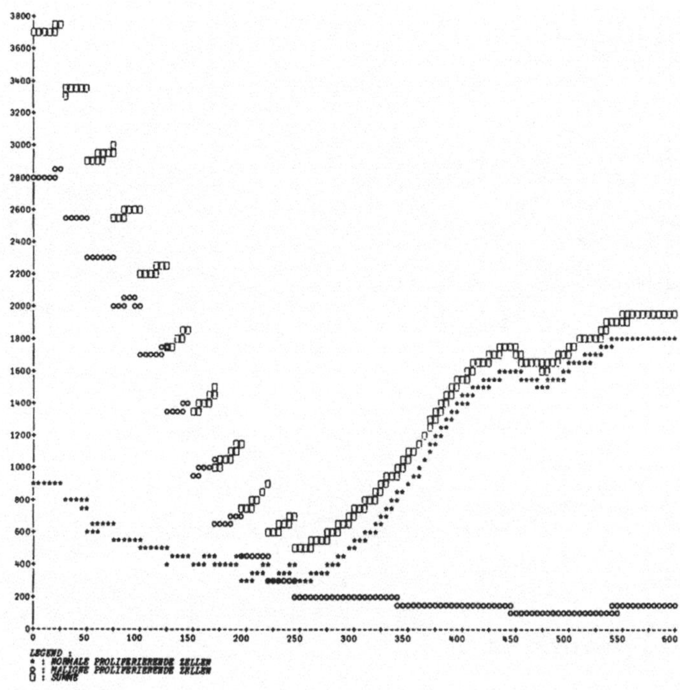

Abb. 7: Zeitliche Entwicklung der normalen und malignen proliferierenden Zellen bei einer Therapie (10malige Abtötung der Zellen in der S-Phase mit Therapiewirkung 75% bei 24stündigen Abständen)

nen zeigen, daß eine richtige Wirkung der Therapie erst nach einer gewissen Zeit eintritt, was auf eine Aktivierung der ruhenden Zellen zurückzuführen ist. Zu einer vernünftigen Beurteilung der beiden Therapiestrategien kann man aber nur kommen, wenn man auch die Feinstruktur, d.h. die Anzahl der Zellen der verschiedenen Zelltypen in den verschiedenen Zyklusphasen kennt. Dabei zeigt sich, daß bei der ersten Therapieserie die letzte Behandlung nicht mehr richtig wirkt, während bei der zweiten Serie noch eine oder zwei Behandlungen sinnvoll wären. Solch eine detaillierte Information ist aber im konkreten Fall bisher nur sehr schwer oder gar nicht zu erhalten.

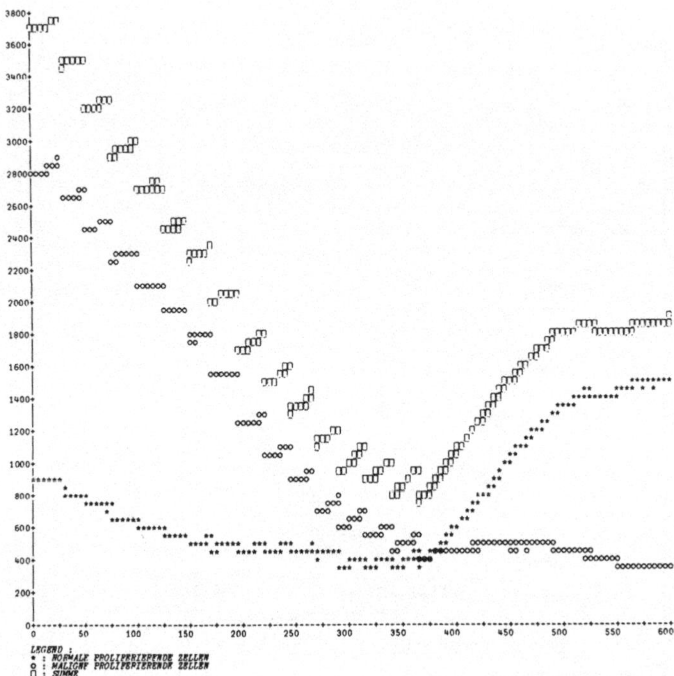

Abb. 8: Zeitliche Entwicklung der normalen und malignen proliferierenden Zellen bei einer Therapie (15malige Abtötung der Zellen in der S-Phase mit Therapiewirkung 50% bei 24stündigen Abständen)

Literatur

(1) Blumenson, L.E.: A comprehensive modeling procedure for the human granulopoietic system: over-all view and summary of data; Blood 42, 303-313, (1973)

(2) Blumenson, L.E.: A comprehensive modeling procedure for the human granulopoietic system: detailed description and application to cancer chemotherapy; Math. Biosci. 26, 217-239, (1975)

(3) Clarkson, B., Rubinow, S.I.: Growth kinetics in human leukemia. In: Drewinko, B., Humphrey, R.M. (eds.): Growth Kinetics and Biochemical Regulation of Normal and Malignant Cells; Williams and Wilkins, Baltimore, 591-628, (1977)

(4) Clarkson, B., Ohkita, T., Ota, K., Fried, J.: Studies of cellular proliferation in human leukemia. I. Estimation of growth rates of leukemic and normal hematopoietic cells in two adults with acute leukemia given single injections of tritiated thymidine; J. Clin. Invest. 46, 506-529, (1973)

(5) Cline, M.J.: The White Cell; Harvard University Press, London, (1975)

(6) van den Engh, G.J.: Regulation of granulocyte and monocyte formation with special reference to myeloid leukemia; Leukemia Res. 1, 157-160, (1977)

(7) Iosifescu, M., Tautu, P.: Stochastic Processes and Applications in Biology and Medicine. Vol.II: Models; Springer, Berlin, (1973)

(8) King-Smith, E.A., Morly, A.: Computer simulation of granulopoiesis: normal and impaired granulopoiesis; Blood 36, 254-262, (1970)

(9) Lajtha, L.G., Lord, B.I., Mori, J., Wright, E.: Growth regulations in normal and leukaemic haemopoietic stem cells; Leukemia Res. 1, 153-156, (1977)

(10) Maurer, A.M., Evert, C.F., Lampkin, B.C., McWilliams, N.B.: Cell kinetics in human acute lymphoblastic leukemia: computer simulation with discrete modeling techniques; Blood 41, 141-154, (1973)

(11) Necas, E., Neuwirt, J.: Proliferation rate of haemopoietic stem cells after damage by several cytostatic agents; Cell Tissue Kinet. 9, 479-487, (1976)

(12) Rittgen, W.: Zellerneuerungssysteme.
In: Schneider, B., Ranft, U. (Hrsg.): Simulationsmethoden in der Medizin und Biologie; Reihe Medizinische Informatik und Statistik 8, Springer, Berlin, (im Druck)

(13) Rittgen, W., Tautu, P.: Branching models for the cell cycle.
In: Berger, J., Bühler, W., Repges, P., Tautu, P. (eds.): Mathematical Models in Medicine; Reihe Lecture Notes in Biomathematics 11, Spinger, Berlin, 109-126, (1976)

(14) Rubinow, S.I.: Human leukemia: kinetic aspects and speculations concerning its cellular origins.
In: Wittemore, A. (ed.): Environmental Health, Quantitative Methods; SIAM, Philadelphia, 135-148, (1977)

(15) Rubinow, S.I., Lebowitz, J.L.: A mathematical model of neutrophil production and control in normal man; J. Math. Biol. 1, 187-225, (1975)

(16) Rubinow, S.I., Lebowitz, J.L.: A mathematical model of acute myeloblastic leukemic state in man; Biophysical J. 16, 897-910, (1976)

(17) Rubinow, S.I., Lebowitz, J.L.: A mathematical model of the chemotherapeutic treatment of acute myeloblastic leukemia; Biophysical J. 16, 1257-1271, (1976)

(18) Rubinow, S.I, Lebowitz, J.L., Sapse, A.-M.: Parametrization of in vivo leukemic cell populations; Biophysical J. 11, 175-188, (1971)

(19) Shackney, S.E.: A computer model for tumor growth and chemotherapy, and its application to L1210 leukemia treated with cytosine arabinoside; Cancer Chemother. Rep. 54, 399-429, (1970)

(20) Wheldon, T.E., Kirk, J., Finlay, H.M.: Cyclical granulopoiesis in chronic granulocytic leukemia: a simulation study; Blood 43, 379-387, (1974)

MODELLSTUDIE ZUR HÄMOPOETISCHEN STAMMZELLREGULATION - ERGEBNISSE UND PROBLEME

Löffler, M., Wichmann, H.E.
Medizinische Universitätsklinik Köln (Direktor: Prof. Dr. R. Gross)

Problematik und Begriffe

Das hämopoetische System gliedert sich in eine Reihe morphologisch und funktionell zu unterscheidende Compartments. Die morphologisch nicht eindeutig identifizierten Knochenmarkstammzellen bilden dabei einen sich selbst reproduzierenden Zellpool, aus dem sich über verschiedene Differenzierungs-, Teilungs- und Reifungsstufen die Blutzellen (Erythrozyten, Thrombozyten und Leukozyten) entwickeln. Die Anzahl dieser Funktionszellen regelt über ein oder mehrere Hormone die Proliferation der Vorstufen. In Abb. 1 ist dieser Regelkreis für eines der drei Zellsysteme dargestellt.

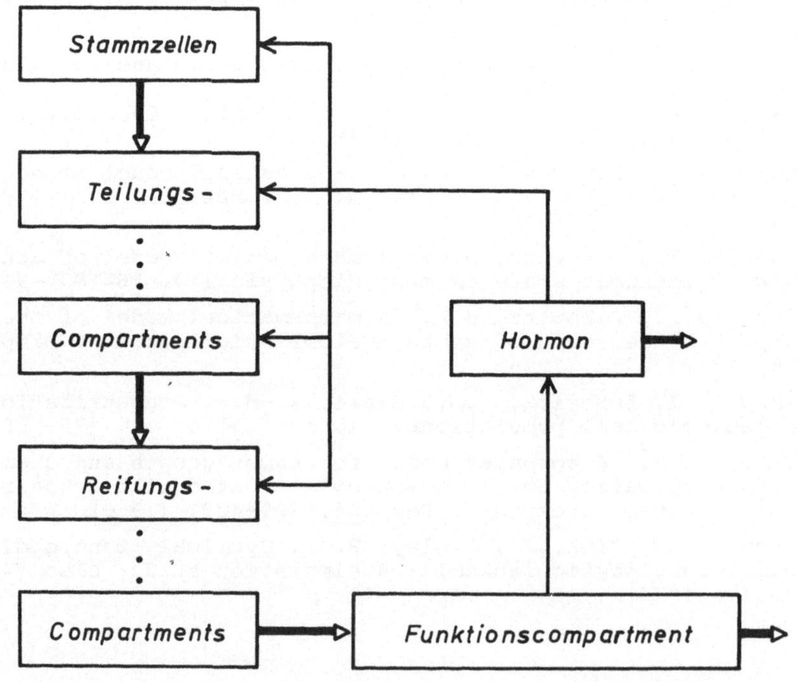

Abb. 1: Schematische Darstellung eines hämopoetischen Zellsystems mit Rückkopplung

Unsere Modellstudie beschäftigt sich ausschließlich mit Regulationsproblemen im Stammzellpool und dem ersten Folgecompartment in Richtung auf das erythropoetische System. Ferner beschränken wir uns zunächst auf Phänomene, die bei Strahlenschädigung auftreten und bei denen die humorale Rückkopplung vom Funktionscompartment vernachlässigt werden kann. Dadurch ist es möglich, verschiedene Hypothesen über das Proliferationsverhalten und die Wechselwirkung der Stammzellen isoliert zu untersuchen. In einem späteren Abschnitt, an dem wir augenblicklich arbeiten, wollen wir dann die in Abb. 1 dargestellte Rückkopplung ebenfalls berücksichtigen. Wir glauben, daß gerade dieser Rückkopplungsaspekt in den bestehenden Stammzellmodellen (1,14,17,25,26,31) nur unbefriedigend beschrieben wird. Uns geht es um ein möglichst einfaches Modell mit biologisch interpretierbaren Modellparametern, welches das Proliferationsvermögen im Stammzellbereich sowohl für äußere Störungen als auch für steigenden Bedarf an reifen Zellen gleichzeitig befriedigend beschreibt.

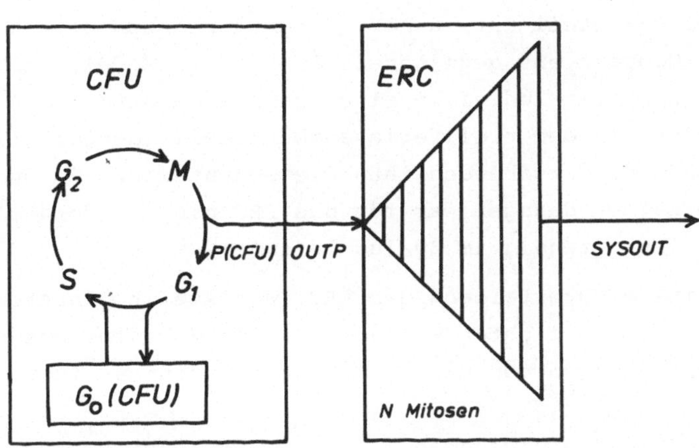

Abb. 2: Schematische Darstellung eines einfachen hämopoetischen Stammzellmodells

Weitgehend akzeptiert ist heute die Vorstellung einer Zweiteilung des hämopoetischen Stammzellsystems in den Pool der pluripotenten (23,29, 33) und den der determinierten (9,30) Stammzellen (13,18,22). Die pluripotenten Stammzellen werden in der Literatur aus methodischen Gründen üblicherweise Colony Forming Unit (CFU) genannt (13,18,29). Der determinierte Pool wird Erythropoetin Responsive Compartment (ERC) genannt, weil diese Zellen sensibel auf Erythropoetin reagieren (9). Die pluripotenten Stammzellen (CFU) können sich entweder selbst reproduzieren oder in den determinierten Pool (ERC) abdifferenzieren (13,18,22). Dort zeigen die Zellen nur noch geringe Selbstreproduktionsfähigkeit, und ihre Pluripotenz ist eingeschränkt zugunsten einer weitgehenden Determinierung für eines der drei Blutzellsysteme. Wir beschränken uns auf die erythropoetische Reihe.

Das ERC unterscheidet sich in Kinetik und Zellzyklusverhalten entscheidend vom CFU-System. Während im ERC praktisch alle Zellen dauernd proliferieren (13,15,21), findet man normalerweise im CFU-System nur einen geringen proliferierenden Anteil (5,12,15,32). Erst bei starker Poolverkleinerung, etwa nach Schädigung, steigt dieser Anteil um ein Vielfaches auf das Maximum an (3,15,27,32). Lajtha (16,17) schlägt deshalb vor, den pluripotenten Stammzellpool aufgeteilt zu denken in einen Anteil, der sich im Zellzyklus befindet, und einen Anteil, der sich in einer G_o-Ruhephase aufhält und bei Bedarf wieder in den Zyklus eingeführt werden kann. Dieser G_o-Anteil ist in Abb. 2 nur der Anschaulichkeit halber wie ein eigenes Compartment gezeichnet. Er wird im Modell nicht so aufgefaßt, sondern stellt lediglich einen relativen Anteil des gesamten CFU-Pools dar, der von dem proliferierenden Anteil (dargestellt durch die Zellzyklusphasen) verschieden ist. Diese Einteilung in Ruhe und Proliferationsverhalten dagegen war für das ERC nicht erforderlich, da sich fast alle Zellen ständig im Zyklus befinden.

Auf eine weitere Unterteilung des ERC, wie sie in jüngster Zeit diskutiert wird (11), verzichten wir vorerst, da dies für unsere grundsätzlichen Untersuchungen von untergeordneter Bedeutung ist.

Modellannahmen und Gleichungen

Der bisherige Modellansatz ist schematisch mit allen wichtigen Begriffen und Annahmen in Abb. 2 dargestellt. Es mögen die Pfeile Zellentwicklungen andeuten.
Im pluripotenten CFU-Pool muß man zwei zustandsabhängige Modellparameter annehmen. Der erste ist der Anteil von Zellen in der G_o-Ruhephase, der von normalerweise 80-90% bis auf 0% bei erhöhtem Bedarf abfallen

kann. Dieser Parameter reicht aber nicht aus, etwa eine Erholung des CFU-Pools nach teilweiser Zerstörung zu erklären, wenn nach jeder Zellteilung immer eine Tochterzelle abdifferenziert.

Der Anteil P der verbleibenden Zellen, der im Notfall 0.5 ist, muß also erhöht bzw. bei CFU-Überschuß verringert werden. Somit muß man mindestens die zwei Größen G_o und P in das Modell aufnehmen. Sie sind zwar biologisch abhängig von ERC und CFU, aber wir haben zunächst den vereinfachten Ansatz gemacht, P und G_o hängen im Sinne einer Selbststeuerung nur von CFU ab. Wir verzichten also zunächst auf die Berücksichtigung von Feed-back-Einflüssen des ERC.

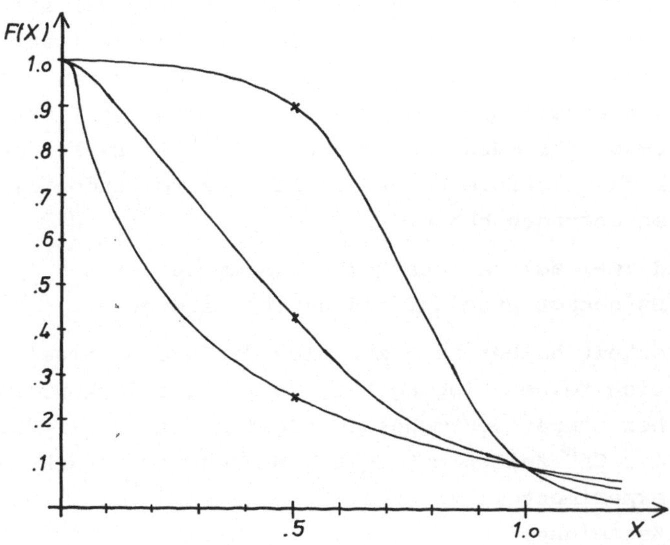

Abb. 3: Beispiel eines logistischen Ansatzes für die Funktion $F(X) = 1-G_o(X)$. Darstellung dreier Kurven mit verschiedenen Stützwerten F(0.5). Optimalfunktion in der Mitte

Da verschiedene Befunde auf eine altersabhängige Erythropoetinempfindlichkeit der Zellen im ERC hinweisen (2,11,18), haben wir das Modell-ERC in eine Folge von N Untercompartments gegliedert, die je einen Zellzyklus lang dauern und von jeder Zelle mit der gleichen Zykluszeit durchlaufen werden. Damit setzen wir den Systemabgang (SYSOUT) mit dem CFU-Abgang (OUTP) in einen festen funktionalen und zeitlichen Zusammenhang:

$$SYSOUT(t) = F(OUTP(t-N \cdot T_e)) \qquad T_e\text{-ERC Zykluszeit}$$

Da nun über den Anteil der pluripotenten Stammzellen (CFU) in der G_o-Ruhephase im Gegensatz zu P einige Daten bekannt sind, ist es möglich, einen Funktionsansatz zu machen, dessen Parameter zu optimieren sind. Besonders gut eignet sich dafür ein logistischer Ansatz, wie er ganz allgemein in Abb. 3 als Funktion F(X) dargestellt ist. Wie man sieht, kann die durch drei Punkte festlegbare Funktion in Krümmung und Lage stark variiert werden. Identifiziert man X mit CFU, so kann man die Kurven als Darstellung für den proliferierenden Anteil der pluripotenten Stammzellen, also als Darstellung für $1-G_o$, betrachten. Damit zeigt der Ansatz auch die sinnvolle biologische Eigenschaft, daß sich die Proliferation bei verkleinerter bzw. vergrößerter Stammzellzahl asymptotisch der maximalen bzw. minimalen Proliferationsrate nähert. Die Funktion hat den normalen Arbeitspunkt bei $1-G_o(1)$. Dieser Wert ist aus der Literatur mit 10-20% für Mäuse anzugeben (3,13,18). Es sei bereits angemerkt, daß wir die mittlere Kurve als für die folgenden Simulationen am geeignetsten gefunden haben.

In Abb. 4 sind zwei äquivalente Herleitungen der ersten Systemgleichung dargestellt. Es genügt, etwa auf die untere einzugehen.

Der Anschaulichkeit halber kann man sich das CFU-Stammzellcompartment, das ja eigentlich keinen Eingang hat, so zerlegt denken, daß das übliche Vorgehen bei Compartmentmodellen möglich ist. Sei T die jeweilige Turnoverzeit der CFU-Zellen mit T_c als Minimum bei stärkster Proliferation. T_c ist experimentell zu etwa 8h gemessen (15,17). Dann gehen dem CFU-Pool pro Zeiteinheit CFU/T Zellen verloren (negativ). Nach Verdopplung in der Mitose werden dem CFU-Pool davon $2 \cdot P \cdot CFU/T$ wieder zugeführt (positiv). Der Rest geht ins ERC. Setzt man in T den funktionalen Zusammenhang $T=T_c/(1-G_o)$ ein, so erhält man die angegebene Differentialgleichung.

Mittels ähnlicher Überlegungen über Compartmentein- und ausgang kommt man auch für ERC auf eine Differentialgleichung, die aber wegen fehlender G_o-Terme einfacher ist. Auf ihre Herleitung sei verzichtet (Abb. 5). Es sei nur erwähnt, daß in ihr die Anzahl N der Mitosen im ERC sowie

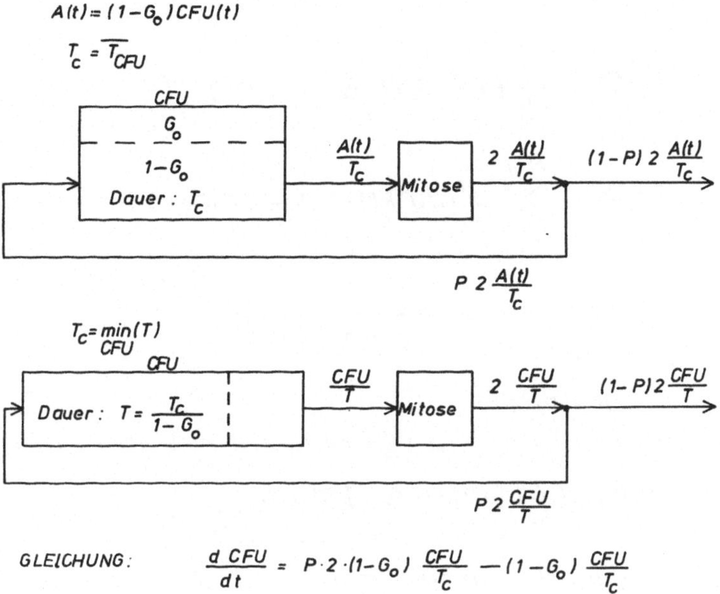

Abb. 4: Zwei äquivalente Ableitungen der CFU-Differentialgleichung: mit fester Zyklusdauer T_c und Ruhefraktion G_o (oben); mit variabler Zyklusdauer ohne Ruhefraktion (unten).

deren Zellzykluszeit Eingang finden. Die Daten sind nicht sehr einheitlich, aber wahrscheinlich realistisch mit N=9±1 und T_e=8±2h angenommen (16,17,18,21). Im übrigen zeigt sich, daß leicht abweichende Werte die Dynamik der relativen Stammzellcompartments kaum beeinflussen.

Resultate

Die Lösung des Gleichungssystems in Abb. 5 erfolgt numerisch. Da über die Verweilwahrscheinlichkeit P praktisch kaum Informationen existieren, wird P als ein beliebig variierbarer Polygonzug angesetzt, der bei zunächst festgehaltenem G_o anhand der Simulation akuter Strahlenschädigung optimiert wird. Bei solchen Experimenten erholt sich CFU erfahrungsgemäß nur schleichend, ERC dagegen mit einem starken initialen Überschießen (4,10,20,24,25).

Willkürlich wird auf dieser Simulationsstufe die Erfüllung zweier Regulationskriterien gefordert:

Gleichungssystem

für das einfache Stammzellmodell

(a) $$\frac{d\,CFU}{dt} = \left[\frac{1}{T_c}(2P-1)(1-G_o)\right]\cdot CFU(t)$$

(b) $$\frac{d\,ERC}{dt} = \sum_{i=o}^{N-1} 2^i \cdot OUTP(t-iT_e) - SYSOUT(t)$$

(c) $$G_o = G_o(CFU) := 1 - \frac{1}{A+B\exp(C\cdot CFU)}$$

(d) $$P = P(CFU)$$

(e) $$OUTP(t) = \left[\frac{2}{T_c}(1-P)(1-G_o)\right] CFU(t)$$

(f) $$SYSOUT(t) = 2^N \cdot OUTP(t-N\cdot T_e)$$

Abb. 5: Gleichungssystem des Stammzellmodells

1. soll sich der ERC-Abgang möglichst schnell normalisieren und
2. soll die gesamte Fläche, die eine schwingende ERC-Kurve mit ihrer Normalwertkurve seit Versuchsbeginn einschließt, minimal werden. Hierdurch und durch die stark dämpfenden Differentialgleichungen werden geringe Sollwertabweichungen und rasch abklingende Oszillationen in den Folgecompartments erzeugt.

Schon mit diesem einfachen Vorgehen kann man die möglichen P-Kurven auf den in Abb. 6 angegebenen Bereich beschränken. Er geht nicht wesentlich über $P = 0.6$ hinaus. Die möglichen Kurven sind praktisch alle monoton fallend, d.h. je geschädigter das System ist, desto mehr wird für seine Selbstversorgung getan. Ferner haben alle Kurven nur einen Schnittpunkt mit $P = 0.5$, nämlich im Normalwert. Links sind sie größer, rechts kleiner als 0.5. Im zweiten Optimierungsschritt werden feste P-Kurven aus dem günstigen Bereich gegen variable G_o-Ansätze getestet. Es genügt eine günstige Wahl von Verstärkungsfaktor und Stützwert bei 0.5. Unabhängig vom Typ der P-Kurve verlangsamt z.B. eine flachere Kurve für

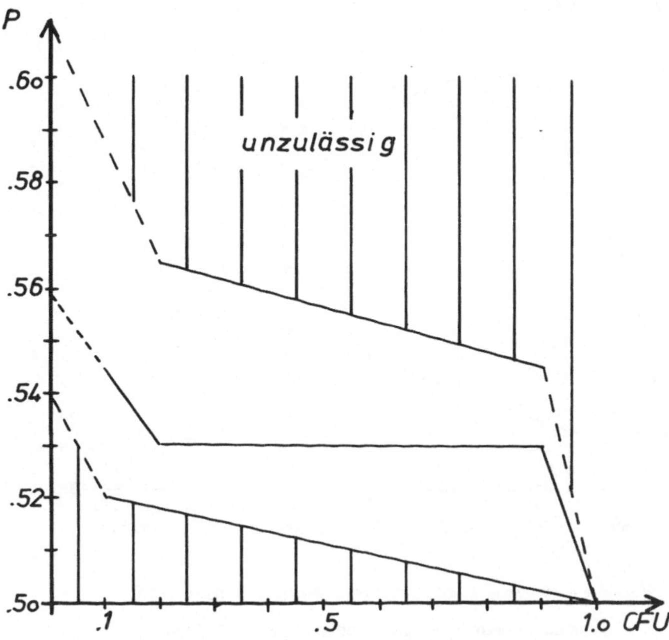

Abb. 6: Unzulässige und zulässige Bereiche der Verweilwahrscheinlichkeit P mit optimalem Polygonzug

den proliferierenden Anteil von CFU die CFU-Erholung. Dagegen spielt der Normalwert des proliferierenden Anteils, also der Wert $1-G_o(1)$, für die CFU-Erholung eine weit geringere Rolle als etwa für die Dynamik des ERC. Sucht man schließlich aus den verbleibenden Bereichen für P und G_o diejenigen Kurven aus, die nicht nur die angegebenen Optimalitätskriterien erfüllen, sondern auch gleichzeitig die experimentellen Daten am besten reproduzieren, so ergeben sich jeweils die angegebenen mittleren Kurven. Sie werden bei allen nun folgenden Simulationsrechnungen verwendet.

Abb. 7 zeigt das Erholungsverhalten nach gleicher akuter Schädigung von CFU und ERC im Vergleich von Simulation und Daten (24). Man erkennt eine schon recht gute Übereinstimmung. Es gelingt, folgende Kriterien

Akute Systemstörung

Erholungsverhalten

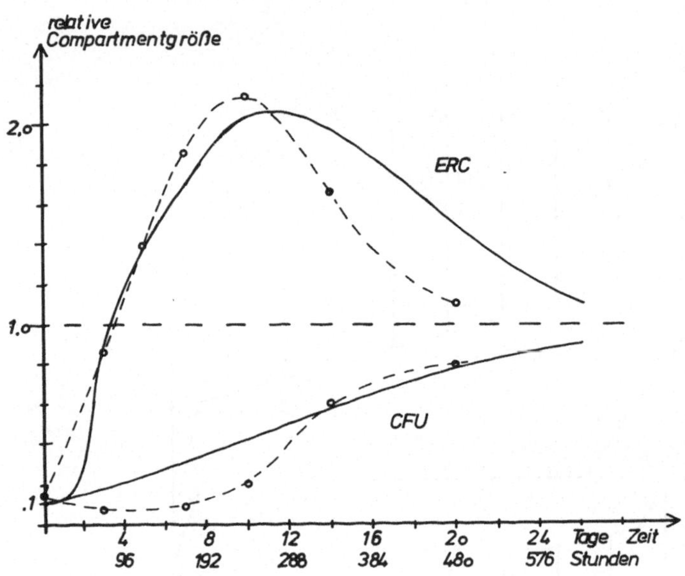

(x-o--x; experimentelle Daten von Porteous & Lajtha 66
nach akuter Strahlenbelastung mit 150 rad
bei Mäusen)

(x——x; Simulation)

Abb. 7: Vergleich von experimentellen und simulierten Daten für akuten Einzel-Dosis-Strahlungs-Schaden

richtig zu reproduzieren:

1. langsame, schleichende CFU-Normalisierung und gleicher 50%-Wert,
2. schneller ERC-Anstieg,
3. Höhe und Lage des ERC-Maximums,
4. asymptotischer Rückgang gegen den Normalwert.

Mangelhaft ist die Reproduktion des in zahlreichen Studien besonders bei Ratten gesicherten Abfalls von CFU in den ersten Tagen nach der akuten Schädigung sowie eine schnellere ERC-Rückbildung (4,20). Dies dürfte erst gelingen, wenn man P und G_o im Sinne einer Rückkopplung auch vom ERC abhängig macht. Ausdehnungen des Modells in diese Richtung werden von uns zur Zeit unternommen.

Erholung aus erzwungenem niedrigem Steady State

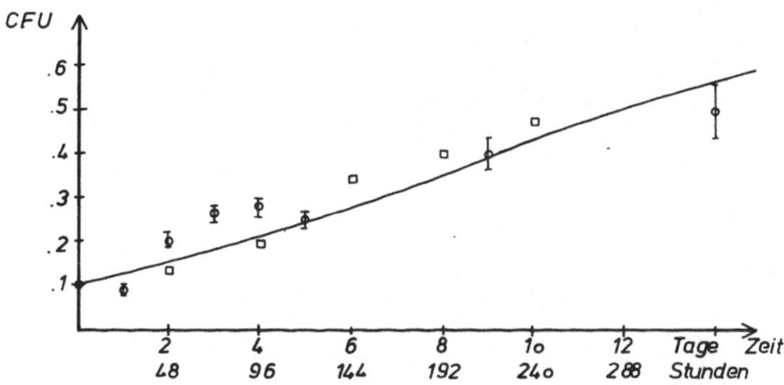

experimentelle Daten nach Dauerbestrahlung

° Blackett 67 nach 1o Wochen mit 45 rad/d in Ratten

▫ Wu Chu Tse 75 nach 3 Tagen mit 7o rad/d in Ratten

Simulation; x——— x

Abb. 8: Vergleich von experimentellen und simulierten Daten für Erholung nach langer Dauerbestrahlung

Eine bessere Übereinstimmung der Simulation mit den Daten ergibt sich für das Erholungsverhalten nach Abbruch einer lang andauernden Dauerbestrahlung (5,19,37). Im Gegensatz zur akuten Bestrahlung hat sich hier das ERC bereits weitgehend normalisiert, so daß die im Modell fehlende ERC-Rückkopplung sich weniger stark auswirkt. Tatsächlich entsprechen die experimentellen Werte der eben diskutierten CFU-Simulationskurve.

Eine letzte Simulation (Abb. 9) bezieht sich auf den Verlauf von CFU bei beginnender Dauerbestrahlung. Es wird angenommen, daß die CFU-Zellen proportional zu ihrer Gesamtzahl geschädigt werden. Das führt auf die modifizierte Differentialgleichung:

$$\frac{d}{dt} CFU = \left(\frac{1}{T_c} (2P-1)(1-G_o) - K\right) CFU$$

K ist die Killrate pro Zeiteinheit. Man kann sie aus der Dosis-Wirkungs-Kurve schätzen (12,37).

Dauerbestrahlung

$$\frac{d\,CFU}{dt} = \left[\frac{1}{T_c}(2P-1)(1-G_0) - K\right] CFU$$

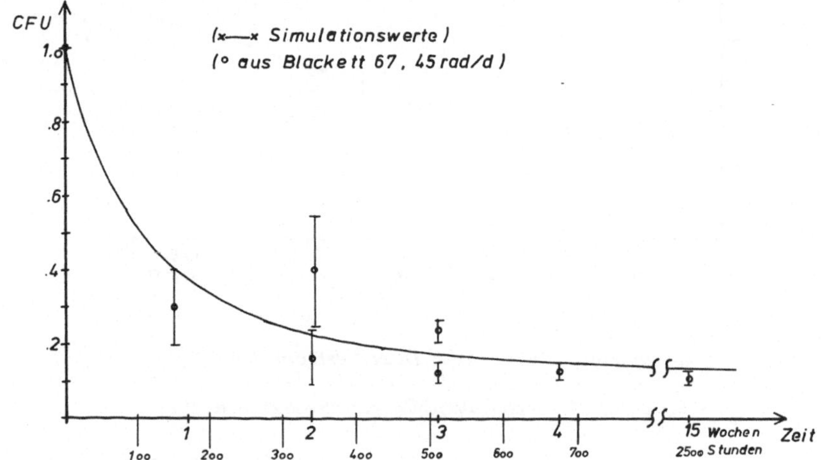

Abb. 9: Vergleich von experimentellen und simulierten Daten für das Systemverhalten während Dauerbestrahlung

Man erkennt eine relativ gute Reproduktion der experimentellen Daten, sowohl was das Langzeitverhalten als auch die Abklingrate angeht (5,19).

Ausblick

Zum Abschluß sei aufgezeigt, daß sich in späteren Knochenmarkcompartments, etwa den ersten Eisen aufnehmenden Stufen, kompliziertere Verläufe ergeben können. Abb. 10 zeigt dies für eine solche erythropoetische Stufe bei Ratten nach akuter Bestrahlung (25). Der hier bei verschiedenen Bestrahlungen gemessene Verlauf unterscheidet sich von dem eben diskutierten vorgeschalteten ERC-Verlauf eigentlich nur darin, daß ein zweiter Gipfel auftritt und daß der erste eine variable Höhe hat. Wir hoffen aber, auch diese Oszillationsphänomene und andere weitergehende Befunde beschreiben zu können, wenn wir die ERC-Rückkopplung berücksichtigen. Schließlich soll das Stammzellmodell den bereits bestehenden Modellen der Erythro- und Thrombopoese (Wichmann et al. 1976, 1978) zu weiteren Prüfungen vorgeschaltet werden.

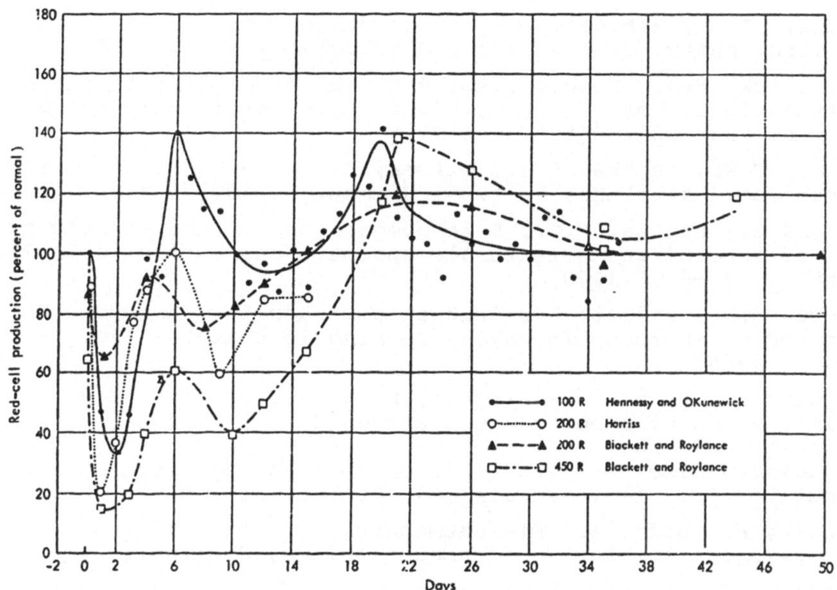

Abb. 10: Zusammenstellung von verschiedenen experimentellen Daten aus Okunewick und Kretchmar (1967)
Die Daten verschiedener Autoren zeigen das Auftreten neu gebildeter Zellstufen nach akuter Röntgenbestrahlung, gemessen mittels Fe59 Aufnahme

Literatur

(1) Aarnaes, E.: Some aspects of the control of red blood cell production: A mathematical approach; (Dissertation), Oslo, (1977)

(2) Axelrad, A.A., McLeod, D.L., Shreeve, M.M., Heath, D.S.: properties of cells that produce erythrocytic colonies in vitro. In: Robinson, W.A.: Hemopoiesis in culture; DHEW Publication No. (NIH), Washington, (1974)

(3) Becker, A.J., McCulloch, E.A., Siminovitch, L., Till, J.E.: Effect of differing demands for blood cell production of DNA synthesis by hemopoietic colony forming cells of mice; Blood 26, 296-308, (1965)

(4) Blackett, N.M., Roylance, P.J.: Studies of the capacity of erythropoiesis in the heavily irradiated rats; Brit. J. Haematol. 10, 453-467, (1964)

(5) Blackett, N.M.: Erythropoiesis in the rat under continuous gamma-irradiation at 45 rads/day; Brit. J. Haemat. 13, 915-923, (1967)

(6) Blackett, N.M., Millard, R.E.: Different recovery patterns of mouse haemopoietic stem cells in response to cytotoxic agents; J. Cell Physiol. 89, 473-480, (1976)

(7) Bradley, T.R., Metcalf, D.: The growth of mouse bone marrow cells in vitro; Austr. J. Exp. Biol. Med. Sci. 44, 287, (1966)

(8) Chervenick, P.A., Boggs, D.R.: Patterns of proliferation and differentiation of hematopoietic stem cells after compartment depletion; Blood 37, 568-580, (1971)

(9) Gurney, C.W., Lajtha, L.G., Cliver, R.: A method for investigation of stem cell kinetics; Brit. J. Haemat. 8, 461, (1962)

(10) Guzman, E., Lajtha, L.G.: Some comparisons of the kinetic properties of femoral and splenic haemopoietic stem cells; Cell Tissue Kinet. 3, 91-98, (1970)

(11) Iscove, N.N., Sieber, F.: Erythroid progenitors in mouse bone marrow detected by macroscopic colony forming in culture; Exp. Hemat. 3, 32-43, (1975)

(12) Kubanek, B., Bock, O., Heit, W., Bock, E., Harriss, E.B.: Size and proliferation of stem cell compartments in mice after depression of erythropoiesis.
In: Wolstenholme, G.E.W., O'Connor, M.: Haemopoietic stem cells; Associated Scientific Publishers, Amsterdam, (1973)

(13) Kubanek, B., Heit, W.: Die haemopoetischen Stammzellen.
In: Queisser, W.: Das Knochenmark; Thieme, Stuttgart, (1978)

(14) Lajtha, L.G., Oliver, R., Gurney, C.W.: Model of a bone-marrow stem cell population; Brit. J. Haemat. 8, 442-460, (1962)

(15) Lajtha, L.G., Pozzi, L.V., Schofield, R., Fox, M.: Kinetic properties of haemopoietic stem cells; Cell Tissue Kinet. 2, 39-49, (1969)

(16) Lajtha, L.G., Schofield, R.: Regulation of stem cell renewal and differentiation: possible significance in aging; Adv. Geront. Res. 3, 131-146, (1971)

(17) Lajtha, L.G., Gilbert, C.W., Guzman, E.: Kinetics of haemopoietic colony growth; Brit. J. Haemat. 20, 343-354, (1971)

(18) Lajtha, L.G.: Annotation: haemopoietic stem cells; Br. J. Haemat. 29, 529-535, (1975)

(19) Lamerton, L.F.: Cell proliferation under continuous irradiation; Rad. Res. 27, 119-138, (1966)

(20) Lamerton, L.F.: Radiation biology and cell population kinetics; Phys. Med. Biol. 13, 1-14, (1968)

(21) Lord, B.I., Lajtha, L.G.: Il controllo della proliferazione cellulare nel tessuto emopoietico; Haematologica 59, 259-291, (1974)

(22) McCulloch, E.A., Till, J.E.: Cellular interactions in the control of hemopoiesis.
In: Stohlman, F.: Symposium on hemopoietic cellular proliferation; Grune and Stratton, New York, (1970)

(23) Metcalf, D., Moore, M.A.S.: Haemopoietic cells; North-Holland Publishing CO., Amsterdam, (1970)

(24) Porteous, D.D., Lajtha, L.G.: On stem-cell recovery after irradiation; Brit. J. Haematol. 12, 177-188, (1966)

(25) Okunewick, J.P., Kretchmar, A.L.: A mathematical model for post-irradiation hematopoietic recovery; Rand Corporation Memorandum RM-5272-PR, (1967)

(26) Ranft, U.: Haematopoesis bei Strahlenschädigung. Ein digitales Simulationsmodell; Medizin. Hochschule Hannover, (1975)

(27) Rencricca, N.J., Rizzoli, V., Howard, D., Duffy, P., Stohlman, F.: Stem cell migration and proliferation during severe anemia; Blood 36, 764-771, (1970)

(28) Siminovitch, L., McCulloch, E.A., Till, J.E.: The distribution of colony forming cells among spleen colonies; J. Cell. Comp. Physiol. 62, 327, (1963)

(29) Till, J.E., McCulloch, E.A.: A direct measurement of the radiation sensitivity of normal mouse bone marrow cells; Rad. Res. 14, 213, (1961)

(30) Till, J.E., McCulloch, E.A., Siminovitch, L.: Stochastic model of stem cell proliferation, based on the growth of spleen colony-forming cells; Proceedings Of The National Academy Of Sciences 51, 29-46, (1964)

(31) Vacha, J., Znojil, V.: The application of the mathematical model of erythropoiesis to the dynamics of recovery after acute X-irradiation in mice; Biofizika 20, 872-879, (1975)

(32) Vassort, F., Winterholer, M., Frindel, E., Tubiana, M.: Kinetic parameters of bone marrow stem cells using in vivo suicide by tritiated thymidine or by hydroxyurea; Blood 41, 789-798, (1973)

(33) Whang, J.E., Frei, E., Tjio, J.H., Carbone, P.P., Brecher, G.: The distribution of the Philadelphia chromosome in patients with chronic myelogenous leukemia; Blood 22, 221, (1963)

(34) Wichmann, H.E.: Untersuchung eines nichtlinearen Differentialgleichungssystems und seine Anwendung auf den Regelkreis der Bildung roter Blutzellen (Erythropoese) beim Menschen; (Dissertation), Koeln, 1-106, (1976)

(35) Wichmann, H.E., Thomas, B.: Variable Zeitverzögerungen bei der Blutbildung; Tagungsbericht des Workshops "Simulationsmethoden in der Medizin und Biologie", Hannover, (1977)

(36) Wichmann, H.E., Gerhardts, M.D., Spechtmeyer, H., Gross, R.: A Mathematical Model of Thrombopoiesis in Rats; eingereicht

(37) Wu Chu Tse, Lajtha, L.G.: Haemopoietic stem-cell kinetics during continuous irradiation; Int. J. Rad. Biol. 27, 41-50, (1975)

(38) Znojil, V., Váčha, J.: A mathematical model of the erythropoietic cytokinetics in the bone marrow and spleen of the mouse; Biofizika 20, 661-668, (1975)

EIN STOCHASTISCHES KONFIGURATIONSMODELL FÜR DIE CARCINOGENESE

Schürger, K.
Institut für Dokumentation, Information und Statistik
(Direktor: Prof. Dr. med. G. Wagner)
Deutsches Krebsforschungszentrum Heidelberg

Das im folgenden beschriebene stochastische Konfigurationsmodell für die Carcinogenese wurde durch biologische Probleme des Zellzyklus (Mutation, Differenzierung, Kompetition etc., vgl. Schürger und Tautu (11,13)) motiviert. Es stellt eine Verallgemeinerung eines von Williams und Bjerknes (17) angegebenen Modells insofern dar, als die auftretenden biologischen Objekte (Zellen) innere Zustände im Sinne des Zellzyklus durchlaufen und bei Teilungen ihre Typen ändern können.

Zur Formulierung der Grundannahmen führen wir einige Bezeichnungen ein. Sei $Z^d = \{x \mid x = (x_1,...,x_d),\ x_i$ ganzzahlig, $i = 1,...,2d\}$, $d \geqq 1$, das d-dimensionale quadratische Gitter (die Punkte $x \in Z^d$ sind die möglichen Plätze für die Zellen). Plätze $x,y \in Z^d$ heißen <u>Nachbarn</u>, falls $|x_1 - y_1| + ... + |x_d - y_d| = 1$, d.h. falls ihr euklidischer Abstand gleich 1 ist. Sei N_x die Menge der Nachbarn des Punktes $x \in Z^d$. Wir benötigen Mengen $K = \{1,...,k\}$, $k \geqq 1$, und $S = \{1,...,s\}$, $s \geqq 1$, die aus <u>Typen</u> bzw. <u>Zuständen</u> bestehen. Wir setzen $W = (K \times S) \cup \{0\}$. Eine <u>Konfiguration</u> ξ ist eine Abbildung $\xi\colon Z^d \to W$. Interpretation: Ist $\xi(x) = (i,j)$, $i \in K$, $j \in S$, so ist innerhalb der Konfiguration ξ im Punkt $x \in Z^d$ eine Zelle vom Typ i im Zustand j lokalisiert; ist hingegen $\xi(x) = 0$, so ist der Platz x in ξ nicht besetzt. Sei Ξ die Menge aller Konfigurationen. Mit supp(ξ) $= \{x \mid x \in Z^d,\ \xi(x) \neq 0\}$ bezeichnen wir den Träger (support) von $\xi \in \Xi$. Wir setzen $\Xi_0 = \{\xi \mid \xi \in \Xi$, supp$(\xi)$ endlich, nicht leer$\}$.

Die dem stochastischen Konfigurationsmodell zugrunde liegenden Annahmen (vgl. (16),(11),(12),(13)) lassen sich nun wie folgt formulieren (wir legen eine Zelle vom Typ i im Zustand j zugrunde, die sich zur Zeit t im Punkt x befinde):

(A1) Sei $j \neq s$. Die Wahrscheinlichkeit dafür, daß im (kurzen) Zeitintervall $(t,t+h)$ ein Übergang $j \to j+1$ stattfindet, ist gleich $a_{ij}h+o(h)$, wobei $a_{ij} > 0$.

(A2) Sei $j=s$. Die Wahrscheinlichkeit dafür, daß im Zeitintervall $(t,t+h)$ eine Teilung der Zelle (in x) erfolgt, ist gleich $d_i h+o(h)$, wobei $d_i > 0$.

Die bei der Teilung einer Zelle vom Typ i entstehenden zwei Tochterzellen befinden sich beide im Zustand $1 \in S$, und mit Wahrscheinlichkeit $d_{ii'}$

sind sie vom (gleichen) Typ $i' \in K$, wobei $d_{i1} + \ldots + d_{ik} = 1$.

(A3) Für eine der bei der Teilung im Punkt x entstehenden Tochterzellen wird ein Platz $y \in N_x$ mit Wahrscheinlichkeit $(2d)^{-1}$ gewählt, wobei alle Wahlen $y \in N_x$ gleichwahrscheinlich sind. Ist der gewählte Platz $y \in N_x$ bereits besetzt, so wird die dort befindliche Zelle aus dem Gitter gedrängt; ihren Platz nimmt dann eine der beiden Tochterzellen ein (die andere Tochterzelle verbleibt jeweils in x).

(A4) Kein Platz in Z^d kann gleichzeitig von mehreren Zellen besetzt werden.

(A5) Die Wahrscheinlichkeit dafür, daß im Zeitintervall (t,t+h) mindestens zwei der in (A1) und (A2) erwähnten Ereignisse stattfinden, ist gleich o(h).

Die Annahmen (A1) und (A2) besagen, daß die inneren Zustände 1,...,s zyklisch durchlaufen werden, wobei der Zustand s dem mitotischen Zustand entspricht. Lediglich Zellen, die sich im Zustand s befinden, können sich teilen und dabei (möglicherweise) ihren Typ ändern, was einer zellulären Transformation (Mutation, Differenzierung) entspricht. Die entstehenden Tochterzellen durchlaufen - beginnend im Zustand 1 - unabhängig voneinander erneut den Zellzyklus. Den Typ 1 könnte man als "normal", den Typ k als "maligne" interpretieren. Die in (A3) erwähnte Verdrängung führt zur Kompetition zwischen den einzelnen Zellen; im Falle der Haut entspricht dies der Beobachtung (vgl. (6) oder (15, S. 48)), daß meistens die bei der Teilung einer Basalzelle entstehenden Tochterzellen wieder zur Basalschicht gehören, während eine der Nachbarzellen in eine zur Basalschicht parallele Schicht abgedrängt wird.

Aus Arbeiten von Holley (5) und Liggett (7) folgt, daß sich ein konfigurationswertiger Markoffscher Prozess (genauer sogar ein Huntprozess, vgl. (1)) konstruieren läßt, der die Eigenschaften (A1) - (A5) besitzt (dies wird in (11) näher ausgeführt).

Zur Simulation des stochastischen Konfigurationsmodells wurde ein Programm in APL geschrieben, das auf der IBM 370/158 des Deutschen Krebsforschungszentrums Heidelberg lief (die Abbildungen 1 - 4 beziehen sich auf eine der gewonnenen Realisierungen). Die entsprechenden Daten wurden aus (2) gewählt, die Mammazellen bei gewissen Mäusestämmen betreffen. Wir gehen aus von vier Zelltypen (1: normal; 2,3: aus intermediären Zelltransformationen resultierend; 4: kanzerös), die jeweils drei innere Zustände durchlaufen (der Einfachheit halber werden die G_2- und die M-Phase zusammengelegt). Die Krebszellen haben im vorliegenden Fall gegenüber den normalen Zellen den "Vorteil", daß sie den Zellzyklus etwa doppelt so schnell wie normale Zellen durchlaufen. Wir wählten $d_{11} = 0{,}09$,

$d_{12} = 0{,}01$, $d_{21} = 0{,}005$, $d_{22} = 0{,}975$, $d_{23} = 0{,}02$, $d_{32} = 0{,}005$, $d_{33} = 0{,}965$, $d_{34} = 0{,}03$, $d_{43} = 0{,}005$, $d_{44} = 0{,}995$ (wegen der Möglichkeit reversibler Malignität vgl. (9)). Da wir mit einer einzigen - normalen - Zelle starten, so ist aufgrund der gewählten Transformationswahrscheinlichkeiten zu erwarten, daß erst nach längerer Zeit Krebszellen auftreten. Die Abbildungen 1 und 2 sind "Momentaufnahmen" der gewonnenen Realisierung. Die in Abbildung 1 oberhalb der Konfiguration ausgedruckten Zahlen bezeichnen die Schrittnummer (4001), die Nummer des Ausdrucks (9) bzw. die Zeit (1438,9 Stunden), nach der diese Konfiguration entsteht (unter einem "Schritt" wird dabei eine Änderung einer Konfiguration verstanden, die entweder aus der Änderung des inneren Zustandes einer Zelle gemäß (A1) oder aus einer Zellteilung gemäß (A2) und (A3) resultiert).

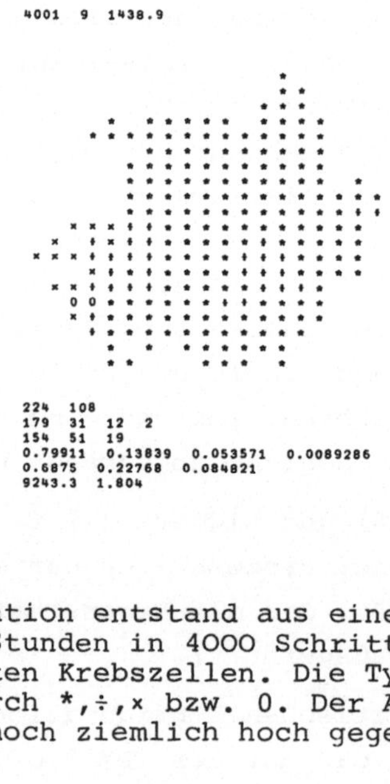

4001 9 1438.9

224 108
179 31 12 2
154 51 19
0.79911 0.13839 0.053571 0.0089286
0.6875 0.22768 0.084821
9243.3 1.804

Abb. 1: Diese Konfiguration entstand aus einer einzigen normalen Zelle. nach ca. 1440 Stunden in 4000 Schritten kurz nach dem Auftreten der beiden ersten Krebszellen. Die Typen 1,2,3 und 4 werden repräsentiert durch *,÷,× bzw. 0. Der Anteil der normalen Zellen (ca. 80%) ist noch ziemlich hoch gegenüber dem Anteil der Krebszellen (ca.1%).

Die Zahl 224 unterhalb der Konfiguration gibt die Anzahl N(t) der Zellen der Konfiguration zur Zeit $t = 1438{,}9$ Stunden an. Aus der nächsten Zeile entnimmt man, daß 179 Zellen vom Typ 1, 31 vom Typ 2 usw. sind, während in der darauffolgenden Zeile die entsprechenden Anzahlen für die Zustände stehen. Die beiden nächsten Zeilen enthalten die entsprechenden Häufigkeiten (so befinden sich z.B. 68,75% der Zellen im Zustand 1). In der letzten Zeile ist 9243,3 gleich $t^2/N(t)$ (vgl. die nachstehenden Ausführungen). Wegen der restlichen Zahlen (108 und 1,804 vgl. (13)).

26001 53 2314.9

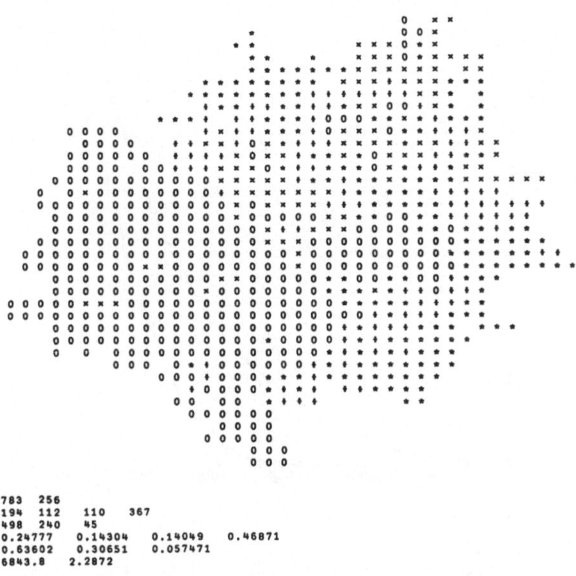

Abb. 2: Konfiguration, die sich nach ca. 2315 Stunden in 26000 Schritten entwickelt hat. Der Anteil der normalen Zellen ist auf etwa 25% abgesunken, während der Anteil der Krebszellen fast 50% ausmacht. Neben dem großen, aus Krebszellen bestehenden Klon erkennt man ein Reihe von kleineren Tumorherden. Die Irregularität der simulierten Zellpopulation resultiert aus dem Zusammenwirken verschiedener Zufallsmechanismen.

Es erhebt sich die Frage, wie rasch die Anzahl N(t) aller Zellen (zur Zeit t) mit t wächst. Abbildung 3 zeigt entsprechende Kurven.

<u>Vermutung 1</u>: Sei $d \geqq 1$ und sei $(d_{ii'})$ irreduzibel. Startet der Prozess in $\xi \in \Xi_0$, so gilt mit Wahrscheinlichkeit 1 $N(t) \sim ct^d$, $t \to \infty$, wobei die Konstante $c > 0$ nur von den Prozessparametern, nicht jedoch von der betreffenden Realisierung oder von $\xi \in \Xi_0$ abhängt.

(Die Irreduzibilität von $(d_{ii'})$ bedeutet, daß jeder Typ $i' \in K$ von jedem Typ $i \in K$ aus mit positiver Wahrscheinlichkeit durch eine Folge von Zelltransformationen erreichbar ist).

Abbildung 4 zeigt die Entwicklung des prozentualen Anteils $A_i(t)$ (zur Zeit t) der Zellen vom Typ i an der Gesamtzahl N(t) $(i = 1, \ldots, 4)$.

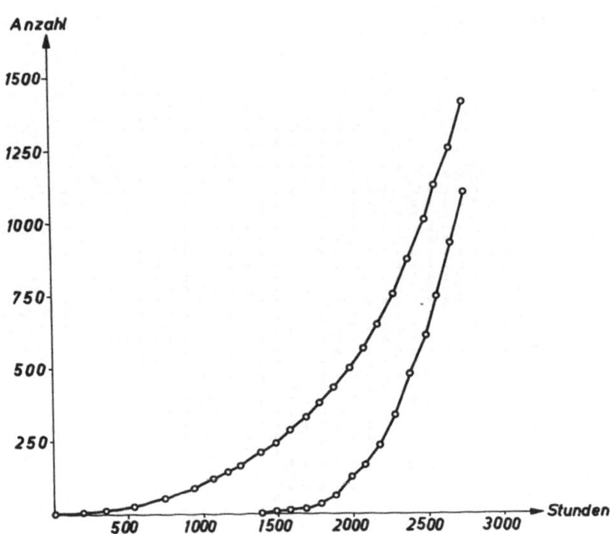

Abb. 3: Die obere Kurve stellt N(t) dar, die untere $N_4(t)$ (vgl. Text).

Vermutung 2: Sei $d \geq 1$ und sei $(d_{ii'})$ irreduzibel. Dann konvergiert $A_i(t)$ $(i = 1,\ldots,k)$ für $t \to \infty$ mit Wahrscheinlichkeit 1 jeweils gegen eine positive Konstante, falls der Prozess in einer Konfiguration $\xi \in \Xi_0$ startet.

Dies impliziert in Verbindung mit Vermutung 1, daß $N_i(t)$ (Anzahl der Zellen vom Typ i zur Zeit t) beim Start in $\xi \in \Xi_0$ mit Wahrscheinlichkeit 1 asymptotisch proportional zu $c_i t^d$ ist, wobei die Konstanten $c_i > 0$ $(I = 1,\ldots,k)$ lediglich von den Prozessparametern abhängen (vgl. Abbildung 4 wegen $N_4(t)$).

Vermutung 3: Sei $d \geq 1$ und sei $(d_{ii'})$ irreduzibel. Dann ist der vorliegenkonfigurationswertige Prozess beim Start in $\xi \in \Xi_0$ mit Wahrscheinlichkeit 1 quasi-zirkulär.

(Wegen einer intuitiven Definition der Quasi-Zirkularität einer Realisierung im Falle $d = 2$ vgl. Abbildung 5. Eine präzisere Definition findet sich in (11)).

Vermutung 3 ist wesentlich schärfer als die entsprechende Vermutung in (11); aus der Richtigkeit von Vermutung 3 folgt sofort die Richtigkeit von Vermutung 1. Kürzlich gelang es unter Benutzung gewisser Methoden, die insbesondere in (10) entwickelt wurden, Vermutung 3 für den Kontaktprozess von Harris (vgl. (4)) bei monotonen Kontaktintensitäten zu be-

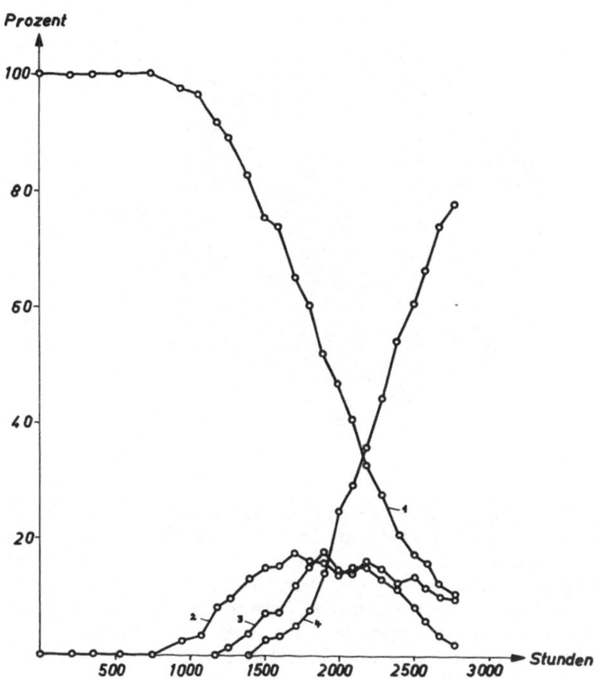

Abb. 4: Entwicklung der prozentualen Anteile der einzelnen Zelltypen an der Gesamtanzahl N(t) der Zellen.

weisen (siehe Schürger (14)). Daraus folgt insbesondere, daß die Vermutungen 1 und 3 im Falle $k = s = 1$ vollständig bewiesen sind.

Aus der oben beschriebenen Realisierung (vgl. die Abbildungen 1 - 4) läßt sich unter Annahme der Richtigkeit von Vermutung 3 eine interessante Folgerung ableiten. Macht man den Ansatz, daß etwa $t^2 \sim 2000 \cdot N(t)$ für große t - gemessen in Stunden - gilt ($t^2/N(t)$ wird, wie bereits erwähnt, vom Programm mitberechnet), so kann man den Zeitpunkt t_1 schätzen, zu dem der sich entwickelnde Tumor erstmalig diagnostizierbar ist. Nach ((8), S. 31) muß dazu der Tumordurchmesser etwa 1 cm betragen. Wir gehen nun davon aus, daß sich in einem Mammakarzinom von 1 cm Durchmesser ca. 17 Millionen Zellen befinden ((8), S. 31). Eine einfache Überlegung zeigt, daß eine Kreisscheibe von 1 cm Durchmesser, die eine einzige Zellschicht enthält, aus etwa $6{,}6 \cdot 10^4$ Zellen besteht. Mit Hilfe von Vermutung 3 ergibt sich dann $t_1 = \sqrt{2000 \cdot 6{,}6 \cdot 10000}$ Stunden oder $t_1 = 1{,}3$ Jahre.

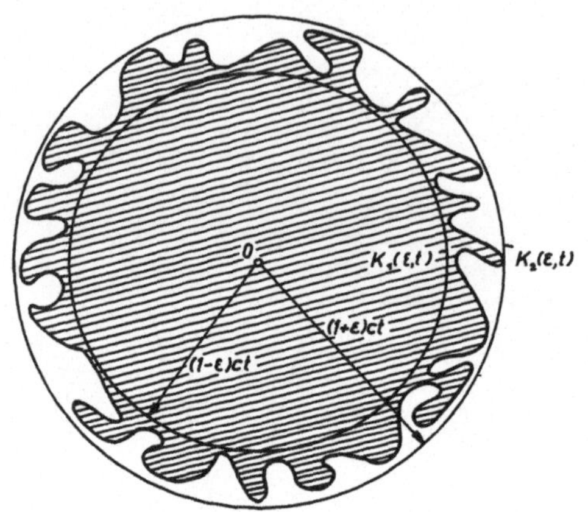

Abb. 5: Eigenschaft der "Quasi-Zirkularität" einer Realisierung. Für beliebige Zahlen $0<\varepsilon<1$ gilt: Zu allen hinreichend großen Zeitpunkten t sind sämtliche Plätze aus Z^2, die innerhalb des kleineren Kreises $K_1(\varepsilon,t)$ um den Nullpunkt mit Radius $(1-\varepsilon)ct$ liegen, von Zellen besetzt, während sich außerhalb des größeren Kreises $K_2(\varepsilon,t)$ um den Nullpunkt mit Radius $(1+\varepsilon)ct$ keine Zellen befinden (der schraffierte Bereich gibt die Menge der besetzten Plätze an; c ist eine nur von den Prozessparametern abhängende positive Konstante).

Das Problem der Schätzung der Parameter konfigurationswertiger Prozesse wurde in (3) behandelt.

Literatur

(1) Blumenthal, R.M., Getoor, R.K.: Markov Processes and Potential Theory; Academic Press, New York, (1968)

(2) Bresciani, F.: A Comparison of the Cell Generative Cycle in Normal, Hyperplastic and Neoplastic Mammary Gland of the C3H Mouse. In: Cellular Radiation Biology; Williams and Wilkins Co., Baltimore, Md., 547-557, (1965)

(3) Downham, D.Y., Green, D.H.: Inference for a Two-Dimensional Stochastic Growth Model; Biometrika 63, 551-554, (1976)

(4) Harris, T.E.: Contact Interactions on a Lattice; Ann. Prob. 2, 969-988, (1974)

(5) Holley, R.: Markovian Interaction Processes with Finite Range Interactions; Ann. Math. Stat. 43, 1961-1967, (1972)

(6) Iversen, O.H., Bjerknes, R., Devik, F.: Kinetics of Cell Renewal, Cell Migration and Cell Loss in the Hairless Mouse Dorsal Epidermis; Cell Tissue Kinet. 1, 351-367, (1968)

(7) Liggett, T.M.: Existence Theorems for Infinite Particle Systems; Trans. Amer. Math. Soc. 115, 471-481, (1972)

(8) Oeser, H.: Krebsbekämpfung: Hoffnung und Realität; Thieme, Stuttgart, (1974)

(9) Revilla, M.C., Gonzales, M.T., Balderas, M.Z., Romero, G.: Possible Reversion of Malignancy in Vivo; Nature 272, 454-455, (1978)

(10) Richardson, D.: Random Growth in a Tessellation; Proc. Camb. Phil. Soc. 74, 515-528, (1973)

(11) Schürger, K., Tautu, P.: A Markovian Configuration Model for Carcinogenesis.
In: Berger, J., Bühler, W., Repges, R., Tautu, P., (Hrsg.): Mathematical Models in Medicine; Lecture Notes Biomath. 11, 92-108, (1976)

(12) Schürger, K., Tautu, P.: Markov Configuration Processes on a Lattice; Rev. Roumaine Math. Pures Appl. 21, 233-244, (1976)

(13) Schürger, K., Tautu, P.: Die Simulation eines mathematischen Modells der Krebsentstehung; IBM Nachr., H. 242, 265-273, (1978)

(14) Schürger, K.: On the Asymptotic Geometrical Behaviour of Harris' Contact Interaction Process; (eingereicht)

(15) Süss, R., Kinzel, V., Scribner, J.D.: Krebs. Experimente und Denkmodelle; Springer, Berlin-Heidelberg-New York, (1970)

(16) Tautu, P.: Random Systems of Locally Interacting Cells (Abstract); Adv. Appl. Prob. 6, 237, (1974)

(17) Williams, T., Bjerknes, R.: Stochastic Model for Abnormal Clone Spread through Epithelial Basal Layer; Nature 236, 19-21, (1972)

MODELLBILDUNG UND SIMULATION VON GESTÖRTEN ZELLVERMEHRUNGSPROZESSEN MIT HILFE VON MINICOMPUTERN

Düchting, W.
Gesamthochschule Siegen

Zusammenfassung

In dieser Arbeit wird der Versuch unternommen, ein Modell für gestörte Zellvermehrungsprozesse zu entwickeln und mit Hilfe einer Computersimulation die Neubildung der gestörten Systeme zu studieren.

Das Verhalten eines Systems wird durch eine Liste von Anforderungen unter bestimmten Annahmen beschrieben. Dabei werden insbesondere die Interaktionen zwischen benachbarten Zellen berücksichtigt. Zusätzliche Bedingungen ermöglichen auch das Studium der Vermehrung von zwei konkurrierenden Zellsystemen mit unterschiedlichen Wachstumsgeschwindigkeiten.

Die Simulation des Zellvermehrungsprozesses wird mit Hilfe des Minicomputer-Systems 8080 der Firma INTEL für eine zweidimensionale 10x10-Matrix ausgeführt. Als Ergebnis werden sowohl die räumliche Anordnung der Zellen in der Zellmatrix für verschiedene diskrete Zeitpunkte als auch der zeitliche Verlauf der Gesamtzellenzahl angegeben.

Beispielhaft werden Fallstudien für normales Zellwachstum, für die Zellvermehrung von gestörten, miteinander konkurrierenden Zellsystemen mit unterschiedlicher Lebensdauer sowie für Zellsysteme mit speziellen Anfangsbedingungen beschrieben.

Die Ergebnisse weisen eine große Ähnlichkeit mit experimentell ermittelten morphologischen Schnittbildern und zellkinetischen Kurvenverläufen auf und sollen als Anregung für weitere gezielte Versuchsreihen mit Zellkulturen dienen.

Einführung

Die meisten der bisher entwickelten Modelle zur Simulation von Zellerneuerungssystemen haben sich entweder in Anlehnung an die Compartmenthypothese auf eine Ermittlung des Zeitverhaltens von Zellgruppen nach Auftreten verschiedener Störungen oder auf zellkinetischen Studien der einzelnen Phasen des Zellzyklus erstreckt.

Vom Verfasser selbst sind hierzu von der regelungstechnischen Seite aus in den Arbeiten (1,2,3) Zellvermehrungsmodelle entwickelt worden, die eine regelungstechnische Interpretation von normalen und bösartigen Zellvermehrungsprozessen ermöglichen. Bei diesen Studien wurde jedoch bislang sowohl die jeweilige örtliche Lage einer Zelle als auch das Zusammenwirken von nebeneinander in einem Zellverband angeordneten Zellen unberücksichtigt gelassen. Dieser Nachteil soll in der vorliegenden Arbeit durch einen neuen Ansatz beseitigt werden, indem der Versuch unternommen wird, ein Modell zu entwickeln, das Aussagen sowohl über die Struktur, Organisation und räumliche Anordnung der Zellen als auch über die Dynamik von gestörten Zellerneuerungssystemen ermöglicht.

Grundsätzliche Fragen zur Strukturierung von selbsterneuernden Zellsystemen vom Standpunkt der Informations- und Automatentheorie sind in den Arbeiten von Lindenmayer (5), Gardner (6), Josifescu und Tautu (7) und Rittgen und Tautu (8) behandelt worden. Obwohl der wirkliche biochemische Regulationsmechanismus, der für die Zellvermehrung im Gewebe eines lebenden Organismus verantwortlich ist, nach wie vor unbekannt ist, haben insbesondere die Studien von Lindenmayer (5) einen großen Fortschritt gebracht. In diesen werden mit Hilfe der Theorie der formalen Sprachen und der Automatentheorie Entwicklungszustände einfacher Organismen, z.B. das Wachstum von Wurzeln und Blättern verschiedener Pflanzen, nachgebildet. Lindenmayer berücksichtigt bei seinen Ansätzen das Zusammenwirken von sich vermehrenden Zellen, deren Zustand sich ständig ändert. Die Zustandsänderung ist dabei zum einen abhängig vom augenblicklichen Zustand der Zelle selbst und zum anderen von den Eingangssignalen, die die Zelle über den Zustand der Nachbarzellen erhält. Es lassen sich auf diese Art verschiedene "Zellmuster" erzeugen, die lediglich von der Definition der Zustandskombination benachbarter Zellen abhängen.

Eine Kombination von regelungstechnischen und automatentheoretischen Gesichtspunkten bildet deshalb im folgenden die Basis für die Modellbildung von interaktiven Zellvermehrungsprozessen.

Anforderungen an das zu entwickelnde Zellerneuerungsmodell

Bei der Entwicklung des Zellerneuerungsmodells wird von einem kleinen homogenen, gitterförmigen zweidimensionalen Ausschnitt einer größeren Zellpopulation (Fig. 1a) ausgegangen. Der Aufbau des Modells soll so erfolgen, daß die Möglichkeit besteht,

- zu Beginn des Zellvermehrungsprozesses die Existenz einer jeden Zelle durch ein Initialsignal ("Setzen") gezielt zu diskreten Zeitpunkten herbeizuführen,
- in einer Lebensdauermatrix die mittlere Lebensdauer einer jeden Zelle

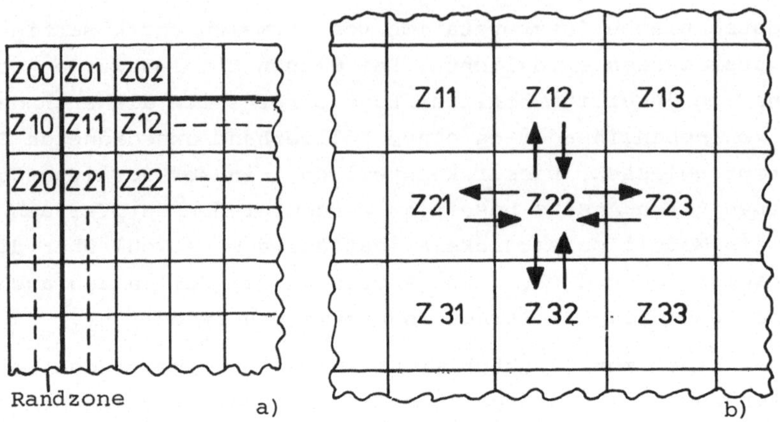

Fig. 1: Gitterförmige Anordnung der Zellen

einzeln beliebig vorzugeben bzw. in bestimmten Grenzen zu variieren,
- jede einzelne Zelle zu jedem beliebigen diskreten Zeitpunkt durch Einwirken von externen Störgrößen, z.B. durch eine Bestrahlung, die durch ein "Löschsignal" simuliert wird, zu vernichten,
- zwei Zellsysteme, die sich durch eine unterschiedliche Lebensdauer der Zellgruppen voneinander unterscheiden, konkurrierend wachsen zu lassen, wobei die Herkunft der Zellen in der jeweiligen Zustandsmatrix durch eine unterschiedliche Markierung sichtbar gemacht werden soll, und
- zu diskreten beliebigen Zeitpunkten sowohl die räumliche Anordnung der einzelnen Zellen als auch die Summe aller lebenden Zellen mit und ohne Berücksichtigung der Randzellen als Ergebnis über ein Datensichtgerät oder einen Schnelldrucker auszugeben.

Im Gegensatz zu den bisher vom Verfasser entwickelten Modellen (1,2,3) sollen in dem vorliegenden Beitrag die auftretenden Interaktionen zwischen den einzelnen Zellen dergestalt berücksichtigt werden, daß ein Informationsaustausch zwischen einer Zelle und den beiden Nachbarzellen einer Zeile und Spalte - nicht aber mit den diagonal angeordneten Zellen - stattfindet (Fig. 1b). Der Informationsaustausch erstreckt sich dabei sowohl auf die gegenseitige Mitteilung über den jeweiligen Zustand der Zellen als auch auf die Abgabe und Aufnahme von Teilungs- und Löschsignalen.

Für das zelluläre Wechselspiel von nebeneinander angeordneten Zellen sollen weiterhin folgende Bildungsregeln gelten:

- Jede Zelle ist nur lebensfähig, wenn sie in jeder Zeile oder Spalte mindestens eine lebende Nachbarzelle besitzt.

- Wird eine lebende Zelle nur von abgestorbenen bzw. vernichteten horizontalen oder vertikalen Nachbarzellen umgeben, dann ist diese Zelle isoliert und stirbt umgehend.
- Eine Zellteilung findet nur statt, wenn die nach Ablauf ihrer Lebensdauer in den Teilungsprozeß übergehende Zelle neben sich einen freien Platz findet. Ist das nicht der Fall, dann teilt sich die Zelle nicht, sondern geht vielmehr unter.
- Besitzt eine Zelle in der unmittelbaren Umgebung mehrere "freie" Nachbarzellen, so erfolgt bei einem Teilungsprozeß die Belegung des freien Platzes mit Hilfe eines Pseudozufallszahlengenerators.
- Für die Zellen der Randzone (Fig. 1a) gilt die zusätzliche Bedingung, daß der Zustand einer Randzelle zwar von allen Nachbarzellen registriert und bei der Informationsverarbeitung mitberücksichtigt wird, eine Korrespondenz über Teilung und Löschung jedoch nur mit der jeweils inneren Nachbarzelle erfolgt.

Entsprechend den aufgelisteten Anforderungen und Bildungsregeln läßt sich ein geeignetes Rechenmodell entwickeln.

Modell zur Simulation des Zellerneuerungssystems

Im Vorraum der Modellierung eines Zellerneuerungssystems entsprechend den zahlreichen Anforderungen des vorhergehenden Abschnittes ist zunächst die Frage untersucht worden, ob nicht die bereits in früheren Arbeiten (2,3) bewährte blockorientierte Simulationssprache ASIM (Analoge SIMulation der Firma AEG-Telefunken) bei der Modellbildung eingesetzt werden kann. Bei diesen Voruntersuchungen hat sich gezeigt, daß sich der Algorithmus des Modells einer einzelnen Zelle in Form einer MACRO-Anweisung mit über 100 inneren Variablen formulieren läßt. Bei der anschließenden Ankopplung zur Berücksichtigung der Interaktionen zwischen den einzelnen Zellen hat der große Programmumfang jedoch die Simulation von nur insgesamt 5 Zellen der Zellmatrix erlaubt, so daß in diesem Fall die Verwendung der blockorientierten Simulationssprache ASIM ausscheidet.

Aus der Sicht der Automatentheorie läßt sich ein selbsterneuerndes Zellsystem aber auch als ein asynchron zustandsgesteuertes sequentielles Schaltwerk betrachten, bei dem für die einzelnen Zellen die Zuordnung der Ausgangsgrößen zu den Eingangsgrößen nicht nur von den Eingangsgrößen, sondern auch von ihren jeweiligen inneren Zuständen abhängt. Es ist deshalb naheliegend, die Dynamik eines Zellerneuerungssystems an dem Rechenmodell eines zustandsgesteuerten Schaltwerks, z.B. mit

Hilfe eines Minicomputer-Systems 8080 der Firma INTEL, zu studieren.

Zu diesem Zweck sind für die aufgelisteten Bedingungen zahlreiche Unterprogramme wie z.B. "Abspeichern der Lebensdauermatrix", "Bearbeitung von Randzellen", "Pseudozufallszahlengenerator", "Steuerung eines Durchlaufes durch die Zellmatrix", "Zwischenspeicherung der Kennung bei konkurrierenden Zellsystemen" entwickelt worden, die nach Fig. 2 von einem Hauptprogramm gesteuert werden.

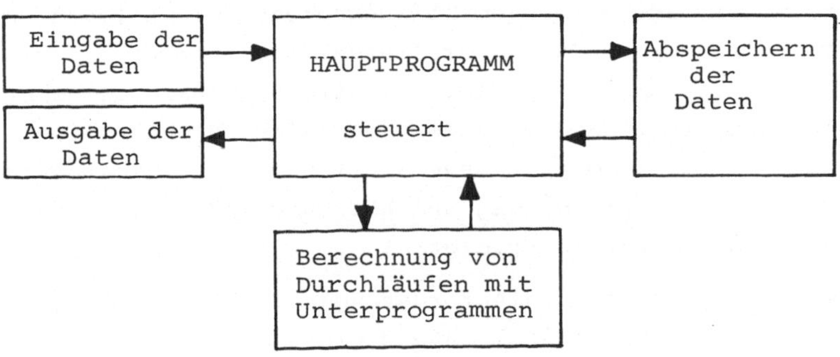

Fig. 2: Programmorganisation

Nachdem für jede Zelle einer 10x10-Matrix eine nach einer Gleichverteilung willkürlich angenommene feste Lebensdauer (Fig. 3) jeweils für zwei unterschiedlich schnell wachsende Zellsysteme (O und Δ) eingelesen worden ist, werden die Initial- und Löschbefehle, die Zahl der Durchläufe sowie die Ausgabeschrittweite als Eingabebefehle gegeben.

3	6	4	3	6	4	5	3	6	3
6	3	5	7	4	6	3	5	7	4
5	7	3	4	7	3	4	6	5	3
3	7	4	5	6	4	7	5	3	6
7	5	3	4	5	7	4	3	4	7
6	3	6	5	3	4	7	5	6	5
3	7	4	3	4	7	5	4	3	7
3	5	7	4	5	3	6	3	7	6
4	6	7	3	5	3	4	6	3	6
3	5	6	7	3	4	6	7	4	7

ZELLSYSTEM O
(schnell wachsend)

7	10	8	7	10	8	9	7	10	7
10	7	9	11	8	10	7	9	11	8
9	11	7	8	11	7	8	10	9	7
7	11	8	9	10	8	11	9	7	10
11	9	7	8	9	11	8	7	8	11
10	7	10	9	7	8	11	9	10	9
7	11	8	7	8	11	9	8	7	11
7	9	11	8	9	7	10	7	11	10
8	10	11	7	9	7	8	10	7	10
7	9	10	11	7	8	10	11	8	11

ZELLSYSTEM ▲
(langsam wachsend)

Fig. 3: Gewählte Lebensdauermatrizen zweier unterschiedlicher Zellsysteme

Sodann kann die Berechnung des ersten Durchlaufes beginnen, bei dem - gesteuert durch das Hauptprogramm - die Zellmatrix Zelle für Zelle zeilenweise abgearbeitet wird und als Ergebnis, z.B. nach der Durchlaufzeit T = 1 Zeiteinheit, die örtliche Verteilung der lebenden Zellen und die Summe der insgesamt lebenden Zellen (ohne Berücksichtigung der Randzellen) auf einem Datensichtgerät oder auf einem Schnelldrucker ausgegeben werden. Anschließend werden die Lebensdauern in der jeweiligen Zellmatrix (Fig. 3) jeweils um eine Einheit heruntergezählt und der zweite Durchlauf durchgeführt. Wenn die Lebensdauer einer Zelle den Wert "Null" erreicht hat, beginnt sie sich unter der Voraussetzung, daß alle anderen erforderlichen Randbedingungen hinsichtlich der Nachbarzellen erfüllt sind, zu teilen. Den Tochterzellen werden dann wieder die in Fig. 3 festgelegten Werte der Lebensdauern zugeordnet.

Durch Aufbringen von gezielten Störungen, durch Löschbefehle, die biologisch der Vernichtung einr Zelle, z.B. durch Bestrahlung oder durch einen operativen Eingriff, entsprechen, besteht die Möglichkeit, unter den verschiedensten Annahmen, Anfangs- und Randbedingungen das räumliche und zeitliche Verhalten gestörter Zellerneuerungssysteme zu untersuchen.

Ergebnisse und Diskussionen von ausgewählten Simulationsbeispielen

Geht man von drei zur Zeit T = 1 Zeiteinheit in der Mitte der Zellmatrix vorhandenen Zellen des schnell wachsenden Zellsystems (O) aus, so läßt sich feststellen, daß der nach den vorgegebenen Bildungsgesetzen ablaufende Vermehrungsprozeß (Fig. 4) nach einer Zeit von ca. T = 45 den stationären Zustand erreicht hat. Bei der Betrachtung des Kurvenverlaufes Z = f(T) ist zu beachten, daß Z die Gesamtzahl der lebenden Zellen ohne Berücksichtigung der Randzellen darstellt. Eine zur Zeit T = 60 aufgebrachte Störung in Form der Löschung von 4 Zeilen ist bereits nach einer Zeit von $\Delta T = 15$, d.h. zur Zeit T = 75 Zeiteinheiten wieder ausgeregelt.

Die Frage, ob das sich schneller vermehrende System (O) nach längerer Zeit das langsam wachsende Zellsystem (Δ) völlig verdrängen kann, ist in Fig. 5 untersucht worden. Bei diagonalsymmetrischer Anfangskonfiguration der Zellsysteme zeigt sich, daß nach T = 270 Zeiteinheiten eine totale Verdrängung des langsam wachsenden Systems durch die schneller proliferierenden Zellen stattgefunden hat.

Nimmt man in einer Zellkultur nach Fig. 6 ein gemischtes Wachstum von zwei unterschiedlich schnell wachsenden Zellsystemen mit den Lebensdauern nach Fig. 3 an, so zeigt sich, daß im stationären Zustand nach $T \simeq 40$ Zeiteinheiten der Anteil der schnell wachsenden zu den langsam wachsenden Zellen etwa 3:1 beträgt. Nach einer gezielten Störung zur Zeit T = 61

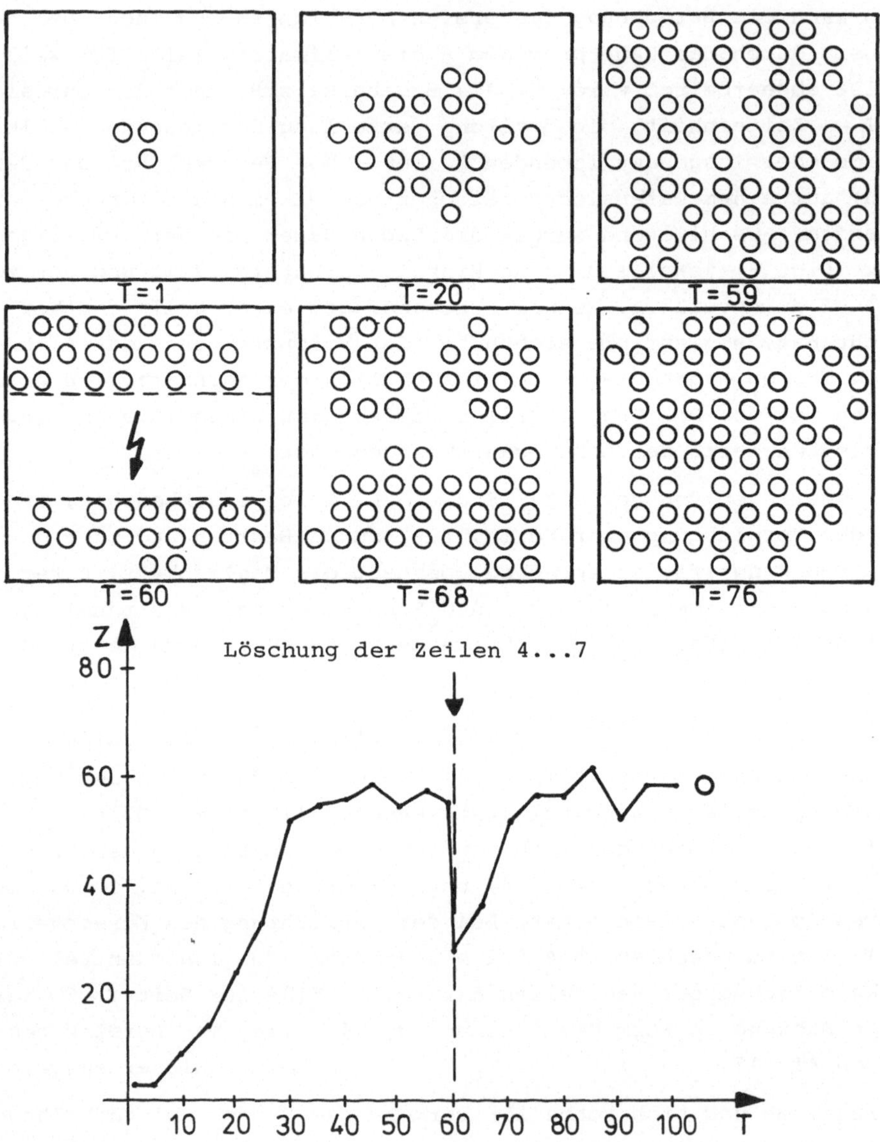

Fig. 4: Gestörter Zellvermehrungsprozeß des schnell wachsenden Zellsystems (O)

schwingt die Zellenzahl nach einem kurzen Überschwing- bzw. Ausgleichsvorgang wieder in den vorhergehenden stationären Zustand ein.

Die umgekehrte Erscheinung zu Fig. 5 erhält man, wenn man nach Fig. 7 von einer zur Zeit T = 1 bereits vollständig besetzten Zellmatrix aus-

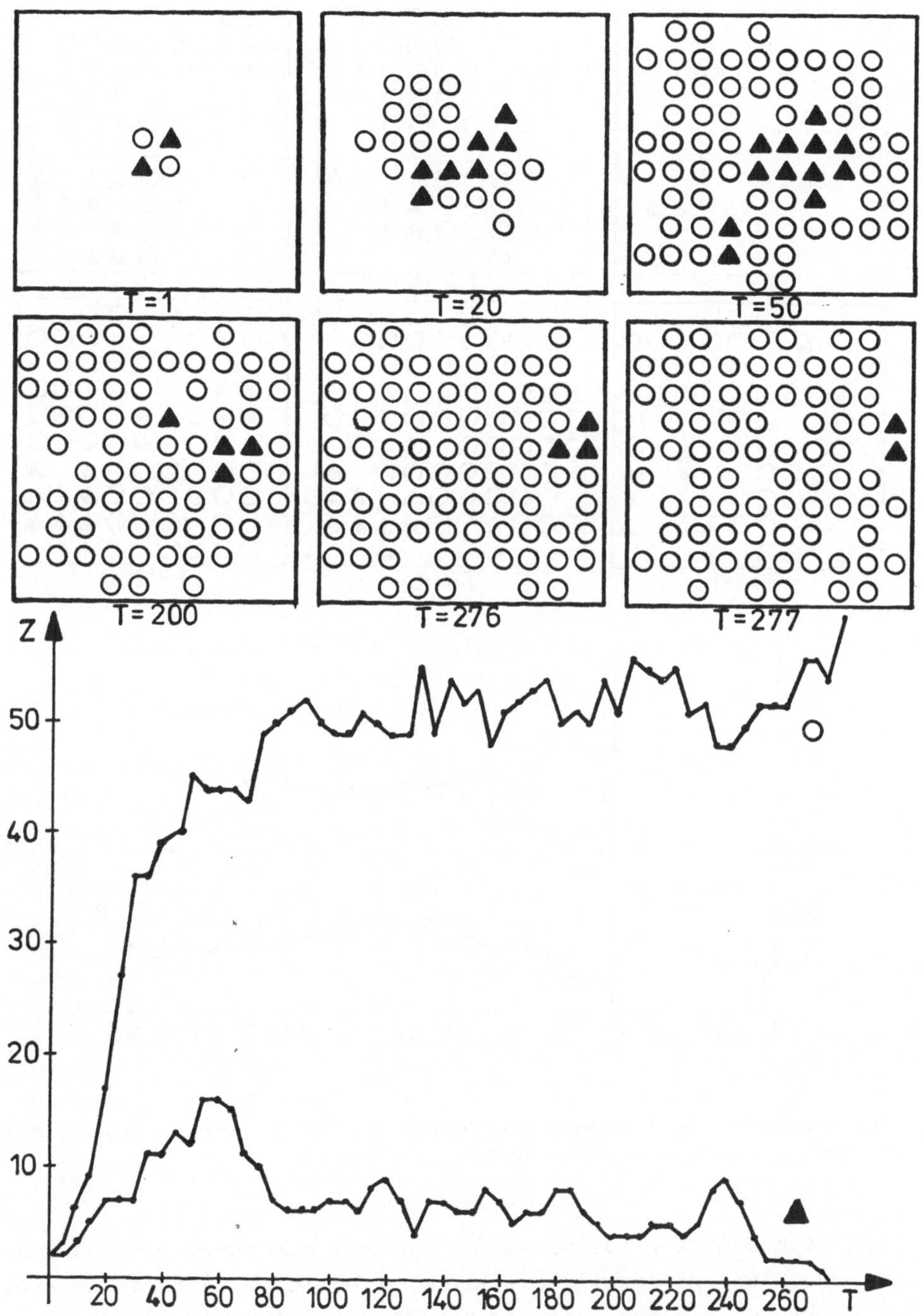

Fig. 5: Zellvermehrungsprozeß von zwei miteinander konkurrierenden Systemen für eine spezielle Anfangskonstellation der Zellen

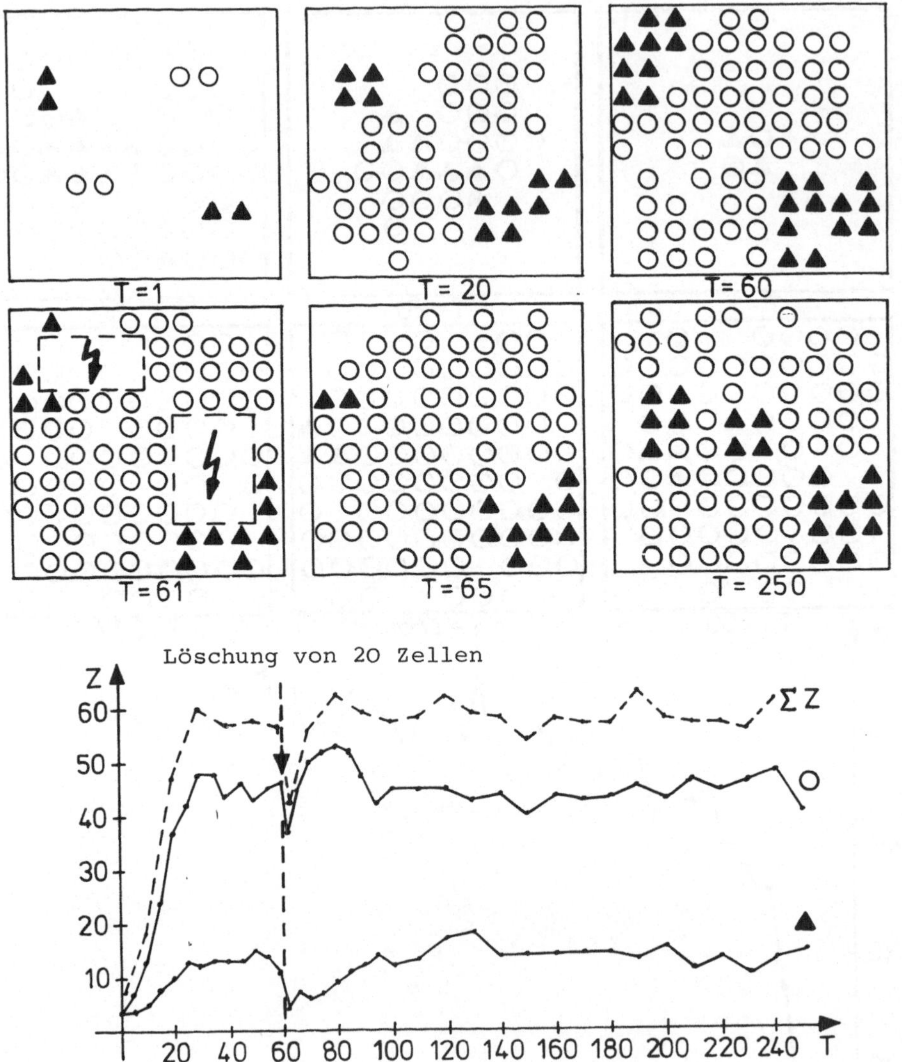

Fig. 6: Gestörter Zellvermehrungsprozeß von zwei gemischten Zellsystemen mit unterschiedlichen Lebensdauern

geht und sich den Kern aus einer 3 x 3-Matrix mit schnell wachsenden Zellen, die sich beispielsweise als Krebszellen interpretieren lassen, aufgebaut denkt. Nach einer Zeit von T = 440 haben in diesem Fall die normalen Zellen alle Plätze der Zellmatrix belegt. Vergrößert man jedoch die Anzahl der malignen Zellen, indem man die maligne Kernmatrix z.B. von 3 x 3 auf 6 x 6 erweitert, dann läßt sich nach einer Langzeitsimulation ab T = 500 Zeiteinheiten ein oszillierendes Zeitverhalten beider

Zellsysteme um nahezu den gleichen Mittelwert feststellen.

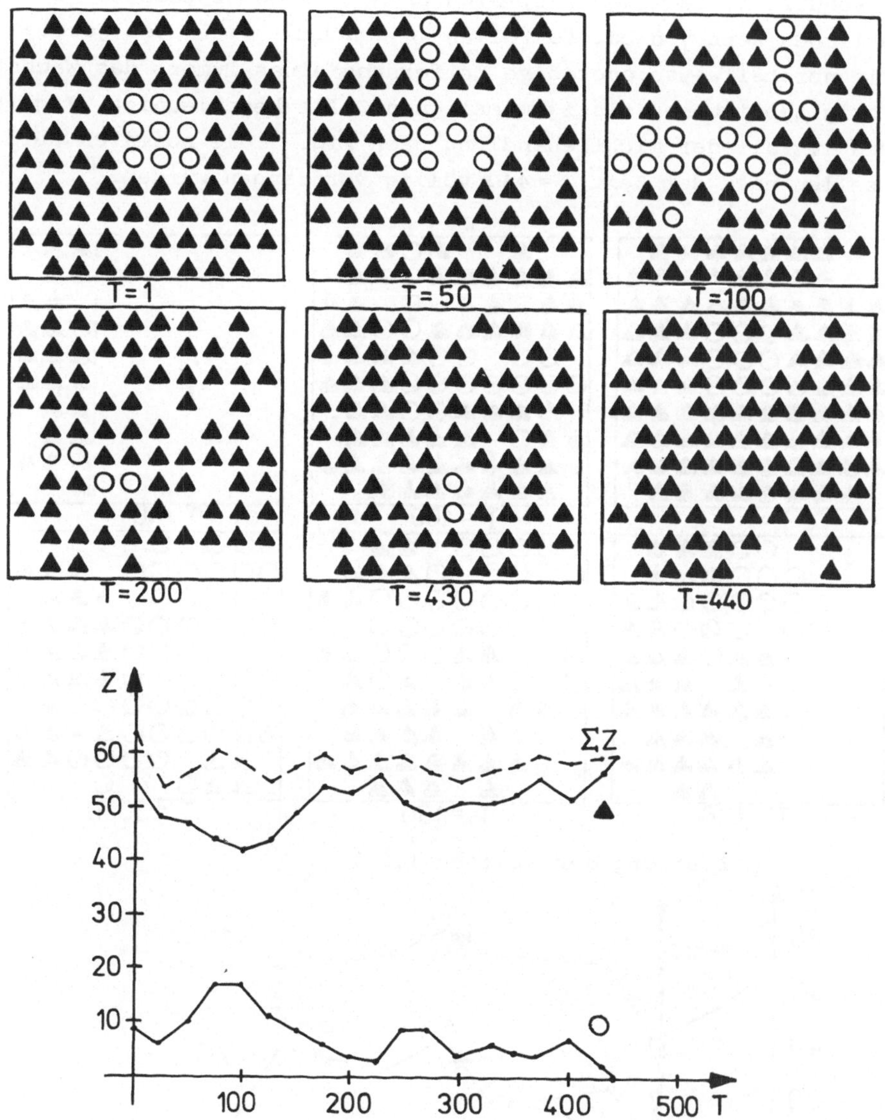

Fig. 7: Zellvermehrungsprozeß von zwei miteinander konkurrierenden Systemen für eine spezielle Anfangskonstellation der Zellen

Wenn man zur malignen 3 x 3-Kernmatrix der Fig. 7 zurückkehrt und eine operative Entfernung der Zellspalten 1 bis 7 zur Zeit T = 101 unterstellt, so zeigt sich nach Fig. 8, daß die einzige bei diesem Eingriff allein übrig gebliebene maligne Zelle nicht von den normalen Zellen verdrängt wird, sondern in der Lage ist, sich nach t = 3000 Zeiteinheiten auf den beachtlichen Wert von ca. 40 Zellen zu erhöhen. Damit ist gezeigt worden, daß die nur teilweise operative Entfernung eines Tumors das Wachstum der übrig gebliebenen einzigen malignen Zelle beschleunigt (Fig. 8), während im Fall der Nichtbehandlung nach Fig. 7 die normalen Zellen die Tumorzellen nach der Zeit T = 440 völlig verdrängen würden.

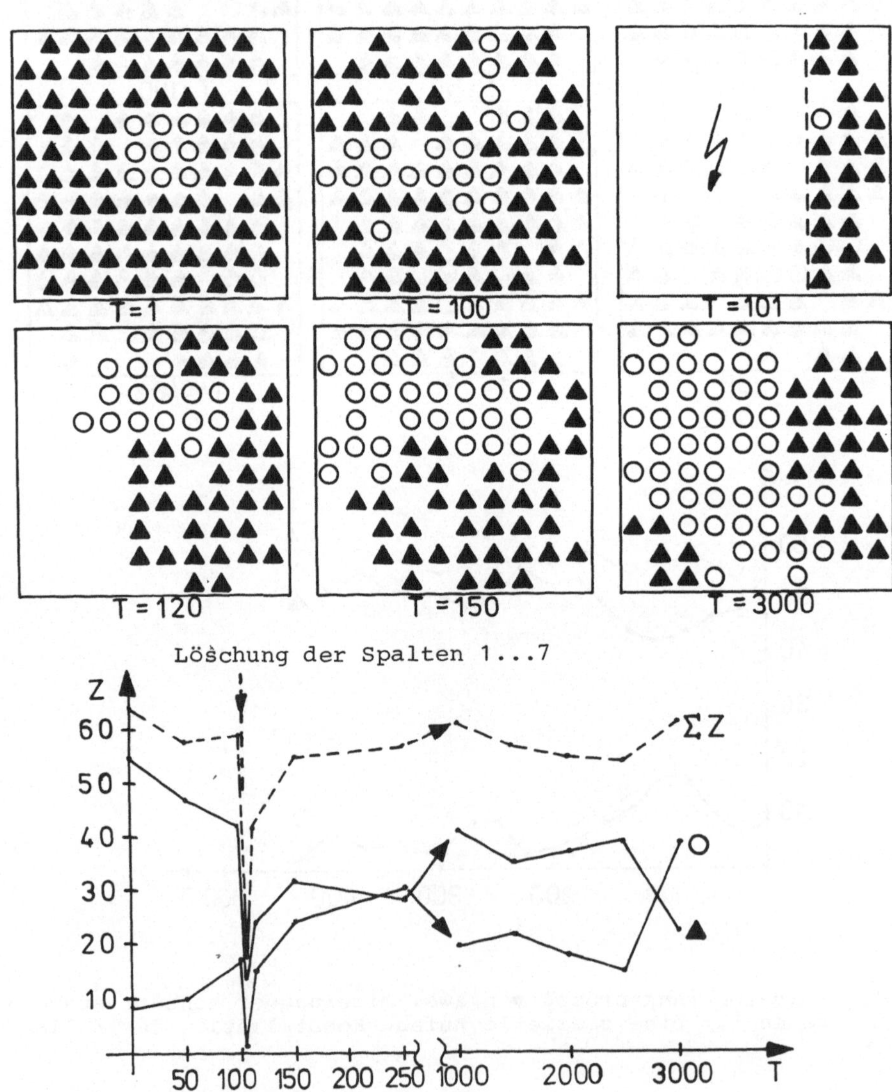

Fig. 8: Zellvermehrungsprozeß von zwei miteinander konkurrierenden Systemen mit einer weitgehenden operativen Entfernung des malignen Zellsystems

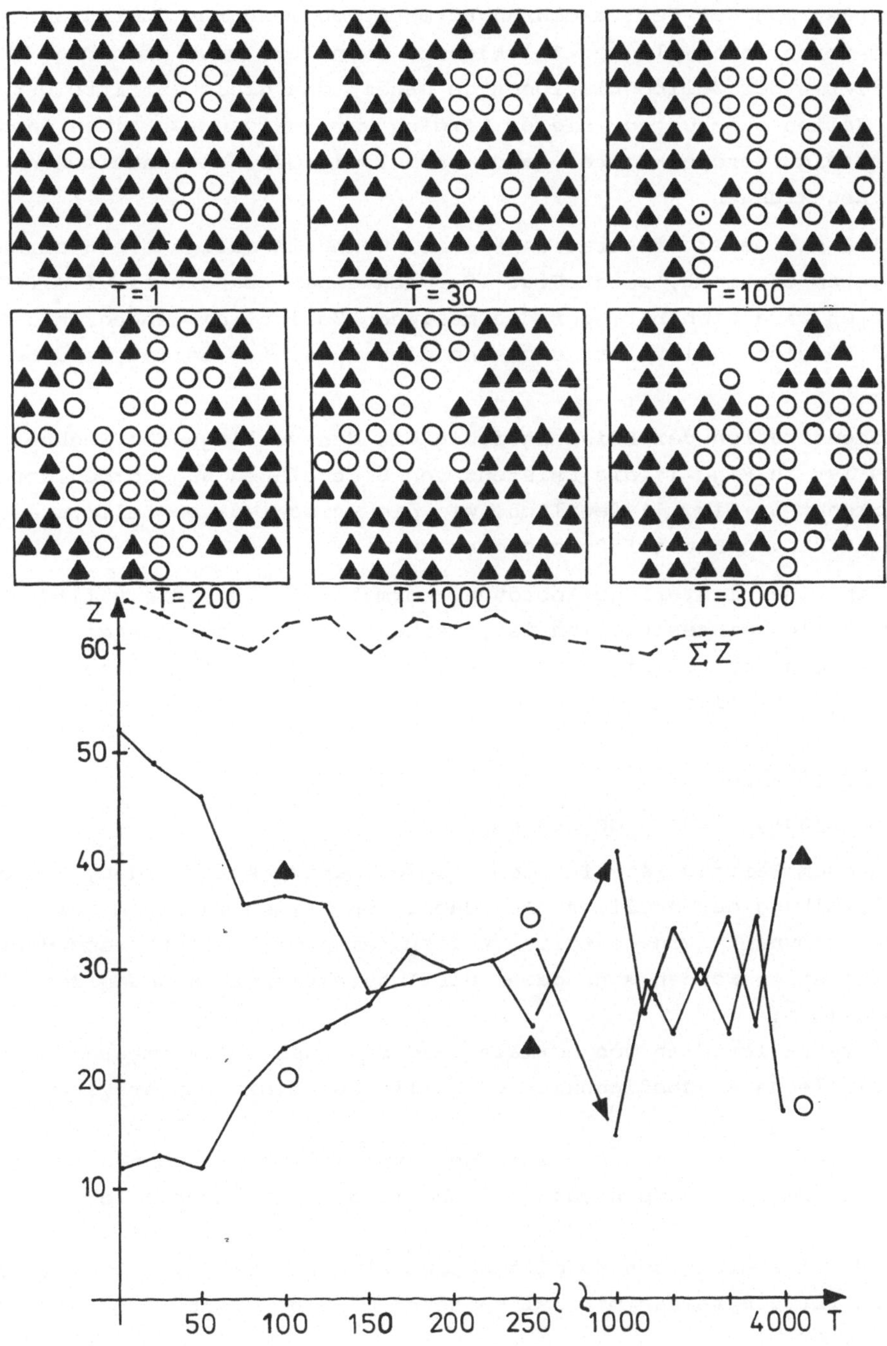

Fig. 9: Zellvermehrungsprozeß von zwei miteinander konkurrierenden Systemen für eine spezielle Anfangskonstellation der Zellen

Betrachtet man den Zellvermehrungsprozeß von mehreren über das Gesamtsystem verteilten malignen Zellklonen, dann läßt sich nach Fig. 9 ein Oszillieren der Zellpopulationen um nahezu den gleichen Mittelwert von Z = 30 Zellen beobachten. Dieser Vorgang war - wie durch einen Langzeitlauf gezeigt werden konnte - auch nach T = 10.000 Zeiteinheiten noch nicht abgeklungen.

Wie sich die Zellkonfiguration ändert, wenn ein malignes ein normales Zellsystem tangiert, zeigt Fig. 10. Nach einem Langzeitlauf mit T = 3000 Schritten wird sichtbar, daß die malignen Zellen weitgehend in den "normalen" Bereich infiltriert sind und diesen bereits dominierend beherrschen.

Zur Demonstration der Leistungsfähigkeit des vorliegenden Rechnerprogramms ist in Fig. 11 die Existenz von Blutgefäßen angenommen worden. Man erkennt in Fig. 11 deutlich, wie die verschiedenen Zellsysteme sich um die fiktiven Blutgefäße anordnen.

Wie sich eine ringförmige Anordnung normaler Zellen, die völlig von malignen Zellen eingeschlossen ist, verhält, zeigt abschließend Fig. 12. Bereits nach der relativ kurzen Zeit von t = 180 Zeiteinheiten dominiert das maligne Zellsystem.

Schlußbemerkungen

Zusammenfassend läßt sich feststellen

- In diesem Beitrag ist ein Rechnermodell entwickelt worden, das die Beschreibung der örtlichen Anordnung von Zellen in einem Gewebe sowie der Dynamik von gestörten Zellsystemen ermöglicht. Besonders berücksichtigt worden sind dabei die Interaktionen zwischen den einzelnen Zellen.
- Mehrere Fallstudien von normaler und maligner Zellvermehrung sind für spezielle Anfangsbedingungen mit Hilfe des Minicomputersystems INTEL 8080 durchgeführt worden.
- Die Simulationsergebnisse sind den experimentell gewonnenen morphologischen Schnittbildern und zellkinetischen Kurvenverläufen sehr ähnlich.
- Zur Verifizierung des Modellansatzes sind weitere gezielte experimentelle Versuchsreihen mit Zellkulturen wünschenswert.

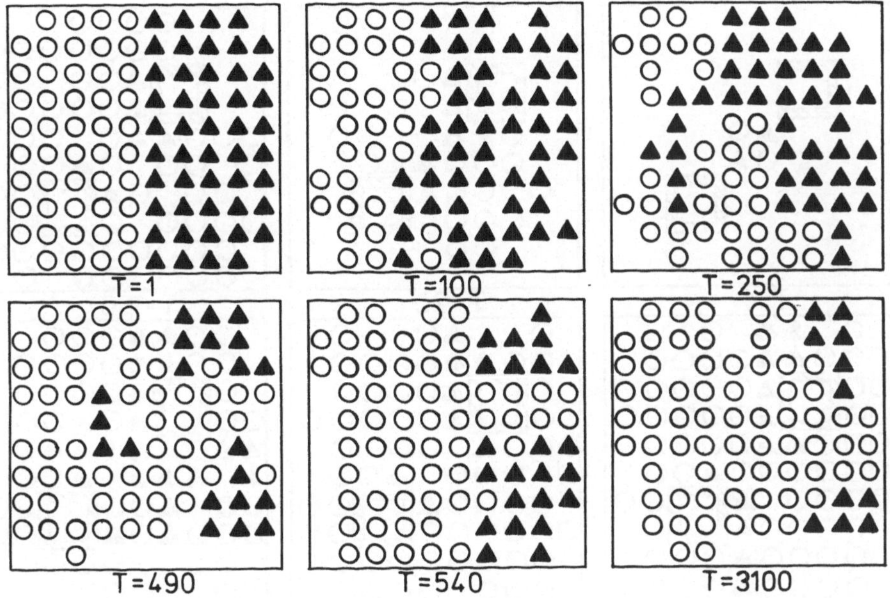

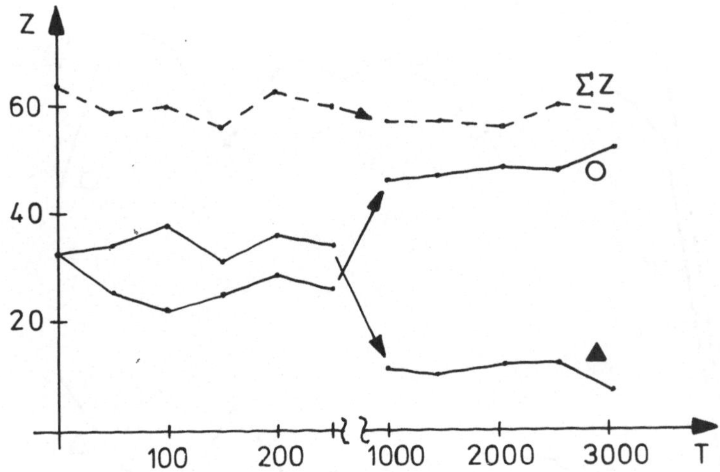

Fig. 10: Zellvermehrungsprozeß bei sich tangierendem normalen und bösartigen Gewebe

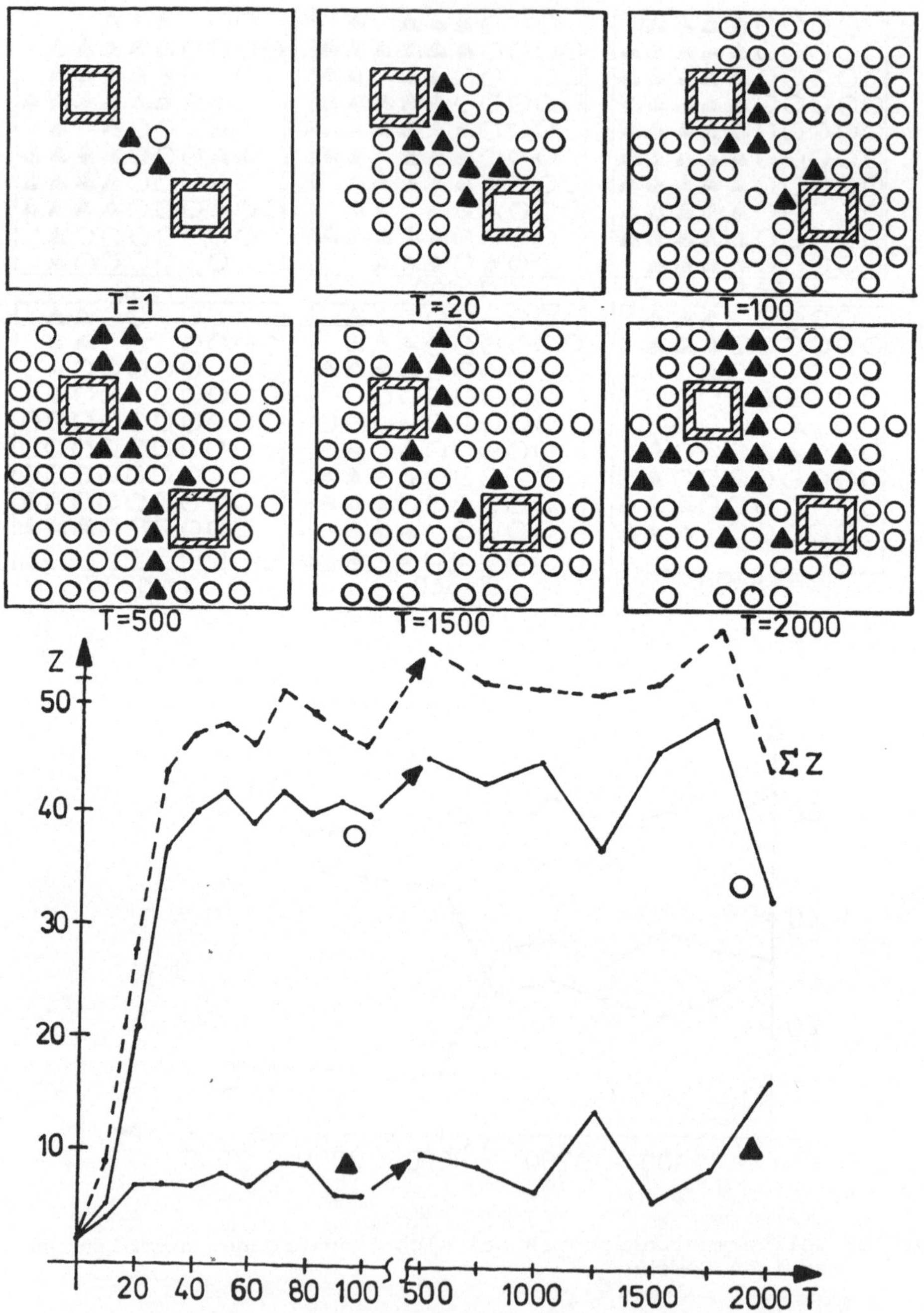

Fig. 11: Zellvermehrungsprozeß von zwei miteinander konkurrierenden Systemen bei Existenz von Blutgefäßen

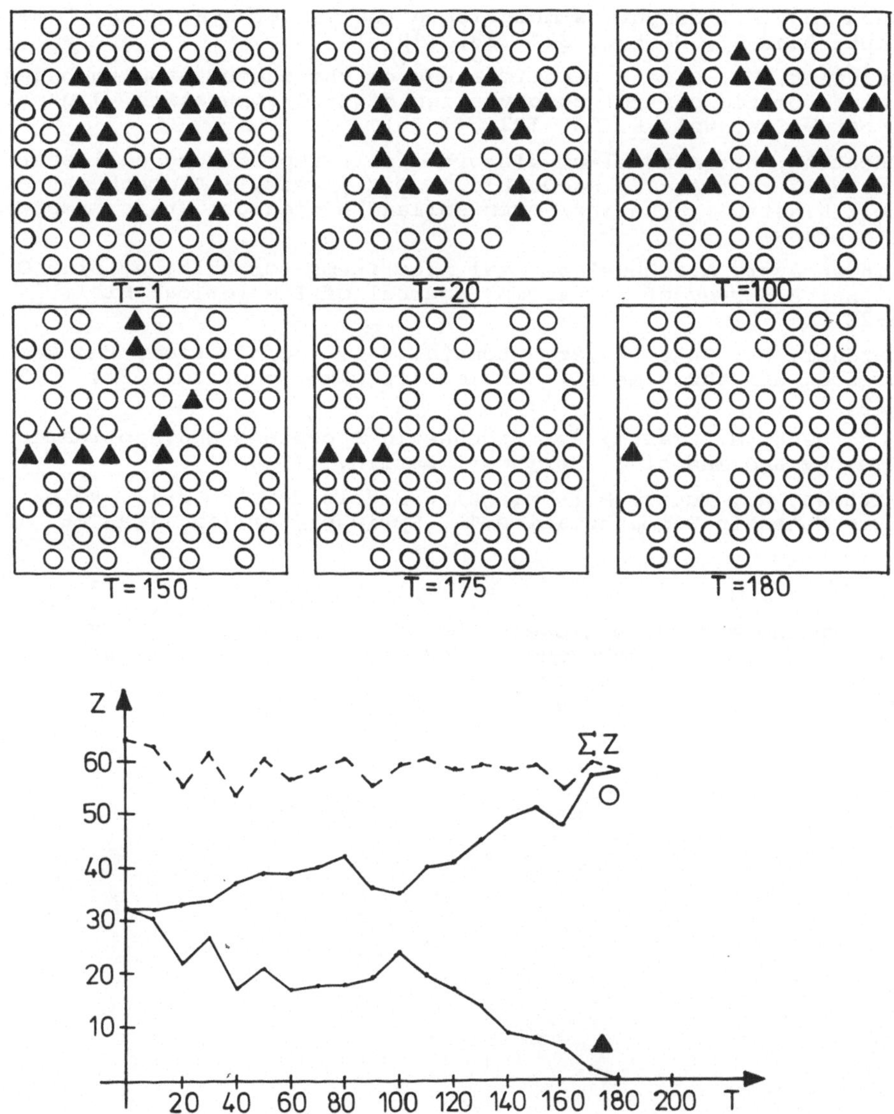

Fig. 12: Zellvermehrungsprozeß von zwei miteinander konkurrierenden Systemen für eine spezielle Anfangskonstellation der Zellen

Literatur

(1) Düchting, W.: Krebs, ein instabiler Regelkreis, Versuch einer Systemanalyse, Band 5, Heft 2, 70-77, (1968)

(2) Düchting, W.: Computersimulationen von Zellerneuerungssystemen, Blut; Band 31, Heft 6, 371-388, (1975)

(3) Düchting, W.: A cell kinetic study on the cancer problem based on the automatic control theory using digital simulation; Journal of Cybernetics, Vol. 6, 139-172, (1976)

(4) Düchting, W.: A model of disturbed self-reproducing cell systems. In: Valleron, A.-J., MacDonald, P.D.M., (eds.): Biomathematics and Cell Kinetics; Elsevier/North-Holland Biomedical Press, Amsterdam, (in press)

(5) Lindenmayer, A.: Developmental Algorithms for Multicellular Organisms: A Survey of L-Systems; Journal of Theoretical Biol. 54, 3-22, (1975)

(6) Gardner, M.: On cellular automata, self-reproduction, the Garden of Eden and the game life; Scientific American, Vol. 224, 112-117, (1971)

(7) Josifescu, M., Tautu, P.: Stochastic Processes and Applications in Biology and Medicine; Springer, Berlin, (1973)

(8) Rittgen, W., Tautu, P.: Branching models for the cell cycle; Lecture Notes in Biomathematics 11, Springer, Berlin, 109-126, (1976)

Für zahlreiche wertvolle Hinweise bei der Abfassung dieses Manuskriptes möchte der Verfasser insbesondere den Herren Prof. Dr. M. Rajewsky (Institut für Zellbiologie der Universität Essen) und Prof. Dr. P. Tautu (Deutsches Krebsforschungszentrum Heidelberg) danken.

AUSTAUSCH VON WASSER UND ELEKTROLYTEN ZWISCHEN DEN FLÜSSIGKEITSKOMPARTIMENTEN DES ORGANISMUS UND DER KÜNSTLICHEN NIERE: SIMULATION MIT EINEM MATHEMATISCHEN MODELL

Stiller, S., Mann, H., Gürich, W.
Abteilung für Innere Medizin II der Medizinischen Fakultät der Rhein. Westf. Techn. Hochschule Aachen

Die Dialysebehandlung ersetzt die Ausscheidung der harnpflichtigen Toxine und die Regulierung des Wasser- und Elektrolythaushalts, wenn die Nieren ihre Aufgabe nicht mehr erfüllen. Die notwendigerweise intermittierende Behandlung mit der künstlichen Niere bringt es mit sich, daß in den dialysefreien Intervallen toxische Substanzen akkumulieren und das Elektrolytgleichgewicht gestört wird. In der darauffolgenden Behandlung soll dann der physiologische Normalzustand wieder hergestellt werden; das gelingt nur unvollkommen.

Über den Stoffaustausch während einer Dialysebehandlung kann der Arzt nur sehr beschränkt Informationen erhalten. Die Plasmakonzentrationen der wichtigsten Stoffe können vor und nach der Behandlung gemessen werden, in der Regel sind das die Konzentrationen von Harnstoff, Natrium und Kalium; zusätzlich wird allgemein das Körpergewicht kontrolliert. Dabei bleibt unbekannt, welche Stoffmengen entzogen werden und wie der zeitliche Verlauf der Plasmakonzentrationen ist. Es entzieht sich dem Einblick, ob interne Flüssigkeitsverschiebungen auftreten und welchen Einfluß die Dialyse auf das interne Ionenmilieu ausübt. Weil zu wenig über den Ablauf der einzelnen Dialyse bekannt ist, bereitet es auch Schwierigkeiten, die Ursachen für die häufig auftretenden Nebenwirkungen wie Kopfschmerzen, Übelkeit, Erbrechen, Muskelkrämpfe und Blutdruckschwankungen zu finden.

In dieser Situation schien es uns vernünftig, ein mathematisches Modell zu entwickeln, das aus wenigen Meßwerten vor der Dialyse wesentliche Informationen über den Stoffaustausch während der Dialyse ableitet. Die notwendige Rechenarbeit leistet ein Computer. Der Arzt erhält die Möglichkeit, die Dialysebehandlung auf den einzelnen Patienten besser abzustimmen.

Beschreibung des Modells

Das zu beschreibende System Patient - künstliche Niere wird vereinfacht: Die Flüssigkeitsräume des Organismus werden durch 4 Kompartimente dargestellt: Intrazellularraum (IZV), interstitieller Raum (ISV), Plasma (PLV) und Erythrozyten (ERV).

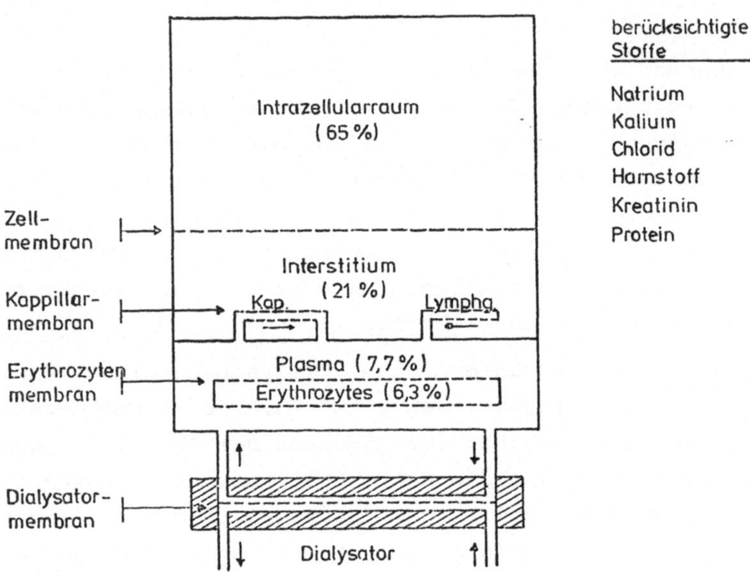

Abb. 1: Flüssigkeitskompartimente des Organismus und künstliche Niere. Die Zahlen geben den durchschnittlichen Anteil am gesamten Körperwasser wieder. Rechts oben im Bild die Liste der Stoffe, die in die Rechnung einbezogen wurden.

Aus dem Plasma werden alle Stoffe, die die Membran des Dialysators permeieren können, an das Dialysat abgegeben. Geeignete Elektrolytkonzentrationen im Dialysat verhindern eine Verarmung des Blutes an lebenswichtigen Salzen.

Das Modell beschreibt den Austausch von Natrium, Kalium, Chlorid, Harnstoff und Wasser. Außerdem können alle nichtionisierten Stoffe (wie z.B. Kreatinin, Vit. B12, Inulin u.a.) einbezogen werden, wenn ihre Verteilungsräume und ihre Transporteigenschaften bekannt sind. Im einzelnen werden die zeitlichen Verläufe der Konzentrationen aller Stoffe in jedem Kompartiment und die ausgeschiedenen Mengen berechnet. Ferner gibt die Modellrechnung Auskunft über Volumenänderungen der Flüssigkeitsräume aufgrund der Ausscheidung von Wasser und osmotischen Substanzen. Ein kurzer Abriß der mathematischen Beschreibung des Stoffaustausches wird anschließend gegeben.

Mathematische Beschreibung des Stofftransportes

Der Stofftransport ist an der Zellmembran (Erythrozytenmembran), der Kapillarmembran und der Dialysatormembran zu beschreiben. Kompartimente werden als homogen und elektrisch neutral angenommen.

Transport durch die Zellmembran

Die Flußdichte von Nichtionen wird durch Gleichung [1] beschrieben.

$$J_{s,i} = P_{m,i}\ \Delta C_i + (1-\sigma_i)\ \bar{C}_i\ J_v \qquad [1]$$

Die Bezeichnungen bedeuten: J_s Flußdichte des gelösten Stoffes, P_m Permeabilität, ΔC Konzentrationsdifferenz an der Membran, σ Reflexionskoeffizient, $\bar{C} = (C^{in} + C^{out})/2$ mittlere Konzentration in der Membran, J_v Flußdichte von Wasser, i Index des gelösten Stoffes.

Auf die Ionen in der Membran wirkt neben dem Konzentrationsgradienten ein elektrisches Feld, Natrium und Kalium werden zusätzlich aktiv transportiert. Die Flußdichte von Ionen wird mit Gleichung [2] beschrieben, die aus der Nernst - Planck - Gleichung unter der Annahme konstanter Feldstärke in der Membran abgeleitet ist (Mackey (1)).

$$J_{s,i} = P_{m,i}\ \frac{(Z_i F/RT)U}{e^{(Z_i F/RT)U} - 1}\ (C_i^{in}\ e^{(Z_i F/RT)} - C_i^{out}) + J_{a,i} \qquad [2]$$

Die neuen Bezeichnungen bedeuten: Z Ladungszahl des Ions, F/RT Konstante, U Membranpotential, J_a aktiver Transport. Das Membranpotential wird mit der Goldman - Gleichung (Mackey (1)) berechnet.

$$U = \frac{F}{RT}\ \ln \frac{P_{m,Na}\ C_{Na}^{out} + P_{m,K}\ C_K^{out} + P_{m,Cl}\ C_{Cl}^{in}}{P_{m,Na}\ C_{Na}^{in} + P_{m,K}\ C_K^{in} + P_{m,Cl}\ C_{Cl}^{out}} \qquad [3]$$

Damit Gleichung [3] gilt, muß angenommen werden, daß Natrium und Kalium im Verhältnis 1:1 aktiv transportiert werden. Die Abhängigkeit des aktiven Transports von der intrazellulären Natrium- und der extrazellulären Kaliumkonzentration wird durch Gleichung [4] beschrieben.

$$J_{a,i} = J_{a,max,i}\ \frac{C_i^3}{k_i + C_i^3} \qquad \begin{array}{l} i = 1 \text{ Natrium} \\ i = 2 \text{ Kalium} \end{array} \qquad [4]$$

Die k_i und $J_{a,max,i}$ sind Konstanten. Die Bedingung für die Kopplung von Natrium und Kalium im Verhältnis 1:1 wird durch Gleichung [5] erfüllt.

$$J_{a,Na} = -J_{a,K} = (J_{a,1} \cdot J_{a,2})^{1/2} \qquad [5]$$

Die Flußdichte von Wasser ist proportional der Druckdifferenz an der Membran.

$$J_v = Lp(\Delta P - \Delta\pi) \qquad [6]$$

Dabei ist Lp die hydraulische Permeabilität, P der hydrostatische Druck und π der osmotische Druck. Der hydrostatische Druck wird vernachlässigt. Der osmotische Druck summiert sich aus den Anteilen der verschiedenen Stoffe.

$$\pi = \sum_i \sigma_i \pi_i + \pi_p \qquad \pi_i = RT\, O_k\, C_i \qquad [7]$$

Der osmotische Koeffizient O_k wurde für alle Stoffe als gleich angenommen. π_p ist der kolloidosmotische Druck. Zwischen der Proteinkonzentration und dem kolloidosmotischen Druck besteht eine nichtlineare Beziehung, sie wird üblicherweise durch ein Polynom dritten Grades angenähert.

$$\pi_p = a_1 C_p + a_2 C_p^2 + a_3 C_p^3 \qquad [8]$$

Transport durch die Kapillarmembran

Harnstoff und Elektrolyte werden an der Kapillarmembran so schnell ausgetauscht, daß für einen langsamen Vorgang wie die Dialyse angenommen werden kann, daß diese Stoffe sich im Gleichgewicht (für Elektrolyte Donnan - Gleichgewicht) befinden. Der Austausch höhermolekularer Stoffe wird gemäß Gleichung [1] behandelt. Die Beschreibung des Flüssigkeitsaustausches zwischen Plasma und interstitiellem Raum erfolgt in Anlehnung an Wiederhielm (3). Deshalb soll hier nicht näher darauf eingegangen werden. Es sei nur erwähnt, daß von uns zusätzlich eine Gelphase im interstitiellen Raum und der nichtlineare Zusammenhang zwischen der Proteinkonzentration und dem Gel einerseits und dem kolloidosmotischen Druck andererseits berücksichtigt wird.

Transport im Dialysator

Der Stofftransport im Dialysator setzt sich aus einem diffusiven Anteil M_d und einem konvektiven Anteil M_c zusammen.

$$M = M_d + M_c \qquad [9]$$

Der diffusive Anteil wird üblicherweise durch die Dialysance D ausgedrückt.

$$M_d = D(C_{pl}^{in} - C_d^{in})(1 - k\,H) \qquad [10]$$

Mit C_{pl}^{in} ist die Konzentration im Plasma, mit C_d^{in} im Dialysat jeweils beim Einlauf in den Dialysator bezeichnet, H ist der relative Volumenanteil der Erythrozyten, mit dem Faktor k wird der Austausch zwischen Erythrozyten und Plasma im Dialysator und der Anteil fester Substanz am Erythrozytenvolumen berücksichtigt.

Für Ionen muß Gleichung [10] erweitert werden. Infolge der nichtpermeablen Plasmaproteine entsteht an der Dialysatormembran ein Membranpotential von etwa 1.5 mV, die Blutseite der Membran ist negativ. Die Wirkung des Membranpotentials wird durch den zweiten Anteil in Gleichung [11] berücksichtigt.

$$M_d = D(1 - k\,H)\,((C_{pl}^{in} - C_d^{in}) + \bar{U}(ZF/RT)(C_{pl}^{in} - C_d^{in})/2) \qquad [11]$$

$\bar{U}$ ist das mittlere Membranpotential.

Der konvektive Anteil M_c ist in guter Näherung gleich dem Produkt der Ultrafiltrationsrate Q_f und der mittleren Plasmakonzentration im Dialysator $\bar{C}_{pl}$.

$$M_c = Q_f\,\bar{C}_{pl} \qquad [12]$$

Dabei ist vorausgesetzt, daß die Ultrafiltrationsrate klein gegenüber dem Blutdurchfluß ist und der Reflexionskoeffizient der Membran für den betrachteten Stoff etwa gleich Null ist. Beides ist bei der Hämodialyse gut erfüllt.

Nach der Formulierung der Flußdichten bzw. der Transportraten kann ein Differentialgleichungssystem für den gesamten Stoffaustausch angeschrieben werden.

$$dC_{ij}/dt = (-M_{ij} - C_{ij}\,dV_j/dt)/V_j \qquad [13]$$

$$dV_j/dt = -M_{w,j}$$

Dabei ist M_{ij} die Menge des Stoffes i, die das Kompartiment j in der Zeiteinheit verläßt, entsprechend ist $M_{w,j}$ die Wassermenge, die aus dem Kompartiment j strömt. Die Lösung des Differentialgleichungssystems [13] erfolgt numerisch mit einem Runge - Kutta - Verfahren.

Ergebnisse

Als Ergebnis der Berechnung erhält man die Konzentrationsverläufe der einbezogenen Stoffe in jedem Kompartiment und die ausgeschiedenen Mengen als Funktion der Dialysezeit. Die Volumenveränderungen der Flüssigkeitsräume infolge der Ausscheidung von Wasser und osmotischen Substanzen werden ebenfalls berechnet.

Zur Überprüfung der Genauigkeit der Berechnungen wurden für eine Reihe von Dialysen die berechneten und stündlich gemessenen Plasmakonzentrationen von Natrium, Kalium, Chlorid, Harnstoff, Kreatinin, sowie die Osmolarität und die ausgeschiedenen Mengen von Kalium, Harnstoff und Kreatinin verglichen. Tabelle 1 gibt die Standardabweichungen zwischen gemessenen und berechneten Werten wieder (Spalte 1, s). Dieser Fehler hat zwei Ursachen: Die Ungenauigkeit der Labormessungen (Standardabweichung s_m, Spalte 2) und die Näherungen, die bei der Konstruktion des Modells verwendet wurden. Dieser Fehler (s_c, Spalte 3) wurde mit der Beziehung $s^2 = s_m^2 + s_c^2$ berechnet.

			s	s_m	s_c	n
Plasmakonzentrationen	Na^+	mval/l	2.35	1.52	1.79	255
	K^+	mval/l	0.29	0.07	0.28	247
	Cl^-	mval/l	2.40	1.0	2.2	60
	Osmolarität	mosm/l	5.0	3.65	3.42	261
	Harnstoff	mg%	7.23	4.88	5.33	260
	Kreatinin	mg%	0.66	0.48	0.45	274
ausgeschiedene Mengen	K^+	%	17.0	13.0	10.9	79
	Harnstoff	%	7.0	5.0	4.9	87
	Kreatinin	%	8.5	6.0	8.5	79

s Standardabweichung zwischen berechneten und gemessenen Werten

s_m Standardabweichung der Messungen

s_c Standardabweichung der Modellrechnung

Tabelle 1: Abweichungen zwischen berechneten und gemessenen Werten

Der Vergleich des Fehlers der Modellrechnung s_c mit dem Fehler der Labormessungen s_m (Spalte 2 und 3) zeigt, daß die Plasmakonzentrationen und die ausgeschiedenen Mengen etwa mit der Genauigkeit der Labormessungen berechnet werden.

Anwendung des Modells

Das Modell wurde in FORTRAN für einen Prozeßrechner AEG 80/20 programmiert. Die Anwendung erfolgt über ein Sichtgerät, das außer Buchstaben und Ziffern auch Kurven darstellen kann. Die für die Berechnung einer Dialyse einzugebenden Daten werden vom Rechner auf dem Bildschirm angefordert. Als Ergebnis werden nach einigen Minuten die Plasmakonzentrationen und die ausgeschiedenen Mengen am Ende der Dialyse ausgegeben. Auf Wunsch kann der zeitliche Verlauf dieser Größen dargestellt werden. In Abbildung 2 ist als Beispiel der berechnete Verlauf der Kaliumkonzentration in den vier Kompartimenten gezeichnet, die eingetragenen Punkte sind Messungen der Kaliumkonzentration im Plasma.

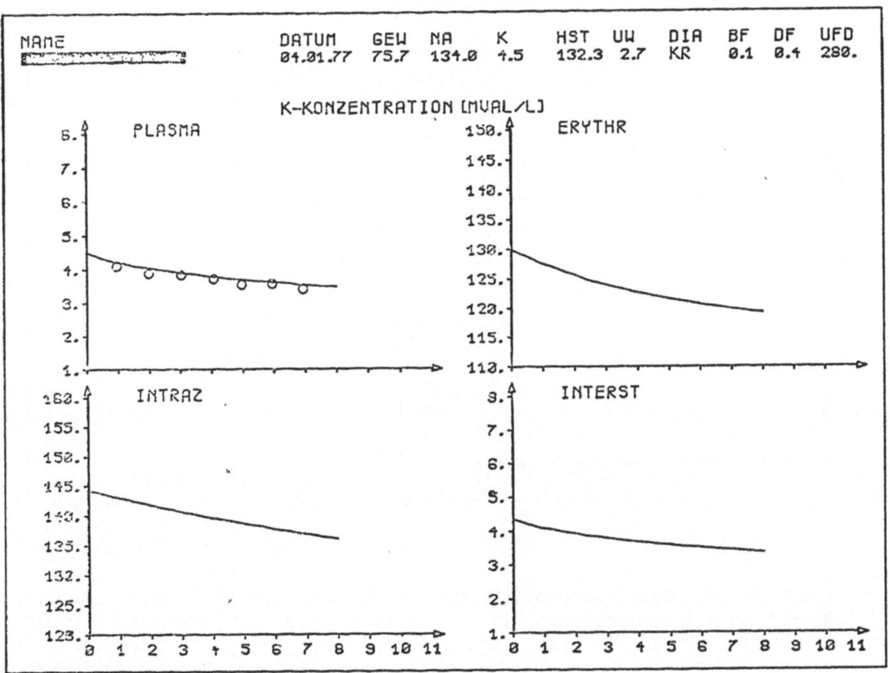

Abb. 2: Berechneter Verlauf der Kaliumkonzentration in den vier Kompartimenten. Die eingetragenen Punkte sind die stündlich gemessenen Plasmakonzentrationen. Im Kopf sind der Name des Patienten, sein Körpergewicht (GEW), die Natrium- (NA), Kalium- (K) und Harnstoff-Konzentration (HST) bei Dialysebeginn, die Überwässerung (UW), das Dialysat (KR), Blut- und Dialysatdurchfluß (BF, DF) und der Transmembrandruck (UFD) eingetragen. Auf der Abszisse ist die Dialysedauer in Stunden eingetragen.

Abbildung 3 zeigt die berechneten ausgeschiedenen Mengen von Natrium, Kalium, Harnstoff und Wasser. Wahlweise können eine, zwei oder vier Figuren in ein Bild eingetragen werden. In einer Figur kann das Ergebnis bis zu vier verschiedener Rechnungen zum Vergleich überblendet werden. Abbildung 4 zeigt dazu als Beispiel die ausgeschiedene Menge als Funktion der Dialysezeit für die vier Kaliumkonzentrationen im Dialysat (0,1,2 und 3 mval/l).

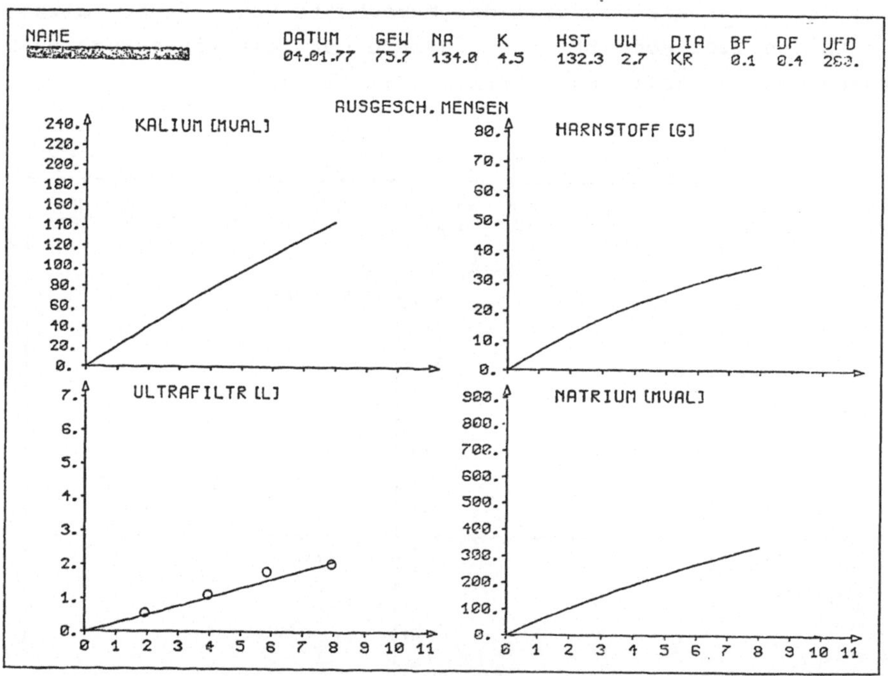

Abb. 3: Berechnung der ausgeschiedenen Mengen von Natrium, Kalium, Harnstoff und Wasser. Auf der Abszisse die Dialysezeit in Stunden. Die Meßpunkte für die ultrafiltrierte Menge wurden aus dem Körpergewicht abgeleitet. Die Eintragungen im Kopf sind bei Abbildung 2 erklärt.

Das Modell bietet eine Reihe von Anwendungsmöglichkeiten. Mit mehreren aufeinanderfolgenden Rechnungen kann der Einfluß bestimmter Maßnahmen, wie eine Erhöhung des Blut- und Dialysatdurchflusses oder die Änderung der Dialysatzusammensetzung untersucht werden. Die Vorausberechnung der Konzentrationsverläufe bietet auch die Möglichkeit, die Dialyse innerhalb bestimmter Grenzen ablaufen zu lassen, wenn ein Patient zu große

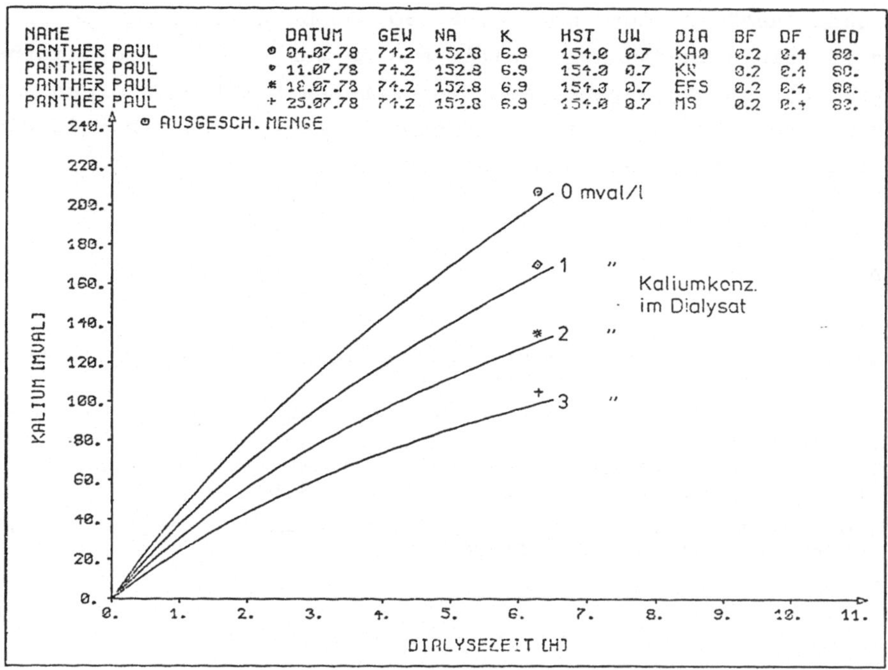

Abb. 4: Berechnung der ausgeschiedenen Kaliummenge als Funktion der Dialysedauer für vier verschiedene Kaliumkonzentrationen (0,1,2,3 mval/l) im Dialysat. Die Eintragungen im Kopf der Abbildung sind bei Abbildung 2 erklärt.

Änderungen der Elektrolytkonzentrationen nicht verträgt.

Das Modell eignet sich für den objektiven Vergleich des Stoffaustausches bei verschiedenen Dialyseverfahren. Bei der Rechnung lassen sich alle Einflußgrößen genau festlegen, bei der Behandlung von Patienten ist das kaum möglich. Der Vergleich der Hämodialyse und der Hämofiltration mit dem hier vorgestellten Modell wurde von Mann et al. (2) ausführlich beschrieben.

Schlußfolgerungen

Der Einsatz eines mathematischen Modells und eines Rechners kann eine Reihe wertvoller Informationen für die Kontrolle und die Planung der Dialysebehandlung liefern. Die Anwendung des Modells läßt sich so einfach gestalten, daß keine besonderen Kenntnisse der elektronischen Datenverarbeitung notwendig sind. Die Lösung des Gleichungssystems stellt allerdings einige Anforderungen an die Rechenanlage, so daß ein entsprechender Rechner heute noch etwa 250.000 DM kostet. Da aber die Kosten für die Rechenanlagen weiter sinken werden bzw. die Leistungsfähigkeit der billig angebotenen Kleinstrechner weiter steigen wird, kann man davon ausgehen, daß die Kosten in einigen Jahren kein Hindernis für eine breitere Anwendung sein werden.

Literatur

(1) Mackey, M.C.: Ion transport through biological membranes; Lecture Notes in Biomathematics, Springer, (1975)

(2) Mann, H., Stiller, S., Gürich, W.: Kinetik des Stoffaustausches bei der Hämofiltration und bei der Hämodialyse: Vergleichende Berechnungen mit einem mathematischen Modell Patient - künstliche Niere; Nieren- und Hochdruckkrankheiten 7.1, (1978)

(3) Wiederhielm, C.A.: Dynamics of transcapillary fluid exchange; J. Gen. Physiol. 52, 29, (1968)

MATHEMATISCHE GRUNDLAGEN EINER COMPUTERGESTÜTZTEN METHODE ZUR ERFASSUNG VON ENDOPROTHESENLOCKERUNGEN

Mit Untersützung der Deutschen Forschungsgesellschaft

Leidel, W., Herp, A., Probst, K.J.
Orthopädische Klinik mit Poliklinik der Universität Erlangen-Nürnberg

Die Implantation von künstlichen Hüftgelenken ist trotz intensiver Suche nach verbesserten Werkstoffen und Verankerungstechniken nach wie vor mit Komplikationen behaftet. Dabei steht die aseptische Lockerung der Prothese als entscheidendes und bis heute ungelöstes Problem an erster Stelle. Zum Nachweis eines ausgelockerten Gelenkkörpers ist man bislang in den meisten Fällen auf die Interpretation indirekter Lockerungszeichen angewiesen.

Ein quantitativer Lockerungsnachweis ist möglich, wenn die relative Raumlage von Fixpunkten an der Prothese und an den verankernden Knochenstrukturen bekannt ist. Zur Definition der Fixpunkte und zur mathematischen Realisierung werden die anatomischen Gegebenheiten in einem einfachen Modell dargestellt. Abb. 1 zeigt eine typische Röntgenaufnahme mit den wesentlichen Objekten:

1. Die Schalenprothese - eine Kugelhaube mit Kugelmittelpunkt und Schnittebene als Fix-Elemente.
2. Der Markierungsring in der Hüftpfanne - ein Kreis mit Mittelpunkt als Fixpunkt.
3. Metallmarken als Fixpunkte in Becken und Femur - Zylinder mit Mittelpunkt als Fixpunkt.
4. Ein Paßpunktfeld zur Definition einer Metrik - Punkte.

Abb. 2 zeigt schematisch die beschriebenen Objekte mit zusätzlich einer Totalprothese und einer anderen Form einer Hüftpfanne mit einem doppelten Markierungsring.

Damit eine räumliche Rekonstruktion möglich ist, müssen 2 Röntgenaufnahmen aus verschiedenen Positionen angefertigt werden. Diese Stereoaufnahmetechnik ist in Abb. 3 dargestellt. Alle Punkte im schraffierten Bereich werden aus unterschiedlichen Perspektiven abgebildet und sind somit räumlich rekonstruierbar. Der Quotient aus Verschiebung b und dem Filmabstand c heißt Basisverhältnis und bewegt sich zwischen 1:3 und 1:5.
Im Modell entspricht der Röntgenaufnahme eine Zentralprojektion. Da eine Auswertung der Röntgenbilder ohne Kenntnis der Aufnahmeparameter angestrebt wird, sind zusätzliche Orientierungspunkte notwendig. Wir verwen-

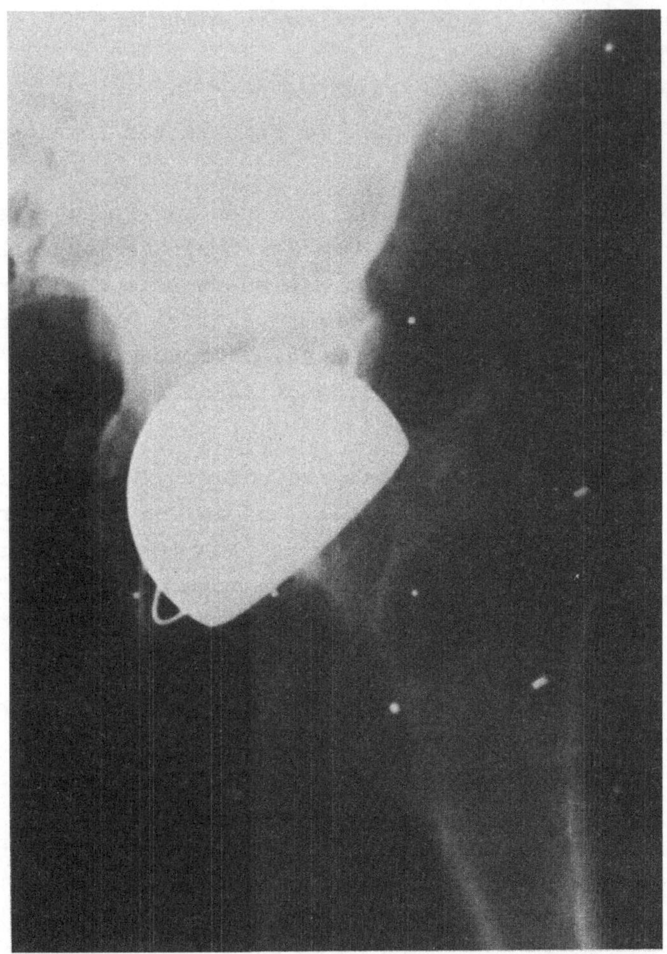

Abb. 1: Röntgenbild einer Schalenprothese mit Drahtring und Metallmarkierungen im Os ilium und Femur.

den dazu gitterförmig angeordnete Stahlkugeln (Abb. 4), zwischen denen der Patient während der beiden Aufnahmen ruhig liegt.

Ziel unserer Untersuchungen ist die exakte, d.h. auf 0,2 mm genaue, räumliche Rekonstruktion der betrachteten Objekte. Dazu werden die Röntgenbilder im Format 35 x 35 cm punktweise mit einem Stereokomparator mit einer Genauigkeit von 0,01 mm auf 5 Stellen genau vermessen.

Abb. 5 zeigt den Punkt-Plot einer Hüftkopfschale, Abb. 6 zeigt den Punkt-Plot einer zylinderförmigen Meßmarke. Die Abspeicherung erfolgt

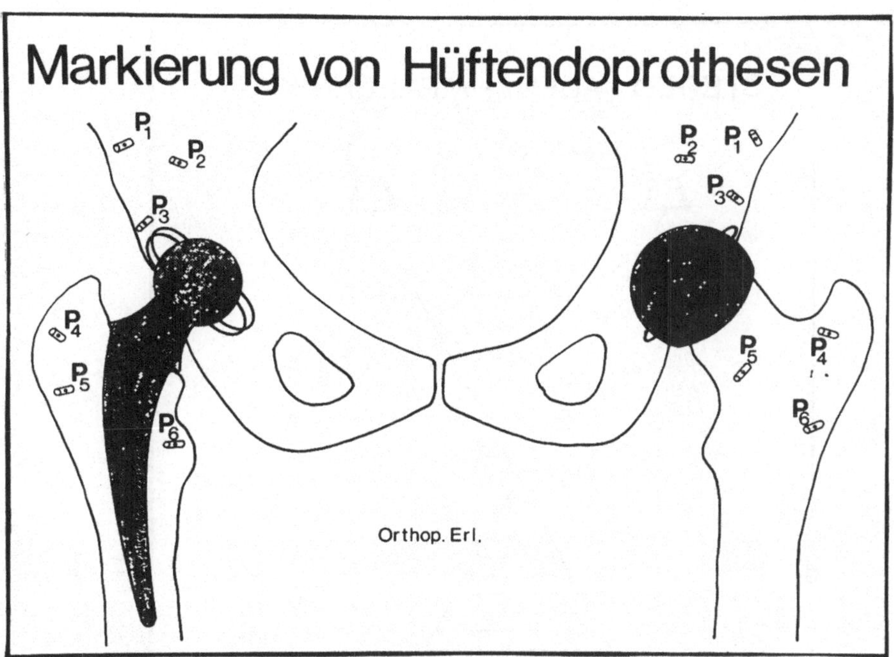

Abb. 2: Zur Markierung von Hüftendoprothesen: Rechts ist eine Schalenprothese dargestellt, links eine Schaftprothese des Hüftgelenks. Die im Becken eingebrachten Metallstifte definieren Meßpunkte P_1, P_2, P_3; die im Femur eingebrachten Metallmarkenmeßpunkte P_4, P_5, P_6.

on-line auf die Platte einer PDP-11/34 mit 64 k-Worten Kernspeicher und Mehrbenutzerbetriebssystem RS x 11M.

Für den routinemäßigen Einsatz des Verfahrens ist eine automatische Auswertung der Röntgenbilder mit Hilfe eines Photoscanners geplant, der die Bilder zeilenweise abtastet, und als x-y-Koordinaten zusammen mit einem Grauwert abspeichert. Aus diesem Grund haben wir ein Verfahren entwickelt, mit dem man schon jetzt in der Lage ist, Röntgenbilder monoskopisch auszumessen, wodurch die Meßdaten mit einer sehr hohen Präzision und in einer sehr kurzen Meßzeit erhalten werden. Dafür ist ein erheblich höherer Rechenaufwand notwendig: er steckt in einer zusätzlichen Orientierung der Bilder, in einer rechnerischen Entzerrung und in einer mathematischen Meßbildkalibrierung.

Als erstes werden die Einzelbilder kalibriert. Jedes Bild wird durch die in Abb. 7 angegebenen neun Parameter eindeutig beschrieben. Mittels homogener Koordinaten läßt sich eine 4 x 4-Matrix bestimmen, die drei Rotationen um die Achsen x, y und z, eine Translation und eine Zentralprojektion enthält Abb. 8.

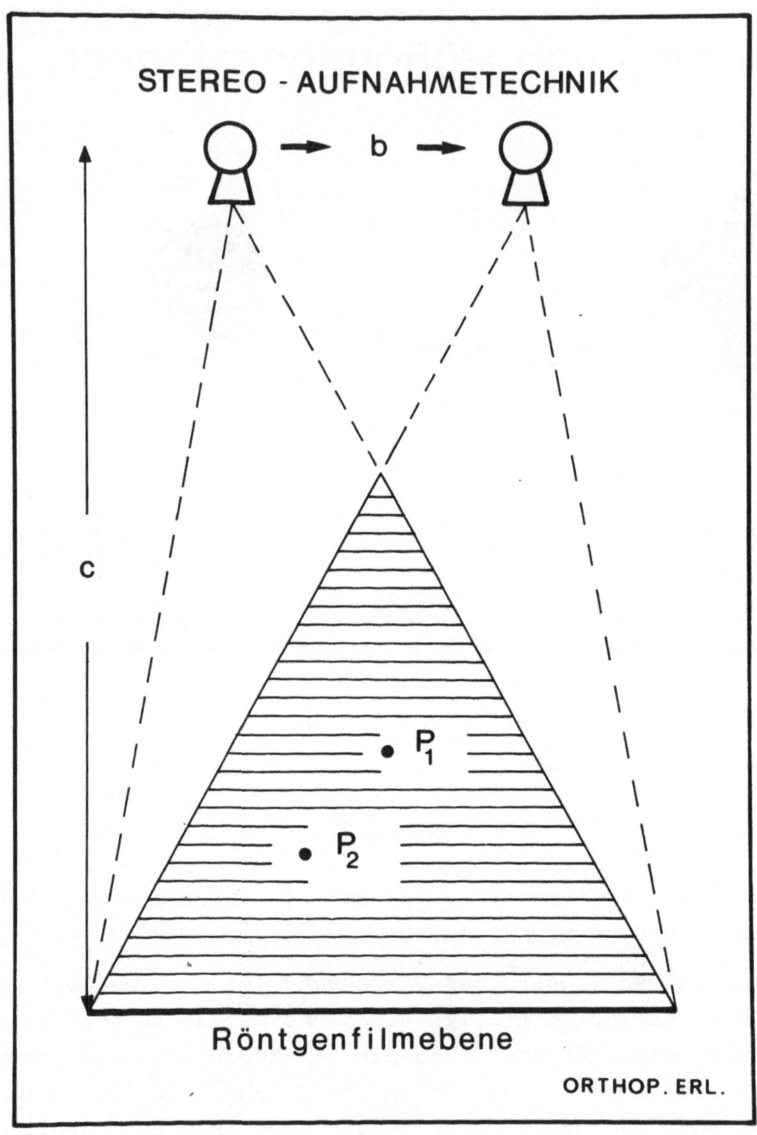

Abb. 3: Stereoaufnahmetechnik:
Fotogrammetrisch relevant sind der Filmfocus-Abstand c, die Basis b sowie das Basisverhältnis b:c.
Alle im schraffierten Bereich liegenden Punkte P_1, P_2 usw. werden stereoskopisch dargestellt.

Somit sind aus den in Abb. 9 angegebenen 12 Matrixelementen alle Grössen zu berechnen, die das Einzelbild eindeutig beschreiben. Mit diesen Kenngrößen werden die theoretischen Sollwerte der vermessenen Paßpunkte projiziert und die Abstände zu den Meßpunkten ermittelt. Die schlechtesten Punkte werden eliminiert. Damit sind Meß- und Zuordnungsfehler während der Auswertung erkennbar. Mit dem reduzierten Paßpunktfeld werden die neun Parameter erneut berechnet.

Durch die beliebige Relativlage der beiden Röntgenbilder beim Ausmessen und durch Fehlen von Randmarkierungen, wie etwa bei Luftbildaufnahmen, ist noch eine Orientierung notwendig. Maßgebend dafür sind die 6 Parameter des Paßpunktsystems (Abb. 10), die anzugleichen sind. Durch eine Rotation, eine Translation und eine Projektion gelangen beide Bilder in eine definierte Normallage mit festem Paßpunktsystem und Meßtischkoordinaten. Nach der Orientierung der beiden Röntgenbilder können alle doppelt gemessenen Paßpunkte zurückgerechnet werden und die räumlichen Abstandsabweichungen ergeben ein Güte-Kriterium für die Meßgenauigkeit. Sie liegt im allgemeinen bei 0,1 mm räumlichem Fehler.

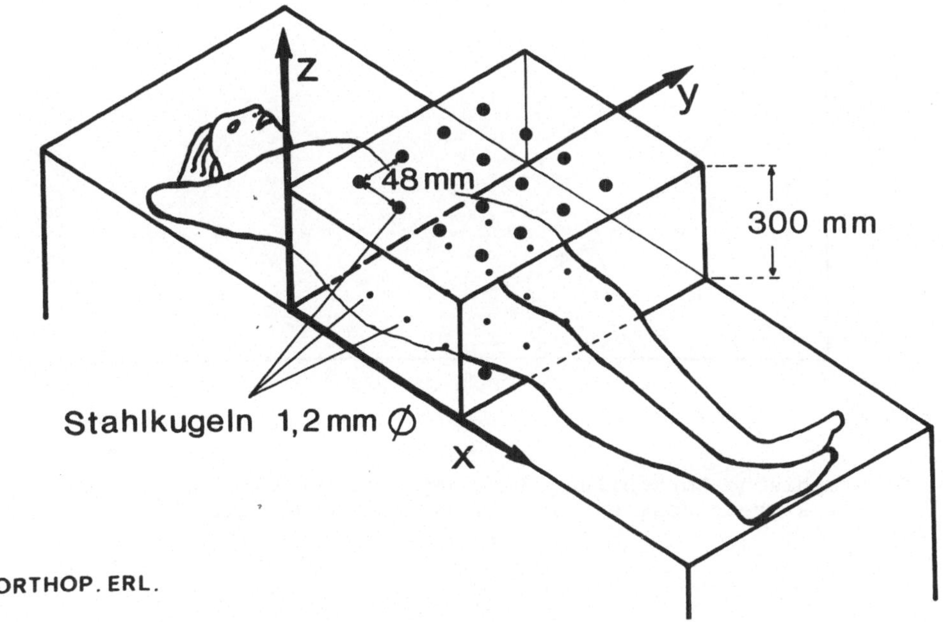

Abb. 4: Das Paßpunktkoordinatensystem x, y, z wird durch ein Paßpunkt-Gitter von Stahlkugeln aufgespannt.

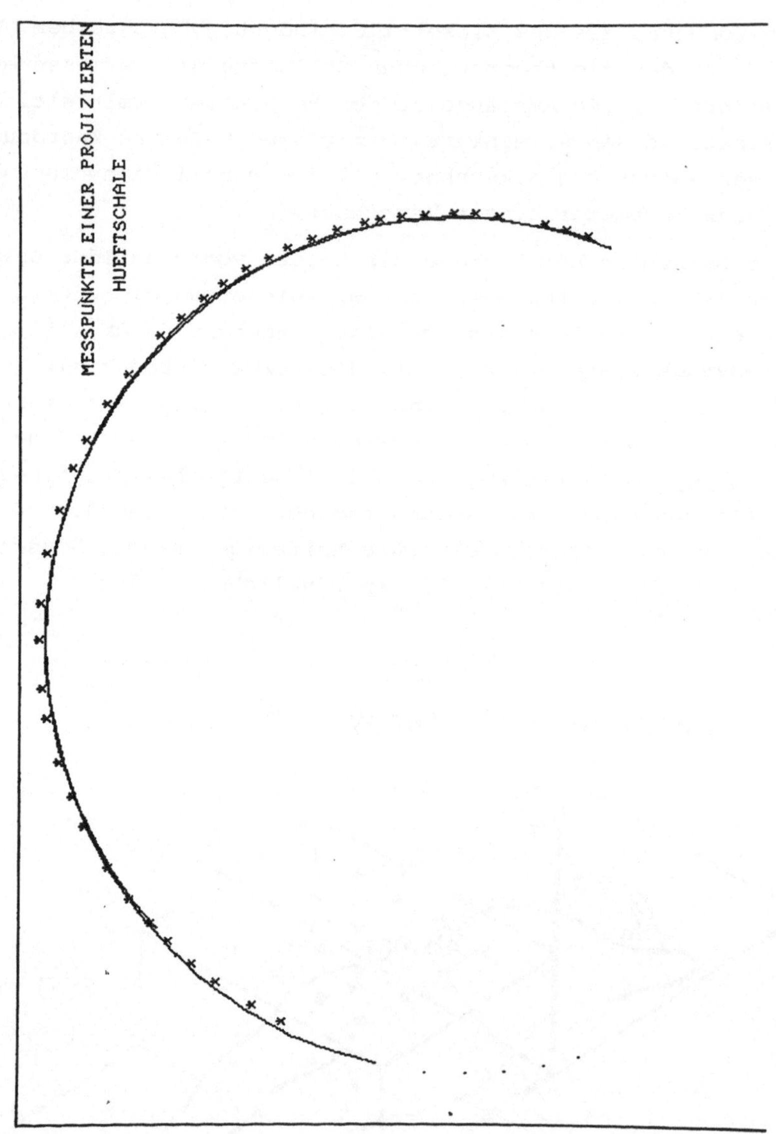

Abb. 5: Graphische Darstellung der Meßpunkte an einer Hüftkopfschale mit Regressionskreis im linken und im rechten Bild.

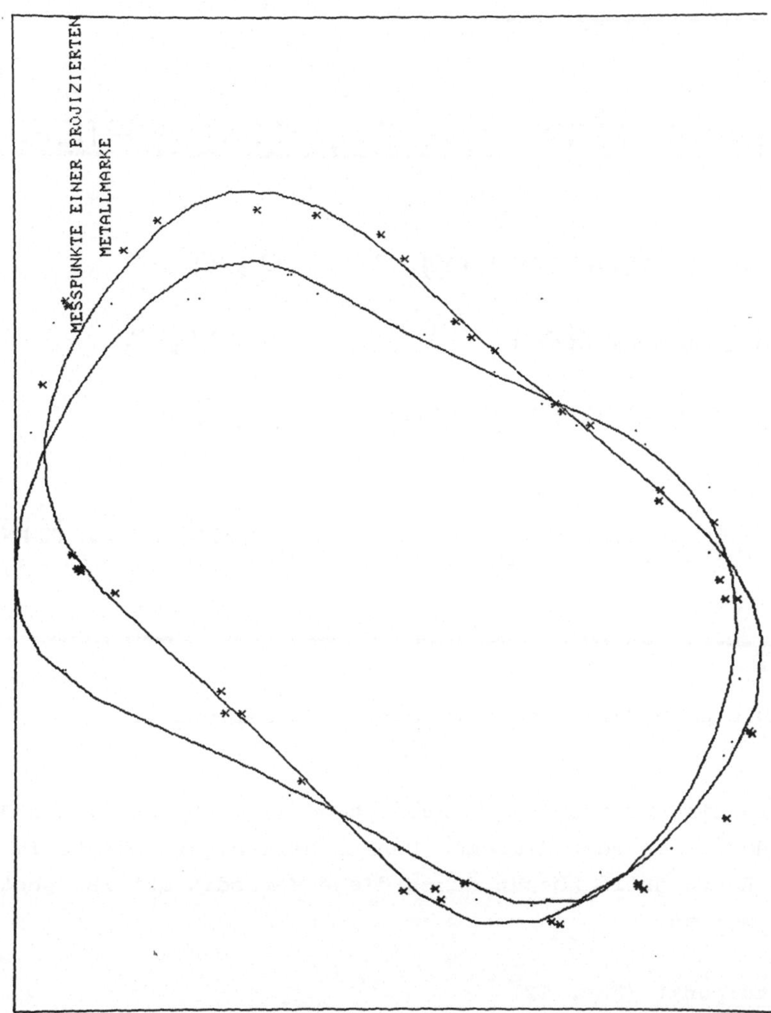

Abb. 6: Graphische Darstellung der Meßpunkte einer Metallmarke im Knochen und ausgleichende Randlinien für die linke und die rechte Projektion.

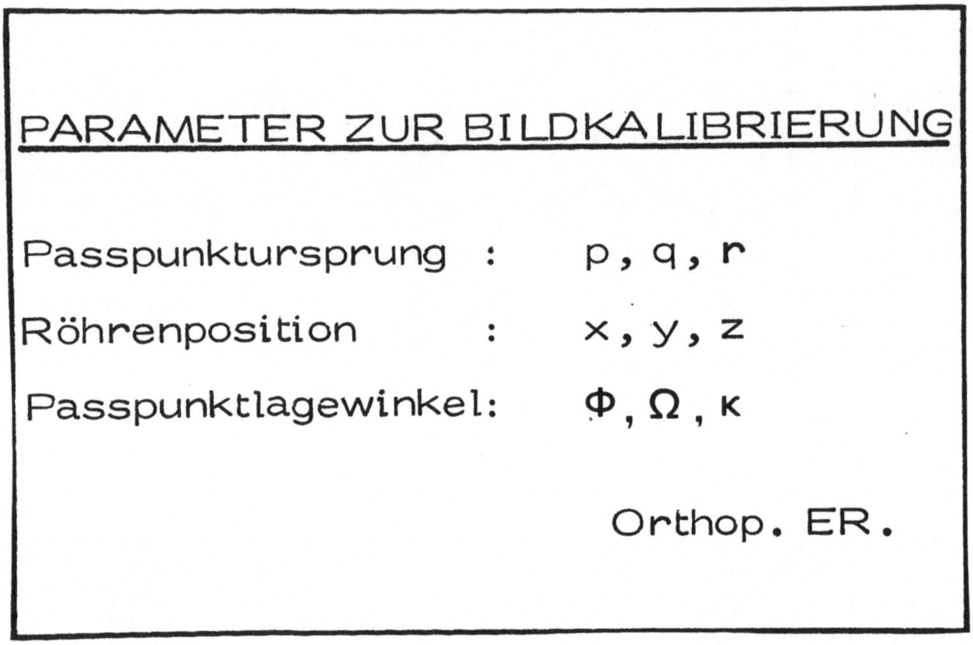

PARAMETER ZUR BILDKALIBRIERUNG

Passpunktursprung : p, q, r

Röhrenposition : x, y, z

Passpunktlagewinkel: Φ, Ω, κ

Orthop. ER.

Abb. 7: Die neun Parameter zur Meßbild-Kalibrierung.

Dabei wird die Rückrechnung ausgleichend mit den Formeln in Abb. 11 durchgeführt. Korrespondierende Punkte beliebiger Objekte im zweidimensionalen Röntgenbild können durch diese Methodik auf Raumpunkte transformiert werden.

Kreismittelpunkt (Abb. 12)

Für die räumliche Rekonstruktion des Kreises wird durch die gemessenen Punkte an der Zirkumferenz ein ausgleichender Kegelschnitt gelegt. Die Parameter des Kegelschnittes werden durch Matrixgleichungen bestimmt. Dadurch wird erreicht, daß auch nicht ausmessbare Teilstücke des Kreises erfaßt werden. Bei der Zuordnung der beiden monoskopischen Bilder lassen sich 2 unterschiedliche Raumlinien errechnen. Die richtige Raumlinie läßt sich aus den beiden ebenen Projektionen nur durch die Voraussetzung eines kreisförmigen Kurvenverlaufes erhalten. Dazu werden die Kegelschnitte mit einer zu $\overrightarrow{R_L R_R}$ parallelen Gerade in der x-y-Ebene geschnitten. Die rückgerechneten Punkte liegen exakt auf dem Kreis.

Mit Hilfe einer Regressionsebene durch die Raumpunkte läßt sich die Neigung des Kreises im dreidimensionalen Raum bestimmen. Der Mittelpunkt wird analytisch durch einen Regressionskreis bestimmt. Die resul-

$$T = \begin{pmatrix} 1 & 0 & 0 & p \\ 0 & 1 & 0 & q \\ 0 & 0 & 1 & r \\ 0 & 0 & 0 & 1 \end{pmatrix} \quad R_x = \begin{pmatrix} 1 & 0 & 0 & 0 \\ 0 & \cos\Omega & \sin\Omega & 0 \\ 0 & -\sin\Omega & \cos\Omega & 0 \\ 0 & 0 & 0 & \end{pmatrix}$$

$$P = \begin{pmatrix} 1 & 0 & -\frac{x}{z} & 0 \\ 0 & 1 & -\frac{y}{z} & 0 \\ 0 & 0 & 0 & 0 \\ 0 & 0 & -\frac{1}{z} & 1 \end{pmatrix} \quad R_y = \begin{pmatrix} \cos\Phi & 0 & \sin\Phi & 0 \\ 0 & 1 & 0 & 0 \\ -\sin\Phi & 0 & \cos\Phi & 0 \\ 0 & 0 & 0 & 1 \end{pmatrix}$$

$$X = \begin{pmatrix} x_1 \\ x_2 \\ x_3 \\ 1 \end{pmatrix} \quad R_z = \begin{pmatrix} \cos\kappa & \sin\kappa & 0 & 0 \\ -\sin\kappa & \cos\kappa & 0 & 0 \\ 0 & 0 & 1 & 0 \\ 0 & 0 & 0 & 1 \end{pmatrix}$$

Abb. 8: Matrizen zur Berechnung von Rotationen R_x, R_y und R_z, Translation T und Projektion P des Raumpunktes.

tierende Streuung und der Radius sind Zeichen für die Güte der Berechnung.

Kugelmittelpunkt

Bei der Berechnung des Kugelmittelpunktes geht man analog wie bei der Rekonstruktion des Kreises vor. Die Raumpunkte sind hier zwar eindeutig bestimmt, liegen aber nicht exakt auf der Kugel.
Abb. 13 zeigt eine analytische Möglichkeit der Korrektur. In der von

$$P \bullet T \bullet R_z \bullet R_x \bullet R_y \bullet X =$$

$$= \begin{pmatrix} T_1 & T_4 & T_7 & T_{10} \\ T_2 & T_5 & T_8 & T_{11} \\ 0 & 0 & 0 & 0 \\ T_3 & T_6 & T_9 & T_{12} \end{pmatrix} \bullet \begin{pmatrix} x_1 \\ x_2 \\ x_3 \\ 1 \end{pmatrix} = \begin{pmatrix} Hx^* \\ Hy^* \\ 0 \\ H \end{pmatrix}$$

ELEMENTE DER MATRIX T

$$T_1 = \cos\Phi \cdot \cos\kappa - \sin\Phi \cdot \sin\Omega \cdot \sin\kappa + \frac{x}{z} \cdot \sin\Phi \cdot \cos\Omega$$

$$T_2 = \cos\Phi \cdot \sin\kappa + \sin\Phi \cdot \sin\Omega \cdot \cos\kappa + \frac{y}{z} \cdot \sin\Phi \cdot \cos\Omega$$

$$T_3 = \frac{1}{z} \cdot \sin\Phi \cdot \cos\Omega$$

$$T_4 = -\cos\Omega \cdot \sin\kappa - \frac{x}{z} \cdot \sin\Omega$$

$$T_5 = \cos\Omega \cdot \cos\kappa - \frac{y}{z} \cdot \sin\Omega$$

$$T_6 = -\frac{1}{z} \cdot \sin\Omega$$

$$T_7 = \sin\Phi \cdot \cos\kappa + \cos\Phi \cdot \sin\Omega \cdot \sin\kappa - \frac{x}{z} \cdot \cos\Phi \cdot \cos\Omega$$

$$T_8 = \sin\Phi \cdot \sin\kappa - \cos\Phi \cdot \sin\Omega \cdot \cos\kappa - \frac{y}{z} \cdot \cos\Phi \cos\Omega$$

$$T_9 = -\frac{1}{z} \cdot \cos\Phi \cdot \cos\Omega$$

$$T_{10} = p - r \cdot \frac{x}{z}$$

$$T_{11} = q - r \cdot \frac{y}{z}$$

$$T_{12} = 1 - \frac{r}{z}$$

Abb. 9: Elemente der Transformationsmatrix T mit den neun Parametern.

Orientierung der Stereo-Aufnahmen

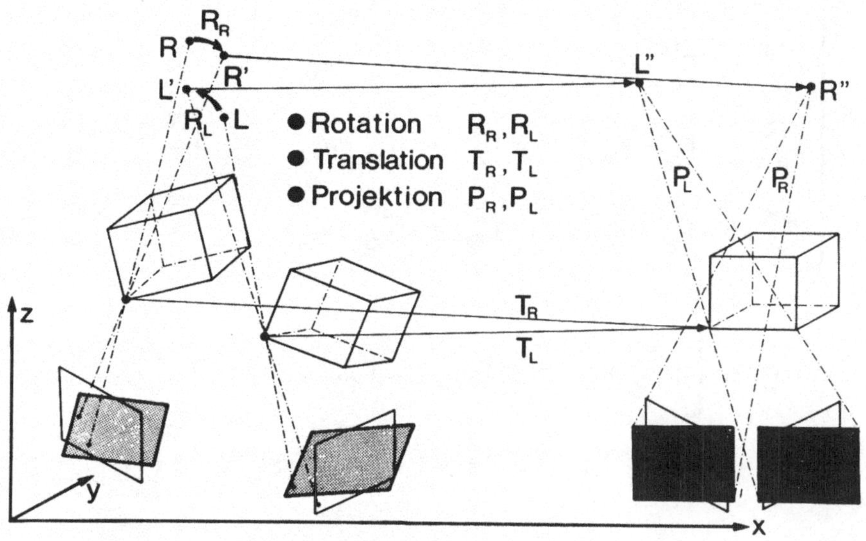

Abb. 10: Zur Rekonstruktion der Aufnahmeanordnung mit festem Paßpunktsystem.

R_L, R_R und M' aufgespannten Ebene werden die durch P', Q' und die Projektionszentren definierten Winkelhalbierenden geschnitten.

Zylindermittelpunkt

Bei der Bestimmung des Zylindermittelpunktes sind wesentlich mehr Sonderfälle zu betrachten als bei Kreis- und Kugelmittelpunkt. Abb. 14 zeigt drei der möglichen Grenzfälle einer Projektion: Kreis, Ellipse, Rechteck, Raute und die allgemeine Form: 2 Geraden mit 2 Kegelschnitteilen. Durch die Meßpunkte werden im allgemeinen zwei Regressionsgeraden und 2 ausgleichende kubische Spline-Funktionen 3. Grades gelegt. Dazu werden die Punkte auf Polarkoordinaten transformiert (Abb. 15). Auf den Randlinien werden die korrespondierenden Punkte wie bei den oben diskutierten Objekten wieder mit Hilfe der zu $\overrightarrow{R_L R_R}$ parallelen Gerade erzeugt.

Die entstehenden Raumpunkte werden in 2 Klassen eingeteilt. Die Punkte auf der Geraden liefern 2 parallele räumliche Regressionsgeraden, die die Lagerichtung des Zylinders im dreidimensionalen Raum beschreiben. Durch die Punkte am Boden und auf dem Deckel des Zylinders werden 2 pa-

$$A = \begin{bmatrix} T_1^L - T_3^L \cdot x_L & T_4^L - T_6^L \cdot x_L & T_7^L - T_9^L \cdot x_L \\ T_2^L - T_3^L \cdot y_L & T_5^L - T_6^L \cdot y_L & T_8^L - T_9^L \cdot y_L \\ T_1^R - T_3^R \cdot x_R & T_4^R - T_6^R \cdot x_R & T_7^R - T_9^R \cdot x_R \\ T_2^R - T_3^R \cdot y_R & T_5^R - T_6^R \cdot y_R & T_8^R - T_9^R \cdot y_R \end{bmatrix}$$

$$B = \left[T_{12}^L \cdot x_L - T_{10}^L , \; T_{12}^L \cdot y_L - T_{11}^L , \; T_{12}^R \cdot x_R - T_{10}^R , \; T_{12}^R \cdot y_R - T_{11}^R \right]^T$$

Rückrechnung eines Raumpunkts $X = (x,y,z)$

aus den Projektionen (x_L, y_L) und (x_R, y_R)

durch die beiden Parametermatrizen T^L

und T^R mit der Formel

$$A^T A X = A^T B$$

$$X = \left[A^T A \right]^{-1} A^T B$$

Abb. 11: Matrixgleichung zur Rückrechnung eines Raumpunktes X aus seinen beiden Projektionen.

rallele Regressionsebenen definiert. Der Mittelpunkt des Zylinders liegt sowohl in der von Boden- und Deckelebene definierten Mittelebene als auch in der Mitte der Strecke, die durch die Schnittpunkte der Regres-

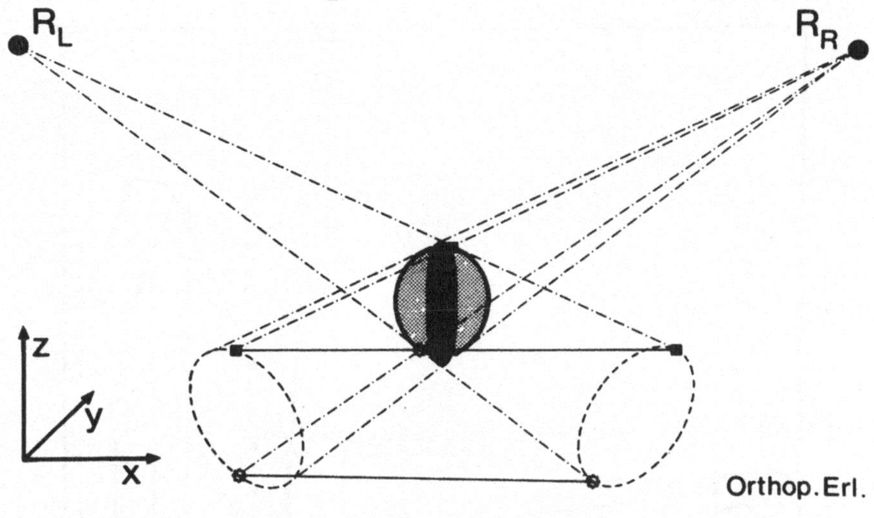

Abb. 12: Zuordnung der Punkte auf den Randlinien der beiden ebenen Projektionsbilder zur Bestimmung des Kreismittelpunkts.

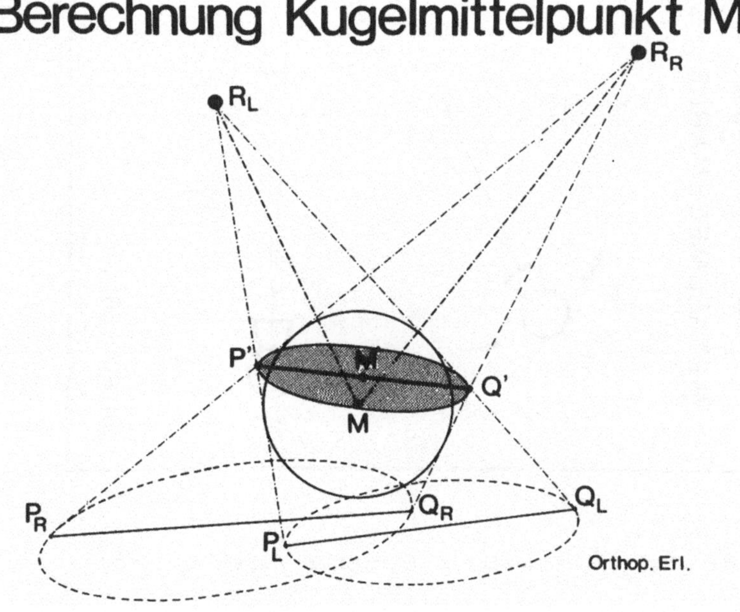

Abb. 13: Korrektur des aus den Raumpunkten berechneten Kugelmittelpunktes M'.

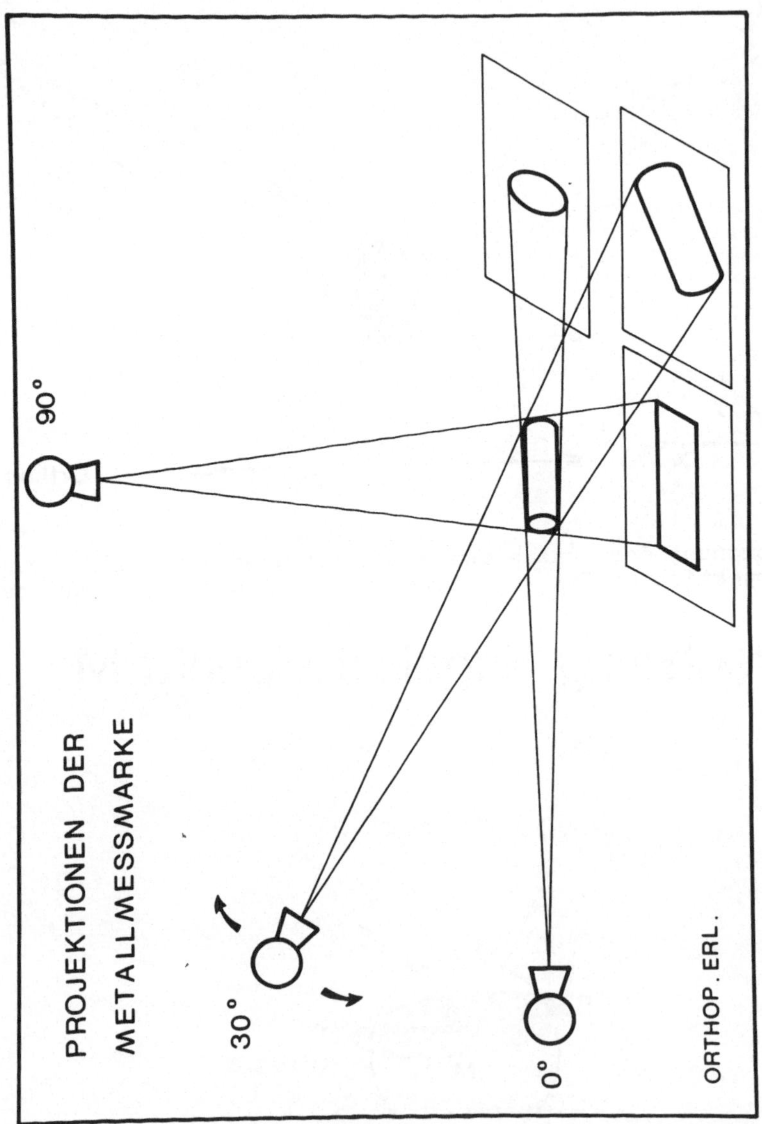

Abb. 14: Drei mögliche ebene Projektionen eines Zylinders.

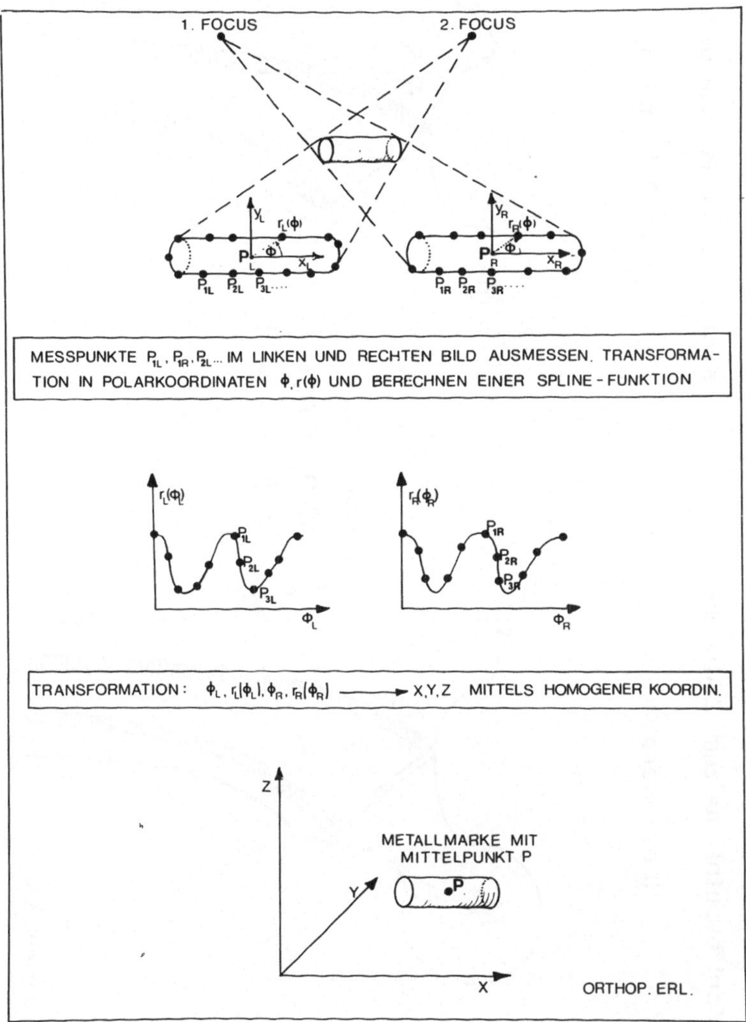

Abb. 15: Zur Berechnung des Mittelpunktes P der Metallmarkierungen durch Darstellung ihrer Zirkumferenzen in Polarkoordinaten und Ausgleich durch kubische Spline-Funktionen.

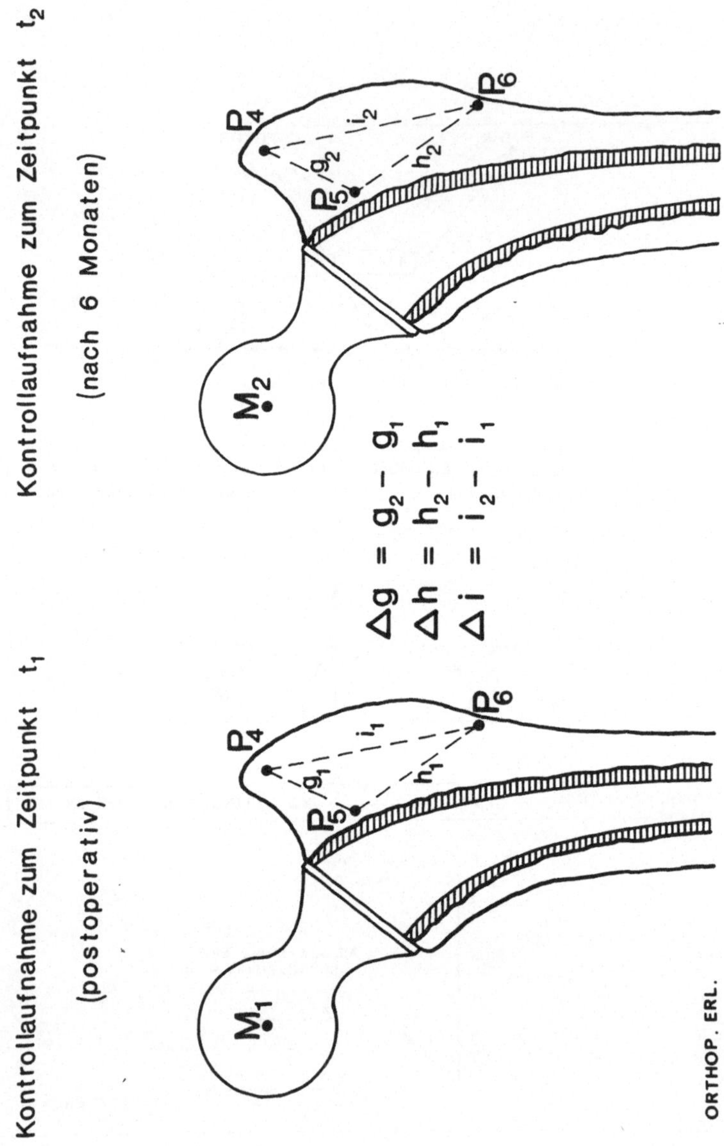

Abb. 16: Abstandsdifferenzen Δg, Δh, Δi der Meßmarken P_4, P_5, P_6 bei 2 konsekutiven Röntgenaufnahmen zur Genauigkeitskontrolle.

sionsgeraden mit dieser Mittelebene bestimmt ist.

Auf eine Korrektur der Fehler, die durch die Abweichung von der Zylindermantelfläche entstehen, kann verzichtet werden.

Bei einem Durchmesser des Zylinders von 1,5 mm und einer Kammerkonstanten von 1350 mm resultiert ein Fehler von kleiner gleich 0,01 mm.

Aus den berechneten Raumpunkten erhält man eine Aussage über eine evtl. Lockerung, wenn 2 Aufnahmepaare verglichen werden (Abb. 16). Dabei geben die 3 Abstandsdifferenzen Δg, Δh und Δi der Meßmarken ein Maß für die Meßgenauigkeit. Theoretisch müssen sie gleich 0 sein.

Die Differenzen Δj, Δk und Δl der Abstände vom Mittelpunkt M der Prothese zu den Markierungen im Knochen sind ein Maß für die Lockerung (Abb. 17). Liegt eine Differenz über einer bestimmten Schranke, so kann man von einer Lockerung sprechen.

Zusätzlich kann man auch die Richtung einer evtl. Lockerungsbewegung berechnen. Dazu hat man die beiden Mittelpunkte M_1 und M_2 in ein von der Aufnahme und Auswertung unabhängiges Koordinatensystem zu transformieren (Abb. 18).

Dazu lassen sich die 3 Marken im Knochen verwenden. In Abb. 19 ist die Transformation, bestehend aus einer Rotation und einer Translation, skizziert.

Unter realistischen Bedingungen ist eine andere Methode besser praktikabel: Die 3 Markierungspunkte bestimmen jeweils eine Ebene, die horizontal gedreht wird. In der ersten Ebene werden durch eine Rotation und eine Tanslation die 3 Marken so transformiert, daß die Summe der drei Abstandsquadrate zu den Marken der zweiten Aufnahme minimal wird.

Der Lockerungsvektor ergibt sich dann als Differenzvektor von M_1 und M_2. Zur besseren Interpretation kann er auf Paßpunktkoordinaten transformiert werden.

Theoretische Beispiele

Zum Testen der Programme wurden theoretische Daten verwendet. Das Simulationsprogramm erlaubt die Projektion von Paßpunkten, Kreis, Kugel und Zylinder auf jede Filmebene mit beliebiger Punktzahl und Fehlerstreuung. Unter der Voraussetzung von exakten Daten, d.h. ohne Meßfehler, Filmverzeichnungen und Patientenbewegungen, erzielt man eine Meßgenauigkeit von 0,03 mm.

Experimentelle Untersuchungen

Um den Einfluß von Aufnahme- und Meßfehler zu bestimmen, wurde eine Aufnahmeserie von präparierten und markierten Knochen gemacht. Die Untersuchungen ergaben, daß die Reproduzierbarkeit innerhalb einer Aufnahme, d.h. wiederholtes Ausmessen derselben Aufnahme durch verschiedene

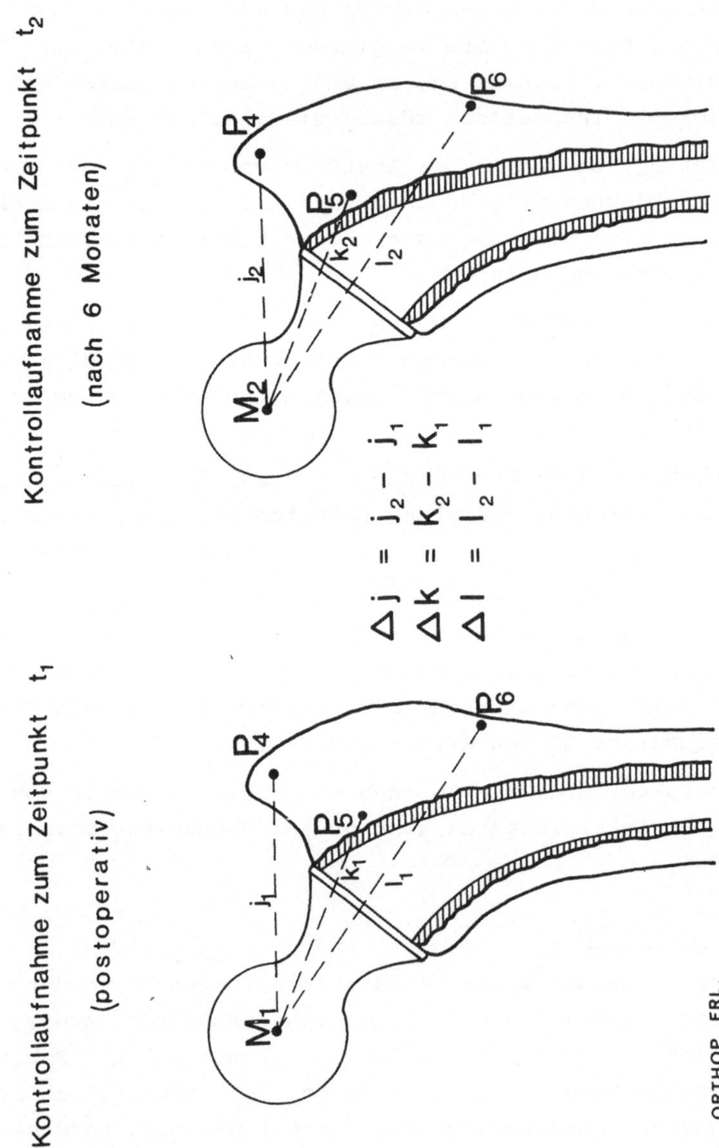

Abb. 17: Die Abstandsdifferenzen Δj, Δk, Δl des Prothesenkopfmittelpunktes zu den Markierungen P_4, P_5, P_6 sind ein Maß für die Lockerung.

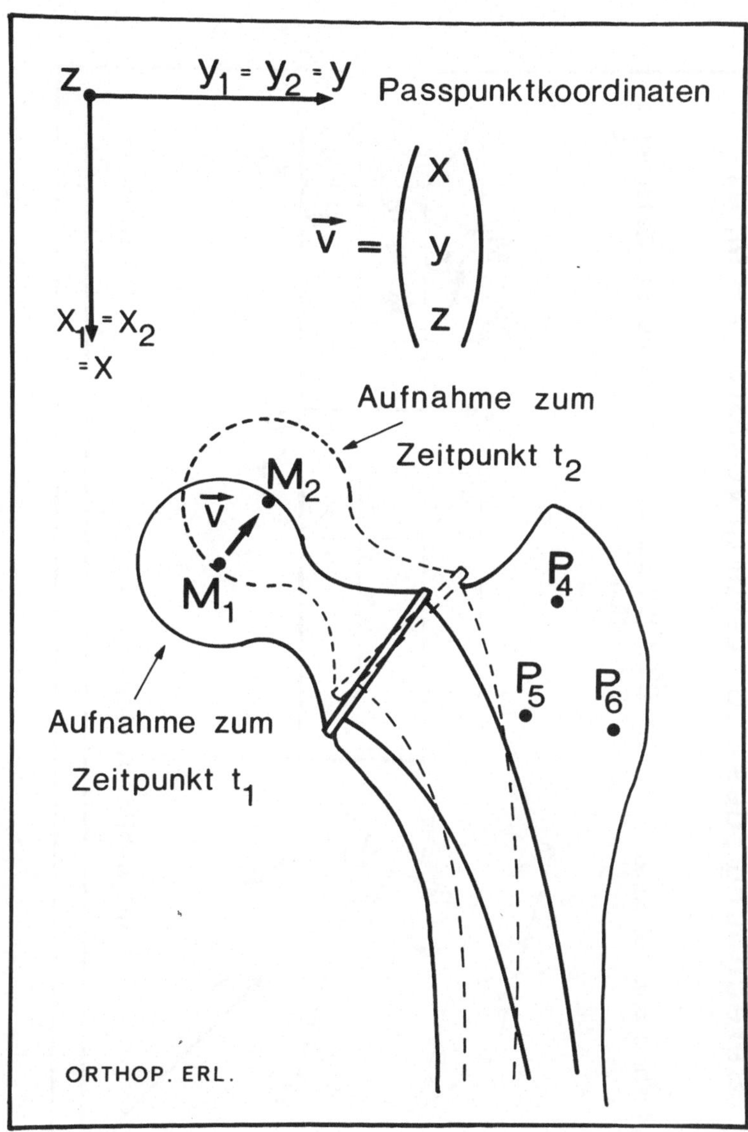

Abb. 18: Zur Definition des Lockerungsvektors $\vec{v}$:
Ist es zu einer Verlagerung der Schaftprothese zwischen den beiden Aufnahmen gekommen, so hat der Kopfmittelpunkt M_1 der Schaftprothese zum Zeitpunkt T_1 eine andere Raumlage als der Kopfmittelpunkt M_2 zum Zeitpunkt T_2. Die beiden Raumpunkte werden durch $\vec{v}$ verbunden.

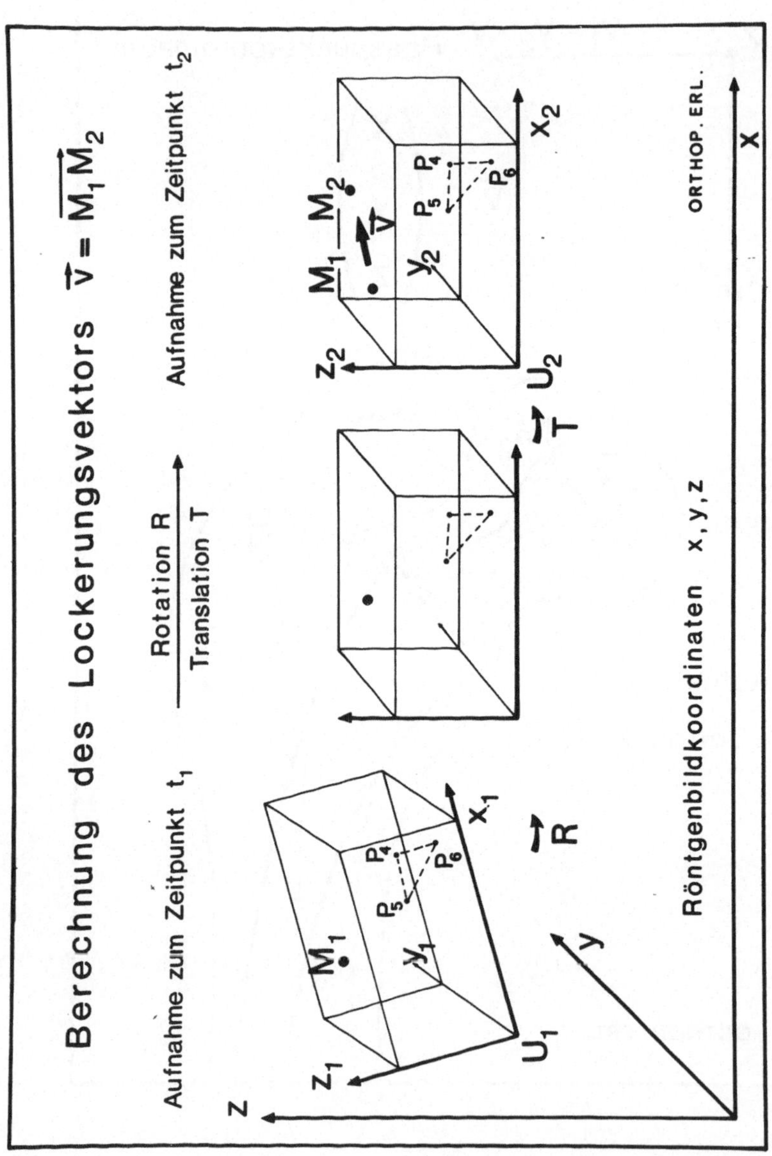

Abb. 19: Transformation der Meßmarken der ersten Aufnahme in die Meßmarken der zweiten Aufnahme zur analytischen Berechnung des Lockerungsvektors.

AUSWERTEFEHLER F` (in mm)

Auswerter ↓	Auswertung Nr. 1	2	3	4	5	6	MW ↓
Nr. 1	0.06	0.07	0.04	0.03	0.05	0.04	0.05
Nr. 2	0.07	0.10	0.05	0.20	0.06	0.13	0.10
Nr. 3	0.07	0.09	0.05	0.08	0.05	0.19	0.09
MW →	0.07	0.09	0.05	0.10	0.06	0.12	0.08

Orthop. Erl.

Abb. 20: Der Auswertefehler F' bei der Auswertung von 6 Stereoröntgen-Bildpaaren durch 3 verschiedene Auswerter.

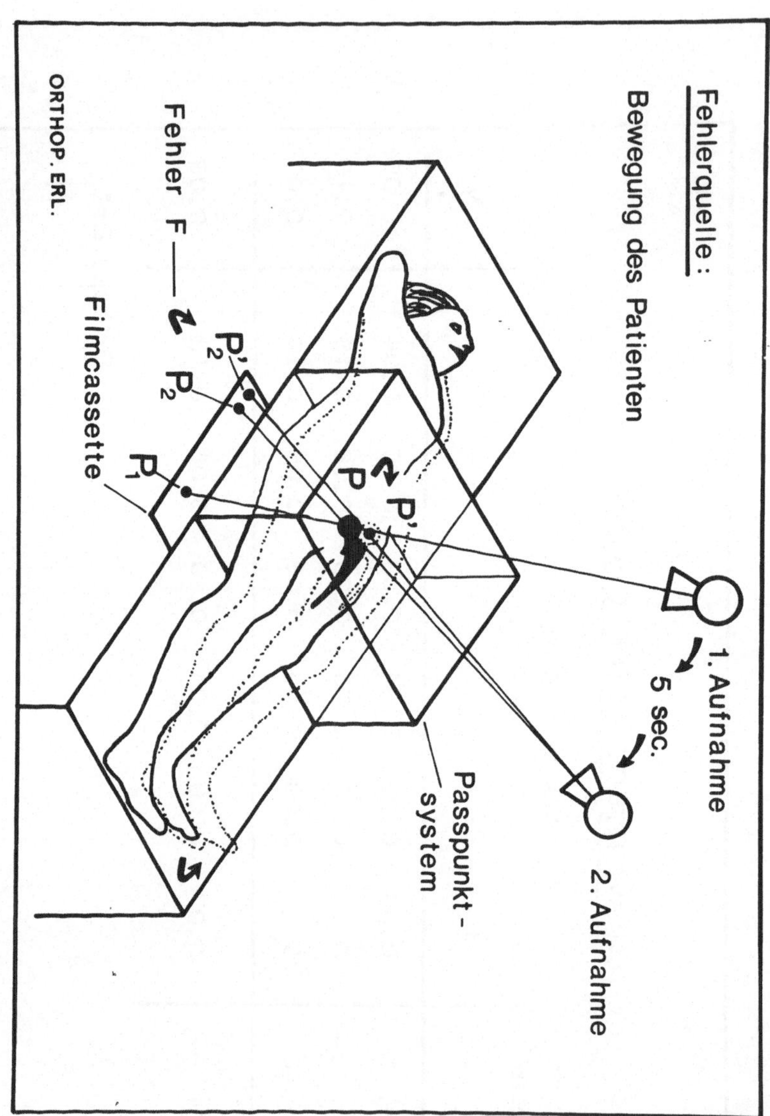

Abb. 21: Die Bewegung des Patienten zwischen 2 Röntgenaufnahmen bewirkt einen Aufnahmefehler F, der eine scheinbare Lockerung vortäuscht.

Auswerter mit einer mittleren Genauigkeit von 0,08 mm, bei einer Streuung von 0,04 mm, möglich ist (Abb. 20). Die Anfertigung von Stereoaufnahmen von Objekten aus unterschiedlichen Perspektiven ergab eine mittlere Meßgenauigkeit von 0,1 mm.

Zur Überprüfung der exakten Metrik wurden Stereoaufnahmen eines Knochens angefertigt, der in einem Lockerungsmeßtisch eingespannt war, mit dem definierte und reproduzierbare Verschiebungen mit einer Genauigkeit von 0,01 mm simuliert werden können. Es ergab sich, daß die simulierte Lokkerung auf 0,1 mm in den Raumkoordinaten und auf 5 Grad in der Richtung reproduzierbar ist.

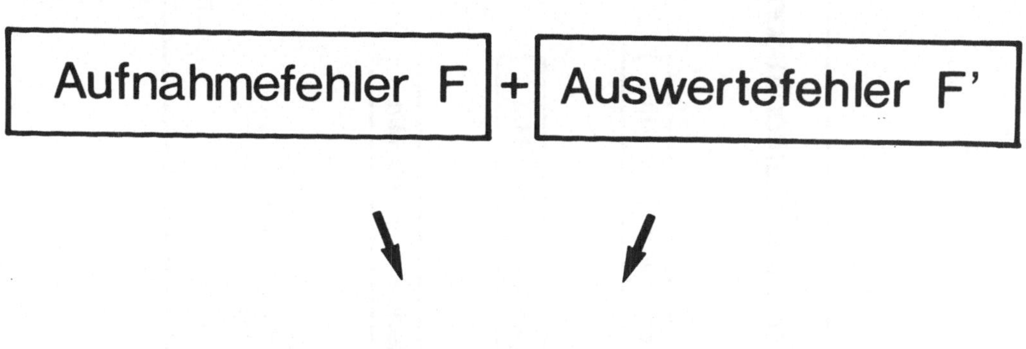

Abb. 22: Aufnahmefehler F und Auswertefehler F' ergeben eine Meßgenauigkeit s, die kleiner gleich 0,2 mm ist.

Einsatz des Verfahrens an Patienten

Bei Aufnahmen am Patienten resultiert eine zusätzliche Problematik durch evtl. Bewegungen des Patienten zwischen den beiden Aufnahmen (Abb. 21). Bewegungen des Patienten sind zwar leicht feststellbar, ein Ausgleich ist jedoch nur begrenzt möglich. Nach unseren bisherigen Erfahrungen ergibt sich eine reproduzierbare Genauigkeit der Lockerungsdiagnostik von 0,2 mm (Abb. 22).

Der gesamte Aufwand der von uns entwickelten computergestützten Methode zur Erfassung von Endoprothesenlockerungen ist in Abb. 23 zusammengefaßt. Auf die medizinische Anwendungsbreite der Methodik wird in (1) detailliert eingegangen.

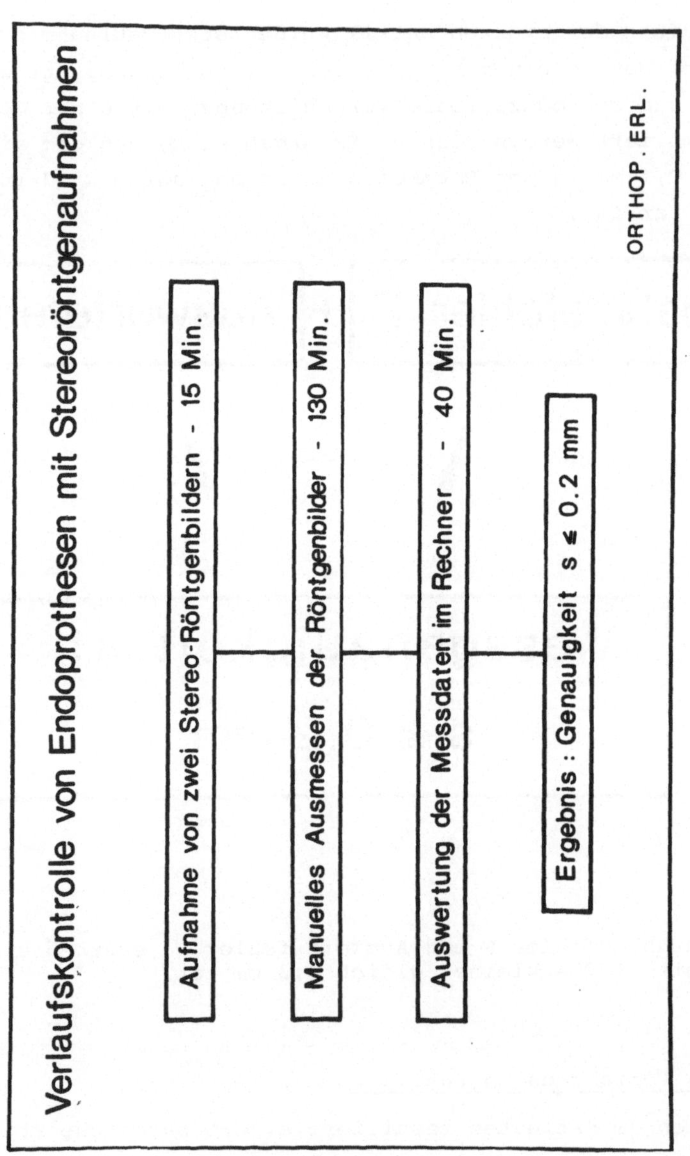

Abb. 23: Zeitaufwand für die Lockerungsberechnung durch die Auswertung von Stereo-Röntgenaufnahmen.

Literatur

(1) Probst, K.J., Herp, A., Leidel, W.: Stereo-radiologische Lokalisations-Diagnostik von Schalen- und Totalendoprothesen des Hüftgelenks; Arch. Orthrop. Traumat. surg. 92, 75-81, (1978)

THERAPIESIMULATION UND THERAPIEPLANUNG AM BEISPIEL DER STREPTOKINASE-BEHANDLUNG

Richter, O., Meyer, D., Reinhardt, D., Jacobi, E.
Institut für Medizinische Statistik und Biomathematik,
Kinderklinik und Medizinische Klinik C der Universität Düsseldorf

1. Problemstellung

Die Wirkung eines Pharmakons hängt nicht nur von der Dosis ab, sondern auch in entscheidendem Maße vom Dosierungsschema. Wenn Nebenwirkungen auftreten können, ist man bestrebt, den Blutspiegel innerhalb einer therapeutischen Bandbreite zu halten. Das ist nur möglich, wenn ein bestimmtes Therapieschema eingehalten wird. Andernfalls kommt es zu einer Akkumulation des Pharmakons oder die wirksame Konzentration wird unterschritten.

Problemstellungen dieser Art fallen in den Bereich der Pharmakokinetik: die Konzentrationsgrenzen sind durch den Pharmakologen festgelegt, wobei implizit Erfahrungen über die Dosiswirkungsbeziehung oder die Beziehung Dosis - Nebenwirkung eingehen.

Diese Probleme können mit den üblichen Methoden der Pharmakokinetik gelöst werden: für ein vorgegebenes Dosierungsschema lassen sich die maximalen und minimalen Konzentrationen des Pharmakons in dem interessierenden Kompartiment berechnen. Umgekehrt läßt sich das Dosierungsschema nach Vorgabe der Konzentrationsgrenzen ermitteln.

Die Wirkungsmechanismen der Pharmaka sind oft noch nicht soweit analysiert, daß eine mathematische Formulierung möglich ist. In diesen Fällen sind über die Pharmakokinetik hinaus keine Berechnungen möglich.

In Wirklichkeit lassen sich jedoch die Pharmakokinetik und die Wirkungsmechanismen des Pharmakons nicht trennen. Wenn man die Wirkungsmechanismen mit in die Modellbildung einbezieht, erhält man i.a. nichtlineare Differentialgleichungen. Aus ihnen läßt sich eine unmittelbare Beziehung zwischen Dosierungsschema und Wirkung herstellen. Die Lösung solcher Systeme ist i.a. nicht mehr analytisch darstellbar, so daß man auf numerische Lösungen angewiesen ist.

Um Dosierungsschemata vergleichen zu können, braucht man Kriterien für die Güte eines Dosierungsschemas, die sich mathematisch formulieren lassen. Solche Kriterien lassen sich nicht allgemein formulieren, sie hängen von der betrachteten Therapie ab.

Da die erforderlichen Rechenzeiten für die numerische Lösung von Differentialgleichungssystemen klein sind, lassen sich eine Vielzahl von Dosierungsmöglichkeiten durchspielen und anhand dieser Kriterien vergleichen.

Durch interaktive Gestaltung der Programme - die Dosierung kann während eines Simulationslaufes noch verändert werden - ist es möglich, eine klinische Situation zu simulieren, in der während der laufenden Therapie Entscheidungen getroffen werden müssen.

Simulationsmodelle dieser Art können zur individuellen Therapieplanung eingesetzt werden, wenn man die Konstanten sehr genau kennt (s. Inoue et al. (1)). Selbst wenn man die Konstanten nicht sehr genau kennt, so daß ein klinischer Einsatz des Modells nicht zu rechtfertigen ist, lassen sich Situationen simulieren, die sich im Versuch am Menschen nicht realisieren lassen, z.B. der Effekt einer Überdosierung.

Im folgenden wird ein Vergleichskriterium angegeben und auf den Vergleich von Dosierungsschemata der Streptokinasebehandlung angewendet.

2. Vergleichskriterien für Dosierungsschemata

Bei oraler Gabe oder bei Injektion wird ein Dosierungsschema definiert durch

$$S = \{(d_1,t_1), (d_2,t_2), \ldots, (d_n,t_n)\} \qquad [1]$$

wobei d_i die i-te Dosis bezeichnet und t_i das Dosierungsintervall.

Bei Infusion ist das Dosierungsschema definiert durch

$$S = (v(t), t_e) \qquad [2]$$

mit der Infusionsrate $v(t)$ und der Infusionsdauer t_e.
Sei $y(t)$ die Konzentration des Pharmakons im Wirkungskompartiment, und sei $r(t) = f(y(t))$ die Dosiswirkungsfunktion. Dann läßt sich als Vergleichskriterium das Integral

$$W(S) = \int_0^\infty f(y(t))dt \qquad [3]$$

formulieren. Das Integral kann dabei auch implizit definiert sein durch die Lösung eines Differentialgleichungssystems, das den Mechanismus der Wirkung beschreibt. W(S) ist ein Maß für die Gesamtwirkung des Pharmakons in Abhängigkeit vom Dosierungsschema S.

Es sind auch andere Kriterien denkbar, z.B. die Geschwindigkeit der Wirkung. Außerdem lassen sich noch Nebenbedingungen formulieren, z.B. daß die Nebenwirkungen eine bestimmte Grenze nicht überschreiten.

Das folgende Beispiel zeigt, wie sich W(S) anwenden und interpretieren läßt.

Ein Pharmakon mit der Eliminationskonstanten k wird intravenös injiziert. Das Dosierungsintervall und die applizierte Dosis werden als konstant angenommen. Es sei d die applizierte Dosis und τ das Dosietungsintervall. Die Blutspiegelverläufe nach 1,2,...,n Applikationen sind dann gegeben durch:

$$y(t) = de^{-kt} \qquad [4]$$

$$y(t) = d(1+e^{-k\tau})e^{-k(t-\tau)}, \quad t \geqq \tau \qquad [5]$$

$$y(t) = d\frac{1-e^{-nk\tau}}{1-e^{-k\tau}}\, e^{-k(t-n\tau)}, \quad t \geqq n\tau \qquad [6]$$

Das Pharmakon wird an einen Rezeptor gebunden, wobei der Anteil der besetzten Rezeptoren durch

$$r(t) = \frac{y(t)}{y(t)+K} \qquad [7]$$

gegeben ist. Dabei wird vorausgesetzt, daß die Bindung an den Rezeptor viel schneller erfolgt als die Konzentrationsänderungen des Pharmakons. Gleichung [7] folgt aus dem Massenwirkungsgesetz für die Bindung eines Pharmakons an den Rezeptor. Außerdem wird vorausgesetzt, daß die Wirkung proportional dem Anteil der besetzten Rezeptoren ist. Das Integral W(S) ist dann ein Maß für die Gesamtwirkung des Pharmakons. Im Falle einer enzymatischen Reaktion, d.h. das Pharmakon wird enzymatisch umgesetzt gemäß Gleichung [7], ist W(S) der Gesamtmenge des umgesetzten Pharmakons proportional.

Es soll untersucht werden, ob das Dosierungsschema bei gleicher Gesamtdosis einen Einfluß auf die Wirkung hat.

Die Wirkung einer einmaligen Injektion der Gesamtdosis wird verglichen mit der Wirkung einer zweimaligen Injektion der halben Dosis. Bei einmaliger Injektion ist

$$W(S_1) = \int_0^\infty \frac{de^{-kt}}{de^{-kt}+K}\, dt = \frac{1}{k}\, \ln\left(\frac{d+K}{K}\right) \qquad [8]$$

Bei zweimaliger Injektion der halben Dosis ist

$$W(S_2) = \int_0^\tau r(t)dt + \int_\tau^\infty r(t)dt$$

$$= \frac{1}{k} \ln \left[\frac{(\frac{d_0}{2} + K)(\frac{d_0}{2}(1 + e^{-k\tau_1}) + K)}{(\frac{d}{2} e^{-k\tau_1} + K) K} \right] \qquad [9]$$

Folgerung: es gilt $W(S_2) > W(S_1)$ für $K>0$, $k>0$ und $\tau>0$. D.h., bei einer Dosiswirkungsfunktion der Form Gl. [7] führt die zweifache Applikation der halben Dosis zu einer größeren Wirkung als die einfache Applikation der Gesamtdosis.

3. Simulation der Streptokinasetherapie

3.1 Reaktionsschema

Ziel der Streptokinasetherapie ist es, das körpereigene Plasminogen in Plasmin umzuwandeln, um die Auflösung von Thromben zu beschleunigen. Streptokinase bildet mit Plasminogen einen Aktivatorkomplex, ein Enzym mit estereolytischen Eigenschaften. Der Aktivator wandelt Plasminogen in die Protease Plasmin um: aus Plasminogen entstehen sowohl der Aktivator als auch Plasmin (s. Abb. 1). Streptokinase kann durch Streptokinaseantikörper gebunden werden.

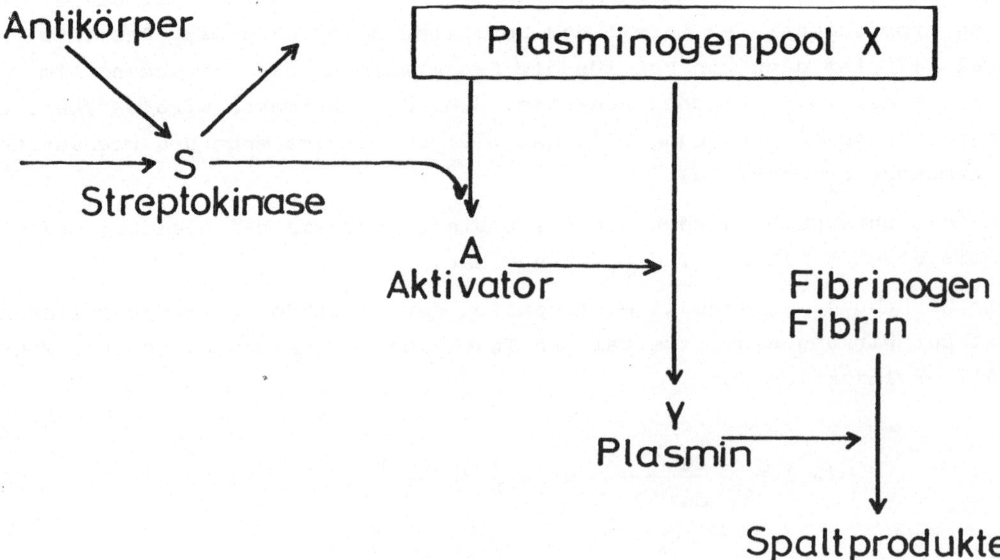

Abb. 1: Reaktionsschema der Streptokinasetherapie

3.2 Probleme der Dosierung

Da aus Plasminogen sowohl Aktivator als auch Plasmin entstehen, bewirkt eine zu hohe Dosierung, daß zuviel Plasminogen in Aktivator umgewandelt wird anstatt in Plasmin. Eine geringe Dosierung ist möglicherweise wirkungslos, da die Streptokinase von Antikörpern abgefangen wird.

Eine sehr hohe Anfangsdosierung (etwa 10^6 Einheiten Streptokinase) führt unmittelbar zu einer Plasminämie (Poliwoda (2)), verbunden mit einem schnellen Verbrauch des Plasminogenpools. Wenn der Plasminogenpool verbraucht ist, werden keine gerinnungshemmende Fibrinogen-Fibrin Spaltprodukte (FSP) erzeugt, so daß kein Schutz mehr besteht gegen Rethrombosen. Die Aufrechterhaltung eines hohen Spiegels von FSP wird daher von einigen Autoren (Hiemeyer (3)) als vorteilhaft angesehen.

3.3 Therapiekontrolle

Die Therapiekontrolle erfolgt über die Messung der Thrombinzeit, des Fibrinogens, der Spaltprodukte und des Plasminogens. Mit einem neuen Routineverfahren (Jacobi (4)) lassen sich Plasminogen und Aktivatorbestimmungen sehr schnell durchführen. Ein Schnelltest zur exakten Bestimmung der Streptokinaseantikörper fehlt jedoch, so daß eine individuelle Berechnung der Anfangsdosis nicht möglich ist.

3.4 Mathematisches Modell

Das in Abb. 1 dargestellte Reaktionssystem läßt sich durch das folgende Differentialgleichungssystem darstellen, wobei die Bezeichnungen gelten:

z : Antikörper
s_1 : Streptokinase im Blut
s_2 : Streptokinase außerhalb des Kompartments Blut (bei oraler Applikation)
x : Plasminogen
a : Aktivator
y : Plasmin
f : Fibrinogen
f_s : Spaltprodukte
v_i : Biosyntheseraten
k_i, K_i : kinetische Konstanten

$$\dot{z} = v_z - k_N z s_2 \qquad [10]$$

$$\dot{s}_1 = -k_r s_1 \qquad [11]$$

$$\dot{s}_2 = k_r s_1 - k_x x s_2 - k_N z s_2 - K_{sk} s_2 + v_o \qquad [12]$$

$$\dot{x} = -k_x x s_2 - \frac{k_a a x}{x + K_p} + v_p - K_x x \qquad [13]$$

$$\dot{a} = k_x s_2 x - K_a a \qquad [14]$$

$$\dot{y} = \frac{k_a a x}{x + K_p} - K_y y \qquad [15]$$

$$\dot{f} = \frac{k_f f y}{f + K_m} + v_f - K_f f \qquad [16]$$

$$\dot{f}_s = \frac{k_f f y}{f + K_m} - K_s f_s \qquad [17]$$

Das System (Gln. 10-17) ist festgelegt durch die kinetischen Konstanten und die Anfangsbedingungen. Als experimentelle Anfangswerte gehen in das System ein die Streptokinaseantikörperkonzentration z_o, der Plasminogenpool x_o und die Fibrinogenkonzentration f_o. Alle anderen Anfangswerte werden gleich Null gesetzt. Die Gleichungen beschreiben folgende Prozesse:

Gl. [10] : Biosynthese und Verbrauch des Streptokinaseantikörpers durch Reaktion mit Streptokinase

Gl. [11] : Übergang der Streptokinase in das Blut bei oraler Applikation

Gl. [12] : Bilanzgleichung der Streptokinase im Blut

Gl. [13] : Bilanzgleichung des Plasminogens

Gl. [14] : Bildung und Zerfall des Aktivators

Gl. [15] : Bildung und Zerfall von Plasmin

Gl. [16] : Spaltung, Synthese und Elimination von Fibrinogen

Gl. [17] : Bilanzgleichung der Spaltprodukte

Das Gleichungssystem läßt sich wahlweise auf orale Applikation ($v_o = 0$, $k_r > 0$) anwenden.

3.5 Vergleichskriterien für Dosierungsschemata

Als Vergleichskriterium wird Gl. [3] verwendet. Bei gleich hoher Dosierung wird dasjenige Dosierungsschema als besser betrachtet, bei dem mehr

Plasminogen in Plasmin umgewandelt wird.

$$W(S) = \int_0^t y(t',S)dt' \qquad [18]$$

Vom medizinischen Standpunkt aus gelten noch weitere Kriterien, die als Nebenbedingungen formuliert werden können, z.B. daß ein bestimmter Wert des Plasminogenpools nicht unterschritten werden darf.

Im folgenden wird jedoch Gl. [18] ohne Nebenbedingungen verwendet: es soll gezeigt werden, daß das Dosierungsschema bei gleicher Gesamtdosis die Wirkung beeinflußt.

3.6 Ablauf der Simulation

Das Differentialgleichungssystem wird numerisch gelöst nach Hammings modifiziertem Prediktor-Korrektor Verfahren, ein Verfahren 4. Ordnung mit Schrittweitensteuerung. Das Programm ist für den Dialogverkehr mit einem Bildschirmterminal ausgelegt. Der Benutzer ist in der Lage, die Therapie anhand der Werte von Plasminogen, Fibrinogen und der Thrombinzeit zu steuern, die nach Ablauf eines vorgegebenen Zeitintervalls auf dem Bildschirm erscheinen. Die Thrombinzeit wird nach der Näherungsformel

$$t_c = t_o(1 + f_s/K_s) \qquad [19]$$

berechnet. Während des Simulationslaufes erhält der Benutzer dieselben Informationen, die er in einer klinischen Situation erhalten würde. Erst nach Beendigung des Computerlaufes erscheinen die Verlaufskurven der Konzentrationen auf dem Bildschirm. Außerdem wird in jedem Lauf die Funktion W(S) berechnet.

Tabelle 1 zeigt das Ablaufprotokoll eines Simulationslaufes, Abb. 2 zeigt die resultierenden Verlaufskurven. Nach Eingabe der oralen Anfangsdosis (SKORAL), der Anfangswerte von Fibrinogen und Plasminogen, der Simulationszeit (SIMZEIT), dem zeitlichen Abstand zwischen zwei Applikationen (TT), der Infusionsrate (VO) und der Antikörperkonzentration (in SK Einheiten) wird der Simualtionslauf gestartet. Nach Ablauf des vorgegebenen Dosierungsintervalls (TT) kann eine neue Dosierung gewählt werden.

3.7 Der Einfluß des Dosierungsschemas auf die Wirkung

Für die praktische Durchführung einer Therapie ist es nützlich, den Einfluß des Dosierungsschemas auf die Wirkung zu kennen. Rein intuitiv würde man vermuten, daß bei gleicher Gesamtdosis das Dosierungsschema auf die Wirkung keinen Einfluß hat. Dabei wird der nichtlineare Charakter des Reaktionssystems jedoch vergessen.

Dieser Einfluß wurde anhand der folgenden Simualtionsläufe untersucht:

1. Insgesamt 1.2 10^6 Einheiten Streptokinase wurden über einen Zeitraum von 12 h injiziert (Tabelle 2.1), nach drei Dosierungsplänen.
2. Insgesamt 2.4 10^6 Einheiten wurden injiziert (Tabelle 2.2), nach drei Dosierungsplänen.

```
STREPTOKINASETHERAPIE ORAL/INFUSION          VERSION 2.1.'78

ORAL (1) ODER INFUSION (2) ?
INJEKTION ODER KONT. INFUSION ? (O,1)
EINGABE SKORAL, PLASMINOGEN, FIBRINOGEN, SIMZEIT, VO, TT, ANTIKÖRPER

THERAPIEBEGINN

ANTIKÖRPER = O       E
PLASMINOGEN = 100 IN % DER NORM
FIBRINOGEN = 100 IN % DER NORM
DOSIS       = 400 000 E SK

THERAPIEPROTOKOLL

ZEIT = 6 H        DOSIS = 400 000 E SK
PLASMINOGEN = 18.9 IN % DER NORM
FIBRINOGEN = 71    IN % DER NORM
THROMBINZEIT = 74 sec

NEUE DOSIS ?
EINGABE NEUE DOSIS
ZEIT = 12 H       DOSIS = 400 000 E SK
PLASMINOGEN = 14.61 IN % DER NORM
FIBRINOGEN = 60.89 IN % DER NORM
THROMBINZEIT = 66.81 sec

NEUE DOSIS ?
PLOT DER VERLAUFSKURVEN  (J/N)
```

Tabelle 1: Ablaufprotokoll der Streptokinasetherapiesimulation

Der Wert von W(S) nach t = 16 h diente als Vergleichskriterium. Dabei wurde der maximale Wert von W(S) gleich 100% gesetzt. Bei allen Simulationsläufen wurde die Antikörperkonzentration gleich Null gesetzt.

Verlaufskurven des in Tabelle 1 dokumentierten Simulationslaufes (Applikation von 400 000 Einheiten Streptokinase zu den Zeiten t = 0,6 und 12 h)

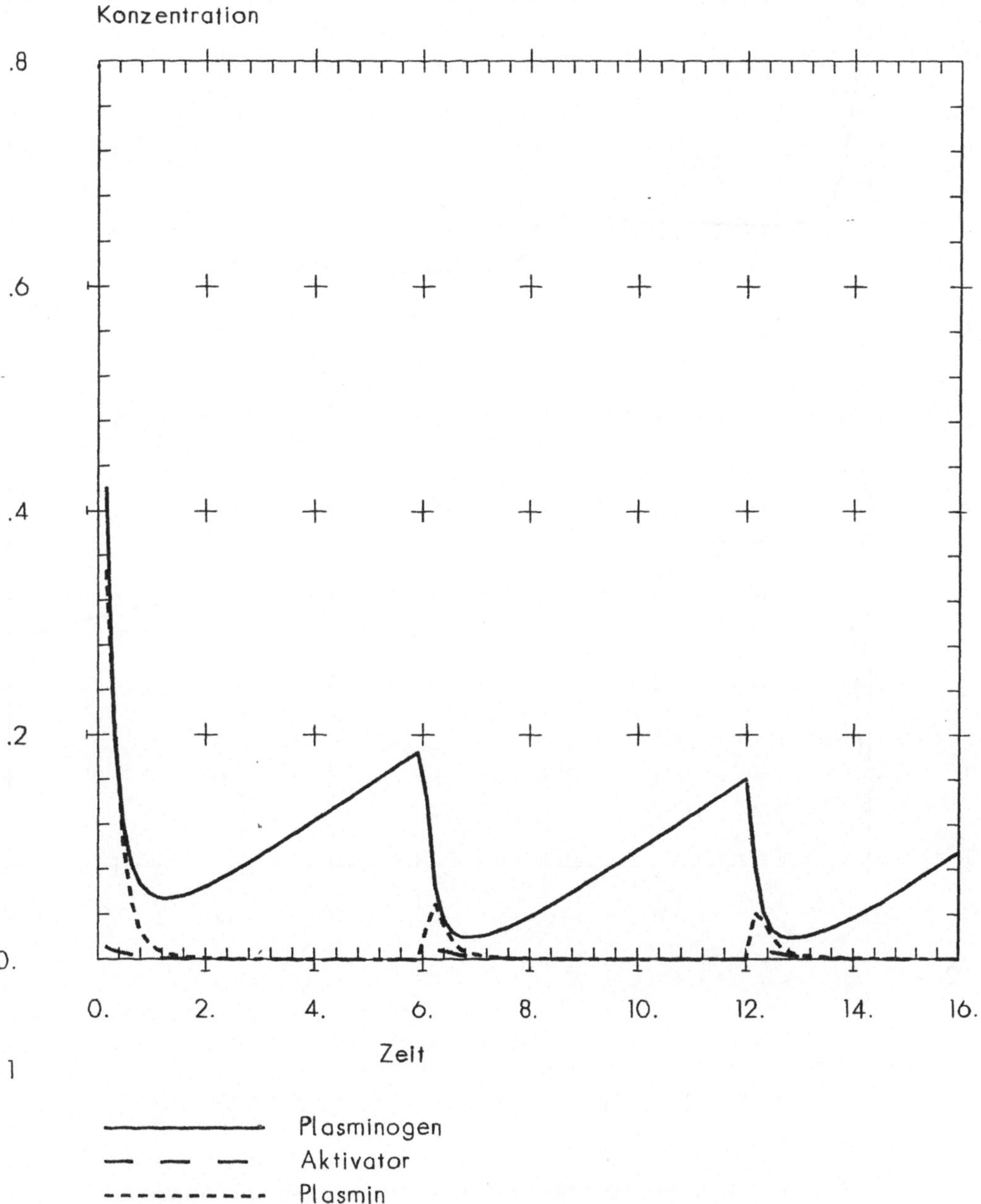

Abb. 2a: Verlauf von Plasminogen, Plasmin und Aktivator

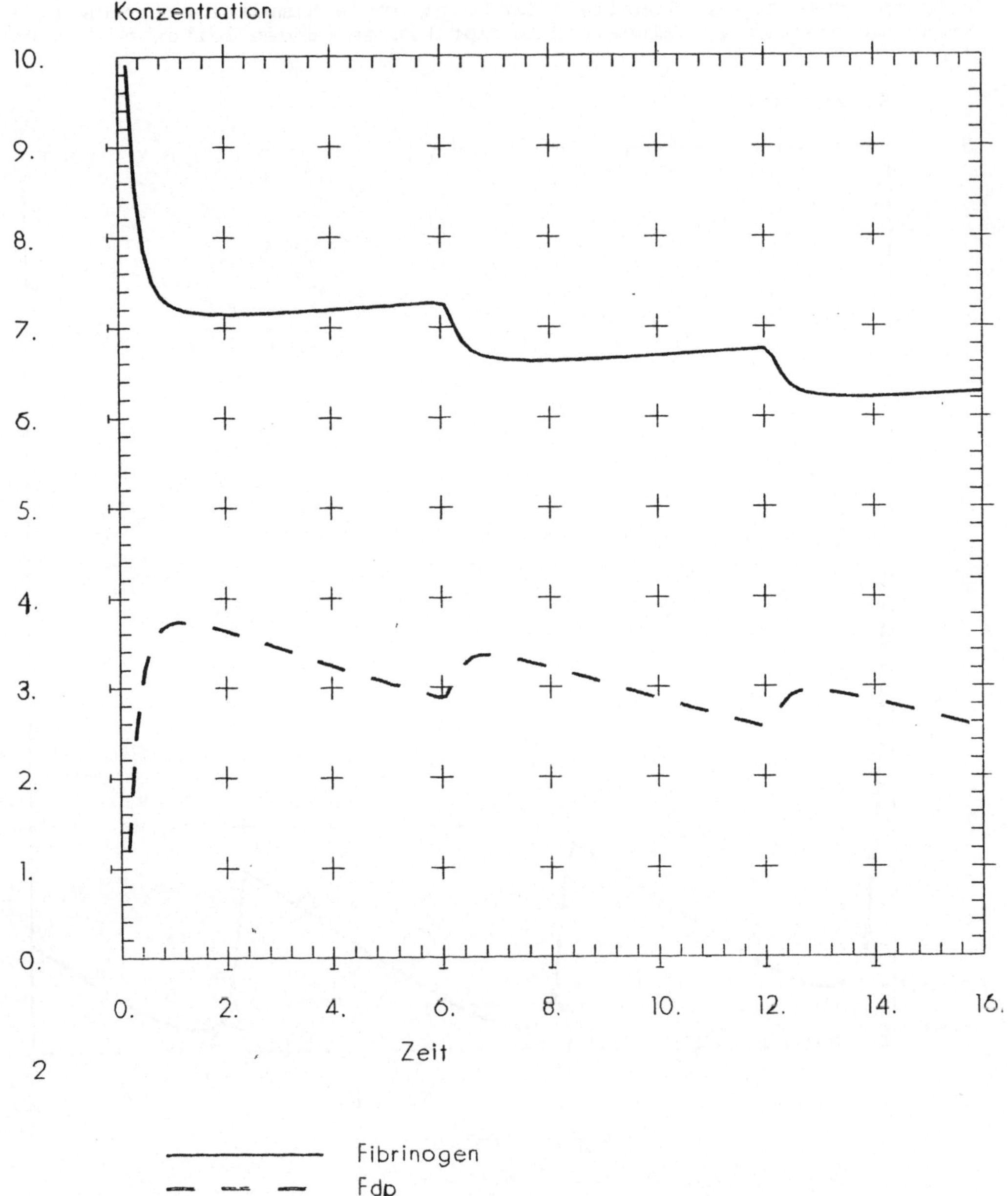

Abb. 2b: Verlauf von Fibrinogen und Fibrinogenspaltprodukten

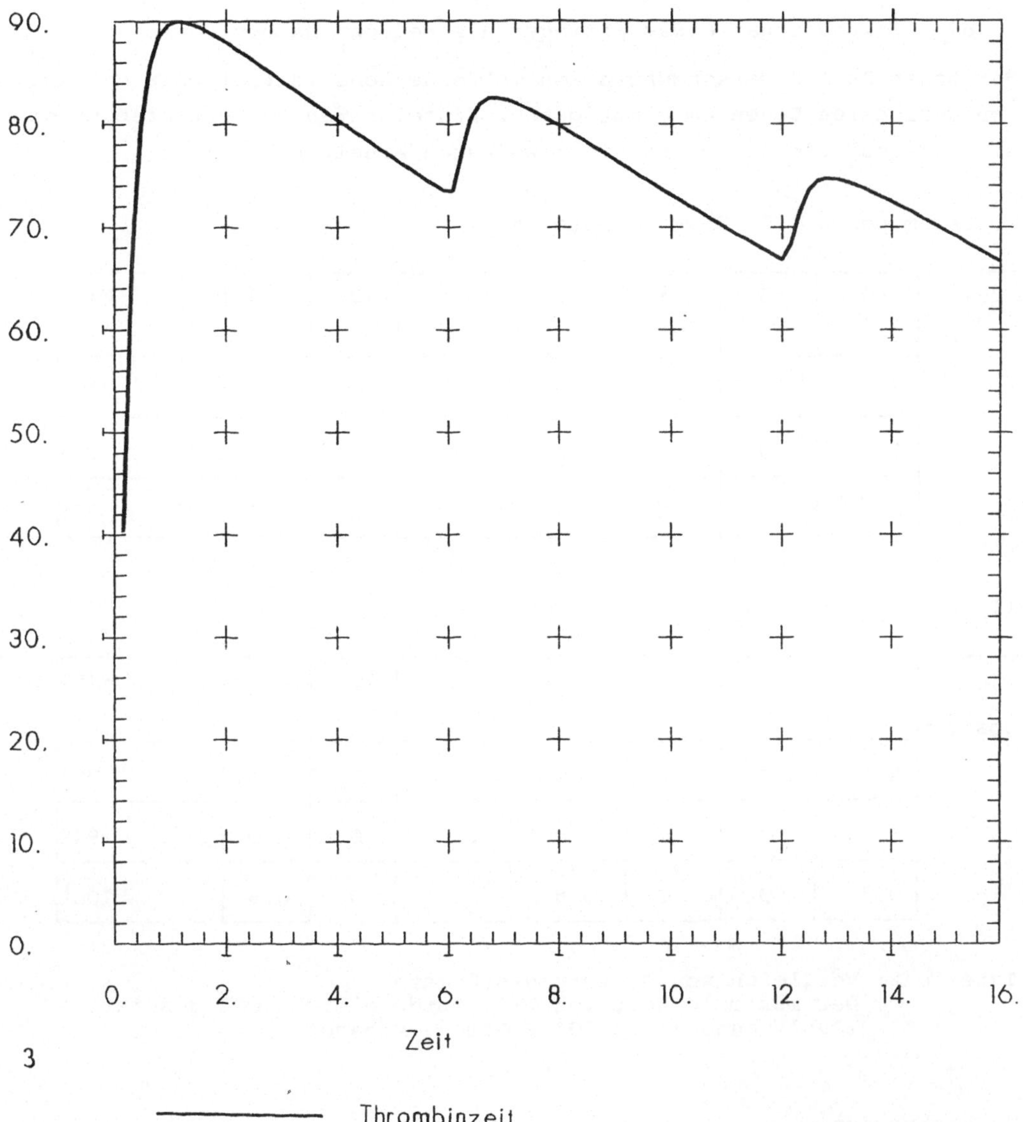

Abb. 2c: Verlauf der Thrombinzeit

Tabelle 2 zeigt zwei interessante Resultate:

1. Bei gleicher Gesamtdosis sind multiple Injektionen günstiger als eine einmalige Injektion der Gesamtdosis.
2. Verdoppelung der Gesamtdosis (in dem gewählten Dosisbereich) führt nicht zu einer Verdopplung der Wirkung. Bei einmaliger Injektion ist

die Wirkung sogar etwas geringer als bei der halben Dosis.

Bei hoher Antikörperkonzentration ist eine hohe Initialdosis gefolgt von geringeren Dosen am günstigsten. Einzelheiten der entsprechenden Simulationsläufe werden in einer weiteren Arbeit publiziert.

I. Gesamtdosis 1.2 10^6 E Streptokinase

Zeit / Dosis	0	2	4	6	8	10	12	W(S)
	1.2	0	0	0	0	0	0	81%
	0.6	0	0	0	0.6	0	0	92%
	0.4	0	0	0.4	0	0	0.4	95%

II. Gesamtdosis 2.4 10^6 E Streptokinase

Zeit / Dosis	0	2	4	6	8	10	12	W(S)
	2.4	0	0	0	0	0	0	75%
	1.2	0	0	0	1.2	0	0	94%
	0.8	0	0	0.8	0	0	0.8	100%

Tabelle 2: Vergleich von Dosierungsschemata
Der maximale Wert von W(S) wurde gleich 100% gesetzt.
(Zahlenangaben in 10^6 E Streptokinase)

4. Diskussion

Die Ergebnisse der Simulationsstudie der Streptokinasetherapie zeigen, daß Modelle, die über die Pharmakokinetik hinaus die Wirkungsmechanismen des Pharmakons miteinbeziehen, den Vergleich von Dosierungsschemata bezüglich ihrer Wirkung ermöglichen. Um solche Modelle klinisch einsetzen zu können, insbesondere zu quantitativen Therapievorschlägen, muß jedoch erst genügend Erfahrung über die Aussagekraft des zugrundeliegenden mathematischen Modells gewonnen werden. Dazu sind zunächst unbekannte Modellparameter aus klinischen Verlaufsdaten zu schätzen. Ein neues Verfahren dazu wird von Meyer (5) vorgeschlagen.

Danach muß geprüft werden, ob es möglich ist, mit den geschätzten Parametern Therapieläufe genügend genau vorherzusagen.

In vielen Fällen lassen sich zunächst Literaturwerte für die Parameter, z.B. enzymkinetische Konstanten, in das Modell einsetzen, so daß man zumindest vernünftige Größenordnungen für die Parameter hat. Man erhält so bereits gute qualitative Voraussagen.

Während die Aufstellung von Modellen und die Erstellung von Simulationsprogrammen nur relativ kurze Zeit benötigen, ist die Weiterentwicklung bis zur klinischen Anwendungsreife sehr langwierig, u.a. wegen der Beschaffung der Daten. Neben dem langfristigen Ziel einer klinischen Anwendung, d.h. der Berechnung von Dosierungen für einen konkreten Fall, lassen sich weitere Teilziele durch folgende Punkte charakterisieren:

1. Zusammenfassung von Information über die Kinetik oder die Wirkungsmechanismen einer Chemotherapie in einem mathematischen Modell.
2. Simulation alternativer hypothetischer Wirkungsmechanismen.
3. Simulation klinischer Experimente, die sich am Patienten nicht durchführen lassen, z.B. den Effekt einer Überdosierung.

Dazu noch ein Zitat aus einer Simulationsstudie von David Garfinkel (6):

As this is a situation, where the behavior of everything is a function of other things, each of which is in turn a function of other things, it seems improbable that useful predictions can be made without some techniques of this type.

Literatur

(1) Inoue, M. et al.: Optimal Control of Medical Treatment: Adaptive Control of Blood Glucose Level in Diabetic Coma; Comp. Biomed. Res. 9, 217-228, (1976)

(2) Poliwoda, H.: Zur Physiologie und Biochemie des fibrinolytischen Systems.
In: Schneider, K.W. (Hrsg.): Fibrinolytische Therapie; Die Medizinische Verlagsgesellschaft GmbH, Marburg (Lahn), (1974)

(3) Hiemeyer, V.: Grundlagen und Durchführung der fibrinolytischen Therapie.
In: Hiemeyer, V. (Hrsg.): Die Thrombolytische Behandlung des Myokardinfarktes; F. K. Schattauer Verlag, Stuttgart-New York, (1971)

(4) Jacobi, E., Karges, H.E., Heimburger, N.: Plasminogenbestimmung als Routinetest; Deutsch. Med. Wochenschr. 101, 1220-1225, (1976)

(5) Meyer, D., Richter, O.: Numerische Aspekte der Modellanpassung an experimentelle Daten am Beispiel der Streptokinasebehandlung, (im vorliegenden Band)

(6) Garfinkel, D., Achs, J.: Simulation of the detailed Regulation of Glycolytic Oscillations in a Heart Supernatant Preparation; Comp. Biomed. Res. 2, 92-110, (1968)

DIGITALE SIMULATION EINES MATHEMATISCHEN MODELLS ZUM JODSTOFFWECHSEL

Grass, P., Habermehl, A.
Theoretische und experimentelle Radiologie, Radiologiezentrum der Philipps-Universität, Marburg/Lahn

Einleitung

Ziel unserer Arbeit war die quantitative Deutung von Ergebnissen nuklearmedizinischer Tests, die bei der Untersuchung von Schilddrüsenpatienten gebräuchlich sind. Eine solche quantitative, kausale Interpretation verlangt die mathematische Formulierung und Beschreibung des Systems.

Zur Deutung des Radiojodzweiphasentests genügt es, das physiologische System Jodstoffwechsel im Fließgleichgewicht zu betrachten, ein Rückkopplungsmechanismus kann hier noch außer Betracht bleiben. Das Prinzip von Suppressions- und Stimulationstest beruht dagegen auf der Auslenkung eines regelbaren Systems aus der Gleichgewichtslage und der Beobachtung der Rückkehr in die Gleichgewichtslage. Deshalb muß hierbei zur adäquaten Darstellung der Vorgänge der Rückkopplungsmechanismus und die Bindung der Schilddrüsenhormone an Transportproteine bei dem mathematischen Modell berücksichtigt werden.

Bei Annahme eines Fließgleichgewichts reduziert sich die Aufgabe der mathematischen Darstellung der Vorgänge bei der nuklearmedizinischen Untersuchung des Jodstoffwechsels mit Hilfe von Radiojod auf die Betrachtung von Verteilungsvorgängen in einem Multikompartment-System. Zur mathematischen Beschreibung des dynamischen Verhaltens eines solchen Systems sind simultane, lineare Differentialgleichungen erster Ordnung adäquat und geeignet.

Die Ergebnisse der klinischen Untersuchungen lassen sich als zeitlicher Verlauf der spezifischen Aktivität in bestimmten Kompartments deuten. Die Retentionskurven sind Komponenten des Lösungsvektors des Differentialgleichungssystems. Für die Diskussion des Modells ist also dieser Lösungsvektor zu ermitteln.

Berücksichtigt man im Modell den Rückkopplungsmechanismus und die Bindung der freien Schilddrüsenhormone an Transportproteine, handelt es sich nicht mehr um ein lineares System. Die Turnoverraten können nicht mehr als konstant angenommen werden, ebenso sind die Poolgrößen zeitlich veränderlich.

Analytische Methoden zur Lösung des gekoppelten Differentialgleichungssystems für diesen Fall, wie etwa die Linearisierung des Systems mit Hilfe der Laplace-Transformation oder die Darstellung als Eigenwertproblem, können hier wegen der Komplexität des Systems nicht angewandt werden. Ein leistungsfähiges Verfahren zur Behandlung des Differentialgleichungssystems stellt aber die digitale Simulation dar. Wir haben deshalb für unseren Fall die Simulationsprogrammsysteme CSMP von IBM und SIKOS von Siemens eingesetzt. Diese Programmsysteme sind von ihrer Struktur her für die Behandlung von umfangreichen Differentialgleichungssystemen beliebiger Ordnung geeignet.

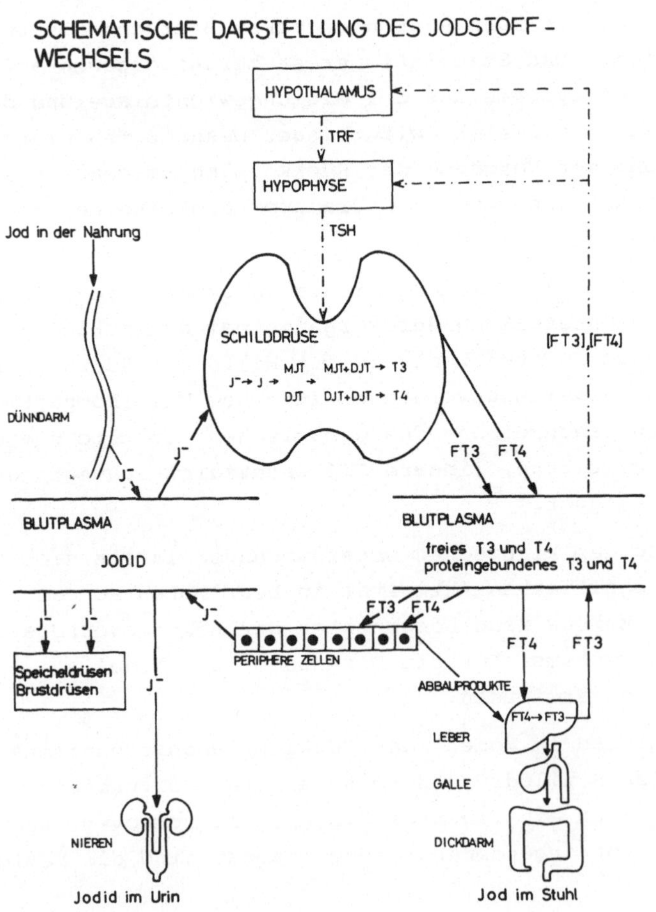

Abb. 1

Modellentwicklung

Ich möchte hier unsere Überlegungen zur Entwicklung der Modelle darlegen und einige Ergebnisse von Simulationsläufen zeigen; auf Eigenschaften und Unterschiede zwischen beiden Simualtionssystemen wird an anderer Stelle eingegangen.

Abbildung 1 stellt schematisch das Jodstoffwechselgeschehen dar, so wie es heute allgemein angenommen wird, und wie wir es der mathematischen Formulierung zugrunde gelegt haben. Es handelt sich um ein offenes System, das Jod mit der Nahrung aufnimmt und via Stuhl und Urin wieder ausscheidet.

Im System selbst nimmt Jod an verschiedenen biochemischen Reaktionen und Verteilungsvorgängen teil. Jod ist Hauptbaustein der Schilddrüsenhormone Thyroxin und Trijodthyronin. Die Regelung des Schilddrüsenhormonstoffwechsels geschieht über einen negativen Rückkopplungsmechanismus, in dem Hypothalamus und Hypophysenvorderlappen wesentliche Regelkreis-Komponenten sind.

Zur Beurteilung der diagnostischen Situation eines einzelnen Patienten und für allgemeine Einsichten in dieses System stehen als experimentelle Daten aus nuklearmedizinischen Untersuchungen Meßwerte über den zeitlichen Verlauf der Radioaktivität in der Schilddrüse, im Hormonpool und im Urin zur Verfügung. Außerdem sind die Jodid- und Hormonkonzentrationen im Plasma bekannt.

Ausgangspunkt für eine Modellentwicklung zur Deutung dieser Größen im Hinblick auf eine optimale Anpassung der theoretischen an gemessene Werte bildet das 3-Kompartmentmodell von Douglas Riggs. Das Modell in Abbildung 2 zeigt qualitativ schon das richtige Verhalten, wie der simulierte Verlauf der zugehörigen Retentionskurve über der Schilddrüse zeigt. Die experimentellen Werte sind durch Kreuze gekennzeichnet. Die Anpassung, für deren Güte die mittlere quadratische Abweichung als Kriterium genommen wurde, läßt sich verbessern, wenn man das Jodidkompartment 1 in Jodid im Plasma und Jodid im Extravasalraum splittet, wie es bei Modell 2 geschehen ist. Dadurch läßt sich die zeitliche Lage des Maximums bei den simulierten Kurven beeinflussen. Außerdem wird ein Jodidverlust der Schilddrüse berücksichtigt; dieser korrigiert bei fest vorgegebener Jodidaufnahme der Schilddrüse die Höhe des Maximums. Eine für unsere Zwecke bereits brauchbare Lösung erhält man mit dem Modell 3, bei dem das Schilddrüsenkompartment 3 in ein Hormonsynthese- und ein Hormonspeicherkompartment geteilt wurde. Dies bewirkt bei den simulierten Retentionskurven eine Verzögerung im Anstieg der Radioaktivität. Die zunehmende Annäherung an die gemessenen Werte, die man beim Fortschreiten von Modell I nach Modell III erreicht, wird in der oberen Darstellung deutlich.

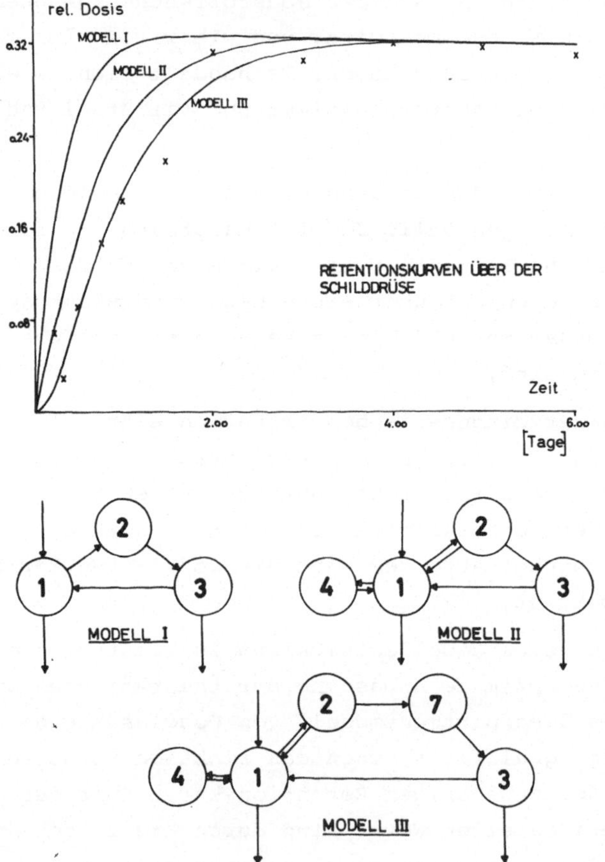

Abb. 2

Entsprechend sind wir bei der Anpassung der Simulationskurven an Werte, die im Hormonkompartment und im Urin gemessen werden, vorgegangen. Leitgedanke bei der Modellentwicklung war immer die optimale Anpassung bei einem Minimum an unbestimmten Parametern.

Abbildung 3 zeigt das Modell, mit dem wir schließlich unsere Simulationsläufe durchgeführt haben. Es folgt aus dem Modell III der vorigen Abbildung durch Einfügen der Hormonjodkompartments 8 bis 11.

MULTIKOMPARTMENT-MODELL DES JODSTOFFWECHSELS

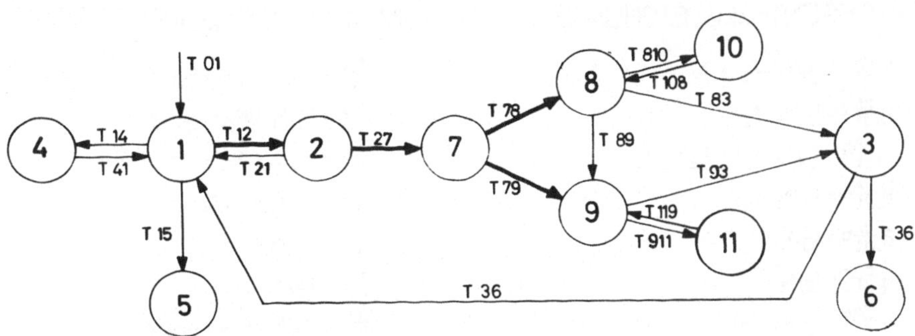

KOMPARTMENT 1: Jodid im Plasma
2: Jod im formalen Syntheseraum der Schilddrüse
3: Hormonjod im EVR
4: Jodid im EVR
5: Jodid im Urin
6: organisch gebundenes Jod im Stuhl
7: Jod im Hormonspeicher der Schilddrüse
8: Jod im freien Plasmathyroxin
9: Jod im freien Plasmatrijodthyronin
10: Jod im gebundenen Plasmathyroxin
11: Jod im gebundenen Plasmatrijodthyronin

Abb. 3

Es handelt sich um ein offenes 11-Kompartment-System. Die Aufteilung in Kompartments ist gröber als bei den Modellen von Berman und De Groot, jedoch für die vorliegende Aufgabenstellung, die quantitative Deutung der aus nuklearmedizinischen Standarduntersuchungen stammenden Ergebnisse, hinreichend. Die Bedeutung der einzelnen Kompartments ist unter dem Modellschema angegeben. Die Übergangsraten T_{ij} sind als absolute Mengen an Jod, die täglich vom Kompartment i nach Kompartment j fliessen, zu verstehen.

Die vom Rückkopplungsmechanismus betroffenen Übergangsraten sind stärker hervorgehoben. Es handelt sich dabei um die Jodidaufnahme der Schilddrüse, die Hormonsynthese- und Sekretionsraten.

Die mathematische Formulierung des zeitlichen Verhaltens der spezifischen Aktivität liefert ein gekoppeltes Differentialgleichungssystem.

Die Poolgrößen sind im steady-state konstant; ihre zeitliche Ableitung verschwindet; die Summe der Ein- und Ausflüsse der einzelnen Kompartments ist gleich Null. Die Größen K_{ij} stellen relative Übergangsraten dar.

DIFFERENTIALGLEICHUNGSSYSTEM ZUM MODELL DES JODSTOFFWECHSELS

$$P_1\frac{dA_1}{dt} = T_{21}(A_2-A_1) + T_{31}(A_3-A_1) + T_{41}(A_4-A_1)$$
$$P_2\frac{dA_2}{dt} = T_{12}(A_1-A_2)$$
$$P_3\frac{dA_3}{dt} = T_{83}(A_8-A_3) + T_{93}(A_9-A_3)$$
$$P_4\frac{dA_4}{dt} = T_{14}(A_1-A_4)$$
$$P_5\frac{dA_5}{dt} = T_{15}A_1$$
$$P_6\frac{dA_6}{dt} = T_{36}A_1$$
$$P_7\frac{dA_7}{dt} = T_{27}(A_2-A_7)$$
$$P_8\frac{dA_8}{dt} = T_{78}(A_7-A_8) + T_{108}(A_{10}-A_8)$$
$$P_9\frac{dA_9}{dt} = T_{79}(A_7-A_9) + T_{89}(A_8-A_9) + T_{119}(A_{11}-A_9)$$
$$P_{10}\frac{dA_{10}}{dt} = T_{810}(A_8-A_{10})$$
$$P_{11}\frac{dA_{11}}{dt} = T_{911}(A_9-A_{11})$$

$$\frac{dP_1}{dt} = T_{01} + K_{21}P_2 + K_{31}P_3 + K_{41}P_4 - (K_{12}+K_{14}+K_{15})P_1$$
$$\frac{dP_2}{dt} = K_{12}P_1 - (K_{21}+K_{27})P_2$$
$$\frac{dP_3}{dt} = K_{83}P_8 + K_{93}P_9 - (K_{31}+K_{36})P_3$$
$$\frac{dP_4}{dt} = K_{14}P_1 - K_{41}P_4$$
$$\frac{dP_5}{dt} = K_{15}P_1$$
$$\frac{dP_6}{dt} = K_{36}P_3$$
$$\frac{dP_7}{dt} = K_{27}P_2 - (K_{78}+K_{79})P_7$$
$$\frac{dP_8}{dt} = K_{78}P_7 + K_{108}P_{10} - (K_{83}+K_{89}+K_{810})P_8$$
$$\frac{dP_9}{dt} = K_{79}P_7 + K_{89}P_8 + K_{119}P_{11} - (K_{93}+K_{911})P_9$$
$$\frac{dP_{10}}{dt} = K_{810}P_8 - K_{108}P_{10}$$
$$\frac{dP_{11}}{dt} = K_{911}P_9 - K_{119}P_{11}$$

$$T_{ij} := K_{ij}P_i$$

Abb. 4

Simulation des Radiojod-2-Phasen-Tests

Mit diesem Modell läßt sich der Radiojod-2-Phasen-Test nachbilden. Bei diesem Test wird nach Applikation der Aktivität der zeitliche Verlauf der spezifischen Aktivität über der Schilddrüse und im proteingebundenen Hormon beobachtet. Die so gewonnenen Retentionskurven geben Auskunft über den funktionellen Zustand der Schilddrüse. Die Annahme einer konstanten Poolgröße bei dem Radiojod-2-Phasen-Test ist sicher gerechtfertigt, da bei einer Testdauer von maximal 10 Tagen eine eventuelle Veränderung vernachlässigt werden kann.

In Abbildung 5 sind einige typische Ergebnisse des Radiojod-2-Phasen-Tests simuliert worden. Wie in der Nuklearmedizin üblich, ist nicht die spezifische Aktivität, sondern der relative Anteil der verabreichten Dosis in der Schilddrüse und im proteingebundenen Hormon gegen die Zeit aufgetragen. Aus Normierungsgründen ist die relative Dosis im PBJ mit dem Faktor 15 multipliziert worden.

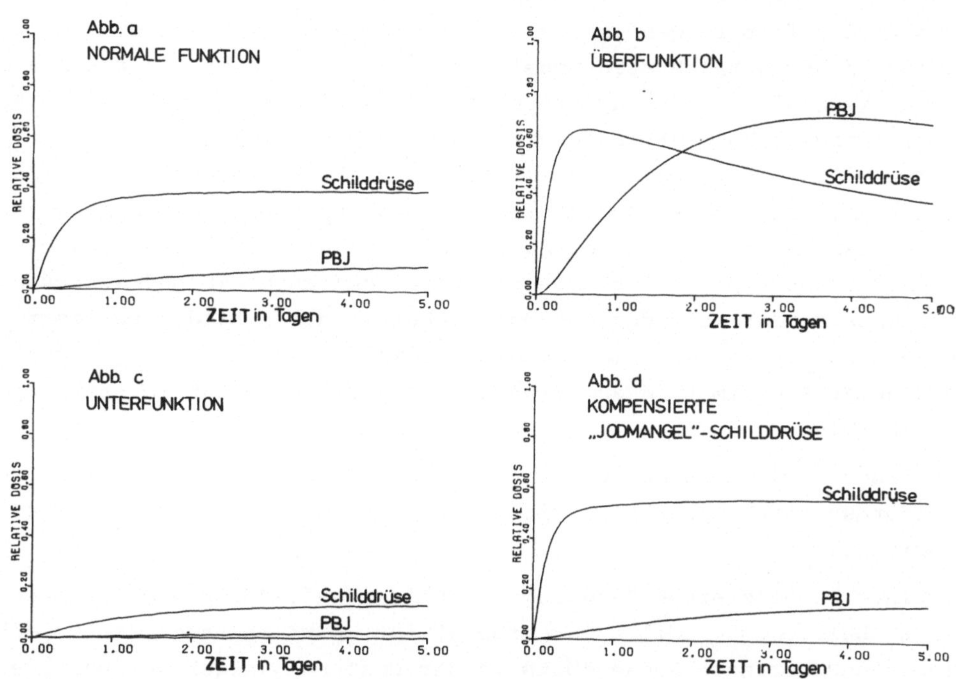

Abb. 5

Abbildung 5, Teil a zeigt das Ergebnis des Radiojod-Tests bei einem Schilddrüsengesunden. Nicht nur der qualitative Verlauf, sondern auch die quantitativen Größen der Übergangsraten und Poolgrößen stimmen sehr gut mit den klinischen Resultaten überein.

Abbildung 5, Teil b zeigt die Ergebnisse, wie sie bei einer Überfunktion der Schilddrüse gefunden werden. Die Schilddrüsenüberfunktion hat ihre Ursache, nach heute allgemeiner Annahme, in einer permanenten Stimulation durch pathologische Stimulatoren wie LATS, HTS und EPF. Diese bewirken ein Ansteigen der Jodidaufnahme, Hormonsynthese und Hormonsekretion auf das drei- bis vierfache des normalen Wertes. Nach Änderung der Modellparameter entsprechend den realen Werten lieferte die Simulation das Resultat der Abbildung 5, Teil b. Durch die erhöhte Jodidaufnahme erfolgt der Aktivitätsanstieg sehr rasch; die hohen Sekretionsraten bewirken einen schnellen Abfall der Aktivität in der Schilddrüse und entsprechend schnellen Anstieg im proteingebundenen Hormon.

Abbildung 5, Teil c zeigt das Simulationsergebnis einer Schilddürsenunterfunktion. Klinisch unterscheidet man drei Arten einer Hypothyreose, wovon zwei auf Störungen im Reglermechanismus zurückzuführen sind und mit dem bisher betrachteten Modell noch nicht simuliert werden können. Dagegen kann die primäre Hypothyreose, die auf dem Unvermögen der Schilddrüse, Jodid zu konzentrieren und Hormon zu synthetisieren, beruht, schon mit dem Multikompartmentsystem im Fließgleichgewicht behandelt werden. Durch Verkleinerung der Jodidaufnahme- und Hormonsyntheseraten erreicht man den langsamen Anstieg der Aktivität über der Schilddrüse, wie er für diesen Zustand typisch ist. Die niedrige Jodidaufnahme bedingt auch, daß sich im Laufe der Zeit der Hormonspeicher in der Schilddrüse leert und danach nur sehr wenig Hormon sezerniert werden kann. Der Hormonmangelzustand zeigt sich im Bild an der geringen Radioaktivität im proteingebundenen Hormon.

Allerdings erhält man das gleiche Ergebnis, wenn der Jodidverlust der Schilddrüse stark vergrößert wird, was klinisch einer Jodfehlverwertung entspricht.

Bei einer kompensierten "Jodmangel-Schilddrüse", deren Simulationsergebnis in Abbildung 5, Teil d dargestellt ist, wird das radioaktive Jod infolge eines geringen Jodangebots in der Nahrung weniger verdünnt, so daß eine erhöhte Jodidaufnahme vorgetäuscht wird. Die Simulation erfolgt durch Erhöhung der Jodidaufnahme- und der Hormonsyntheseraten bei normalen bis niedrigen Hornonsekretionsraten.

Die simulierten Retentionskurven zeigen, daß das Modell die Ergebnisse des Radiojod-2-Phasen-Tests nicht nur qualitativ, sondern auch quantitativ nachbilden kann und damit prinzipiell in der Lage ist, aus nuklearmedizinischen Meßergebnissen über eine Simulation die gesuchten Parameter, die Übergangsraten, quantitativ zu bestimmen.

Wir haben uns bei den Untersuchungen besonders darum bemüht, nur die Parameter in das Modell einzuführen und zu verändern, die sich auch physiologisch und damit klinisch interpretieren lassen.

Simulation des Suppressions- und Stimulations-Tests

Dieselben Kriterien haben wir bei der Simulation des Suppressions- und Stimulations-Tests zugrunde gelegt. Diese beiden nuklearmedizinischen Untersuchungen überprüfen die Funktionsfähigkeit des Reglermechansimus.

Zur Simulation haben wir das mathematische Modell durch einen negativen Rückkopplungsmechansimus erweitert.

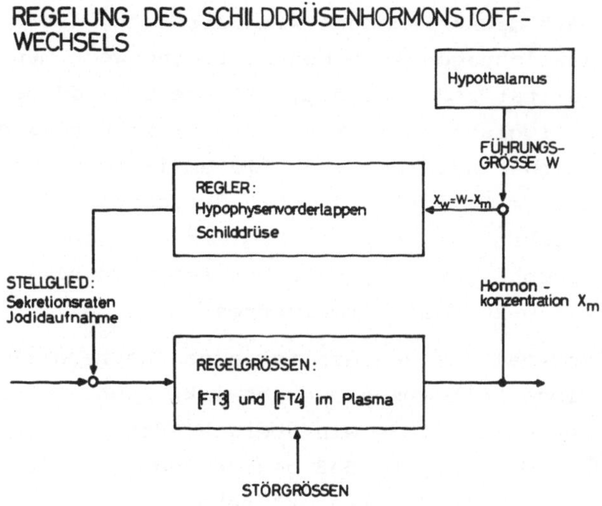

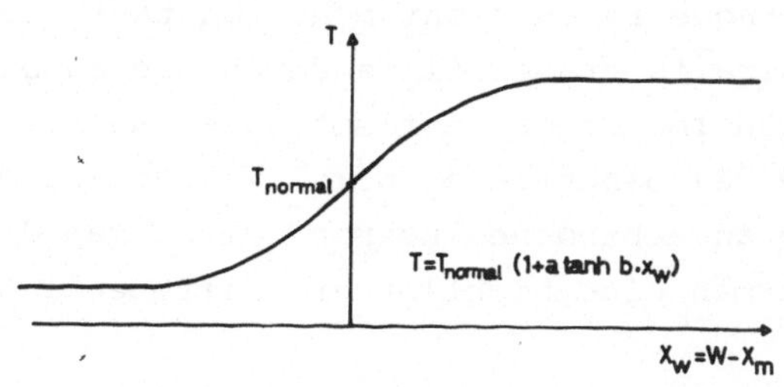

Abb. 6

Regelgrößen sind Plasmakonzentrationen der freien Schilddrüsenhormone. Der Regler wird als "black box" angesehen; wir interessieren uns hier nur für die Eingangs- und Ausgangsgrößen und ihren Zusammenhang. Eingangsgröße ist die Abweichung der freien Hormonkonzentration von einem auf den Hormonbedarf eingestellten Sollwert. Ausgangsgrößen sind die

Jodidaufnahme-, Hormonsynthese- und Hormonsekretionsrate. Diese beeinflussen als Stellglieder mittelbar und unmittelbar die freie Hormonkonzentration.

Der funktionelle Zusammenhang zwischen Abweichung vom Sollwert und den Sekretionsraten kann mathematisch durch den Tangens hyperbolicus beschrieben werden. Mit dieser Annahme wird erreicht, daß die Sekretionsraten bei großen Abweichungen in einen Sättigungswert münden: in der physiologischen Realität bedeutet das, daß die Schilddrüse auf Verabreichung einer unphysiologisch hohen TSH-Dosis nicht mit einer beliebig großen Hormonsekretion reagieren kann. Die empirische Formel für die Sekretionsraten, die im Bild rechts unten dargestellt ist, berücksichtigt auch eine Restsekretion, die vom Reglermechanismus unabhängig ist und in der Praxis beobachtet wird. Sie beträgt nach Literaturangaben (Pfannenstiel) etwa 10-20% des Normalwertes.

Ein wesentliches Merkmal des Reglers ist eine Ansprechverzögerung von wenigen Stunden. Diese Zeitverzögerung bewirkt nach Auslenkung des Systems aus der Gleichgewichtslage ein Überschießen der freien Hormonkonzentration über den Sollwert, so daß gegengeregelt werden muß. Das Phänomen ist in der Klinik als "overshoot" bekannt.

Die zeitliche Änderung der freien Hormonmenge P_i ist wieder gegeben durch die Summe der Hormonflüsse, die durch Differentialgleichung [1] beschrieben wird. In dem jetzt betrachteten Fall sind aber sowohl Poolgrößen als auch Turnoverraten nicht mehr konstant, sondern zeitabhängig. Der Hormonabfluß wird in erster Linie durch die momentane Menge an freien Bindungsproteinen im Plasma bestimmt, die quantitativ durch die Differentialgleichung [2] beschrieben wird. P_8 ist die Menge an freiem Hormon, P_{10} die Menge an gebundenem Hormon. Setzt man die Lösung von [2] in [1] ein, erhält man eine nichtlineare Differentialgleichung erster Ordnung.

Wenn man zu einer ersten Diskussion dieser Differentialgleichung zunächst einmal kleine Störungen des Systems betrachtet, kann man die Menge an freien Bindungsproteinen als konstant annehmen; außerdem befindet man sich dann im linearen Bereich der Reglerkennlinie. Für diesen Fall läßt sich eine Näherungslösung für das zeitliche Verhalten der freien Hormonmenge angeben: Die Entwicklung von $P_8(t-\Delta t)$ aus Gleichung [1] in eine Reihe mit Abbruch nach dem dritten Glied und Einsetzen in die linearisierte Gleichung [1] führt zu einer linearen Differentialgleichung zweiter Ordnung, die Gleichung [3] zeigt.

Die Lösung von [3] ist eine gedämpfte harmonische Schwingung, deren Amplitude sich asymptotisch dem Wert $(1/1+0{,}9a)P_{8soll}$ nähert. Setzt man

Literaturwerte für die Parameter ein, erhält man eine stark gedämpfte Schwingung, die das Phänomen des "overshoot" erklären kann. Die Reaktion des Systems auf eine impulsartige Erhöhung der Hormonmenge zeigt Abbildung 7, Teil a, die Antwort auf eine entsprechende Erhöhung des Reglersollwertes ist in Teil b dargestellt. Diese Verläufe stehen mit den klinischen Beobachtungen im Einklang.

$$\frac{dP_8}{dt} = K_{78}P_7(t)\left(1+0{,}9\tanh\left[a\left(P_{8Soll}-P_8(t-\Delta t)\right)\right]\right)-\left(K_{810}BP(t)+\sum_{j\neq 10}K_{8j}\right)P_8(t) \qquad (1)$$

$$\frac{dBP}{dt} = K_{108}P_{10}(t) - K_{810}P_8(t)\,BP(t) \qquad (2)$$

$$P_8(t-\Delta t) = P_8(t) - \Delta t\frac{dP_8}{dt} + \frac{(\Delta t)^2}{2}\frac{d^2P_8}{dt^2} + \ldots\ldots$$

$$\frac{(\Delta t)^2}{2\left(1+\frac{1}{0{,}9a}\right)}\frac{d^2P_8(t)}{dt^2} + \frac{\left(\frac{1}{0{,}9aK_{78}P_7}-\Delta t\right)}{\left(1+\frac{1}{0{,}9a}\right)}\frac{dP_8(t)}{dt} + P_8(t) = \frac{1}{1+0{,}9a}P_{8Soll} \qquad (3)$$

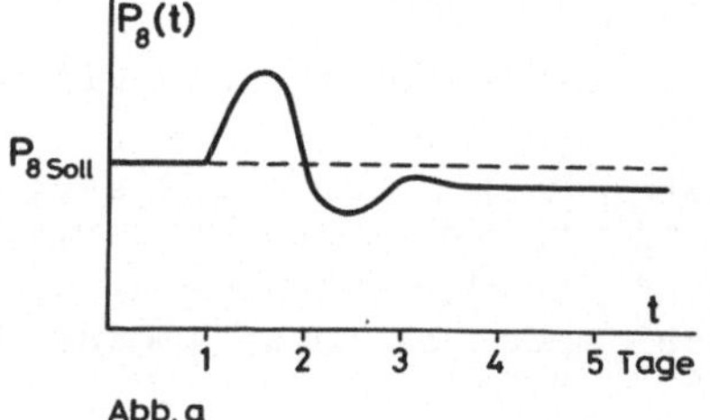

Abb. a

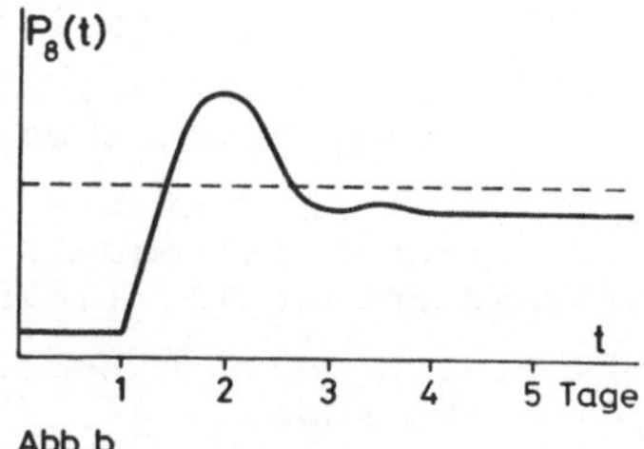

Abb. b

Abb. 7

Allerdings ist die Annahme einer kleinen Störung sowohl beim Stimulations- als auch beim Suppressionstest fragwürdig, so daß auch die Nichtlinearität des Systems diskutiert werden muß. Die digitale Simulation dieses Falles konnten wir bisher noch nicht abschließen. Als besondere Schwierigkeit stellte sich der Bereich der Geschwindigkeitskonstanten heraus, der über sieben Zehnerpotenzen geht. Die numerischen Integrationsmethoden, die das Simulationssystem CSMP zur Verfügung stellt, versagen in diesem Falle alle.

Wir beabsichtigen, zur weiteren Behandlung des Problems eine neue Integrationsmethode zu implementieren, die auch die großen, hier auftretenden Bereiche der Geschwindigkeitskonstanten bewältigen kann. Dazu bietet sich die Integrationsmethode für stiffe Systeme nach Craigie an.

Schlußbemerkungen

Die bisherigen Ergebnisse der Simulationsläufe für spezielle Fälle wurden nach "Gefühl" an bestimmte, vorgegebene experimentelle Ergebnisse angepaßt. Zur Zeit arbeiten wir an einer Optimierungsmethode, die die theoretischen Kurven optimal an die experimentellen Retentionskurven bzw. Meßwerte anpaßt. Das Problem der Parameteroptimierung im mehrdimensionalen Parameterraum wird in der neuen Literatur häufig diskutiert. Wir wollen eine auf die spezielle Problematik zugeschnittene Methode entwickeln, mit der durch Simulation Parameter des Jodstoffwechsel-Modells aus nuklearmedizinischen Meßwerten für den Einzelfall bestimmt werden können.

Literatur

(1) Berman, M., Hoff, E., Barandes, M.: Iodine Kinetics in Man - A Model; J. Clin. Endocr. 28, 1-14, (1968)

(2) Bertalanffy, L. v., Beier, W., Laue, R.: Biophysik des Fließgleichgewichts; Vieweg, Braunschweig, (1977)

(3) Craigie, J.A.I.: A Variable multistep Method for stiff systems of ordinary differential equations; University of Manchester, Numerical Analysis Report 11, (1975)

(4) DeGroot, L.J. et al.: A Mathematical Model of Human Iodine Metabolism; J. Clin. Endocr. 32, 757-765, (1971)

(5) Distefano III, J.J., Stear, E.B.: Modeling and Control of Thyroid Function in Hormonal Control Systems; Amer. Elsevier Publ. Comp., New York, (1967)

(6) Laue, R.: Elemente der Graphentheorie und ihre Anwendung in den biologischen Wissenschaften; Vieweg, Braunschweig, (1970)

(7) Leonhard, W.: Einführung in die Regelungstechnik, Lin. Regelungsvorgänge; Vieweg, Braunschweig, (1972)

(8) Levin, S.: Lecture Notes in Biomathematics, 11: Mathematical Models in Medicine; Springer, Berlin, 159-281, (1976)

(9) Pierre, D.A.: Optimization Theory with Applications; John Wiley and Sons, INC, New York, (1969)

(10) Resigno, A., Segre, G.: Drug and Tracer Kinetics; Blaisdell Publishing Company, Waltham, Massachusetts, (1966)

(11) Riggs, D.S.: Iodine Metabolism in Man; Pharmacological Rev. 4, 284, (1952)

(12) Rosen, R.: Dynamical System Theory in Biology; Wiley-Interscience, New York, (1970)

EIN STOCHASTISCHES MODELL ZUR ENTSTEHUNG UND ZUM ABLAUF DES MENSTRUATIONSZYKLUS

Schenzle, D.
Institut für Medizinische Biometrie, Universität Tübingen

1. Einleitung

Die Follikelreifung in den Ovarien stellt eines der interessantesten Phänomene innerhalb der weiblichen reproduktiven Physiologie dar. Gesteuert durch ein komplexes hormonales Netzwerk, wird unter normalen Bedingungen garantiert, daß während eines bestimmten Lebensabschnittes einer Frau etwa monatlich ein Ei zur Reifung und Ovulation gelangt.

Dieser Vorgang soll hier in Form eines stark vereinfachten mathematischen Modells beschrieben werden, welches dennoch die wichtigsten physiologischen Fakten zu berücksichtigen versucht. Simulationsergebnisse zeigen, daß einige der Charakteristika ovarieller Funktion richtig wiedergegeben werden.

2. Follikelwachstum

Nach Abschluß der Oogenese während der Embryonalzeit enthalten die Ovarien zum Zeitpunkt der Geburt noch etwa eine Million entwicklungsfähige Primordialfollikel. In diesen ist eine Eizelle in einem quasistabilen metabolischen Gleichgewicht mit einer Hülle von Granulosazellen. Solche Follikel stellen den Vorrat dar, aus dem sich im Leben einer Frau ovulationsfähige Graafsche Follikel rekrutieren. Nach Eintritt der Menopause ist der Vorrat praktisch erschöpft, und in den Ovarien finden sich nur noch einige hundert Primordialfollikel.

Unbekannte Gründe veranlassen ein Primordialfollikel, seinen quasistabilen Ruhezustand aufzugeben und das Wachstum aufzunehmen. Vorhandene Daten (Baker (1)) deuten darauf hin, daß es sich hierbei um ein stochastisches Phänomen handelt, welches plausibel durch einen Poissonprozess beschrieben werden kann.

Einmal angeregt, wird ein Primordialfollikel zu einem Zytozentrum, und innerhalb einiger Wochen kann aus einem Partikel von 0.06 mm Durchmesser ein endokrines Organ von 15 mm Durchmesser entstehen. Parallel zu dieser Vervielfachung des Volumens steigert sich die Oestradiolproduktionsrate und erreicht vor der Ovulation Werte von 0.3 mg/Tag.

Dieses enorme Wachstum ist nur möglich, wenn zu jeder Zeit ein adäquates hormonales Milieu am Ort des Follikels vorhanden ist. Dies ist normalerweise nicht der Fall, denn von den anfänglich vorhandenen 10^6 Primordialfollikeln gelangen bis zur Menopause nur etwa 400 zur Ovulation.

Vorliegende Daten lassen den Schluß zu, daß der Follikelreifungsprozess in zwei Phasen eingeteilt werden kann:

Das anfängliche Wachstum ist von starken morphologischen Veränderungen begleitet, welche ein Follikel später zur Synthese von Steroidhormonen befähigen. Das in dieser Phase anregende Hormon ist das follikelstimulierende Hypophysenhormon FSH, aber auch hohe lokale Oestradiolkonzentrationen haben eine wachstumsfördernde Wirkung, z.B. durch Bereitstellung von FSH-Rezeptoren.

Die zweite Wachstumsphase ist gekennzeichnet durch zunehmende Oestradiolproduktion des Follikels. Nun ist zusätzlich zu FSH das Vorhandensein des luteinisierenden Hormons LH, welches ebenfalls ein Hypophysenhormon ist, unerläßlich. LH kann physiologisch nur gemeinsam mit FSH zur Wirkung kommen, da FSH vermutlich die Ausbildung von LH-Rezeptoren induziert.

Somit ist es zu jedem Zeitpunkt des Wachstums eines Follikels möglich, daß es lokal an der nötigen hormonalen Versorgung mangelt. Wiederum sind es dann unbekannte Prozesse, welche den Vorgang der Atresie einleiten, der mit der völligen Auflösung follikularer Struktur endet.

Aufgrund dieser stark vereinfachten Darstellung follikularen Wachstums nehmen wir an, daß es sich dabei um einen irreversiblen stochastischen Prozess handelt, dessen Dynamik sich aus der Einbettung in das nun zu skizzierende endokrine Steuerungssystem ergibt.

3. Das endokrine Steuerungssystem

Mehrere endokrine Organe und Hormone sind an der Steuerung der Ovarfunktion beteiligt. Das im Hypothalamus durch neuroendokrine Prozesse gebildete Releasinghormon FSH-LH-RH gelangt durch ein Kapillarnetz zur Hypophyse und stimuliert dort die Synthese und Abgabe der beiden gonadotrophen Hormone FSH und LH. Diese erreichen über den Blutkreislauf die Ovarien, wo sie von Rezeptoren follikularer Zellen gebunden werden.

Die auf den kombinierten Einfluß von FSH und LH folgende gesteigerte Oestradiolabgabe in den Blutkreislauf hat dann eine hemmende Rückwirkung am Ort des Hypothalamus und senkt die Abgabe von FSH-LH-RH, so daß auch die FSH- und LH-Konzentrationen zurückgehen. Auf diese Weise wird das aus dem Hypothalamus, der Hypophyse und den Ovarien gebildete System teilweise geschlossen. Nicht berücksichtigen werden wir die Eigendynamik der Hypophyse, welche eine Rolle spielt bei der Entstehung des LH-peaks vor der Ovulation.

In vielen Arbeiten der letzten Jahre sind die peripheren Konzentrationen der genannten Hormone bestimmt worden. Aus diesen Daten, welche allerdings mit großer Variabilität behaftet sind, ergibt sich etwa folgendes Bild:

Während der Kindheit steigen sämtliche Hormonspiegel kontinuierlich an, mit einem beschleunigten Anstieg während der pubertalen Phase. Mittelt man während der reproduktiven Phase über die zyklischen Schwankungen, so zeigen die gonadotrophen Hormone weiterhin zunehmende Tendenz, während Oestradiol im Mittel fällt. Nach Eintritt der Menopause halten sich die Hormonkonzentrationen auf einem stationären Niveau, wobei die minimale Restkonzentration von Oestradiol nicht etwa follikularen Ursprungs ist, sondern durch Konversion von Androgenen entsteht. Die typischen Hormonspiegelverläufe während des Menstruationszyklus lassen sich durch vier charakteristische Abschnitte kennzeichnen:

1) Die frühe follikulare Phase, während der FSH und LH ansteigen und das weitere Wachstum bereits herangereifter Follikel bewirken. Oestradiol ist fast konstant auf einem niedrigen Niveau.
2) Die späte follikulare Phase, während der sich das eventuell ovulierende Follikel durch den starken Oestradiolanstieg bemerkbar macht. Deutlicher Abfall von FSH.
3) Die Ovulationsphase, die nach einem abrupten Absinken des Oestradiolspiegels eingeleitet wird und durch einen pulsartigen LH- (und FSH-)-Ausstoß zur Ovulation führt.
4) Die Lutealphase, die durch den nach der Ovulation entstehenden corpus luteum geprägt ist, welcher Oestradiol und Progesteron produziert. Minimale LH- und FSH-Spiegel.

4. Hypothesen

Bei der Definition des mathematischen Modells werden wir von folgenden Konzepten ausgehen, mit denen die langfristige Entwicklung des Gesamtsystems erklärt werden kann:

1) Die Struktur des Systems liegt zum Zeitpunkt der Geburt fest und alle Komponenten sind voll funktionsfähig. (Grumbach et al. (2)).
2) Das "differential sensitivity concept" (Faiman und Winter (3)) besagt, daß sich bis zur sexuellen Reife die Sensitivität hypothalamischer Zentren gegenüber der hemmenden Wirkung von Oestradiol ändert. Damit läßt sich verstehen, weshalb in der präpubertalen Phase trotz ansteigender Oestradiolspiegel die Konzentrationen von FSH-LH-RH, LH

und FSH nicht fallen.

3) Entsprechend der "critical weight hypothesis" (Frisch (4)) gehen wir davon aus, daß das Gesamtkörpergewicht (oder eine eng damit korrelierende Größe) als körpereigenes Maß für den Reifezustand des Organismus in irgendeiner Weise an den Hypothalamus übermittelt wird.

Damit erhält der Hypothalamus eine ausgezeichnete Stellung im Gesamtsystem, nämlich diejenige einer integrierenden Einheit, welche die Funktion des hypophysealen-ovarialen Systems an die somatische Entwicklung des Organismus koppelt.

4) Als Synthese aus 2) und 3) postulieren wir, daß in die feedback-Relation zwischen FSH-LH-RH und Oestradiol das Gesamtkörpergewicht eingeht.

5. Das mathematische Modell

Im folgenden verwenden wir die Zeiteinheit $d = 1$ Tag.
$t = n \cdot d$, $(n=1,2,...)$, bezeichnet dann den n-ten Tag nach der Geburt eines weiblichen Individuums und $a = i \cdot d$, $(i=1,2,...,k)$, den i-ten Tag nach Aufnahme des Wachstums durch ein Follikel.

Bezeichnen wir den primordialen Zustand mit dem Index O, den atretischen mit Z, so betrachten wir den Zustand beider Ovarien zusammengenommen als vollständig definiert durch den Vektor

$$N(t) = (N_O(t), N_1(t), \ldots, N_k(t), N_Z(t)) ,$$

der die Anzahl von Follikeln verschiedenen "Alters" angibt.

Spätestens nach k Tagen wird jedes Follikel atretisch und spielt dann weiterhin keine Rolle mehr. Außerdem soll zwischen den Follikeln keinerlei direkte Wechselwirkung bestehen, und wir berücksichtigen nicht die morphologische Struktur der Ovarien.

Ohne Beschränkung der Allgemeinheit können wir annehmen, daß zu einem Zeitpunkt t_O nur Primordialfollikel vorhanden sind, also

$$N(t_O) = (N_O(t_O), 0, \ldots, 0) .$$

Ausgehend von diesem Anfangszustand betrachten wir N(t) als einen Vektor von Zufallsvariablen, der einer stochastischen Differenzengleichung gehorcht, für die gelten soll

$$E[N(t+d)] = N(t) + \begin{bmatrix} -p_0 & & & & & & \\ p_0 & -1 & & & 0 & & \\ & p_1 & -1 & & & & \\ & & p_2 & -1 & & & \\ & 0 & & & & & \\ & & & & p_{k-1} & -1 & \\ 0 & 1-p_1 & 1-p_2 & & 1-p_{k-1} & 1 & 0 \end{bmatrix} N(t)$$

Die Zufallsvariablen $N_i(t+d)$ seien für $1 \leq i \leq k$ alle unabhängig voneinander binomialverteilt nach $B(p_{i-1}, N_{i-1}(t))$ mit den Übergangswahrscheinlichkeiten $0 \leq p_{i-1} \leq 1$.

Dieser Prozess besitzt folgende Charakteristika:

1) Follikelwachstum ist ein irreversibler Prozess, der nach endlicher Zeit $1 \cdot d < a < k \cdot d$ in den absorbierenden atretischen Zustand führt.
2) Ein einmal aufgenommenes Wachstum kann nicht in einem Zwischenzustand vorübergehend aufgehalten werden. Dies entspricht der Vorstellung, daß nach Verlassen des quasi-stabilen Primordialzustandes das dynamische System "Follikel" keinen weiteren stabilen Zustand außer dem atretischen besitzt.

Damit erhält der Prozess Ähnlichkeit mit Alterungsprozessen aus der Populationsdynamik.

Die nach der Pubertät (Menarche) für $t > t_{Pub.}$ bekanntlich zyklische Dynamik des Prozesses ist nur möglich, wenn die Übergangswahrscheinlichkeiten p_i für $1 \leq i \leq k$ vom Zustand N(t) selbst abhängig sind. Dies geschieht über die altersabhängige Oestradiolproduktion der Follikel und die entsprechende Reaktion des Steuerungssystems.

Wir nehmen an, daß ein Follikel, welches den i-ten Tag seines Wachstums erreicht hat, dann auch die diesem Zustand entsprechende Oestradiolmenge produziert. Ausgehend vom beobachteten Oestradiolanstieg in der späten follikularen Phase des Zyklus machen wir für die tägliche Oestradiolproduktion eines Follikels den Ansatz

$$S'(a) = S(1) \cdot exp(s \cdot a) \qquad \text{mit } a = i \cdot d,\ i=1,2,...$$

Dasselbe Wachstumsgesetz soll auch für das Follikelvolumen gelten.

Da wir uns im Rahmen dieser Arbeit nicht mit den Vorgängen während der ovulatorischen Phase beschäftigen, setzen wir:

$$S(i\cdot d) = \begin{cases} S'(i\cdot d) & \text{für} \quad 1 \leqq i \leqq i_O \\ S'(i_O\cdot d) & \text{für} \quad i_O \leqq i \leqq k-i_L \\ S'(i_O\cdot d)\, exp(-s'(i-i_L)) & \text{für} \quad i_L < i < k \\ O \text{ sonst} & \end{cases}$$

i_O bezeichnet hier den Tag, an dem ein Follikel ovulationsreif ist und anschließend durch den normalerweise induzierten LH-peak zur Ovulation gebracht wird. Das von der Eizelle entledigte Follikel existiert dann in Form des corpus luteum als Oestradiol (und Progesteron) produzierende Einheit bis zu einem Zeitpunkt i_L und stirbt dann innerhalb einiger Tage danach ab.

Für das hier behandelte Modell des Follikelwachstums und der langfristigen Entwicklung des Gesamtsystems erscheint diese vereinfachende Darstellung gerechtfertigt.

Weiterhin verwenden wir die Bezeichnungen R(t), F(t), L(t) und E(t) für die Konzentrationen von FSH-LH-RH, FSH, LH und Oestradiol. Bei der Berechnung der Oestradiolkonzentration benötigen wir noch die metabolische Clearencerate C(t). In diese geht das Verteilungsvolumen ein, welches wir als proportional zum Körpergewicht annehmen und welches für alle Hormone dasselbe sein soll. Dann ist

$$E(t) = \left[\sum_{i=1}^{k} N_i(t) \cdot S(i\cdot d) \right] / C(t) + W(t) \cdot E_O(t_O)$$

$$\text{mit } C(t) = W(t) \cdot C(t_O)$$

Der zweite Term berücksichtigt den Anteil der Oestradiolkonzentration, der nicht direkt follikularen Ursprungs ist. Entsprechend der Bemerkungen in Abschnitt 4 machen wir für die feedback-Relation zwischen Releasinghormon und Oestradiol den Ansatz

$$R(t) = W(t) \cdot R(t) \cdot \{r_1\, exp[r_2\, E(t)/W(t)] + r_3\} ,$$

wobei $W(t) = G(t)/G(t_O)$ gesetzt wurde. G(t) bezeichne das Körpergewicht. Schließlich soll gelten

$$F(t) = f \cdot R(t)$$

und $$L(t) = \ell \cdot R(t) .$$

Die Hauptschwierigkeit besteht nun darin, die Abhängigkeit der Übergangsmatrixelemente p_i vom Follikelalter i•d und den Hormonkonzentrationen E, F und L in einfacher Form zu parametrisieren, so daß die in Abschnitt 3 erwähnten Fakten Berücksichtigung finden. Wir setzen:

$$p_0 = \text{const.}$$

Mit

$$u = \min(1,\ u_i \cdot E + u_2 \cdot F + u_3)$$

und

$$v = \min(1,\ u_1 \cdot F\,L + v_2)$$

setzen wir für $1 \leqq i \leqq i_0 - 2$:

$$p_i = \max[0,\ u + w_1\ (12-i),\ v + w_2(i-24)]$$

und

$$p_i = 1 \text{ für } i_0 - 1 \leqq i \leqq k\ .$$

Diese hier angewandte Parametrisierung sollte, dem Stand der Untersuchung entsprechend, als vorläufig angesehen werden. Sie beschreibt grob die Tatsache, daß anfängliches Follikelwachstum Oestradiol oder FSH erfordert, während später der kombinierte Einfluß von FSH und LH erforderlich ist. Außerdem wird berücksichtigt, daß reife Follikel in zunehmendem Masse von hormonaler Stimulation unabhängig werden.

6. Bisherige Ergebnisse

Eine ausführliche Darstellung und Diskussion der Simulationsergebnisse wird in Kürze erfolgen (Schenzle (5)). Hier sei erwähnt, daß alle Parameter des Modells durch Meßdaten bestimmbar sind, mit Ausnahme derjeniger, welche bei der Parametrisierung der Übergangswahrscheinlichkeiten verwendet wurden. Zúr Bestimmung letzterer stehen jedoch eine Reihe quantitativer und qualitativer Fakten zur Verfügung.

Die bisherigen Ergebnisse können etwa folgendermaßen beschrieben werden:

1) Das Modell reproduziert die drei charakteristischen Phasen ovarialer Funktion - präpubertal adaptiv, reproduktiv zyklisch, postmenopausal stationär.
2) Die aus den Ausgangswerten $R(t_0)$, $F(t_0)$ und $L(t_0)$ durch Kopplung an die Gewichtsfunktion G(t) erhaltenen Hormonspiegelverläufe während des Wachstums stehen im Einklang mit beobachteten Daten (Grzes und Szamatowicz (6), Genazzani et al. (7)).
3) Menarche tritt ein nach Erreichen von 70-80 Prozent des Erwachsenen-

gewichts, entsprechend den Angaben von Frisch (8). Mit der von uns verwendeten "Normalgewichtsfunktion" aus den Daten der Tabellen von Documenta Geigy erhalten wir ein Alter zwischen 12.7 und 13.7 Jahren.

4) Mit $p_0 = 0.0004$ und $N_0(0) = 10^6$ erhalten wir für $t = 50$ Jahre noch etwa 700 Primordialfollikel. Damit wird auch bei stark erhöhten Werten von FSH und LH eine Ovulation sehr unwahrscheinlich und die Menopause tritt ein.

5) Die Häufigkeitsverteilung der Zykluslängen ergibt sich als rechtsschief, wobei die Variabilität nach der Menarche und vor der Menopause größer ist als in dem Zeitraum zwischen 20 und 40 Jahren. Dies wird durch Beobachtungen bestätigt, z.B. in Chiazze et al. (9) und Hafez (10). Allerdings erhalten wir mit dem jetzigen Modell noch zu viele Zyklen mit einer Länge ≥ 40 Tagen.

6) Aus dem Modell ergibt sich die von Endokrinologen selten hervorgehobene Tatsache, daß die zyklischen Hormonspiegelverläufe sich mit dem Alter ändern. Wegen der abnehmenden Anzahl von Primordialfollikeln werden die Oestradiolspiegel während der follikularen Phase des Zyklus zunehmend niedriger.

7) Aus demselben Grunde folgt, daß mit zunehmendem Alter die follikulare Phase kürzer wird, so daß sich die gesamte Zykluslänge verkürzt. Daten aus Korenman und Sherman (11) bestätigen dies.

8) Schließlich scheint die Zahl der im Modell beobachteten Doppelovulationen vereinbar zu sein mit der beobachteten Häufigkeit von zweieiigen Zwillingsgeburten.

Literatur

(1) Baker, T.G.: A quantitative and cytological study of germ cells in human ovaries; Proc. Roy. Soc. (Biol.) 158, 417, (1963)

(2) Grumbach, M.M. et al. (eds.): Control of the onset of puberty; Wiley, New York, (1974)

(3) Faiman, C., Winter, S.: Gonadotropins and sex hormone patterns in puberty, clinical data; in (6), 32

(4,8) Frisch. R.E.: Critical weight at menarche and control of puberty; in (2), 408.

(5) Schenzle, D.: A stochastic model of follicular growth and the menstrual cycle; (in Vorbereitung)

(6) Grzes, A., Szamatowicz, M.: Luteinizing hormone-releasing hormone in prepubertal and pubertal girls; Endokrinologie 71, 40, (1978)

(7) Genazzani, A.R. et al.: Adrenal and gonadal steroids in girls during sexual maturation; Clin. Endocr. 8, 15, (1978)

(9) Chiazze, L. et al.: Frequency distribution of menstrual cycles; J. Am. Med. Ass. 203, 377, (1968)

(10) Hafez, E.S. (ed.): Aging and reproductive physiology; Ann Arbor, (1976)

(11) Korenman, S.G., Sherman, B.M.: Hormonal regulation in normal and abnormal cycles;
in: James, V.H. et al. (eds.): The endocrine function of the human ovary; Acad. Press, (1976)

KANN DIE WIRKSAMKEIT EINES ARZNEIMITTELS IM REAGENZGLAS GEPRÜFT WERDEN?

Pietsch, B.
Abteilung Medizinische Dokumentation und Datenverarbeitung der Universität Tübingen

Wolf, G.K.
Institut für Medizinische Dokumentation, Statistik und Datenverarbeitung der Universität Heidelberg

Zwar ist der kontrollierte therapeutische Versuch unersetzbar, trotzdem kann für manche Arzneimittel die Antwort auf die Titelfrage nicht Nein sein. Im folgenden sei der Frage am Beispiel der Prüfung eines Herzglykosides nachgegangen.

1. Der Zusammenhang zwischen Wirksamkeit und Wirkung

Wie sich eingebürgert hat, definiert man als Wirkung jede Reaktion, die meßbar, fühlbar oder sonst erkennbar durch ein Arzneimittel bei Mensch oder Tier in vivo oder in vitro ausgelöst werden kann. Unter Wirksamkeit versteht man dagegen immer eine therapeutische Wirksamkeit beim kranken bzw. beim behandlungsbedürftigen Menschen, bezogen auf eine bestimmte Indikation. Die Wirksamkeit ist demnach die Zusammenfassung aller bei einer bestimmten Indikation erwünschten Wirkungen.

Um von einer Wirkung auf die Wirksamkeit schließen zu können, muß man fordern, daß der Zusammenhang zwischen der beobachteten Wirkung und der erwünschten Wirksamkeit auf molekularbiologischer Ebene weitgehend bekannt ist. Außerdem setzt der Nachweis der Wirksamkeit eine genaue Kenntnis der Pharmakokinetik voraus, denn es muß sicher sein, daß das Pharmakon an die richtige Wirkstelle gelangt.
Wir wählen im folgenden das Beispiel für Herzglykoside, für die ein entsprechendes drug-receptor-Modell aufgestellt werden kann.

2. Ein in-vitro-Modell für Herzglykoside und deren Wirkung

Herzglykoside binden sich an das Rezeptormolekül in der Membran der Herzmuskelzelle. Dieses Rezeptormolekül ist die durch Natrium- und Kalium-Ionen aktivierbare Membran-ATPase; der chemische Zusammenhang von hier bis zur Kontraktion ist im wesentlichen bekannt (6). Die Frage läßt sich also präzisieren: Kann man die Hemmung der Natrium-Kalium-aktivierbaren ATPase im Reagenzglas beobachten? Tatsächlich kommt dieses Enzym auch in Erythrozyten vor. Das freie Enzym läßt sich freilich nicht direkt bestimmen. Seine Konzentration läßt sich nur indirekt beobachten, und zwar durch die Rubidium^{86}-Aufnahme der Erythrozyten. Diese Konzentration ist der Konzentration des wirksamen Enzyms proportional, da Rubidium^{86} als Ersatzsubstrat statt Kalium aufgenommen wird (10). Die Ergebnisse eines solchen Versuchs lassen sich entsprechend Abb. 1 darstellen.

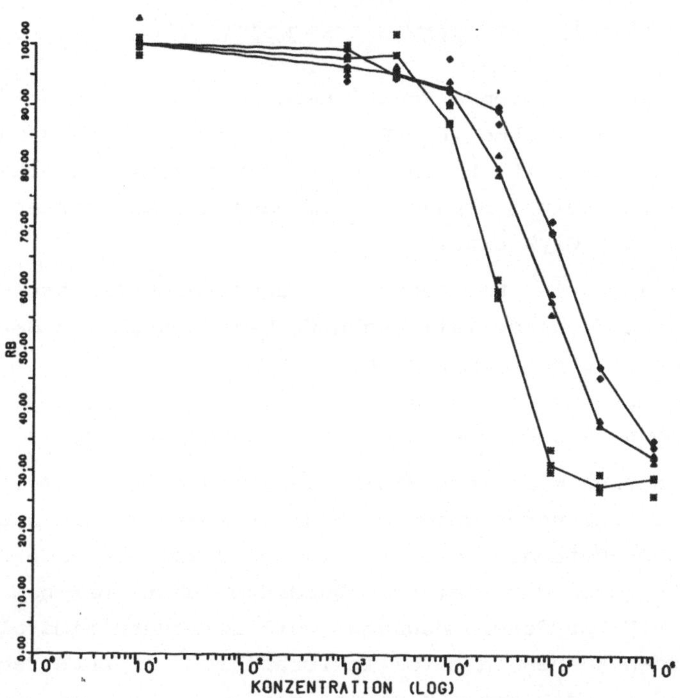

Abb. 1

Auf der Abszisse sind die Dosen von Herzglykosiden aufgetragen, auf der Ordinate die beobachtbare Wirkung, nämlich die Rubidium^{86}-Aufnahme. Die einzelnen Kurvenverläufe stellen die Ergebnisse jeweils eines Versuches mit einem bestimmten Herzglykosid dar (1). Insgesamt haben wir also Hemmkurven für drei verschiedene Herzglykoside.

Die einzelnen Kurven fallen im wesentlichen gleichartig ab. Von Glykosid zu Glykosid gibt es lediglich eine Verschiebung zu späterem Wirkungseintritt, je nach Wirksamkeit des einzelnen Glykosids. Wir haben den Eindruck, daß das wesentliche Kennzeichen für den Unterschied zwischen diesen einzelnen Kurvenverläufen die Lage des Wendepunktes der Kurve auf der Abszisse ist. Wie man sieht, ist die Rubidium-Aufnahme nicht völlig zu hemmen, es bleibt ein Rest, der mit passivem Einstrom und einer nicht hemmbaren ATPase erklärbar ist.

3. Mathematisches Modell für die Rb^{86}-Aufnahme

Die enzymkinetischen Vorgänge lassen sich mittels biophysikalischer Überlegungen in einem mathematischen Modell abbilden. Wir erhalten das folgende nichtlineare Modell:

$$Y = P_o + \frac{P_1}{1 + exp(-P_2 + P_4 \ln c_G)}$$

Y ist die zu bestimmende Funktionsfähigkeit der ATPase, P_o die nicht hemmbare Rb^{86}-Aufnahme, $P_o + P_1$ die ursprünglich vorhandene Gesamtmenge an Aufnahmefähigkeit, P_2 entspricht der enzymkinetischen Gleichgewichtskonstanten, P_4 einem Exponenten im Massenwirkungsgesetz und c_G der Konzentration des Glykosids.

Wir haben also vier Parameter, die unser nichtlineares Modell festlegen. Der nun folgende Teilabschnitt befaßt sich mit der Frage, ob diese Parameter zu bestimmen sind.

4. Bestimmung der Parameter des nichtlinearen Modells

Hierzu benutzen wir einen Minimierungsalgorithmus (2,5), der auf der Methode der kleinsten Quadrate basiert. Das Verfahren gehört zu den Quasi-Newton-Methoden, die sich in der Praxis besonders bewährt haben (3). Die Methode der kleinsten Quadrate führt aber bei nichtlinearen Modellen u.U. zu Scheinlösungen, weil Zwischenminima als Lösung akzeptiert werden können, die völlig irreführen. In Anbetracht dieser Tatsache sind wir der Frage nachgegangen, wie sich die Methode der kleinsten Quadrate bei unserem Modell verhält.

5. Güte und Robustheit der Parameterschätzung

Zu den einzelnen Teilfragen haben wir umfangreiche Monte-Carlo - Untersuchungen durchgeführt (9). Zunächst zur Frage, ob die genannte Methode brauchbare Resultate liefert. Dafür gaben wir uns eine Modellgleichung mit bestimmten, zu den empirischen Kurvenverläufen passenden Parametern fest vor. Von dieser Kurve wurden mittels Zufallszahlengenerator Abweichungen erzeugt. Auf diese Weise erhält man Daten, die experimentellen Daten entsprechen.

Zu jedem künstlich erzeugten Datensatz wurden nun mittels Programm die Parameter bestimmt. Es zeigt sich, daß diese Schätzungen um die vorgegebenen Parameterwerte streuen, und daß bei unserem Modell Ausreißer nicht vorkommen. Das bedeutet, daß der Algorithmus brauchbar arbeitet und hierbei nicht entgleist.

Wieder anhand von Monte-Carlo-Experimenten verglichen wir als nächstes den ursprünglichen Algorithmus mit demselben unter zusätzlichem Anwenden des Jackknifings. Die Methode des Jackknifings können wir hier unerklärt als bekannt voraussetzen (s.a. 7,8,11).

Unter der Annahme, daß die Meßfehlerstreuung um die Kurve normalverteilt ist, führt die Methode der kleinsten Quadrate beim linearen Modell bekanntlich zu einem optimalen Schätzer in dem Sinne, daß die Schätzung erwartungstreu und von minimaler Varianz ist. Von einem Jackknife-Schätzer wäre demnach keine Verbesserung zu erwarten.

Für unser nichtlineares Modell zeigt sich jedoch, daß die Methode des Jackknifings noch zu einer Reduktion der Varianz der Schätzung führt.

In weiteren Experimenten gingen wir von der sicherlich realistischen Annahme aus, daß die Meßfehler nicht der Normalverteilung folgen. Die ausgetesteten Verteilungen entsprechen einer t-Verteilung mit drei bzw. vier Freiheitsgraden. Eine solche Annahme ist nach Hampel für experimentelle Daten realistisch. Wir fanden, daß die Streuung unserer Schätzungen durch das Jackknifing in diesem Fall um ca. 1/3 reduziert werden konnte. Damit erfüllt das Jackknife tatsächlich die in eine robuste Methode gelegten Erwartungen.

Als Ergebnis unserer Untersuchungen läßt sich dieses Kapitel also folgendermaßen beantworten:

1. Wir erhalten durch die gewählte Methode brauchbare Schätzer und
2. die Schätzung verbessert sich durch das Anwenden des Jackknifings, was gleichzeitig eine robuste Schätzung bedeutet.

6. Zufallsstreuung der Parameterschätzer

Unsere Ausgangsfrage ist, wie wir die Wirksamkeit eines Medikaments beurteilen können. Dazu müssen wir mehrere, zumindest aber zwei verschiedene Behandlungsmethoden miteinander vergleichen. Spezialisiert auf unsere Fragestellung, so heißt das: wie können wir zwei oder mehrere solcher Kurven miteinander vergleichen? Zur Untersuchung dieser Frage werden die Varianzen, allgemein die Kovarianzmatrix, benötigt.
Wir unterscheiden zwei Methoden der Schätzung der Kovarianzmatrix für eine individuelle Kurvenschätzung. Die erste nennen wir die klassische Methode, die zweite die Tukey-Huber-Jackknife-Methode.

Die klassische Varianz-Kovarianz-Schätzung eines nichtlinearen Modells ist eine Schätzung, der ein linearisiertes Modell zugrunde liegt (4).

Sie beruht auf der Berechnung der Jacobi-Matrix, deren Elemente aus den ersten Ableitungen der Funktion nach den einzelnen Parametern, die die Kurve bestimmen, entstehen. Diese Matrix ist mit ihrer Tranponierten zu multiplizieren, anschließend das Produkt zu invertieren. Die so erhaltene Matrix wird dann elementweise mit der Summe der Abweichungsquadrate, dividiert durch die Anzahl der Freiheitsgrade, multipliziert. Der mathematische Aufwand ist also gering.

Anders die auf dem Jackknife basierende Methode (7,11). Die Kovarianzmatrix ist hierbei einfach aus der Kovarianzmatrix der Jackknife-Pseudo-Schätzer zu bestimmen. Da diese Pseudoschätzer beim Jackknifing ohnehin entstehen, kann die Kovarianzmatrix an die entsprechende Bestimmungsmethode unmittelbar angebunden werden.

Zu dieser Frage lassen sich unsere Ergebnisse dahingehend zusammenfassen, daß die beiden Methoden in gleicherweise brauchbare Resultate liefern. Da die Tukey-Huber-Methode die einfachere ist, bevorzugen wir diese. Wir können also zwei oder mehrere solcher Kurvenverläufe gegeneinander testen und damit die Gleichwirksamkeit zweier Herzglykoside beurteilen.

Zum Schluß möchte ich ein Resumée zu unserer Ausgangsfragestellung ziehen:
Direkte Aussagen über die Wirksamkeit eines Medikamentes im Reagenzglas lassen sich nicht machen, aber die Übertragbarkeit der enzymkinetischen und biophysikalischen Vorgänge in ein mathematisches Modell gibt uns die Möglichkeit, indirekt Aussagen über das Problem zu treffen.
Aufgrund von mathematischen und statistischen Theorien, die mit Hilfe der EDV in die Realität umgesetzt werden können, erhalten wir Ergebnisse, die für die Praxis als sinnvoll und brauchbar angesehen werden können.

Literatur

(1) Belz, G.G.: Unveröffentlichte Daten (1974)

(2) Broyden, C.G.: A class of methods for solving nonlinear simultaneous equations; Math. Comp. 19, 577-593, (1965)

(3) Chambers, J.M.: Computational methods for data analysis; Wiley, New York, (1977)

(4) Draper, N.R., Smith, H.: Applied regression analysis; Wiley, New York, (1966)

(5) Fielding, K.: ALGORITHM 378, Function minimization and linear search; Comm. ACM 8, (1970)

(6) Gillmann, H.: Aspekte der Therapie mit Herzglykosiden; Dtsch. Ärzteblatt 15, 1000-1004, (1977)

(7) Huber, P.J.: The 1972 Wald Lecture: Robust statistics: a review; Ann. Math. Statist. 34, 1044-1605, (1972)

(8) Miller, R.G.: A trustworthy jackknife; Ann. Math. Statist. 35, 1594-1605, (1972)

(9) Pietsch, B.: Ein nichtlineares Ausgleichsmodell. Bestimmung der Koeffizienten und ihrer Kovarianzmatrix; Diplomarbeit, Fachrichtung Medizinische Informatik, Universität Heidelberg, (1978)

(10) Snell, F.M., Shulman, S., Spencer, R.P., Moos, C.: Biophysikalische Grundlagen von Struktur und Funktion. Bd. II - Thermodynamische und kinetische Grundlagen biologischer Vorgänge; Hirzel, Stuttgart, (1972)

(11) Tukey, J.W.: Data analysis and behavioral science; Unpublished manuscript.

PRINZIPIEN EINES UNIVERSELLEN INFORMATIONSSYSTEMS FÜR DIE ARBEITSMEDIZIN

Nacke, O., Hentz, P., Gerdel, W., Lange, H.
Institut für Dokumentation und Information über Sozialmedizin und öffentliches Gesundheitswesen (idis), Bielefeld

Die folgende Beschreibung des darzustellenden Informationssystems soll auf drei Fragen antworten:

1. Welche Informationsformen müßte das System enthalten?
2. Welche Informationstechnologien könnten für das System verwendet werden?
3. Welche dieser Informationstechnologien wäre für das System am besten geeignet?

Informationsformen:

Ein universelles Informationssystem für die Arbeitsmedizin sollte neun Informationsformen enthalten:

1. Literaturnachweise
2. Originalliteratur
3. Gesetze, Vorschriften und Normen
4. Daten
5. Adressen
6. Expertennachweise
7. Forschungsvorhaben
8. Interne Texte
9. Audiovisuelle Lehr- und Informationsmittel

Im Jahre 1973 erhielt das idis von den Europäischen Gemeinschaften den Auftrag für den Aufbau eines solchen universellen Informationssystems. Die Prinzipien dieses Systems wurden in zwei Gutachten dargestellt (Nacke, O., Gerdel, W., Lang, H. (4), Lange, H., Nacke, O., Gerdel, W., Huhmann, H. (1)).

In jährlich erneuerten Aufträgen finanzierten die Europäischen Gemeinschaften den schrittweisen Auf- und Ausbau eines solchen Systems, so daß jetzt folgendes vorliegt:

- In Verbindung mit dem Datenspeicher des idis wurde die erste Informationsform (Literaturnachweise) erstellt und liegt als Literatur-Pool von 33 000 arbeitsmedizinischen Arbeiten vor.

- Die Prinzipien der Erfassung der Originalliteratur sind technisch weitgehend gelöst und urheberrechtlich analysiert (Informationsform 2).

- Bezüglich der Informationsform 3 (Gesetze, Richtlinien, Normen) liegt ebenfalls das Grundprinzip der technisch-organisatorischen Bewältigung der Erfassung und des Änderungsdienstes entwickelt vor.
- Die Daten-Dokumentation soll im ersten Schritt in Form einer Noxendatei entwickelt werden; die Vorschläge sind erarbeitet und im Abschlußbericht (Lange, H.; Nacke, O.; Gerdel, W.; Huhmann, H.(1)) dargestellt.
- Die fünfte und sechste Informationsform sind methodisch grundsätzlich erarbeitet und eingehend dargestellt (Nacke, O.; Gerdel, W.; Lange, H. (4)).
- Die siebte Informationsform, die Forschungs-Dokumentation, wird noch praktiziert (2).
- Über interne Texte fehlen bisher Untersuchungen; es ist jedoch nicht zu erwarten, daß bei der Entwicklung unüberwindliche Schwierigkeiten auftreten.
- Die Technik und Organisation des Erstellens, Erfassens und Verbreitens audiovisueller Informationsmittel ist grundsätzlich erarbeitet und kann modellhaft demonstriert werden.

Informationstechnologien:

Zur Bearbeitung dieser Inputformen bietet die Informationstechnologie drei Verfahren an:

- das konventionelle Verfahren,
- das elektronische Verfahren und
- das kombiniert konventionell-elektronische Verfahren.

Die k o n v e n t i o n e l l e Form würde etwa aus einem Referateblatt für Arbeitsmedizin, einer gedruckten Forschungsdokumentation, einer in Ordnern aufbewahrten Vorschriftensammlung, einer Sonderdrucksammlung für Originalliteratur, einer Loseblattsammlung für die Gesetze, einer Giftkartei, einem Adreßbuch, einer Sondersammlung für Lehrmittel u.a.m. bestehen. Sie würde zwar relativ kostengünstig, aber doch - wie schon allein die Aufzählung der vielfältigen Formen zeigt - wenig handlich und übersichtlich sein.

Bei der e l e k t r o n i s c h e n Form, dem Terminalsystem, sind zwar Handlichkeit und Übersichtlichkeit gesichert, dieses System verursacht jedoch erhebliche Kosten. Letztere würden, z.B. bei einer Entfernung von 200 km von der Zentrale, pro Jahr folgende Summe betragen:

15.000 DM für Terminalmiete
10.000 DM für die Postleitung
7.000 DM für die Rechnerbenutzung
32.000 DM insgesamt

Die kombiniert-konventionell-elektronische Form ist ein Verfahren, das im Institut entwickelt und unter dem Namen

idis-microdok

publiziert wurde (Nacke, O.(3), S. 257-269). idis microdok wird am besten anhand seines Namens erläutert:

- "idis" ist das Kürzel für "Institut für Dokumentation und Information über Sozialmedizin und öffentliches Gesundheitswesen".
- "microdok" heißt:
  - Microfiche
  - Informationssystem mit
  - Computerkompatibilität und
  - rotierendem
  - Objektregister für die
  - Dokumentation
  - optischer und akustischer Daten in
  - koordinierter Form.

Dieses Informationssystem verwendet als Speichermedium den Microfiche. Ein Microfiche ist ein Film in der Größe einer Postkarte. Er erfaßt alle optisch wahrnehmbaren Fakten, und zwar einfarbig oder bunt, also

- Zeitschriftenaufsätze,
- Dissertationen ("graue Literatur"),
- Gesetze, Erlasse, Richtlinien,
- Tabellen,
- Statistiken,
- Normen,
- toxikologische Daten,
- Adressen, z.B. von Experten,
- Photos,
- Sachregister usw.,

und er erfaßt alle diese Dokumente in einer Verkleinerung von 1:42. Diese eminente Verkleinerung ermöglicht eine Dokumentation von 200 Schreibmaschinenseiten auf einem Microfiche. Ein Microfiche kostet als Kopie 16 Pf und damit weniger als 1/20 von dem, was an Papierkosten für diese 200 Seiten anfallen würden, ganz abgesehen von den Druck-, Versand-, Registraturkosten u.a.m.

Dieser Microfiche als Datenträger erlaubt nun erstmalig wirklich praktikabel das zu realisieren, was das zweite Wort des Namenkürzels besagt, den Aufbau eines Informationssystems, d.h. einer vollständigen Darbietung aller für den Arbeitsmediziner notwendigen Informationsformen, wie sie oben bereits aufgezählt wurden.

N u r der Microfiche ist in der Lage, alle diese Informationen so zu speichern, daß dem Arbeitsmediziner ein Gesamtinformationssystem direkt am Arbeitsplatz zur Verfügung stehen kann.

Das dritte Wort "Computerkompatibilität" besagt, daß alle eingegebenen Textdaten so erfaßt werden, daß sie mit elektronischen Rechenmaschinen zu verarbeiten sind. Bei dieser Erfassung folgt das System den gültigen Regeln für die dokumentarische Datenverarbeitung, so daß die Daten mit dieser Erfassung voll und unverändert von allen dokumentarischen Datenverarbeitungs-, Übertragungs- und Verbundsystemen übernommen werden können. Dies ist erforderlich, um Doppelarbeit zu vermeiden und um die Realisierung der nächsten Eigenschaft, der Bereitstellung eines "rotierenden Objektregisters", zu ermöglichen.

Ein Objektregister ist nichts anderes als das bekannte Sachregister, welches jedoch auf bestimmte Objektbereiche spezialisiert ist, z.B. ein Objektregister für Literatur, eines für Gesetze, Vorschriften, Richtlinien, ein weiteres für Adressen u.a.m.

Das rotierende Objektregister erhöht die Auffindbarkeit einer Publikation eminent. Dies sei an einem Beispiel erläutert:
Ein Zeitschriftenaufsatz hat den Titel

> "Epidemiologie des gleichzeitigen Vorkommens von Lungenfibrose und Bronchialcarcinom bei Gießereiarbeitern in Abhängigkeit von Lebensalter und von der Expositionszeit".

Dieser Aufsatz behandelt allein schon vom Titel her 6 Aspekte, die im Register etwa unter folgenden 6 Schlagworten erscheinen müßten:

Epidemiologie
Lungenfibrose
Bronchialcarcinom
Gießerei
Lebensalter
Exposition

In einem Register üblicher Art würde diese Arbeit entweder unter "Lungenfibrose" oder unter "Bronchialcarcinom" oder "Gießerei" erscheinen; wäre die Arbeit im Register dann etwa unter "Lungenfibrose" eingeordnet und man suchte bei dem Problem unter "Bronchialcarcinom" oder "Giesserei" oder den übrigen Schlagworten, so wäre die Arbeit nicht aufzufinden, da sie eben nur unter "Lungenfibrose" eingeordnet ist.

Dieses Problem wird nun durch den Microfiche in Verbindung mit dem Computer gelöst. Der Computer rotiert die Kette der Schlagworte derart, daß jedes Schlagwort einmal an seiner alphabetischen Stelle erscheint, und er ergänzt dann dieses Schlagwort zur genaueren Bestimmung durch alle übrigen. Der Microfiche erfaßt dieses riesige Register in so extremer Verkleinerung, daß es voll praktikabel ist. Ein solches Register für 10 000 wissenschaftlicher Aufsätze füllt dann 7 Microfiches, das entspricht einer Fläche, die kleiner ist als 2 Schreibmaschinenseiten.

Die letzten Ausdrücke "Dokumentation optischer und akustischer Daten in koordinierter Form" besagen, daß nicht nur alle sichtbaren, sondern auch alle hörbaren Informationen dokumentiert werden können, wobei die sichtbaren Informationen auf Microfiche und die hörbaren auf einer Tonbandkassette gespeichert werden.

Diese beiden Speicher können - wie der Ausdruck "in koordinierter Form" besagt - miteinander verknüpft werden, so daß sie synchron dargeboten werden können.

Das kombiniert konventionell-elektronische Speicherverfahren gewährleistet also die verschiedensten Darbietungsformen von Informationen. Um unterscheiden zu können, welche von den drei alternativen Informationstechnologien sich am besten für den werkärztlichen Dienst eignen, muß vorher geprüft werden, welche Eigenschaften eine solche Technologie haben müßte. Es sind neun, die sich in drei Gruppen zusammenfassen lassen:

Ein solches Informationssystem muß

a) vom Inhalt her alle Informationen
   1. vollständig
   2. im Volltext und
   3. aufgeschlossen, d.h. leicht auffindbar, liefern,

b) im Gebrauch
   1. handlich,
   2. billig und
   3. sofort verfügbar sein,

c) vom System her
   1. DV-gerecht,
   2. AV-gerecht und
   3. ID-gerecht sein.

Hierzu einige Erläuterungen:

Die ersten beiden Blöcke enthalten Bedingungen, die sich von selbst verstehen und deshalb nicht umständlich erläutert zu werden brauchen. Was aber heißt DV-gerecht, AV-gerecht und ID-gerecht?

DV-gerecht heißt datenverarbeitungsgerecht und besagt, daß die Informationen des Systems so erfaßt werden, daß sie mit elektronischer Datenverarbeitungsanlage verarbeitet werden können.

AV-gerecht bedeutet audiovisionsgerecht und besagt, daß neben den sichtbaren auch hörbare Informationen erfaßbar sind und daß das System die modernen audiovisuellen Informationsmittel, wie Tonbildschauen oder Lehrprogramme, speichern und wiedergeben kann.

ID-gerecht bedeutet, daß das System sich in das Programm für Information und Dokumentation der Bundesrepublik Deutschland mit seinen 16 Fachinformationsstellen einpaßt, d.h. seiner Datenorganisation nach hierin voll integrieren läßt.

Werden die drei Darbietungsformen nun nach diesen neuen Kriterien untersucht, so ergibt sich folgendes (s.Abb. 1):

Das konventionelle Verfahren ist nicht vollständig, denn es kann beispielsweise keine audiovisuellen Informationen liefern, Volltexte wie Zeitschriftenaufsätze oder Gesetze und Richtlinien können ungekürzt wiedergegeben werden, die erfaßten Informationsformen könnten theoretisch durch ein Register aufgeschlossen werden. Ein solches Register steht aber nur in wenigen Fällen zur Verfügung.
Die Schwierigkeiten, bestimmte Gesetze, Normen, toxikologische Daten, physiologische Daten zu finden, sind bekannt; einfach ist das Verfahren sicher nicht, denn man braucht eine erhebliche Zahl der verschiedensten Informationsformen, eine Gesetzessammlung, Normensammlungen, Nachschlagewerke, Literaturnachweise, Kopien einschlägiger Originalarbeiten usw. Es ist gegenüber dem Terminalsystem billig, aber im Vergleich zum microdok-System recht teuer, nämlich allein vom Material her etwa das 15fache. Es ist nicht immer sofort verfügbar, denn welcher Werksarzt hat wirklich alles, was er für seine Entscheidungen benötigt, direkt griffbereit vor sich; oft muß er sich an andere wenden, um sich das Fehlende geben zu lassen, etwa die Normen oder den Literaturnachweis oder den Gesetzestext. Es ist weder DV- noch AV- noch ID-gerecht.

Das zweite, das Terminalsystem, hat das folgende Profil: Es ist nicht vollständig, denn es kann nur solche Informationsarten wiedergeben, die über den Bildschirm dargeboten werden können. Volltexte kann es nicht liefern. Es ist jedoch durch geeignete Dokumentationssuchmethoden meist vorzüglich aufgeschlossen.

Bewertungskriterien für Darbietungsformen der arbeitsmedizinischen Dokumentation

	Publikation	Terminal	idis-microdok
1. sofort verfügbar	+	(–)	+
2. billig	(+)	–	+
3. handlich	–	+	+
4. EDV-gerecht	–	+	+
5. aufgeschlossen	(+)	+	+
6. Volltext-Erfassung	+	–	+
7. AV-gerecht	–	–	+

Abb. 1: Vergleich von 3 Informationstechnologien

Aber was hilft es, wenn man weiß, daß es eine gesuchte Information gibt, wenn man sie nicht oder nur mit Mühe beschaffen kann?
Es ist nicht billig, sondern kostet - bei Berücksichtigung einer lückenlosen Kostenaufstellung (wie Terminalmiete oder -abschreibung, Leitungskosten, Rechenkosten u.a.m.) - etwa das 10fache des konventionellen Verfahrens.
Es ist in den seltensten Fällen sofort verfügbar, denn welcher Werksarzt oder Arbeitsmediziner besitzt ein solches Terminal oder wird es in den nächsten Jahren besitzen? Es ist selbstverständlich voll datenverarbeitungsgerecht, denn es ist ja ein Hauptbestandteil der elektronischen Datenverarbeitung.
Es ist dagegen nicht AV-gerecht, weil audiovisuelle Informationen nicht über das Terminal dargeboten werden können. ID-gerecht, d.h. angepaßt an das Informations- und Dokumentationsprogramm der Bundesregierung, ist das Terminalsystem vollständig. Dieses ID-Programm geht weitgehend von Informationen aus, die über das Terminal dargeboten werden können.

Zum Schluß sei das Profil des kombiniert konventionell-elektronischen Verfahrens, des idis-microdok-Systems, erläutert. Es ist vollständig, denn es erfaßt, speichert und reproduziert alles, was hör- und sehbar

ist und erfüllt deshalb selbstverständlich auch die zweite Bedingung, volle Texte zu erfassen. Es ist durch ein sehr leistungsfähiges Register so aufgeschlossen, daß alles, was gespeichert ist, leicht, d.h. "auf einen Griff", wiedergefunden werden kann.
Es ist handlich, da alles, was man an Informationen benötigt, auf einem Gerät dargeboten wird. Es ist vom Speichermaterial her eminent billig. Der Microfiche speichert ca. 15 bedruckte oder beschriebene Schreibmaschinenseiten für den Preis einer einzigen. Alle Informationen sind sofort verfügbar, da sie über das Lesegerät dargeboten werden, das direkt am Arbeitsplatz steht.
Das Verfahren ist DV-gerecht, AV-gerecht und ID-gerecht und erfüllt somit alle Bedingungen, die an ein universelles Informationssystem für den Arbeitsmediziner gestellt werden müssen.

idis-microdok ist damit ein computerkompatibles Speichermedium

- von höchster Kapazität und
- niedrigstem Preis für
- optische und
- akustische Informationen aller Art,

d.h. ein Medium, das alle Forderungen erfüllt, die an ein leistungsfähiges Informationssystem für den Arbeitsmediziner gestellt werden müssen.

Literatur

(1) Lange, H., Nacke, O., Gerdel, W., Huhmann, H.: Gutachten für den Aufbau eines europäischen Informationssystems für industrielle Medizin - EURISIM; Bd. 3: Prinzipien einer Datei der industriellen Noxen; idis, Bielefeld, (1977)

(2) Dokumentation Arbeitsmedizinische Forschungen, Forschungsinstitutionen, Forscher und Experten in den Ländern der Europäischen Gemeinschaften 1975/76; Kommission der Europäischen Gemeinschaften, Luxemburg, (1977 ff)

(3) Nacke, O.: Aufgaben und Probleme des Aufbaus eines europäischen Informationssystems für Arbeitsmedizin
in: Deutsche Gesellschaft für Dokumentation (DGD) e.V. (Hrsg.): Deutscher Dokumentartag 1975, Bad Kreuznach, 29. 9. - 2.10.'75; Verlag Dokumentation, München, 257-269, (1976)

(4) Nacke, O., Gerdel, W., Lange, H.: Gutachten über den Aufbau eines europäischen Informationssystems für industrielle Sicherheit - EURISIS; Bd. 1: Einführung und Erhebungen, Bd. 2: Lösungsvorschläge, Schlüsselanhang und Tabellenanhang; idis, Bielefeld, (1973)

DAS VIERFELDERMODELL

Walter, E.
Institut für Medizinische Dokumentation und Statistik der Universität Freiburg (Direktor: Prof. Dr. E. Walter)

1. Einführung

Ein Modell ist eine oft vereinfachende, auf das Wesentliche beschränkte Abbildung eines schwierigen, komplexen Gegenstandes. Ein derartiger Gegenstand in der Statistik ist der Rückschluß, mit dem die Namen Bayes (1) bzw. Neyman und E.S. Pearson (5) verbunden sind.

Im folgenden wird versucht, diese Schwierigkeiten an einem Modell, dem Vierfeldermodell darzustellen. Dabei wird von zwei vollständig disjunkten Aufteilungen A und $\bar{A}$ bzw. B und $\bar{B}$ der Ergebnismenge ausgegangen (Abb. 1). Es soll aufgrund des Eintretens von B ein Schluß auf das Vorliegen von A gezogen werden.

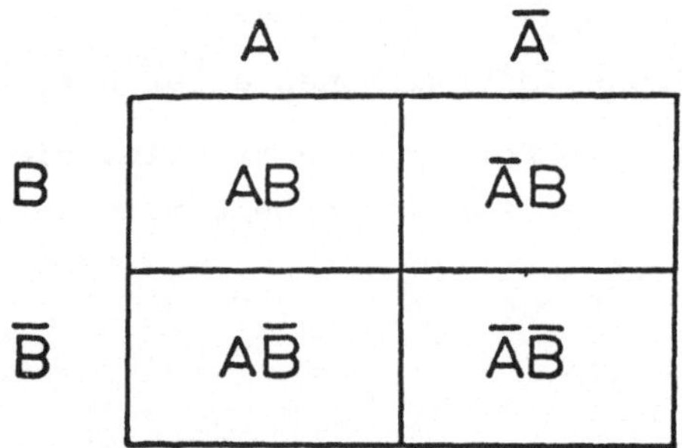

Abb. 1 : Aufteilung der Ergebnismenge

Wenn die bedingten Wahrscheinlichkeiten $P(B|A)$ und $P(B|\bar{A})$ und die a priori-Wahrscheinlichkeit $P(A)$ bekannt sind, dann kann die a posteriori-Wahrscheinlichkeit $P(A|B)$ mit Hilfe der Bayesschen Formel

$$P(A|B) = \frac{P(A)\,P(B|A)}{P(A)\,P(B|A)+P(\bar{A})\,P(B|\bar{A})} = 1/(1+QL)$$

berechnet werden. Hierbei ist

$$L = \frac{P(B|\bar{A})}{P(B|A)}$$

das Verhältnis der bedingten Wahrscheinlichkeiten (Likelihood-Quotient) und

$$Q = \frac{P(\bar{A})}{P(A)}$$

das Verhältnis der a priori-Wahrscheinlichkeiten. Diese Berechnung ist aber oft nicht möglich, weil die a priori-Wahrscheinlichkeit nicht bekannt ist oder weil A kein zufälliges Ereignis ist, das mit einer Wahrscheinlichkeit P(A) eintritt, sondern z.B. eine Hypothese H, die zutrifft oder nicht zutrifft, für die also entweder $P(A) = 0$ oder $P(A) = 1$ gilt.

Neyman und E.S. Pearson gingen daher von den bedingten Wahrscheinlichkeiten $P(B|A)$ und $P(B|\bar{A})$ aus. Wenn die Hypothese $H_0 = A$ und $H_1 = \bar{A}$ gesetzt wird und als Regel $H_0 = A$ nicht verworfen wird, wenn B auftritt, werden nur die Fehlerwahrscheinlichkeiten

$$\alpha = 1 - P(B|H_0) = 1 - P(B|A)$$

$$\beta = P(B|H_1) = P(B|\bar{A})$$

betrachtet. B wird dabei nach Möglichkeit so festgelegt, daß α einen vorgegebenen Wert (z.B. 0,05) nicht überschreitet.

Zwischen diesen beiden Fällen

a) "A ist ein zufälliges Ereignis und P(A) ist bekannt" und

b) "A ist kein zufälliges Ereignis"

gibt es eine Reihe von Zwischenstadien, bei denen die a priori-Wahrscheinlichkeit zwar existiert, aber entweder nur ungenauer bekannt ist, aus Beobachtungen geschätzt wurde oder aufgrund irgendeines mehr oder weniger guten Modells, z.B. dem Laplaceschen, angenommen wird. Sie kann auch, wie z.B. bei der Diagnosefindung, vom Ort und von der Zeit abhängig sein.

Auch gibt es die Möglichkeit, daß zwar P(A), nicht aber die bedingten Wahrscheinlichkeiten bekannt sind, sondern erst geschätzt werden müssen. Dies ist jedoch ein Problem der Diskriminanzanalyse, auf das hier nicht eingegangen wird.

2. Beispiele

Wir betrachten im folgenden einige Beispiele:

Beispiel 1: Eineiigkeitsuntersuchung

Ein Forscher sucht eineiige Zwillingspaare und begegnet auf der Straße einer Frau mit einem Kinderwagen mit zwei Säuglingen; er erfährt auf seine Frage, daß es Zwillinge seien, die beide das gleiche Geschlecht (GG) haben. Wenn er sich daraufhin für Eineiigkeit entscheidet, kann dies als Test im Sinne von Neyman - Pearson der Hypothese

H_0: die Zwillinge sind zweieiig (ZZ)

gegen die einfache Alternative

H_1: die Zwillinge sind eineiig (EZ)

angesehen werden mit $\alpha = 0{,}5$ und $\beta = 0$.

Im Bayesschen Sinn ist die a priori-Wahrscheinlichkeit für H_1 durch die Wahrscheinlichkeit 0,3, mit der eineiige Zwillinge auftreten, gegeben, also $P(H_1) = 0{,}3$. Sie erhöht sich aufgrund des Tests, da $Q = \frac{0{,}7}{0{,}3}$ und $L = \frac{0{,}5}{1}$ auf

$$P(H_1|GG) = \frac{1}{1+QL} = \frac{1}{1+\frac{0{,}7}{0{,}3}\,\frac{0{,}5}{1}} = 0{,}46.$$

Dies bedeutet, daß 46% aller gleichgeschlechtlichen Zwillinge eineiig sind.

Es ist strittig, ob $P(H_1|GG)$ überhaupt als Wahrscheinlichkeit angesehen werden kann, da ja in dem beobachteten Fall feststeht, wenn auch nicht bekannt ist, von welcher Art die beiden Zwillinge sind, H_1 also kein zufälliges Ereignis mehr ist. Man kann aber davon ausgehen, daß der Forscher immer wieder in derartige Situationen geraten wird, und daher ist die obige Aussage für sein weiteres Verhalten wichtig. Er wird nämlich die a priori-Wahrscheinlichkeit für das Vorliegen von H_1 durch Hinzunahme einer Blutgruppenuntersuchung der beiden Zwillinge zu vergrößern suchen.

Wir betrachten dazu ein dominantes Blutgruppensystem. Das rezessive Gen möge mit der Wahrscheinlichkeit q auftreten. Für den Fall, daß die Zwillinge rezessiv homozygot (aa) sind, ist der Likelihood-Quotient durch $L = (1+q)^2/4$ gegeben. Bei Eineiigkeit ist nämlich q^2 die Wahrscheinlichkeit für aa

$$P(aa|EZ) = q^2,$$

wenn das Hardy-Weinberg-Gesetz gültig ist. Bei Zweieiigkeit ist ebenfalls q^2 die Wahrscheinlichkeit, daß ein Zwilling den Genotyp aa hat. In diesem Fall müssen beide Eltern mindestens ein rezessives Gen a haben. Das andere Gen kann, jeweils mit der Wahrscheinlichkeit q, ebenfalls a sein. Mit der Wahrscheinlichkeit 1/4 haben beide Eltern dieselben Gene an beide Zwillinge vererbt, mit der Wahrscheinlichkeit 1/2 hat dies nur einer und mit der Wahrscheinlichkeit 1/4 keiner der beiden Eltern, so daß die bedingte Wahrscheinlichkeit P, daß der andere

Zwilling auch den Genotyp aa hat, durch

$$P = 1/4 + q/2 + q^2/4 = (1+q)^2/4$$

gegeben ist. Damit ergibt sich

$$P(aa|ZZ) = (q^2(1+q)^2)/4 .$$

Werden mehrere Blutgruppensysteme untersucht, so sind die Ereignisse, daß Gleichheit bei den Zwillingen beobachtet wird, unabhängig voneinander, weil die Gene der einzelnen Systeme auf verschiedenen Chromosomen sitzen und sich unabhängig voneinander vererben. Man kann daher den Likelihood-Quotienten für jedes System einzeln berechnen und erhält die Likelihood für die gesamte Blutgruppenuntersuchung als Produkt über die einzelnen Likelihoods.

Beispiel 2: Identifikationsproblem 1

Als ein Autofahrer die Nachricht erhält, daß eine von ihm entnommene Blutprobe 2,3 Promille Alkohol enthält, erklärt er, daß eine Vertauschung vorliegen muß. Darauf wird seine Blutgruppe mit der der Blutprobe verglichen und Gleichheit (G) festgestellt. Hier ist

H_0: Vertauschung

H_1: keine Vertauschung

Die a priori-Wahrscheinlichkeit für eine Vertauschung sei v. Würde das gleiche Blutgruppensystem wie in Beispiel 1 untersucht, und weist die Blutprobe den Phänotyp aa auf, dann ist der Likelihood-Quotient q^2 statt $(1+q)^2/4$ wie bei der Eineiigkeitsuntersuchung. Die Wahrscheinlichkeit für die Blutgruppe aa des Fahrers ist q^2, die Wahrscheinlichkeit, daß noch eine zweite, mit dem Fahrer nicht verwandte Person die Blutgruppe aa hat, also q^4, so daß

$$L = q^4/q^2 = q^2.$$

Auch hier kann man bei der Untersuchung mehrerer Blutgruppensysteme das Produkt der einzelnen Likelihoods bilden. Das Produkt sei r. Bei einem entsprechenden Test wäre $\beta = 0$ und die Irrtumswahrscheinlichkeit $\alpha = r$. Wenn man als a priori-Wahrscheinlichkeit v annimmt, dann ergibt sich als a posteriori-Wahrscheinlichkeit für H_1

$$P(H_1|G) = \frac{1}{1 + \frac{v}{1-v}\frac{r}{1}} \approx \frac{1}{1-v+vr} .$$

Bei diesem Beispiel ist die a priori-Wahrscheinlichkeit v weniger genau bestimmbar, weil sie im Laufe der Zeit schwankt (Montags-Effekt,

Einstellung neuer Untersucher, Einführung neuer Analyse- oder Dokumentationstechniken).

Beispiel 3: Indentifikationsproblem 2

Bei einem Mord findet man Blutspuren des Mörders auf der Tatwaffe. Ein in Frage kommender Mann hat die gleiche Blutgruppe.
Eine a priori-Wahrscheinlichkeit zu schätzen ist sehr schwierig. Würde man von der a priori-Wahrscheinlichkeit 1/2 ausgehen, käme man zu einer sehr hohen a posteriori-Wahrscheinlichkeit für die Täterschaft, wenn ein Verdächtiger die gleiche Blutgruppe besitzt. In einem derartigen Fall wurden während der Ermittlungen 39 Verdächtige untersucht. In 8 Fällen stimmten die untersuchten Blutgruppen mit denen des wirklichen Mörders überein.

Beispiel 4: Findlingsproblem

Ähnlich fragwürdig ist die Anwendung des Bayesschen Schlusses bei der Identifizierung der Mutter eines ausgesetzten Säuglings. Eine Frau F sei verdächtigt, dann ist

H_0: F ist nicht Mutter des Kindes ($\bar{M}$)

H_1: F ist die Mutter des Kindes (M).

Wir gehen wieder davon aus, daß die verdächtigte Frau F den Genotyp aa habe. Wenn F nicht die Mutter des Kindes ist, dann ist die Wahrscheinlichkeit, daß beide aa besitzen, durch q^4 gegeben. Wenn aber F die Mutter des Kindes ist, dann hat sie ein Gen dem Kind gegeben, während das andere Gen als von dem mit F nicht verwandten Vater stammend anzusehen ist und daher die Wahrscheinlichkeit q besitzt, so daß unter H_1 die Wahrscheinlichkeit q^3 beträgt. Es ist also

$$P(T|M) = q^3$$

$$P(T|\bar{M}) = q^4$$

so daß

$$L = q.$$

Beispiel 5: Vaterschaftsproblem

Von großer praktischer Wichtigkeit ist die Feststellung der Vaterschaft. Eine Mutter (M) behauptet, daß ein von ihr angegebener Mann (Eventualvater (EV)) der Vater ihres Kinder (K) sei.

H_0: EV ist nicht Vater des Kindes ($\bar{V}$)

H_1: EV ist der Vater des Kindes (V).

In diesem Fall wird das Blutgruppentripel T, d.h. die Blutgruppen von M, K und EV bestimmt. Wir wollen wie in den vorhergehenden Beispielen annehmen, daß in allen drei Fällen aa beobachtet wurde. Wenn M und EV nicht verwandt sind, ist q^4 die Wahrscheinlichkeit, daß M und EV aa aufweisen. Ist EV der Vater des Kindes, dann muß das Kind auch aa besitzen, so daß $P(T|V) = q^4$ ist. Wenn EV nicht der Vater des Kindes ist, müßte der echte Vater das Gen a vererbt haben, so daß die Wahrscheinlichkeit $P(T|\bar{V}) = q^5$ beträgt. Es ist daher $L = q$.

In ähnlicher Weise können die Likelihood-Quotienten für die übrigen Blutgruppentripel und für weitere Blutgruppensysteme bestimmt werden. Die Logarithmen der Likelihood-Quotienten aller bekannten Blutgruppensysteme sind von Hummel (3) tabelliert worden.

Wenn die a priori-Wahrscheinlichkeit dafür, daß EV der echte Vater ist, bekannt ist, kann mit Hilfe des Produkts der Likelihood-Quotienten die a posteriori-Wahrscheinlichkeit für V berechnet werden. Heute wird allgemein als a priori-Wahrscheinlichkeit 0,5 verwendet, wie es von Essen-Möller (2) eingeführt wurde.

Auch die Anwendung der Theorie von Neyman und Pearson ist möglich. Dazu ist notwendig, die Verteilung des Likelihood-Quotienten unter V und $\bar{V}$ zu bestimmen. Da bei diesem Verfahren bis zu 29 Blutgruppensysteme verwendet werden, ist der Rechenaufwand wesentlich größer als bei der Berechnung der a posteriori-Wahrscheinlichkeit, aber durchaus möglich (6).

Beispiel 6:

Ein Statistiker, der längere Zeit sehr ähnliche Fragestellungen getestet hat, stellt zusammen, wie häufig seine Befunde signifikant waren. Bei 1000 Testverfahren, die er mit einer Irrtumswahrscheinlichkeit von 5% durchgeführt hat, seien 48 signifikant gewesen. In diesem Fall wird der Statistiker das nächste signifikante Ergebnis sicher in einem anderen Licht betrachten als bisher. Die bisherigen Ergebnisse zeigen nämlich, daß bei diesen Fragestellungen die "a priori-Wahrscheinlichkeit" für das Zutreffen der Nullhypothese fast 1 sein wird.

Dies ist ein Beispiel dafür, daß die a priori-Wahrscheinlichkeit nicht stets unberücksichtigt bleiben sollte.

Beispiel 7: Diagnoseproblem

Zur Prüfung, ob eine Krankheit K vorliegt, wird ein klinischer Test verwendet, bei dem die Wahrscheinlichkeit, daß der Test bei einem Kranken

Eineiigkeitsproblem

T		$P(T \mid EZ)$	$P(T \mid ZZ)$	L
A	A	$1 - q^2$	$1 - q^2 - \frac{pq^2(3+q)}{4}$	$1 - \frac{q^2(3+q)}{4(1+q)}$
A	aa	0	$\frac{pq^2(3+q)}{4}$	∞
aa	A	0	$\frac{pq^2(3+q)}{4}$	∞
aa	aa	q^2	$\frac{q^2(1+q)^2}{4}$	$\frac{(1+q)^2}{4}$

Identifikationsproblem

T		$P(T \mid \text{identisch})$	$P(T \mid \text{nicht identisch})$	L
A	A	$1 - q^2$	$(1 - q^2)^2$	$1 - q^2$
A	aa	0	$(1 - q^2)q^2$	∞
aa	A	0	$(1 - q^2)q^2$	∞
aa	aa	q^2	q^4	q^2

Findlingsproblem

T: F	T: K	$P(T \mid M)$	$P(T \mid \bar{M})$	L
A	A	$p(1 + pq)$	$p^2(1 + q)^2$	$\frac{p(1+q)^2}{1+pq}$
A	aa	pq^2	$pq^2(1 + q)$	$1 + q$
aa	A	pq^2	$pq^2(1 + q)$	$1 + q$
aa	aa	q^3	q^4	q

Vaterschaftsproblem

T: F	T: K	T: EV	$P(T \mid V)$	$P(T \mid \bar{V})$	L
A	A	A	$p^2(1 + 2q)$	$p^2(1 + pq)(1 + q)$	$\frac{(1+pq)(1+q)}{(1+2q)}$
A	A	aa	pq^2	$pq^2(1 + pq)$	$(1 + pq)$
A	aa	A	p^2q^2	$p^2q^2(1 + q)$	$1 + q$
A	aa	aa	pq^3	pq^4	q
aa	A	A	pq^2	$p^2q^2(1 + q)$	$p(1 + q)$
aa	A	aa	0	pq^4	∞
aa	aa	A	pq^3	$pq^3(1 + q)$	$1 + q$
aa	aa	aa	q^4	q^5	q

Tab. 1: Likelihood-Quotienten L bei dominantem Erbgang

positiv anspricht (T), also die Sensitivität $P(T|K)$ und die Wahrscheinlichkeit, daß bei einem Gesunden der Test nicht anspricht, die Spezifität $(\bar{T}|\bar{K})$ sehr hoch sind. Dennoch ist die a posteriori-Wahrscheinlichkeit $P(K|T)$ klein, wenn der Anteil der Kranken in der Bevölkerung klein ist. Sei z.B.

$$P(T|K) = P(\bar{T}|\bar{K}) = 0{,}99$$

und

$$P(K) = 0{,}001 \ ,$$

dann ist

$$P(K|T) = \frac{11}{122} \approx 0{,}09 \ .$$

Diese Verhältnisse treffen angenähert für die Krebsvorsorgeuntersuchung zu, wenn sich die gesamte Bevölkerung beteiligen würde. Bezieht sich allerdings die Vorsorge nur auf ältere Personen oder kommen nur Bevölkerungsgruppen mit höherer a priori-Wahrscheinlichkeit zur Vorsorge, dann ist die a posteriori-Wahrscheinlichkeit wesentlich größer. Während also Sensitivität, Spezifität und entsprechend die Wahrscheinlichkeiten für "falsch positiv" und "falsch negativ" allgemeine, nur von der Methode abhängende Größen sind, hängt die a priori-Wahrscheinlichkeit von örtlichen, zeitlichen und anderen, oft nicht kontrollierbaren Faktoren ab.

Daher kann es nützlich sein, die a posteriori-Wahrscheinlichkeit unter Annahme verschiedener a priori-Wahrscheinlichkeiten zu berechnen.

Sei das Likelihood-Verhältnis L konstant, dann kann die Beziehung zwischen der mit x bezeichneten a priori-Wahrscheinlichkeit und der mit y bezeichneten a posteriori-Wahrscheinlichkeit umgeformt und durch die Hyperbel

$$\left(x + \frac{L}{1-L}\right)\left(y - \frac{1}{1-L}\right) + \frac{L}{(1-L)^2} = 0$$

dargestellt werden, die durch die Punkte (0,0) und (1,1) geht.
Sie hat die Amsymptoten

$$y = \frac{1}{1-L}$$

$$x = \frac{L}{1-L}$$

und den Scheitelpunkt $\left(\frac{\sqrt{L}}{1+\sqrt{L}} \ , \ \frac{1}{1+\sqrt{L}}\right)$.

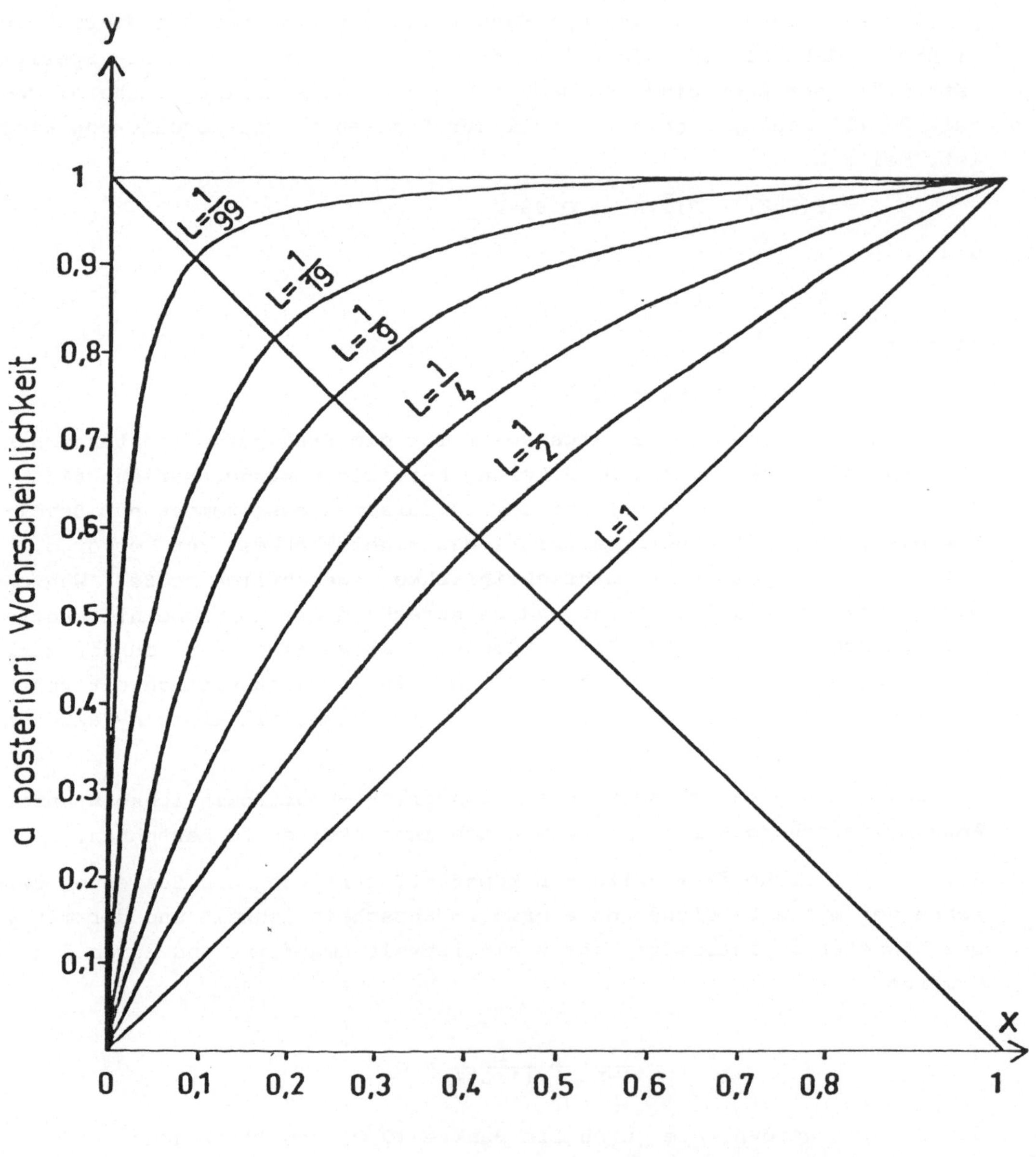

Abb. 2: Die a posteriori-Wahrscheinlichkeit y in Abhängigkeit von der a priori-Wahrscheinlichkeit x bei fester Likelihood

$$L = \frac{P(B|\bar{A})}{P(B|A)}$$

3. Schlußfolgerungen

Diese Beispiele sollen zeigen:

1. Die Aussagen der Neyman - Pearson - Theorie sind in jedem Falle objektivierbar.
2. Die Aussagen können durch Berücksichtigung der a priori-Verteilung informativer sein, wenn diese bekannt ist.
3. Die a priori-Verteilung hängt im Gegensatz zu den objektiven Aussagen der Neyman - Pearson - Theorie von der speziellen Situation ab. In Beispiel 1 müßten wir mit einer anderen a priori-Wahrscheinlichkeit rechnen, wenn die Mutter Japanerin wäre, weil in Japan der Anteil der eineiigen Zwillinge 70% beträgt. In Beispiel 7 hängt sie von der Bevölkerungsgruppe, die zur Vorsorge geht, ab. Sie ist nach Koller (4) "materialbedingt". Ähnliches gilt für das Vaterschafts-, das Findlings- und das Identifikationsproblem. Meist ist nur eine grobe Abschätzung der a priori-Verteilung möglich.
4. Wird die a priori-Verteilung geschätzt, so hat ihre Berücksichtigung wesentlich weniger Gewicht.
5. Es ist ohne Wert, im Sinne des Bayesschen Postulats "Gleichverteilung" anzunehmen, wenn die a priori-Verteilung unbekannt ist.

Literatur

(1) Bayes, T.: An essay towards solving a problem in the doctrins of chances; Phil. Trans. Roy. Soc. London 53, 370-418, (1763)

(2) Essen-Möller, E.: Die Beweiskraft der Ähnlichkeit im Vaterschaftsnachweis: Theoretische Grundlagen; Mitt. Anthropol. Ges. 68, Wien, 368, (1938)

(3) Hummel, K.: Biostatistische Abstammungsbegutachtung. Tabellenband I; Gustav Fischer Verlag, Stuttgart, (1971)

(4) Koller, S.: Mathematisch-statistische Grundlagen der Diagnostik; Klin. Wschr. 45, 1065-1072, (1967)

(5) Neyman, J., Pearson, E.S.: On the problem of the most efficient tests of statistical hypotheses; Phil. Trans. Roy. Soc. (London) A 231, 289-337, (1933)

(6) Schulte-Mönting, J., Walter, E.: Statistische Interpretation von serologischen Befunden zur Beurteilung einer Vaterschaft; Bundesgesundheitsblatt Nr. 18, 257-259, (1972)

BESTIMMUNG DER ANZAHL NOTWENDIGER KLINISCHER TESTS MIT HILFE DER HAUPTKOMPONENTENANALYSE AM BEISPIEL VON GRÄSERPOLLENALLERGIEN

Bloedhorn, H.
Institut für Medizinische Dokumentation und Statistik
der Universität Köln (Direktor: Prof. Dr. V. Weidtman)

Der Arzt steht täglich vor der Aufgabe, mit einem Minimum an Aufwand, sei es ein Minimum an Zeit oder an Kosten oder an Belastung für den Patienten, ein Maximum an Information zu gewinnen. Bei neuen Testverfahren stellt sich die Frage, inwieweit sie zum Informationsgewinn beitragen. Bei Gräserpollenallergie stellt der RAST ein außerordentlich empfindliches Diagnoseverfahren dar. RAST steht für "radio allergic sorbent test". Der RAST wird im Blutserum unter Verwendung von radioaktivem Jod durchgeführt. Pro Test werden 0,1 ml Blutserum benötigt. Es handelt sich um ein semiquantitatives Verfahren. Die Ergebnisse werden in Klassen eingeteilt von 0 = negativ bis 4 = positiv. Bereits 1 gilt jedoch als schwach positiv. Aus der Literatur (Marriott (4)) und aus eigenen Voruntersuchungen ist bekannt, daß durch eine logarithmische Transformation der Werte bereits eine gute Approximation an die Normalverteilung erreicht wird. Wir haben statt der ursprünglichen Werte y daher die Transformation $z = \ln(y+1)$ gewählt.

Ein besonderes Merkmal dieses Testverfahrens ist seine hohe Artspezifität. Leider ist jedoch beim RAST keine Mischung bzw. Kombination von bekanntermaßen kreuzreagierenden Allergenen zu Testzwecken möglich (Kersten et al. (3)). Die Belastung für den Patienten ist für dieses Verfahren minimal. Andererseits sind die Tests sehr teuer. Die Tests werden mit radioaktiven Materialien durchgeführt, sodaß sich zusätzlich das Problem der Abfallbeseitigung stellt. Man wird also bemüht sein, mit möglichst wenig RAS-Tests auszukommen. Uns stellte sich nun die Frage, wieviel verschiedene RAS-Tests von acht zur Verfügung stehenden durchgeführt werden sollten, wenn bekannt ist, daß mindestens einer positiv reagiert, und welche gewählt werden sollten (Pullmann et al. (7)). Das Risiko besteht darin, daß unter den ausgesuchten Tests keiner positiv ist. Das Problem läßt sich auf verschiedene Weise angehen. Wir haben hierzu eine Hauptkomponentenanalyse gewählt und möchten dieses klinische Problem als Beispiel für die Anwendung der Hauptkomponentenanalyse in der Medizin darstellen. Dies erscheint uns deshalb gerechtfertigt, weil es im deutschen Schrifttum bisher nur wenige Beispiele zur Hauptkomponentenanalyse auf dem Gebiet der Medizin gibt.

Die Methode geht auf eine Arbeit von Karl Pearson (6) aus dem Jahre 1901 zurück. Pearson behandelt den Fall von n p-dimensionalen Zufallsvariablen, für die die "beste Anpassung" durch eine Gerade, Ebene oder Hyperebene gesucht wird. Nach Pearson wird eine gute Anpassung offensichtlich erreicht, wenn die Quadratsumme der senkrechten Abstände der gegebenen Punkte von der Geraden oder Ebene ein Minimum wird. H. Hotelling (1,2) schlug diese Methode 1933 zur Analyse von Korrelationsstrukturen vor. In einer Übersichtsarbeit gab C.R. Rao (8) im Jahre 1964 verschiedene Interpretationen der Hauptkomponentenanalyse an. Beziehungen zur Faktorenanalyse werden u.a. ausführlich von K. Überla (9) dargestellt.

Wir wollen die Grundidee zunächst an einem geometrischen Beispiel diskutieren. Nehmen wir an, wir hätten an n Patienten ein p-dimensionales Merkmal mit einer p-dimensionalen Normalverteilung mit Mittelwertsvektor μ und Kovarianzmatrix Σ gemessen. Zur Erläuterung der Methode sei $p = 2$ angenommen. In Bezug auf unser Allergiebeispiel würde das bedeuten, daß genau zwei Allergene pro Patient gemessen worden wären. Nehmen wir an, das Ergebnis sei für die n Patienten in einer Punktwolke im rechtwinkligen Koordinatensystem dargestellt (Abb. 1).

Auf der X-Achse sei der Wert des ersten, auf der Y-Achse des zweiten Allergens wiedergegeben. Das arithmetische Mittel der Beobachtungen für das erste Allergen sei $\bar{x}$, für das zweite Allergen $\bar{y}$. Nun finde man neue rechtwinklige Koordinatenachsen U, V, die sich im Punkt $(\bar{x}, \bar{y})$ schneiden, wobei die U-Achse so orientiert ist, daß sie in Richtung der größten Ausdehnung der Punktwolke liegt (Abb. 1). U heißt erste Hauptachse. Entsprechend heißt V zweite Hauptachse. Im Falle einer zweidimensionalen Normalverteilung können wir damit rechnen, daß die Punktwolke etwa die Form einer Ellipse hat. Die Koordinate des i-ten Beobachtungspunktes bezüglich der U-Achse bezeichnen wir mit u_i. u_i heißt erste Hauptkomponente des i-ten Beobachtungspunktes. Entsprechend bezeichnen wir die Koordinate des i-ten Beobachtungspunktes bezüglich der V-Achse mit v_i. v_i heißt zweite Hauptkomponente des i-ten Beobachtungspunktes. Allgemein wird man bei n Koordinatenachsen $X_1,\ldots,X_n$ die Koordinate des i-ten Beobachtungspunktes bezüglich der Achse X_j die j-te Hauptkomponente des i-ten Beobachtungspunktes nennen. Die Beziehung der neuen Koordinaten zu den alten soll für einen Beobachtungspunkt in der folgenden Skizze verdeutlicht werden (Abb. 2). In den nachfolgenden Abbildungen wird die U-Achse waagerecht als Abszisse gezeichnet.

Die Stichprobenvarianz der U-Koordinatenwerte stellt ein Maximum bezüglich aller möglichen Wahlen von verschiedenen Achsen dar, die die

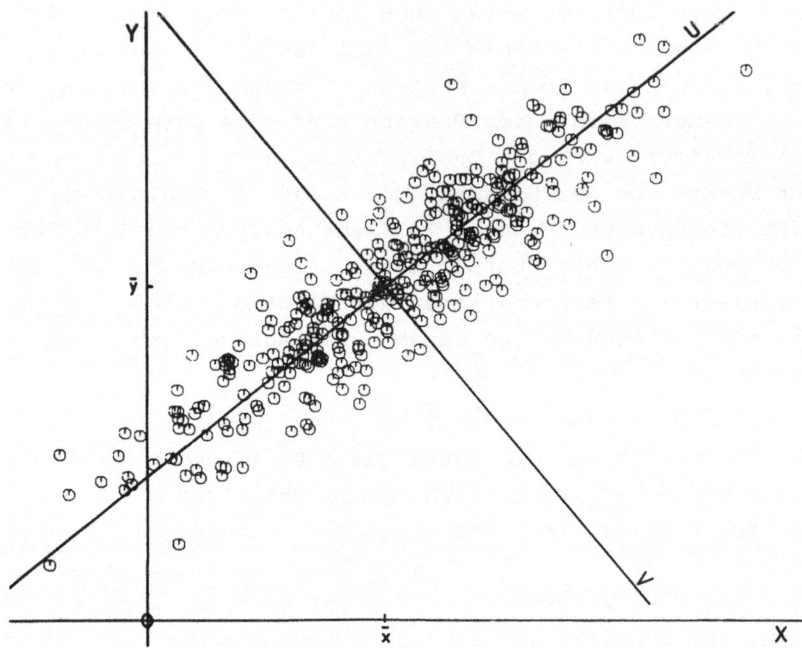

Abb. 1: Punktwolke von 350 Wertepaaren aus einer zweidimensional normalverteilten Grundgesamtheit.

Die Punktwolke wurde über einen Schnelldrucker ausgedruckt. Der Korrelationskoeffizient war $r \approx 0,90$. Das neue Koordinatensystem ist bereits eingezeichnet.

Bedingung erfüllen, daß sie durch den Stichprobenmittelpunkt gehen. Die Richtung der ersten Hauptachse ist vollständig bestimmt durch die Richtungskosinus mit der X- bzw. Y-Achse. Diese seien $\cos\alpha_1$ und $\cos\alpha_2$, wobei als Nebenbedingung gilt: $\cos^2\alpha_1 + \cos^2\alpha_2 = 1$. Das ursprüngliche Koordinatensystem wird also so gedreht, daß die Richtungen der neuen Koordinaten mit den Richtungen der Hauptachsen übereinstimmen. Außerdem wird der Ursprung so verschoben, daß er in den Stichprobenmittelwertsvektor fällt.

Um diese Angaben zu präzisieren, sei die Grundidee vom Standpunkt der analytischen Statistik skizziert. Der Grundgedanke besteht bei dieser Betrachtungsweise darin, n Punkte $\vec{z}_i$, $i = 1,...,n$, die gleich noch näher spezifiziert werden, in einem neuen System von p paarweise orthogonalen linearen Koordinaten so darzustellen, daß die Stichprobenvarianzen der gegebenen n Punkte bezüglich der neuen Koordinaten in absteigender Reihenfolge stehen.

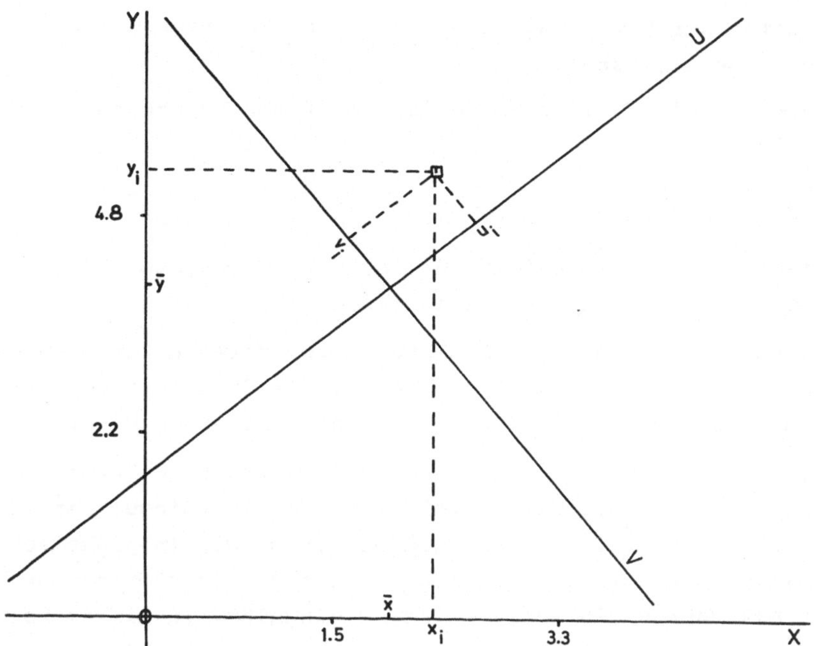

Abb. 2: Beziehung zwischen den Koordinaten des i-ten Beobachtungspunktes im alten und neuen Koordinatensystem.

Im ursprünglichen Koordinatensystem hatte der Punkt die Koordinaten $(x_i;y_i)$, im abgeleiteten die Koordinaten $(u_i;v_i)$.

Ist $\vec{z}_i = (z_{1i},\dots,z_{pi})$, wobei $\vec{z}_i$ der i-te Beobachtungsvektor ist, und sind $z_{1i},\dots,z_{pi}$ die beobachteten Merkmale der i-ten Beobachtungseinheit, so soll für die erste Hauptkomponente dieser Beobachtungseinheit gelten:

$$x_{1i} = a_{11}z_{1i} + a_{2i}z_{2i} + \dots + a_{p1}z_{p1} \quad \text{mit} \quad \sum_{\ell=1}^{p} a_{\ell 1}^2 = 1.$$

Für die j-te Hauptkomponente des i-ten Beobachtungspunktes gilt:

$$x_{ji} = a_{1j}z_{1i} + \dots + a_{pj}z_{pi} \quad \text{mit} \quad \sum_j a_{\ell j}a_{\ell' j} = \begin{cases} 1, & \ell' = \ell \\ 0, & \ell' \neq \ell \end{cases} \qquad \ell,\ell' = 1,\dots,p.$$

Die erste Hauptachse ist so orientiert, daß die Projektionen der gegebenen Punkte auf dieser Achse, nämlich die ersten Hauptkomponenten, maximale Varianz unter allen möglichen linearen Koordinaten haben. Die Projektionen der Beobachtungspunkte auf die zweite Hauptachse haben maximale Varianz unter der Nebenbedingung, daß die zweite Hauptachse orthogonal zur ersten ist. Die dritten Hauptkomponenten haben maximale

Varianz unter der Bedingung, daß die dritte Hauptachse orthogonal zur ersten und zweiten ist.

Bezeichnen wir die Varianz bezüglich der ℓ-ten Hauptkomponente mit λ_ℓ, so gilt also

$$\lambda_1 \geqq \lambda_2 \geqq \dots \geqq \lambda_p \geqq 0.$$

Rechnerisch besteht die Aufgabe darin, die Eigenvektoren und Eigenwerte der Stichprobenvarianzmatrix zu finden.

Sei Z_i eine p-dimensionale Zufallsvariable, deren p Komponenten die eindimensionalen Zufallsvariablen seien, die den einzelnen Merkmalen entsprechen. Es sei folgende Bezeichnungsweise eingeführt:

$Z_i' = (Z_{1i}, \dots, Z_{pi})$. Die Zufallsvektoren Z_i seien unabhängig mit gleicher Verteilung mit Mittelwertsvektor μ und nichtsingulärer Kovarianzmatrix Σ für $i = 1, \dots, n$. Ist n größer als p, was in praktischen Beispielen immer der Fall sein sollte, so ist die Stichprobenkovarianzmatrix S mit Wahrscheinlichkeit 1 nichtsingulär. In diesem Fall gibt es p verschiedene Schätzwerte für die Eigenwerte λ_i. Die zugehörigen aus S berechneten Eigenvektoren seien $\vec{a}_j$, wobei

$$\vec{a}_j = (a_{1j}, \dots, a_{pj}),\ j = 1, \dots, p$$

Dann heißt definitionsgemäß $X_{ji} = \vec{a}_j' Z_i$ die j-te Hauptkomponente des i-ten Beobachtungspunktes, wobei die Nebenbedingung $\vec{a}_j' \vec{a}_j = 1$ gelten soll. Es läßt sich dann leicht zeigen, daß

a) alle Hauptkomponenten unkorreliert sind,
b) die Stichprobenvarianz der j-ten Hauptkomponente gleich λ_j ist.

Sehr nützlich ist auch die Eigenschaft, daß die Summe der Stichprobenvarianzen bezüglich der transformierten Werte gleich der Summe der Varianzen bezüglich der ursprünglichen Koordinaten ist. Ist λ_i ungleich λ_j, was in unseren Beispielen mit Wahrscheinlichkeit 1 der Fall ist, so sind $\vec{a}_i$ und $\vec{a}_j$ notwendig orthogonal.

Welche Bedeutung haben nun diese Hauptkomponenten?

Nehmen wir an, im zweidimensionalen Fall würden die Werte entlang der ersten Hauptachse sehr stark, entlang der zweiten Hauptachse sehr wenig streuen. Dann könnte man sagen, daß ein gewichteter eindimensionaler Mittelwert bereits den größten Teil der Varianz der Stichprobe erklären könnte. Man könnte also in guter Annäherung die zweidimensionalen Beobachtungen durch eindimensionale Größen darstellen. Der Koeffizient a_i von x_i würde die relative Bedeutung des i-ten RAS-Tests für die neue, abgeleitete Komponente wiedergeben. Man hätte also in den abgeleiteten Größen nicht mehr zwei, sondern nur noch einen Wert zu betrachten. Die Verallgemeinerung auf p Dimensionen liegt auf der Hand.

In unserem Fall waren acht verschiedene Tests durchgeführt worden, d.h. $p = 8$. Wir haben nun zweidimensional verschiedene Hauptachsen und die zugehörigen Hauptkomponenten der Beobachtungspunkte dargestellt.

Tragen wir nun in einem Koordinatensystem die Werte bezüglich der ersten und achten Hauptkomponenten auf und finden wir, daß die Werte bezüglich der achten Hauptkomponenten sehr viel weniger streuen als bezüglich der ersten, so könnten wir daraus schließen, daß wir weniger als acht Dimensionen nötig hätten. Allgemein bedeutet das also, daß wir herauszufinden suchen, ob die Beobachtungen annähernd in einem linearen Unterraum liegen und wir so ein neues Koordinatensystem kleinerer Dimensionen benutzen können. In der Praxis gehen wir so vor, daß wir die Stichprobenwerte in den neuen Koordinaten ausrechnen, mit zwei verschiedenen Hauptachsen als kartesisches Koordinatensystem und die transformierten z-Werte über einen Schnelldrucker in einer Punktwolke darstellen. Man sieht dann sehr schön, ob die Werte in der Nähe eines linearen Unterraums liegen. Die folgenden Abbildungen wurden allerdings mit einem Calcomp-Plotter gezeichnet. Abb. 3 zeigt, daß die Werte bezüglich der ersten Hauptachse sehr viel stärker streuen als bezüglich der achten Hauptachse. Wesentlich geringer ist jedoch bereits der Unterschied in den Streuungen bezüglich der zweiten und achten Hauptachse, wie man in Abb. 4 erkennt. Ein Unterschied zwischen den Streuungen von der dritten zur achten Hauptkomponenten ist dagegen nicht mehr zu erkennen. Das spricht dafür, daß bereits drei Hauptkomponenten für die Beschreibung des Untersuchungsgutes ausreichen würden.

Doch ist auch bereits folgende Rechnung sehr aufschlußreich. Nehmen wir einmal an, bereits 92% der Variabilität für unsere acht Tests würden durch einen gewichteten Mittelwert dieser acht Merkmale erklärt. Dann könnten wir sagen, daß fast alle Variabilität durch einen eindimensionalen Unterraum ausgedrückt werden könnte. In unserem Untersuchungsgut wurden 79% der Varianz durch die erste Hauptkomponente, 85% durch die beiden ersten Hauptkomponenten und 88% durch die ersten drei Hauptkomponenten erklärt. D.F. Morrison (5) gibt als Erfahrungswert für die Anzahl der zu bestimmenden Hauptkomponenten an, daß diese 75% oder mehr der Varianz erklären sollten. Dies war bei uns bereits für die erste Hauptkomponente der Fall.

Sehen wir uns nun an, welches Gewicht die einzelnen Merkmale für die erste Hauptkomponente haben, so finden wir, daß sich diese in ihrem Ge-

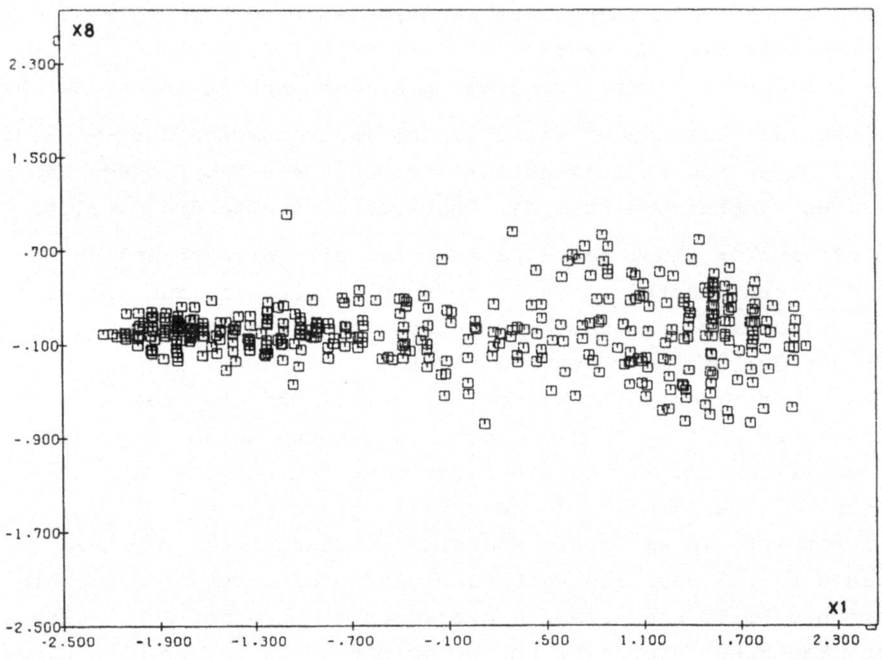

Abb. 3: Darstellung der ersten und achten Hauptkomponenten

Abszisse: erste Hauptachse
Ordinate: achte Hauptachse

Man erkennt deutlich die unterschiedlich starke Streuung bezüglich der beiden Hauptachsen.

wicht kaum unterscheiden. Wir fanden für den ersten Eigenvektor

$\vec{a}_1' = (0.383,\ 0.256,\ 0.362,\ 0.362,\ 0.367,\ 0.361,\ 0.374,\ 0.348)$.

Die größten Gewichte zeigten die Tests 1, 5 und 7. Wir haben uns daher gefragt, ob es nicht genügen würde, nur diese drei Tests anstelle der möglichen acht zu verwenden. Wir haben hier also die Hauptkomponentenanalyse als Entscheidungshilfe dafür benutzt, welche der RAS-Tests und wieviele durchgeführt werden sollten. Fragt man nun danach, wieviele Patienten, die mindestens einen RAS-Test mit positivem Ergebnis hatten, unter diesen drei Merkmalen ein positives Ergebnis aufwiesen, so findet man in dem vorliegenden Patientengut von 706 Patienten den Wert 84,3%. Dies ist also ein Schätzwert dafür, wie häufig ein positiver RAS-Test auch erkannt wird. Ob man sich damit zufriedengeben will, ist von seiten der Klinik zu entscheiden. Immerhin wird man in klinischen Untersuchungen häufig finden, daß der Fehler zweiter Art größer ist als 15,7%.

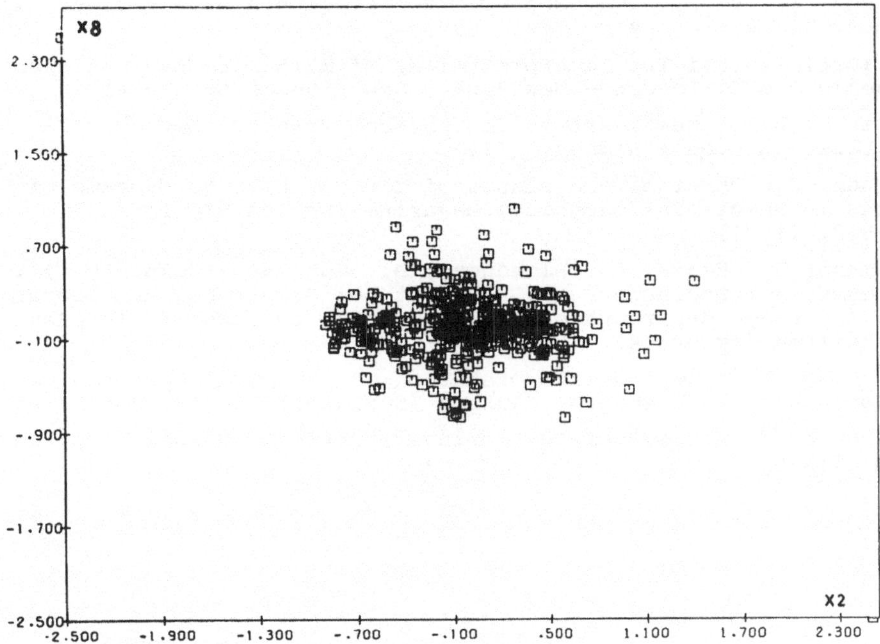

Abb. 4: Darstellung der zweiten und achten Hauptkomponenten

Abszisse: zweite Hauptachse
Ordinate: achte Hauptachse

Der Unterschied der Streuungen (zu vergleichen Abb. 3) ist bereits wesentlich geringer geworden. Der besseren Vergleichbarkeit mit Abb. 3 wegen wurde in beiden Fällen die gleiche Maßeinheit gewählt. Im Zentrum des Bildes läßt sich jedoch die Mehrheit der Punkte nicht mehr klar erkennen.

Die praktische Bedeutung besteht bei der vorliegenden Untersuchung darin, daß bei der klinischen Diagnosestrategie für jeden Patienten nicht acht, sondern nur drei RAS-Tests einzuplanen sind, was zu einer erheblichen Reduzierung des Aufwandes beiträgt.

Literatur

(1) Hotelling, H.: Analysis of a Complex of Statistical Variables into Principal Components; Journal of Educational Psychology 24, 417-441, (1933)

(2) Hotelling, H.: Analysis of a Complex of Statistical Variables into Principal Components; Journal of Educational Psychology 24, 498-520, (1933)

(3) Kersten, W., Hoek, G.T.: Die Pollinosis aus biologischer und klinischer Sicht; Med. Klin. 72, 669-673, (1977)

(4) Marriott, F.H.C.: The Interpretations of Multiple Observations; Academic Press, London - New York - San Francisco, (1974)

(5) Morrison, D.F.: Multivariate Statistical Methods; McGraw-Hill, New York - London - Sidney, (1967)

(6) Pearson, K.: On-Lines and Planes of Closest Fits to Systems of Points in Space; Philosophical Magazine (Series VI) 2, 559-572, (1901)

(7) Pullmann, H., Hasse, A., Bloedhorn, H., Gottmann-Lückerath, I., Florescu, S., Schlaeger, M.: RAS-Test bei Gräser-Pollen-Allergikern zur Frage des repräsentativen Grases; Zeitschrift für Hautkrankheiten (im Druck)

(8) Rao, C.R.: The Use and Interpretation of Principal Component Analysis in Applied Research; Sankhya (Series A) 26, 329-358, (1964)

(9) Überla, K.: Faktorenanalyse; Springer, Berlin - Heidelberg - New York, (1968)

GRUPPIERUNG BIOCHEMISCHER SCHILDDRÜSENPARAMETER MIT HILFE DER CLUSTERANALYSE UND UNTERSUCHUNGEN IHRER LABORDIAGNOSTISCHEN BEDEUTUNG

Sandel, P., Vogt, W., Juengst, D., Broda, S.
Institut für Klinische Chemie und Medizinische Klinik II am Klinikum Großhadern der Universität München

Die Bedeutung der Laboratoriumsuntersuchungen in der Diagnostik ist unbestritten. Der Stellenwert der einzelnen Parameter wird jedoch unterschiedlich eingeschätzt. Grund hierfür ist, daß die Beurteilung der diagnostischen Wertigkeit bisher weitgehend empirisch erfolgte.

Solange man nur vier oder bestenfalls fünf verschiedene Laborparameter betrachtet, ist die empirische Vorgehensweise meist erfolgreich. Sobald jedoch die Zahl der Dimensionen zunimmt, ist die empirische, subjektive Vorgehensweise durch eine analytische, objektive zu ersetzen, und deshalb rücken mehrdimensionale statistische Analysen von Laborwerten immer stärker in den Vordergrund des Interesses der labordiagnostischen Forschung. Das Hauptaugenmerk gilt hier den mathematischen Verfahren, die die Zuordnung von Laborwerten zu Diagnosen oder allgemeiner zu Gruppen gleicher Befundkonstellation ermöglichen. Zielvorstellung ist die rechnerunterstützte labordiagnostische Beurteilung in Form von Wahrscheinlichkeitsangaben für Befundkonstellationen unter Reduzierung der Angaben bloßer Analysenergebnisse.

Für die rechnerische Gruppierung stehen zwei sich grundsätzlich unterscheidende Verfahren zur Verfügung: Clusteranalysen und Diskriminanzanalysen.

Clusteranalysen benötigen keine vorausgehende Definition diagnostischer Kategorien. Man verwendet sie dann, wenn nach den in den Daten vorhandenen Gruppierungen aufgrund von Ähnlichkeiten gefragt ist. Sehr ähnliche Wertkombinationen, bzw. mathematischer ausgedrückt, sehr nahe beieinander liegende n-dimensionale Punkte werden zuerst als Cluster zusammengefaßt. In den weiteren Schritten werden bei den hierarchischen Verfahren nahe beieinander liegende kleine Cluster dann zu größeren Cluster zusammengefaßt, bis am Ende ein großer Cluster gebildet worden ist, der alle Werte enthält. Die Vorstellung, einen Baum von der Krone her nach unten in horizontale Scheiben zu zerlegen und nachzuvollziehen, welche Äste jeweils zusammengehören, mag als Bild für diese Technik dienen.

Mit Diskriminanzanalysen dagegen werden lineare oder quadratische Trennfunktionen berechnet, die - angewendet auf die Einzelwerte eines Patienten - Informationen über die Gruppenzugehörigkeit des Patienten liefern. Um diese Trennfunktionen erstellen zu können, müssen die Werte eines Patientenkollektivs mit bekannten Gruppenzugehörigkeiten als Lernkollektiv eingegeben werden.

Vielfach wird in der Laboratoriumsdiagnostik bei diskriminanzanalytischen Untersuchungen die Gruppenzugehörigkeit anhand klinischer Diagnosen gewählt. Das ist aber immer dann unzweckmäßig, wenn die Diagnosen im wesentlichen aufgrund klinischer, röntgenologischer oder anderer Befunde oder Symptome ohne Zuhilfenahme von Laborparametern gestellt werden.

In diesen Fällen wird anhand von Laborwerten allein auch mit der kompliziertesten Diskriminanzfunktion keine zufriedenstellende Zuordnung zu den einzelnen Diagnosen getroffen werden können. Brauchbare Ergebnisse erzielt man nur dann, wenn die im Lernkollektiv angegebenen Gruppenzugehörigkeiten auch wirklich den in den Daten enthaltenen Informationen entsprechen.

Wir möchten die Situation des Laboratoriumsdiagnostikers etwa mit derjenigen des Histopathologen vergleichen. Der Histologe beschränkt sich auf die Beschreibung dessen, was er findet, und gibt abschließend seine histologische Diagnose ab. Genauso sollte sich der Laboratoriumsdiagnostiker verhalten. Er sollte also seine Beurteilung nicht so sehr an der klinischen Zuordnung orientieren, sondern vielmehr daran, welche Muster in Labordaten zu finden sind. Kurz gesagt: Der Laboratoriumsdiagnostiker sollte in weitaus stärkerem Maße Mustererkennung, sprich Clusteranalyse, betreiben, als es derzeit der Fall ist.

Das ist jedoch leichter gesagt als getan. Denn erstens ist die Clusteranalyse im Gegensatz zur Diskriminanzanalyse erheblich aufwendiger und zweitens muß die Ergebnisinterpretation bei der Clusteranalyse ausgesprochen kritisch, um nicht zu sagen skeptisch, erfolgen. Die Skepsis ist deshalb notwendig, weil die Clusterbildung sich an den rein mathematischen Abständen orientiert, die nur selten den intuitiv empfundenen "medizinischen Abständen" entsprechen. Die Ergebnisse der Clusteranalyse benötigen in jedem Fall eine nachträgliche Wertung in Form einer Entscheidung, inwieweit in den einzelnen Bereichen die Zusammenfassung zu großen Clustern angebracht ist, bzw. wo es sinnvoll ist, eine feine Aufteilung beizubehalten. Zu diesem Zweck ist anhand der Clusterinformation unter Hinzuziehung des pathophysiologischen Wissens, jedoch ohne Berücksichtigung der klinischen Diagnose für jeden einzelnen Fall die Gruppenzugehörigkeit festzulegen.

Anschließend ist die Frage nach der klinischen Relevanz dieser Gruppen zu stellen, ob und inwieweit Unterschiede zum Beispiel in der klinischen Symptomatik oder im Ansprechen auf die Therapie bestehen. Eventuell sind Gruppen, die sich klinisch nicht relevant voneinander unterscheiden, weiter zusammenzufassen.

Erst wenn man sich solcherart auf eine Gruppeneinteilung festgelegt hat, können weitere Fragen gestellt werden, zum Beispiel mit welcher Strategie - parallel oder seriell - die Laboranalysen am zweckmäßigsten durchzuführen sind.

Ziel der hier vorliegenden Untersuchungen war es nun, am Modell einer einfachen Schilddrüsendiagnostik die oben genannte Problematik zu verdeutlichen. Wir wählten bewußt die Schilddrüsendiagnostik, weil der pathophysiologische Zusammenhang der in Frage kommenden biochemischen Größen hier noch am ehesten durchschaubar ist und deshalb zu erwarten war, daß sich bei der Interpretation unserer Untersuchungsergebnisse keine unüberwindlichen Schwierigkeiten ergeben.

Die Daten, mit denen wir unsere Untersuchungen durchführten, stammen von einem genau definierten Kollektiv, und zwar von Patienten, die mit Verdacht auf Schilddrüsenerkrankung in der endokrinologischen Ambulanz des Klinikums Großhadern der Universität München erschienen waren. Von insgesamt 373 dieser nicht weiter ausgewählten Patienten wurden neben anamnestischen und szintigraphischen Daten die Laborwerte und die ohne Kenntnis der Laborwerte erstellten Diagnosen sowie die Enddiagnosen erfaßt. Unter den biochemischen Größen betrachteten wir nur T_3 (RIA), T_4 (RIA), Basal-TSH und TSH nach 200 µg TRH.

Zu Beginn galt unser Interesse der Frage, wie gut sich die Laborwerte den unabhängig von den Laborwerten gestellten Diagnosen zuordnen lassen. Zur Primäreinteilung der Diagnosen verwendeten wir die von der Sektion Schilddrüse der Deutschen Gesellschaft für Endokrinologie vorgeschlagene Klassifikation der Schilddrüsenkrankheiten. Da diese starke Untergliederung in über 80 Einzeldiagnosen natürlich nicht für unsere Studien geeignet war, faßten wir sie in sieben einfache Diagnosen zusammen. Sie verteilten sich folgendermaßen:

- 64 Patienten ohne Veränderung der Schilddrüse oder deren Funktion
- 8 primäre Hypothyreosen
- 132 blande diffuse Strumen
- 98 blande knotige Strumen
- 21 hyperthyreote diffuse Strumen
- 17 hyperthyreote knotige Strumen
- 25 endokrine Ophthalmopathien

Da diese Diagnosen sowohl den klinischen Eindruck über die Schilddrüsenfunktion als auch den palpatorischen Befund enthalten, sind auch sie als Labordiagnosen noch zu detailliert. Mit Laborwerten allein kann demnach eine solche diagnostische Auffächerung verständlicherweise nicht nachvollzogen werden. Die Zuordnung mit Hilfe der Diskriminanzanalyse ist dementsprechend unbefriedigend.

Unsere Absicht war es daher, bei unseren Untersuchungen ausschließlich von Laborwerten auszugehen. Um nun feststellen zu können, welche Gruppierungen in den Laborwerten enthalten sind, führten wir eine Clusteranalyse durch.

In unseren ersten Ansätzen rechneten wir die Clusteranalyse mit den Originaldaten T_3, T_4 und den beiden TSH-Werten. Bis zu diesem Punkt waren wir reichlich euphorisch an die Aufgabe, die wir uns gestellt hatten, herangegangen. Als wir uns jedoch genauer ansahen, was das Clusterverfahren geliefert hatte, stießen wir auf den Unterschied zwischen mathematischem Abstand und dem vorhin schon erwähnten intuitiv empfundenen "medizinischen Abstand": Der Unterschied zwischen den zwei TSH-Werten 0 und 10 ist medizinisch von erheblich größerer Bedeutung als der Unterschied zwischen 30 und 50. Die Verteilungen der beiden TSH-Werte sind extrem einseitig und außerdem liegt eine wichtige Entscheidungsgrenze, nämlich die zwischen Euthyreoten und Hyperthyreoten, im Bereich der unteren Nachweisgrenze.

Es lag also nahe, die Daten so zu transformieren, daß die Skala bei kleinen Werten gestreckt und bei großen Werten gestaucht wird. Wir verwendeten deshalb in unseren neueren Ansätzen logarithmierte TSH-Werte (Abb.1).

Ferner zeigte sich, daß unmittelbar zusammengehörende Werte wie die beiden zum TRH-Test gehörenden TSH-Werte nicht in ihrer ursprünglichen Form eingegeben werden dürfen, da sie sonst wie voneinander unabhängige Daten behandelt werden. Deshalb gaben wir als zusätzlichen Parameter noch die Differenz der logarithmierten Werte ein.

Das Ergebnis der Clusteranalyse mit diesen veränderten Eingaben ist hier als Clusterbaum dargestellt (Abb. 2). Verzweigungen weit oben sind gleichbedeutend damit, daß die Befundkonstellationen der einzelnen Fälle ähnlich sind und somit nahe beieinander liegen. Umgekehrt heißt Verzweigung weit unten soviel wie deutliche Abgrenzbarkeit zwischen den einzelnen Gruppen.

Dieses Ergebnis ernüchterte uns insofern, als die jetzt gefundene Clustereinteilung sich von der ersten deutlich unterschied. Es war ein Irrtum, anzunehmen, die Clusteranalyse liefere uns automatisch die für uns

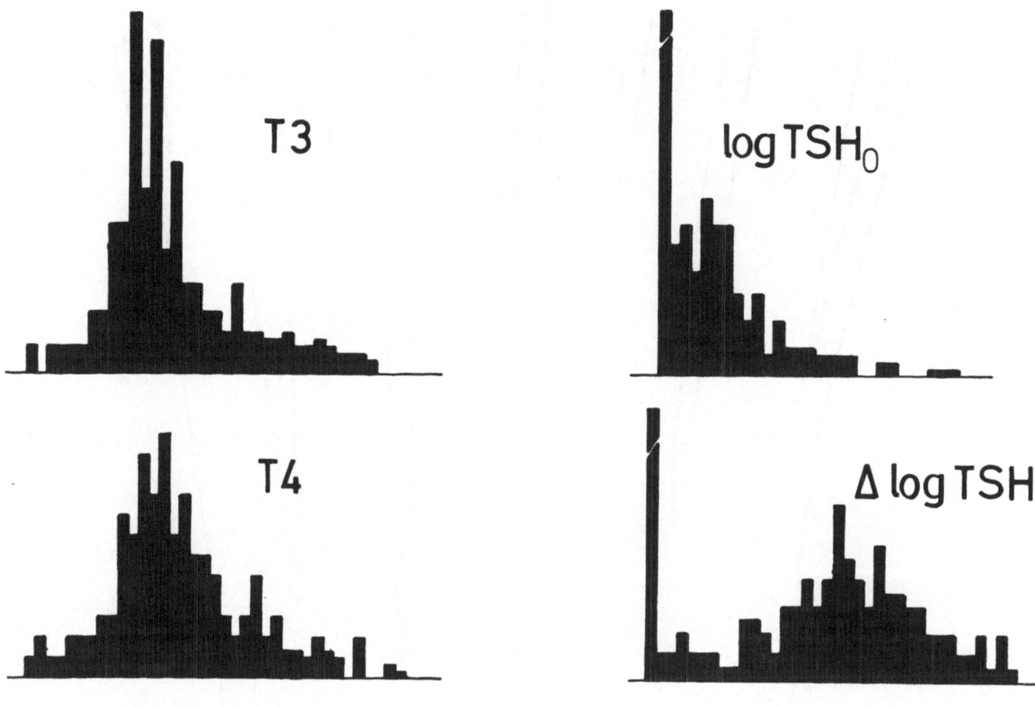

Abb. 1: Häufigkeitsverteilungen der Werte T_3, T_4, *log* TSH_0 und Δ *log* TSH des Gesamtkollektivs (n = 373).

relevante Clustereinteilung, da eine anders geartete Transformation der Daten und eine andere Eingabe der TSH-Werte, nämlich nur erster TSH-Wert und die Differenz zum zweiten, bzw. deren logarithmierte Formen, die Clustereinteilung wiederum etwas veränderte. Wir kamen also gar nicht umhin, uns die ermittelte Clusterzugehörigkeit in jedem einzelnen Fall kritisch anzusehen. Und damit ergab sich im Grunde zwangsläufig, daß die uns interessierenden Gruppen keineswegs auf einem konstanten Abstandsniveau zu liegen brauchen, wie es in Abb. 2 mit den eingetragenen Gruppenstärken angedeutet ist. Es ist durchaus vorstellbar, daß unterschiedliche Abstandsniveaus zu klinisch relevanteren Gruppen führen.

Im Moment haben wir desssen ungeachtet nach einer ersten Sichtung der in den einzelnen Gruppen zusammengefaßten Werte eine Einteilung in fünf Gruppen gewählt: Eine erste Gruppe mit 16 Fällen, in der zweiten Gruppe zusammengefaßt die beiden Äste mit 69 und 104 Fällen, die dritte mit 65, die vierte mit 64 und die fünfte Gruppe mit 54 Fällen.

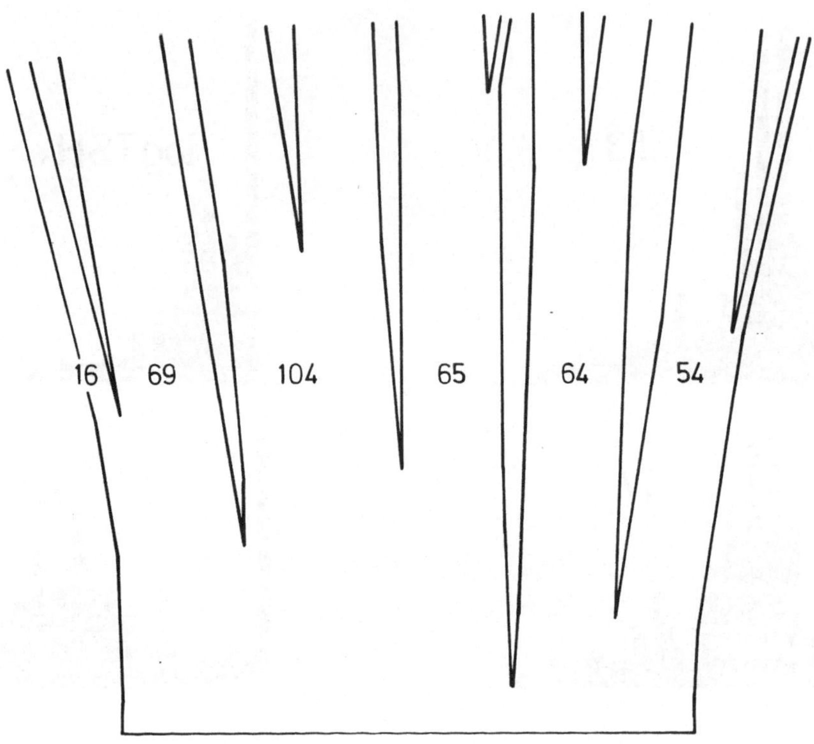

Abb. 2: Als Baum dargestelltes Ergebnis der Clusteranalyse bei Verwendung von fünf Parametern (T_3, T_4, ℓog TSH_0, ℓog TSH_{30} und Δ ℓog TSH).

Welche pathophysiologische Bedeutung haben nun diese fünf Gruppen? Bei der Betrachtung der Verteilungen in den einzelnen Gruppen läßt sich folgendes feststellen (Abb. 3):

Die erste Gruppe zeigt im wesentlichen verminderte T_3- und T_4-Werte. Die TSH-Werte sind deutlich erhöht. Diese Gruppe enthält vor allem Patienten mit hypothyreoter Stoffwechsellage.

Die zweite Gruppe möchten wir vorläufig als die Gruppe der Euthyreoten ansprechen. T_3 und T_4 sind im Referenzbereich, aber die TSH-Werte streuen in einem sehr großen Bereich. Möglicherweise ist eine Teilgruppe daraus noch anders zuzuordnen.

Gruppe 3 und 4 sind Übergangsformen zwischen der euthyreoten und der hyperthyreoten Gruppe. In Gruppe 3 ist T_4 erhöht, aber die TSH-Werte liegen im gleichen Bereich wie bei Gruppe 2. In Gruppe 4 dagegen sind die T_4-Werte im Referenzbereich, aber die TSH-Freisetzung nach TRH ist

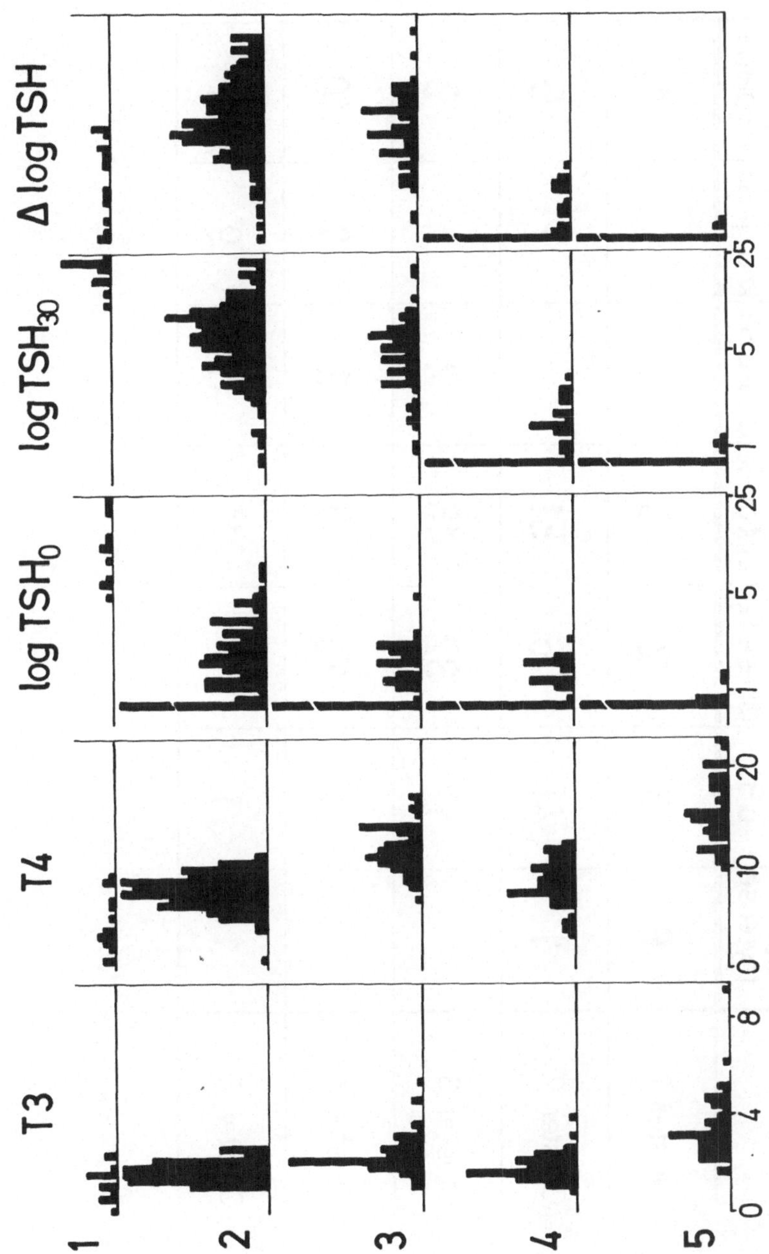

Abb. 3: Häufigkeitsverteilungen der Werte in den gewählten fünf Clustern.

	Hypothyreose	Schilddr. o.B.	blande diffuse Str.	blande knotige Str.	hyperthyr. diffuse Str.	hyperthyr. knotige Str.	Ophthalmopathie
Cluster 1	6	3	2	3	1		1
Cluster 2	1	41	76	51		1	5
Cluster 3		12	32	16	2		2
Cluster 4		7	15	17	3	7	10
Cluster 5	1	1	7	11	15	9	7

Abb. 4: Häufigkeiten der ohne Kenntnis der Laborwerte erstellten Diagnosen innerhalb der gewählten fünf Cluster.

deutlich vermindert. Ob diese beiden Gruppen als "latente Hyperthyreosen" anzusprechen sind, soll hier nicht weiter interessieren. In der fünften Gruppe schließlich sind die T_3- und T_4-Werte deutlich erhöht, außerdem sind die beiden TSH-Werte stark vermindert. In dieser Gruppe sind eindeutig die hyperthyreoten Patienten zusammengefaßt.

Wie zu erwarten ist, besteht eine relativ enge Beziehung zwischen den klinischen Erstdiagnosen und den fünf Gruppen (Abb. 4). Da abgesehen von der Ophthalmopathie die Diagnosen ebenso wie die fünf Gruppen in einer gewissen Rangfolge von hypothyreot nach hyperthyreot stehen, ist diese Matrix im wesentlichen in der Diagonalen von links oben nach rechts unten besetzt.

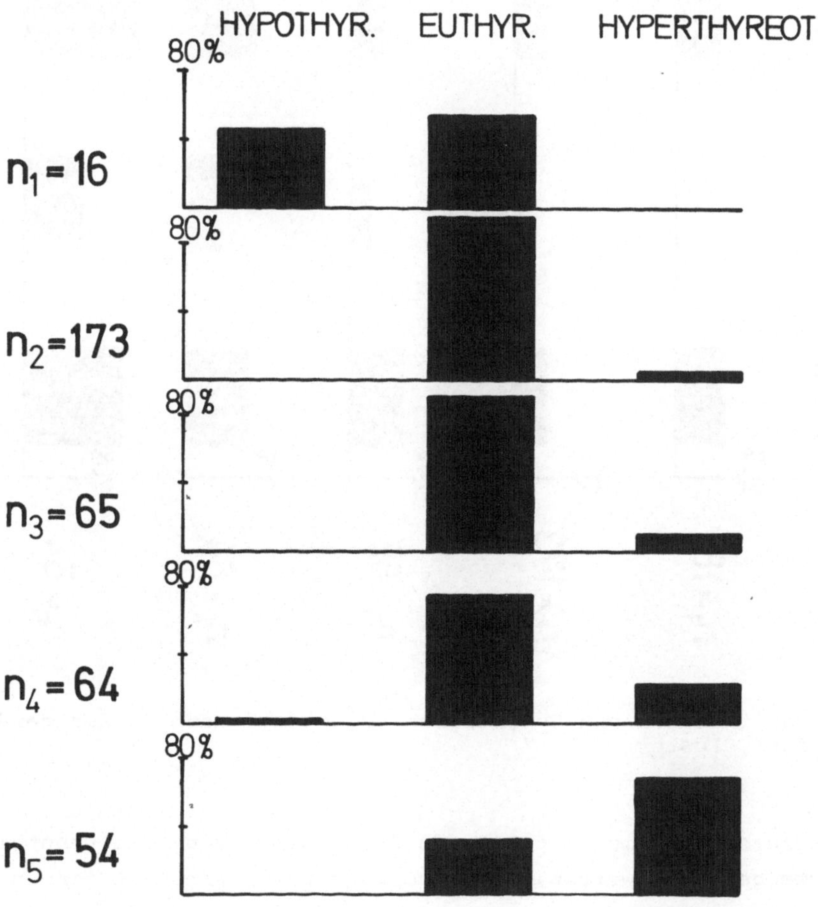

Abb. 5: Häufigkeiten der hypo-, eu- und hyperthyreoten Stoffwechsellagen innerhalb der gewählten fünf Cluster.

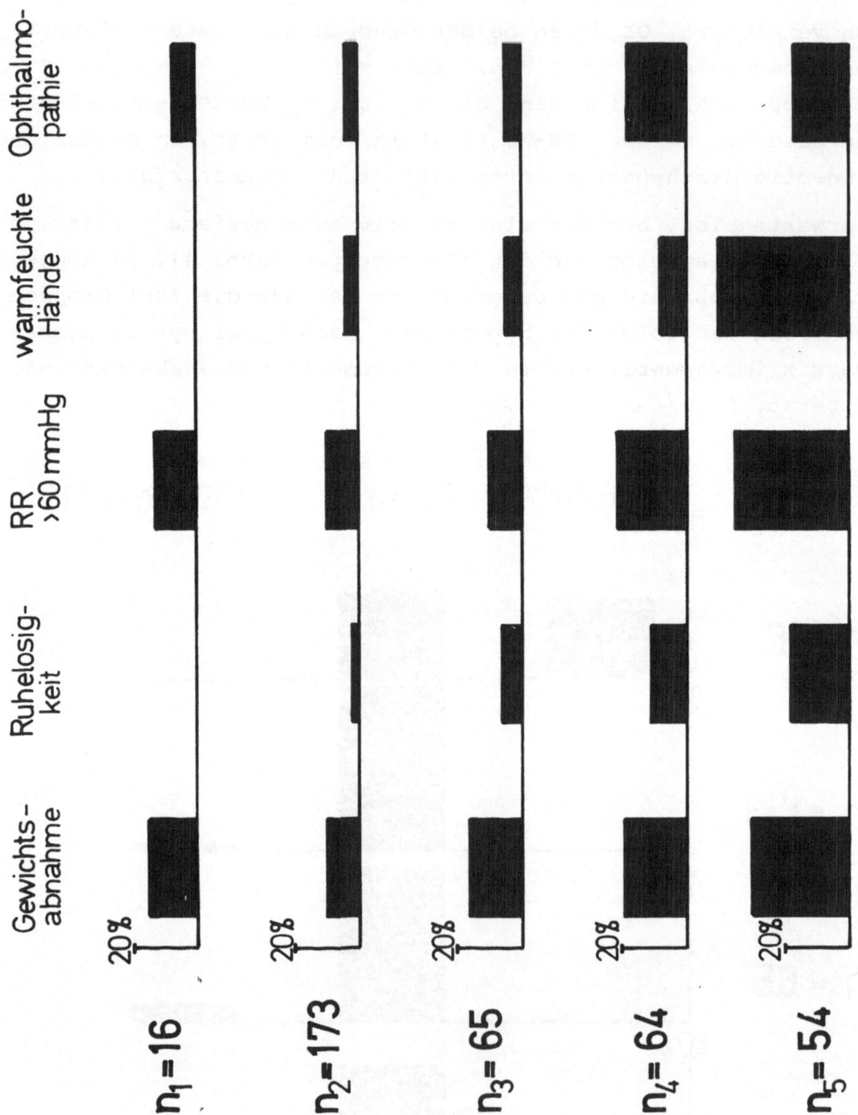

Abb. 6: Häufigkeiten von Hyperthyreosezeichen innerhalb der gewählten fünf Cluster.

Ein strafferer Zusammenhang ist, da diese Diagnosen ohne Kenntnis der Laborwerte gestellt wurden, verständlicherweise nicht zu finden.

Der klinische Aspekt der Stoffwechsellage, der sich auch in den Erstdiagnosen niedergeschlagen hat, ist in Abb. 5 noch einmal separat mit den fünf Gruppen in Beziehung gesetzt worden. Der bei Fortschreiten von

Gruppe 1 nach Gruppe 5 zunehmende Anteil der Hyperthyreoten fällt sofort ins Auge. Ebenso zeigen sich in der klinischen Symptomatik von Gruppe 2 nach Gruppe 5 zunehmende Häufigkeiten an Hyperthyreose-Zeichen wie Gewichtsabnahme, Ruhelosigkeit, Blutdruck über 50 mm Hg, warm-feuchte Hände und Ophthalmopathie (Abb. 6).

Als vorläufiges Ergebnis läßt sich festhalten, daß die Clusteranalyse neben den bekannten Gruppen der hypo-, eu- und hyperthyreoten Patienten deutlich zwei Zwischenformen, die Gruppen 3 und 4, gegeneinander und gegenüber den anderen Gruppen abgrenzt. Wie diese beiden Gruppen sinnvollerweise zu bezeichnen sind, bleibt abzuwarten, da ihre klinische Relevanz noch nicht geklärt ist. In diesem Zusammenhang sei erwähnt, daß wir zur Absicherung unserer Ergebnisse eine weitere Schilddrüsenuntersuchung zur Zeit mit einer anderen Klinik durchführen, wobei die Anzahl der laborchemischen Parameter erweitert ist.

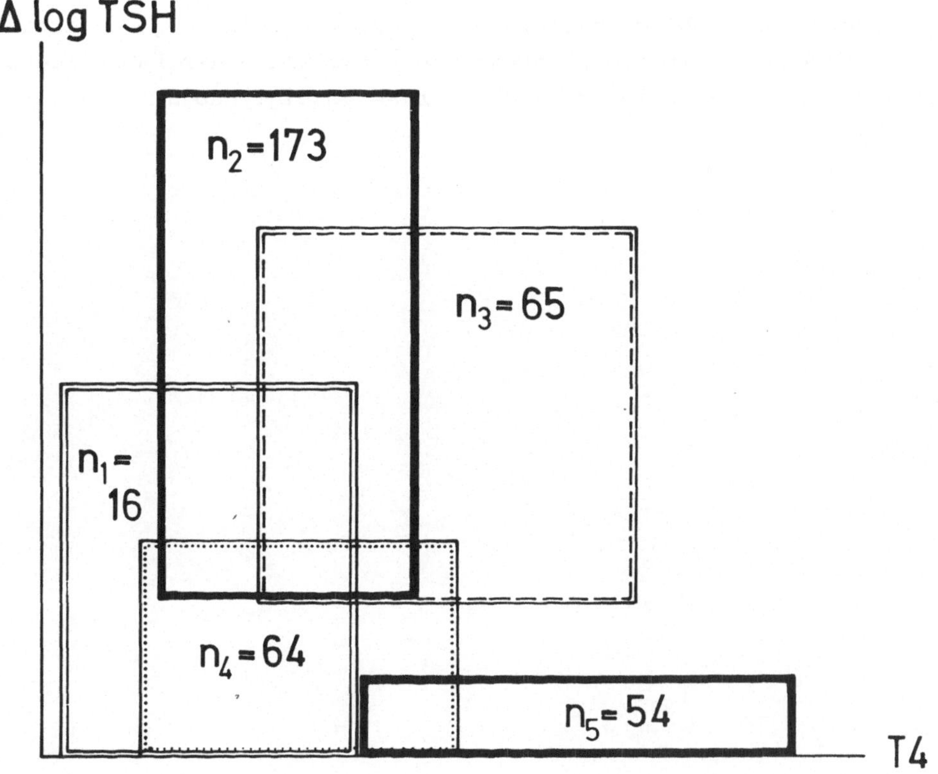

Abb. 7: Trennbarkeit der gewählten fünf Cluster bei Beschränkung auf T_4 und Δ *log* TSH.

Zum Schluß meiner Ausführungen möchte ich die im Labor immer brennend interessierende Frage nach der geeigneten Strategie anschneiden. Wenn wir davon ausgehen, daß die fünf Gruppen in der vorliegenden Einteilung erstens klinisch relevant und zweitens klinisch gleichbedeutend nebeneinander stehen, bietet sich folgende Möglichkeit zur Entwicklung einer Laborstrategie: Jede Kombination von zwei Parametern wird daraufhin untersucht, wie weit sie die Auftrennung in die fünf Gruppen ermöglicht. Im vorliegenden Fall läßt sich mit T_4 und ℓog TSH die beste Auftrennung erreichen (Abb. 7). Wenn diese Auftrennung noch nicht zufriedenstellend ist, wird die bestmögliche Trennung mit drei Parametern gesucht, wobei jeweils auch Kostenfaktoren zu berücksichtigen sind.

Die grob vereinfachenden Rechteckformen in Abb. 7 sollen daran erinnern, daß unsere vorliegenden Untersuchungsergebnisse noch Modellcharakter tragen.

Wir sind uns dessen bewußt, daß wir hier keine Formel zur Lösung aller angesprochenen Probleme anzubieten haben. Wir wollten gegenwärtig vielmehr darlegen, in welche Richtung die Entwicklung der Labordiagnostik, die wir hier am Beispiel der Schilddrüse gezeigt haben, allgemein gehen wird.

VERSUCHE ZUR PROGNOSESTELLUNG BEI ÜBERLEBENDEN NACH MYOKARDINFARKT MIT HILFE DER CLUSTERANALYSE

Schulte, H., Oberwittler, W., Steinhausen, D.
Aus dem Institut für Arterioskleroseforschung an der Westfälischen Wilhelmsuniversität (Direktor: Prof. Dr. W.H. Hauss), der Medizinischen Klinik und Poliklinik (Direktor: Prof. Dr. U. Gerlach), und dem Rechenzentrum (Direktor: Prof. Dr. H. Werner) der Universität Münster

In der Medizinischen Klinik der Universität Münster wurden zwischen Januar 1965 und Dezember 1966 375 Männer, die einen elektrokardiographisch gesicherten Myokardinfarkt überstanden hatten, untersucht (2). Alle Probanden, deren Infarkt bei Aufnahme in die Studie mindestens 6 Monate und längstens 3 Jahre zurücklag, waren Versicherte der Landesversicherungsanstalt Westfalen. Sie befanden sich in Behandlung ihres Hausarztes, in dessen Therapie nicht eingegriffen wurde. Das mittlere Lebensalter beim Infarkt betrug 51 Jahre (Quartilsgrenzen 46, 51, 56 Jahre). Zu Beginn der Studie befanden sich 241 Probanden im ersten, 91 im zweiten und dritten Jahr nach Myokardinfarkt. Die Probanden wurden mindestens 10 Jahre lang nach Eintritt des Infarktes überwacht. Mit Unterstützung der LVA gelang es, diese Überwachung ohne einen "drop out" durchzuführen. In jedem Todesfall wurden die amtliche Sterbeurkunde und ein Bericht des behandelnden Arztes beigezogen. Eine Autopsie konnte in keinem Fall durchgeführt werden. Seit Beginn der Studie verstarben 168 der 375 Probanden, davon 153 innerhalb von 10 Jahren und 138 an kardiovaskulärer Ursache. Um die Spätletalität nach Myokardinfarkt mit der Sterberate der Durchschnittsbevölkerung zu vergleichen, wurden für jeden Probanden die seinem Geschlecht und aktuellen Alter entsprechende "Sterbewahrscheinlichkeit" aus der amtlichen Sterbetafel (1) entnommen. Die Summe der individuellen Sterberisiken ergab die für jedes Jahr der Studie zu erwartende Sterberate. Das Verhältnis der beobachteten Zahl von Todesfällen zu der in der alters- u. geschlechtsentsprechenden Gesamtbevölkerung zu erwartenden Zahl von Todesfällen in dem untersuchten Kollektiv wurde als "Übersterblichkeit" in Tabelle 1 bezeichnet. Es ergab sich, abgesehen vom ersten Jahr, im gesamten Beobachtungszeitraum eine "Übersterblichkeit" um fast das Dreifache. Weiter geht aus Tabelle 1 hervor, daß die "Übersterblichkeit" der Probanden durch den hohen Anteil der kardiovaskulären Todesursachen zustande kommt.

Unser Ziel war es nun, Faktoren für dieses auch mit wachsendem Abstand vom akuten Ereignis erhöhte Risiko zu finden.

Für die statistische Auswertung wurden Befunde benutzt, die bei einer internmedizinischen Untersuchung bei Aufnahme in die Studie erhoben wurden: Lebensalter, relatives Körpergewicht (Broca-Index), Zigarettenkonsum vor Eintritt des Infarktes, systolischer und diastolischer Blutdruck; an Laborbefunden (jeweils im Serum bestimmt): Cholesterin, Gesamtfettsäureester, Blutzucker nüchtern und nach Belastung mit 50 g Glukose peroral sowie Harnsäure. Aus dem Belastungsblutzuckerwert wurde unter Berücksichtigung des Lebensalters das Merkmal "Diabetes mellitus" gebildet (Ausprägung = ja, falls Blutzucker n. Bel. über 120 mg % bei unter 55jährigen, über 130 mg % bei 55 bis 64jährigen und über 140 mg % bei über 64-jährigen). Aus dem EKG wurden folgende Befunde berücksichtigt: Zeichen für penetrierenden Infarkt (pathologische Q-Zacke, R-Verlust), überdrehter Linkstyp (= linksanteriorer Hemiblock), Rhythmusstörungen durch Extrasystolen (mindestens 1 auf 10 Normalschläge), Vorhofflimmern, Repolarisationsstörung (ST-Senkung oder negatives T von mindestens 0,1 mV unter der iso-elektrischen Linie in den Ableitungen I oder II oder V_4, V_5 oder V_6), der "Sokolow-Index" (Summe der Spannungswerte von S in V_1 und R in V_5) sowie Meßwerte der Herzfrequenz und der Dauer von P, PQ, QRS und QT.

Von der weiteren Analyse wurden alle Probanden ausgeschlossen, die an anderer als kardiovaskulärer Ursache gestorben (n=30) oder deren Befunde lückenhaft (n=32, davon 12 Todesfälle) waren. Für die verbleibenden 187 "Überlebenden" und 126 an kardiovaskulärer Erkrankung Gestorbenen ergaben sich folgende Werte (Tabellen 2a, 2b, 2c).

Die Mittelwerte des Alters beim ersten Infarkt, des systolischen und diastolischen Blutdrucks, der Blutzuckerwerte sowie des "Sokolow-Index" waren in der Gruppe der verstorbenen Probanden signifikant erhöht (Tabelle 2a). Daneben traten in dieser Gruppe "Diabetes mellitus" und Repolarisationsstörungen signifikant häufiger auf (Tabelle 2b), bei allen anderen Werten traten keine signifikanten Unterschiede auf (Tabelle 2c).

Mit Hilfe der multiplen logistischen Funktion (4) mit den 6 Variablen, die sich als die trennwirksamsten erwiesen hatten (diastolischer Blutdruck, Harnsäure, "Diabetes mellitus", Repolarisationsstörung, "Sokolow-Index" und Lebensalter), gelang es, 71,6% der Probanden richtig in die Gruppen "lebend" bzw. "verstorben" zu reklassifizieren (Tabelle 3). Da vor allem die Gestorbenen nur unzureichend reklassifiziert wurden und damit die Gruppe der risikobehafteten Probanden nicht im wünschenswerten Maße "erkannt" werden konnten, wurde versucht, das Ergebnis mit Hilfe der Clusteranalyse (3) zu verbessern. Dem Ansatz lag die Überlegung zu

Grunde, daß die "Risiko-Probanden" keine homogene Gruppe bilden, sondern sich in mehrere Teilgruppen aufgliedern lassen, die unterschiedliche Muster bezüglich der "Risiko-Faktoren" aufweisen, etwa abnorme Werte in bestimmten Kombinationen von Merkmalen. Mit Hilfe der Clusteranalyse sollten diese latent vorhandenen Strukturen aufgespürt werden.

Dazu wurden die Ausgangswerte zunächst mittels einer Hauptkomponentenanalyse transformiert und dann die sogenannte "hill-climbing" Methode angewandt. Dabei wurden

1. Anfangspartition vorgegeben,
2. die Gruppenschwerpunkte berechnet und
3. für jedes Element geprüft, ob die Gruppierung im Sinne des Varianzkriteriums (Minimierung der Mahalanobis-Distanz innerhalb der Gruppen) dadurch verbessert wird, daß es in eine andere Gruppe verschoben wird. Wenn ja, so wird es in die Gruppe mit der größten Verbesserung verschoben und bei 2. fortgefahren, bis im 3. Schritt kein Gruppenwechsel mehr erfolgt.

Die Ergebnisse wurden in erster Linie nicht auf Grund von formalen Optimalitätskriterien, sondern nach dem besseren X^2-Wert bei der Reklassifizierung in die Gruppen "lebend" bzw. "verstorben" beurteilt. Dazu wurden die Cluster mit relativ hoher bzw. niedriger relativer Zahl von Todesfällen jeweils zu einer Gruppe zusammengefaßt.

Wurde die Anfangspartition zufällig vorgegeben, so wurden Cluster gebildet, die unabhängig von der Einteilung "lebend" bzw. "gestorben" waren, so daß man schließen muß, daß diese Aufteilung von anderen Mustern der betrachteten "Risiko-Faktoren" in dem Kollektiv überdeckt wurden. Gleichzeitig ergab sich, daß die Clustereinteilung in dem Sinne instabil war, daß sie stark von der speziellen, zufälligen Vorgabe und der Reihenfolge der Beobachtungsvektoren abhing.

Gab man dagegen die beobachtete Einteilung in "überlebend" und "gestorben" als Anfangspartition vor, so erzielte man mit 6 Clustern die besten Reklassifizierungsergebnisse.

Die Clustereinteilungen, die sich bei einmaliger Benutzung der beobachteten Gruppenzugehörigkeit mit anschließender Vorgabe der erzielten Ergebnisse als Anfangspartition für den nächsten Schritt, in dem die Clusterzahl um eins erhöht wurde, bzw. beim Zurückgreifen auf die Anfangsstartwerte bei jeder Erhöhung der Clusterzahl ergaben, unterschieden sich nur unwesentlich. Auch gegenüber einer Umsortierung der Beobachtungsvektoren blieb das Ergebnis nahezu stabil.

Weiter zeichnete sich die Lösung mit 6 Clustern dadurch aus, daß die

Zielfunktion - Summe der Mahalanobis-Distanzen innerhalb der Gruppen - bei Erhöhung der Clusterzahl um 1 bis zum 6. Cluster jeweils um 90 bis 110 abnahm, bei weiterer Erhöhung über 6 hinaus sich jedoch nur noch um jeweils die Hälfte verringerte.

Bei der Analyse spielten die Merkmale Lebensalter, systolischer Blutdruck, Harnsäure im Serum, "Diabetes mellitus", Repolarisationsstörung, QRS-Dauer und "Sokolow-Index" eine besondere Rolle. Mit diesen 7 Merkmalen bereits ließ sich eine Clusteraufteilung erreichen, die sich auch unter Hinzunahme weiterer "Risikofaktoren" nicht mehr änderte. Dabei waren Probanden, die den ersten drei Clustern zugeordnet wurden, mit einem wesentlich höheren Risiko behaftet als diejenigen, die den restlichen drei Clustern zugeteilt wurden.

In der Entwicklung der Analyse wurden im ersten Schritt alle "Diabetiker" herausgefiltert. Dieses 1. Cluster blieb bei allen weiteren Schritten erhalten. Als nächstes wurde die restliche Gruppe in Probanden mit und ohne Repolarisationsstörungen aufgespalten (Cluster 2 + 4 + 5 bzw. 3 + 6 der Lösung mit 6 Clustern). Im dritten Schritt wurden die Probanden mit höherem Blutdruck aus der Gruppe mit Repolarisationsstörungen herausgefiltert (Cluster 2), dann die restlichen Probanden mit Störung der Erregungsrückbildung in solche mit hohen und niedrigen Harnsäurewerten aufgeteilt (Cluster 4 und 5). Im fünften Schritt schließlich wurden die Probanden mit hohem und niedrigem Blutdruck der Gruppe ohne Repolarisationsstörungen getrennt (Cluster 3 und 6). Damit ließen sich drei Typen von risikobehafteten Patienten mit überstandenem Myokardinfarkt erkennen (Tabelle 4a):

1. "Diabetiker"
2. Probanden mit erhöhtem Blutdruck, erhöhtem "Sokolow-Index" und Repolarisationsstörungen
3. Probanden mit leicht erhöhtem Blutdruck und erhöhtem Harnsäurewert.

Während diese Personengruppe zu 63,5% innerhalb von 10 Jahren nach Myokardinfarkt infolge kardiovaskulärer Erkrankung verstarb, betrug der Wert in dem restlichen Kollektiv (Beschreibung in Tabelle 4b) nur 26% (Tabelle 5). Im Vergleich zu den Ergebnissen mit Hilfe der multiplen logistischen Funktion wurde zwar der Prozentsatz der richtig reklassifizierten Probanden nicht verbessert, aber die Gruppe der Verstorbenen besser "erkannt", oder - anders ausgedrückt - die Sensitivität des Trennverfahrens wurde auf Kosten der Spezifität erhöht.

Weiter bemerkenswert ist die Tatsache, daß Probanden mit höherem Blutdruck aber ohne Repolarisationsstörungen (Cluster 3) gehäuft einem Reinfarkt oder Schlaganfall erlagen, während Patienten mit erhöhtem Blutdruck und gleichzeitiger Störung der Erregungsrückbildung (Cluster 2) vor allem nach längerem Krankenlager infolge einer Herzinsuffizienz verstarben.

Zusammenfassung

Es sollten die Beziehungen der Spätletalität nach Herzinfarkt zu "Risikofaktoren" und ihren Kombinationen untersucht werden. Mit Hilfe der Clusteranalyse gelang es, allerdings nur unter gezielter Vorgabe von Startwerten, eine medizinisch sinnvoll interpretierbare Gruppeneinteilung zu erzielen. Das ermöglicht eine differenzierte Betrachtung der Konstellation von "Risikofaktoren" im Hinblick auf die Spätletalität nach Myokardinfarkt.

Jahr nach Infarkt	Beobachtete Gesamtzahl	Beobachtete Zahl mit kardio-vask. Ursache	Erwartete Gesamtzahl	Übersterblichkeit
1	15	14	1,5	10,67
2	16	13	3,9	4,44
3	13	12	5,1	2,77
4	15	12	5,6	2,88
5	10	9	5,9	1,82
6	20	16	6,1	3,53
7	17	14	6,4	2,95
8	13	10	6,4	2,19
9	21	17	6,6	3,49
10	13	10	6,8	2,15
S	153	127	54,3	2,82

Tabelle 1: Vergleich der Sterberaten der Probanden nach überstandenem Myokardinfarkt mit der alters- und geschlechtsentsprechenden Durchschnittsbevölkerung.

	Überlebende (n=187)	An kardiovaskulärer Erkrankung Gestorbene (n=126)	Vergleich
Alter beim 1.Infarkt Jahre	50,1 (7,1)	52,4 (7,0)	$p < 0,01$
systolischer Blutdruck RR mmHg	136,4 (18,9)	146,9 (22,7)	$p < 0,001$
diastolischer Blutdruck RR mmHg	82,6 (9,6)	87,4 (12,2)	$p < 0,001$
Blutzucker nüchtern mg %	104,8 (11,3)	110,8 (21,5)	$p < 0,01$
Blutzucker n.Belastung mg %	100,4 (27,2)	115,1 (47,4)	$p < 0,002$
Sokolow Index $S_{V_1} + R_{V_5}$ mV	2,78 (0,88)	3,10 (1,00)	$p < 0,02$

Tabelle 2a: Merkmale mit signifikant unterschiedlichen Mittelwerten.

	Überlebende (n=187)	An kardiovaskulärer Erkrankung Gestorbene (n=126)	Vergleich
"Diabetes mellitus"	22 = 11,8%	36 = 28,6%	$p < 0,001$
path.Linkstyp (LAHB)	19 = 10,2%	25 = 19,8%	$p < 0,025$
Repolarisations - störung	118 = 63,1%	104 = 82,5%	$p < 0,001$
Arrhythmie durch Extrasystolen	10 = 5,3%	10 = 7,9%	n.s.
Penetrierender Infarkt	143 = 76,5%	107 = 84,9%	n.s.

Tabelle 2b: Diskret verteilte Merkmale.

	Überlebende (n=187)		An kardiovasculärer Erkrankung Gestorbene (n=126)	
Rel.Körpergewicht (Broca Index) %	111,9	(13,2)	111,1	(13,9)
Zigarettenkonsum vor dem Infarkt /pro Tag	13,1	(9,8)	14,1	(10,4)
Harnsäure mg %	5,77	(1,15)	6,01	(1,23)
Cholesterin mg %	300,1	(62,6)	304,5	(57,0)
Gesamt-Fettsäure- -Ester mg %	530,4	(247,5)	528,3	(149,8)
Natrium mg %	137,4	(2,7)	137,3	(2,8)
Calcium mg %	48,0	(2,5)	48,4	(3,8)
Herzfrequenz min	75,0	(14,5)	77,5	(13,7)
P-Dauer sec	0,102	(0,013)	0,103	(0,012)
PQ-Dauer sec	0,168	(0,025)	0,167	(0,023)
QRS-Dauer sec	0,096	(0,013	0,098	(0,018)
QT-Dauer sec	0,0361	(0,032)	0,364	(0,032)

Tabelle 2c: Merkmale mit nicht signifikant unterschiedlichen Mittelwerten.

	niedriges Risiko nach M L F	hohes Risiko nach M L F	
Überlebende	156	31	187
Gestorbene	58	68	126
	214	99	313

$X^2 = 48,67$

Richtig reklassifiziert: 224=71,6%

Tabelle 3: Reklassifizierungsergebnisse mit Hilfe der Multiplen Logistischen Funktion (M L F).

	Cluster		
	1 (n=58)	2 (n=53)	3 (n=23)
"Diabetes mellitus"	58 = 100%	0	0
Repolarisations - störung	48 = 82,8%	53 = 100%	2 = 8,7%
Alter Jahre	53,1 (5,7)	55,2 (4,7)	52,5 (6,4)
systolischer Blutdruck RR mmHg	146,1 (21,3)	161,1 (19,7)	151,6 (21,3)
Harnsäure mg %	5,77 (1,33)	5,54 (0,96)	6,98 (1,20)
Sokolow Index $S_{V_1} + R_{V_5}$ mV	2,94 (1,09)	3,46 (0,90)	2,63 (0,71)
QRS-Dauer sec	0,098 (0,014)	0,101 (0,014)	0,101 (0,011)
Beobachtete Zahl von Todesfällen	36 = 62,1%	36 = 68,1%	13 = 56,6

Tabelle 4a: Cluster mit hoher relativer Zahl von Todesfällen.

	Cluster		
	4 (n=67)	5 (n=59)	6 (n=53)
"Diabetes mellitus"	0	0	0
Repolarisations - störung	67 = 100%	52 = 88,1%	0
Alter Jahre	53,0 (5,0)	42,2 (6,3)	49,8 (6,7)
systolischer Blutdruck RR mmHg	131,9 (12,2)	129,3 (14,1)	128,1 (12,0)
Harnsäure mg %	5,40 (1,04)	6,59 (0,95)	5,55 (0,88)
Sokolow Index $S_{V_1} + R_{V_5}$ mV	2,24 (0,55)	3,05 (0,90)	3,05 (0,78)
QRS-Dauer sec	0,091 (0,018)	0,098 (0,012)	0,093 (0,017)
Beobachtete Zahl von Todesfällen	23 = 34,3%	14 = 23,8%	4 = 7,5%

Tabelle 4b: Cluster mit niedriger relativer Zahl von Todesfällen.

	Cluster mit hohem Risiko	Cluster mit niedrigem Risiko	
Überlebende	138	49	187
Gestorbene	41	85	126
	179	134	313

$X^2 = 52{,}34$

Richtig reklassifiziert: 223=71,4%

Tabelle 5: Reklassifizierungsergebnisse mit Hilfe der Clusteranalyse.

	Cluster						
	1 (n=58)	2 (n=53)	3 (n=23)	4 (n=67)	5 (n=59)	6 (n=53)	Gesamt (n=313)
Kardiovaskuläre Todesfälle	36=62,1%	36=68,1%	13=56,6%	23=34,3%	14=23,8%	4= 7,5%	40,3%
Davon plötzlicher Tod	16=44,4%	9=25,0%	8=61,5%	9=39,1%	6=42,9%	3=75,0%	40,5%
Tod nach längerem Krankenlager inf. Herzinsuffizienz	18=50,0%	27=75,0%	2=15,4%	14=60,5%	6=42,9%	1=25,0%	54,0%
Tod durch Schlaganfall	2= 5,6%	0	3=23,1%	0	2=14,3%	0	5,6%

Tabelle 6

Literatur

(1) Heise, H., Wunderling, H.: Schülkes Tafeln Allgemeine Sterbetafel für das Bundesgebiet und Westberlin 1960/62; Tafel 18, 27; Teubner, Stuttgart, (1973)

(2) Oberwittler, W., Schulte, H.: Untersuchungen über die Spätletalität nach Myokardinfarkt; Med. Welt 28 (N.F.), 2018-2021, 2068-2071, (1977)

(3) Steinhausen, D., Langer, K.: Clusteranalyse; de Gruyter, Berlin - New York, (1977)

(4) Walker, S.H., Duncan, D.B.: Estimation of the probability of an event as a function of several independent variables; Biometrika 54, 167-179, (1967)

DIE SCHWINGUNGSKOMPONENTEN DES 1. HERZTONES UND DIE MÖGLICHKEIT, ANHAND IHRER FREQUENZANALYTISCHEN BESCHREIBUNG KONTRAKTILITÄTSPARAMETER ABZULEITEN

Schindler, W.

Das Bestreben in der Medizin, alle in den Biosignalen enthaltenen Informationen für die Diagnostik zu nutzen, hatte bisher bei den Herztönen keinen großen Erfolg. Das lag unter anderem daran, daß die Entstehungsursache der Herztöne umstritten war.

Mit Hilfe eines hydrodynamischen Modells (1) lassen sich die Schwingungsphänomene des Herzens und die Herztöne erklären.

Es wurden folgende Annahmen und Hypothesen aufgestellt:

- Jedem Öffnen oder Schließen einer Herzklappe läßt sich ein stationärer Fließzustand zuordnen, der seinerseits ein charakteristisches Schwingungsphänomen generiert (Druckstoß).
- Aufgrund der Analyse der Differentialgleichungen des Druckstoßes muß man den Öffnungsstoß von dem Schließstoß unterscheiden. Beide müssen im Rahmen der Herzaktivität als Joukowski-Stoß angesehen werden (1,2, 3).
- Die Schwingungsphänomene sind umso deutlicher wahrnehmbar, je höhere Werte die Parameter (Druck, Fließgeschwindigkeit) vor der Änderung des Fließzustandes haben. Daraus erklärt sich z.B. die Tatsache, daß unter normalen Bedingungen nur der Schlußton der Mitralklappe (Ia-Ton) und der Öffnungston der Aortenklappe (Ib-Ton) registriert werden.
- Folgerichtig müßten die Schwingungsbeiträge der Tricuspidal- und Pulmonalklappe umso besser zu erkennen sein, je höher der Druck im rechten Ventrikel ist.
- Die Frequenz des Ia-Tones müßte sich von der des Ib-Tones unterscheiden. Dieser Schluß hat sich als richtig erwiesen, in verschiedenen Arbeiten wurde darüber berichtet.
- Aufgrund der Druckstoßtheorie müßte die Frequenz des Ia- und Ib- Tones unter Belastung höher sein als im Normalzustand.

Die Fortpflanzungsgeschwindigkeit des Druckstoßes

$$a = \left(\frac{1/\rho}{1/E_{Blut} + 1/E_q}\right)^{1/2}$$

ist abhängig von der Dichte des Blutes (ρ), dem Elastizitätsmodul des

Blutes (E_{Blut}) und dem äquivalenten Elastizitätsmodul des Myocards E_q (s. Abb. 1). E_q gibt das elastische, das viskoelastische und kontraktile Verhalten des Myocards wieder.

$$E_q = f(E, J, C, t) ,$$

wobei E die Elastizität, J die Kriechfunktion und C die Kontraktilität des Myocards, t die Zeit bedeuten.

Es kann gezeigt werden, daß:

$$\left(\frac{f_{Ia}}{f_{Ib}}\right)^2 \approx \frac{E_{qIa}}{E_{qIb}} ;$$

d.h. die Frequenzen der Töne Ia und Ib sind geeignet, Kontraktilitätsaussagen zu machen.

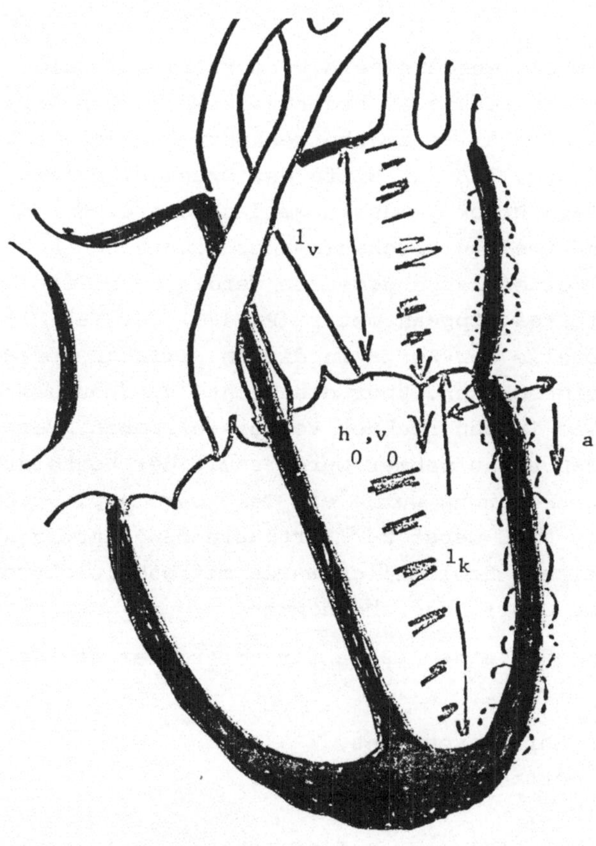

h_0 = Druck vor Klappenschluß
v_0 = Fließgeschwindigkeit vor Klappenschluß
l_v = Vorhoflänge
l_k = Kammerlänge
a = Fortpflanzungsgeschwindigkeit Druckstoß

Abb. 1: Schema des Herzens

Um diese Hypothesen zu prüfen, wurden die Aufzeichnungen der Tierversuche, die am Physiologischen Institut der Universität Düsseldorf unter Leitung von Prof. Dr. G. Arnold an 6 Hunden durchgeführt wurden, analysiert.

Bei den Versuchen wurde folgende Methodik angewandt. Mischrassige Hunde beiderlei Geschlechts mit einem Gewicht zwischen 17 und 33 kg Körpergewicht wurden mit 1 g Thiobarbital (Inaktin, Fa. Promonta) narkotisiert. Nach Gabe von 2 mg Pankoronium^R intravenös wurden die Tiere auf dem Operationstisch in Rückenlage fixiert und anschließend intubiert. Die Beatmung erfolgte mit Hilfe eines kombinierten Beatmungssystems (BYRD Mark 4 und BYRD Mark 8) mit einem Sauerstoff-Lachgasgemisch (Verhältnis 2:1) und Halothan^R zwischen 0,3 und 1,5%.

Folgende Gefäße wurden freigelegt: die beiden Aa. femorales, die beiden Vv. femorales, die beiden Aa. carotides, die rechte V. jugularis sowie die rechte A. brachialis. Ferner wurden beide Nn. vagi freipräpariert und angeschlungen.

Zur Blutentnahme bzw. zur Infusion wurde eine A. femoralis und beide Vv. femorales kanüliert. Über die rechte A. brachialis wurde ein Doppeltippmanometer (PC-700) der Fa. Millar unter Röntgenkontrolle soweit in den linken Ventrikel vorgeschoben, daß mit Hilfe des Druckaufnehmers an der Spitze der intraventrikuläre Druck gemessen werden konnte. Mit dem ca. 5 cm dahinter befindlichen zweiten Druckaufnehmer konnte der Aortendruck unmittelbar hinter der Aortenklappe gemessen werden. Über die linke A. femoralis wurde ein weiteres Tippmanometer (PC-470) der Fa. Millar bis in die Höhe der Teilungsstelle der Aorta in die As. iliacae zur Messung des peripheren Drucks vorgeschoben. Über die rechte V. jugularis wurde ein COURNAND-Katheter bis in den rechten Vorhof geschoben. Verbunden mit einem STATHAM P-23-BB-Druckaufnehmer wurde somit der Vorhofdruck rechts gemessen. Aus dem Beatmungstubus wurde ein Teil der Inspirations- und Exspirationsluft durch ein URAS-Gerät zur fortlaufenden Messung der Kohlensäurekonzentration geleitet. Schließlich wurde mit Nadelelektroden das EKG in Ableitung I von der Oberfläche abgenommen.

Registriert wurden fortlaufend auf einem 12-Kanalregistrierer der Fa. Busch Instruments:

1. der phasische Druck in der Aorta ascendens,
2. der mittlere Druck in der Aorta ascendens,
3. der Druck im linken Ventrikel,
4. der Druck im linken Ventrikel, fünfmal empfindlicher registriert, um ein genaues Ablesen des enddiastolischen Füllungsdrucks zu ermöglichen,

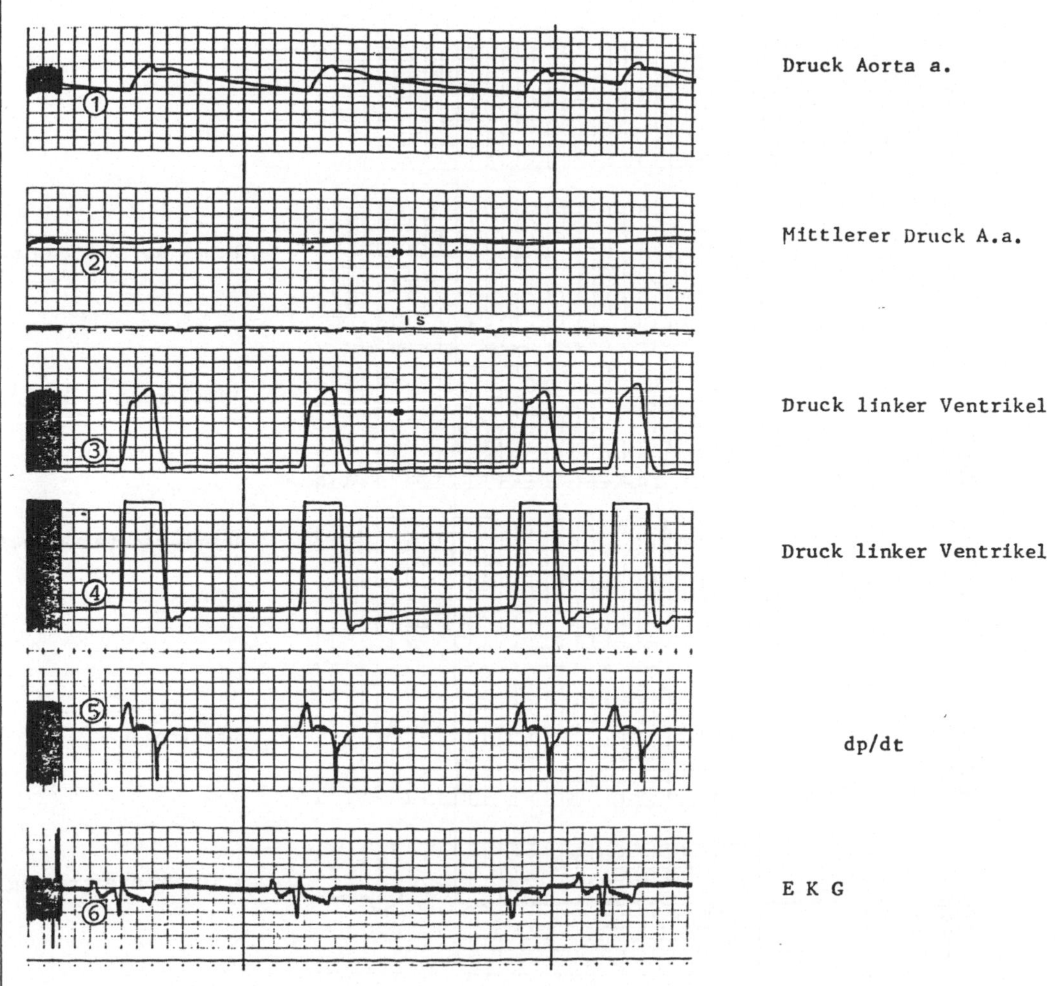

1-P_{Aa}; 2-$\bar{P}_{Aa}$; 3-P_{LV}; 4-5* P_{LV}; 5-dp/dt; 9-EKG

Abb. 2a

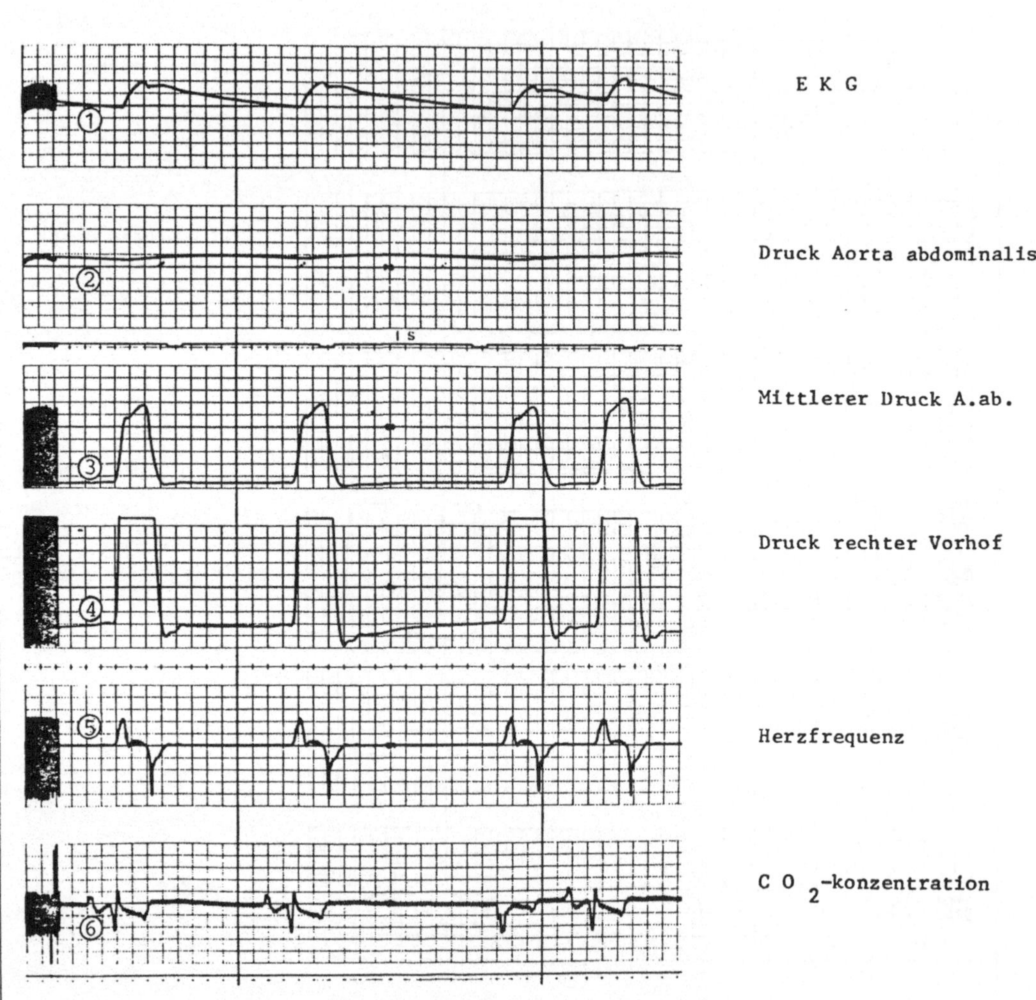

9-EKG; 6-P_{Aab}; 7-$\bar{P}_{Aab}$; 8-$P_{RVorh.}$; 10-Herfrequenz; 11-CO_2-Konzentration

Abb. 2b

5. die Druckanstiegs- und Druckabfallgeschwindigkeit dp/dt,
6. der phasische und
7. mittlere Druck in der Aorta abdominalis,
8. der rechte Vorhofdruck,
9. das EKG,
10. die Herzfrequenz und
11. die Kohlensäurekonzentration in der Inspirations- und Exspirationsluft (s. Abb. 2a und 2b).

Punktförmig wurden gemessen: der Sauerstoffdruck, der Kohlensäuredruck, der pH-Wert und der Hämatokrit des arteriellen Blutes.

Von den angeführten Messgrößen wurden für die Verarbeitung über EDV und die Auswertung im Rahmen dieser Arbeiten nur EKG, der phasische Druck in der Aorta descendens, der Druck im linken Ventrikel, dp/dt und der rechte Vorhofdruck auf Analogband registriert. Hinzu wurde noch der Kanal M_O (gefiltert nach Mass-Weber) des PKG aufgenommen (s. Abb. 3). Es wurde ein Analogbandgerät der Fa. Bell u. Howell vom Typ ADR-1000 verwandt.

Folgende Versuche wurden durchgeführt:
Versuchsablauf:

1. Abklemmung beider Aa. carotides
2. Gabe von Adrenalin in einer Dosis von 1 µg pro kg Körpergewicht und Minute
3. Gabe von Noradrenalin in einer Dosis von 1 µg pro kg Körpergewicht und Minute
4. Gabe von Isoproterenol in einer Dosis von 1 µg pro kg Körpergewicht und Minute
5. Reizung des isolierten rechten N. vagus bis zum Auftreten einer starken Bradykardie bzw. Herzstillstand.

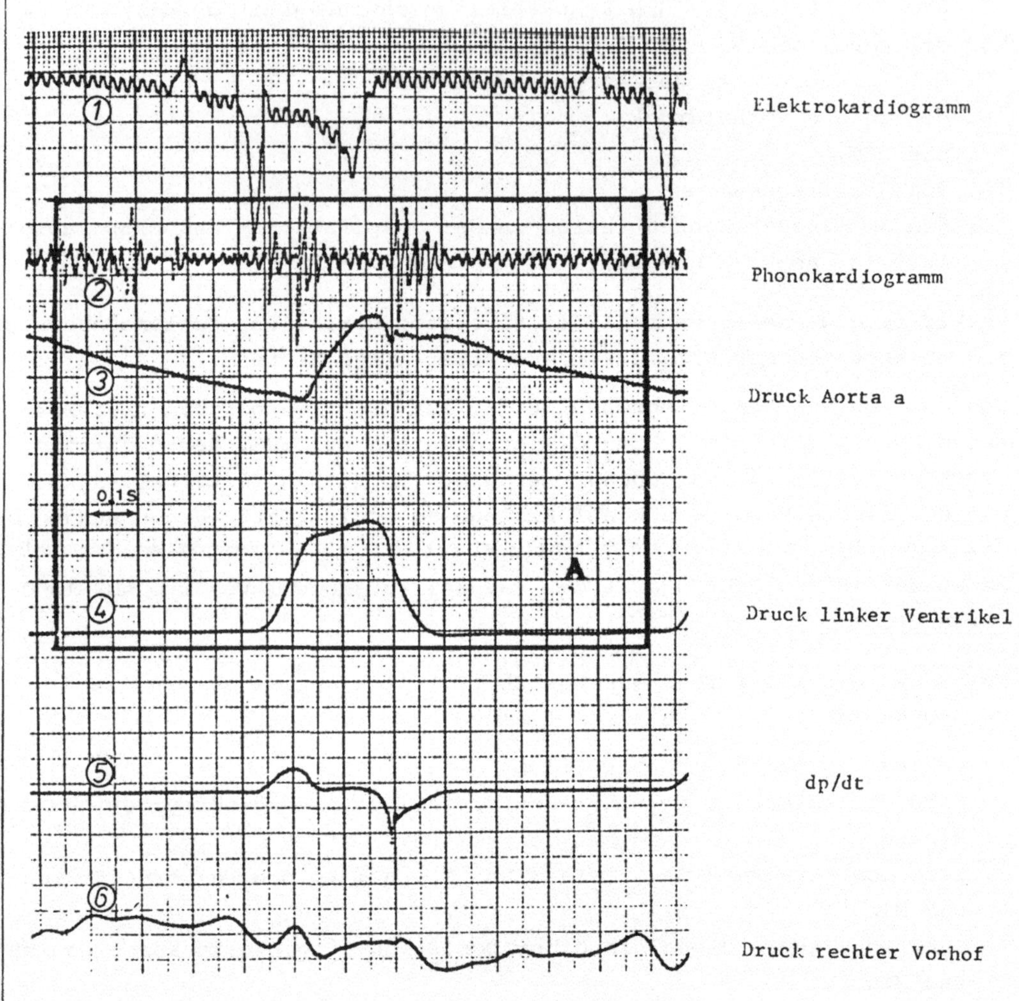

1-EKG; 2-PKG; 3-P_{Aa}; 4-P_{LV}; 5-dp/dt; 6-$P_{RVorh.}$

Abb. 3

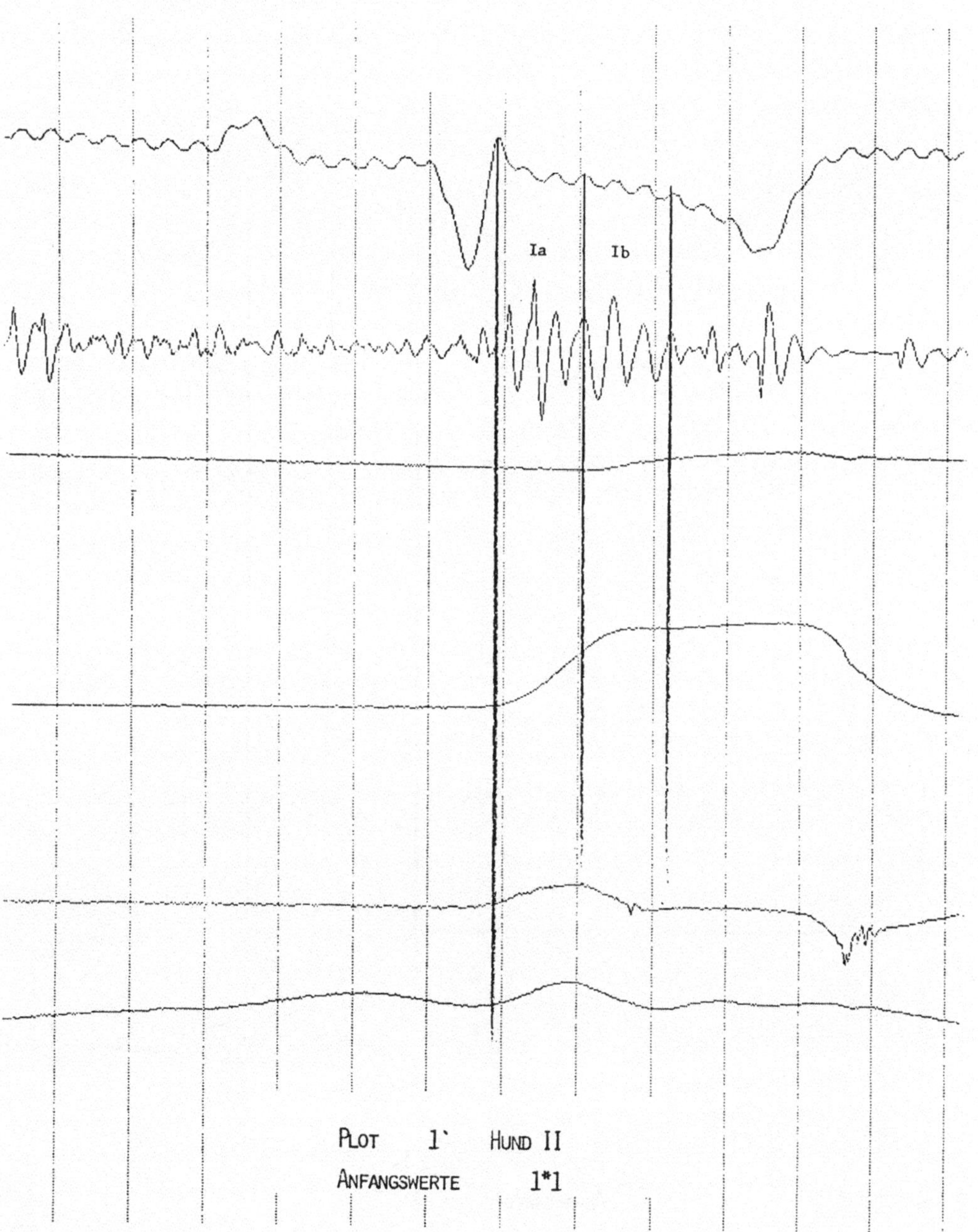

PLOT 1` HUND II

ANFANGSWERTE 1*1

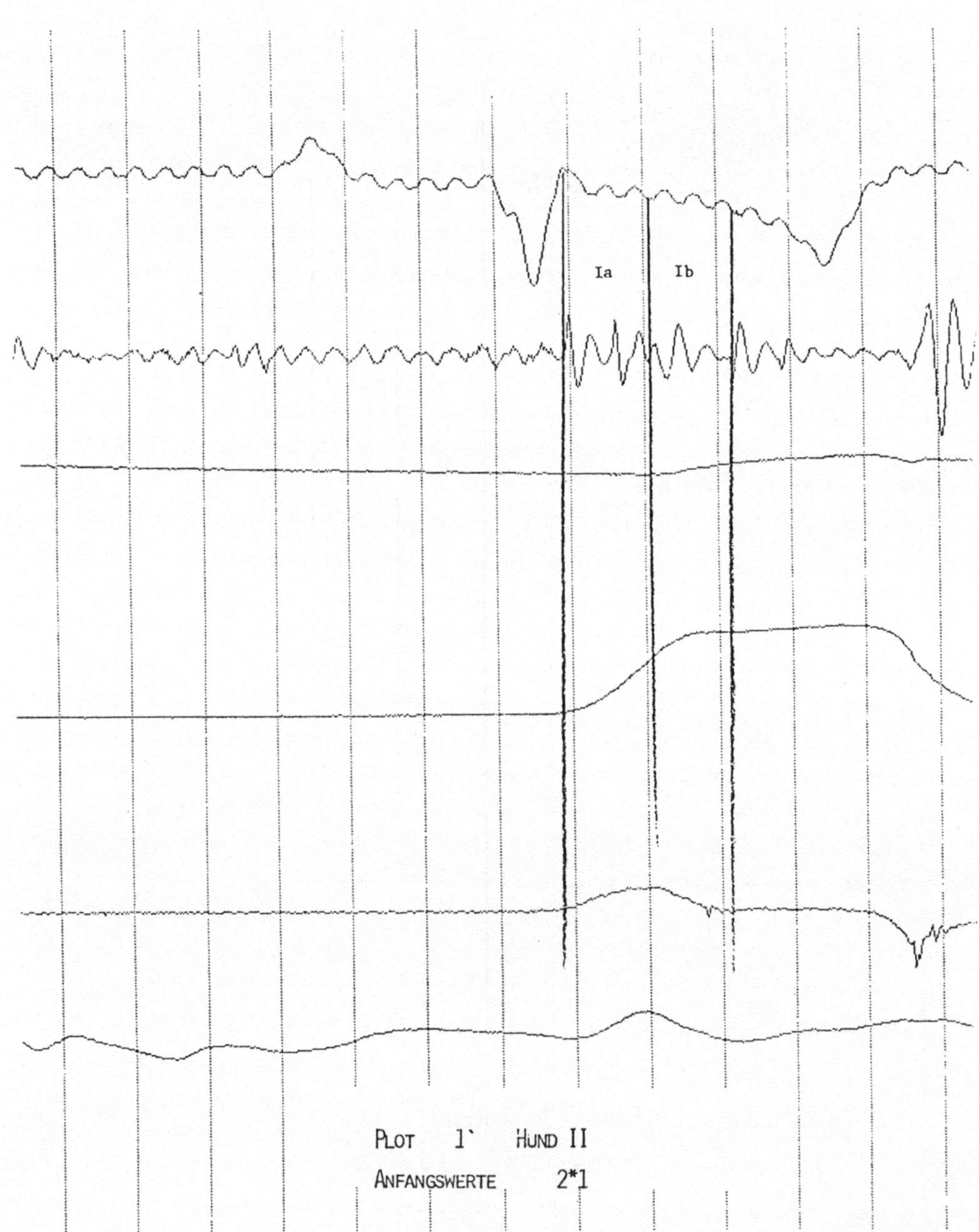
Ia
Ib
PLOT 1` HUND II
ANFANGSWERTE 2*1

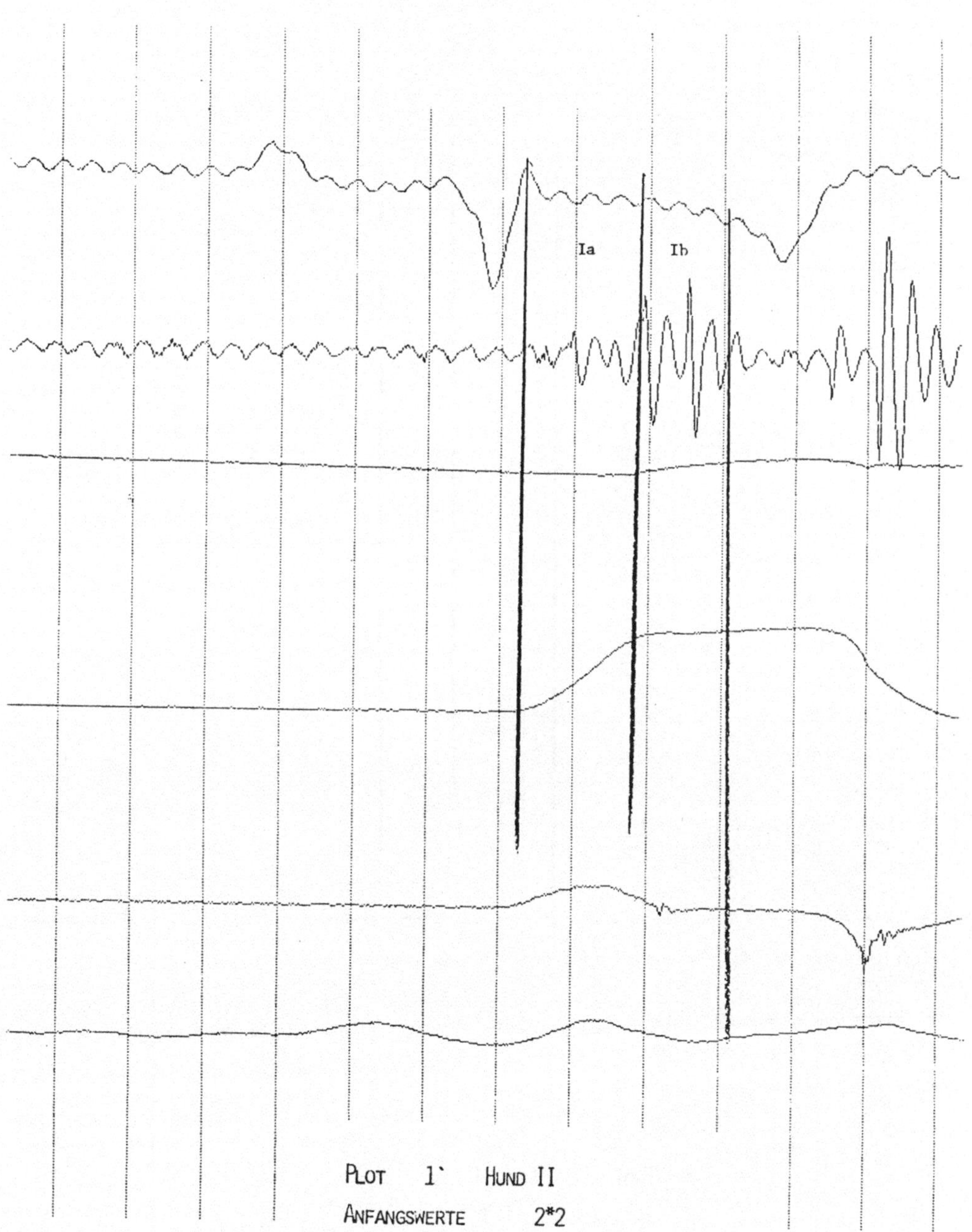

PLOT 1` HUND II

ANFANGSWERTE 2*2

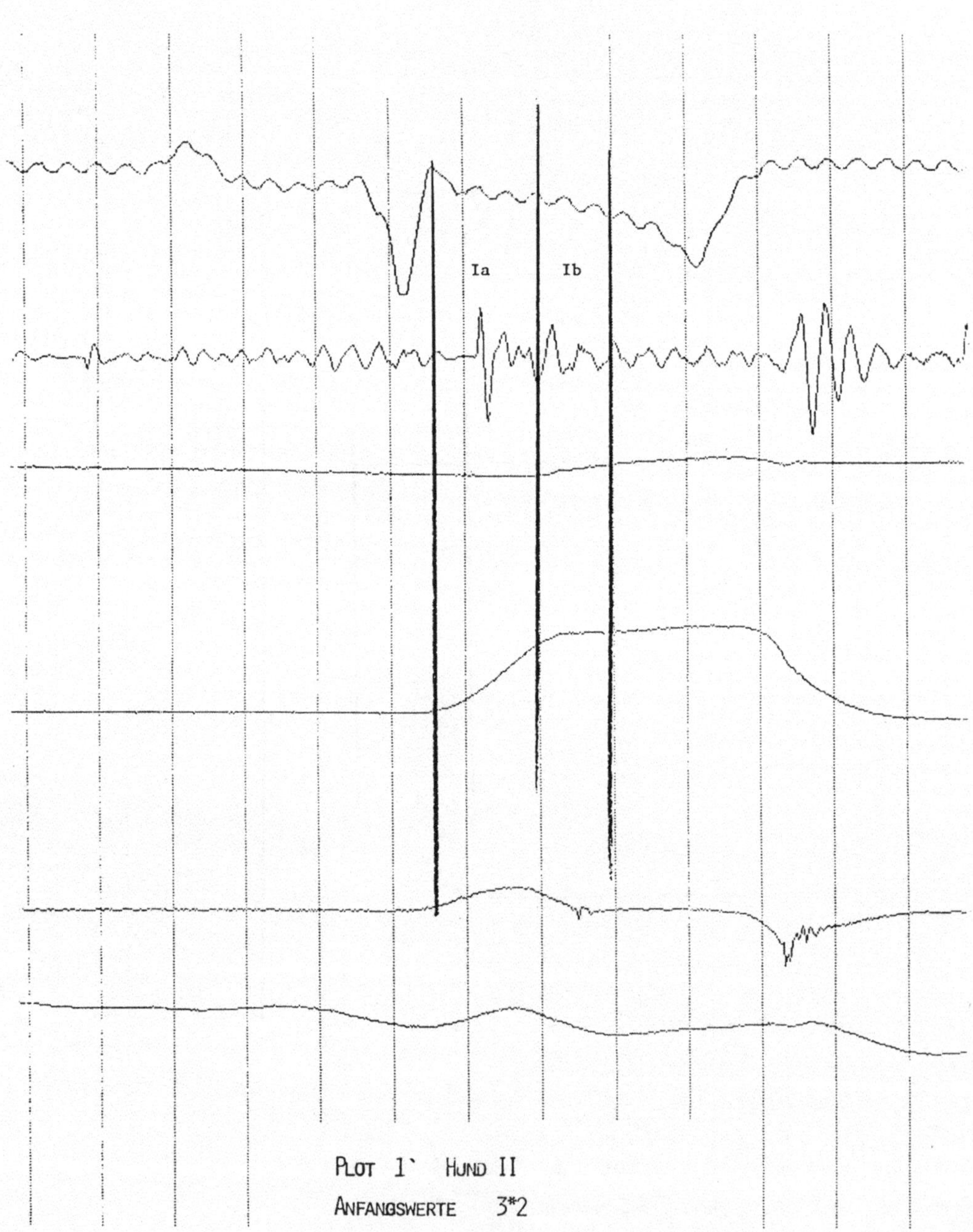

PLOT 1` HUND II
ANFANGSWERTE 3*2

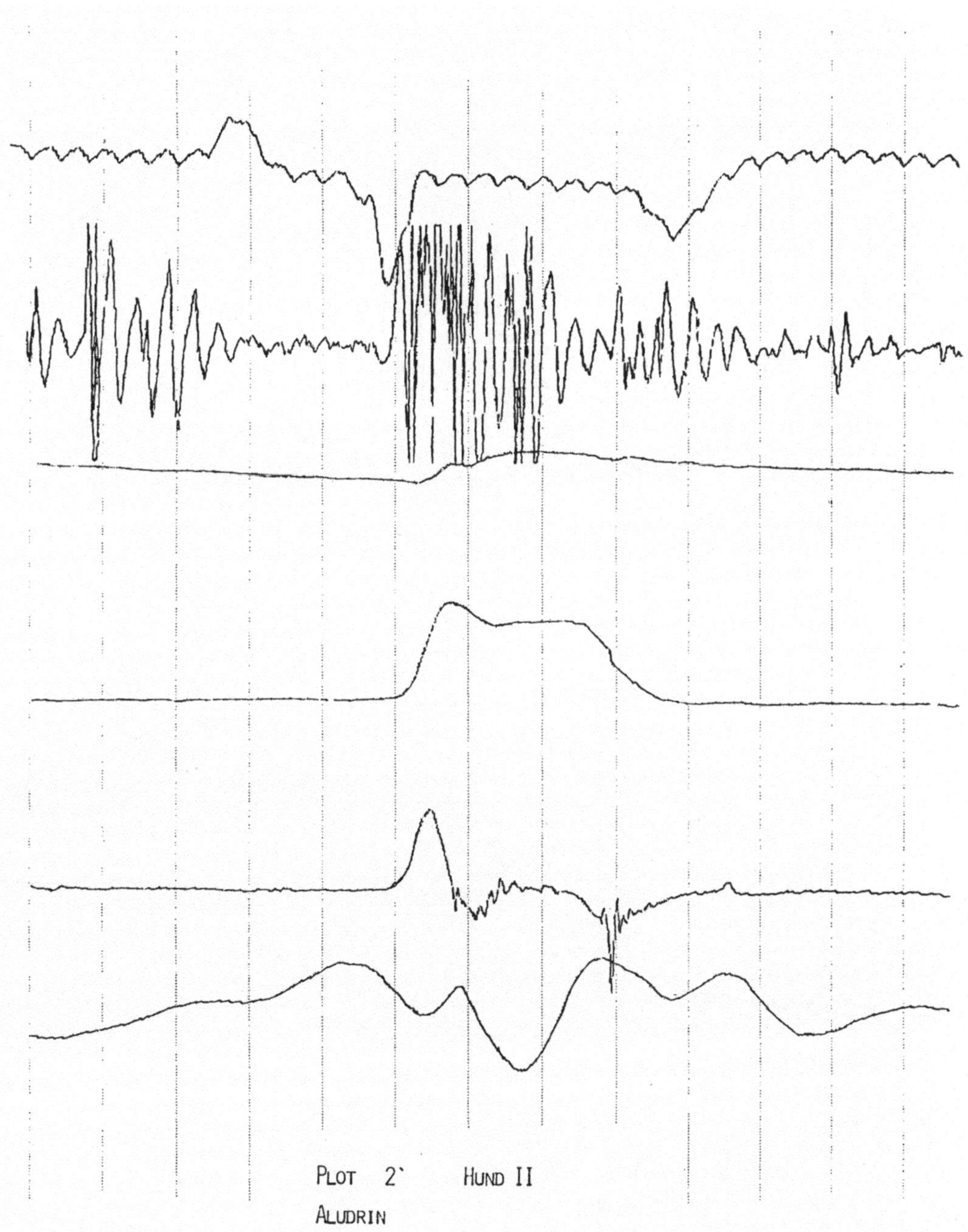
PLOT 2` HUND II
ALUDRIN

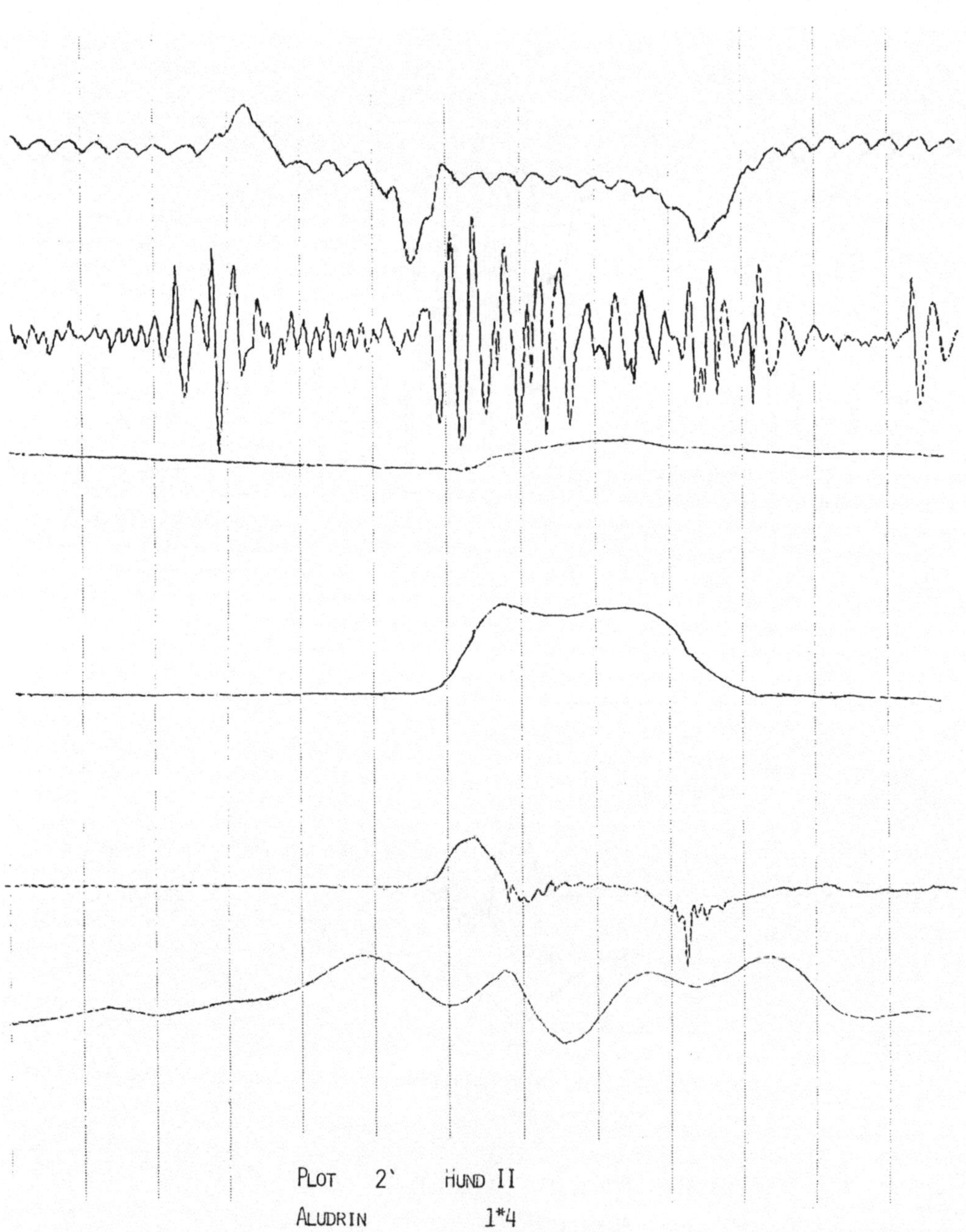
PLOT 2` HUND II
ALUDRIN 1*4

Einige Ergebnisse

- Beim Sichten der geplotteten Kurven kann man den Öffnungsstoß deutlich von dem Schließstoß unterscheiden.
- Mit wachsender Aludrin-Gabe (Belastung) werden die verschiedenen Schwingungskomponenten der verschiedenen Klappen immer deutlicher sichtbar.
- Bei dem Vergleich der Ruhewerte mit den Werten bei Aludrin-Gabe bemerkt man das Wandern von Schwingungskomponenten aus dem Ia- und in den Ib-Anteil. Während in Ruhe im Ia-Anteil 2 bis 3 verschiedene Schwingungen erkennbar sind und im Ib-Anteil 1 bis 2, sind bei Aludrin-Gabe im Ia-Anteil eine Schwingung und im Ib-Anteil mehrere (3 bis 4) zu finden. Eine oder mehrere Schwingungskomponenten des rechten Herzens wandern zeitlich aus dem a-Teil in den b-Teil des 1. Herztones.
- Aus den geplotteten Kurven geht hervor, daß bei Aludrin-Gabe die Frequenzen der beiden Anteile des 1. Herztones sich in gleicher Richtung mit dp/dt verändern.

Literatur

(1) Schindler, W.: Der Druckstoß, ein Mechanismus bei der Entstehung der Herztöne; Herz-Kreisl. 9, 768-775, (1977)

(2) Schindler, W.: Der Druckstoß, ein Mechanismus bei der Entstehung der Herztöne; (Dissertation Humanbiologie), Marburg, (1977)

(3) Schindler, W., Dudeck, J.: Die hydrodynamische Erklärung der Entstehung der Herztöhe; 11. Jahrestagung Dtsch. Ges. f. Biomed. Technik, Aachen, 6.-8. Okt., (1977)

EPIDEMIOLOGISCHE MODELLE UND IHRE PRAKTISCHE ANWENDUNG

Dietz, K.
Institut für Medizinische Biometrie der Universität Tübingen
(Direktor: Prof. Dr. K. Dietz)

1. Einleitung

Die praktischen Anwendungen epidemiologischer Modelle lassen sich im wesentlichen in drei Gruppen aufteilen:

1. Prüfung der Hypothese, daß eine Krankheit ansteckend ist.
2. Anpassung eines epidemiologischen Modells an Daten.
3. Planung von Kontrollmaßnahmen, insbesondere Bestimmung von Impfstrategien.

Die stürmische Entwicklung dieses biometrischen Teilgebietes läßt sich am besten durch den Vergleich der beiden Auflagen des Buches von Bailey (1957) und (1975) veranschaulichen. Die erste Auflage, "The Mathematical Theory of Epidemics" (1), enthielt 10 Kapitel und etwa 100 Zitate, die zweite Auflage, "The Mathematical Theory of Infectious Diseases and its Applications" (2), hat 21 Kapitel und über 500 Zitate. Ein stetig wachsender Anteil dieser Arbeiten hat konkrete Anwendungen zum Gegenstand. Zum Beispiel wurden für viele bakterielle Erkrankungen (u.a. Tuberkulose, Cholera, Typhus und Gonorrhoe) spezielle Modelle entwickelt, die die jeweiligen Besonderheiten dieser Erkrankungen explizit berücksichtigen.

Die Beispiele wurden im Hinblick auf ihre Aktualität ausgesucht:

- Eine Fall-Kontroll-Studie zur Untersuchung der Übertragbarkeit der Hodgkinschen Krankheit (Lymphogranulomatosis maligna) von Smith, P.G. et al. (10),
- die Beschreibung einer Masernepidemie in einer Grundschule mit Hilfe eines mathematischen Modells von Riley, E.C. et al. (8),
- die Schätzung des variablen Ansteckungsrisikos aus Querschnittserhebungen von Hepatitis A-Antikörpern in europäischen Ländern von Schenzle, D. et al. (9), und
- die optimale Wahl von Impfstrategien für Influenza A von Longini, Jr., I.M. et al. (5).

Über die Anwendung von Regressionsmodellen in der Epidemiologie chronischer Krankheiten (Krebs, Kreislauferkrankungen, Berufskrankheiten) soll hier aus Zeitgründen nicht berichtet werden (siehe z.B. Breslow, N. (3)).

2. Tests für die Hypothese der Ausbreitung durch Ansteckung

Eine Reihe von epidemiologischen Studien berichtet über ein "epidemisches" Auftreten der Hodgkinschen Krankheit. Um die statistische Signifikanz solcher Beobachtungen zu beurteilen, haben Pike und Smith (7) einen Test für eine Fall-Kontroll-Studie vorgeschlagen, den sie dann 1977 auf Daten des Krebsregisters von Oxford anwandten (Smith et al. (10). Für jeden der in die Studie aufgenommenen $n = 87$ Hodgkin-Patienten wurde ein passender Kontrollpatient ausgewählt, der weder eine chronische noch eine maligne Krankheit hatte. Folgende Faktoren wurden bei der Auswahl der Kontrollpersonen berücksichtigt: Jahr der Diagnose, Geschlecht, Geburtsjahr, sozialer Status und Wohnsitz zum Zeitpunkt der Diagnose.

Durch Befragen der Patienten und der Kontrollpersonen wird festgestellt, ob sich zwischen je zwei Personen ein "effektiver" Kontakt innerhalb eines bestimmten Zeitraumes ereignet hat, wobei dieser Zeitraum durch fiktives Ansteckungs- bzw. Empfänglichkeitsintervall bestimmt wird. Sei $x_{ab} = 1$, wenn in der fraglichen Periode ein Kontakt stattgefunden hat, sonst sei $x_{ab} = 0$; $x_{aa} = 0$. x_{ab} ist nicht notwendig gleich x_{ba}. Die Summe aller dieser Indikatorvariablen,

$$Z = \sum\sum x_{ab} ,$$

summiert über alle möglichen Paare der Patienten, ist ein Maß für die Gesamtzahl der effektiven Kontakte zwischen den Patienten. Die Kontrollpersonen dienen dazu, die Verteilung von Z unter der Nullhypothese, daß Kontakte keinen Einfluß auf das Auftreten der Krankheit hat, zu ermitteln. Theoretisch könnte diese Verteilung exakt berechnet werden, indem man Z für alle 2^n möglichen Zufallsstichproben aus den insgesamt 2n Personen bestimmt, wobei man jeweils zufällig eine Person jedes Paares, bestehend aus Fall und Kontrollperson, auswählt. In der Praxis wendet man jedoch entweder Simulationsmethoden an, um die Verteilung von Z aufgrund von etwa 1000 Zufallsstichproben zu bestimmen, oder man verwendet die von Pike und Smith hergeleiteten Formeln für Erwartungswerte und Varianz von Z. Da die Verteilung von Z angenähert normal ist, läßt sich der beobachtete Wert mit dem Erwartungswert mit Hilfe eines χ^2-Testes vergleichen.

Für die 87 Hodgkin-Patienten und ihre 87 Kontrollpersonen ergab sich nur ein statistisch signifikantes Ergebnis ($P \approx 0{,}04$) , wenn man annahm, daß Hodgkin-Patienten 10 bis 5 Jahre vor ihrer Diagnose empfänglich und 2 Jahre nach ihrer Diagnose infektiös sind. Da jedoch insgesamt 7 mutmaßliche Empfänglichkeitsperioden und 9 mutmaßliche Infektiositätsperioden geprüft wurden, ist dieses eine "statistisch signifikante" Resultat durchaus rein zufällig zu erwarten.

3. Anpassung epidemiologischer Modelle an Daten

3.1. Verlauf einer Epidemie

Im Frühling 1974 ereignete sich eine explosionsartige Masernepidemie in einer Grundschule bei Rochester im Staat New York, obwohl 97% der Kinder geimpft waren. Der Initialfall erzeugte in der ersten Generation 28 Sekundärfälle. Danach wurden noch 31 Fälle registriert, deren Erkrankungszeiten so verteilt waren, daß man sie entweder als eine ausgedehnte dritte Generation oder als eine dritte Generation von 27 Fällen und eine vierte Generation von 4 Fällen betrachten konnte. Die insgesamt 60 Fälle repräsentierten den gesamten suszeptiblen Anteil aller Schüler. Das Ansteckungsrisiko jedes einzelnen suszeptiblen Schülers konnte in drei Komponenten aufgeteilt werden:

$$r_1 I_1 + r_2 I_2 + r_3 I_3 \; .$$

Dabei bedeutet I_1 die Zahl der Infektiösen im gleichen Klassenzimmer, I_2 die Zahl der Infektiösen in den anderen Klassenzimmern, die durch das gleiche Lüftungssystem versorgt werden, und I_3 die Zahl der Infektiösen, die sich im gleichen Bus während des Schulwegs mit einem Suszeptiblen befinden. Die Faktoren r_i, $i = 1,2,3$, werden nach der Formel

$$r = qpt/Q$$

bestimmt. Hier bedeutet q die Anzahl der infektiösen Keime, die ein Infektiöser pro Minute ausatmet, p ist das Atemvolumen pro Minute, ausgedrückt in m^3/min, t ist die in Minuten ausgedrückte Zeit während der ein Suszeptibler einem bestimmten Infektionsrisiko ausgesetzt ist, und Q ist die Durchlüftungsrate eines Raumes mit keimfreier Luft, ausgedrückt in m^3/min. Es wird angenommen, daß ein Suszeptibler infiziert wird, wenn er mindestens einen infektiösen Keim einatmet. Da die Keime in niedriger Konzentration in der Atemluft verteilt sind, wird die Wahrscheinlichkeit der Infektion nach einer Poisson-Verteilung berechnet, d.h.

$$P(\text{Infektion}) = 1-e^{-Iqpt/Q} \; .$$

Diese Formel läßt sich wie folgt begründen: Iq ist die Gesamtanzahl der pro Minute produzierten Keime. Da Q die Durchlüftungsrate mit keimfreier Luft ist, ergibt sich als Gleichgewichtskonzentration der Keime die Grösse Iq/Q. Das gesamte Atemvolumen eines Suszeptiblen im Expositionszeitraum t beträgt pt. Der Exponent in obiger Formel für die Infektionswahrscheinlichkeit stellt demnach die mittlere Anzahl von infektiösen Keimen dar, die von einem Suszeptiblen während der Zeit t eingeatmet werden. Diese Formel wurde für alle Suszeptiblen für jede Generation angewandt, wobei nur der Parameter q aus den Daten zu schätzen war. Alle anderen Grössen konnten direkt in die Formel eingesetzt werden. Zur Bestimmung von

Q mußte jeweils die Außentemperatur während der Epidemie Tag für Tag festgestellt werden, da der Prozentsatz der rezirkulierenden Luft im Ventilationssystem mit fallender Außentemperatur zunahm. Für den Initialfall ergab sich ein Wert von $q = 93$ Keimen pro Minute. Der Schätzwert von q für die Sekundärfälle beträgt $q = 8$. Selbst der hochinfektiöse Initialfall erzeugte nur eine Konzentration von einem infektiösen Keim pro $5,17 m^3$ Luft. Da ein Kind während eines Schultages von 300 Minuten ungefähr $1,7 m^3$ Luft einatmet, ist es verständlich, daß "nur" 28 der 59 Suszeptiblen in der ersten Generation infiziert wurden. Die oben beschriebene Aufteilung des Infektionsrisikos auf die drei Hauptkomponenten läßt die Rolle der Ventilation mit rezirkulierender Luft abschätzen. Hätte man die rezirkulierende Luft etwa mit intensiver ultravioletter Strahlung keimfrei gemacht, wäre aller Voraussicht nach die Epidemie mit nur wenigen Fällen zu Ende gegangen.

3.2. Schätzung des Ansteckungsrisikos aus Querschnittserhebungen

Während im vorigen Beispiel der genaue Zeitpunkt der Erkrankung für jeden Suszeptiblen bekannt war, weiß man bei der Prüfung auf Antikörper nur, ob ein Individuum im Laufe seines Lebens infiziert war. Aus Querschnittsuntersuchungen läßt sich für jede Altersgruppe der Anteil der Individuen mit Antikörpern schätzen. Muench (6) beschreibt eine Reihe von sogenannten "katalytischen Modellen", die an empirische Altersverteilungen von Antikörperprävalenzen angepaßt werden können. Im einfachsten Fall eines zeitlich konstanten und altersunabhängigen Infektionsrisikos wird der Anteil der Immunen mit Alter a durch den Ausdruck

$$1-e^{-ra}$$

gegeben, wobei r die Infektionsrate ist. Dabei wird vorausgesetzt, daß die Antikörper lebenslang nachweisbar sind.

Im Falle von Hepatitis A-Antikörpern aus verschiedenen europäischen Ländern ergeben sich jedoch deutlich S-förmige Altersverteilungen, die in keines der von Muench behandelten Modelle passen. Geht man jedoch von der Voraussetzung der zeitlichen Konstanz des Infektionsrisikos ab, lassen sich die Altersverteilungen befriedigend anpassen. Schenzle et al. (9) beschreiben die Anpassung dieser Altersverteilungen aufgrund eines Infektionsrisikos, das in den verschiedenen europäischen Ländern nach verschiedenen logistischen Funktionen abnimmt. Die Anpassung erfolgte mit Hilfe der Maximum-Likelihood-Methode, die aus jeder Altersverteilung drei Parameter gewann:

1. Das ursprüngliche Infektionsrisiko für $t \to -\infty$,
2. der Zeitpunkt t^*, zu dem das Infektionsrisiko auf seinen halben Wert abgesunken ist, und

3. die Ableitung des Infektionsrisikos an der Stelle t*.

Bezüglich des asymptotischen Infektionsrisikos können die Länder in zwei Klassen eingeteilt werden, je nachdem ob das ursprüngliche Infektionsrisiko kleiner oder größer 0,05 pro Jahr beträgt. Zur Klasse mit Infektionsrisko unter 0,05 gehören die skandinavischen Länder, Schweiz und Frankreich (Paris), während zur anderen Gruppe Holland, Deutschland und Griechenland gehört. Der Beginn des Abfalles ist für die Länder stark unterschiedlich. In der Schweiz, in Deutschland und in Holland beginnt der Abfall des Infektionsrisikos nach dem II. Weltkrieg. In Skandinavien war das Infektionsrisiko schon vorher gefallen. In Griechenland ist das Infektionsrisiko bis heute noch nicht gefallen.

4. Optimale Impfstrategien

Wenn R die Zahl der Sekundärfälle bezeichnet, die ein Infektiöser während seiner infektiösen Periode anstecken kann, dann ist für R>1 der Mindestanteil der Geimpften zur Vermeidung einer Epidemie durch den Ausdruck

$$1-1/R$$

gegeben. Dies folgt unmittelbar aus der Forderung, daß

$$R \cdot u < 1,$$

wobei u den Anteil der Suszeptiblen in der Bevölkerung bezeichnet. Bei der vorhin erwähnten Masernepidemie in der Grundschule betrug der Prozentsatz der Geimpften 97%, aber der Anteil der tatsächlich Immunen war nur etwa 93%. Selbst diese hohe Durchimpfungsrate reichte nicht aus, um eine Epidemie zu verhindern. Diese außergewöhnlich hohe Zahl von Sekundärfällen des Initialfalles dürfte auf dessen besonders hohe Infektiosität zusammen mit der hohen Rezirkulationsrate der Atemluft in dieser Schule erklärt werden können. Als Mittelwert für R in großen Städten kann man für Masern einen Wert von etwa 15 Sekundärfällen annehmen. Dieses Beispiel zeigt, daß eine auf dem Mittelwert basierende Planung im Einzelfall unzuverlässig sein kann.

Longini et al. (5) verwendet ein deterministisches Modell für Influenza A, um optimale Impfstrategien im Hinblick auf eine in den nächsten Jahren zu erwartende Pandemie zu entwickeln. Die Parameter dieses deterministischen Modelles sind so gewählt, daß es sich gut an ein vorher untersuchtes stochastisches Simulationsmodell von Elveback et al. (4) anpaßt. Das Problem besteht in der optimalen Aufteilung des in beschränkten Mengen vorhandenen Impfstoffes auf die verschiedenen Altersgruppen in der Bevölkerung. Das Modell unterscheidet fünf Altersgruppen:

1. Vorschulkinder

2. Schulkinder
3. Erwachsene jüngeren Alters
4. Erwachsene mittleren Alters
5. Erwachsene höheren Alters

Folgender Konflikt muß bei einer Grippeimpfung gelöst werden: Soll die Impfung auf die Kinder und jungen Erwachsenen konzentriert werden, um die Ausbreitung der Viren zu beschränken, oder soll der Impfstoff den älteren Jahrgängen vorbehalten werden, um die durch Grippe bedingte Mortalität zu verringern? Das Optimierungsproblem kann wie folgt ausgedrückt werden:

Sei

- σ_{jI} - die Erkrankungsrate für die Altersgruppe j
- n_j - die Anzahl der Individuen in der Altersgruppe j
- w_j - ein für die Altersgruppe j spezifischer Gewichtsfaktor
- v_j - der Anteil der in der Altersgruppe j geimpften Individuen
- V - die Anzahl der verfügbaren Impfdosen
- π_j - der maximale Anteil der Individuen in der Altersgruppe j, der durch eine Impfkampagne erfaßt werden kann
- λ - der Anteil der infizierten Individuen, die erkranken
- σ_j - die Infektionsrate in der Altersgruppe j
- μ - der Anteil der geimpften Individuen, die tatsächlich volle Immunität entwickeln
- S_{jO} - die Anfangszahl der Suszeptiblen in der Altersgruppe j
- I_{jO} - der Anteil der Infektiösen in der Altersgruppe j zur Zeit O
- ε_{ij} - eine Größe, die proportional der Kontaktrate zwischen einem infektiösen Individuum in der Altersgruppe i und den Individuen in der Altersgruppe j ist.

Mit diesen Bezeichnungen lautet das Optimierungsproblem wie folgt:

$$\mathrm{Min}\left\{\sum_{j=1}^{5} \sigma_{jI} n_j w_j\right\},$$

unter den Nebenbedingungen

$$\sum_{j=1}^{5} n_j v_j \leqq V \quad \text{mit} \quad O \leqq v_j \leqq \pi_j$$

wobei

$$\sigma_{jI} = \lambda \sigma_j,$$

$$\sigma_j = S_j(0)\left[1 - \frac{I_{j0}}{S_j(0)} - \exp\left\{-\sum_{i=1}^{5} \varepsilon_{ij}\sigma_i\right\}\right],$$

$$S_j(0) = S_{j0} - \mu v_j, \text{ für alle } j\ .$$

Die Gewichtsfaktoren w_j werden z.B. ausgedrückt durch die erwarteten restlichen Lebensjahre, die durch einen Grippefall verloren wären. Wählt man dieses Kriterium zusammen mit den charakteristischen Daten für die Asiatische Grippe, ergeben sich die in Tabelle 1 angegebenen optimalen Impfstrategien. Wenn nur für 10 oder 20% der Bevölkerung Impfstoff vorhanden ist, wird er auf den älteren Anteil der Bevölkerung konzentriert. Bei 30% Verfügbarkeit ist es besser, den Impfstoff auf die Vorschul- und Schulkinder zu verteilen. Können jedoch 40% der Bevölkerung mit Impfstoff versorgt werden, dann ist es wieder optimal, alle Angehörigen der ältesten Altersgruppe zu impfen.

Tabelle 1

Optimale Verteilung des Impfstoffes

Verfügbare Menge des Impfstoffes (in %)	Mittl. Anzahl von verlorenen Lebensjahren/Person ($\cdot 10^{-3}$)	Optimale Durchimpfungsrate in der Altersgruppe der		
		Vorschulkinder	Schulkinder	Erwachsenen höh. Alters
10	36.73	0.000	0.000	0.971
20	2.39	0.000	0.402	1.000
30	0.96	0.442	0.996	0.252
40	0.35	0.740	0.996	1.000

Longini et al. (5) haben die Sensitivität dieser Impfstrategien bezüglich der angenommenen Parameter geprüft. Die optimale Impfverteilung hängt wesentlich von den epidemiologischen Eigenschaften des pandemischen Virusstammes und von der Wahl der Zielfunktion ab. Mit Hilfe dieses Modells lassen sich jedoch die zu treffenden Entscheidungen auf einer rationalen Basis fällen.

Literatur

(1) Bailey, N.T.J.: The Mathematical Theory of Epidemics; Griffin, London, (1957)

(2) Bailey, N.T.J.: The Mathematical Theory of Infectious Diseases and its Applications (2nd edn); Griffin, London, (1975)

(3) Breslow, N.: The proportional hazards model: applications in epidemiology; Commun. Statist.-Theor. Meth., A 7(4), 315-332, (1978)

(4) Elveback, L.R., Fox, J.P., Ackerman, E., Langworthy, A., Boyd, M., Gatewood, L.: An influenza simulation model for immunization studies; Amer. J. Epidem. 103, 152-165, (1976)

(5) Longini, Jr., I.M., Ackerman, E., Elveback, L.R.: An optimization model for influenza A epidemics; Math. Biosci. 38, 141-157, (1978)

(6) Muench, H.: Catalytic Models in Epidemiology; Harvard Univ. Press, (1959)

(7) Pike, M.C., Smith, P.G.: A case-control approach to examine diseases for evidence of contagion, including diseases with long latent periods; Biometrics 30, 263-279, (1974)

(8) Riley, E.C., Murphy, G., Riley, R.L.: Airborne spread of measles in a suburban elementary school; Amer. J. Epidem. 107, 421-432, (1978)

(9) Schenzle, D., Dietz, K., Frösner, G.G.: Antibody against hepatitis A in different European countries. II. Mathematical analysis of cross-sectional surveys; Amer. J. Epidem., (im Druck)

(10) Smith, P.G., Pike, M.C., Kinlen, L.J., Jones, A., Harris, R.: Contacts between young patients with Hodgkin's disease: A control approach; Lancet 2, 59-62, (1977)

IMMUNITÄT UND INFEKTIONSAUSBREITUNG
- BETRACHTUNGEN ANHAND EINES EINFACHEN MATHEMATISCHEN MODELLS -

Berger, J.
Aus der Abteilung für Mathematik in der Medizin der Universität Hamburg (Leiter: Prof. Dr. J. Berger)

Eine Aufgabe für Epidemiologen besteht darin, durch präventive Maßnahmen den Ausbruch von Epidemien zu verhindern. Dabei sei nach Gottstein (4) unter einer Epidemie die Erhöhung der Erkrankungen sowie der Erkrankungs- und Sterbefälle in der Zeiteinheit über die Grenzen des Normalen verstanden, wobei dieser Anstieg durch 'Ursachen' bedingt wird, die unter normalen Verhältnissen bei der betreffenden Bevölkerung nicht oder nur in geringer Ausdehnung beobachtet werden.

Eine Möglichkeit, dieses Ziel zu erreichen, wird darin erblickt, durch gezielte Impfkampagnen den Anteil der empfänglichen Individuen in einer Population in einem derartigen Maße zu verringern, daß das Auftreten von Sekundärfällen nach einer Infektionseinschleppung als unwahrscheinlich gelten kann. Von dem Epidemiologen wird daher erwartet, daß er unter Berücksichtigung der gegebenen epidemiologischen Situation in der Lage ist, im voraus den zur Erreichung dieses Zieles erforderlichen Anteil Immuner in dieser Population abzuschätzen.

Beschränkt man sich bei dieser Überlegung auf den Fall der direkten Infektionsübertragung innerhalb einer Spezies, so ist die Infektionsausbreitung sicherlich proportional zur Kontakthäufigkeit zwischen infektiösen und empfänglichen Individuen.

Auf Seiten der mathematischen Modelle führt diese Annahme auf den als klassisch geltenden deterministischen Ansatz, der die Zustandsänderung der Empfänglichen (X), der Infektiösen (Y) und der aus dem Zustand der Infektiosität Ausgeschiedenen (Z) durch die drei Differentialgleichungen

$$dX/dt = -\beta XY \qquad [1a]$$
$$dY/dt = \beta XY - dZ/dt \qquad [1b]$$
$$dZ/dt = \gamma Y \qquad [1c]$$

beschreibt, in denen β die Infektionsrate und γ die Rückbildungsrate darstellen.

Anhand dieses Modells haben Kermack und McKendrick (6) ihr Schwellentheorem abgeleitet, das, wie nach Umformung der Gleichung [1b] und Betrachtung des Zeitpunktes $t = 0$

$$dY/dt = \beta Y_0 (X_0 - \gamma/\beta) \qquad [2]$$

ersichtlich ist, besagt, daß zum Zeitpunkt der Infektionseinschleppung die Zahl der Empfänglichen X_0 größer als der Quotient aus Rückbildungs- und Infektionsrate - auch relative Rückbildungsrate genannt - sein muß, damit dY/dt positiv wird, d.h. daß eine Infektionsausbreitung stattfinden kann.

Dieses Ergebnis ist für praktische Anwendungen insofern unbefriedigend, da es einerseits bekannte Kenngrößen einer Infektion, wie Latenzzeit und Dauer der Ausscheidungsperiode, nicht explizit berücksichtigt und andererseits dadurch, daß nach Modifikation der Annahme, daß pro Zeitintervall nicht stets ein bestimmter Teil der Gesamtinfizierten aus dem Infektionsgeschehen ausscheidet, sondern immer nur ein Teil der Neuinfizierten ausgesondert wird, das Schwellentheorem in dieser Form nicht mehr existiert. Diese Modifikation im Modellansatz ist realistisch, wenn man bedenkt, daß, falls überhaupt, die Infektion eines Individuums nur innerhalb einer bestimmten Zeitspanne nach der Exposition sichtbar wird, und daher eine eventuelle Aussonderung nur in diesem Zeitraum stattfinden wird. In diesem Fall ist dZ/dt nicht von Y, sondern von dY/dt abhängig und es gilt:

$$dX/dt = -\beta XY \qquad [3a]$$
$$dY/dt = \beta XY - dZ/dt \qquad [3b]$$
$$dZ/dt = \gamma dY/dt\ . \qquad [3c]$$

Aus [3b] unter Berücksichtigung von [3c] folgt:

$$dZ/dt = \frac{\beta}{1+\gamma} XY\ . \qquad [4]$$

Aus Gleichung [4] erkennt man, daß nun kein durch die Beziehung $X_0 > \gamma/\beta$ begründeter Schwellenwert existiert.

In den beiden Modellvarianten besteht die Population N aus der Summe der Empfänglichen (X), der Infektiösen (Y) und der Infizierten, aber nicht mehr Infektiösen (Z),

$$N = X + Y + Z \qquad [5]$$

wobei proportional zu der in den einzelnen Kategorien vorhandenen Anzahl folgende Zustandsübergänge stattfinden

$$X \rightarrow Y \rightarrow Z\ .$$

Bezieht man die epidemiologisch wichtigen und in der Regel auch bekannten Parameter

Latenzzeit ℓ

und Dauer der Auscheidungsperiode d

mit in die Betrachtungen ein und läßt ferner zu, daß zum Zeitpunkt $t = 0$ ein Anteil p der Population immun für die Infektion ist, so erhält man zusätzlich zu den vorstehend beschriebenen Kategorien die der infizierten aber noch nicht infektiösen Individuen (V) und die der Immunen (M). Die Größe der Population ergibt sich also aus folgender Summe:

$$N = X + V + Y + Z + M \text{ ,} \qquad [6]$$

wobei folgende Übergänge stattfinden

$$X \to V \to Y \to Z \to M \text{ ,}$$

und nach eingetretener Infektion das Verweilen im Zustand V ℓ Zeiteinheiten und im Zustand Y d Zeiteinheiten beträgt.

Im Gegensatz zu den mit den Gleichungen [1] und [3] beschriebenen Modellen ist nun die Zeitverzögerung zwischen Eintritt der Infektion und Beginn der Erregerausscheidung durch die Kategorie V(t) berücksichtigt, und der Übergang vom Zustand 'infektiös' in den 'infiziert, aber nicht mehr infektiös' ist nun nicht mehr proportional zu der Anzahl der Infizierten bzw. Neuinfizierten, sondern vollzieht sich unter Berücksichtigung der Infektionsperiode in dem Intervall (O,d), wobei dieses Ereignis für ein Individuum sicher eintritt, wenn es die Zeit d infektiös war.

Geht man ferner davon aus, daß der Infektion eine geringe Letalität zukommt, und nach Überstehen der Infektion das Individuum immun ist, so ist die Zahl der Immunen in der Population zur Zeit t:
$M(t) = M_0 + Z(t)$; $G(t) = V(t) + Y(t) + Z(t)$ gibt die Gesamtzahl der bis zu diesem Zeitpunkt Infizierten an, $X(t) = N - M_0 - G(t)$ ist die Zahl der noch für die Infektion Enpfänglichen, und $Y(t) = G(t-\ell) - G(t-T)$ mit $T = \ell + d$ sind die zur Zeit t in der Population vorhandenen Infektiösen, d.h. die Individuen, die sich im Intervall $(t-T, t-\ell)$ infizierten (Abb. 1).

Geht man davon aus, daß die Zahl der Neuinfektionen proportional zur Zahl der Empfänglichen und Infektiösen ist, so erhält man folgende Modellgleichung:

$$dG(t) = \lambda_1 X(t) Y(t) \qquad [7a]$$

$$= \lambda_1 \{N(1-p) - G(t)\}\{G(t-\ell) - g(t-T)\} \qquad [7b]$$

λ_1 ist der Proportionalitätsfaktor und beinhaltet primär die Kontagiosität des Erregers und die Begegnungshäufigkeit zwischen Infektiösen und

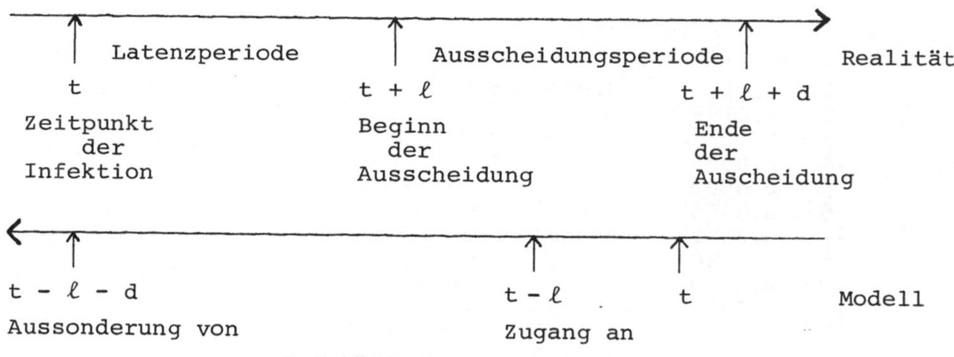

Abb. 1: Zeitablaufschema in der Realität und im Modell

Empfänglichen im Intervall $(t, t+\Delta t)$.

Nach Normierung mittels Division durch N, wobei

$g(t) = G(t)/N$ der relative Anteil der Infizierten

$q = N(1-p)/N = 1-p$ der relative Anteil der zur Zeit $t = 0$ vorhandenen Empfänglichen und

$\lambda = N\lambda_1$ sei,

gibt

$$\Delta t \cdot dg(t)/dt = \lambda\{q - g(t)\}\{g(t-\ell) - g(t-T)\} \qquad [8]$$

die Zunahme des relativen Anteils der Infizierten im Intervall $(t, t+\Delta t)$ an.

Die Gleichung [8] stellt eine Differentialgleichung mit nachlaufendem Argument dar. Als Funktion der Zeit gibt $g(t)$ den Anteil der Infizierten wieder, der ansteigt, falls $g(0) < q$ ist.

Über die Form der Lösung von $g(t)$ läßt sich nach M. Fox (2) folgende Aussage treffen:

1. Ist $\ell < d$, so ist die Kurve monoton wachsend (s. Abb. 2).
2. Ist $\ell > d$, so treten, bedingt durch die nachlaufenden Argumente $t - \ell$ und $t - T$, anfangs Stufen auf, d.h. zeitweise gibt es keine Infektiösen in der Population; mit wachsendem t werden diese Stufen immer kürzer und verschwinden schließlich ganz (s. Abb. 3).

In bezug auf das Grenzverhalten von $g(t)$ bei $t \to \infty$ gilt:

$$g(t) = q - e \;, \; t \to \infty \;, \qquad [9]$$

Zeit	Anteil der Infizierten	Anteil der Infektiösen	
1	0.0150	0.0100	* +
2	0.0199	0.0100	* +
3	0.0272	0.0150	* +
4	0.0369	0.0199	* +
5	0.0500	0.0272	* +
6	0.0675	0.0369	* +
7	0.0861	0.0400	* +
8	0.1124	0.0575	* +
9	0.1440	0.0712	* +
10	0.1836	0.0925	* +
11	0.2312	0.1168	* +
12	0.2876	0.1467	* +
13	0.3522	0.1813	* +
14	0.4235	0.2201	* +
15	0.5002	0.2661	* +
16	0.5779	0.3111	* +
17	0.6531	0.3562	* +
18	0.7215	0.3944	* +
19	0.7802	0.4219	* +
20	0.8279	0.4339	* +
21	0.8648	0.4281	* +
22	0.8921	0.4044	* +
23	0.9118	0.3646	* +
24	0.9256	0.3142	* +
25	0.9352	0.2587	* +
26	0.9419	0.2041	* +
27	0.9464	0.1550	* +
28	0.9494	0.1139	* +
29	0.9515	0.0816	* +
30	0.9529	0.0573	* +
31	0.9538	0.0397	* +
32	0.9544	0.0272	* +
33	0.9549	0.0186	* +
34	0.9551	0.0126	* +
35	0.9553	0.0085	* +

Abb. 2: Monotone Zunahme der Infizierten bei einer Infektion mit kürzerer Latenz- als Ausscheidungsperiode

Latenzperiode $\ell=2$, Ausscheidungsperiode $d=6$, $\lambda=0,5$, $q=0$

Zeit	Anteil der Infizierten	Anteil der Infektiösen
1	0.0150	0.0100
2	0.0199	0.0100
3	0.0248	0.0100
4	0.0248	0.0000
5	0.0248	0.0000
6	0.0272	0.0050
7	0.0320	0.0099
8	0.0391	0.0148
9	0.0439	0.0098
10	0.0462	0.0049
11	0.0474	0.0024
12	0.0508	0.0072
13	0.0576	0.0144
14	0.0655	0.0167
15	0.0721	0.0142
16	0.0759	0.0082
17	0.0791	0.0069
18	0.0844	0.0114
19	0.0927	0.0181
20	0.1023	0.0213
21	0.1106	0.0183
22	0.1166	0.0137
23	0.1221	0.0123
24	0.1294	0.0167
25	0.1395	0.0232
26	0.1508	0.0262
27	0.1610	0.0240
28	0.1692	0.0197
29	0.1770	0.0188
30	0.1865	0.0229
31	0.1981	0.0287
32	0.2108	0.0315
33	0.2225	0.0297
34	0.2327	0.0263
35	0.2425	0.0255
36	0.2535	0.0289
37	0.2661	0.0337
38	0.2793	0.0361
39	0.2918	0.0346

Abb. 3: Auftreten von Stufen in der Kurve der Infizierten bei einer Infektion mit längerer Latenz- und Ausscheidungsperiode
Latenzperiode $\ell=4$, Ausscheidungsperiode $d=3$, $\lambda=0,5$, $q=0$

wobei als Abschätzung für e gilt:

$$0<e<\frac{1}{\lambda d} \qquad [10]$$

Die Interpretation des Verhaltens der Kurve g(t) in bezug auf die Parameter λ und d besagen, daß, je größer die Kontagiosität des Erregers bzw. Begegnungshäufigkeit zwischen den Individuen ist und je länger die Ausscheidungszeit dauert, ein um so größerer Teil der Empfänglichen von den Infektiösen ergriffen wird; ein Zusammenhang, der jedem Epidemiologen einsichtig ist.

Aus den Aussagen [9] und [10] läßt sich folgern, daß es eine Bedingung geben muß, unter der schon anfangs eine eingeschleppte Infektion abgebremst wird. Wie Fox (2) gezeigt hat, nimmt der Anteil der Infektiösen Y(t) spätestens im Intervall (2T,3T) sein Maximum an, wenn anfangs der Anteil der Empfänglichen, vermindert um den der Infizierten, kleiner ist als der reziproke Wert aus dem Produkt von λ und d. Es gilt:

Sei $q - g(0) < 1/\lambda d$,
dann existiert ein positives $R<1$, so daß für
alle $n \in \mathbb{N}$, $n>2$ gilt:

$$\max\{Y(t) \mid t \in \{(n-1)T, nT\}\} = R^{n-1} \cdot \max\{Y(t) \mid t \in (2T,3T)\} \qquad [11]$$

Auf den ersten Blick erscheint diese Aussage paradox; denn sie beinhaltet, daß, je mehr Infizierte zur Zeit $t = 0$ vorhanden sind, um so geringer kann scheinbar der Anteil der Immunen sein, um den Ausbruch einer Epidemie zu verhindern. Der Grund dafür ist, daß dieses Modell eine geschlossene Population betrachtet. Da N konstant bleiben muß, verringert anfangs der Anteil der Infizierten den der Empfänglichen, so daß der dann verbleibende Anteil der Empfänglichen den Wert $1/\lambda d$ nicht übersteigen darf.

Will man die Modellaussage auf die realistische Situation übertragen, daß die Infektionseinschleppung durch infektiöse Individuen von außerhalb der betrachteten Population erfolgt, so ist als Abschätzung für den Anteil der Immunen (p), der mindestens in der Population vorhanden sein sollte, g(0) zu vernachlässigen, und man erhält, daß der Anteil der Immunen $p>1-1/\lambda d$ sein sollte.

An folgendem numerischen Beispiel sei diese Schlußweise demonstriert. Betrachten wir die Situation, daß nach dem erforderlichen Anteil Immuner gefragt sei, der anfangs vorhanden sein sollte, um bei einer Infektion mit einer mittleren Latenzzeit von $\ell=2$, einer Ausscheidungsperiode $d=6$ und $\lambda=0{,}5$ den Ausbruch einer Epidemie zu verhindern. Nach der gegebenen Abschätzung müßte $p > 1-0{,}33 = 0{,}67$ sein.

In Abb. 4 ist das Infektionsgeschehen unter der Modellannahme für $g(0) = 0{,}001$, in Abb. 5 für $g(0) = 0{,}01$ bei jeweils dem gleichen Anteil von Empfänglichen $q = X(0) = 0{,}32$ dargestellt.

In beiden Fällen sieht man, daß der Anteil der Infektiösen schnell ab-

Zeit	Anteil der Infizierten	Anteil der Infektiösen	
6	0.0019	0.0013	* +
11	0.0027	0.0011	* +
16	0.0035	0.0009	* +
21	0.0043	0.0009	* +
26	0.0050	0.0009	* +
31	0.0057	0.0009	* +
36	0.0063	0.0008	* +
41	0.0069	0.0008	* +
46	0.0075	0.0007	* +
51	0.0080	0.0007	* +
56	0.0086	0.0006	* +
61	0.0090	0.0006	* +
66	0.0095	0.0006	* +
71	0.0099	0.0005	* +
76	0.0103	0.0005	* +
81	0.0107	0.0005	* +
86	0.0110	0.0004	* +
91	0.0113	0.0004	* +
96	0.0116	0.0004	* +
101	0.0119	0.0004	* +
106	0.0122	0.0003	* +
111	0.0124	0.0003	* +
116	0.0127	0.0003	* +
121	0.0129	0.0003	* +
126	0.0131	0.0002	* +
131	0.0132	0.0002	* +
136	0.0134	0.0002	* +
141	0.0136	0.0002	* +
146	0.0137	0.0002	* +
151	0.0138	0.0002	* +
156	0.0140	0.0002	* +
161	0.0141	0.0001	* +
166	0.0142	0.0001	* +
171	0.0143	0.0001	* +
176	0.0144	0.0001	* +
181	0.0145	0.0001	* +
186	0.0145	0.0001	* +
191	0.0146	0.0001	* +
196	0.0147	0.0001	* +
201	0.0147	0.0001	* +
206	0.0148	0.0001	* +
211	0.0148	0.0001	* +
216	0.0149	0.0001	* +
221	0.0149	0.0001	* +
226	0.0150	0.0001	* +
231	0.0150	0.0000	* +
236	0.0150	0.0000	* +

Abb. 4: Abnahme der Infektiösen nach Infektionsausbruch
Anteil der Empfänglichen zur Zeit $t = 0$, $q = 0{,}32$, der Infektiösen $Y(0) = 0{,}001$

Latenzperiode $\ell=2$, Ausscheidungsperiode $d=6$, $\lambda=0{,}5$

Zeit	Anteil der Infizierten	Anteil der Infektiösen
5	0.0184	0.0131
10	0.0258	0.0100
15	0.0325	0.0081
20	0.0384	0.0077
25	0.0433	0.0067
30	0.0474	0.0056
35	0.0508	0.0047
40	0.0537	0.0039
45	0.0560	0.0032
50	0.0578	0.0026
55	0.0593	0.0021
60	0.0605	0.0017
65	0.0614	0.0013
70	0.0622	0.0011
75	0.0628	0.0008
80	0.0633	0.0007
85	0.0636	0.0005
90	0.0639	0.0004
95	0.0642	0.0003
100	0.0644	0.0003
105	0.0645	0.0002
110	0.0646	0.0002
115	0.0647	0.0001
120	0.0648	0.0001
125	0.0648	0.0001
130	0.0649	0.0001
135	0.0649	0.0000
140	0.0649	0.0000
145	0.0650	0.0000

Abb. 5: Abnahme der Infektiösen nach Infektionsausbruch
Anteil der Empfänglichen zur Zeit $t = 0$, $q = 0{,}32$, der Infektiösen $Y(0) = 0{,}01$
Latenzperiode $\ell=2$, Ausscheidungsperiode $d=6$, $\lambda=0{,}5$

nimmt. Im ersten Fall erlischt die Infektion nach ca. 231 Tagen, in diesem Zeitraum werden ca. 5% (0,0151/(0,32 - 0,001)) der Empfänglichen infiziert; im zweiten Fall trifft dieses Ereignis schon nach 141 Tagen ein, es werden allerdings 21% (0,065/(0,32 - 0,01)) der Empfänglichen infiziert.

Abschließend sei darauf hingewiesen, daß der benötigte Anteil Immuner nicht nur eine globale Häufigkeit für die gesamte Population sein darf, sondern daß dieser Prozentsatz auch für alle Untergruppen gelten sollte. Trifft das nicht zu, so können, wie auch P. Fox (3) mittels eines Modells demonstriert hat, lokale Epidemien ausbrechen, obwohl ein durchschnittlich hoher Immunitätsgrad in der Bevölkerung vorliegt. Eine analoge Forderung gilt auch für die angenommene Kontakthäufigkeit; überschreitet diese in bestimmten Untergruppen den in der Modellrechnung angenommenen Wert, so kann, trotz einer gleichmäßig hohen Immunitätslage in der Population, lokal eine Epidemie entstehen.

Literatur

(1) Berger, J.: Mathematical model for the determination of the percentage of vaccination in inhomogeneously mixed population based on latent and infectious period; Proc. 40th Session ISI, contributed papers, Warsaw, 96, (1975)

(2) Fox, M.: Mathematisches Modell einer Infektionskrankheit; Dipl. Arbeit, Universität Saarbrücken, (1971)

(3) Fox, P., Elveback, I., Scott, W., Gatewood, L., Ackerman, E.: Herd immunity: Basic concept and relevance to public health immunization practices; Am. J. Epid. 94, 179, (1971)

(4) Gottstein, A.: Allgemeine Epidemiologie; Leipzig, (1897)

(5) Hethcote, H., Waltman, P.: Optimal vaccination schedule in deterministic epidemic model; Math. Biosc. 18, 365, (1973)

(6) Kermack, W.D., McKendrick, A.G.: A contribution to the mathematical theory of Epidemics; J. Roy. Stat. Sec. A, 115, 700, (1927)

(7) Waltman, P.: Deterministic threshold models in the theory of epidemics; Lect. Notes Biomath. Vol. 1, Springer, Berlin - Heidelberg - New York, (1974)

DECISION MAKING ON MASS SCREENING FOR DISEASE

I. The Use of Mathematical Models

Habbema, J.D.F. and van Oortmarssen, G.J.
Dept. of Public Health and Social Medicine, Erasmus University Rotterdam

Summary

The effects of mass screening for disease are determined by many factors. Taking into account of all these factors, and of interactions between them is not possible by a purely "judgmental approach". Numerical experimentation with mathematical models is needed in order to evaluate existing screening programs and in order to assess the results of alternative policies.

The state of the art in model building for screening is briefly discussed, and the reasons for developing a Monte-Carlo simulation model are explained. It is stressed that an a priori emphasis in the model on one particular factor is not justifiable: the reliability of the estimation of the effects of a screening program is determined by the least careful modelled factor, and not by the most careful modelled factor.

Key-words: Effect-estimation; Evaluation of screening programs; Interactions between factors;
Macro-simulation; Mass screening for disease; Mathematical models; Monte-Carlo simulation.

1. Introduction

Mass screening programs for the early detection of chronic diseases are implemented in quite a few countries. Most of these programs concern cervical cancer or breast cancer. There is no communis opinio about the effects of such programs, due to lack of unambiguous data, and due to widely divergent conclusions and predictions from available data. There is especially a lack of results from controlled experiments for judging the merits of screening programs.

Decision making on mass screening concerns many issues. Some of the main ones are: should we screen at all for a certain disease? And if so, according to what "policy"? Especially, at what ages? What are the estimated effects of the program during, say, the next 40 years? How should the evaluation of screening programs be organized? When a screening program is running for a number of years, the same questions remain important, but the results from those first years can now be used in answering them. Changes in screening policy should also be considered at this stage.

The main difficulties in predicting effects of screening programs arise from the large number of relevant factors involved in producing the effects (See Knox (6)). A recent, fairly exhaustive classification of relevant factors is given in Habbema et al (4). They consider seven groups of factors, describing 1. The disease process; 2. The epidemiology of the desease; 3. Properties of the screening test; 4. Treatment and prognosis of test-positives; 5. Costs; 6. Organisation; and 7. Side-effects. To make predictions is difficult with such a lot of factors involved, especially because there is only limited knowledge of these factors, and of their interrelations.

The present paper discusses the need of mathematical models for evaluating screening programs, and lists some of the advantages of the use of these models. Moreover, two of the best models as proposed are discussed, and the need for developing a flexible and comprehensive Monte-Carlo simulation model is stressed.

2. The background of using mathematical models

The desirability of screening was reasoned in the early fifties in a simple logical way: "The earlier a diagnosis is made in chronic progressive diseases, the better the prognosis will be. With screening, the diagnosis is made earlier than without screening. So prognosis is better with screening than without. Conclusion: screening is desirable". It was soon realized that reality is not as simple as in this reasoning. Research concerning quality of screening tests was initiated, and their imperfectness was expressed in terms like sensitivity, specificity and predictive value of a positive test-result. So screening is only desirable when the test-characteristics are sufficiently good. More and more other factors were also found to be important in judging desirability of screening, and discussion became chaotic.

A real breakthrough was brought along by the checklists of Wilson and Jungner (12) and McKeown (7). The first one, a list of ten criteria which should be statisfied, has remained most influential up till the present day. Such checklists do not permit relevant factors to be overlooked. But three main problems remain. First, the basically "continuous" factors, like seriousness of the disease as a public health problem and acceptability of the screening test, are dichotomized as yes-no questions like serious or not and acceptable or not. Second, the division point between yes and no is a choice which should be argued in itself. Third, the ten criteria are all considered on their own, whereas relations between factors are just as important in deciding about desirability of screening. Moreover, according to Wilson and Jungner no disease satisfies all ten criteria. But the conclusion that screening for disease is not yet feasible was not drawn. Therefore, the checklist-approach is clearly not sufficient for coming to a decision.

The mathematical-modelling approach can historically be seen as an attempt to retain the attractivity of the checklist-approach, that relevant factors are not easily overlooked, but without its disadvantages: the mathematical model is based on quantitative operationalization of the continuous factors, and not on dichotomization. For example, the incidence of a disease is quantified in a full age-sex specific incidence curve, and not by yes-no high incidence. Furthermore, mathematical models enable the description of relations between factors. A full mathematical model will estimate the effects that are to be expected from a certain screening program, when all factors and relations between them are parametrized in the model, and numerical values are assigned to these parameters.

3. Advantages of using mathematical models

This section describes some of the main advantages when using mathematical models.

- All "vague" concepts and factors have to be explicated and quantitatively assessed. This makes these factors better communicable and discussible.
- It can be tested if a disagreement about a factor leads to a quite different estimate of the effects of a screening program. If not so, the disagreement is "irrelevant" to the screening problem, and if so, more research is needed in order to get unambiguous values for this factor. Moreover, when people disagree about quite a few factors, it may be that these combined disagreements cancel out in the estimation of the effects.
- There may be a difference of opinion about the most attractive screening strategy. The model can be used for tracing differences in assumptions that caused these differences in final judgment.
- Suppose that a "range of plausible values" can be assessed for each of the factors of the model, and also for the relations between the factors. A "range of plausible effects" of a screening program can

then be assessed by varying the factors within their plausible value ranges, and calculating the estimated effects. So not only a "point-estimate" for the effects results from the model, but also a kind of "confidence interval".

- New data, e.g. results of a screening program, can readily be used for checking the validity of the assessed numerical values for the factors concerned, and eventually changing them. Also, the effects on screening of newly developed treatments and screening tests can be estimated. Also, new knowledge about the structure of the model can be incorporated, by changing the model accordingly. For example, an experiment which conclusively indicates that the character of a disease is never steady or regressive may influence the structure of the disease process.
- An other advantage is the possibility of checking the consistency of model assumptions with empirical data: the numerical values for the model parameters should be consistent with empirical data concerning incidence, survival, mortality, results from screening programs, etc. For example, the assumptions of a perfect screening test and a constant incidence are inconsistent with data indicating a lower yield of test positives at the third screening than at the second screening.
- Mathematical models can be used for comparing the effects of all kind of screening strategies by numerical experimentation. This is of importance for deciding about screening policies, especially because controlled experimentation in this area is only sometimes possible, very expensive and takes many years.

See Knox (6), Tautu (11) and Shwartz (10) for a further discussion of the advantages of using mathematical models for screening processes.

4. Mathematical models for mass screening: state of the art

Quite a few models for mass screening have been proposed in recent years. Among them are Knox (6), Blumenson (2), Coppleson and Brown (3), Prorok (9), Albert et al (1), Kirch and Klein (5) and Shwartz (10). Some of these authors are especially interested in elegant mathematical reasoning. They want to use analytical methods all along their way. In order to do so, they have to use simplified and unrealistic assumptions. Other authors are principally interested in modelling disease process, and do not pay enough attention to other groups of factors. Again others focus on effectiveness of early treatment. They declare the whole model building effort as "oversophistication" as long as effectiveness of mass screening is not proved by randomized trials (of course these people will not be found in the list of model-builders).

A sound approach is to bring all relevant factors - and relations between them - into the model, without an a priori emphasis on one particular group of factors. Knox (6) adopts such an approach, and develops a simple, pragmatic, but flexible macro-simulation program. Results are obtained by macro- or groupwise application of the probabilistic model assumptions, and not by aggregating individually simulated life-histories. A more recent model is developed by Shwartz (10). He roughly works along the same line as Knox, but with a higher degree of mathematical sophistication.

The models of Knox and Shwartz are superior to others because of their "all relevant factors" attitude. However, both are limited in their possibility of modelling associations between factors, like age-specific prognosis distributions, associations between dwelling-times in subsequent disease stages, associations between appliance probabilities on subsequent screens and associations between test-errors on subsequent screens. The only way out of this limitation seems the use of "micro-level" Monte-Carlo simulation models. Here, the individual life-histories in a particular population, and the effects on these life-histories by screening, are generated by Monte-Carlo simulations from a stochastic life-history and screening model. The effects of a screening strategy are obtained by aggregation of the effects on individual life-histories.

5. Concluding remark

A Monte-Carlo micro-simulation program is under development at the Dept. of Public Health and Social Medicine of the Erasmus University Rotterdam. The approach in developing this computer program reflects the point of view that the reliability of the estimation of the effects of a screening program is determined by the most neglected factor in the model, and not by the most careful modelled factor. When all input-parameters of the model are specified, an estimate of the effects will result. One of the most important research activities is the analysis of the changes in effects and decision resulting from changes in model assumptions. This sensitivity analysis is the main subject of Part II, Oortmarssen and Habbema (8).

Acknowledgement: The "Preventie-fonds" (a dutch fund for research towards the prevention of disease) is acknowledged for its support of this project.

References

(1) Albert, A., Gertman, P.M., Louis, T.A.: Screening for the Early Detection of Cancer; Mathematical Biosciences 40, 1-144, (1978)

(2) Blumenson, L.E.: When is Screening Effective in Reducing the Death Rate; Mathematical Biosciences 30, 273-303, (1976)

(3) Coppleson, L.W., Brown, B.B.: The Prevention of Carcinoma of the Cervix; Am. J. Obstet. Gynecol. 125, 153-159, (1976)

(4) Habbema, J.D.F., de Jong, G.A., van der Maas, P.J., van Oortmarssen, G.J.: Decision Making about Mass Screening (in Dutch); Tijdschrift voor Sociale Geneeskunde 56, 33-43, (1978)

(5) Kirch, R.L.A., Klein, M.: Prospective Evaluation of Periodic Breast Examination Programs; Cancer 41, 728-736, (1978)

(6) Knox, E.G.: A Simulation System for Screening Procedures in: McLachlan, G. (ed.): The Future and Present Indicatives; Nuffield Prov. Hosp. Trust, London, 18-55, (1973)

(7) McKeown, T.: Validation of Screening Procedures in: McKeown, T. (ed.): Screening in Medical Care; Oxford University Press, Oxford, 1-13, (1968)

(8) van Oortmarssen, G.J., Habbema, J.D.F.: Decision Making on Mass Screening for Disease. II. Sensitivity of Results to Changes in Model Assumptions; to appear in this Volume

(9) Prorok, P.C.: The Theory of Periodic Screening; Adv. Appl. Prob. 8, 127-143 and 460-476, (1976)

(10) Shwartz, M.: An Analysis of the Benefits of Serial Screening for Breast Cancer Based upon a Mathematical Model of the Disease; Cancer 41, 1550-1564, (1978)

(11) Tautu, P.: Simulating the Course of Chronic Diseases: Screening and Therapeutic Problems; Manuscript, Deutsches Krebsforschungszentrum, Heidelberg, (1978)

(12) Wilson, J.M.G., Jungner, G.: Principles and Practice of Screening for Disease; Public Health Papers no. 34, WHO, Genève, (1968)

DECISION MAKING ON MASS SCREENING FOR DISEASE

II. Sensitivity of Results to Changes in Model Assumptions

van Oortmarssen, G.J. and Habbema, J.D.F.
Dept. of Public Health and Social Medicine, Erasmus University Rotterdam

Summary

A simulation program has been used in order to predict the effects of mass screening for cervical cancer in the Netherlands. The reliability of these predictions depends on the knowledge of the natural history of cervical cancer and of other relevant factors. This knowledge is rather limited and consistent with a whole range of models, each with its own assumptions. The uncertainty of the predictions can be investigated by a sensitivity analysis, where the results of the simulation program are compared for different assumptions on the structure and parameter values of the models. Sensitivity analysis can be used in the validation phase of a model to study the relative importance of possible assumptions, and it is needed in experimental simulation to assess the influence of uncertainty to the results. Examples of the sensitivity analysis are shown, using an existing simulation program.

Key-words: Cervical cancer; Cost-benefit evaluation; Mass screening; Monte-Carlo simulation; Sensitivity analysis.

1. Introduction

The problems that arise in the evaluation of mass screening have been discussed in part I of this paper (2). They stress the advantages of using mathematical models. The present paper presents some results of the application of a simulation program. Attention will be paid to the question how the lack of knowledge of the relevant factors influences the exactness of the estimates of the effect of mass screening.

Mass screening for cervical cancer in the Netherlands is considered in section 2. A simulation program provided predictions of the influence of this mass screening on the mortality in the next 40 years, for two different policies, and comparing different model assumptions. The sensitivity analysis for the effect of a given strategy, and the determination of an optimal strategy is presented in the simple case of one single screening.

In section 3 some remarks are made on the use of a sensitivity analysis when a Monte-Carlo simulation program is applied instead of the macro simulation of section 2.

2. Prospective evaluation of cervical cancer screening in the Netherlands

The mass screening on cervical cancer in the Netherlands started in 1976. The administration and evaluation of the screening is financially supported by the government in three regions (Nijmegen, Rotterdam and Utrecht), together counting for some 25% of the Dutch population. This evaluation is difficult because of the absence of a regional or national cancer registry. Also, apart of the mass screening program, a large number of cervical smears is made by general practitioners and gynecologists. These smears, we call them "routine" smears, are not registred either. At the moment, efforts are being made to set up the necessary registries.

By using an extended version of the simulation program of Knox (3), predictions are obtained of cervical cancer mortality in the forthcoming 40 years (fig. 1). The increase in crude mortality is due to the growing number of middle aged and elderly women. Two screening strategies are compared: seven screenings (every three years between the ages 35 and 53, the current policy in Holland) and three screenings (every five years between age 40 and 50). Two rather extreme assumptions on the sensitivity of the test are compared: a high sensitivity of 90%, and a low one of 50%. It appears that it lasts more than 10 years before the effect of mass screening on mortality becomes visible, and the long term yield of the most favourable policy is just over 50%, saving the lives of 300-400 women annually.

The effect of "routine" smears is not included in these calculations. The most favourable prediction of fig 1 is reconsidered, assuming that routine screening started in 1966 (see fig 2). The yield of mass screening decreases to about 35%, and in absolute numbers to slightly over 100 lives saved each year.

The prediction for the whole population over the next decades of fig. 1 and 2 is more relevant to decision making than the usual calculation of results for a cohort of women.

Observed results from mass screening programs can be explained by various, rather difficult model assumptions. For instance, an important finding in British Columbia (see Fidler (1)) was that the cumulative (age-specific) incidence of CIS (carcinoma in situ, predecessor of invasive cancer) appeared to be more than twice the cumulative incidence of cervical cancer. This incidence gap can be explained in at least four different ways.

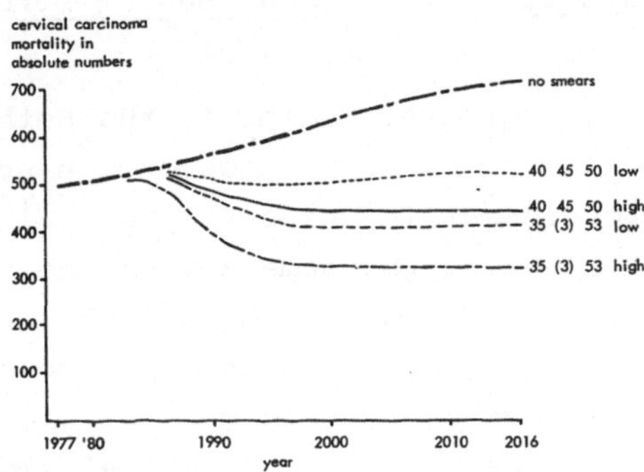

Figure 1: Prediction of the yearly mortality from cervical cancer for two different screening strategies. The two strategies are evaluated, assuming a high and a low sensitivity of the screening test.

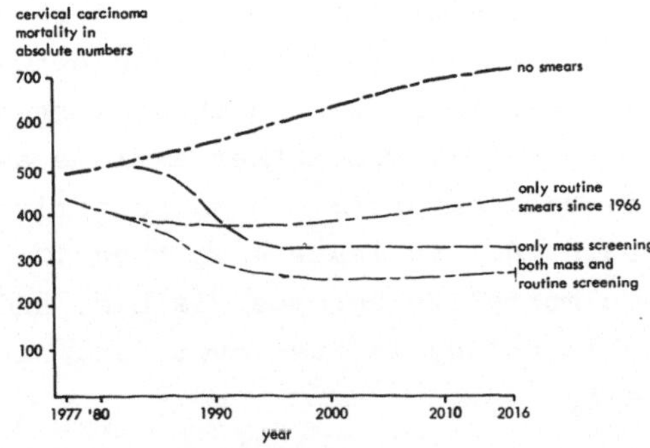

Figure 2: Influence of routine screening on the effect of a mass screening program: prediction of the yearly mortality from cervical cancer.

The first explanation is that only a minor part of CIS cases eventually progresses to invasive cancer, whereas the majority of cases would either stay CIS or regress to normal conditions spontaneously.

A second explanation is a cohort effect: CIS is mostly found in younger women; it might be that the incidence of invasive cervical cancer would have increased in the forthcoming years when there had not been a mass screening program.

Now consider the third explanation. The method for calculation of the CIS incidence assumes that all cases of CIS are "new" cases when a previous negative smear was made, and thus contribute to the incidence. But a low sensitivity of the test will result in a lot of "old" cases, missed on previous screenings. These cases will be counted as "new", resulting in an overestimation of the incidence.

A fourth and last explanation is the sharp increase in the number of hysterectomies (uterus extirpations) performed in middle aged women during the last decades. The influence on invasive cancer is especially large, for it is probable that women who get a hysterectomy are at a higher than normal risk for developing cervical cancer.

Each of these explanations is capable to fill a part of the gap between the incidence of CIS and invasive cancer, but their relative contributions are not yet identifiable.

Two of these explanations, the sensitivity of the test and the regression of CIS, are compared in fig. 3.

Both a long and short duration was assumed for the interacting dwelling time in CIS. Four sets of assumptions result: A, B, C and D.

Figure 3 shows a great variation in the effects of one screening between the models. But the extra yield of six more screenings is equal at about 30% for all four models. A and B show 40 as an optimal screening age; models C and D have an optimum at age 32.

The opportunity loss when a non-optimal age is chosen, is greatest for the "regression" models A and B.

Consequently, when the effects of A, B, C and D are averaged, the maximum decrease in mortality of 20% is found at age 37.

Although figure 3 is just one simple example of a sensitivity analysis, it illustrates the problems involved in such an analysis.

3. Sensitivity analysis and micro simulation

A sensitivity analysis in a complex problem tends to grow beyond human and computer capacities. The theory of experimental designs is highly relevant. There are other ways to manage the problem. First, it can be tried to simplify the model. This is especially important when a micro simulation program is used (see (2)), where various interactions between factors are assumed. In this case, a sensitivity analysis can be used in the construction and validation phase of the model. When a fac-

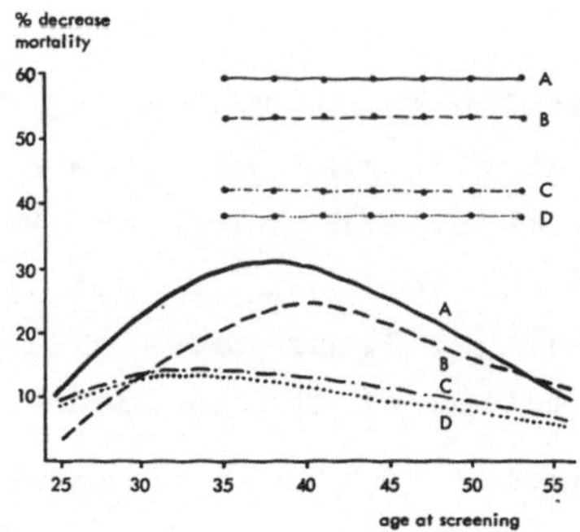

Figure 3: Decrease in cervical cancer mortality using different model assumptions A, B, C, D.
The thin, straight lines give the percentage decrease achieved by the current screening policy in Holland (7 screenings between age 35 and 53).
The thick curves give the corresponding effect of one single screening, as a function of the age at screening.

assumptions underlying the models used		CIS regression and high sensitivity	CIS progression and low sensitivity
duration of CIS	long	Model A	Model C
	short	Model B	Model D

tor or interaction does not contribute much to variations in the effects, it can be deleted from the model, or it can be given an arbitrary, convenient value.

Also, a pragmatic attitude must be kept to questions like: How to explore a range of parameter values? (Sometimes the two extreme values of the range will yield enough information).

Should a sensitivity analysis be done for all kinds of effects? (Only consider important effects like mortality and important decisions like optimal screening ages).

Summarizing, the first aim of a sensitivity analysis is the assessment of the influences of variation in assumptions on the effects of a specific mass screening program. A second aim is the study of the differences in effects when alternative policies are compared.

References

(1) Fidler, H.K., Boyes, D.A., Worth, A.J.: Cervical Cancer Detection in British Columbia; J. Obstet. Gynecol. Brit. Cwlth 75, 392-404, (1968)

(2) Habbema, J.D.F., van Oortmarssen, G.J.: Decision Making on Mass Screening for Disease. I. The Use of Mathematical Models; to appear in this Volume

(3) Knox, E.G.: A Simulation System for Screening Procedures in: McLachlan, G. (ed.): The Future and Present Indicatives; Nuffield Prov. Hosp. Trust, London, (1973)

LÄNGSSCHNITTUNTERSUCHUNGEN ÜBER DIE FRÜHERKENNUNG VON ERKRANKUNGEN IM KINDESALTER - ANALYSE DES TEILNAHMEVERHALTENS DURCH QUER- UND LÄNGSSCHNITTAUSWERTUNGEN

Rehse, E.; Schwartz, Fr.-W.; Weidtman, V.

Institut für Medizinische Dokumentation und Statistik der Universität zu Köln (Direktor: Prof. Dr.med.V.Weidtman)+)

Durch das Bundesgesetz wurde am 1. Juli 1971 die Krankheitsfrüherkennungsuntersuchung für Säuglinge und Kleinkinder in der Bundesrepublik Deutschland eingeführt. Von insgesamt 7 Untersuchungen sind 5 über das erste Lebensjahr verteilt. Dazu kommen je eine Untersuchung am Ende des zweiten und vierten Lebensjahres. Das Gesetz sieht eine statistische Auswertung der Untersuchungen vor, ohne Einzelheiten festzulegen. Ausgehend von dem Gedanken, daß hier zumindest eine Übersicht über die regionale Teilnahme an den verschiedenen Untersuchungsterminen, erweitert um eine Auszählung der wichtigsten erfaßten Befunde, gefordert wird, ist bereits für die Dokumentation des Jahres 1972 eine Auswertung im Auftrage des Zentralinstituts durch das BATELLE-Institut e.V., Frankfurt/M. (Leiter des Vorhabens Dr. Eckhart H e r w i g) erfolgt und interpretierend veröffentlicht worden (Krankheitsfrüherkennung Säuglinge und Kleinkinder). Darüberhinaus sind regelmäßig Übersichtsstatistiken durchgeführt und vorgelegt worden.

Aus den interpretierenden Auswertungen resultierte eine Reihe von Erkenntnissen, die zusammen mit der Kritik der Ärzte an der ersten Dokumentation (blaues Heft) und dem geringen Interesse wissenschaftlicher Institutionen an den vorliegenden Ergebnissen den Wunsch nach einer effizienteren Dokumentation erweckten. (Hellbrügge, Ewerbeck, Weidtman).

Aufgrund eines Beschlusses des Ausschusses Ärzte - Kassen wurde das Zentralinstitut für die kassenärztliche Versorgung in der Bundesrepublik mit der Ausarbeitung einer Neugestaltung der Früherkennungsuntersuchung beauftragt. Ein Kreis von Beratern erarbeitete einen entsprechenden Entwurf, der mit den Vertretern der einschlägigen fachwissenschaftlichen Gesellschaften und des Berufsverbandes der Kassenärzte abgestimmt wurde. Nach Verabschiedung durch den Ausschuß Kassen - Ärzte

+) Die Studie wurde gefördert durch das Zentralinstitut für die kassenärztliche Versorgung in der Bundesrepublik Deutschland und nach Genehmigung durch den zuständigen Minister ist die neue Form der Früherkennungsuntersuchung, die durch eine völlige Umgestaltung der Dokumentation und Einführung eines weiteren Untersuchungstermins im ersten Lebensjahr gekennzeichnet ist, am 1. Januar 1977 eingeführt worden.

Die neue Dokumentation

Die Dokumentation der vom Arzt erhobenen Befunde erfolgt auf je zwei Seiten des "gelben Heftes" (Abb. 1). Dabei gelangen nur die auf der rechten Seite eingetragenen Daten zur weiteren Verarbeitung. Die Kodierung der Diagnosen erfolgt mit Hilfe des Kennziffernkatalogs, der im Umschlagblatt des Heftes eingedruckt ist. Die Art der Eintragung ist durch mehrere Rundschreiben der Kassenärztlichen Bundesvereinigung - KBV - an die die Untersuchung durchführenden Ärzte erläutert, detailliert dargestellt und vorgeschrieben worden. Eine Übersicht über die auswertbaren Variablen gibt Tabelle 1.

Der Befundbogen enthält einige wichtige Neuerungen gegenüber der älteren Dokumentation (blaues Heft). Es sind dies

- Hinweis auf die vor der aktuellen Untersuchung durchgeführte "letzte Früherkennungsuntersuchung"
- Unterscheidung von gesicherter Diagnose und Verdachtsdiagnose
- Stellungnahme des untersuchenden Arztes zu der anläßlich einer vorangegangenen Untersuchung dokumentierten Verdachtsdiagnose. Damit kann annähernd der Anteil der unberechtigten Verdachtsdiagnosen und der durch die Früherkennung erzeugte diagnostische Aufwand abgeschätzt werden.
- Angabe über den Zeitpunkt, an dem erstmals eine Diagnose gestellt oder der Verdacht geäußert wurde.
- Eine deutlich bessere Schätzung der Neuerkrankungsrate wird möglich.
- Angabe zur Behandlung.
  Die Dauer der Therapie wird abschätzbar.

Die bei der Untersuchung erhobenen, vom Arzt für dokumentationswürdig befundenen Daten gelangen dann über die Abrechnungsstellen der KV zum eigentlichen Auswertungszentrum. Der Weg der Information vom Probanden bis zur Auswertung ist in Abb. 2 festgehalten. Die bei der Verarbeitung und Weitergabe möglichen Informationsverluste sind gleichfalls dargestellt.

Bitte – **falls zutreffend** – die auffälligen Befunde bzw. Angaben **ankreuzen** **U5**

Erfragte Befunde

- ☐ Krampfanfälle
- ☐ Schwierigkeiten beim Trinken und Füttern, Erbrechen, Schluckstörungen
- ☐ abnorme Stühle
- ☐ kein akt. Drehen v. Rücken in Bauch- od. Seitenlage
- ☐ kein stimmhaftes Lachen
- ☐ zeigt kein Interesse für angebotenes Spielzeug

Erhobene Befunde

Körpermaße

(**bitte** in das Somatogramm **eintragen**)

- ☐ Untergewicht
- ☐ Übergewicht
- ☐ Dysproportion

Haut

- ☐ Blässe
- ☐ Cyanose
- ☐ Pigmentanomalien
- ☐ Hämangiom
- ☐ chron. entzündliche Hautveränderungen

Brustorgane

Herz

- ☐ Herzgeräusch
- ☐ Herzaktion beschleunigt, verlangsamt, unregelmäßig

Lunge

- ☐ path. Auskultationsbefund
- ☐ Dyspnoezeichen (z. B. thorakale Einziehungen)

Bauchorgane

- ☐ Hernien
- ☐ Lebervergrößerung
- ☐ Milzvergrößerung
- ☐ andere path. Resistenzen

Geschlechtsorgane

- ☐ Hodenhochstand re/li
- ☐ andere Anomalien (z. B. Hydrocele, Hypospadie, Epispadie)

Skelettsystem

- ☐ Rachitische Zeichen (z. B. Kraniotabes, Epiphysenauftreibung, "Rosenkranz")

Schädel

(**bitte** Schädelumfang in Diagramm **eintragen**)

- ☐ Mikrocephalie
- ☐ Makrocephalie
- ☐ auffällige Kopfform
- ☐ Fontanelle geschlossen

Hals/Brustkorb/Wirbelsäule

- ☐ Fehlhaltung
- ☐ Deformierung

Hüftgelenke

- ☐ Dysplasie- oder Luxationshinweise re/li (längendiff. d. Oberschenk. bei in Knie und Hüfte gebeugten Beinen, Öffnungswinkel bei beids. Abspreizen <120°)

Gliedmaßen

- ☐ abn. Gelenkbeweglichkeit
- ☐ Fehlbildungen
- ☐ Fehlhalt. od. Deformierung (z. B. Klumpfuß, Sichelfuß)

Sinnesorgane

Augen

- ☐ kein Fixieren, keine Blickverfolgung
- ☐ Motilitätsstörungen (z. B. Nystagmus, Sonnenuntergangsphänomen, fehlende Pupillenreflexe)
- ☐ Schielen re/li (Hornhaut-Lichtreflexbilder asym. bei Prüfung in den Hauptblickrichtungen: re/li/oben/unten/geradeaus)
- ☐ Anomalien (z. B. Katarakt, Mikro-/Makro-Ophthalmie - oberer Grenzwert für Hornhautdurchmesser 10 mm, Kolobom, Hinweis auf Tränengangsverschluß)

Mund

- ☐ Spaltbildung
- ☐ große Zunge

Ohren

- ☐ fehlende Reaktion auf akustischen Reiz (z. B. Lauschen, Blickwendung)

Motorik und Nervensystem

- ☐ Hypotonie (z. B. geringer Widerstand gegen passive Bewegungen, Froschhaltung der unteren Extremitäten, auffälliger Schulterzugreflex, evtl. fehlende oder schwache Muskeleigenreflexe)
- ☐ Hypertonie (z. B. stark ausgeprägte Streck- oder Beugehaltung. Aufrecht gehalten: steife Streckstellung der Beine mit und ohne Überkreuzen. Im Sitzen: Tendenz zu Streckspasmus mit Fallneigung nach hinten. Evtl. gesteigerte Muskeleigenreflexe, anhaltende Kloni)
- ☐ Bewegungsarmut (auch einzelner Extremitäten, z. B. nur der Beine)
- ☐ Bewegungsunruhe (einschließlich Tremor, auffälliger Tonuswechsel, auffällige Schreckhaftigkeit)
- ☐ konstante Asymmetrien von Tonus, Bewegungen, Reflexen
- ☐ keine Kopfkontrolle bei Änderung der Körperhaltung
- ☐ kein Abstützen mit geöffneten Händen bei aufrechter Kopfhaltung in Bauchlage
- ☐ kein gezieltes Greifen mit der ganzen Hand

Ergänzende Angaben

- ☐ keine altersgem. Ernährung
- ☐ Rachitisprophylaxe nicht fortgeführt
- ☐ Schutzimpfungen nicht durchgeführt
- ☐ Mutter unzufrieden m. Entwickl. u. Verhalt. d. Kindes, weil: ....
- ☐ seit letzter Früherkennungsuntersuchg. entwicklungsgefährd. Erkrankung oder Operation, welche: ....

Abb. 1

Links die "programmierte" beim Kinde verbleibende Befunddokumentation. Auf der rechten Seite sind die Daten aufgezeigt, die in die Auswertung gelangen. Die eingedruckte Heftnummer, die die Zugehörigkeit des Befundes kennzeichnet, ist hier auf diesem Originalbeleg nicht sichtbar.

① AOK | BKK | IKK | LKK | VdAK | AEV | Knapp-schaft | Sonsti-ge

U5

6.–7. Lebensmonat

② männlich / weiblich — 1 9 Geburtsjahr der Mutter

③ **Letzte Früherkennungsuntersuchung:** U- ☐ ; noch keine ☐

④ Damals festgestellter **Verdacht** auf:

(siehe letzte Eintragung unter ⑦ im Untersuchungsheft)

	Kennz.	zwischenzeitlich bestätigt	zwischenzeitlich nicht bestätigt	noch ungeklärt
1.	☐☐	☐	☐	☐
2.	☐☐	☐	☐	☐
3.	☐☐	☐	☐	☐

⑤ **Jetzige Früherkennungsuntersuchung:**

Befund: Erhobene und erfragte Befunde – **siehe linke Seite!** – (ohne Berücksichtigung der „Ergänzenden Angaben") **unauffällig** ☐

Nur wenn Befund auffällig, weiter mit ⑥ und ⑦

⑥ **Diagnose(n)** *(siehe Kennziffernkatalog* Faltumschlag vorne)*

	Kennziffer	Diese Diagnose(n) erstmals gestellt anläßlich	Behandlung oder Behindertenhilfe eingeleitet	Behandlung oder Behindertenhilfe fortgeführt
1.	☐☐	U- ☐	☐	☐
2.	☐☐	U- ☐	☐	☐
3.	☐☐	U- ☐	☐	☐

⑦ **Weitere Diagnostik** veranlaßt **wegen Verdacht** auf: *(siehe Kennziffernkatalog* Faltumschlag vorne)*

Kennziffer 1. ☐☐ 2. ☐☐ 3. ☐☐

* Eintragungen nach dem Kennziffernkatalog sind nur vorzunehmen, sofern die normale körperliche oder geistige Entwicklung des Kindes in besonderem Maße gefährdet ist.

Sonstige Hinweise, ggf. zusammenfassende Diagnose(n), Nebenbefunde:

Bitte Kohlepapier einlegen

Datum

Arztstempel/Unterschrift

Fortsetzung Abb. 1

Fehlerhafte Angaben bei:	U 2	U 3	U 4	U 5	U 6	U 7	U 8
1. Kassenart	0	0	0	0	0	0	0
2. Geschlecht	0	0	0	5	3	2	12
3. Letzte Untersuchung	51	79	60	67	78	63	52
4. Damaliger Verdacht	12	15	19	15	14	7	34
5. Befund	597	179	178	155	121	136	218
6. Diagnosen	3	5	9	14	5	4	6
7. "Erstmals gestellt"	51	70	77	89	69	52	530
8. Angaben zur Behandlung	54	62	45	29	18	16	32
9. Verdacht	85	98	171	127	73	82	136
10. Geburtsjahr der Mutter	11	26	6	22	29	38	
Gesamt	864	584	567	523	410	400	1020

Tab. 1

Mit Hilfe einfacher Plausibilitätsprüfungen konnten die in der Tabelle aufgeführten Lücken und Fehler entdeckt werden. Eine nähere Analyse dieser Fehler gab Anhaltspunkte dafür, daß sie durch fehlende oder falsche Dokumentation, Kodierung oder bei der Datenübertragung entstanden.

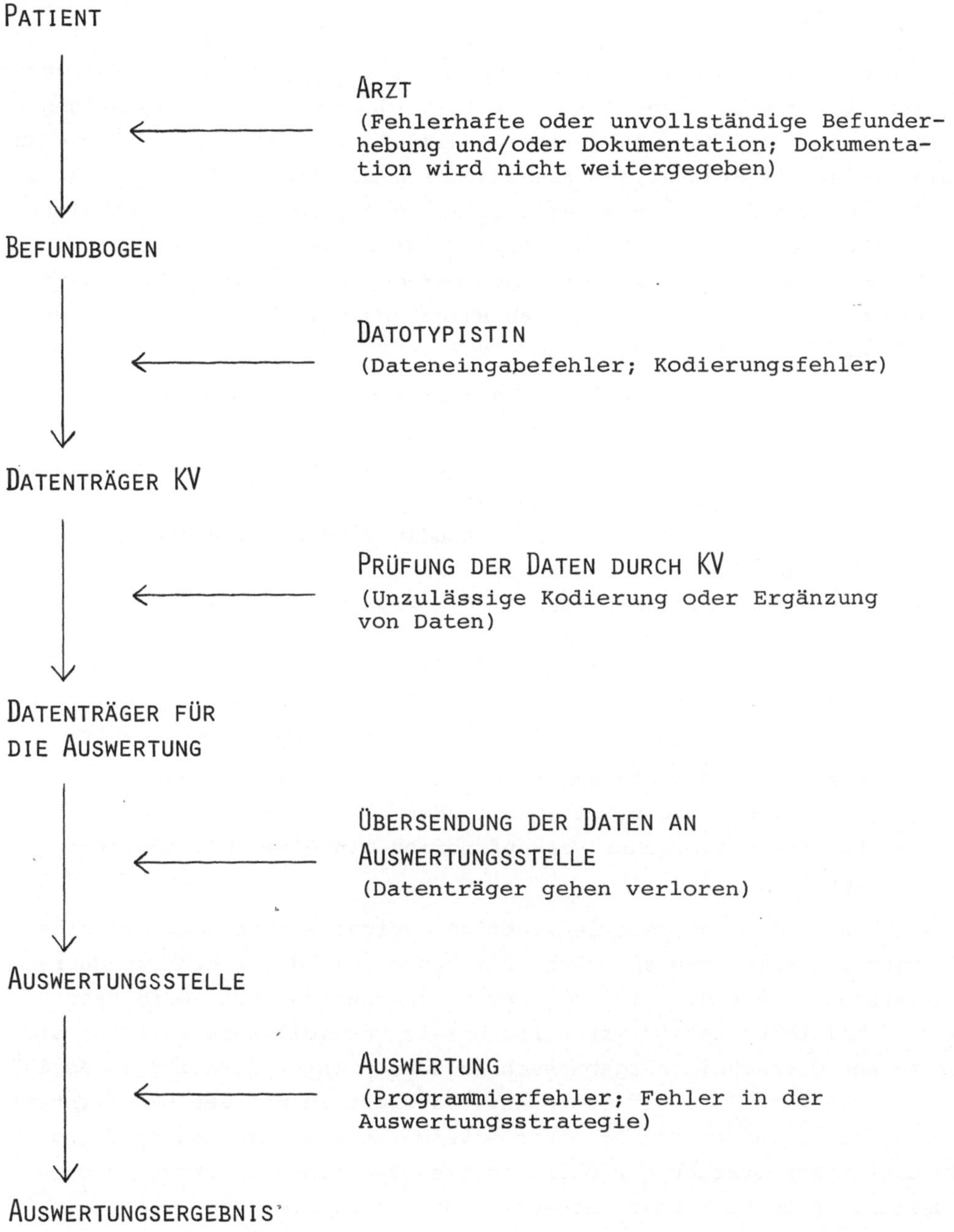

PATIENT

↓ ← ARZT
(Fehlerhafte oder unvollständige Befunderhebung und/oder Dokumentation; Dokumentation wird nicht weitergegeben)

BEFUNDBOGEN

↓ ← DATOTYPISTIN
(Dateneingabefehler; Kodierungsfehler)

DATENTRÄGER KV

↓ ← PRÜFUNG DER DATEN DURCH KV
(Unzulässige Kodierung oder Ergänzung von Daten)

DATENTRÄGER FÜR DIE AUSWERTUNG

↓ ← ÜBERSENDUNG DER DATEN AN AUSWERTUNGSSTELLE
(Datenträger gehen verloren)

AUSWERTUNGSSTELLE

↓ ← AUSWERTUNG
(Programmierfehler; Fehler in der Auswertungsstrategie)

AUSWERTUNGSERGEBNIS

Abb. 2

Der Informationsweg vom Patienten bis zum Ergebnis der statistischen Auswertung soll die Quellen möglicher Fehler aufzeigen. Die aufgezeigten Beispiele beruhen auf Beobachtungen während der Studie. Durch entsprechende Maßnahmen konnten inzwischen einige Fehlerquellen beseitigt werden.

Das Erfassungsmodell BREMEN

Bereits während der Planung der neuen Untersuchungsdokumentation war angestrebt worden, diese so zu gestalten, daß neben den allgemeinen Übersichtsstatistiken auch weitere medizinische, wissenschaftliche und sozial relevante Statistiken grundsätzlich möglich werden. Das hat zu dem Entschluß geführt, in einer bestimmten Region eine Längsschnittuntersuchung anzusetzen. Prospektive Longitudinalstudien epidemiologisch bedeutsamer Daten lassen gegenüber der reinen Querschnittsauswertung die Gewinnung einer ganzen Reihe zusätzlicher Informationen zu. Pflanz hat darauf hingewiesen, daß

- eine zeitliche Festlegung der Ereignisse in ihrer Abfolge möglich wird
- Anhaltspunkte für ursächliche Beziehungen von Ereignissen gewonnen werden können
- Nachteile einer Longitudinalstudie sind unter anderem: die lange Dauer der Untersuchung
- der unkontrollierte Ausfall von Probanden aus der Studie.

Überträgt man diese allgemeinen Aussagen auf die spezielle Längsschnittauswertung einer Früherkennungsuntersuchung, so zeichnet sich eine Reihe von Auswertungsmodellen ab. Es sind dies unter anderem

- Aufklärung über Zusammenhänge zwischen geburtsnahen Ereignissen und späteren Befunden
- Ermitteln typischer Verkaufsformen einzelner Krankheitszustände.

Darüberhinaus gibt es weitere wichtige Gesichtspunkte, die für eine Längsschnittauswertung sprechen. Die bundesweit durchgeführte Querschnittsauswertung der Kinderfrüherkennungsuntersuchung wird erst durch die Interpretation ihrer Ergebnisse wertvoll. Wie weit ist die aus reinen Querschnittsergebnissen gewonnene Interpretation zulässig? Die Gegenüberstellung der Querschnittsauswertung mit den Längsschnittergebnissen einer großen Stichprobe vermittelt zweifellos Anregungen, die die Interpretation der Querschnittsauswertung einschränken oder erweitert. Dies gilt ganz besonders für die Beurteilung

- der Zuverlässigkeit der dokumentierten Daten. Längsschnittbetrachtungen machen es möglich, den Anteil fehlerhafter Eintragung zeitinvarianter Daten zu erkennen.

- des Teilnahmeverhaltens der Kinder an den Untersuchungsterminen.

  Bisher zeigte die reine Querschnittsauswertung, daß von U 2 ausgehend die Teilnahme an den einzelnen höheren U-Stufen ständig abnahm, wobei bei reiner Querschnittsauswertung völlig offen blieb, ob das Ergebnis durch ein komplettes Ausscheren einer immer größeren Zahl von Kindern aus der Untersuchung hervorgerufen wird oder ob eine immer größere Anzahl von Kindern mit steigender U-Stufe eine Untersuchung ausläßt. Ersteres würde zu einer für die Früherkennung sehr bedeutsamen Aussage führen.

- der Zuverlässigkeit der in der "Längsschnittkomponente" enthaltenen Information. Es taucht bei Querschnittsauswertung die Frage auf, inwieweit Angaben über das Schicksal der Diagnosen bzw. Verdachtsdiagnosen oder nach der letzten vor dieser Untersuchung durchgeführten Früherkennungsuntersuchung mit den durch Längsschnittauswertungen gewonnenen Informationen übereinstimmen.

Eine Reihe von Überlegungen führte zu dem Ergebnis, daß das Bundesland BREMEN für eine derartige Längsschnittuntersuchung besonders geeignet sei. Durch das Entgegenkommen der KV Bremen konnte diese Absicht mit Beginn der neuen Früherkennung ab 1.1.1977 realisiert werden.

Die im Lande Bremen geborenen Kinder erhalten anläßlich ihrer ersten Früherkennungsuntersuchung seit dem 1.1.1977 ein Untersuchungsheft mit zwei zusätzlichen Merkmalen. Es sind dies

- eine fortlaufende Numerierung der Hefte.
  Die Heftnummer erscheint auf jedem Dokumentationsblatt von U 1 (Früherkennungsuntersuchung) bis U 8.

- Ein zusätzliches Feld, in welches der Geburtsjahrgang der Mutter bzw. der Adoptivmutter eingetragen werden soll. (Abb.1)

Die zu unterschiedlichen Terminen erfaßten Einzelbefunde können mit Hilfe der EDV wieder zusammengeführt werden. Die zu verschiedenen Zeitpunkten dokumentierten Befunde ein und desselben Kindes werden somit als ein zusammenhängender Verlauf auswertbar.

Die geeignete Auslegung der Dokumentationsbögen allein genügt nicht, um die Bremer Längsschnittuntersuchung in der geplanten Weise durchzuführen. Die sozio - geographischen Besonderheiten des "Stadt - Landes" Bremen sind entsprechend zu berücksichtigen.

Da Bremen über große, gut ausgerüstete geburtshilfliche Einrichtungen und Kinderkliniken verfügt, kommen viele Frauen aus der weiteren Umgebung zur Entbindung nach Bremen. Nach der Geburt kehren die Mütter zurück und verlassen damit in vielen Fällen den Bereich der Kassenärztlichen Vereinigung (KV) Bremen. Um sicherzustennen, daß die Befunddokumente aus numerierten Bremer Heften zur Auswertung an die KV Bremen rückgeleitet werden, war die Absprache gewisser organisatorischer Maßnahmen zwischen den beteiligten KVen notwendig.

Erste Auswertungsergebnisse

Zu einer ersten Auswertung standen die im Jahre 1977 erhobenen Befunde zur Verfügung. Damit wurde die Auswertung eingeschränkt, weil

- der maximal auswertbare Beobachtungszeitraum von 4 Jahren nach einem Jahr in keinem Fall erreicht werden kann.
- die Beurteilung der Längsschnittdatensätze durch das sogenannte Anlaufphänomen erheblich erschwert wird (ein großer Teil der Befunde stammt von Kindern, die vor Beginn der Studie geboren wurden, von denen ältere Befunderhebungen noch nicht in diese Studie eingehen).

Vor der Querschnittsanalyse wurden die Daten im Sinne der allgemeinen Datenprüfung gesichtet. Eine Zusammenstellung der Ergebnisse zeigt Tabellc 1. Bemerkenswert ist die verhältnismäßig geringe Zahl von abprüfbaren Fehlern.

Inanspruchnahme (Querschnittsauswertung)

Die durch reine Auszählung in den einzelnen U-Stufen berechneten Ergebnisse der Inanspruchnahme sind in Tabelle 3 zusammengestellt. Zunächst fällt das Defizit der Befunde bei U 1 (Neugeborenenerstuntersuchung) auf. Dieses sehr schwer interpretierbare Phänomen findet sich auch in den Statistiken, die aus den früheren Untersuchungen resultieren (Herwig).

	Vorliegende U-Bögen	Inanspruchnahme+)	Rückverweise auf:		
Untersuchungsstufe	N	%	U	N	%
Neugeborenen-Erstuntersuchung	5768	84,95	1	6756	18,6
Basisuntersuchung	6790	100,00	2	5726	15,8
3. - 4. Woche	5785	85,20	3	5942	16,4
3. - 4. Monat	5490	80,80	4	5857	16,1
6. - 7. Monat	5079	74,80	5	6077	16,7
10. - 12. Monat	4911	72,30	6	3590	9,9
21. - 24. Monat	4412	64,90	7	723	2,0
3,5 - 4 Jahre	3859	56,80			
Summe	42094			36327	100,0

+) Die Inanspruchnahme wird bezogen auf die höchstbesetzte Untersuchungsstufe U 2

Tab. 2

Inanspruchnahme der angebotenen Untersuchungstermine. Als Bezugsgröße (100 %) wurde die Basisuntersuchung gewählt. Die Rückverweise von der Basisuntersuchung auf die vorangegangene Neugeborenenerstuntersuchung übertreffen die Zahl der vorliegenden Untersuchungsbefunde erheblich. Das Verhältnis der Rückverweise zu den vorliegenden Befunden läßt Rückschlüsse auf die Zahl der aus der Untersuchungsakte dauerhaft Ausscheidenden zu.

Ausgelassene Untersuchungen auf Grund der Rückverweise				
Aktuelle U-Stufe	Zahl der ausgelassenen Untersuchungen			Zahl der fehlenden Untersuchungen insgesamt
	eine	zwei	mehr als zwei	
2	108	-	-	108
3	30	273	-	576
4	152	6	239	881
5	615	41	222	1572
Summe	905	320	461	3137

Tab. 3

Die sogenannte "Lückenstatistik" wird mit Hilfe der Rückverweise erstellt. Rückverweise über eine oder mehrere Untersuchungen hinweg werden als gesicherte Auslassung einer oder mehrerer Untersuchungen gewertet. Die rechte Spalte weist die jeweilige Gesamtzahl übergangener Untersuchungen aus.

Aufgrund der zeitlichen und in der Regel auch räumlichen Nähe, innerhalb derer diese beiden Untersuchungen stattfinden, drängt sich die Vermutung auf, daß die Erstuntersuchung zwar stattgefunden hat, die entsprechenden Unterlagen jedoch nicht zur Auswertung gelangt sind.

Der beständige Rückgang der Inanspruchnahme ab zweiter Untersuchungsstufe entspricht den Ergebnissen früherer Untersucher.

Unter der Annahme einer konstanten Kinderpopulation sollten alle acht Untersuchungen in einem Beobachtungszeitraum etwa gleich häufig im Datenmaterial vertreten sein, wenn die angebotenen Untersuchungen gleichrangig in Anspruch genommen werden (Steady state model).

Das Ergebnis des Jahres 1977 in Bremen weicht von dieser Erwartung relativ stark ab. Aus Tabelle 2 und Abb. 3 wird ersichtlich, daß nur 56,8 % U 8 Daten vorliegen, bezogen auf das Maximum von 6790 Basisuntersuchungen (U 2).

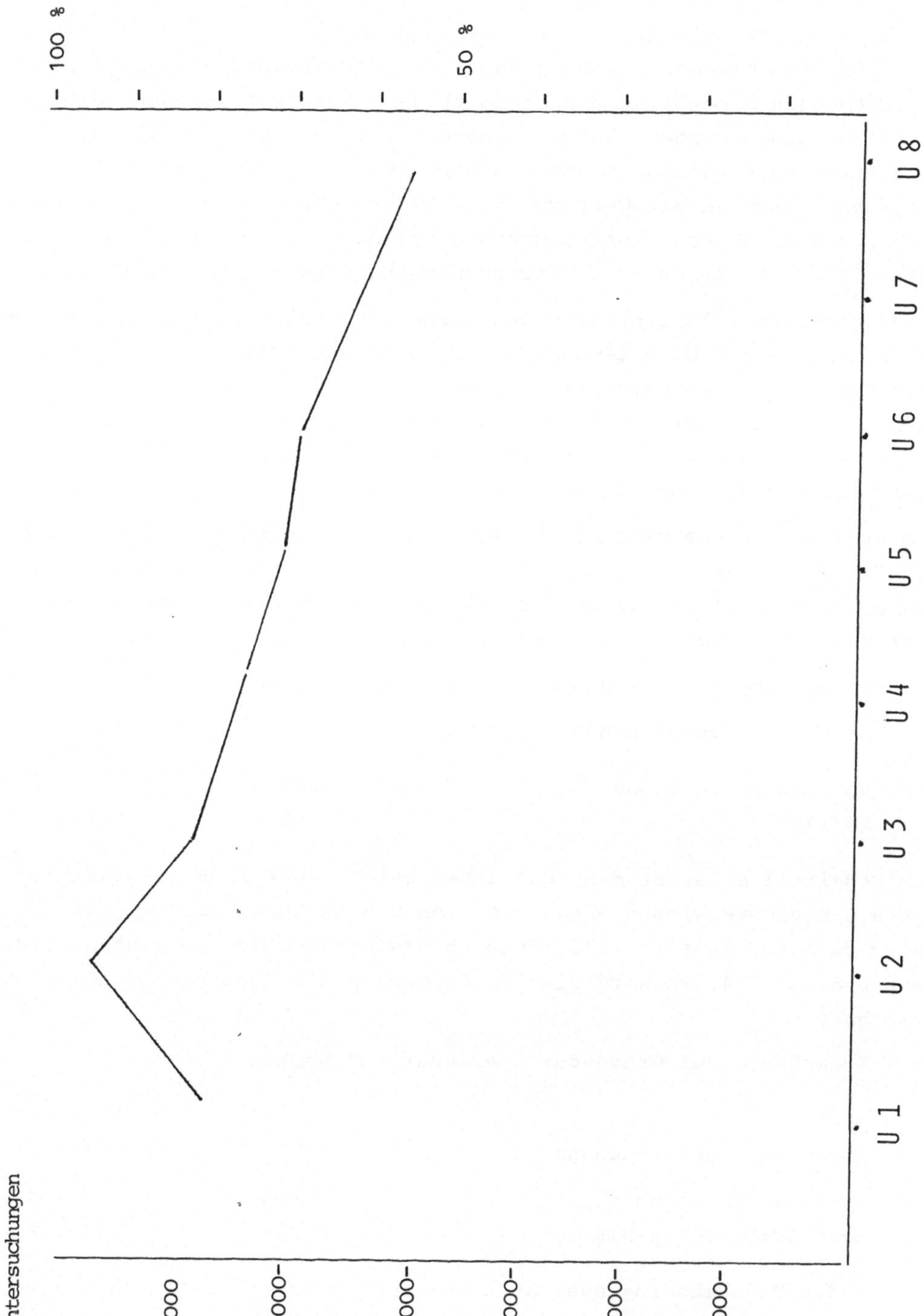

Abb. 3

Abbildung zeigt die absolute Häufigkeit der aus dem Beobachtungszeitraum 1977 stammenden zur Auswertung vorgelegten Befunde.

Läßt man einmal die Daten der Untersuchungen 6 - 8 außer Betracht, weil es sich hierbei überwiegend um die Fortsetzung von Vorsorgeuntersuchungen handelt, die noch unter den alten Bedingungen (blaues Heft) begonnen wurden (Anlaufphänomene), so ergibt sich für die durchschnittliche Beteiligung bzw. Inanspruchnahme an den ersten fünf Untersuchungsstufen ein Wert von 85,2 %, bezogen auf das Maximum bei der Neugeborenenbasisuntersuchung U 2 (100 %). Die durchschnittliche Beteiligung an allen acht Untersuchungen beträgt immerhin noch 77,4 %.

Eine genauere Intertretation der bisher aufgeführten Ergebnisse, verbunden mit einem Hinweis auf die Ursachen des Defizits bei U 1 und der Art des Teilnahmeverhaltens, wird erreicht, wenn man die in den Rückverweisen enthaltenen Informationen einbezieht. Sie beschränkt sich wegen des bereits mehrfach genannten Anlaufphänomens auf die Interpretation der Befunde U 1 - U 6.

So sind unter Annahme einer konstanten Kinderpopulation drei unterschiedliche Schätzungen der tatsächlichen Inanspruchnahme möglich. Dabei wird in allen Fällen das Angebot auf Grund der Maximalzahl der Untersuchungen bei U 2 errechnet.

1. Berechnung auf Grund der vorliegenden Befunde

Angebotene Untersuchung (U1 - U5)	33950	100 %
Vorliegende Befunde	28912	85.2 %
Defizit	5038	14.8 %

Im Regelfall erwartet man, daß außer bei U 1 auf eine um eins niedrigere U-Stufe verwiesen wird, z.B. von U 5 auf U 4. Wird einmal auf eine um mehr als eins niedrigere Untersuchungsstufe verwiesen, z.B. von U 6 auf U 4, so wird dies im folgenden als "gesicherte Lücke" bezeichnet.

2. Berechnung auf Grund der "gesicherten" Lücken

Tabelle 3

Angebotene Untersuchung (U1 - U5)	33950	100 %
Gesicherte Lücken	6263	18.4 %
Geschätzte Teilnahme	30813	81.6 %

Unter den Modellbedingungen kann man auch davon ausgehen, daß die Summe der Rückverweise auf vorangegangene Untersuchungen eine Schätzung des Teilnahmeverhaltens erlauben. Sie wird ungünstiger ausfallen müssen, weil die nachlassende Bereitschaft der Eltern, die Kinder immer wieder zur Untersuchung zu bringen, zwangsläufig auch die Zahl der Rückverweise auf vorangegangene Untersuchungen vermindert.

3. Berechnung auf Grund vorliegender Rückverweise
Tabelle 2

Angebotene Untersuchung (U 1 - U 5)	33950	100 %
Rückverweise auf die Untersuchungen U 1 bis U 5	30335	89.4 %
Defizit		10.6 %

Es ist aus den obengenannten Gründen plausibel, daß die Neugeborenenuntersuchung (U 1) in gleichem Umfang wie U 2 durchgeführt wurde. So darf man von der ersten Schätzung des Defizits 3 % abziehen. Es bleibt dann bei einem Teilnahmedefizit zwischen 18.4 % und 10.6 %. Aus diesen Ergebnissen darf man schließen, daß im Bereich der Untersuchungsstufen U 1 - U 5 das "wahre" Defizit zwischen 10.6 % und 18.4 % liegt.

Von den drei Schätzungen interessiert vor allem das Ergebnis der zweiten. Die "gesicherten Lücken" geben einen Hinweis auf den Anteil der Kinder, die nach Auslassen einer oder mehrerer Untersuchungen einen oder mehrere Früherkennungstermine wahrnehmen. Beobachtet man über mehrere Jahre hinweg mit Hilfe tabellarischer Auswertungen, wie sie beispielhaft in verkürzter Form in Tabelle 3 dargestellt ist, die Rückverweise, so erhält man einen recht guten Überblick über den Anteil des Untersuchungsdefizits einer Untersuchungsstufe, der nur durch Auslassen einer oder mehrerer Untersuchungen und Rückkehr in die Früherkennung erzeugt wird.

Damit sind die Möglichkeiten in der Querschnittsuntersuchung, Vollständigkeit, Inanspruchnahme und Auslassung bzw. Übergehung von Vorsorgeuntersuchungen aus dem Datenmaterial selbst abzuschätzen, erschöpft.

Auswertungsergebnisse (Längsschnitt)

Die Längsschnittauswertung zeigt, daß die Datensätze von 20.895 Kindern stammen. Tabelle 4 gibt eine Übersicht über die Zahl der Befunde, die pro Kind vorliegen. Eine Hochrechnung auf Grund des steady-state-Modells hätte Datensätze von 27.160 Kindern erwarten lassen.

Befunde pro Datensatz	Anzahl	Prozent
Ein Befund	11454	54,82
Zwei Befunde	3473	16,62
Drei Befunde	2486	11,90
Vier Befunde	1721	8,24
Fünf Befunde	1522	7,28
Sechs Befunde	239	1,14
Sieben Befunde	-	-
Acht Befunde	-	-
Gesamtzahl der Datensätze	20895	100,00

Tab. 4
Übersicht über die z.Z. vorliegenden Befunde von 20.895 Kindern. Die hohe Zahl von Einzelbefunden wird vor allem durch die Untersuchung U 7 (Ende zweites Lebensjahr) und U 8 (Ende viertes Lebensjahr) erklärt. Sie können im Beobachtungszeitraum (1977) nicht kombiniert mit anderen Befunden vorkommen.

Um die Validität der zur Auswertung kommenden Daten im Hinblick auf die Längsschnittauswertung zu prüfen, wurden die zeitinvarianten Daten "Geschlecht des Kindes" und "Geburtsjahr der Mutter" im Längsschnitt überprüft. Die Ergebnisse sind in Tabelle 5 zusammengestellt. Darüberhinaus gaben Untersuchungsbefunde, die bei einem Kinde innerhalb des Beobachtungszeitraums von einem Jahr gar nicht erhoben werden konnten, Hinweise auf Fehler im Datenmaterial. Bei 79 Befundsätzen tauchten derartige nicht plausible Befundkombinationen auf. Bei den 249 von 20.895 Kindern, bei denen gleichzeitig Geburtsjahr der Mutter und Geschlecht des Kindes inkonstant eingetragen wurden, besteht der Verdacht, daß die Angaben nicht vom gleichen Kind stammen. Ein Fehler bei der Übertragung der Heftnummer kann zu diesem Fehlertyp geführt haben. Insgesamt ist die Zahl der aufdeckbaren Fehler gering, wenn man berücksichtigt, daß die Einführung eines neuen Dokumentationssystems alle Beteiligte belastet. Ein Teil der fehlerhaften Befunde eignet sich für eine nachträgliche Korrektur, so daß dieselbe für weitere Auswertungen nicht verloren gehen.

Die Beurteilung der Inanspruchnahme der angebotenen Untersuchungen durch die Berechtigten durch Längsschnittauswertung ist durch das bereits eingangs erwähnte Anlaufphänomen sehr erschwert. So ergibt eine einfache Überlegung, daß von Kindern, die an Untersuchungen U 7 oder

Zahl der Übergänge pro Kind	Altersangabe	Geschlecht
1	875	465
2	368	189
3	29	7
4	4	-
Betroffene Kinder	1276	661

Tab. 5

Durch Längsschnittauswertung von zeitinvarianten Daten werden Dokumentations- und Datenübertragungsfehler aufgedeckt. In den bisher vorliegenden Dokumentationsbelegen von 9.441 Kindern, bei denen mindestens zwei Befunde vorlagen, wurden in 249 Fällen (2.6 %) gleichzeitig ein Fehler der Altersangabe der Mutter und in der Geschlechtsangabe des Kindes aufgedeckt. Da als naheliegende Ursache eine fehlerhafte Übertragung der Heftnummer vermutet wird, müssen diese Befunde vor der klinischen Auswertung ausgeschlossen werden.

oder U 8 teilnehmen sollten, nur ein einziger Befund vorliegen kann. Die im Jahre 1976 geborenen Kinder können in Abhängigkeit vom Geburtsdatum nur an einem Teil der im Jahre 1977 erfaßten Untersuchungsstufen U 2 - U 6 teilgenommen haben. Entsprechend können die im Jahre 1977 geborenen Kinder in Abhängigkeit vom Geburtsdatum nicht unbedingt an allen 6 Untersuchungen (U 1 - U 6), die im ersten Lebensjahr angeboten werden, noch im gleichen Jahr teilnehmen.

Unter der Annahme einer Gleichverteilung der Geburten und der Wahrnehmung der vorgesehenen Untersuchungstermine auf den Beobachtungszeitraum wurde ein Vorhersagemodell entwickelt, welches die Häufigkeit der in Frage kommenden Untersuchungskombinationen unter der Annahme eines idealen Teilnahmeverhaltens schätzt. (Tabelle 6).

Die mit Hilfe dieses Modells gewonnenen Zahlen dienen nunmehr als Grundlage für die Beurteilung des Teilnahmeverhaltens. In der Tabelle 8 wird das "ideale" Teilnahmeverhalten der 1977 geborenen, in Tabelle 7 der 1976 geborenen Kinder dem beobachteten gegenübergestellt. Tabelle 8 faßt unter Einschluß der "noch ausreichend" untersuchten Kinder die Ergebnisse dieser beiden Tabellen zusammen und vermittelt einen ersten Einblick in die Konstanz des Teilnahmeverhaltens bis U 5. Etwa 54 % der Kinder kommen regelmäßig zu allen Untersuchungsterminen. Dazu

	Untersuchungsabläufe											
	U 2 - U 6		U 3 - U 6		U 4 - U 6		U 5 - U 6		U 6		Zeilensumme	
	N	%	N	%	N	%	N	%	N	%	N	%
geschätzt nach Modell	154	2,7	502	8,8	1203	21,1	1455	25,5	2390	41,9	5704	100
im Datensatz "komplett"	43	1,0	317	7,4	835	19,5	1010	23,6	2074	48,5	4279	100
Anteil der "kompletten" Datensätze	27,9 %		63,1 %		69,4 %		69,4 %		86,8 %		75 %	

Tabelle 6

Durch Längsschnittauswertung wurde die Häufigkeit der kompletten, lückenlosen Untersuchungsketten, die mit U 1 beginnen, ausgezählt. Da nur ein begrenzter Beobachtungszeitraum (1977) zur Verfügung stand, war eine einfache Gegenüberstellung von erwarteten und beobachteten Häufigkeiten nicht zulässig. Mit Hilfe eines entsprechenden Modells wurden die erwarteten Häufigkeiten berechnet und in der vorliegenden Tabelle den beobachteten gegenübergestellt. Damit wird die Schätzung des Anteils der komplett bis zu einer bestimmten Untersuchung Teilnehmenden möglich.

	Untersuchungsabläufe											
	U 1 U 1 und U 2		U 1 - U 3		U 1 - U 4		U 1 - U 5		U 1 - U 6			
	N	%	N	%	N	%	N	%	N	%	N	%
geschätzt nach Modell	604	8,5	1121	15,8	1784	25,1	2700	37,9	907	12,7	7116	100
im Datensatz "komplett"	2258	33,5	1234	18,3	1312	19,5	1648	24,4	292	4,3	6744	100
Anteil der "kompletten" Datensätze	373 %		110 %		73,5 %		61 %		32,2 %			

Tabelle 7

Während die Tabelle 6 die im Jahre 1977 geborenen Kinder berücksichtigt, wird hier eine analoge Analyse der Häufigkeit der 1976 geborenen, 1977 in die Untersuchung gelangenden Kinder vorgenommen. Wieder werden mit Hilfe eines Modells erwartete Häufigkeiten errechnet und den beobachteten gegenübergestellt.

	Untersuchungen U 1 - U 6 und U 1 - U 5		Untersuchungsabläufe U 2 - U 6 und U 3 - U 6	
Nach Modell	3607	100 %	656	100 %
"komplette Sätze"	1940	53,8 %	360	54,9 %
"noch ausreichend komplette" Sätze	215	6,0 %	nicht zuzuordnen	
"komplett" oder "noch ausreichend"	2155	59,8 %		

Tabelle 8

Die Ergebnisse der Tabellen 7 und 8 werden zusammengefaßt in der Absicht, die Kontinuität der Inanspruchnahme bis zu den Untersuchungsstufen U 5 bzw. U 6 abzuschätzen. Für das Land Bremen wird ein kontinuierliches Teilnahmeverhalten bei 53.8 von 54.9 der Berechtigten geschätzt.

kommen noch 6 %, die als "ausreichend komplett" untersucht bezeichnet werden können, weil sie wenigstens an einer von jeweils zwei für ihre Altersklasse wichtigen Untersuchungen teilnahmen.

Abbildung 4 zeigt das Ergebnis eines durch Hochrechnung geschätzten Verhaltens der Population. Man erkennt deutlich den sich von Untersuchungsstufe zu Untersuchungsstufe vermindernden Anteil der lückenlos untersuchten Kinder.

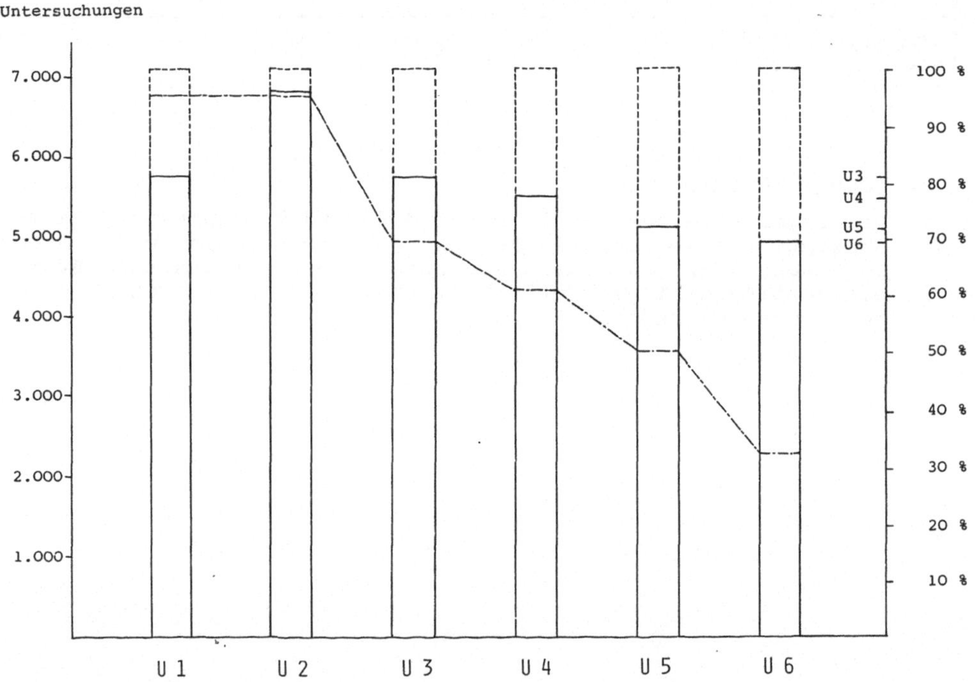

Abb. 4
Die durch Längsschnittauswertung ermittelte Zahl der Kinder, die mindestens an der Basis- oder an der Neugeborenenuntersuchung teilnahmen, wird hier als gestrichelter Kopf der Säulen gekennzeichnet. Die Säulen geben die Zahl der vorliegenden Befunde in den einzelnen Untersuchungsstufen wieder. Durch -·-·- wird der durch Hochrechnung geschätzte Anteil der bis zu dieser Untersuchungsstufe konstant Teilnehmenden abgegrenzt.

Im beurteilbaren Abschnitt des Teilnahmeverhaltens fallen etwa 20 % der Kinder bereits nach der Basisuntersuchung dauernd aus, wobei dieser Anteil bis zur Stufe U 6 auf über 30 % ansteigt. Weitere 38 % nehmen ab U 2 nur noch gelegentlich an einzelnen Terminen teil, während die restlichen 32 % einschließlich der U 6 regelmäßig alle Termine Wahrnehmen. Damit wird erstmals deutlich, daß ein bedeutender Anteil der Kinder nach der Basisuntersuchung weiteren Untersuchungen fernbleibt. Allerdings bleibt dieser Anteil z.Zt. nur indirekt abschätzbar. Es ist derjenige Anteil, der übrig bleibt, wenn man den Anteil der komplett Untersuchten und der ausreichend Untersuchten berücksichtigt. Dennoch verdient gerade dieser Teil der Kinderpopulation besondere Aufmerksamkeit. Durch geeignete Maßnahmen müßte er sich zumindest in den der als "noch ausreichend" Untersuchten überführen lassen. Die Feststellung des Erfolges derartiger Maßnahmen bliebe einer späteren Längsschnittanalyse vorbehalten. Sie ergibt sich nicht zwangsläufig aus einer Besserung des Teilnahmeverhaltens. Geht z.B. der Anteil der komplett untersuchten Kinder zurück, während die Zahl der unregelmäßig teilnehmenden deutlich steigt, so wird sich dies als eine Verbesserung der durch Querschnittsuntersuchung ermittelten Zahlen darstellen.

Bereits in der Querschnittsauswertung war der Versuch unternommen worden, mit Hilfe der Rückverweise Lücken in der Abfolge der Untersuchungen der einzelnen Kinder aufzudecken und daraus Schlüsse für das Teilnahmeverhalten zu ziehen. Wird häufig nicht auf die letzte, sondern vorletzte oder davorliegende Untersuchung als "letzte Früherkennungsuntersuchung" verwiesen, so kann man auf eine entsprechend unregelmäßige Teilnahme schließen.

Aus diesem Grunde ist es wichtig, die Zuverlässigkeit dieser "Rückverweise" an Hand der Längsschnittuntersuchung zu überprüfen.

An Hand der Bremer Längsschnittauswertung wurde die Zahl der "Lücken" in den Verläufen von Kindern ausgezählt, deren bisherige höchste Untersuchungsstufe U_{max} 6 war. Abb.3 verdeutlicht, was hier unter "Lücken in der Befundreihe" verstanden wird. Danach wurden bei 798 Verläufen 906 "Lücken" gezählt. Hier wären korrekte Rückverweise über eine oder mehrere Lücken möglich gewesen.

Die Analyse der Rückverweise ergibt jedoch nur bei 244 Verläufen (30.6 %) einen zutreffenden Rückverweis. Auch eine Gegenüberstellung der Lückenstatistik mit der Rückverweisstatistik der Querschnittsauswertung läßt keine Übereinstimmung erkennen.

Schlußfolgerung

Mit Hilfe der Querschnittsstatistik der neuen Dokumentation, die durch Rückverweise auf vorangegangene Früherkennungsuntersuchungen eine

Längsschnittkomponente besitzt, gelingt es z.Zt. noch nicht, eine mehr als oberflächliche Einschätzung der Art des Teilnahmeverhaltens der Kinderpopulation zu erhalten. Durch Längsschnittuntersuchung, die hier als wirksame Kontrolle benutzt werden kann, läßt sich dies eindeutig nachweisen. Man kann eine Reihe von Ursachen vermuten, die zu dieser bedauerlich geringen Übereinstimmung führen. Die ungewohnt neue Dokumentation zusammen mit der andersartigen Numerierung der Termine hat hierzu sicherlich zunächst beigetragen. Nach vier Quartalen tauchen zweifellos noch nicht alle bei den Ärzten vorhandene Befundbögen wieder auf. Der Analyse zukünftiger Quartale bleibt es vorbehalten, diese Vermutung zu bestätigen oder zu widerlegen. Im günstigsten Fall könnte die Rückverweisinformation dann, wie oben eingehend dargestellt, zu kritischen und vertiefenden Einblicken in das Teilnahmeverhalten führen.

Zur Zeit bleibt es der Längsschnittauswertung Bremen vorbehalten, diese wichtige Information zu liefern. In diesem Zusammenhang sei noch einmal auf Abb. 4 verwiesen, die den Anteil der regelmäßig Teilnehmenden deutlich dem Anteil der nur gelegentlich zur Untersuchung Kommenden aufzeigt. Danach kommen auch nach der Basisuntersuchung (U 2) mehr Kinder in den Genuß der Früherkennungsuntersuchung, als dies aus den reinen Querschnittszahlen zu vermuten war. Es erhöht sich für diese nur unregelmäßig Teilnehmenden das Risiko, doch bleibt es zweifellos unter dem derjenigen, die den Untersuchungsterminen nach U 2 ganz fernbleiben. Der Nutzen der Vorsorge kommt danach einem deutlich größeren Teil der Kinder zugute, als sich dies nach den bisher vorliegenden Zahlen vermuten ließ.

Die wegen des oben beschriebenen "Anlaufphänomens" entstandenen Auswertungsschwierigkeiten werden in den kommenden Quartalen geringer werden. Es ist dann der Zeitpunkt gekommen, an dem auch andere aus Querschnittsauswertungen gewonnenen Ergebnisse und insbesondere deren Interpretation einer kritischen Kontrolle zugeführt werden kann. Die nunmehr vorliegenden Ergebnisse stehen nicht im Widerspruch zu den Erfahrungen der niedergelassenen Kinderärzte. Es ist bekannt, daß die Untersuchungen U 1 und U 2 überall dort, wo geburtshilfliche Abteilungen die Neugeborenen betreuen, bei praktisch allen Neugeborenen durchgeführt werden. Nach dieser Untersuchung wird von den Eltern eine gewisse Initiative verlangt, damit sie das Angebot der Früherkennungsuntersuchung wahrnehmen. Dabei kommt es zum ersten einschneidenden Rückgang durch diejenigen, die aus unterschiedlichen Gründen keinen

Gebrauch von dem Angebot machen möchten. Diese fallen dann ganz aus.

Die natürliche Sorge um das Neugeborene, die eine ganze Reihe von Müttern zur Wahrnehmung der Termine veranlaßt, weicht beim Heranwachsen des Kindes. Damit nimmt auch die Bereitschaft ab, den Weg zum Kinderarzt ohne besonderen Anlaß zu gehen. Man geht dann nur, wenn Fragen auftauchen, die einem Besuch beim Kinderarzt auch mit dem gesunden Kind ratsam erscheinen lassen. Diese Kinder stellen somit den Anteil der unregelmäßig Teilnehmenden. Endlich bleibt ein nicht unerheblicher Rest, der aus Pflichtbewußtsein oder Überzeugung regelmäßig mit den Kindern zum Arzt geht.

Das bisher nur vermutete Verhalten der Population wird durch die vorliegende Untersuchung nicht nur bestätigt, sondern durch die vorgelegten Zahlen seiner Größenordnung bestimmt.

ANWENDUNG VON LOG-LINEAREN MODELLEN ZUR ANALYSE DER DIAGNOSEVERGABE IN DER MÜNCHENER PÄDIATRISCHEN LÄNGSSCHNITTSTUDIE

Welzl, G.; Faus-Kessler, I.; Lajosi, F.; Ludwig, Th.B.; Raffler, H.; Scherb, H.; Schirm, H.
Gesellschaft für Strahlen- und Umweltforschung, Institut für Medizinische Informationsverarbeitung
Institut für Soziale Pädiatrie der Universität München

Im Rahmen der gesetzlichen Früherkennungsuntersuchungen werden z.Zt. jährlich rund 3 Millionen Untersuchungen bei Säuglingen und Kleinkindern in der Bundesrepublik Deutschland durchgeführt. Die einzelnen Untersuchungsverfahren dazu sind bisher nur in Ausnahmefällen auf ihre Effektivität hin untersucht worden. Die Münchener Pädiatrische Längsschnittstudie versucht, zur Früherkennung entwicklungsgefährdender neurologischer und psychischer Funktionsstörungen geeignete Untersuchungen zu erarbeiten, die in der täglichen Praxis anwendbar sind. Ein Kollektiv von 1660 Kindern aus dem Großraum München wurde vom Neugeborenenalter bis zum 5. Lebensjahr in regelmäßigen Abständen insgesamt siebenmal untersucht.

Die Neugeborenenperiode stellt einen Entwicklungsabschnitt dar, in dem das Kind gegenüber Störungen aller Art besonders empfindlich ist, und in dem für den weiteren Entwicklungsgang entscheidende Weichen gestellt werden. Um auch diffizile Störungen früh erkennen zu können, müssen umfassende Informationen über das Neugeborene erhoben werden. Die von uns durchgeführte Neugeborenen-Untersuchung umfaßte deshalb insgesamt 300 Merkmale über Schwangerschaft und Geburt, Verhalten und Entwicklung in der Neugeborenenperiode, Reifezustand und körperliche Entwicklung. Dabei entfallen allein auf die Untersuchung neurophysiologischer Funktionen 204 Merkmale.

In unserem Vorhaben handelt es sich bei den neurologischen Diagnosen des Neugeborenen in den meisten Fällen um Syndrome, deren Ätiologie bzw. Pathogenese primär nicht bekannt sind. In der Fachliteratur und der klinischen Praxis bestehen teilweise voneinander erheblich abweichende Auffassungen über die unterscheidbaren nosologischen Einheiten, die zu berücksichtigenden Merkmale und ihre Gewichtung. Somit ist eines der Hauptprobleme der neurologischen Diagnostik im Neugeborenenalter die Operationalisierung dieser Diagnosen. Dies ist eine Vorbedingung vor allem im Hinblick auf effektive Früherkennungsuntersuchungen.

Auf dem Weg zu einer solchen Operationalisierung entschieden wir uns zunächst für die Analyse der Diagnosevergabe. Zu einer derartigen Analyse steht ein breites Spektrum von Verfahren zur Verfügung. Deterministische Zuteilungsregeln wurden außer Betracht gelassen, da es nicht möglich war, aus einer großen Zahl von neurologischen Symptomen bestimmte Merkmale auszuwählen, denen eindeutig eine Diagnose zugeordnet werden kann. Für eine statistische Analyse im Rahmen eines Diagnostikprozesses sind sequentielle Verfahren vorzuziehen. Bei diesen Algorithmen werden Variable schrittweise ausgewählt. Die Auswahl bei sogenannten Klasse II-Modellen (4) hängt von einer Maßzahl ab, die den zu erwartenden Informationsgewinn bei Hinzunahme eines Merkmals wiedergibt. Bei sogenannten Klasse III-Modellen erfolgt ebenfalls ein schrittweises Vorgehen, wobei jedoch ein Maß für den erwarteten Nutzen die jeweilige Auswahl bestimmt. Wir gehen davon aus, daß zwischen den angewendeten neurologischen Untersuchungen hinsichtlich der Belastung für das Neugeborene und dem Aufwand kein wesentlicher Unterschied besteht. Deshalb erschienen uns die einfacheren Klasse II-Modelle für unsere Problemstellung ausreichend.

Bei der Auswahl geeigneter Zuordnungsregeln bzw. eines geeigneten Modells sind stets die Schätzungen der Fehlerraten zu berücksichtigen. Häufig tritt dabei die Situation auf, sich für ein komplizierteres, aber instabiles oder für ein stabiles, den Sachverhalt aber zu vereinfacht wiedergebendes Modell entscheiden zu müssen. Bei diskreten Zufallsvariablen ist theoretisch das richtige Modell bekannt. Für die Reparametrisierung dieses vollständigen oder multinomialen Modells werden hauptsächlich zwei Methoden vorgeschlagen: Reparametrisierung nach Bahadur (1) und die Anwendung von log-linearen Modellen. Im folgenden betrachten wir nur log-lineare Modelle.

Bei log-linearen Modellen werden die Logarithmen der einer Kontingenztafel zugrundeliegenden Zellwahrscheinlichkeiten als Summe von Haupteffekten und Effekten höherer Ordnung (Wechselwirkungen) dargestellt. Zu den einfachsten Modellen gehören jene, bei denen alle Wechselwirkungen unberücksichtigt bleiben. Dies entspricht der paarweisen Unabhängigkeit aller Variablen.

Ein Nachteil der Anwendung log-linearer Modelle ist der hohe numerische Aufwand bei der Bestimmung der Maximum-Likelihood-Schätzer für die Parameter. Das Vorhandensein leistungsfähiger und schneller Rechenanlagen macht jedoch die praktische Anwendung nicht mehr unmöglich.

Zunächst betrachten wir Modelle, bei denen von der Annahme ausgegangen wird, daß alle Effekte verschwinden, die auf einem Zusammenhang der Diagnosevariablen und zweier oder mehrerer Symptomvariablen beruhen. Diese Annahme führt zu dem folgenden Auswahlverfahren:

DIAGNOSEVARIABLE D

SYMPTOME $S_1, S_2, \ldots, S_N$

LIKELIHOOD STATISTIC $G^2 = -2 \sum o_i \ln \frac{e_i}{o_i}$

AUSGEWÄHLT SEIEN $S_1, S_2, \ldots, S_{i-1}$

i-ter SCHRITT

FÜR $j = i, \ldots, N$

MODELL 1: $C_{DS_1}, \ldots, C_{DS_{i-1}}, C_{DS_j}, C_{S_1 S_2 \ldots S_{i-1} S_j}$

MODELL 2: $C_{DS_1}, \ldots, C_{DS_{i-1}}, \quad C_{S_1 S_1 \ldots S_{i-1} S_j}$

BERECHNUNG VON $F_j = G_j^2\ (2) - G_j^2\ (1)$

AUSWAHL DER k-ten VARIABLE DERART, DASS

$$F_k = \max_{i \leq j \leq N} F_j$$

$$S_i = S_k$$

Diese Vorgehensweise entspricht der Methode der schrittweisen logistischen Regression. Als Beispiel einer Anwendung ist in Abb. 1 das Resultat für die Analyse der Diagnose "Übererregbarkeits-Syndrom" dargestellt.

Charakteristisch für dieses Verfahren ist die Auswahl des gleichen Merkmals im i-ten Schritt unabhängig von der Ausprägung der im (i-1)-ten Schritt ausgewählten Variablen. Man nimmt also an, daß die Assoziation zwischen der Diagnosevariablen und einem Symptom unabhängig von einem weiteren Symptom ist. Dies ist gleichbedeutend mit dem Nullsetzen derjenigen Effekte im log-linearen Ansatz, die gleichzeitig von der Diagnosevariablen und zwei Symptomen beeinflußt werden. Das Auswahlkriterium der schrittweisen logistischen Regression hat nur unter dieser Voraussetzung gewisse Optimalitätseigenschaften.

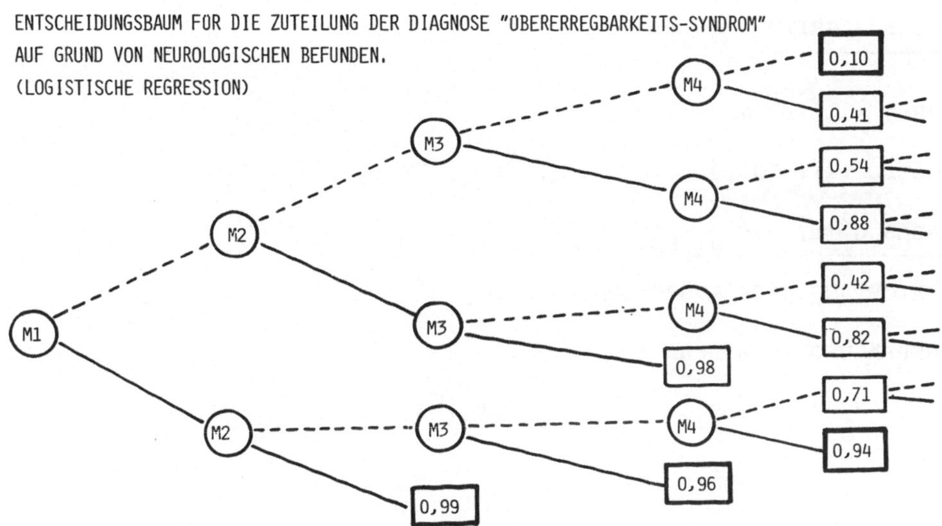

Abb. 1: Entscheidungsbaum für die Zuteilung der Diagnose "Übererregbarkeits-Syndrom", ermittelt durch schrittweise logistische Regression. An den Ausgängen stehen jeweils die a posteriori Wahrscheinlichkeiten für die Zuteilung zur Gruppe mit "Übererregbarkeits-Syndrom". Bei Werten unter 0.10 bzw. über 0.90 wurde der Entscheidungsbaum abgebrochen.
----------: unauffälliger Befund
————————: auffälliger Befund

Für die Beantwortung der vorliegenden Fragestellungen erschienen uns diese Annahmen zu einschränkend. Wir wählten daher folgende Vorgehensweise:

DIAGNOSEVARIABLE	D
SYMPTOME	$S_1, S_2, \ldots, S_N$
LIKELIHOOD STATISTIC	$G^2 = -2 \sum o_i \ln \frac{e_i}{o_i}$
AUSGEWÄHLT SEIEN	$S_1, S_2, \ldots, S_{i-1}$

i-ter SCHRITT

FÜR $j = i, \ldots, N$

MODELL (a): $C_{DS_1}, \ldots, C_{DS_{i-1}}, C_{DS_j}, C_{S_1 S_2 \ldots S_{i-1} S_j}$

FALLS $G^2(a) \geq \chi^2_{.01;FG}$:

SCHICHTUNG NACH AUSPRÄGUNG VON S_{i-1}

AUSPRÄGUNG 1: MODELL 1:

$$C_{DS_1}, \ldots, C_{DS_{i-2}}, C_{DS_j}, C_{S_1 S_2}, \ldots, C_{S_{i-2} S_j}$$

MODELL 2:

$$C_{DS_1}, \ldots, C_{DS_{i-2}}, \quad C_{S_1 S_2}, \ldots, C_{S_{i-2} S_j}$$

PARTIALASSOZIATION $P_j^{(1)} = G_j^2\ (2) - G_j^2\ (1)$

AUSPRÄGUNG 2: BERECHNUNG DER PARTIALASSOZIATION $P_j^{(2)}$

ZWISCHEN D UND P_j

SONST:

BERECHNUNG DER PARTIALASSOZIATION P_j

ZWISCHEN D UND S_j

AUSWAHL DER VARIABLEN k_1 UND k_2

$$P_{k_1} = \max_j \{P_j^{(1)}, P_j\}$$
$$P_{k_2} = \max_j \{P_j^{(2)}, P_j\}$$

Das Ergebnis der Anwendung dieses Verfahrens auf die Daten der Neugeborenen zeigt Abb. 2.

Wie aus der Abbildung zu erkennen ist, wurden im zweiten Schritt zwei verschiedene Symptome ausgewählt. Diese Auswahl erfolgte, da die Güte der Anpassung an die beobachteten Häufigkeiten durch ein einfaches Modell entsprechend der logistischen Regression zu gering war. Der Zusammenhang zwischen der Diagnosevariablen und dem Symptom M2 unterschied sich wesentlich in Abhängigkeit von den Ausprägungen des Symptoms M1. In diesem Fall werden zwei Schätzungen entsprechend des Ausprägungen von M1 durchgeführt.

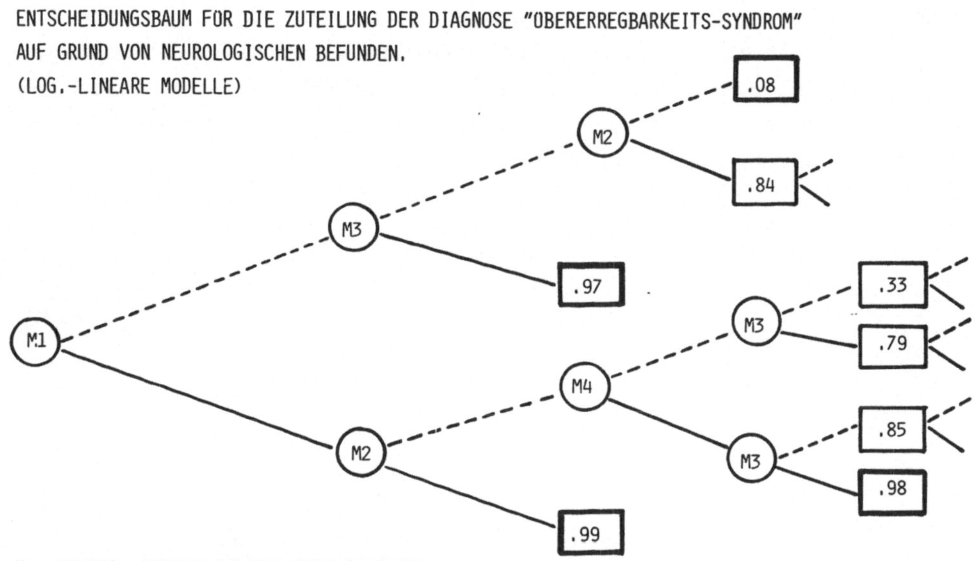

Abb. 2: Entscheidungsbaum für die Zuteilung der Diagnose "Übererregbarkeits-Syndrom", ermittelt durch schrittweise Anpassung durch log-lineare Modelle. An den Ausgängen stehen jeweils die a posteriori Wahrscheinlichkeiten für die Zuteilung zur Gruppe mit "Übererregbarkeits-Syndrom". Bei Werten unter 0.10 bzw. über 0.90 wurde der Entscheidungsbaum abgebrochen.
----------: unauffälliger Befund
——————: auffälliger Befund

Die so ermittelten Modelle stellen im allgemeinen einen Kompromiß dar zwischen einfachen Modellen, die häufig nicht mit den beobachteten Daten kompatibel sind, und den meist zu instabilen Schätzern führenden komplizierten Modellen, wie sie etwa dem Verfahren "Unrestricted Stepwise Procedure" nach Hills (7) zugrunde liegen.

Im Hinblick auf Früherkennungsuntersuchungen ist besonderer Wert auf einen neurologischen Gesamtbefund zu legen. In der Münchener Pädiatrischen Längsschnittstudie wurde deswegen eine Diagnose mit der Bezeichnung "Zentralnervöse Funktionsstörung" vergeben. Die Beziehungen zwischen den neurologischen Einzelbefunden und dieser Diagnose wurden mittels der

Daten von 1278 Neugeborenen analysiert. Zunächst erfolgte eine Reduzierung der 204 neurologischen Items aufgrund medizinischer Überlegungen und eindimensionaler Tests auf 33 Symptome. Abb. 3 zeigt einen Teil des Entscheidungsbaumes, der sich bei der Anwendung der Methode der schrittweisen Anpassung durch log-lineare Modelle ergab.

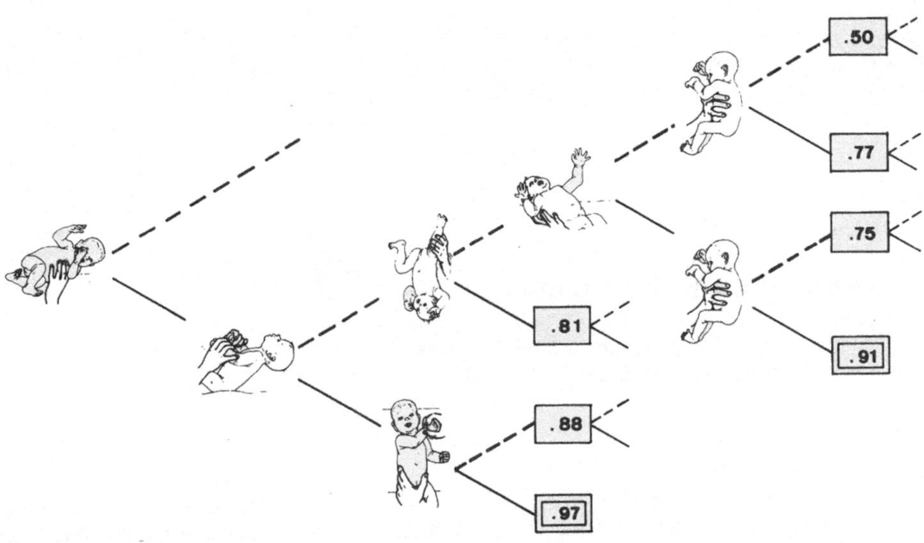

Abb. 3: Teil eines Entscheidungsbaumes für die Zuteilung der Diagnose "Zentralnervöse Funktionsstörung", ermittelt durch schrittweise Anpassung durch log-lineare Modelle. An den Ausgängen stehen jeweils die a posteriori Wahrscheinlichkeiten für die Zuteilung zur Gruppe mit "Zentralnervöser Funktionsstörung". Bei Werten unter 0.10 bzw. über 0.90 wurde der Entscheidungsbaum abgebrochen.

----------: unauffälliger Befund

——————: auffälliger Befund

Dabei wurden unter anderem folgende neurologische Untersuchungen als wesentlich für die Diagnosevergabe ermittelt:

- Seitkippreaktion nach Vojta;
- Hochziehen an den Armen aus Rückenlage zum Sitzen, Armhaltung;

- Vertikale Hängereaktion nach Collis, Haltung des freien Beines;
- Schalbewegung ("scarf sign");
- Moro-Reaktion, Reizschwelle;
- Körperhaltung in Rückenlage, Opisthotonus;
- Haltung des Kopfes und der Glieder in vertikaler Schwebelage.

Die Überprüfung der gefundenen Modelle erfolgte an Hand der Daten von 250 Fällen, die bei der Analyse nicht berücksichtigt worden waren. Das Resultat der Anwendung der Entscheidungsbäume auf diese Daten zeigt Abb. 4.

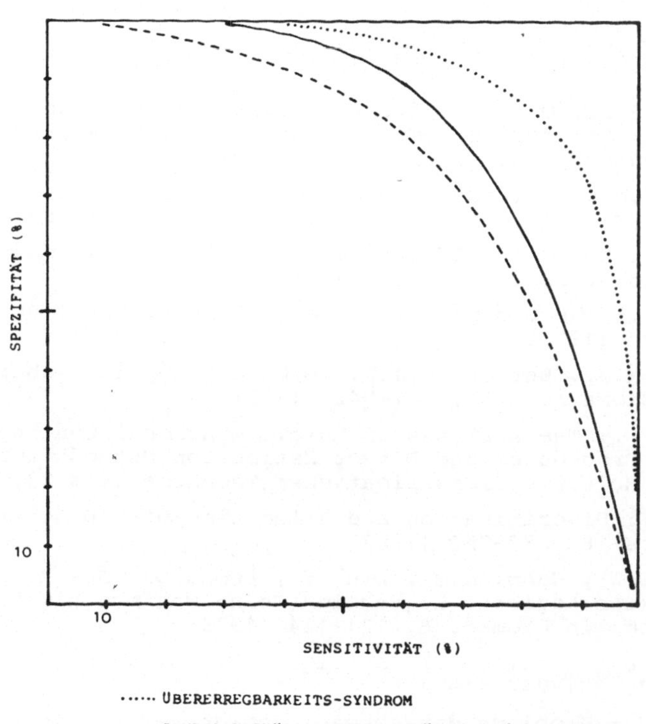

Abb. 4: Operationscharakteristiken für die Zuteilung der Diagnose "Übererregbarkeits-Syndrom" und der Diagnose "Zentralnervöse Funktionsstörung", ermittelt durch schrittweise logistische Regression (Verfahren 1) sowie durch schrittweise Anpassung durch log-lineare Modelle (Verfahren 2). Die Operationscharakteristiken wurden ermittelt an Hand von 250 Fällen, die bei der Analyse nicht berücksichtigt worden waren.

Während es sich beim ersten Beispiel, dem "Übererregbarkeits-Syndrom", um ein enger abgegrenztes Krankheitsbild handelt, umfaßt die sog. "Zentralnervöse Funktionsstörung" mehrere derartige, teilweise sehr unterschiedliche Syndrome. Deshalb sind erwartungsgemäß bei Berücksichtigung nur weniger Merkmale die Zuteilungsraten in diesem Fall niedriger als im ersten Beispiel. Die Methode der schrittweisen logistischen Regression ergab bei einer gleichen Anzahl von Auswahlschritten etwas geringere Zuteilungsraten.

Der vorgestellte Algorithmus unterliegt nicht den Einschränkungen des Verfahrens der logistischen Regression. Wir glauben, damit einen Weg aufgezeigt zu haben, wie diese bewährte, aber nicht in allen Fällen adäquate Methode erweitert werden kann.

Literatur

(1) Badahur, R.R.: On Classification Based on Response to Dichotomus Items; in: Solomon, H. (Ed.): Studies in Item Analysis and Prediction; Stanford, Calif., Stanford University Press (1961)

(2) Bishop, Y.M.N., Fienberg, S.E., Holland, P.W.: Discrete Multivariate Data Analysis. Theory and Praxis; The MIT Press, Boston, Mass. (1975)

(3) Brown, M.: Screening Effects in Multidimensional Contingency Tables; Appl. Statistics 25, 37-46 (1976)

(4) Card, W.I.: The Diagnostic Process; J. Roy. Coll. Phyens. (London), 4, 183-187 (1970)

(5) Gardner, M.J., Barker, D,J.P.: A Case Study in Techniques of Allocation; Biometrics 31, 931-942 (1975)

(6) Goodman, L.: The Analysis of Multidimensional Contingency Tables: Stepwise Procedures and Direct Estimation Methods for Building Models for Multiple Classifications; Technometrics 13, 33-61 (1973)

(7) Hills, M.: Discrimination and Allocation with Discrete Data; Appl. Statistics 16, 237-250 (1967)

(8) Hosmer, D.W., Wang, C.Y., Lin, I., Lemeshow, S.: A Computer Program for Stepwise Logistic Regression Using Maximum Likelihood Estimation; Comp. Prog. in Biomed. 8, 121-134 (1978)

(9) Teather, D.: Statistical Techniques for Diagnosis; J. Roy. Statist. Soc. A137, 231-244 (1974)

(10) Victor, N.: Probleme der Auswahl geeigneter Zuordnungsregeln bei unvollständiger Information, insbesondere für kategoriale Daten; Biometrics 32, 571-585 (1976)

ZUR PROBLEMATIK EINER MULTIZENTRISCHEN INTERVENTIONSSTUDIE ZUR PRÄVENTION VON KARDIOVASKULÄREN ERKRANKUNGEN UND DIABETES MELLITUS

Greiser, E.; Klesse, R.; Dannehl, K.; Hehn, A.; Hoffmeister, H.; Lippert, P.; Peppler, U.; Tietze, K.; Laaser, U.; Nüssel, E.
Abteilung für Med. Statistik und Epidemiologie, Diabetes-Forschungsinstitut an der Universität Düsseldorf
Institut für Sozialmedizin und Epidemiologie, Bundesgesundheitsamt Berlin
Medizinische Universitäts-Poliklinik Köln
Abteilung für Klinische Sozialmedizin, Klinikum der Universität Heidelberg

Seit dem zweiten Weltkrieg ist in allen industrialisierten Ländern eine außerordentliche Zunahme der kardiovaskulären Morbidität und Mortalität beobachtet worden. Ein ähnlich starker Anstieg war bei keiner anderen Todesursachengruppe, Krebs eingeschlossen, festzustellen. Herz-Kreislauf-Krankheiten rückten unter den Todesursachen an die erste Stelle. Diese Entwicklung war mit der Vorverlegung des Krankheitsbeginns in jüngere Jahrgänge verbunden und führte damit zu einem besonders ausgeprägten Morbiditätsanstieg im Erwerbstätigenalter.

Abb. 1 zeigt beispielhaft die Entwicklung der Mortalität an koronarer Herzkrankheit (ICD 410 - 414) für Männer verschiedener Altersgruppen in Nordrhein-Westfalen. Eine ähnliche, wenngleich weniger dramatische Entwicklung war für den Diabetes mellitus zu beobachten. Die in Abbildung 2 beispielhaft dargestellte Mortalität für Frauen verschiedener Altersgruppen aus Nordrhein-Westfalen ist sicher weniger gut geeignet, Rückschlüsse auf den Morbiditätsanstieg zuzulassen, als es bei der KHK-Mortalität der Fall ist. Dafür wäre eine multikausale Analyse der Todesursachen mit Berechnung der Diabetes-Prävalenz zum Zeitpunkt des Todes erforderlich.

Seit dem Ende der 60er Jahre ist in den einzelnen Ländern eine unterschiedliche Weiterentwicklung zu beobachten: während die Mortalität an koronaren Herzkrankheiten z.B. in den USA um etwa 20 % zurückgegangen ist, trat eine eindeutige Senkung in der Bundesrepublik Deutschland nicht ein. Über die Disparität dieser Entwicklungen können gegenwärtig mangels verläßlicher vergleichbarer epidemiologischer Daten nur Spekulationen geäußert werden. Es ist zu vermuten, daß in den USA u.a. die seit mehr als zwanzig Jahren konzentriert durchgeführten präventiven Maßnahmen eine Wirkung zeigen.

KHK-MORTALITÄT IN NORDRHEIN-WESTFALEN
MÄNNER
MORTALITÄTSRATE / 100.000 EINWOHNER
2500
2000
1500
1000
500
0
1960
65
68
70
75
JAHR
75-84 JAHRE
65-74 JAHRE
55-64 JAHRE
45-54 JAHRE
35-44 JAHRE
DIABETESMORTALITÄT IN NORDRHEIN-WESTFALEN
FRAUEN
MORTALITÄTSRATE / 100.000 EINWOHNER
400
300
200
100
0
1960
65
68
70
75
JAHR
75-84 JAHRE
65-74 JAHRE
55-64 JAHRE
45-54 JAHRE
35-44 JAHRE

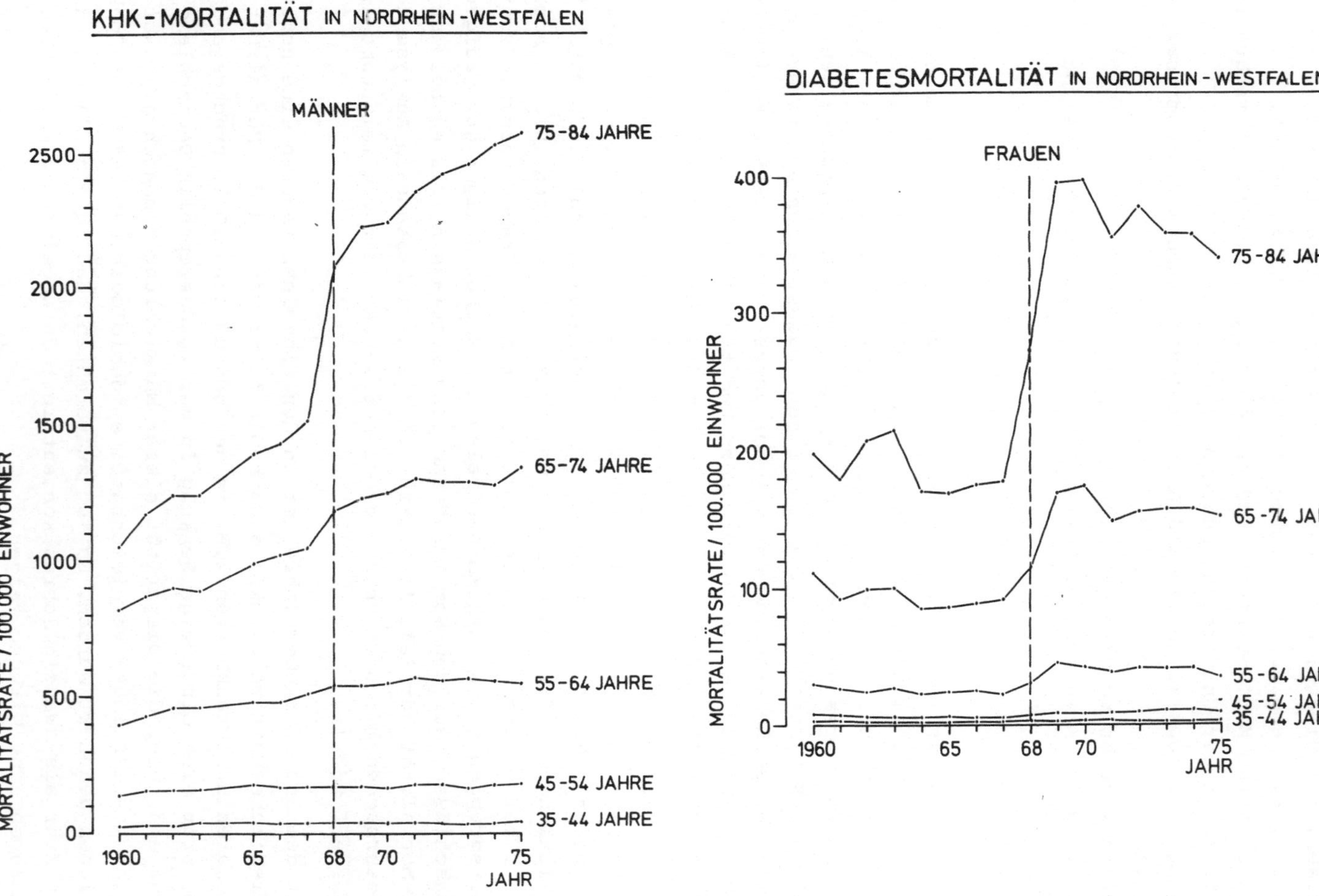

Abb. 1

Abb. 2

Aus verschiedenen, vor allem im angelsächsischen und skandinavischen Ausland durchgeführten epidemiologischen Studien (Intersociety Commission, 1970; Pooling Project Research Group, 1978) ergibt sich ein sicherer Zusammenhang zwischen kardiovaskulärer Morbidität und Mortalität und den Variablen

- Hypercholesterinämie,
- Hypertonie,
- Zigarettenrauchen.

Als weitere direkte oder indirekte Risikofaktoren müssen angesehen werden:

- Adipositas,
- Diabetes mellitus,
- Bewegungsmangel sowie
- Psychosoziale Faktoren.

RISIKOFAKTORENMODELL

(GROB SCHEMATISIERT)

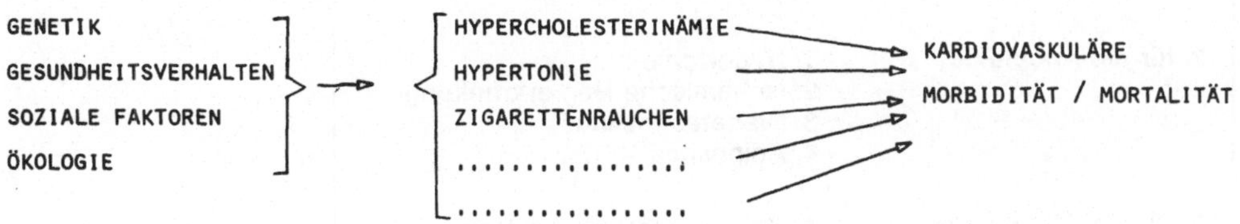

WELCHE INTERAKTIONEN GIBT ES ZWISCHEN DEN DREI WICHTIGSTEN UND ANDEREN BEKANNTEN RISIKOFAKTOREN WIE ÜBERGEWICHT, DIABETES, HYPERURIKÄMIE, BEWEGUNGSMANGEL, PSYCHOSOZIALE FAKTOREN?

Abb. 3

Ein grob schematisiertes Risikofaktoren-Modell (Abb. 3) zeigt deren Mittelstellung zwischen einer Auswahl ursächlicher Faktoren einerseits und Morbidität bzw. Mortalität andererseits. Dabei sind Interaktionen zwischen den einzelnen Risikofaktoren sowie der Einschluß möglicher weiterer Einflußfaktoren noch nicht berücksichtigt.

Die Rangordnung der Risikofaktoren für die einzelnen kardiovaskulären Krankheitsgruppen (Tab. 1) zeigt u.a. die komplexen Zusammenhänge zwischen Risikofaktor und Folgekrankheiten, da z.B. ischämische Herzkrankheiten einerseits durch Hypercholesterinämie, Zigarettenrauchen und Hypertonie bedingt sind, diese aber andererseits neben Hypertonie, Diabetes mellitus und Adipositas als Risikofaktor für die Entstehung von Apoplexien gelten müssen. Ähnliches gilt für den Diabetes mellitus, der einerseits als Risikofaktor für die wesentlichen kardiovaskulären Erkrankungen angesehen werden muß, andererseits in der Erwachsenen-Form maßgeblich durch den Risikofaktor Adipositas bedingt ist.

Rangordnung der Risikofaktoren	
1. für den Herzinfarkt	1. Hypercholesterinämie 2. Zigarettenrauch-Inhalation 3. Hypertonie 4. Hyperglykämie/Diabetes mellitus 5. Hyperurikämie/Gicht 6. (indirekt) Adipositas
2. für die Apoplexie	1. Hypertonie 2. Ischämische Herzerkrankung 3. Diabetes mellitus 4. Adipositas
3. für die Claudicatio intermittens	1. Zigarettenrauch-Inhalation 2. Diabetes mellitus 3. Hypercholesterinämie/ Hypertriglyzeridämie 4. Ischämische Herzerkrankung

Tab. 1 Nach Heyden (14)

Als Umsetzung der Ergebnisse analytischer Risikofaktoren-Studien ist das Konzept der epidemiologischen Interventionsstudien entwickelt worden. Ziel der Interventionsstudien ist es, Methoden für eine primäre Krankheitsprävention zu entwickeln. Dabei müssen vor allem zwei Prämissen erfüllt sein:

1. Die Risikofaktoren, deren Modifikation im Rahmen der Intervention erreicht werden soll, müssen zuvor in analytischen Studien eindeutig als sichere Risikofaktoren identifiziert sein.
2. Es muß begründete Hinweise dafür geben, daß durch möglichst allgemein anwendbare Methoden eine Modifikation dieser Risikofaktoren möglich ist, und daß diese zu einer Senkung von Morbidität bzw. Mortalität führen kann.

In den vergangenen Jahren sind sowohl in den USA (Stamler, 1975, Stern et al., 1976; Paul, 1976; Farquhar et al., 1977) als auch in Europa (Rose, 1970; Wilhelmsen et al., 1972; De Backer et al., 1977, 1978; Kornitzer et al., 1977, 1978) verschiedene Interventionsstudien, z.T. unter der Koordination durch die WHO (WHO EUROPEAN COLLABORATIVE GROUP, 1974) begonnen worden, die durch eine gleichzeitige Beeinflussung mehrerer der identifizierten Risikofaktoren eine Senkung der kardiovaskulären Mortalität anstreben. Grundsätzlich muß zur Bewertung des Interventionseffektes in jeder Studie der Vergleich zwischen einer oder mehreren Kontroll-Gruppen und einer oder mehreren Interventions-Gruppen durchgeführt werden. Wenn man sich nicht nur auf die Personen mit hoher Risikofaktorenausprägung beschränken will, weil die größte Anzahl von kardiovaskulären Todesfällen in der Bevölkerung bei Personen mit nur mäßiger Risikofaktorenausprägung vorkommt, ist die Intervention von soziologisch definierten Gruppen der Bevölkerung sinnvoll. Dabei können entweder Betriebe (Fabriken, Verwaltungen etc.) oder ganze Gemeinden als Studieneinheiten betrachtet werden. Wenn man sich auf Betriebe beschränkt, obwohl es um Probleme der Gesamtbevölkerung geht, so hat das vor allem organisatorische Gründe.

In der Bundesrepublik Deutschland arbeitet seit 1 1/2 Jahren eine multizentrische Arbeitsgruppe an der Planung einer deutschen Interventionsstudie (Tab. 2). Obwohl im Laufe der kommenden Jahre die Ergebnisse der jetzt laufenden Interventionsstudien zu erwarten sind, scheint eine deutsche Interventionsstudie aus folgenden Gründen unabdingbar:

1. Die angewandten Interventionsmethoden sind kaum von einem Land auf das andere übertragbar, sondern müssen jeweils im eigenen sozio-kulturellen Umfeld modifiziert und evaluiert werden.
2. Ein großer Teil der laufenden ausländischen Studien schließt weder Frauen noch Jugendliche in die Studien ein.

ARBEITSGEMEINSCHAFT MULTIZENTRISCHE STUDIE

E. GREISER UND MITARBEITER
ABTEILUNG FÜR MEDIZINISCHE STATISTIK UND EPIDEMIOLOGIE
DIABETES-FORSCHUNGSINSTITUT AN DER UNIVERSITÄT DÜSSELDORF

H. HOFFMEISTER UND MITARBEITER
INSTITUT FÜR SOZIALMEDIZIN UND EPIDEMIOLOGIE
BUNDESGESUNDHEITSAMT BERLIN

U. LAASER UND MITARBEITER
MEDIZINISCHE UNIVERSITÄTS-POLIKLINIK KÖLN

E. NÜSSEL UND MITARBEITER
ABTEILUNG FÜR KLINISCHE SOZIALMEDIZIN
KLINIKUM DER UNIVERSITÄT HEIDELBERG

Tab. 2

Bei der Planung sah sich die Arbeitsgruppe mit einer Reihe von Problemen konfrontiert, die z.T. arbiträr entschieden werden mußten. Für die Planung des Umfangs der Studienpopulation stehen zwar Schätzformeln (Abb. 4) zur Verfügung, die Größe des Fehlers 1. und 2. Art muß jedoch festgelegt werden. Während z.B. für eine Zielvariable Gesamtmortalität oder spezifische kardiovaskuläre Mortalität noch hinreichend verläßliche Daten aus den Mortalitätsstatistiken der vergangenen Jahre zur Verfügung stehen, ist der als erkennungswürdig anzusehende Interventionserfolg, gemessen als Mortalitätsunterschied zwischen Interventions- und Kontrollgruppe, wiederum eine quasi-gesundheitspolitische Entscheidung.

FORMEL ZUR BERECHNUNG DES STICHPROBENUMFANGES

$$n = \left[\frac{\lambda_{\alpha}\sqrt{2\ p_1\ (1-p_1)}\ +\ \lambda_{\beta}\sqrt{2\ p_2\ (1-p_2)}}{p_2 - p_1} \right]^2$$

n = STICHPROBENUMFANG JE GRUPPE

λ = FAKTOR DER STANDARDISIERTEN NORMALVERTEILUNG

Abb. 4

Bei den in Tab. 3 aufgeführten Annahmen über Alter, Geschlecht und zu erwartende 8-Jahresinzidenz von kardiovaskulärer Morbidität und Mortalität in Kontroll- und Interventionsgruppe kommt man zu einem Gesamt-Stichprobenumfang von 35.400. Wählt man als Zielvariable die Gesamtmortalität über einen Zeitraum von 8 Jahren, so ergeben sich Umfangsschätzungen von vergleichbarer Größenordnung. Da ein Stichprobenumfang von ca. 40.000 Personen von 4 Studien-Zentren organisatorisch zu bewältigen zu sein scheint, wird die Studienplanung auf dieser Basis weitergeführt. Die Studie erreicht damit eine Trennschärfe von 15 %.

Der gegenwärtige Planungsstand sieht als primäre Zielvariablen sowohl die Gesamtmortalität als auch kardiovaskuläre Morbidität und Mortalität, definiert als letal und nicht letal verlaufenden Herzinfarkt bzw. Schlaganfall und plötzlichen Tod ohne erkennbare Ursache, vor. Als sekundäre Zielvariablen zur Erfolgsmessung sollen die Risikofaktoren Rauchen,

Hypercholesterinämie, Bluthochdruck, Adipositas, Diabetes mellitus und Bewegungsmangel gelten.

STICHPROBENUMFANGSÜBERLEGUNGEN

ALTER DER POPULATION ZU STUDIENBEGINN: 27 - 52 JAHRE	NOTWENDIGER STICHPROBENUMFANG
GESCHLECHT: MÄNNER UND FRAUEN	JE GRUPPE: 17.700 PERSONEN
ERWARTETE 8-JAHRESINZIDENZ AN LETALEM UND NICHT-LETALEM HERZINFARKT UND SCHLAGANFALL:	INSGESAMT: 35.400 PERSONEN
IN DER KONTROLLGRUPPE: 3,8 %	
IN DER INTERVENTIONSGRUPPE: 3,1 %	
IRRTUMSRISIKO 1. ART : 5 %	
IRRTUMSRISIKO 2. ART : 10 %	
JÄHRLICHER DROP-OUT : 5 %	

Tab. 3

Da in die Studie auch Schüler und Jugendliche aufgenommen werden sollen, kann ein möglicher Interventionserfolg bei diesen nur an den sekundären Zielvariablen gemessen werden.

Die Studie selbst ist gemeindebezogen angelegt, dabei sollen die Studienpopulationen zunächst jedoch nicht als Zufallsstichprobe aus der gesamten Gemeindebevölkerung, sondern aus den in der Gemeinde existierenden Institutionen - Schulen und Betrieben - ausgewählt werden. Dieses Vorgehen erlaubt einen dreifachen Ansatz der Interventionsmethoden:

1. Personale, d.h. sowohl individuelle als auch gruppenbezogene Intervention, die verhaltensorientiert z.B. in Einzel- oder Gruppen-

Therapie zur Raucherentwöhnung bestehen kann.

2. Intervention über Massenkommunikationsmittel, die - ebenfalls verhaltensorientiert - die Möglichkeiten der Medien sowohl gezielt in Schulen und Betrieben als auch ungezielt in der Gesamtbevölkerung voll ausnutzen soll.
3. Strukturelle Intervention (primär nicht verhaltensorientiert), die z.B. aus qualitativer und quantitativer Modifikation des Speisenangebots in Betriebskantinen, der Menge und des Salzgehalts in Fertigprodukten der Lebensmittelindustrie oder der Abschaffung von Zigaretten- und Getränkeautomaten in Betrieben bestehen könnte.

Weil in der Bundesrepublik nur wenig Erfahrungen in der Anwendung von verhaltensorientierten Interventionsmaßnahmen existieren und massenkommunikative Intervention weitgehend ohne ausreichende Evaluation durchgeführt worden ist, müssen der geplanten Hauptstudie außer Pilotstudien zur Prüfung der Reliabilität der zu verwendenden Maßnahmen mehrere aufeinander abgestimmte Vorstudien vorgeschaltet werden, in denen geeignete Interventionsmaßnahmen für die Anwendung in verschiedenen Institutionen entwickelt und geprüft werden. Es ist je eine Interventions-Vorstudie an Schulen, in Betrieben sowie in einer Gemeinde vorgesehen. Da unterschieden werden kann zwischen einer Initial-Phase der Intervention und einer Erhaltungs-Phase, ist geplant, die Hauptstudie zu starten, sobald der Initial-Effekt der Interventionsmethoden aus den Vorstudien bewertet werden kann (Abb. 5). Damit wird eine Verkürzung der Gesamtstudiendauer um mehrere Jahre möglich.

ZEITLICHE ABSTIMMUNG VON VORSTUDIEN UND HAUPTSTUDIE

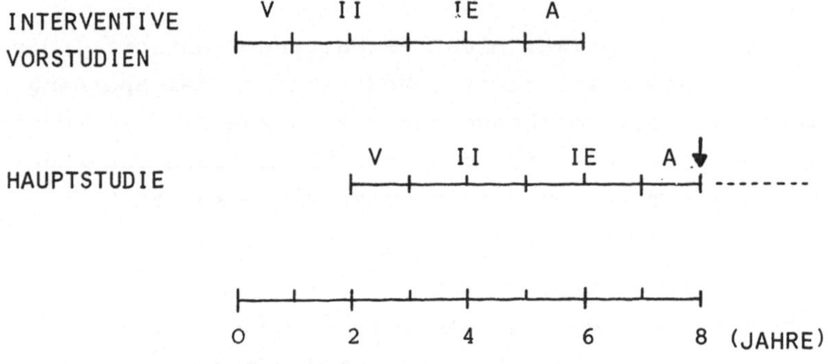

LEGENDE: V = VORBEREITUNGSPHASE
II = INTERVENTIVE INITIALPHASE
IE = INTERVENTIVE ERHALTUNGSPHASE
A = AUSWERTUNG
↓ = ENTSCHEIDUNGSPUNKT ÜBER WEITERFÜHRUNG DER STUDIE

Abb. 5

Literatur

(1) De Backer, G., Kornitzer, M., Thilly, C., Depoorter, A.M.: The Belgian multifactor preventive trial in CVD (I); Design and methology; Hart Bulletin, 143 - 146 (1977)

(2) De Backer, G., Ramioul, L., Kornitzer, M., Thilly, C.: The Belgian multifactor preventive trial in CVD (IV); Epidemiology of arterial blood pressure in an industrial population; Hart Bulletin, 14 - 19 (1978)

(3) Farquhar, J.W., Wood, P.D., Breitrose, H., Haskell, W.L., Meyer, A.J., Maccoby, N., Alexander, J.K., Brown, B.W. jr., McAlister, A.L., Nash, J.C., Stern, M.P.: Community Education for Cardiovascular Health; The Lancet, 1192 - 1195 (1977)

(4) Inter-Society Commission for Heart Disease Resources: Primary Prevention of the Atherosclerotic Diseases; Circulation, Vol. XLII, A55 - A95 (1970)

(5) Kornitzer, M., Dramaix, M., De Backer, G., Thilly, C.: The Belgian multifactor preventive trial in CVD (II); Cholesterolemia and psycho-socio-biological variables; Hart Bulletin, 147 - 154 (1977)

(6) Kornitzer, M., Dramaix, M., De Backer, G., Thilly, C.: The Belgian multifactor preventive trial in CVD (III); Smoking habits and socio-biological variables; Hart Bulletin, 7 - 13 (1978)

(7) Paul, O.: The U.S. multiple risk factor intervention trial; 7th Europ. Congr. Cardiol. abstract book I, 84 (1976)

(8) Rose, G.: A proposed trial of heart disease prevention in industry; Trans. Soc. Occ. Med. 20: 109 (1970)

(9) Stamler, J., Stamler, R., Rhomberg, P., Dyer, A., Berkson, D.M., Reedus, W., Wannamaker, J.: Multivariate analysis of the relationship of six variables to blood pressure: Findings from Chicago community surveys, 1965 - 1971; J. Chron. Dis. 28: 499 - 526 (1975)

(10) Stern, M.P., Farquhar, J.W., Maccoby, N., Russell, S.H.: Results of a Two-year Health Education Campaign on Dietary Bahavior. The Stanford Three Community Study; Circulation, 54: 826 - 833 (1976)

(11) The Pooling Project Research Group: Relationship of blood pressure, serum cholesterol, smoking habit, relative weight and ECG abnormalities to incidence of major coronary events: final report of the Pooling Project; Journal of Chronic Diseases, 31: 201 - 306 (1978)

(12) Wilhelmsen, L., Tibblin, G., Werko, L.: A primary preventive study in Gothenburg; Prev. Med. 1: 153 - 160 (1972)

(13) World Health Organization European Collaborative Group: An International Controlled Trial in the Multifactorial Prevention of Coronary Heart Disease; Intern. Journal of Epidemiology 3: 219 - 224 (1974)

(14) Heyden, S.: Risikofaktoren für das Herz. Ergebnisse und Konsequenzen der post-Framingham-Studien; Mannheim, S. 10 (1974)

DATENSTRUKTUREN BEI DER BASISDOKUMENTATION

Schnabel, M.; Thurmayr, G.R.; Ohngemach, D.; Thurmayr, Roswitha
Institut für Medizinische Statistik und Epidemiologie der Technischen Universität München (Vorstand: Prof. Dr. med. H.-J. Lange)
Institut für Medizinische Datenverarbeitung der Gesellschaft für Strahlen- und Umweltforschung mbH München (Vorstand: Prof. Dr. Med. W. van Eimeren)

1. Einleitung

Seit 1971 wird vom Institut für Medizinische Statistik und Epidemiologie in Zusammenarbeit mit dem Klinikum rechts der Isar und dem Institut für Medizinische Datenverarbeitung der Gesellschaft für Strahlen- und Umweltforschung eine Datenbank für Basisdaten aufgebaut (6), (12), (13), (14).

Zur Zeit sind folgende fünf Kliniken angeschlossen: Chirurgische Klinik, Dermatologische Klinik, Toxikologische Abteilung der II. Medizinischen Klinik, Urologische Klinik und Orthopädische Klinik.

2. Merkmale der Basisdokumentation

Im Rahmen dieser Basisdokumentation können von jedem stationären Patienten (PAT) folgende Daten erfaßt werden:

. Personaldaten (P),
. Diagnosen (D),
. Operationen (O),
. postoperative Komplikationen (K),
. diagnostische bzw. therapeutische Eingriffe (E),
. histologische Ergebnisse (H),
. TNM-Klassifikation (T),
. Medikation (M) und
. Entlassungszustand (Z).

Für die Verschlüsselung werden folgende Schlüssel verwendet:

Diagnosen	- Klinischer Diagnosenschlüssel (5),
Operationen bzw. Eingriffe	- Allgemeiner Chirurgischer Therapieschlüssel (4),
Komplikationen	- Klinischer Diagnosenschlüssel (um spezielle Schlüssel für die anwendende Klinik erweitert),
Histologie-Pathik	- Dezimalklassifikation (3),

Histologie-Lokalisation	- Lokalisationsschlüssel aus Allgemeiner Chirurgischer Therapieschlüssel (allgemeiner Teil),
TNM-Pathik	- Klassifizierung der malignen Tumoren nach dem TNM-System (modifiziert) (2),
TNM-Lokalisation	- Lokalisationsschlüssel aus Allgemeiner Chirurgischer Therapieschlüssel (allgemeiner Teil),
Medikation	- eigener Schlüssel (gegliedert nach dem Spezialitäten-Praktikum (9)),
Entlassungszustand	- Allgemeiner Krankenblattkopf (1).

3. Spezifizierung der Diagnosen und Operationen

Diejenigen Merkmale (Attribute), die bei einem Patienten auftreten können, müssen genauer spezifiziert werden (8). Wir beschränken uns auf Diagnosen und Operationen.

3.1. Diagnose

Jede Diagnose (DG) kann aufgrund ihrer Pathik und Lokalisation bestimmt werden. Ihr Erkenntnisgrad (EG) kann gesichert oder vermutet sein. Weiterhin interessiert den Arzt, ob die Krankheit bereits bei der Einweisung (EW) vorgelegen hat oder während der Behandlung auftrat (WB), welche Bedeutung (BD) ihr bzgl. einer Therapie zukommt und ob ihre Ursache (UR) bekannt oder unbekannt ist. Die Menge der Spezifikationen, welche eine Diagnose charakterisieren, läßt sich also als ein Diagnosen-Tupel (TD) auffassen: TD = (DG,EG,EW,WB,BD,UR).

Wie diese Spezifikationen in Beziehung zueinander stehen und welche Ausprägungen sie haben können, ist in Abb. 1 ausgeführt.

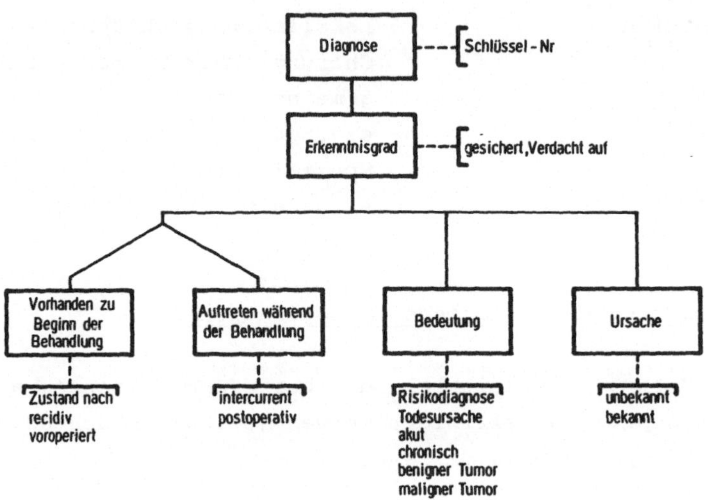

Abb. 1 Spezifikationen einer Diagnose

3.2. Operation

Eine Operation (OP) ist durch die Eingriffsart, Gewebsart und die Lokalisation des Eingriffs festlegt. Ihre Radikalität (RD) gibt an, ob sie kausal oder symptomatisch ausgeführt wird. Ihr Umfang kann als Gefährdung (GF) angesehen werden, je nachdem, ob die Operation zur Groß-, mittleren oder Kleinchirurgie gehört. Bei paarigen Organen kann angegeben werden, ob die operative Maßnahme paarig angewendet wird oder nicht (PA). Als Operations-Tupel erhalten wir: TO = (OP,RD,GF,PA). Der Zusammenhang der Spezifikationen und ihre Ausprägungen sind in Abb. 2 dargestellt.

Für die Ausprägungen der Spezifikationen von Diagnosen, Operationen, Eingriffen, Komplikationen und Medikationen werden einstellige Zusatzschlüssel verwendet.

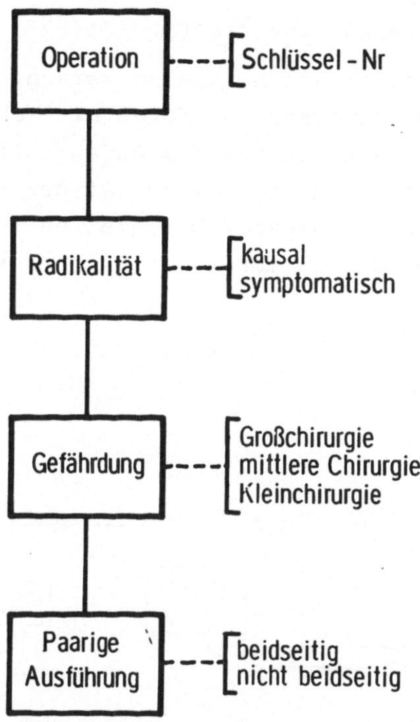

Spezifikationen einer Operation

Abb. 2

4. Verbinden von Merkmalen

Es ist medizinisch wichtig, die zeitlichen und sachlichen Zusammenhänge der vorhandenen Merkmale zu dokumentieren, als Ganzes aufzufinden und wiederzuerkennen. Die Daten zur Person und für den Entlassungszustand eines Patienten lassen sich leicht einordnen, da sie den Beginn und das Ende der Behandlung kennzeichnen. Die übrigen Daten können in ihrer Reihenfolge zueinander fast beliebig angeordnet sein. Formal kann man schreiben: PAT = {P,D,O,K,E,H,T,M,Z}.

4.1. Beispiel eines Krankheitsverlaufs

Die Zusammenhänge zwischen den Merkmalen werden an einem Beispiel erläutert. Es enthält Daten eines Patienten mit Nahtinsuffizienz nach einer auswärtigen Magenresektion aus dem Aufenthalt in der Chirurgischen Klinik. Sie beziehen sich auf den Zeitpunkt der Einweisung, den Krankheitsverlauf und seine Entlassung. Wir stellen 15 Merkmalstupel (Knoten) fest, die aufgrund von 5 Relationen miteinander verbunden sind (Abb. 3).

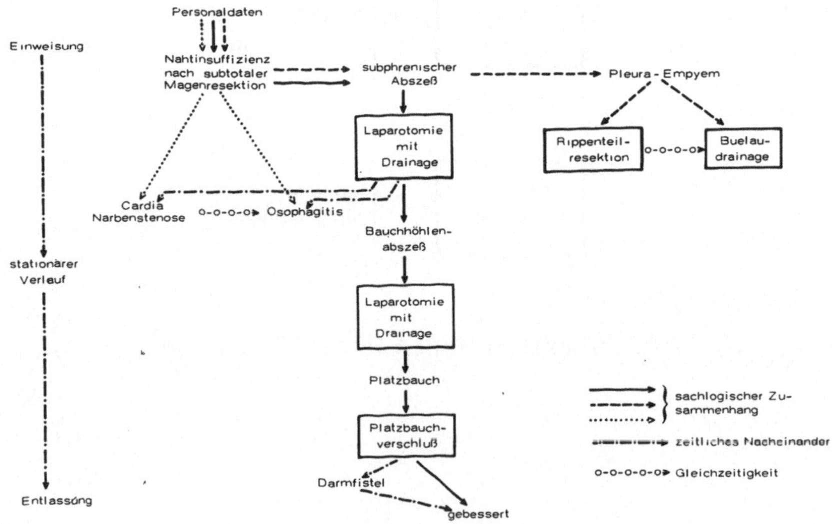

ZEITLICHER UND SACHLOGISCHER ZUSAMMENHANG ZWISCHEN DATEN EINES AUFENTHALTES

Abb. 3

Ein zeitlicher Zusammenhang besteht z.B. zwischen der ersten Laparotomie und der Ösophagitis, weil diese Erkrankung erst nach der Operation erkannt wurde, jedoch nicht inhaltlich mit ihr zusammengehört.

Sie gehört sachlogisch zu einer außerhalb dieser Klinik durchgeführten subtotalen Magenresektion.

Ein sachlogischer Zusammenhang zwischen zwei Merkmalen (z.B. Diagnose, Operation) besteht genau dann, wenn ein Merkmal das andere bedingt. So ist in unserem Beispiel die erste Laparotomie durch den subphrenischen Abszeß veranlaßt, der subphrenische Abszeß wiederum durch die subtotale Magenresektion. Ein sachlogischer Zusammenhang bedeutet immer ein zeitliches Nacheinander. Die hier dargestellten Zusammenhänge sind nach dem ärztlichen Wissen festgelegt worden. Inwieweit sie automatisch erkannt werden können, wird im Kapitel 7 erörtert.

4.2. Dokumentationsvereinbarungen

Um die unterschiedlichen Daten derart dokumentieren zu können, daß ihre Beziehungen zueinander automatisch erkennbar und rekonstruierbar sind, wurden für die Dokumentation eine Reihe von Vereinbarungen festgelegt. Einige wichtige seien aufgezählt:

- Medizinische Daten sind immer vorhanden, da mindestens eine Diagnose angegeben werden muß;
- bis auf wenige Ausnahmen gehören die erste dokumentarische Diagnose und die erste dokumentarische Operation sachlogisch zusammen;
- bei mehreren Verletzungen werden die Diagnosen nach dem Schweregrad geordnet; die schwerste Verletzung wird zuerst genannt;
- eine Diagnose ohne spezifische Lokalisation (z.B. Nahtinsuffizienz, Wundabszeß) wird durch eine weitere Diagnose ergänzt (z.B. Zustand nach subtotaler Magenresektion);
- die Operationen, postoperativen Komplikationen und Eingriffe sind jeweils zeitlich geordnet;
- für die postoperativen Komplikationen sind Verweise eingeführt, an denen erkennbar ist, nach welcher Operation (bzw. Eingriff) sie festgestellt wurden;
- treten nach einer Operation (bzw. Eingriff) mehrere Komplikationen auf, so weist die letzte (fast immer) auf die nächste Operation (bzw. Eingriff) hin.

Sachlogische Zusammenhänge müssen sowohl

- innerhalb eines Aufenthaltes als auch
- über mehrere Aufenthalte hinweg

betrachtet werden.

4.3. Multiple Erkrankungen während eines Aufenthaltes

Bei einem Patienten kann während eines Aufenthaltes mehr als eine Krankheit auftreten. Man spricht dann von mehreren Krankheitsproblemen. Die Merkmale, die zu einem Krankheitsproblem gehören, müssen daher eigens gekennzeichnet werden. Diese Verbindungen können ähnlich wie im problemorientierten Krankenblatt (15) durch eine problembezogene Nummer, die zu jedem Merkmal zusätzlich gespeichert wird, angezeigt werden (7).

4.4. Wiederholungsaufenthalte eines Patienten

Ein Patient kann auch wiederholt zu Diagnostik und Behandlung in eine Klinik kommen. Die Daten der Merkmale aus Wiederholungsaufenthalten müssen an die aus früheren Aufenthalten angefügt werden, d.h. sie sind personenbezogen unter dem Oberbegriff Personaldaten zusammenzufassen.

Da an unserer Basisdatenbank mehrere Kliniken beteiligt sind, wird ein Code für die behandelnde Klinik mit abgespeichert. Die Aufenthalte sind chronologisch geordnet.

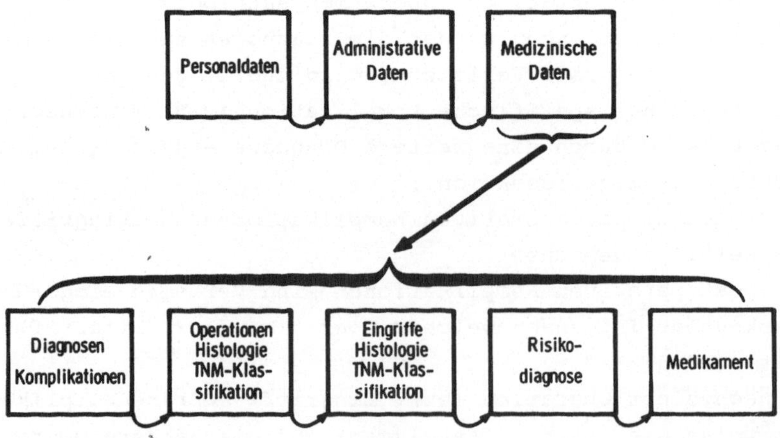

Abb. 4 Speicherbereiche für Patientendaten

5. Speicherungsstruktur

Die Daten eines Patienten werden innerhalb der Basisdatenbank in drei verschiedene Bereiche eines Satzes (Record) gespeichert (Abb. 4). Der erste Bereich enthält die Daten zur Person, der zweite die administrativen und der dritte die medizinischen Daten. Die beiden letzten Bereiche sind aufenthaltsbezogen und werden so oft wiederholt, wie ein Patient ins Klinikum kommt. Der Bereich "medizinische Daten" enthält mindestens einen Abschnitt, maximal fünf. Wie die Abschnitte eines bzw. mehrerer Aufenthalte miteinander verkettet sind, zeigt Abb. 5 genauer. Es lassen sich zwei Zeigertypen unterscheiden. Die Abschnittszeiger weisen sequentiell auf den nächsten Abschnitt, gleichgültig, welche Daten er enthält und zu welchem Aufenthalt er gehört. Die Merkmalszeiger weisen jeweils auf den nächsten Abschnitt mit dem gleichen Merkmal. So weist der Merkmalszeiger für Diagnosen auf den nächsten Diagnosenabschnitt. Er gehört zum zweiten Aufenthalt.

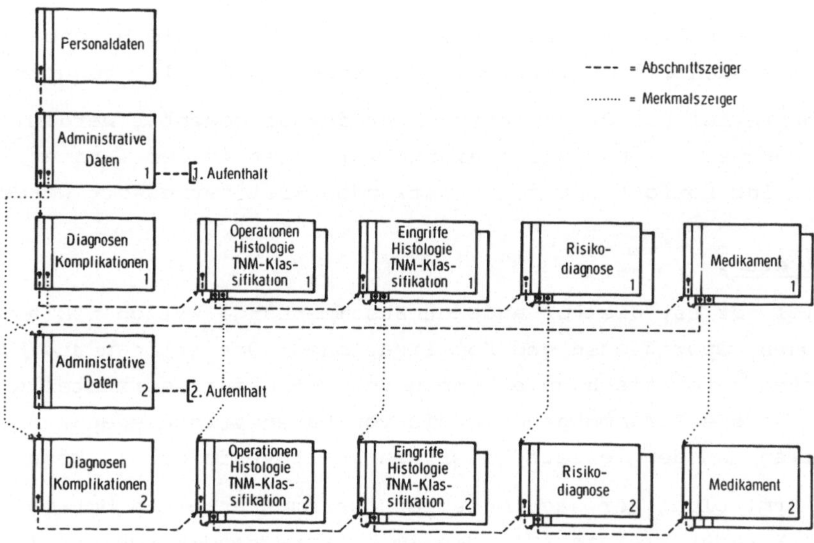

PATIENTENBEZOGENE DATENSTRUKTUR IN DER BASISDATENBANK

Abb. 5

Um die Zugriffsgeschwindigkeit zu wichtigen Merkmalen (z.B. zu Diagnosen, Operationen, Namen) zu erhöhen, wurde eine invertierte Liste (Verweisdatei) aufgebaut.

Nach den Dokumentationsvereinbarungen werden der subphrenische Abszeß und die Laparotomie unseres Beispielaufenthaltes in ihren Abschnitten jeweils an erster Position abgespeichert, weil sie zusammengehören. Die Bezüge zwischen einer Operation, dem zugehörigen Histologieergebnis und der TNM-Klassifikation sind ebenfalls rekonstruierbar. Eine sachlogische Zuordnung von allen Diagnosen zu allen Operationen ist mit dieser Struktur zwar prinzipiell möglich, jedoch nicht durchgeführt.

6. Realisiertes Gesamtsystem

Da ein Patient bei einem Klinikaufenthalt einen Fall verkörpert, ist jede Dokumentation von Patientendaten zunächst einmal fallorientiert.

Um die Personal- mit den medizinischen Daten zusammenführen und um bei mehrfachen Aufenthalten die Falldaten pro Patient einander zuordnen zu können, bedarf es einer Reihe von automatischen (und manchmal auch manuellen) Identitätsprüfungen.

Es gibt drei Programmsysteme, welche die erfaßten Daten verarbeiten und sie schließlich in der gezeigten Form in der Datenbank abspeichern.

Hinzu kommt ein System Datenpräsentation, das für die Datenbankzugriffe ein index-sequentielles Informationssystem (ISIS (11)) benutzt.

Bisher mußte bei der Präsentation mehr darauf geachtet werden, daß sie für die Dokumentationsärzte geeignet war. Erst in der letzten Zeit konnte verstärkt ihr Komfort für den benutzenden Arzt verbessert werden.

7. Erweiterung

Unser Ziel ist es, die vorhandenen Zusammenhänge zwischen Diagnosen und Operationen, Operationen und Komplikationen, Operationen und Histologieergebnissen automatisch zu erkennen und verbessert darzustellen, insbesondere, um die Zusammengehörigkeit von Daten verschiedener Aufenthalte feststellen und den Verlauf einer Krankheit verfolgen zu können.

Für die Ermittlung der sachlogischen Zusammenhänge von Merkmalen baut man eine Parameterleiste auf, die im entsprechenden Schlüsselverzeichnis zusätzlich gespeichert wird. Wir haben mit den Parametern Lokalisation und Nosologie begonnen (Abb. 6). So wurde der Diagnose "subphrenischer Abszeß" die Lokalisation "Abdomen" und die Nosologie "Abszeß" zugeordnet. Beide Parameter wurden mit einem jeweils zweistelligen Schlüssel codiert und in den Diagnoseschlüssel eingefügt. Ebenso verfährt man

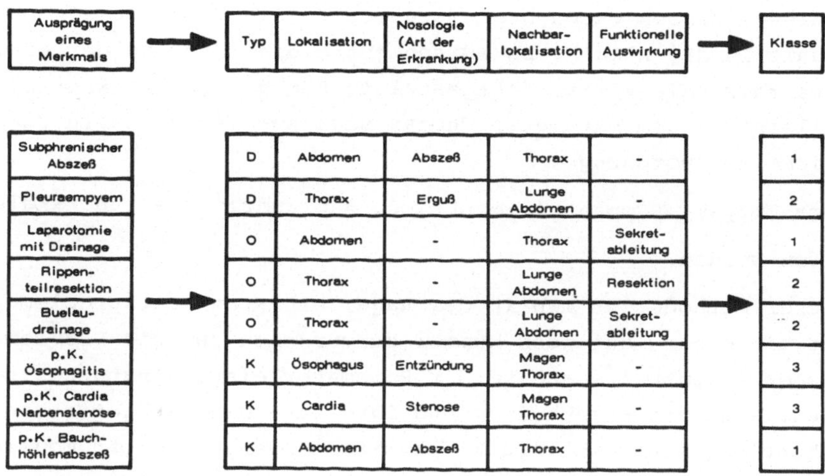

Abb.6 Beispiel einer Parameterleiste

mit dem Operations- und den anderen Merkmalsschlüsseln. Als nächste Parameter sollen Nachbarlokalisation und funktionelle Auswirkung hinzugenommen werden.

Bei einem gegebenen Patienten können die sachlogischen Zusammenhänge seiner Merkmale über diese Parameterleisten festgestellt werden. Dazu sucht man mit den Nummern der codierten medizinischen Basisdaten in den entsprechenden Schlüsselverzeichnissen und ruft die zugehörigen Parameter ab. Merkmale mit gleicher Lokalisation werden zu einer Klasse zusammengefaßt. Auf diese Weise können wir in den Daten der Abb. 6, die aus unserem Beispiel (Abb. 3) stammen, zwei Klassen erkennen:

. subphrenischer Abszeß, Laparotomie mit Drainage, p.K. Bauchhöhlenabszeß;

. Pleura-Empyem, Rippenteilresektion, Buelaudrainage.

Die dritte Klasse

. p.K. Ösophagitis, p.K.Cardia-Narbenstenose

kommt durch die Nachbarlokalisation zustande.

Der Patient, dessen Daten hier dargestellt sind, kam zu einem zweiten Aufenthalt in die Klinik. Es wurden jetzt die Eiterung der Drainagestelle und eine thorakale Fistel festgestellt. Für dieses Krankheitsproblem kann allein mit dem Parameter Thorax über zwei Aufenthalte die inhaltlich richtige Zuordnung

. Pleura-Empyem, Rippenteilresektion, Buelaudrainage, thorakale Fistel,

getroffen werden.

Mit dieser Methode ist man in der Lage, ein Krankheitsproblem pro Aufenthalt mit einer laufenden Nummer zu versehen und die Probleme der verschiedenen Aufenthalte anhand der Parameterleiste einander richtig zuzuordnen. Wenn die Krankheiten und ihre internen sachlogischen Zusammenhänge bestimmt sind, ist ein krankheitsbezogener Zugriff möglich.

Mit den bisher verwendeten Parametern lassen sich noch keine Relationen bilden, wie sie in Abb. 3 dargestellt wurden. Es läßt sich nur sagen, daß diejenigen Merkmale, die zu einer Klasse zusammengefaßt sind (z.B. zu Klasse 1), zu genau einer Relation (hier $\leadsto$) gehören.

8. Zusammenfassung

In der Vergangenheit wurden die Merkmale mehr oder weniger nach ihren Typen zusammengefaßt (Diagnosen zusammen, Operationen zusammen, ...). Dies geschah fallorientiert. Diese Vorgehensweise induzierte die Speicherungsstruktur der Abb. 5. Sie orientierte sich an den wissenschaftlichen Fragestellungen, die uns aus den Kliniken erreichten. Die den Krankheitsverlauf repräsentierenden Relationen der Abb. 3 können aus dieser Speicherungsstruktur nicht abgelesen werden. Um zunächst diejenigen Merkmale automatisch herauszufinden, die zu einer Relation gehören (ohne ihre Abhängigkeiten voneinander festzulegen), wird eine Parameterleiste verwendet, durch die ein Merkmal näher bestimmt werden kann. Das Ziel ist es, dadurch Krankheitsprobleme während eines Aufenthaltes und über mehrere Aufenthalte hinweg festzulegen, zu erkennen und auf sie zugreifen zu können.

Literatur

(1) Arbeitsausschuß Medizin in der DGD: Ein dokumentationsgerechter Krankenblattkopf für stationäre Patienten aller klinischen Fächer (sog. Allgemeiner Krankenblattkopf); Med. Dok. 5, 57-70 (1961)

(2) Ausschuß für TNM-Klassifizierung: Die Klassifizierung der malignen Tumoren nach dem TNM-System; Springer-Verlag, Berlin-Heidelberg-New York (1970)

(3) Deutscher Normenausschuß: Dezimalklassifikation; Beuth-Vertrieb GmbH, Berlin (1951)

(4) Gögler, E., Scheibe, O.: Allgemeiner Chirurgischer Therapieschlüssel; als Manuskript veröffentlicht (1964)

(5) Immich, H.: Klinischer Diagnosenschlüssel; F.K. Schattauer-Verlag, Stuttgart (1966)

(6) Koller, S., Lange, H.-J.: Das Risikopatientenregister; in: Nacke, O., Wagner, G. (Hrsg.): Dokumentation und Information im Dienste der Gesundheitspflege; F.K. Schattauer-Verlag, Stuttgart-New York (1976)

(7) Pocklington, P.R., Holthoff, G.: Die operationelle Durchführung der medizinischen Basisdokumentation im MSH; in: Reichertz, P.L., Schwarz, B. (Hrsg.): Informationssysteme in der medizinischen Versorgung - Ökologie der Systeme; F.K. Schattauer-Verlag, Stuttgart-New York (1978)

(8) Roger, A. et al.: SNOMED - Systemized nomenclature of medicine - Introduction; published by College of American Pathologists (1977)

(9) Rothgang, H.: Spezialitäten-Praktikum; Gebr. Parcus KG, München (1967)

(10) Sauter, K. (Ed.): A Data Structure Model for a Health Information System; Comp. Progr. Biomed. 6, 171-177 (1976)

(11) Siemens AG: ISIS- Informationssystem für DV-Anlagen mit virtuellem Speicher; Teil 1: Beschreibung, 3. Auflage, München (1973)

(12) Thurmayr, R.: Über ein neues Verfahren der Dokumentation digitaler Daten und der automatischen Berichterstattung in der Klinik; Habilitationsschrift; München, GSF-Bericht MD 85 (1974)

(13) Thurmayr, R.: Ein Beispiel für die bedarfsgerechte Gestaltung einer medizinischen Basisdokumentation; Jahresbericht 1975, Ed.: Angewandte Systemanalyse (ASA) in der Arbeitsgemeinschaft der Großforschungseinrichtungen (AGF), Köln, V/58-V/63 (1973)

(14) Thurmayr, R., Schnabel, M., Schulze, R.: 15 Jahre Erfahrung mit Dokumentationssystemen für medizinische Basisdaten; in: Reichertz, P.L., Schwarz, B. (Hrsg.): Informationssysteme in der medizinischen Versorgung - Ökologie der Systeme; F.K. Schattauer-Verlag, Stuttgart-New York (1978)

(15) Weed, L.L.: Medical Records, Medical Education and Patient Care; Press of Case Western University (1969)

DOKUMENTATIONSSYSTEME IN DER MEDIZIN - PROBLEME VON FORM UND INHALT -

Wiesner, Barbara

Institut für Medizinische Dokumentation und Statistik
(Direktor: Prof. Dr.med. V. Weidtman)

Mit der Thematik von Form und Inhalt sollen Probleme angesprochen werden, die sich bei der Neukonzeption einer Dokumentation, aber auch beim Anschluß einer Klinik an ein bestehendes System ergeben. Fragen der Konzeption stehen wohl deshalb im Vordergrund, weil sich der Bereich der Dokumentation - sei es nun Basisdokumentation, sei es spezielle Befunddokumentation - an den Universitätskliniken Köln derzeit im Aufbau befindet.

Zunächst wird mit einem Überblick über die laufenden Aktivitäten begonnen.

Zur Zeit wird die Basisdokumentation am I M D S für vier Kliniken durchgeführt.

Da ist zunächst die Kinderklinik, deren Daten seit 1959 erhoben werden und von 1972 an im direkten Zugriff zur Verfügung stehen. Derzeit sind ca. 22000 stationäre Aufnahmen registriert.

An zweiter Stelle steht - chronologisch gesehen - die Urologische Klinik, deren Basisdaten seit 1974 erhoben werden. Davon konnten jedoch auf Grund personeller Engpässe bisher nur 2500 stationäre Behandlungsfälle in den Computer eingespeichert werden.

Als weitere Klinik ist die Strahlentherapie zu nennen, deren Dokumentation 1977 aufgenommen wurde und derzeit ca. 1500 strahlentherapeutische Behandlungsfälle erfaßt.

Während bei Kinderklinik und Urologie die Dokumentation im wesentlichen dazu benützt wird, um Anfragen nach Patienten mit bestimmten Diagnosen zu beantworten, liegen bei der Strahlentherapie die Schwerpunkte auf dem Überblick über das Krankengut sowie der Unterstützung der Nachsorge.

Schließlich muß die kardiochirurgische Klinik erwähnt werden, deren Basisdokumentation demnächst aufgenommen werden wird.

Zusätzlich zu diesen Aktivitäten kommt die Betreuung wissenschaftlicher Arbeiten, wie z.B. die Konzeption einer geburtshilflichen Dokumentation.

Meine eigentliche Aufgabe hier am Institut besteht darin, die für die Durchführung einer Basisdokumentation erforderliche Software zu entwickeln. Berichten möchte ich jedoch nicht über die Informatik-Seite meiner Tätigkeit, sondern über die sogenannte Benutzerschnittstelle, nämlich über die interdisziplinäre Zusammenarbeit mit Medizinern, wie sie bei der Aufbereitung medizinischen Datenmaterials für eine computergestützte Dokumentation erforderlich ist. Zwei Punkte im Dokumentationsprozeß sind es vor allem, die sich bei der Konzeption einer Dokumentation als besonders kritisch herausgestellt haben, nämlich die Auswahl der zu erhebenden Daten sowie deren Codierung. Für die Bewältigung beider Fragenkomplexe haben sich eine äußerst systematische Vorgehensweise sowie etwas Nachdenken über grundsätzliche Grenzen einer computergestützten Dokumentation als außerordentlich hilfreich erwiesen.

Der Charakter von Beobachtungen - und solche sind es, die ihren Niederschlag in Datensammlungen finden - hat verschiedenste Wissenschaften beschäftigt.

So sagt uns der Wissenschaftstheoretiker Popper dazu, "daß der Beobachtung die Frage, die Hypothese, oder wie wir es nennen mögen, aber jedenfalls ein Interesse, also etwas Theoretisches vorausgeht. Beobachtungen sind immer selektiv, setzen also etwas wie ein Selektionsprinzip voraus" (8).

Das besagt aber nichts anderes, als daß es immer wieder Daten geben wird, die seinerzeit zwar verfügbar waren, aber damals nicht erfaßt wurden, weil sie als bedeutungslos erachtet wurden, und deren Bedeutung erst zu einem späteren Zeitpunkt im Rahmen neuer theoretischer Perspektiven erkannt wurde (11).

Von seiten der Informatik ist die Unzulänglichkeit von Datensammlungen sehr deutlich von dem amerikanischen Computer Scientist Mealy zum Ausdruck gebracht worden, der sagt: "Thus, we might say that data are fragments of a theory of the real world, and data processing juggles representations of these fragments of theory" (6).

Der grundlegende Aufsatz zu diesem Thema für die Medizin stammt von Proppe. Mit seiner so wichtigen Aussage, daß der Erfolg moderner Dokumentationsmethoden in erster Linie von der ursprünglichen Fragestellung abhängt (9), hat er gezeigt, daß die Fragestellung die geeignete Vorgabe ist, durch die festgelegt wird, was aus der Fülle des Beobachtbaren selektierend erfaßt werden soll.

Derartige Aussagen sind deshalb so wichtig, weil das Bewußtsein um die unvermeidbare Selektivität, um die daraus resultierende Bruchstückhaftigkeit von Datensammlungen, es erleichtert, sich auf wenige

Daten zu beschränken, zumal damit klar ist, daß eine Volldokumentation im Sinne von vollständig eben grundsätzlich nicht möglich ist (16).

Aus dem Primat der Fragestellung, das beim Mediziner liegen muß, ergeben sich Konsequenzen zum methodischen Vorgehen beim Aufbau einer Dokumentation. Der Mediziner muß nicht so sehr sagen können, welche Daten er erheben möchte, sondern was er wissen möchte, welche Fragen er beantwortet haben möchte. Sicher ist es nicht leicht, derartige Fragen präzise zu formulieren, und oft ist dazu ein gutes Stück gemeinsamer Arbeit erforderlich. In jedem Fall sollte die Zusammenstellung der erforderlichen Daten erst in einem zweiten Schritt erfolgen. Ebenso muß die formale Durchsicht eines Konzeptes unbedingt die Rückfrage nach der Fragestellung bzw. nach den zu bearbeitenden Problemkreisen beinhalten. Zu fragen, welche Daten jemand erheben möchte, ist eine grundsätzlich falsche Frage, und darauf wird man eine falsche Antwort erhalten.

Eine auf dieser Erkenntnis basierende, inhaltlich orientierte Arbeitsweise, nämlich die Erarbeitung eines Konzeptes anhand relevanter Fragen bzw. Problemkreise hat sich außerordentlich bewährt. Zwar weiß man nicht, was die Fragen der Zukunft sein werden, doch lohnt es sich - insbesondere bei Inangriffnahme einer Dokumentation - über die Fragestellungen konkreter gegenwärtiger Projekte nachzudenken. Nur so kann sichergestellt werden, daß zumindest letztere beantwortet werden können. Zudem können sich Mediziner viel leichter auf bestimmte Fragestellungen einigen als auf einzelne Daten. Auch fällt es anhand einer Analyse der Fragen leichter, auf bestimmte Daten zu verzichten.

Ich möchte hierzu ein Beispiel aus einer Pilotstudie bringen.
Es ging um einige soziale Faktoren, die in die Dokumentation aufgenommen werden sollten und über die keine Einigung erzielt werden konnte. Einige Ärzte lehnten sie strikt ab, erklärten sie für total sinnlos, andere wollten sie unbedingt in der Dokumentation enthalten haben. Eine Analyse der diesbezüglichen Fragen ergab, daß zu deren Beantwortung sehr viel mehr Angaben erforderlich waren, die jedoch den Rahmen der hier geplanten Dokumentation bei weitem gesprengt hätten. Es wurde deshalb beschlossen, diese Fragen im Rahmen einer speziellen Studie zu untersuchen. Die umstrittenen Daten wurden aus der Dokumentation entfernt.

Derartige Bemühungen, Datensammlungen auf ein sinnvolles Maß zu beschränken, ist einmal durch technische Probleme bedingt; ab einer bestimmten Größenordnung wird die Verarbeitung, wenn auch nicht unmöglich, so doch erheblich erschwert. Auch ist meistens nicht mehr gewährleistet, daß die einzelnen Angaben für jeden Patienten sorgfältig und vollständig erhoben werden. Zum anderen aber - und das ist sicher sehr viel gravierender - sind die Gründe inhaltlicher Art; denn nur so gelingt es, Datenfriedhöfe zu vermeiden oder doch zumindest erheblich zu reduzieren, was an dem obigen Beispiel der Sozialfaktoren recht gut zu sehen ist.

Eng mit der Auswahl der zu erhebenden Daten ist die Frage nach der Form verbunden, in der die Daten erhoben werden sollen. Sofern man nicht Verfahren der Klartextverarbeitung anwendet, müssen die Daten vom Menschen in eine stark formalisierte Sprache übersetzt werden (17). Dieser Prozeß der Codierung bzw. deren Konzeption ist der zweite Punkt, auf den ich eingehen möchte.

Was mich dabei besonders beschäftigt, ist die Tatsache, daß jede Codierung von Daten eine weitere Reduktion der unendlichen Vielfalt der Realität bedeutet.

Ein ganz simples Beispiel dafür ist etwa die Variable "Allgemeiner Leistungszustand", wie sie derzeit in Tumordokumentationen gebräuchlich ist. In Abb. 1 finden Sie drei verschiedene Varianten dieses Schlüssels zusammengestellt, wovon sich die neueste vermutlich durchsetzen wird. Hat man sich einmal dafür entschieden, daß die Erfassung des Leistungszustandes eines Tumorpatienten von Interesse ist, so bedeutet eben dessen Beschreibung mit nur neun alternativen Kategorien eine ganz beträchtliche Reduzierung des in der Realität Beobachtbaren. Die Bezeichnungsweise "Miniwelt", wie sie in der Datenbankliteratur verbreitet ist (13), trifft diesen Sachverhalt recht gut.

Dieser Informationsverlust wird sicher nicht dadurch aufgehoben, daß man möglichst viele Kategorien bildet, die womöglich noch eine Zusammenstellung von logisch verschiedenen Sachverhalten (4) darstellen. Es kann deshalb nicht der Sinn einer solchen Codierung sein, ein möglichst getreues, möglich detailliertes Abbild der Realität zu geben. Das geht schon deshalb nicht, weil hier weitgehend qualitative Daten auf das diskrete Raster eines Computerspeichers abgebildet werden.

"Ziel der Klassifizierung ist die Darstellung der begrifflichen Beziehung zwischen Ausdrücken zum Zweck der Systematisierung. Aus der ungeordneten Sammlung soll ein geordnetes System werden" (7).

Entscheidend für die Güte einer Klassifikation ist somit nicht die Menge der gewählten Kategorien, sondern Systematik.

BASISDOKUMENTATION DER BUNDESDEUTSCHEN TUMORZENTREN (1978)	DEUTSCHSPRACHIGER TNM-AUSSCHUSS (1976) [12]	WHO HANDBOOK FOR STANDARDIZED CANCER REGISTRIES (1976) [15]
ALLGEMEINER LEISTUNGSZUSTAND (NACH KARNOFSKY)	ALLGEMEINER LEISTUNGSZUSTAND NUR TUMORBEDINGTE EINSCHRÄNKUNG	PATIENT STATUS ...
0 - NORMALE AKTIVITÄT, KEINE BEEINTRÄCHTIGUNG	0 - BESCHWERDEFREI	
1 - NORMALE AKTIVITÄT, NUR GERINGFÜGIGE BEEINTRÄCHTIGUNG	1 - GERINGE BESCHWERDEN	1 - WELL AND ACTIVE
2 - ARBEITSUNFÄHIG, KANN SICH ABER SELBST VERSORGEN	2 - DEUTLICHE BESCHWERDEN, ABER VORWIEGEND AUSSER BETT	2 - WELL, NOT ACTIVE
3 - ARBEITSUNFÄHIG, GELEGENTLICHE HILFE ERFORDERLICH	3 - STARKE BESCHWERDEN, ÜBER 50 % BETTLÄGERIG	3 - SOME DISABILITY, BUT ACTIVE
4 - ARBEITSUNFÄHIG, UNTERSTÜTZUNG ERFORDERLICH, NICHT BETTLÄGERIG	4 - VOLL BETTLÄGERIG	4 - SOME DISABILITY, NOT ACTIVE
5 - PFLEGEBEDÜRFTIG	5 - NICHT GESCHÄFTSFÄHIG	5 - CONFINED TO BED
6 - STARK GESCHWÄCHT, KRANKENHAUSAUFENTHALT NOTWENDIG		6 - ALIVE BUT NO EVIDENCE OF STATUS
7 - AKTIVE BEHANDLUNG NÖTIG, UM DAS LEBEN ZU RETTEN		7 - NO FOLLOW-UP DONE
8 - MORIBUND		8 - DEAD
9 - F.A.		9 - UNKNOWN

Abb. 1

So klar die Bedeutung einer Systematisierung der Medizin inzwischen erkannt ist (10), so weit ist man derzeit von der Erreichung dieses Zieles entfernt.

Ich möchte Ihnen hierzu ein Beispiel aus der praktischen Arbeit bringen, nämlich verschiedene Schemata zur Erfassung von Todesursachen von Neugeborenen.

Die einzelnen Versionen sollen hier nicht im Detail erörtert werden. Lediglich auf einige Aspekte möchte ich hinweisen, weil ich sie für besonders symptomatisch halte.

Zunächst sei bemerkt, daß die Forderung nach Vollständigkeit formal bei allen Schemata erfüllt ist. Denn sie enthalten alle die Angabe "sonstige Todesursache". Das 3. Schema, das im Gegensatz zu den beiden anderen keine Mehrfachnennungen zuläßt, ist zudem spektralrein.

Was auffällt, ist einmal die Variabilität zwischen den einzelnen Schlüsseln. Es sei hier ergänzt, daß es auch geburtshilfliche Doku-

KANTONSSPITAL LIESTAL (1972) [14]	UNIVERSITÄTS-FRAUENKLINIK BONN (1974) [2]	LUISENHOSPITAL AACHEN (1976) [1]	
TODESURSACHEN 0=KA 1=NEIN 2=JA	VERSTORBEN ... URSACHE: (MARKIERUNGSBELEGLESER)	SPALTE 66	TODESURSACHEN DES NEUGEBORENEN
HYPOXIE	FEHL - MISSBILDUNGEN	0	KIND LEBT
FW-ASPIRATION	FETOPATHIA DIABETICA	1	HYPOXIE
NS- KOMPLIKATIONEN	FRUCHTWASSERASPIRATION	2	INFEKTIONEN
NICHTTRAUMAT, HIRNBLUTUNG	HAEMATOLOG, SEROLOG. ERKRANKG.	3	FEHL- UND MISSBILDUNGEN
HYALINE MEMBRANEN	HIRNBLUTUNG	4	GEBURTSVERLETZUNGEN
PLAZENTA-KOMPLIKATIONEN	HYALINE MEMBRANEN	5	LEBENSSCHWÄCHE, FRÜHGEBURT
INFEKTIONEN	LEBENSSCHWÄCHE, UNREIFE	6	BLUTUNGSÜBEL
FEHL- UND MISSBILDUNGEN	SONSTIGES	7	STOFFWECHSELKRANKHEITEN
GEBURTSVERLETZUNGEN		8	SONSTIGE URSACHEN
LEBENSSCHWÄCHE, FRÜHGEBURT		9	KEINE ANGABEN
MANGELGEBURT			
HAEMATOLOG, SEROLOG, URSACHE			
STOFFWECHSELKRANKHEITEN			
ECHTE ÜBERTRAGUNG			
SONSTIGE TODESURSACHE			
....			

Abb. 2

mentationen ohne Angabe einer Todesursache gibt (5). Ein Teil dieser Variationsbreite, aber auch nur ein Teil, erklärt sich sicher durch unterschiedliche Auswertungsziele (4).

Ferner hinweisen möchte ich auf den deskriptiven Charakter der einzelnen Kategorien, der bei dem 1. Beispiel als dem ausführlichsten am meisten auffällt. Ich meine damit, daß vermutlich eine Zusammenstellung der häufigsten bzw. wichtigsten Todesursachen erfolgt ist, die, falls sie zutreffen, angekreuzt werden können. Man beachte auch die Reihenfolge der Angaben: Zwischen Frühgeburt und echte Übertragung sind die Kategorien

Mangelgeburt
haematolog. serolog. Ursache und
Stoffwechselkrankheiten

zwischengeschaltet.

Die einzelnen Angaben lassen sich so wohl kaum in Obergruppen zusammenfassen.

Eine derartige Codierung von Sachverhalten ist zumindest derzeit noch außerordentlich verbreitet, schon deshalb, weil bei dieser Form der Darstellung ein sehr leistungsfähiges Instrumentarium zur Verfügung steht - man denke hier nur an das Programmpaket SPSS.

Trotzdem muß man sagen, daß die Aufbereitung medizinischen Datenmaterials in derartige Schemata schwerfällt. Die formalen Anforderungen sind außerordentlich strikt und die Materie paßt sich dieser Form nur sehr schwer an. Bedenkt man, daß die Medizin eine Wissenschaft ohne eine formale Theorie ist (10) und daß bisher alle Versuche, eine logisch einwandfreie Klassifikation der pathologischen Zustände aufzustellen, gescheitert sind (3), so verwundert es nicht, daß die in der Praxis erarbeiteten Lösungen oft einen Kompromiß bilden, den man eingehen muß, um überhaupt arbeiten zu können.

Was sich hier widerspiegelt, ist die Konfrontation einer empirischen mit einer formalen Wissenschaft, deren Integration so schwer fällt. Inhaltliche Problemstellung, formale Anforderungen und technische Möglichkeiten müssen aufeinander abgestimmt werden. Von einer befriedigenden Lösung ist man in vieler Hinsicht noch weit entfernt. Für den Erfolg der hier erforderlichen interdisziplinären Zusammenarbeit ist m.E. ausschlaggebend, daß sie sich an der Problemstellung orientiert, d.h. die Problemstellungen der Mediziner, also der inhaltliche Aspekt, nicht die Form, sollte der Ausgangspunkt dieser Arbeit sein, und dazu ist es erforderlich, daß der Mediziner seine Probleme darstellt, und daß der Vertreter der formalen Wissenschaft, sei es Informatik, sei es medizinische Statistik, in der Lage ist, diese Problemstellungen zu begreifen.

Literatur

(1) Goecke, Klaus: Geburtshilfliche Daten, Dokumentation und Elektronische Datenverarbeitung. (Urban und Schwarzenberg, München, Berlin, Wien, 1976 (Monographie).)

(2) Hamacher, M., Niesen,M.: EDV-gerechte Datenerfassung in einer Neugeborenen-Abteilung, Z. Geburtsh. Perinat. 178 (1974) 51-57

(3) Internationale Klassifikation der Krankheiten (ICD) 1968. 8. Revision, Kohlhammer, Stuttgart, 1968

(4) Immich, H.: Praktische Anwendung der Klassifikations- und Codierungsprinzipien. In: S. Koller und G. Wagner, Handbuch der Medizinischen Dokumentation und Datenverarbeitung, Schattauer, Stuttgart, 1975, S. 245-266

(5) Karkut, G.: Geburtshilfliches Krankenblatt als Belegleseformular, Zbl. Gynäk. 94 (1972), 495-504

(6) Mealy, George H.: Another Look at Data, AFIPS Conference Proceedings, Fall Joint Computer Conference Vol. 31, (1967) S. 525-534

(7) Nacke, O., Gerdel, W.: Medizinische Terminologien, Kriterien ihrer Bewertung, Regeln ihrer Normung. In: S. Koller und G. Wagner, Handbuch der Medizinischen Dokumentation und Datenverarbeitung, Schattauer, Stuttgart, 1975, S. 213-232

(8) Popper, K.: Die Zielsetzung der Erfahrungswissenschaft (In: Hans Albert, Theorie und Realität, Mohr, Tübingen, 2. Aufl., 1977, S. 43-58)

(9) Proppe, A.: Der Primat der Fragestellung für eine wissenschaftlich nutzbare Dokumentation, Med. Dok. Vol. 4, No. 4 (1960), S. 73-78

(10) Reichertz, P.L.: Towards Systematization, Meth. Inform. Med. 16, No. 3, 1977, S. 125-130

(11) Ströker, E.: Einführung in die Wissenschaftstheorie. Wissenschaftliche Buchgesellschaft, Darmstadt 1973

(12) UICC, TNM Klassifizierung der malignen Tumoren und allgemeine Regeln zur Anwendung des TNM-Systems. 2. Aufl., Springer, 1976

(13) Wedekind, H.: Datenbanksysteme I. BI Wissenschaftsverlag 1974

(14) Wenzel, K., Wenner, R.: Die elektronische Datenverarbeitung in der Geburtshilfe. Schweizerische Zeitschrift für Gynäkologie und Geburtshilfe, Supplementum 2, Schwabe 1972

(15) WHO Handbook for Standardized Cancer Registries. WHO Offset Publication No. 25, Geneva 1976

(16) Wiesner, B.: Einige Überlegungen zur klinischen Basisdokumentation. Angewandte Informatik 8/77, S. 331-335

(17) Wingert, F.: Klartextverarbeitung in der Medizin. In: F. Wingert, Klartextverarbeitung, Springer, 1978 S. 1-20

DIE MEDIZINISCHE DATENBANK ALS MODELL EINES KRANKENHAUSES

Casper, K. ; Smidt, U.

Krankenhaus Bethanien, Moers

Ein klinisches Kommunikationssystem geht davon aus, daß es alle notwendigen im Krankenhaus erhobenen Patientendaten zur Verfügung stellen kann. Eine in diesem System benutzte Datenbank wird damit zwangsläufig zu einem Modell, in dem die Möglichkeiten und Abläufe des Krankenhauses abgebildet sind.

Wir möchten unter diesem Gesichtspunkt unsere Datenbank hier vorstellen, die wir in folgenden Abschnitten behandeln :

- der Patient
- das statische Abbild
- das dynamische Abbild
- Abbildungen von Krankheits- und Therapieverlauf
- das Mengengerüst

1. Der Patient muß im Computer als unverwechselbares Individuum auftreten; gleichzeitig sind eine Reihe weiterer Forderungen bei der Individualisierung zu berücksichtigen, wie sie in Abb. 1 aufgeführt sind. Die Forderungen haben folgende Bedeutung:

-	Eindeutigkeit	(Sicherheit der Zuordnung des Patienten)
-	Verfügbarkeit	(Möglichkeit der Erstellung)
-	Ansprechbarkeit	(Einfachheit der Handhabung)
-	Wiederauffindbarkeit	(Unabhängigkeit vom Benutzer)
-	Menschenwürde	(Einhaltung ethischer Normen)

Bei einer näheren Betrachtung der Zusatzforderungen erkennt man sehr schnell, daß es das ideale Kennzeichen für den Patienten nicht gibt; die verschiedenen Kennungen erfüllen in unterschiedlichem Maße die geforderten Bedingungen. Will man möglichst viele Bedürfnisse befriedigen, so muß man die entsprechenden Kennzeichnungen zu einem Gesamtnamen zusammenfassen, wobei je nach Situation mit einem Teilnamen (analog zur Verwendung von Vor- und Zunamen gearbeitet wird. In unserem klinischen Kommunikationssystem (KKS) benutzen wir alle 4 aufgeführten Zeichen, d.h. der Patient ist ansprechbar durch

- Sequentielle Nummer (= Aufnahmenummer)
- Identifikations-Kennzeichen
- Betten-Nummer
- Namen (indirekt)

2. Die statische Struktur eines Krankenhauses kann grob in 4 Funktionalbereiche gegliedert werden, die sich in unserer Datenstruktur wiederfinden (Abb.2).

Wir haben folgende Entsprechungen :

Patientenverwaltung	-	Personenstammdatei (Inhalt: Personalien)
Stationsbereich	-	Medizinische Datei (Inhalt: therapeutische und diagnostische Daten)
Leistungsstellen	-	Arbeitsplatzdateien (Inhalt: Aufträge)
Archiv	-	Archivdatei (Inhalt: Identifikation, Aufenthalt).

Zwischen den verschiedenen Bereichen gibt es verknüpfende Übergangsinformationen. Z.B. muß ein Stationswechsel des Patienten der Verwaltung bekannt gemacht werden. Diesen Übergangsinformationen entsprechen Zeigerverweise und Übergangsfelder in den Dateien, die analog zu den Änderungskarteien und Eintragungen des Krankenhauses geändert werden.

Verlegt z.B. eine Station einen Patienten, so wird das neue Bett nicht nur mit dem Patienten verzeigert, sondern auch in der Personenstammdatei eingetragen.

Die in den einzelnen Bereichen ermittelten Patientendaten spiegeln sich in der Feinstruktur der Datenbanksätze wider. Der Teilsatz der medizinischen Datei (Abb. 3) enthält als Felder alle auf einer Station (der Inneren Abteilung) erfaßbaren Informationen. Erhebt die Station weitere qualitativ unterschiedliche Daten, dann müssen neue Felder zugefügt werden. In ähnlicher Weise bilden die Arbeitsplatzdateien zusammen mit dem Leistungskatalog und dem Kalender eine genaue Beschreibung der Möglichkeiten der Arbeitsplätze.

3. Die Bewegungen in einem Krankenhaus, ausgeprägt im Akutkrankenhaus, werden durch die Änderungsmöglichkeit (update) der Datenbank abgebildet. Wir haben die Bewegungen in 3 großen Zyklen strukturiert (Abb. 4):

-	Bewegung des Patienten;	von der Aufnahme zur Entlassung
-	Auftragsabwicklung;	von der Erteilung zur Ergebnisrückmeldung
-	Dokumentationsverlauf;	von der Archivausgabe zur Archivrückstellung.

Entsprechende Zyklen werden auch in der Datenbank durchlaufen (Abb.5), wobei den Aktionen im Krankenhaus Update-Prozeduren in der Datenbank entsprechen.

Die Zyklen lassen sich funktional auflösen und zeigen dann deutlich die Übereinstimmung zu den Realabläufen.

Zwischen den Kreisen gibt es eine Reihe von Querverbindungen, z.B. beeinflussen sich Beauftragung und Patientenbewegung gegenseitig. Ein Patient kann nicht aus dem System entfernt werden, wenn er noch offene Aufträge hat; umgekehrt kann für einen nicht mehr anwesenden Patienten kein Auftrag mehr erteilt werden. Ähnliche wechselseitige Abhängigkeiten bestehen zwischen Aufnahme und Archiv; ein bereits aufgenommener Patient (Archivdatei) kann nicht nochmals aufgenommen werden; ein entlassener Patient wird automatisch archiviert.

4. Krankheits- und Therapieverlauf des Patienten, wie sie in festen Daten erfaßbar sind, finden ihre Abbildung in den Feldinhalten der Medizinischen Datei.

Sehen wir uns die Felder für Laborwerte an (Abb. 6), so erkennt man, daß die Blutzuckerwerte Z1 (morgens) und Z4 (abends) das Krankheitsbild bestimmen. Die vom Arzt eingeleitete Therapie ist aus dem Medikamentenbild abzulesen (Abb.7), es wurden täglich 2-mal Insulingaben unterschiedlicher Mengen gespritzt. In dem Kombinationsbild (Abb. 8) wird das Verhältnis von Aktion (Arzt) und Reaktion (Patient) dargestellt. Dieses Diabetikerbeispiel ist allerdings nicht der Regelfall für die Krankheitsdarstellung, in den meisten Fällen verfügt eine Datenbank nicht über einen Satz harter Daten, die diese Eindeutigkeit zuläßt.

Neben der aufgezeigten qualitativen Übereinstimmung zwischen dem Realkrankenhaus und dem Computerkrankenhaus gibt es eine sehr starke Parallelität zwischen den quantitativen Größen. Dabei wird es sich selten um eine 1 : 1 Übereinstimmung handeln. Die Anzahl von Betten ist in unserer Datenbank erheblich größer als im Realkrankenhaus, da physisch entlassene Patienten bis zur Komplettierung ihrer Unterlagen (z.B. Arztbrief) in ein Pseudobett gelegt werden. Daher stellt die Bettendatei mehr einen Maßstab der im Krankenhaus im Schnitt zu bearbeitenden Patienten dar, als die Abbildung der verfügbaren Betten. Ähnlich verhält es sich mit den übrigen Dateien, die eher den Aufgabenumfang als die physische Größe wiedergeben. Insgesamt ist das Computerkrankenhaus etwa 1,8 mal größer als das Realkrankenhaus.

In Abb. 9 sind die Größen der Hauptdateien dargestellt. Für die Erfassung der medizinischen Daten werden die meisten Sektoren benötigt, insgesamt 20,4 MB für ca. 1.200 Patienten, der Anteil der Patientenstammdatei ist mit 0,9 MB erheblich kleiner. Die Archivdatei kann ca. 100.000 Patienten aufnehmen, jeder Satz enthält ca. 100 Byte.

Die Medizinische Datei ist nach Abteilung gegliedert. Die unterschiedliche Größe (Abb. 10) ergibt sich aus den unterschiedlichen Größen der Abteilungen, aber auch aus mittlerer Aufenthaltsdauer und den unterschiedlichen Informationsmengen. Z.B. enthält die Wochenstation Informationen zum Kind, die in den anderen Abteilungsdateien nicht vorkommen.

Zusammenfassend kann man sagen, daß die Datenbank in bestimmten Bereichen das Realkrankenhaus sehr gut widerspiegelt und daher als Modell angesehen werden kann. Der Nutzen einer solchen Betrachtung kann darin liegen, daß

- Zusammenhänge und Abhängigkeiten im Modell transparenter sind als im Realkrankenhaus,
- Konsequenzen bei organisatorischen Ablaufänderungen besser verfolgt werden können,
- Kapazitäten und ihre Nutzung erkennbar werden
- Abläufe und Konventionen festgeschrieben werden, wodurch eine zeitliche und räumliche Kontinuität erreicht werden kann.

Abb. 1

Bewertung von Personenkennzeichnungen

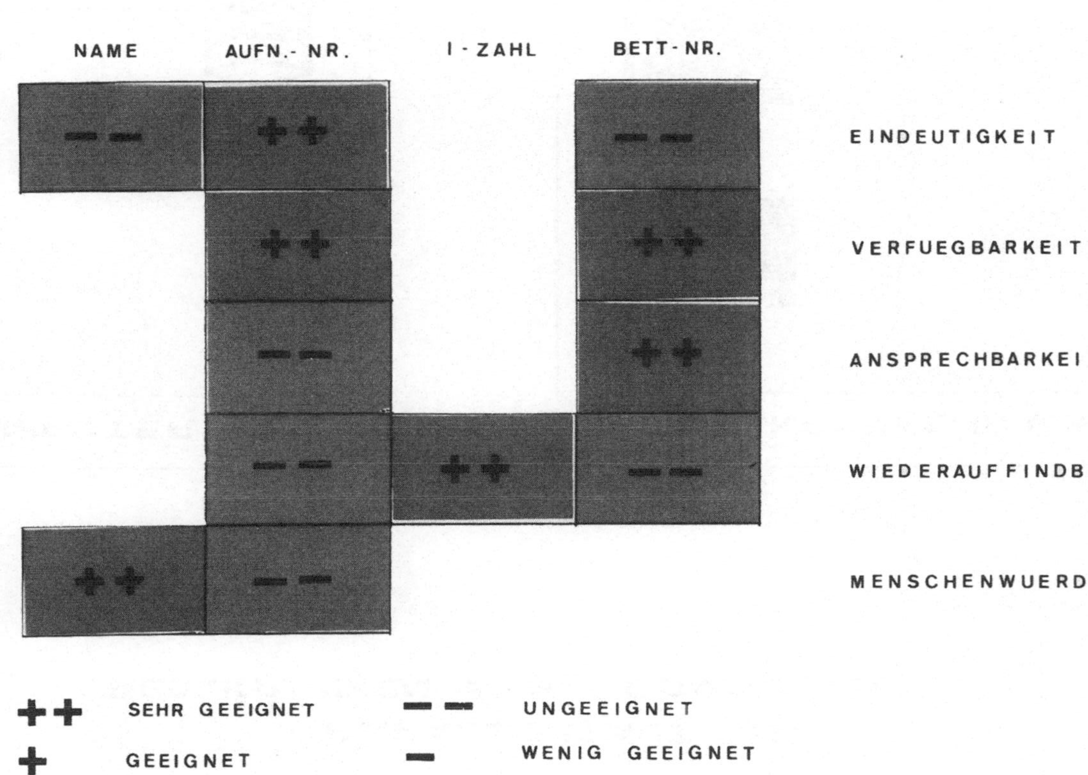

PARALLELITAET ZU
REALKRANKENHAUS - COMPUTER

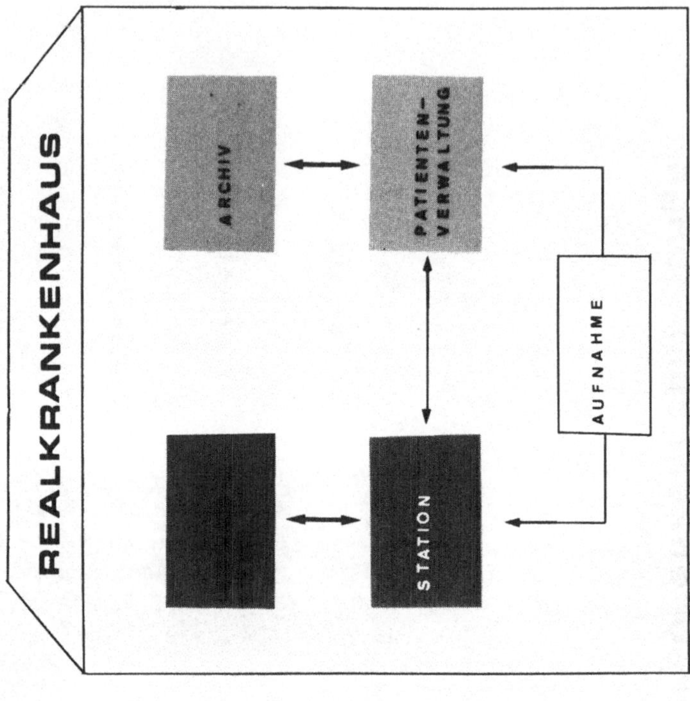

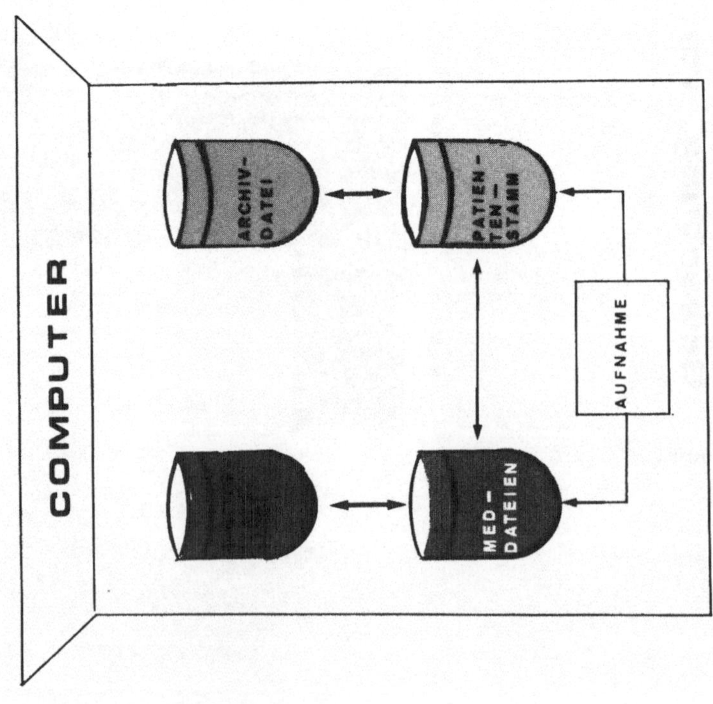

Abb. 2

Abb. 3

Feinstruktur Medizinische Datei

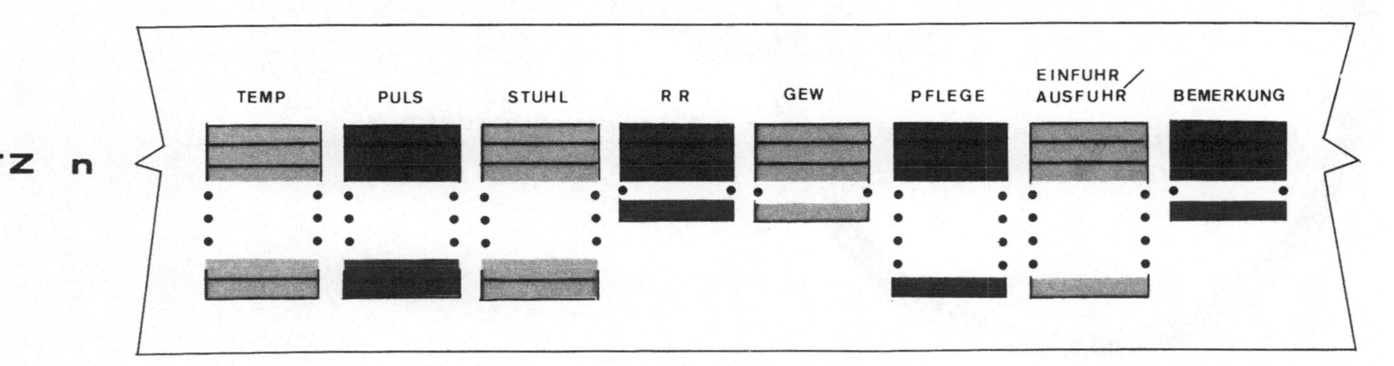

BEWEGUNGSZYKLUS
Auftragsabwicklung
Dokumentation
Patientenbewegung

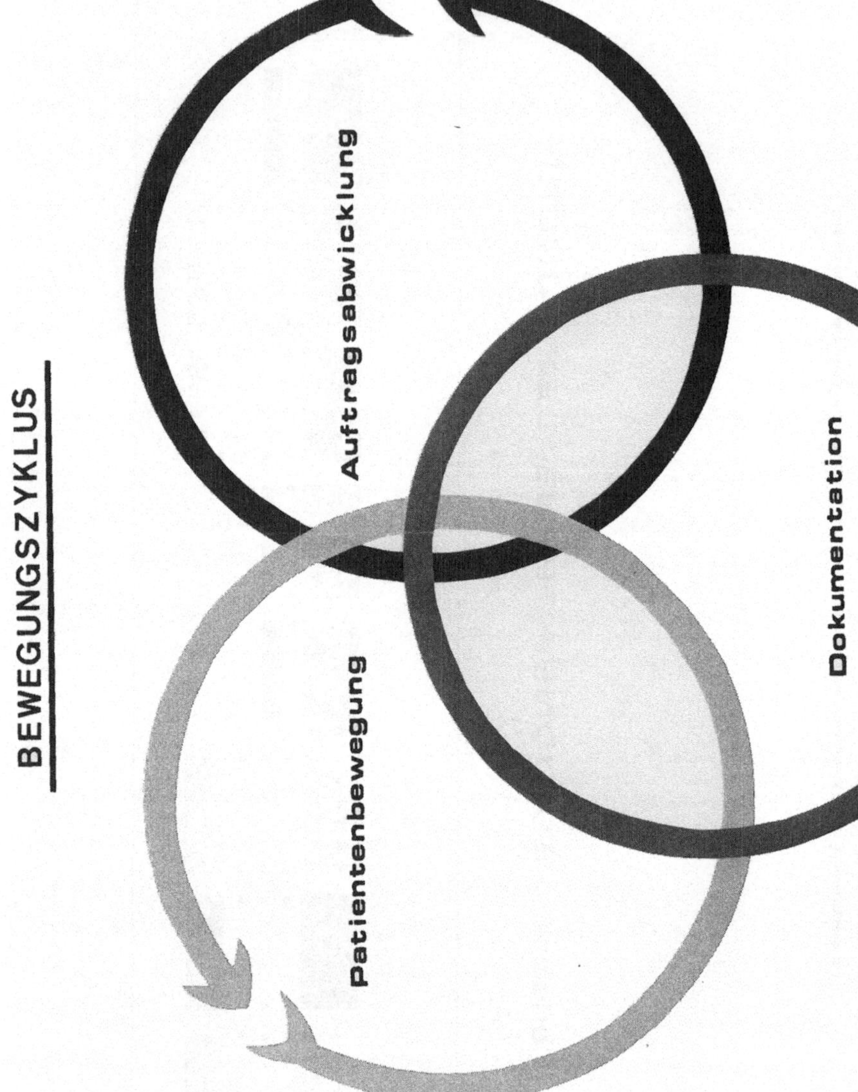

Abb. 4

Funktionale Aufloesung der Bewegungszyklen

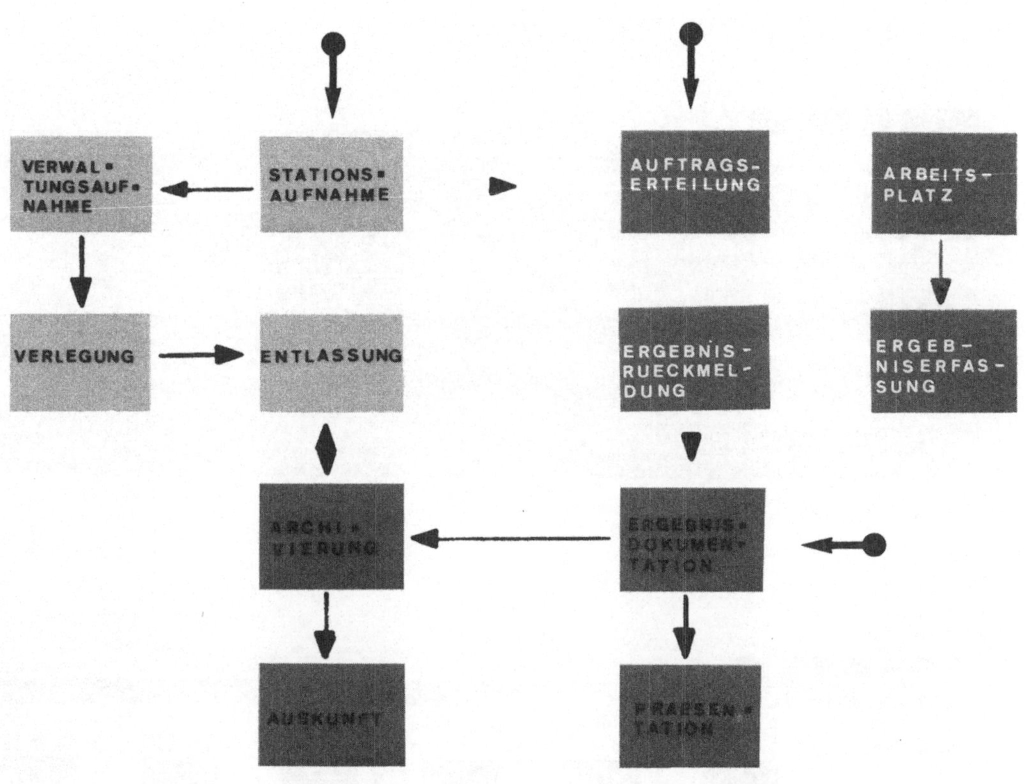

Abb. 5

[illegible] [illegible] [illegible] [illegible] 7 PE.JEDERMANN 271110

1	1	2	3	4	5	6	7				
Z1	322	[illegible]	[illegible]	[illegible]	[illegible]	[illegible]	[illegible]				
Z4	214	[illegible]	[illegible]	[illegible]	130	120	120				
OT	25						27				
PT	28						28				

Abb. 6

[illegible] [illegible] [illegible] [illegible] 7 PE.JEDERMANN 271110

MEDIKAMENTE		4	1	2	3	4	5	6	7
INSULIN *	 START	7 1	1x1 # 24IE N 200	1x1 # 36IE N 200	1x1 # 24IE N 200	--------	--------	--------	--------
INSULIN *	 START	7 1	1x1 # 12IE N 400	1x1 # 16IE N 400	--------	--------	1x1 # 12IE N 400	1x1 # 16IE N 400	--------
LANITOP *	 START	7 1	2x1 T N 240	--------	--------	--------	--------	--------	--------
VALIUM	 START ENDE	2 1 2	1x1 T 10 N 400	--------					

Abb. 7

[illegible] [illegible] [illegible] [illegible] 7 PE.JEDERMANN 271110

AUSWAHL	1	2	3	4	5	6
INSULIN	1x24IE	1x36IE	1x24IE	--------	--------	--------
INSULIN	1x12IE	1x16IE	--------	--------	1x12IE	1x16IE
Z1	[illegible]	[illegible]	[illegible]	[illegible]	[illegible]	[illegible]
Z4	[illegible]	[illegible]	[illegible]	[illegible]	130	120

Abb. 8

UMFANG DER HAUPTDATEIEN
FK·Datei
15.5 MB
ARCHIV·Datei
0.9 MB
PATIENTEN-
STAMM·Datei

Abb. 9

UMFANG DER FK·DATEIEN
698 S
Innere Abt.
9074 KB
400 S
Chirurgie
5200 KB
236 S
Kinder
3068 KB
214 S
GYN
2782 KB

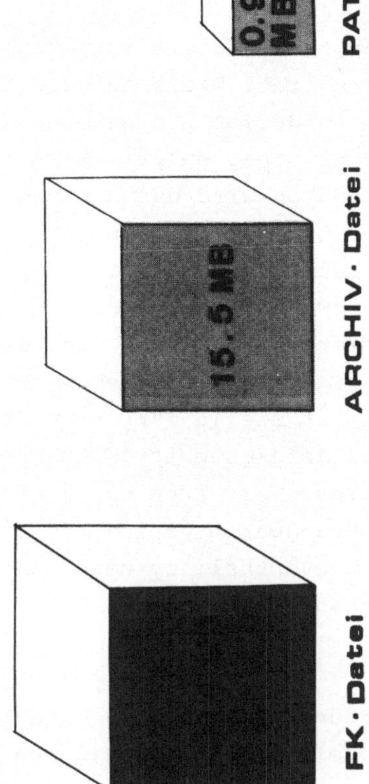

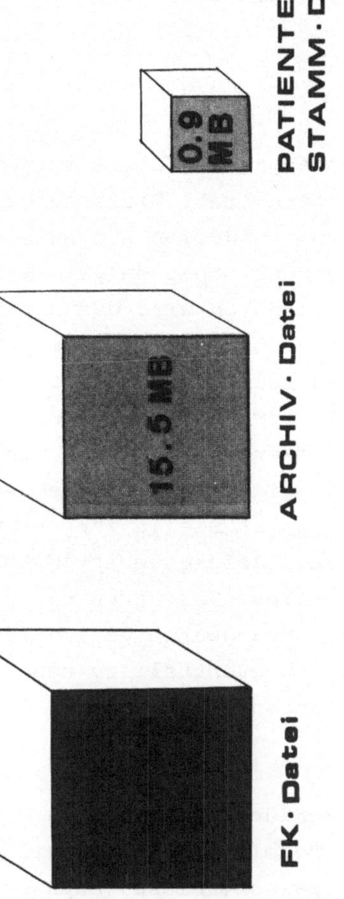

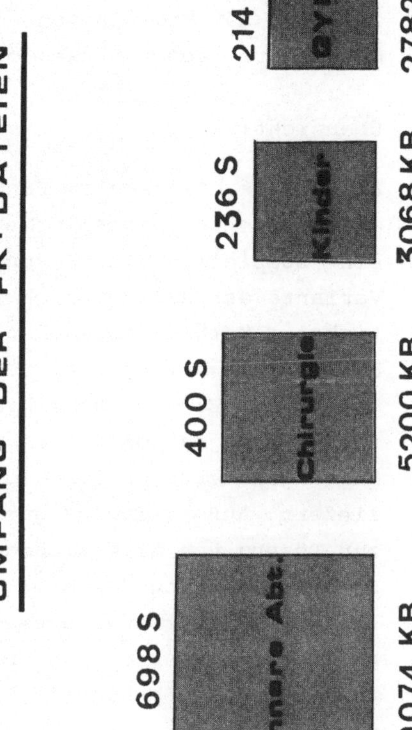

Abb. 10

NUMERISCHE ASPEKTE DER MODELLANPASSUNG AN EXPERIMENTELLE DATEN AM BEISPIEL DER STREPTOKINASEBEHANDLUNG

Meyer, D.,; Richter, O.

Institut für Medizinische Statistik und Biomathematik, Universität Düsseldorf, 4000 Düsseldorf

Übersicht:

Es wird das allgemeine Problem der Anpassung eines mathematischen Modells an experimentelle Meßdaten betrachtet. Diese Aufgabe führt auf ein spezielles Minimierungsproblem, zu dessen Lösung eine geeignete Variante der aus der nichtlinearen Funktionalanalysis bekannten Stetigkeits-Methode angegeben wird. Hierdurch wird das Minimierungsproblem in ein Anfangswertproblem für gewöhnliche Differentialgleichungen überführt. Es wird an mehreren Beispielen demonstriert, daß die numerische Integration dieses Anfangswertproblems auch bei sehr schlechten Ausgangsnäherungen für die zu bestimmenden Parameter noch die Lösung liefert. Außerdem wird gezeigt, daß sich viele der bekannten Verfahren zur Lösung von Ausgleichsaufgaben als spezielle Varianten der numerischen Auswertung des hier angegebenen Anfangswertproblems herleiten lassen. Hierdurch wird es möglich, diese Verfahren unter einem einheitlichen, aber von dem bisherigen Standpunkt verschiedenen Aspekt theoretisch zu behandeln, wodurch man eventuell zu neuen Konvergenzvoraussetzungen und - aussagen gelangen könnte.

I Allgemeine Problemstellung

Eines der Standardprobleme der anwendungsorientierten Biomathematik besteht darin, ein mathematisches Modell eines biologischen Vorganges möglichst gut an die Realität anzupassen. Diese "Anpassung an die Realität" ist dabei meistens so zu verstehen, daß für gewisse Konstanten in den "Modellgleichungen" Werte zu bestimmen sind, so daß die Lösungen der Modellgleichungen dann möglichst gut mit experimentellen Messungen übereinstimmen. In allgemeiner, mathematischer Formulierung führt diese Aufgabe auf folgendes Minimierungsproblem:

$$\mathcal{S}(c_1,\dots,c_n) := \sum_{p=1}^{N} \sum_{q=1}^{M} g_{pq} \, (x_p(t_q;c_1,\dots,c_n) - x_{pq})^2 \stackrel{!}{=} \min \quad (1)$$

Dabei sind die x_{pq} Meßwerte zu den Zeitpunkten t_q für die Funktionen $x_p(t;c_1,\dots,c_n)$ die entweder in analytischer Darstellung gegeben sind und explizit von den Parametern $c_1, \dots, c_n$ abhängen, oder aber als Lösung eines Anfangswertproblems definiert sind, wobei die $c_1, \dots c_n$ dann Parameter und/oder Anfangswerte dieses Differentialgleichungssystems sind. Die g_{pq} sind Gewichtsfaktoren, die von der Genauigkeit abhängen, mit der die x_{pq} gemessen werden können.

Zur Lösung der Aufgabe (1) gibt es eine Vielzahl numerischer Iterationsverfahren, die sich teils unmittelbar auf das Minimierungsproblem (1) beziehen (z.B. die verschiedenen Varianten des Gradienten-Verfahrens oder einfacher Suchverfahren), teils das (1) zugeordnete "Nullstellenproblem" zur Grundlage haben (z.B. die verschiedenen Varianten des Newton-Verfahrens). Das (1) zugeordnete "Nullstellenproblem" erhält man dabei durch Gradientenbildung als notwendige Bedingung für das Minimum zu

$$G(c) = 0 \tag{2}$$

wobei $c := (c_i)_{i=1,\dots,n}$, $G(c) := \dfrac{\partial \varphi(c)}{\partial c}$

Die Ideal-Forderungen, die man an ein Verfahren zur Lösung der Aufgabe (1) (oder (2)) stellen könnte, wären:

(IF1) Das Verfahren soll auch bei sehr schlechten Startwerten (d.h. Schätzwerten) für die zu bestimmenden Parameterwerte c_i gegen die gesuchte Lösung konvergieren.

(IF2) Es muß möglich sein zu entscheiden, ob die gesuchte Lösung mit einer vorgegebenen Genauigkeit approximiert ist.

(IF3) Es sollte möglich sein zu entscheiden, ob die gefundene Lösung ein globales oder lediglich lokales Minimum darstellt. Oder anders ausgedrückt: Es sollte eine globale Eindeutigkeitsaussage möglich sein.

Die allgemein bekannten Verfahren zur Lösung der Aufgabe (1) (oder 2)) erfüllen nun leider nur entweder die Forderung (IF1) oder (IF2). So ist das Gradienten-Verfahren zwar auch noch bei mäßig schlechten Startwerten brauchbar, es ist aber kaum möglich zu entscheiden, wann die Lösung mit vorgegebener Genauigkeit approximiert ist, da bei sehr flachen Minima der Gradient auch in erheblicher Entfernung von der Lösung schon sehr klein sein kann. Andererseits erfordert das Newton-Verfahren, das sehr gute Fehlerabschätzungen erlaubt, auch sehr genaue Startwerte. Über die Eindeutigkeit der Lösung liefert das Gradienten-Verfahren keinerlei Aussage, das Newton-Verfahren sichert lediglich die lokale Eindeutigkeit (d.h. innerhalb einer gewissen, z.T. aber nur sehr kleinen Umgebung um die berechnete Lösung).

Nun stellt die nichtlineare Funktionalanalyse eine sehr allgemeine und kraftvolle Methode bereit, deren von Fall zu Fall verschieden und geeignet zu wählende Konkretisierung in der reinen und angewandten Mathematik bereits viele gute Dienste geleistet hat. Diese Methode ist in der Literatur bekannt als "Stetigkeits-Methode" oder "Methode der Fortsetzung nach einem Parameter". Die hier dargestellte, speziell an das Problem (1) adaptierte Variante soll als "quasianalytische Lösung" von (1) bezeichnet werden. Diese Variante erfüllt in ihrer numerischen Realisierung sowohl (IF1) als auch (IF2) und ist damit den bisher üblichen Verfahren zur Lösung von (1) eindeutig überlegen. Bei geeigneter Konkretisierung der Stetigkeits-Methode könnte es sogar möglich sein, auch (IF3) zu erfüllen. Dies ist allerdings eine Frage, die im speziellen Einzelfall geklärt werden müßte und daher nicht Gegenstand dieser Darstellung ist.

Es soll nun die Stetigkeits-Methode in ihrer speziellen Anwendung auf (1) dargestellt und in ihrer numerischen Auswertung an Beispielen erläutert werden.

II Quasianalytische Darstellung der Lösung eines Ausgleichsproblems

Um für (1) eine "quasianalytische" Lösung zu erhalten, wird das Minimierungsproblem (1) zunächst durch Gradientenbildung in das Nullstellenproblem (2) überführt. Nun ist zu beachten, daß G ebenso wie φ nicht nur von den Parametern c, sondern auch von den Meßwerten

$$x := (x_{pq})_{p=1,\dots,N;q=1,\dots,M}$$

abhängt. Man hat also

$$G(c,x) = 0 \tag{3}$$

Sofern für jeden Satz von Meßwerten x eine Lösung von (1) existiert, so gilt für diese Lösung und die zugehörigen Meßwerte (3). Durch (3) wird dann implizit eine Abbildung $c = c(x)$ definiert.

Sei nun $c^o := (c_i^o)_{i=1,\dots,n}$ ein Näherungswert für die Lösung von (1). Zu diesem c^o kann man dann berechnen

$$x_{pq}^o := x_p(t_q;c_1^o,\dots,c_n^o)$$

Mit $x^o := (x^o_{pq})_{p=1,\dots,N;q=1,\dots,M}$ gilt dann offensichtlich

$$G(c^o,x^o)=0 \tag{4}$$

Setzt man nun $$F(c,s) := G(c,sx+(1-s)x^o) \quad , \quad s\in \mathbb{R} \tag{5}$$

Dann gilt offenbar $$F(c^o,s=0) = 0 \tag{6}$$

Außerdem ist offenbar jenes c, für das gilt

$$F(c,s=1) = 0$$

die Lösung von (1).

Sofern (1) für jeden Satz von Meßwerten x eine Lösung besitzt, besitzt auch die Gleichung

$$F(c,s) = 0 \tag{7}$$

mit dem in (5) definierten F für jedes $s\in \mathbb{R}$ eine Lösung. Es wird dann durch (7) implizit eine Abbildung $c = c(s)$ definiert. Nach dem Satz über implizite Funktionen gilt dann

$$\frac{d\ c(s)}{ds} = - \left[\frac{\partial F}{\partial c}\right]^{-1} \frac{\partial F}{\partial s} \tag{8}$$

Formal erhält man dieses Ergebnis durch totale Ableitung von (7) nach s:

$$0 = \frac{d}{ds} F(c(s),s) = \frac{\partial F}{\partial c}\frac{dc}{ds} + \frac{\partial F}{\partial c}$$

Wenn man (6) beachtet, so ist (8) ein Anfangswertproblem mit dem Startwert

$$c(s=0) = c^o \tag{9}$$

Wie oben ausgeführt wurde, ist aber c(s=1) die Lösung der Minimierungsaufgabe (1).

> Die Lösung von (1) läßt sich also darstellen als Lösung des Anfangswertproblems
>
> $$\frac{d}{ds} c(s) = - \left[\frac{\partial F(c(s),s)}{\partial c}\right]^{-1} \frac{\partial F(c(s),s)}{\partial s}$$
>
> $$c(s=0) = c^o$$
>
> an der Stelle s=1.

Man prüft nun leicht nach, daß

$$\left(\frac{\partial F(c(s),s)}{\partial c}\right)_{i,j} = \frac{\partial^2 \varphi}{\partial c_i \partial c_j}(c,(1-s)x^o+sx) =$$

$$= 2\sum_{p=1}^{N}\sum_{q=1}^{M} (x_p(t_q;c)-((1-s)x^o_{pq}+sx_{pq})) \frac{\partial^2 x_p(t_q;c)}{\partial c_i \, \partial c_j} g_{pq} + \tag{11}$$

$$+ 2\sum_{p=1}^{N}\sum_{q=1}^{M} \frac{\partial x_p(t_q;c)}{\partial c_i} \frac{\partial x_p(t_q;c)}{\partial c_j} g_{pq} \; ; \quad \begin{matrix} i=1,\ldots,n \\ j=1,\ldots,n \end{matrix}$$

$$\left(\frac{\partial F(c(s),s)}{\partial s}\right)_i \sum_{p=1}^{N}\sum_{q=1}^{M} \frac{\partial^2 \varphi}{\partial c_i \, \partial x_{pq}} (c,(1-s)x^o+sx) \quad (x_{pq}-x^o{}_{pq}) \tag{12}$$

$$=2\sum_{p=1}^{N}\sum_{q=1}^{M} \frac{\partial x_p(t_q;c)}{\partial c_i} (x_{pq}-x^o_{pq}) \; g_{pq} \quad ; \quad i=1,\ldots,n$$

Sofern sich nun das Anfangswertproblem (10) analytisch integrieren läßt, hat man eine analytische Lösung für (1) erhalten. Dies dürfte aber nur in trivialen Ausnahmefällen möglich sein. Daher soll (10) als "quasianalytische" Lösung von (1) bezeichnet werden.

Eine numerische Integration von (10) bereitet jedoch meist keine Schwierigkeiten, da numerische Verfahren zur Integration einer Differentialgleichung

$$\frac{d}{ds}c(s) = f(c(s),s)$$

im allgemeinen nicht mehr erfordern als die Möglichkeit, die Funktion f(c,s) für beliebige c und s berechnen zu können. Dies ist aber wegen (11) und (12) für (10) der Fall.

Die numerische Integration von (10) erfordert die Berechnung der

$$\frac{\partial x_p(t_q;c)}{\partial c_i} \quad \text{und} \quad \frac{\partial^2 x_p(t_q;c)}{\partial c_i \, \partial c_j} \quad ; \quad \begin{matrix} p=1,\ldots,N \\ q=1,\ldots,M \\ i,j=1,\ldots,n \end{matrix} \tag{13}$$

wie sich aus (11) und (12) ergibt. Sofern die $x_p(t;c)$ in analytischer Darstellung gegeben sind und somit explizit von den c_i abhängen, bereitet die Berechnung der Ausdrücke (13) keine prinzipiellen Schwierigkeiten.

Aber auch wenn die $x_p(t;c)$ lediglich als Lösung eines Anfangswertproblems definiert sind, wobei die c_i gewisse Parameter oder Anfangswerte des entsprechenden Differentialgleichungssystems sind, kann man die Ausdrücke (13) leicht numerisch berechnen. In Anhang 1 sind hierfür die notwendigen Beziehungen zusammengestellt.

Die numerische Integration eines Anfangswertproblems führt wegen der unvermeidlichen Diskretisierungsfehler der verschiedenen Integrationsverfahren mit wachsender Entfernung vom Anfangswert stets mehr oder weniger weit von der eigentlichen Trajektorie weg. Die bloße numerische Integration von (10) würde also an der Stelle s=1 nicht die Lösung von (1) (oder(2)) liefern, sondern lediglich eine mehr oder weniger gute Näherung hierfür. Diese Schwierigkeit läßt sich leicht umgehen, wenn man neben (10) auch die "begleitende algebraische Gleichung"(7) beachtet, aus der (10) entstanden ist. Für jedes c(s) hat man dann nämlich die algebraische Gleichung $F(c(s),s) = 0$. Diese kann man für ständige Nachkorrekturen bei der numerischen Integration von (10) verwenden und so erreichen, daß (10) numerisch exakt integriert wird, wobei exakt hier bedeutet: Der <u>globale</u> Diskretisierungsfehler ist nicht größer als die Maschinengenauigkeit des verwendeten Rechners.

Man wird also bei der Integration von (10) so vorgehen, daß man ein gängiges Verfahren zur numerischen Integration von Differentialgleichungen auf (10) anwendet und als "Praediktor" betrachtet und nach jedem Integrationsschritt ein gängiges Verfahren zur Nullstellenbestimmung auf (7) anwendet, das dann als "Korrektor" wirkt. Einige hierfür geeignete Verfahren zur Nullstellenbestimmung sind in Anhang 2 mit ihren Iterationsvorschriften angegeben.

III Numerische Beispiele und Erläuterung der Abbildungen

Die Abbildungen A/1 bis A/5 beziehen sich auf Ausgleichsprobleme zur Batman-Funktion, die in der Pharmakokinetik eine wichtige Rolle spielt.

Das Ausgleichsproblem lautet:

$$\varphi(c_1,c_2,c_3) := \sum_{i=1}^{N} (c_1(\exp(-c_2 t_i)-\exp(-c_3 t_i))-x_i)^2 \overset{!}{=} \min \qquad (14)$$

In den Abbildungen A/1 und A/2 wurde für $c_1 := 10$, $c_2 := 1$, $c_3 := 3$ zunächst $x_i := c_1(\exp(-c_2 t_i)-\exp(-c_3 t_i))$ für i = 1, ..., 10 und die t-Werte t :=0.3, 0.6, 0.9, 1.2, 1.5, 1.8, 2.1, 2.4, 2.7, 3.0 berechnet. Mit diesen t_i- und x_i-Werten wurde dann Aufgabe (14) gelöst. Als Startwerte wurden hierbei gewählt:

In A/1 :	In A/2:	Lösung :
$c_1 = 15.0$	$c_1 = 5.0$	$c_1 = 10.0$
$c_2 = 0.2$	$c_2 = 0.0$	$c_2 = 1.0$
$c_3 = 6.0$	$c_3 = 6.0$	$c_3 = 3.0$

In A/3 bis A/5 wurden folgende t_i- und x_i-Werte gewählt:

	In A/3	In A/4 und A/5
$t_1 = 0.3$,	$x_1 = 3.1$,	$x_1 = 3.1$
$t_2 = 0.6$,	$x_2 = 4.0$,	$x_2 = 4.0$
$t_3 = 0.9$,	$x_3 = 3.2$,	$x_3 = 3.1$
$t_4 = 1.2$,	$x_4 = 2.8$,	$x_4 = 3.0$
$t_5 = 1.5$,	$x_5 = 2.0$,	$x_5 = 2.0$
$t_6 = 1.8$,	$x_6 = 1.7$,	$x_6 = 1.8$
$t_7 = 2.1$,	$x_7 = 1.1$,	$x_7 = 1.0$
$t_8 = 2.4$,	$x_8 = 1.0$,	$x_8 = 1.0$
$t_9 = 2.7$,	$x_9 = 0.7$,	$x_9 = 0.5$
$t_{10} = 3.0$,	$x_{10} = 0.4$,	$x_{10} = 0.5$

Mit diesen t_i- und x_i-Werten wurde dann Aufgabe (14) gelöst. Als Startwerte wurden hierbei gewählt:

In A/3 :	Lösung:
$c_1 = 5.0$	$c_1 = 11.1182231823$
$c_2 = 0.2$	$c_2 = 1.0486489851$
$c_3 = 7.0$	$c_3 = 2.72892863298$

In A/4 :	In A/5 :	Lösung:
$c_1 = 2.0$	$c_1 = 20.0$	$c_1 = 13.4424126955$
$c_2 = 0.0$	$c_2 = 3.0$	$c_2 = 1.12799028482$
$c_3 = 10.0$	$c_3 = 7.0$	$c_3 = 2.46933775157$

Die Abbildungen B/1 bis B/3 beziehen sich auf folgende Ausgleichsaufgabe, die im Zusammenhang mit theoretischen Überlegungen zur Streptokinase-Therapie Bedeutung besitzt :

$$\varphi(c_1,c_2,c_3,c_4) := \sum_{i=1}^{N} (x_1(t_i;c_1,c_2,c_3,c_4))^2 \overset{!}{=} \min \qquad (15)$$

wobei $x_1(t)$ sich als Lösung des Differentialgleichungssystems

$$\dot{x}_1 = -c_1x_1x_2 - c_2x_1x_3 - c_3x_1 + v_p$$

$$\dot{x}_2 = -c_1x_1x_2 + v_o$$

$$\dot{x}_3 = c_1x_1x_2 - c_4x_3$$

ergibt. Dabei sind vorgegeben: $x_1(0) = 1.1$, $x_2(0) = 0.0$, $x_3(0) = 0.0$, $v_o = 0.0187$, $v_p = 0.152$.

In den Abbildungen B/1 bis B/3 wurde für $c_1 = 90.0$, $c_2 = 500.0$, $c_3 = 0.0$, $c_4 = 2.0$ zunächst das Differentialgleichungssystem (16) gelöst, um die $x_i := x_1(t_i)$ für $i = 1,...,10$ und die t-Werte $t = 0.15, 0.30, 0.45, 0.60, 0.75, 0.90, 1.05, 1.20, 1.35, 1.50$ zu erhalten. Mit diesen t_i- und x_i-Werten wurde dann Aufgabe (15) gelöst. Als Startwerte wurden hierbei jeweils gewählt:

In B/1 :	In B/2 :	In B/3 :	Lösung :
$c_1 = 83.0$	$c_1 = 75.0$	$c_1 = 110.0$	$c_1 = 90.0$
$c_2 = 510.0$	$c_2 = 570.0$	$c_2 = 420.0$	$c_2 = 500.0$
$c_3 = 0.3$	$c_3 = 0.5$	$c_3 = 1.0$	$c_3 = 0.0$
$c_4 = 3.0$	$c_4 = 4.0$	$c_4 = 1.0$	$c_4 = 2.0$

Zur Integration der Differentialgleichungssysteme für die Parameter wurde sowohl in Aufgabe (14) als auch in Aufgabe (15) das "klassische" Runge-Kutta-Verfahren verwendet. Die Nachiterationen erfolgten bei (14) mit dem Halley-Verfahren, bei (15) mit dem gemischten Newton-Verfahren.

In den Abbildungen sind jeweils die Trajektorien dargestellt, die sich für die $c_i(s)$ ergeben für s=0 bis s=1. Wegen der erheblichen Größenunterschiede der Parameter mußten in den Abbildungen B/1 bis B/3 unterschiedliche Maßstäbe auf der Ordinatenachse gewählt werden. In den Abbildungen A/1 bis A/5 wurde zusätzlich die (euklidische) Norm des Gradienten eingezeichnet, die sich in Bezug auf Problem (14) für die Parameterwerte $c_1(s)$, $c_2(s)$, $c_3(s)$ ergibt.

IV Theoretische Bedeutung der "quasianalytischen Lösung" von Ausgleichsaufgaben

In Abschnitt III wurde für einige Beispiele die Darstellung (10) der Lösung von (1) in der Weise numerisch ausgewertet, daß das Anfangswertproblem (10) durch numerische Integration und Nachiterationen exakt gelöst wurde. Hier sollen nun einige andere Möglichkeiten der numerischen Auswertung von (10) dargestellt werden, die zu interessanten Ergebnissen führen. Schreibt man (10) in der Form

$$\frac{d}{ds}c(s) = f(c(s),s) \quad ; \quad c(s=0) = c^o \tag{17}$$

mit
$$f := - \left[\frac{\partial F}{\partial c}\right]^{-1} \frac{\partial F}{\partial s}$$

so ist zunächst festzustellen, daß die rechte Seite von (17) auch von c^o abhängt, wie man aus (11) und (12) wegen $x^o_{pq} := x_p(t_q;c^o)$ erkennt. Also:

$$\frac{d}{ds}c(s) = f(c^o;c(s),s) \quad ; \quad c(s=0) = c^o \tag{18}$$

Anstatt nun (18) exakt zu integrieren, kann man auch so vorgehen, daß man (18) mit einem numerischen Verfahren nur grob angenähert integriert und den so erhaltenen Näherungswert c^1 für c an der Stelle s=1 als eine bessere Näherung der gesuchten Lösung von (1) betrachtet als c^o. Das ganze Verfahren würde man sodann wiederholen mit

$$\frac{d}{ds}c(s) = f(c^1;c(s),s) \quad ; \quad c(s=0) = c^1$$

wobei die grob numerische Integration dieser Differentialgleichung dann die nächste Näherung c^2 liefern würde usw..

Eine sehr grobe numerische Integration von (18) ergibt sich z.B.,wenn man das Euler-Verfahren mit der Schrittweite h=1 wählt. Die Integration von (18) erfolgt dann in einem Schritt und liefert

$$c(s=1) \approx c^1 = c^o + f(c^o;c(s=0),\ s=0) = c^o + f(c^o;c^o,0)$$

Die weiteren Schritte sind dann

$$c^{n+1} = c^n + f(c^n;c^n,0) \tag{19}$$

Schreibt man diese Beziehung unter Verwendung von (11) und (12) ausführlich hin, wobei man beachtet, daß $x^n_{pq} := x_p(t_q;c^n)$ ist, so erkennt man, daß (19) gerade die Iterationsvorschrift des bekannten Gauß-Newton-Algorithmus zur Lösung von (1) liefert, der gewöhnlich aus der Linearisierung der $x_p(t_q;c)$ in Bezug auf c hergeleitet wird.

Die sehr grobe Integration von (18) nach dem Euler-Verfahren in einem Schritt bedeutet, daß man

$$\int_0^1 f(c^o;c(s),s)\,ds \tag{20}$$

ersetzt durch $(1-0)f(c^o;c(s=0,s=0)$. Eine bessere Approximation des Integrals (20) kann man sicher erreichen durch $\gamma f(c^o;c(s=07,s=0)$ wobei γ eine geeignet zu wählende Zahl oder Matrix ist. Das in dieser Weise modifizierte Euler-Verfahren liefert dann in Analogie zu (19) die verschiedenen Varianten des gedämpften Gauß-Newton-Verfahrens.

Ersetzt man das Integral (20) durch $f(c^o;c(s=0),s=0)$, so erkennt man aus (11), daß hierbei in (11) der erste Term, der die zweiten partiellen Ableitungen der $x_p(t;c)$ enthält, völlig unberücksichtigt bleibt. Versucht man diesen Mangel auszugleichen, indem man setzt

$$\int_0^1 f(c^o;c(s),s)\,ds \approx$$

$$\approx -\left[\frac{\partial^2\varphi}{\partial_c^2}(c^o;c(s=0),s=0) + \mu D^T D\right]^{-1}$$

$$\frac{\partial^2\varphi}{\partial_c\partial_s}(c^o;c(s=0),s=0)$$

mit einem geeigneten μ und einer geeigneten Matrix D, so erhält man in Analogie zu (19) die verschiedenen Varianten des Marquardt-Verfahrens.

Die Tatsache, daß man viele der bekannten Verfahren zu Lösung von (1) als spezielle Methoden zur numerischen Auswertung von (10) betrachten kann, ist nun deshalb von besonderem theoretischen (und auch praktischen) Interesse, weil sich dadurch einerseits die Möglichkeit ergibt, Sätze aus der Theorie der gewöhnlichen Differentialgleichungen auf diese Verfahren anzuwenden, und so eventuell zu neuen Konvergenzbedingungen und -aussagen zu gelangen. Andererseits erscheinen die im gedämpften Gauß-Newton- bzw. Marquardt-Verfahren verwendeten Zahlen und Matrizen γ, μ und D, deren spezielle Gestalt bisher mehr oder weniger empirisch bestimmt wurde, hier in dem neuartigen Licht einer möglichst guten Approximation von (20), woraus sich eventuell analytisch abgesicherte Kriterien für eine möglichst gute Wahl dieser Hilfsgrößen ableiten lassen.

V Allgemeines Prinzip der Stetigkeitsmethode

Sind X,Y Banach-Räume und $F:X\to Y$ eine Abbildung. Gesucht sei die Lösung von $F(x) = 0$. Gelingt es, diese Aufgabe einzubetten in eine Problemschar

$$H(x,t) = 0 \quad \text{mit} \quad H:X \times [0,1]\to Y$$

wobei $H(x,0) = 0$ eine leicht lösbare Aufgabe ist und $H(x,1) = F(x)$ ist, so erhält man nach dem Satz über implizite Abbildungen

$$\frac{d}{dt}x(t) = - \left[\frac{\partial H}{\partial x}(x(t),t)\right]^{-1} \frac{\partial H}{\partial t}(x(t),t)$$

Da $H(x,0) = 0$ leicht lösbar ist, ist hierbei $x(t=0)$ bekannt.

Außer den numerischen Vorteilen, die diese Methode in vielen Fällen bringt, liegt ihre Bedeutung darin, daß man unter gewissen Voraussetzungen von der Eindeutigkeit der Lösung von $H(x,0) = 0$ auf die Eindeutigkeit der Lösung von $H(x,1) = F(x) = 0$ schließen kann.

Literatur:

1 Collatz, L. — The numerical treatment of differential equations. Springer-Verlag, Berlin/Heidelberg/New York, 1966

2 Döring, B. — Über das Newtonsche Näherungsverfahren. Math.-Phys. Semesterber. 16, 27-40 (1969)

3 Döring, B. — Ein Satz über das verbesserte Newton-Verfahren. ZAMM 49 (1969), Sonderheft GAMM-Tagung

4 Döring, B. — Einige Sätze über das Verfahren der tangierenden Hyperbeln in Banach-Räumen. Aplikace Matematiky 15 (1970), 419-464

5 Gladtke, E., v.Hattingberg,H.M. — Pharmakokinetik. Springer-Verlag, Berlin/Heidelberg/new York, 1973

6 Knobloch, H.W., Kappel, F. — Gewöhnliche Differentialgleichungen. Teubner-Verlag, Stuttgart. 1974

7 Zeidler, E. — Vorlesungen über nichtlineare Funktionalanalysis I - Fixpunktsätze - Teubner-Verlag, Leipzig, 1976

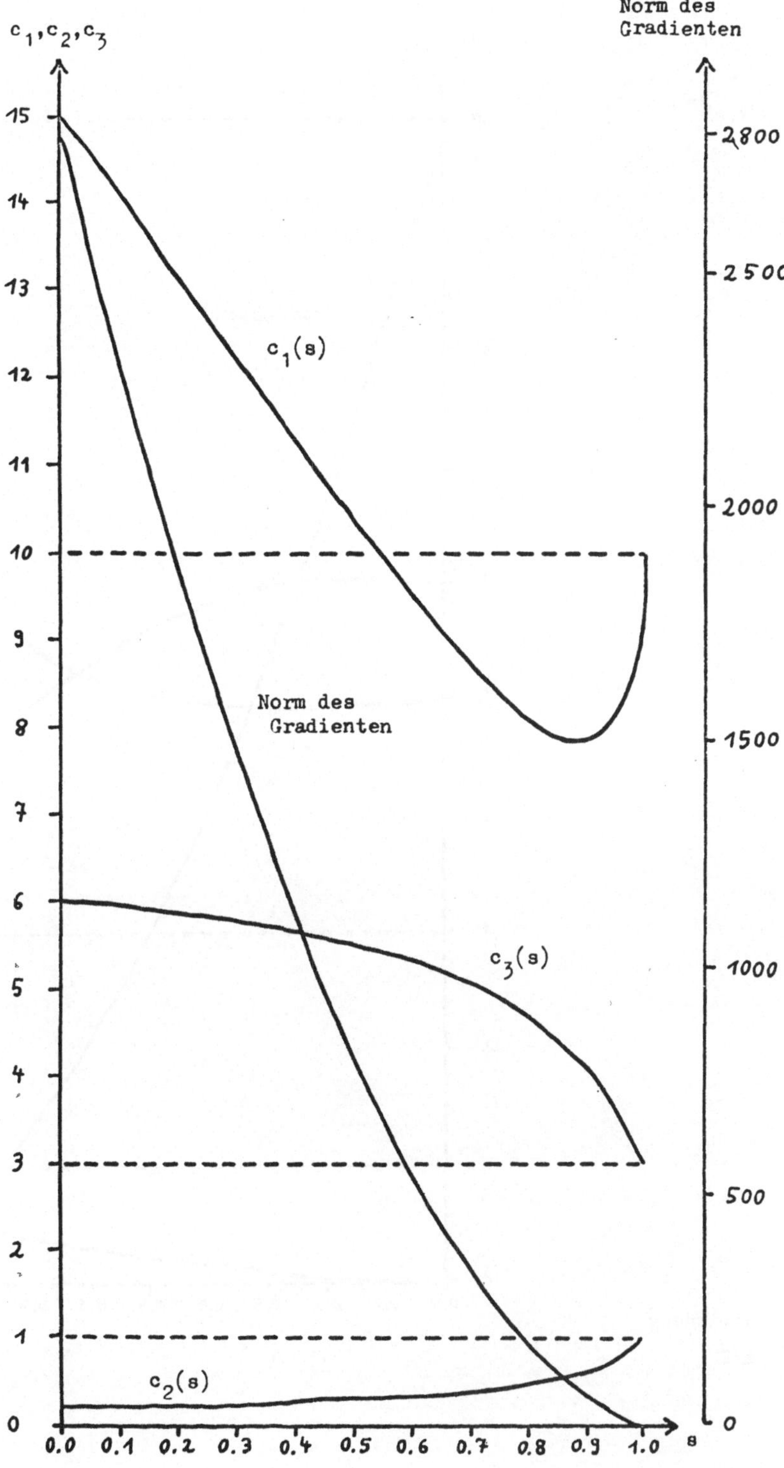

Abbildung A/1

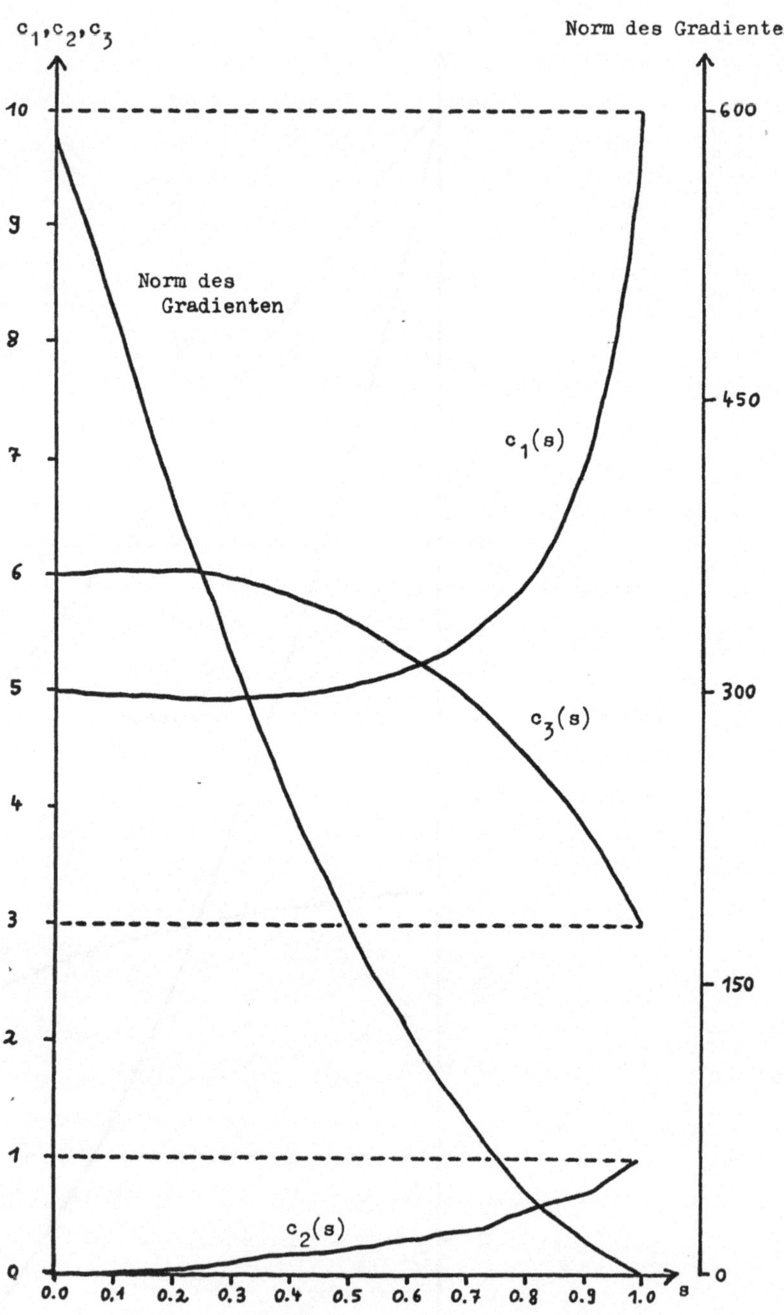

Abbildung
A/2

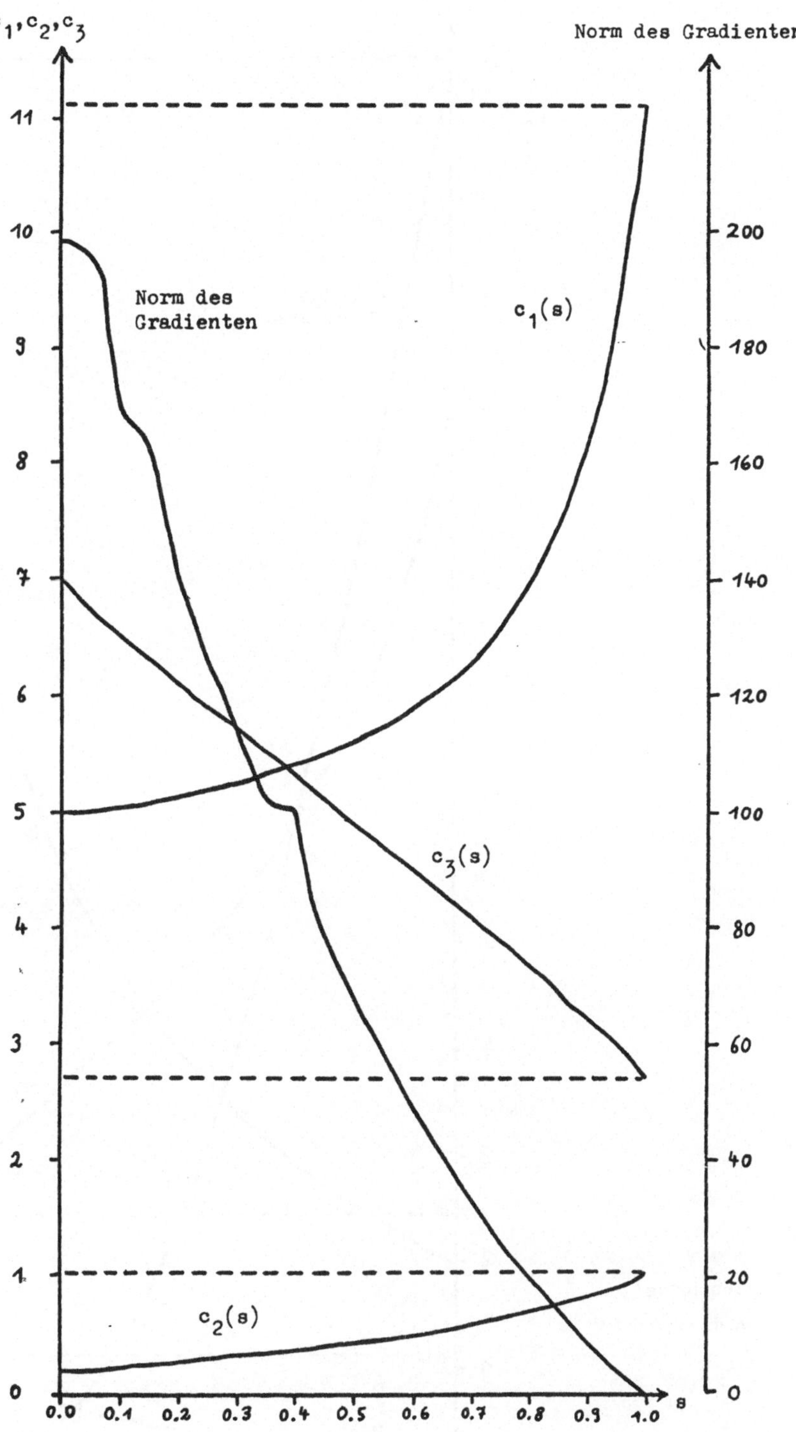

Abbildung
A/3

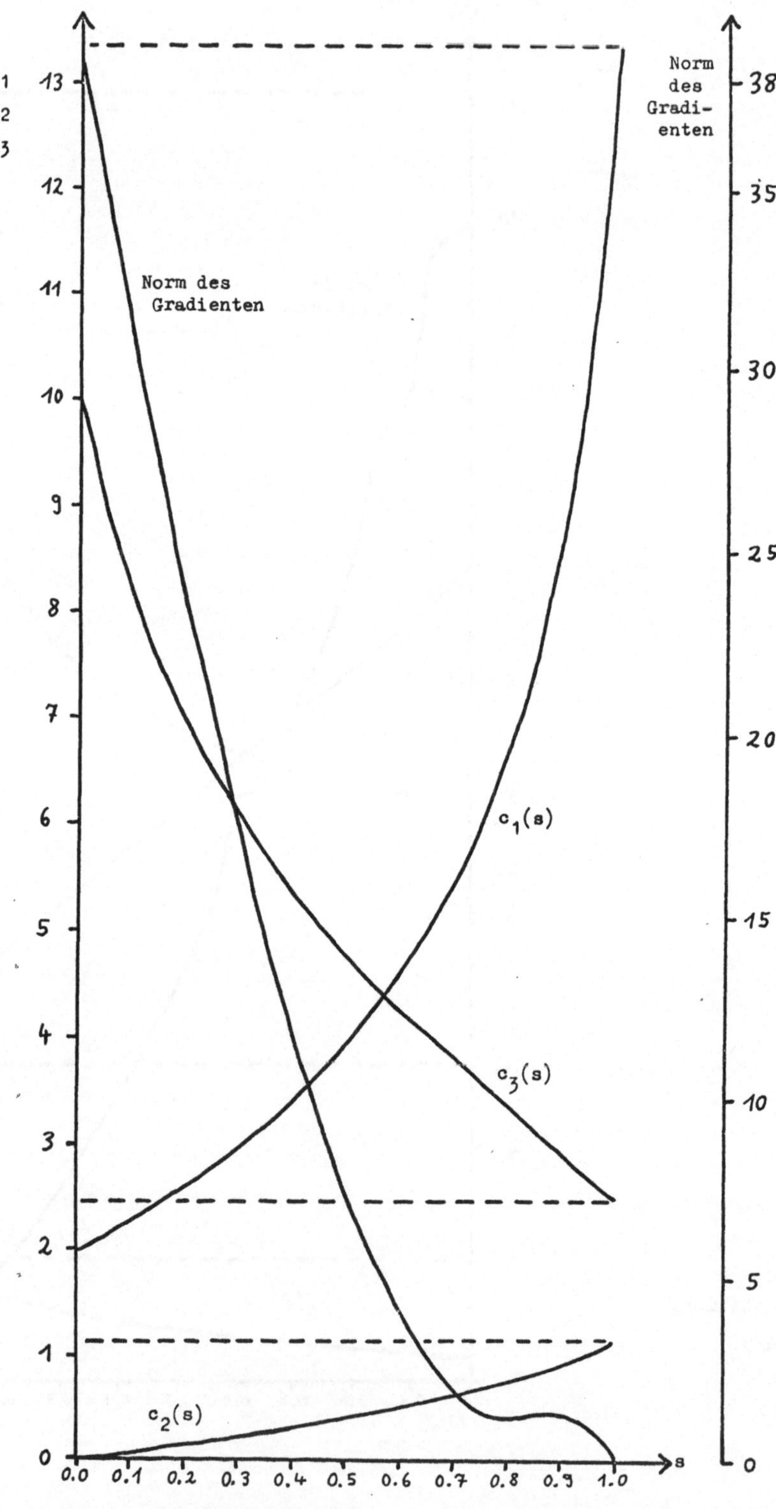

Abbildung A/4

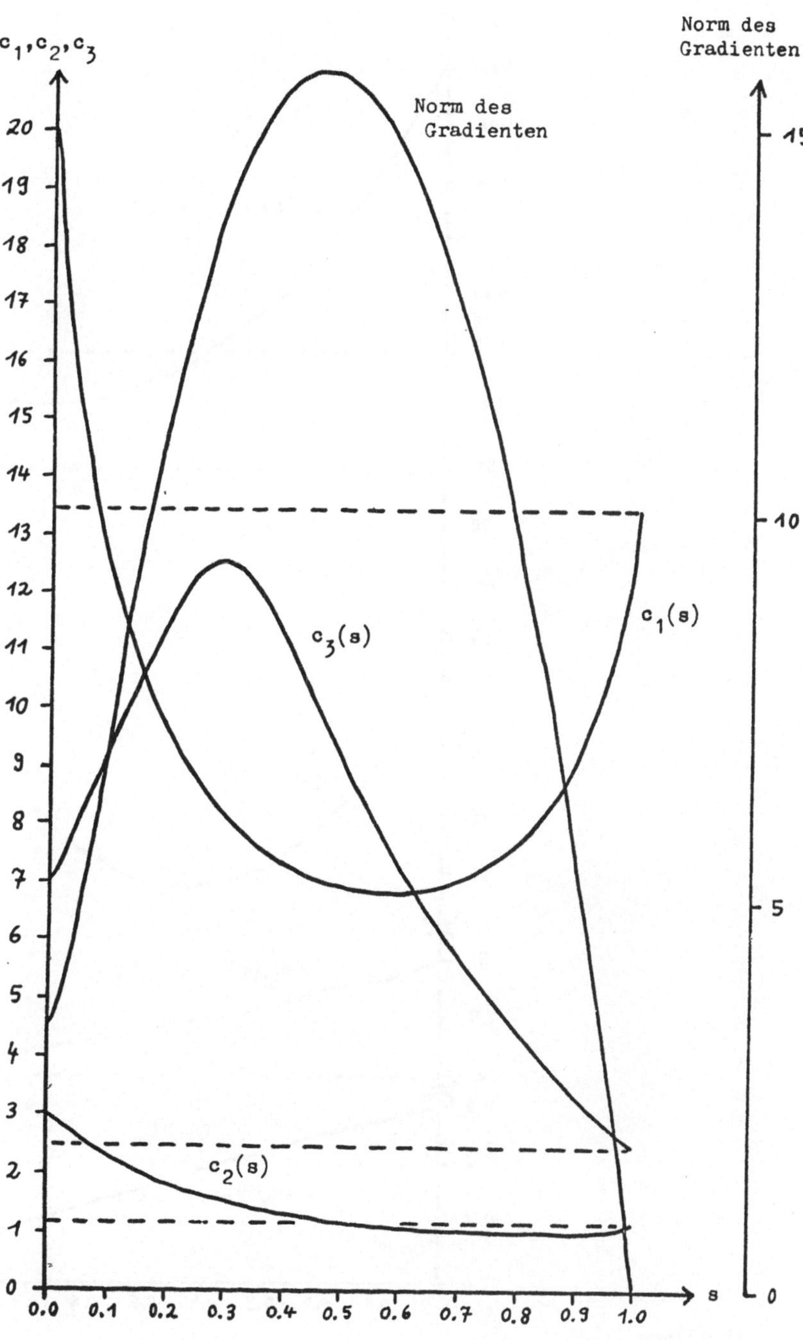

Abbildung
A/5

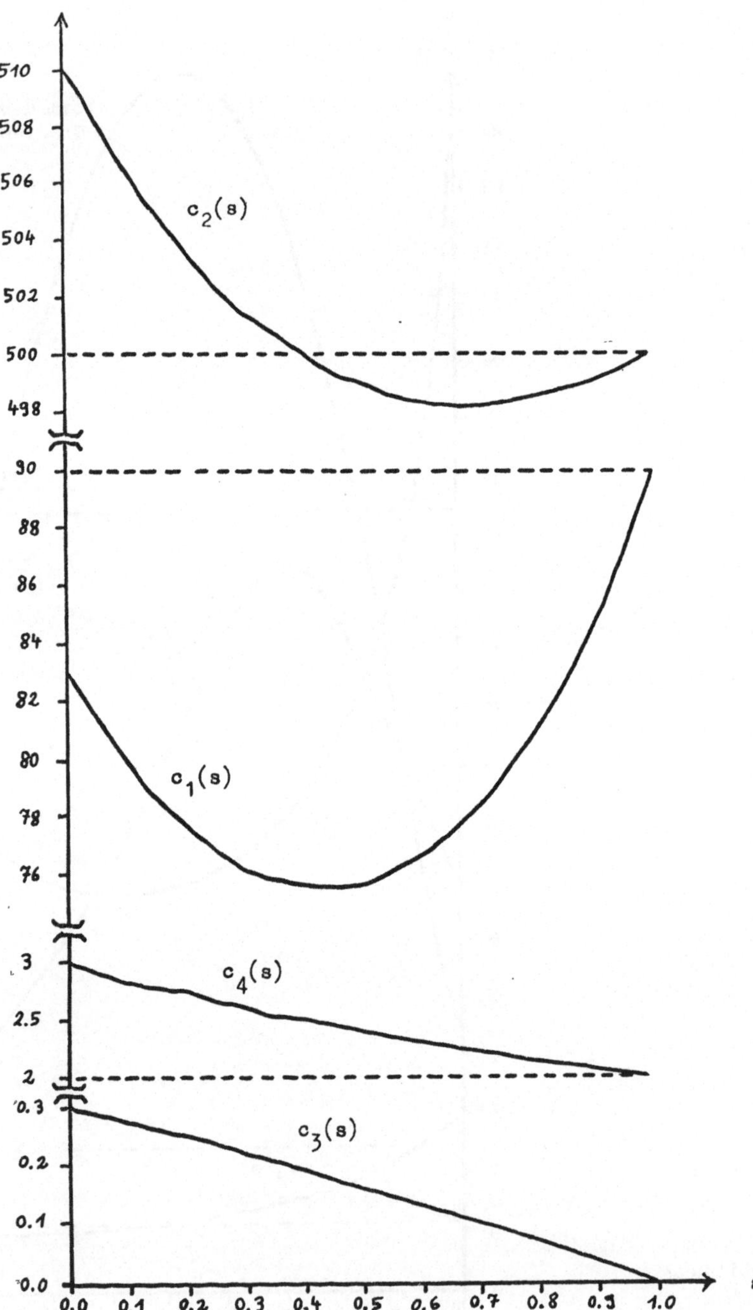

Abbildung
B/1

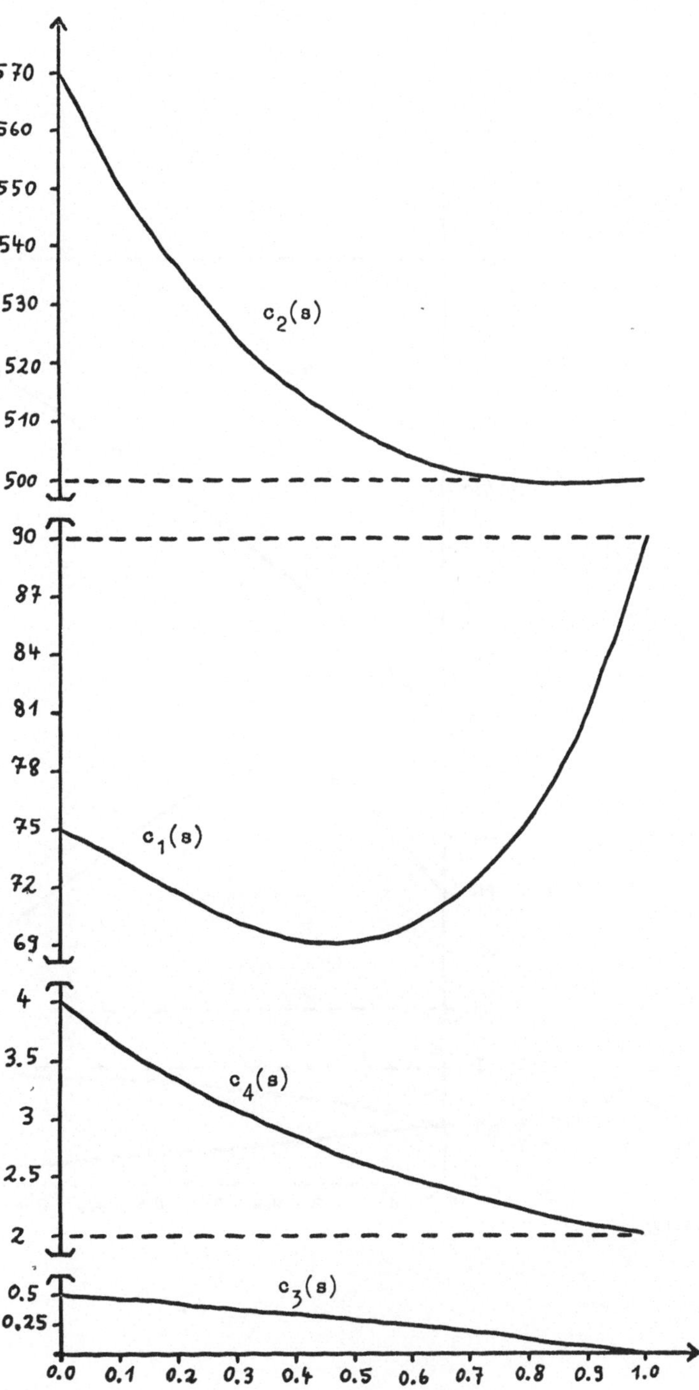

Abbildung
B/2

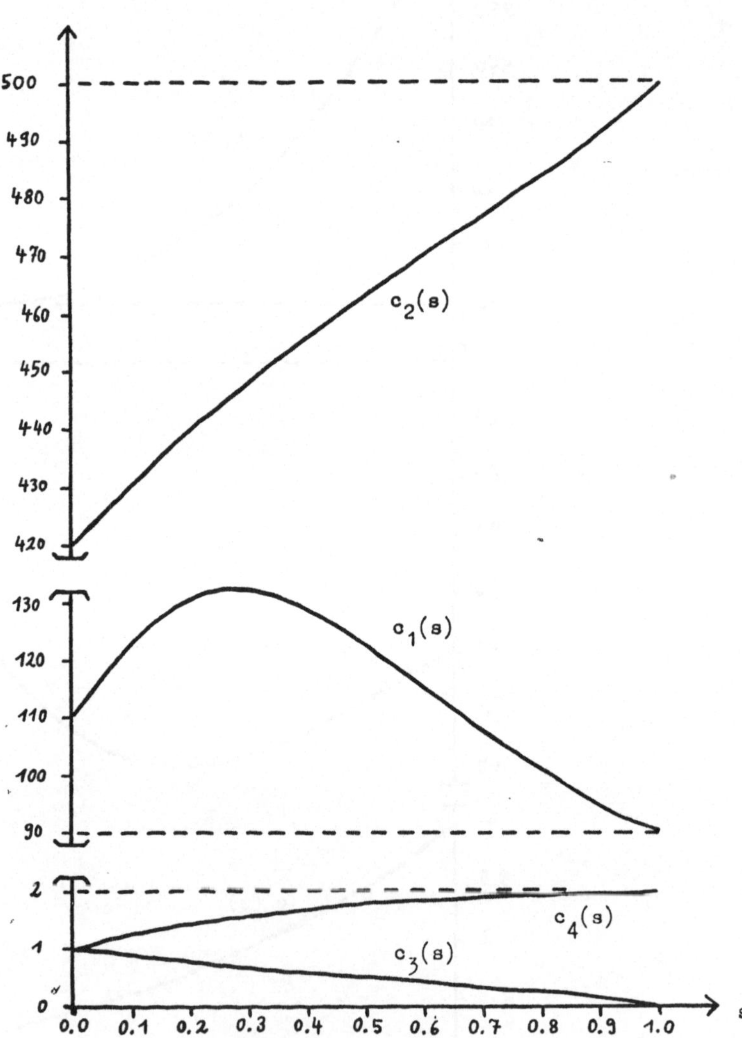

Abbildung
B/3

Anhang 1 :

Ableitung der Lösung eines Anfangswertproblems nach den Anfangswerten und Parametern

Gegeben sei das Differentialgleichungssystem

$$\frac{d}{dt} x_i(t) = F_i(x_1(t),\ldots,x_N(t);c_1,\ldots,c_M;t) \quad , \quad i=1,\ldots,N$$

$$x_i(t=0) = x_{io}$$

Für die Lösung gilt dann $x_i(t) = x_i(t;c_1,\ldots,c_M;x_{1o},\ldots,x_{No})$

Sei ankürzend $y_{ij} := \frac{\partial x_i}{\partial x_{jo}}$, $z_{ij} := \frac{\partial x_i}{\partial c_j}$

$$u_{ijk} := \frac{\partial^2 x_i}{\partial x_{jo} \partial x_{ko}} \quad , \quad v_{ijk} := \frac{\partial^2 x_i}{\partial x_{jo} \partial c_k} \quad , \quad w_{ijk} := \frac{\partial^2 x_i}{\partial c_j \partial c_k}$$

so erhält man:

$$\frac{d}{dt} y_{ij} = \sum_{n=1}^{N} \frac{\partial F_i}{\partial x_n} y_{nj} \quad ; \quad y_{ij}(t=0) = \delta_{ij}$$

$$\frac{d}{dt} z_{ij} = \sum_{n=1}^{N} \frac{\partial F_i}{\partial x_n} z_{nj} + \frac{\partial F_i}{\partial c_j} \quad ; \quad z_{ij}(t=0) = 0$$

$$\frac{d}{dt} u_{ijk} = \sum_{n,m=1}^{N} \frac{\partial^2 F_i}{\partial x_n \partial x_m} y_{nj} y_{mk} + \sum_{n=1}^{N} \frac{\partial F_i}{\partial x_n} u_{njk} \quad ; \quad u_{ijk}(t=0)=0$$

$$\frac{d}{dt} v_{ijk} = \sum_{n,m=1}^{N} \frac{\partial^2 F_i}{\partial x_n \partial x_m} y_{nj} z_{mk} + \sum_{n=1}^{N} \frac{\partial^2 F_i}{\partial x_n \partial c_k} y_{nj} + \sum_{n=1}^{N} \frac{\partial F_i}{\partial x_n} v_{njk}$$

$$v_{ijk}(t=0) = 0$$

$$\frac{d}{dt} w_{ijk} = \sum_{n,m=1}^{N} \frac{\partial^2 F_i}{\partial x_n \partial x_m} z_{nj} z_{mk} + \sum_{n=1}^{N} \frac{\partial F_i}{\partial x_n} w_{njk} + \sum_{n=1}^{N} \frac{\partial^2 F_i}{\partial x_n \partial c_j} z_{nj} +$$

$$+ \frac{\partial^2 F_i}{\partial c_j \partial c_k} \quad ; \quad w_{ijk}(t=0) = 0$$

Diese Differentialgleichungen sind - soweit sie miteinander verkoppelt sind - simultan zu integrieren. Man kann so numerisch die Ableitungen der Lösung eines Anfangswertproblems nach Anfangswerten und Parametern bestimmen.

Eine deutliche Reduktion des Arbeitsaufwandes ergibt sich, wenn man die Gleichheit gemischter Ableitungen beachtet:

$$u_{ijk}(t) = u_{ikj}(t) \quad \forall\, k,j \quad ; \quad w_{ijk}(t) = w_{ikj}\,(t) \quad \forall\, k,j$$

Zu den obigen Gleichungen gelangt man durch formales Differenzieren der Differantialgleichungen <u>und</u> der Anfangswerte. Z.B.:

$$\frac{\partial}{\partial c_j}\,\frac{d}{dt}x_i(t) = \frac{\partial}{\partial c_j}F_i = \frac{d}{dt}\,\frac{\partial x_i}{\partial c_j}(t) = \sum_{n=1}^{N}\frac{\partial F_i}{x_n}\,\frac{\partial x_n}{\partial c_j} +$$

$$\frac{\partial F_i}{\partial c_j} \quad ; \quad \frac{\partial x_{io}}{\partial c_j} = 0$$

Anhang 2 :

Einige Iterationsverfahren zur Nullstellenbestimmung in Banach-Räumen

Banach-Raum = vollständiger, normierter Vektorraum.
Insbesondere ist der n-dimensionale, reelle Vektorraum $\mathbb{R}^n$ ein Banach-Raum.

Sei B ein Banach-Raum und $F : B \to B$ eine Abbildung. Gesucht ist eine Lösung der Gleichung $F(x) = \Theta$. Ist x_o eine Ausgangsnäherung für die gesuchte Nullstelle, so lauten die Iterationsvorschriften verschiedener Verfahren:

Modifiziertes Newton-Verfahren

$$x_{n+1} := x_n - \left[F'(x_o)\right]^{-1} F(x_n)$$

oder

$$F(x_n) + F'(x_o)\, c_n = \Theta \quad ; \quad x_{n+1} := x_n + c_n$$

Newton-Verfahren

$$x_{n+1} := x_n - \left[F'(x_n)\right]^{-1} F(x_n)$$

oder

$$F(x_n) + F'(x_n)\, c_n = \Theta \quad ; \quad x_{n+1} := x_n + c_n$$

Gemischtes Newton-Verfahren

$$x_{n+1} := x_n - \left[F'(x_n)\right]^{-1} \left\{F(x_n) - F(x_n - \left[F'(x_n)\right]^{-1} F(x_n))\right\}$$

oder

$$F(x_n) + F'(x_n)\, c_n = \Theta$$

$$F(x_n + c_n) + F'(x_n)\, d_n = \Theta \quad ; \quad x_{n+1} := x_n + d_n$$

Tschebyscheff-Verfahren

$$x_{n+1} := x_n - \left[F'(x_n)\right]^{-1} F(x_n) - \frac{1}{2}\left[F'(x_n)\right]^{-1} F''(x_n) \left\{\left[F'(x_n)\right]\right\}^{(2)}$$

oder

$$F(x_n) + F'(x_n)\, c_n = \Theta$$

$$F(x_n) + F'(x_n)\, d_n + \frac{1}{2} F''(x_n)\, c_n^{(2)} = \Theta \; ; \quad x_{n+1} := x_n + d_n$$

Halley-Verfahren

$$x_{n+1} := x_n - \left[I - \frac{1}{2}\left[F'(x_n)\right]^{-1} F''(x_n) \left[F'(x_n)\right]^{-1} F(x_n)\right]^{-1} \left[F'(x_n)\right]^{-1} F(x_n)$$

oder

$$F(x_n) + F'(x_n)\, c_n = \Theta$$

$$F(x_n) + F'(x_n)\, d_n + \frac{1}{2} F''(x_n)\, c_n\, d_n = \Theta \quad ; \quad x_{n+1} := x_n + d_n$$

Die hier auftretenden Ableitungen sind Ableitungen im Sinne von Frechet.

MATHEMATISCHES MODELL DER THROMBOPOESE BEI RATTEN

Wichmann, H.E.
Medizinische Universitätsklinik Köln (Direktor: Prof. Dr. R. Gross)

Zusammenfassung

Der Regelkreis der Thrombopoese bei gesunden Ratten wird mittels eines nichtlinearen Systems 5 gekoppelter Differential-Differenzengleichungen beschrieben. Charakteristische Eigenschaft des Modells ist ein zweifach wirkender Rückkopplungsmechanismus: Durch zusätzliche Endomitosen und Verkürzung der Reifungszeit bei den Megakaryozyten, den Vorstufen der Thrombozyten, wird die Proliferation innerhalb weniger Tage gesteigert, während durch Anregung des Stammzellsystems eine langfristige Produktionssteigerung erreicht wird, die sich erst innerhalb von Wochen auswirkt.

Es werden Modellkurven zu akuter und chronischer Vermehrung und Verminderung der Thrombozytenzahl angegeben und mit experimentellen Ergebnissen verglichen. Ferner werden 12 Alternativhypothesen getestet. Dadurch ist es möglich, die kritischen von den unkritischen Modellannahmen zu unterscheiden.

Die Abbildungen und Tabellen sind der Arbeit 'A Mathematical Model of Thrombopoiesis in Rats' von Wichmann et al. (1979) entnommen.

1. Biologische Modellannahmen

Ausgehend vom Stammzellpool S entwickeln sich die Zellen der Thrombopoese zunächst zu Megakaryozyten (Abb. 1). Deren Anzahl MN und Volumen MV werden getrennt reguliert. Von der Megakaryozytenmasse M, die als Produkt aus Anzahl und Volumen definiert wird, hängt es ab, wie viele Blutplättchen P (Thrombozyten) entstehen. Die Plättchenzahl reguliert wiederum die Produktion des rückkoppelnden Hormons Thrombopoetin T. Dieses Hormon hat drei Funktionen. Einmal stimuliert es die Stammzellproliferation und damit die Anzahl der Zellen, die in den Megakaryozytenpool übertreten. Zweitens legt es die Zahl der Kernteilungen (genauer der Endomitosen) fest und beeinflußt dadurch das Megakaryozytenvolumen. Drittens schließlich reguliert das Thrombopoetin die Reifungszeit der Megakaryozyten. Im einzelnen haben die Compartments folgendes Aussehen:

Stammzellcompartment S. Da der genaue Regulationsmechanismus der Stammzellproliferation nicht bekannt ist, wird ein vereinfachtes Compartment betrachtet, das pluripotente und determinierte Stammzellen zusammenfaßt. Reguliert durch das Thrombopoetin ist dieser Zellpool in der Lage, bei

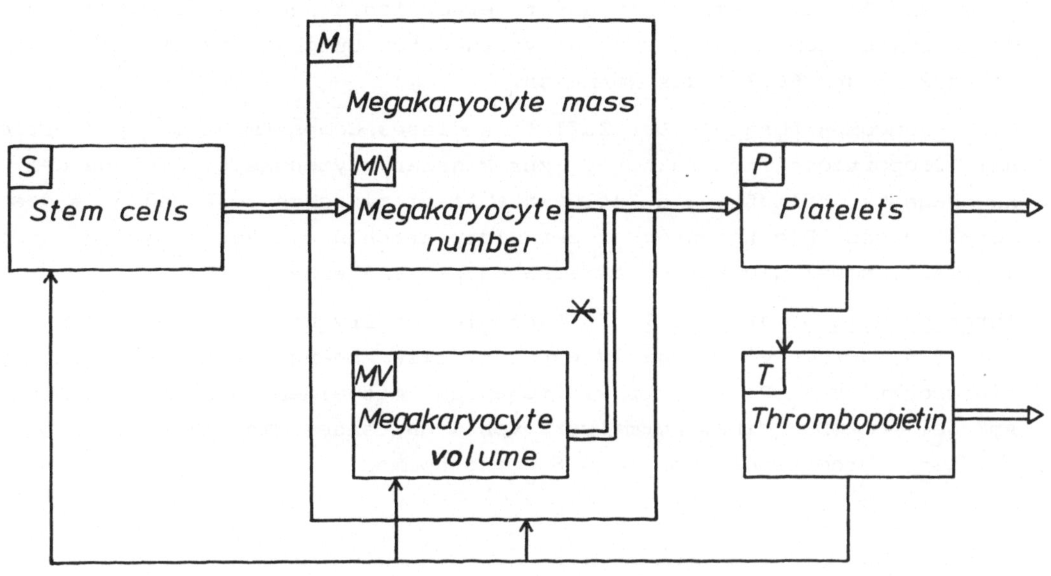

Abb. 1: Modell der Thrombopoese bei Ratten
(==> = Übergänge von Zellen und Hormonen; --> = Regulationsmechanismen)

maximalem Stimulus bis zum Vierfachen des Normalen zu produzieren bzw. bei fehlendem Stimulus die Proliferation auf 40 % des Normalen zu reduzieren. Durch diese Angaben ist die Proliferationsrate $Z_S(T)$ festgelegt. Als Turnoverzeit wird τ_S = 150 h gewählt.

Megakaryozytencompartment M. Die Stammzellen werden in den Megakaryozytenpool freigesetzt, der alle teilungsfähigen und reifenden Megakaryozyten umfaßt. Die Durchgangszeit durch dieses Compartment beträgt für normale Thrombopoetinwerte τ_M = 72 h. Sie kann bei verstärkter Stimulation bis auf 60 h absinken und wächst bei fehlender Thrombopoetinanregung unwesentlich auf 75 h an.

Das Volumen der Megakaryozyten wird unabhängig von ihrer Anzahl reguliert.

Bei erhöhtem Bedarf kann es sich verdoppeln, während es bei erniedrigtem Bedarf auf die Hälfte des Normalwertes abfallen kann. Dies wird durch die Funktion $Z_M(T)$ ausgedrückt. Die Megakaryozytenmasse als Produkt aus Volumen und Anzahl liegt somit unter Berücksichtigung des Zuflusses aus dem Stammzellcompartment und der veränderten Durchgangszeit $\tau_M(T)$ zwischen 21 % und 66,7 % des Normalen.

Plättchencompartment P. Der Zufluß in dieses Compartment ist proportional (Proportionalitätsfaktor F) zur Megakaryozytenmasse, die aus dem Knochenmark abfließt. Die Zuflußrate liegt zwischen 20 % und 80 % des Normalwertes. Die Lebensdauer der Blutplättchen beträgt τ_P = 108 h oder 4,5 Tage, wobei die Zellen altersabhängig absterben.

Thrombopoetincompartment T. In Analogie zur Erythropoese (Wichmann et al. 1976) werden eine negativ exponentielle Abhängigkeit der Thrombopoetinproduktion $Z_T(P)$ von der Plättchenzahl mit einem maximalen Hormonspiegel von 100, einem Normalwert von 1 und einem Minimalwert von 0 sowie eine Turnoverzeit von τ_T = 6 h angenommen.

	Proliferation		
	minimum	normal	maximum
Stem cells			
efflux (%)	40	100	400
turnover time (h)	150	150	150
Megakaryocytes			
number (%)	42	100	333
volume (%)	50	100	200
mass (%)	21	100	667
turnover time (h)	75	72	60
Platelets			
production rate (%)	20	100	800
life span (h)	108	108	108
Thrombopoietin			
rel. concentration	0	1	100
turnover time (h)	6	6	6

Tab. 1: Maxima und Minima der Proliferation

2. Mathematische Formulierung des Modells

Das dargestellte Modell der Thrombopoese bei Ratten wird durch folgendes System von fünf Differentialgleichungen mit fester Zeitverzögerung beschrieben:

$$\dot{S} = Z_S(T) - \frac{1}{\tau_S} \cdot S$$

$$\dot{M} = Z_M(T) \cdot \frac{1}{\tau_S} \cdot S - \frac{1}{\tau_M(T)} \cdot M$$

$$\dot{MN} = \frac{1}{\tau_S} \cdot S - \frac{1}{\tau_M(T)} \cdot M, \quad MV = \frac{M}{MN}$$

$$\dot{P} = \frac{F}{\tau_M(T)} \cdot M - \frac{F}{\tau_M(T_P)} \cdot M_P, \qquad M_P = M(t-\tau_P)$$
$$T_P = T(t-\tau_P)$$

$$\dot{T} = Z_T(P) - \frac{1}{\tau_T} \cdot T$$

mit

$$\frac{1}{\tau(X)}, \ Z(X) = A - Be^{-Cx}$$

Zur numerischen Integration wird RESYS verwendet (Thomas 1973), ein Programm für retardierte Differentialgleichungen, das den Bulirsch-Stoer-Algorithmus (Bulirsch und Stoer 1966) benutzt. Die Rechnungen wurden auf der CDC-Anlage Cyber 72/76 der Universität Köln ausgeführt.

Die Modellparameter sind allesamt direkt oder indirekt experimentell bestimmt worden, allerdings mit unterschiedlicher Genauigkeit. So sind die Angaben zum Stammzell- und Thrombopoetincompartment weniger gut, die zum Plättchencompartment am besten abgesichert. Die Wahl der Funktionen $Z_S(T)$, $Z_M(T)$, $Z_T(P)$ und $1/\tau_M(T)$ als negative Exponentialfunktionen der Form $Z(X)$, $1/\tau(X) = A - B \exp(-CX)$ ist zwar willkürlich, aber vom Proliferationsverhalten her plausibel. Insbesondere lassen sich die Parameter A, B und C eindeutig durch die experimentell bestimmbaren Normal-, Minimal- und Maximalwerte von Z(X) ausdrücken. Diese Werte sind in Tabelle 1 zusammengestellt.

Auf die Beschreibung des Megakaryozytencompartments durch eine Differentialgleichung mit variabler Verzögerung, die wegen der thrombopoetinabhängigen Reifungszeit angemessen wäre (Wichmann 1978, 1979), wird wegen numerischer Integrationsprobleme vorerst verzichtet. Stattdessen wird eine gewöhnliche Differentialgleichung mit variabler Übergangsrate $M/\tau_M(T)$ verwendet, welche die variable Retardierung ausreichend approximiert (Wichmann und Thomas 1978).

Platelets (times normal)
1.8
1.6
1.4
1.2
1.
.8
.6
.4
.2
5
10
15
Days

Abb. 2a

Platelets (times normal)
1.8
1.6
1.4
1.2
1
.8
.6
.4
.2
0
5
10
15
Days

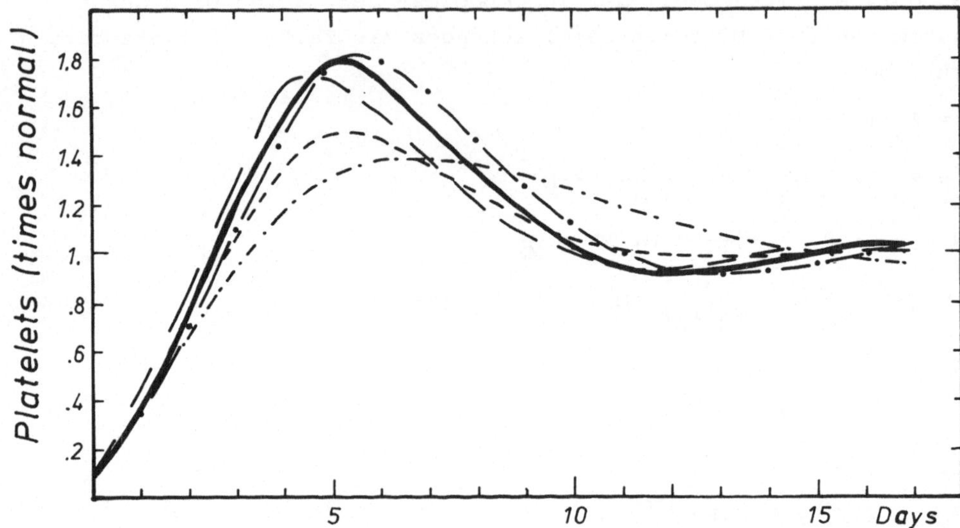

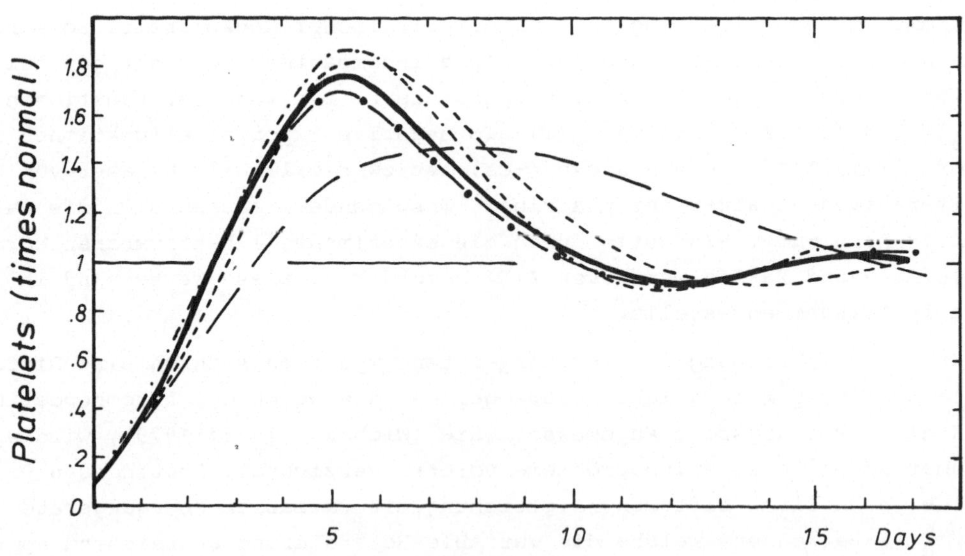

Abb. 2b

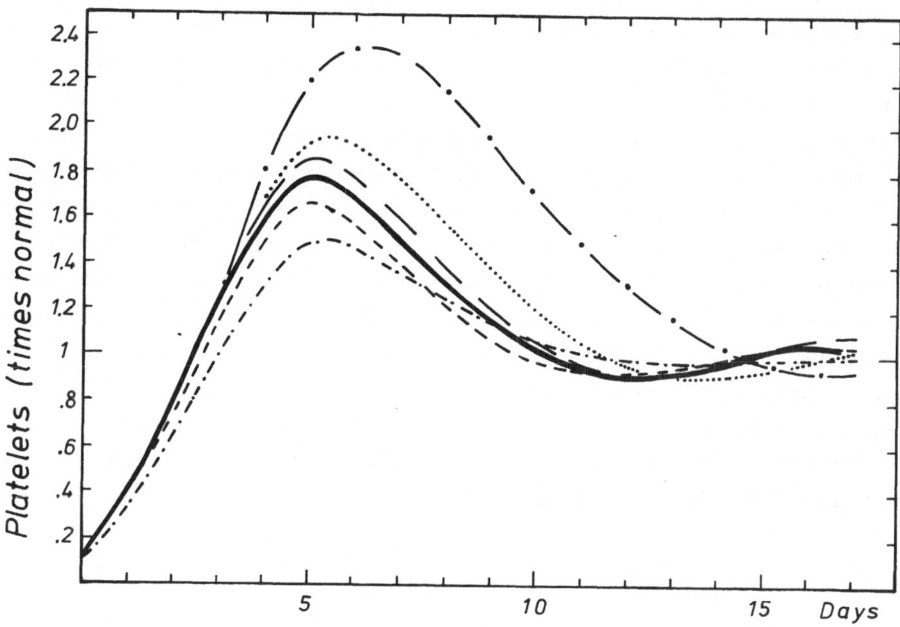

Abb. 2c

Abb. 2: Prüfung von Alternativhypothesen. Die größten Abweichungen vom Standardmodell (——) treten auf bei
- Fehlen der separaten Regulierung des Megakaryozytenvolumens (Abb. 2a, -·-·-·)
- Annahme altersunabhängigen Blutplättchenabbaus (Abb. 2b, ---)
- einer großen Thrombopoetinturnoverzeit (τ_T = 24 h, Abb. 2c, -··-··)

3. Prüfung von Alternativhypothesen

Beim Umsetzen des biologischen Wissens über die Thrombopoese in Modellgleichungen gibt es naturgemäß keine eindeutige Vorschrift. Vielmehr sind sehr unterschiedliche mathematische Ansätze denkbar, und außerdem gibt es innerhalb der experimentellen Meßgenauigkeit einen Spielraum für die Modellparameter. Um herauszufinden, welche Modellannahmen kritisch und welche weniger kritisch eingehen, werden auf der Basis des verwendeten Differentialgleichungstyps die wichtigsten Modellannahmen variiert mit der Nebenbedingung, daß sie sich innerhalb der relativ großen Bandbreite der in der medizinischen Literatur vertretenen Hypothesen bewegen. Als "Gütemaßstab" dient der Vergleich mit dem angegebenen Standardmodell für den Fall akuter Veränderungen der Plättchenzahl, für den das Standardmodell die experimentellen Befunde gut reproduziert (s.u.). Zwölf Alternativhypothesen werden untersucht (genaueres siehe bei Wichmann et al. 1979): Veränderte Proliferationsgrenzen und Turnoverzeit bei den Stammzellen, Aufteilung in zwei Stammzellcompartments, veränderte Megakaryozytenreifungszeit und Endomitosenzahl, Aufteilung in ein proliferierendes und ein nicht proliferierendes Megakaryozytencompartment mit und ohne Retardierung, teilweiser oder völliger altersunabhängiger Plättchenabbau, veränderte Proliferationsgrenzen und Turnoverzeit beim Thrombopoetin. Dabei ergeben sich drei kritische Modellannahmen, bei deren Verletzung ein deutlich verändertes Proliferationsverhalten auftritt: 1) die Annahme einer separaten thrombopoetinabhängigen Regulation des Megakaryozytenvolumens (Abb. 2a), 2) die Annahme eines überwiegend oder ausschließlich altersabhängigen Plättchenabbaus (Abb. 2b), 3) die Annahme einer sehr kurzen Thrombopoetin-Turnoverzeit von weniger als 12 h (Abb. 2c). Diese drei Annahmen sind somit für das Modell unverzichtbar, wenn es die experimentellen Befunde reproduzieren soll.

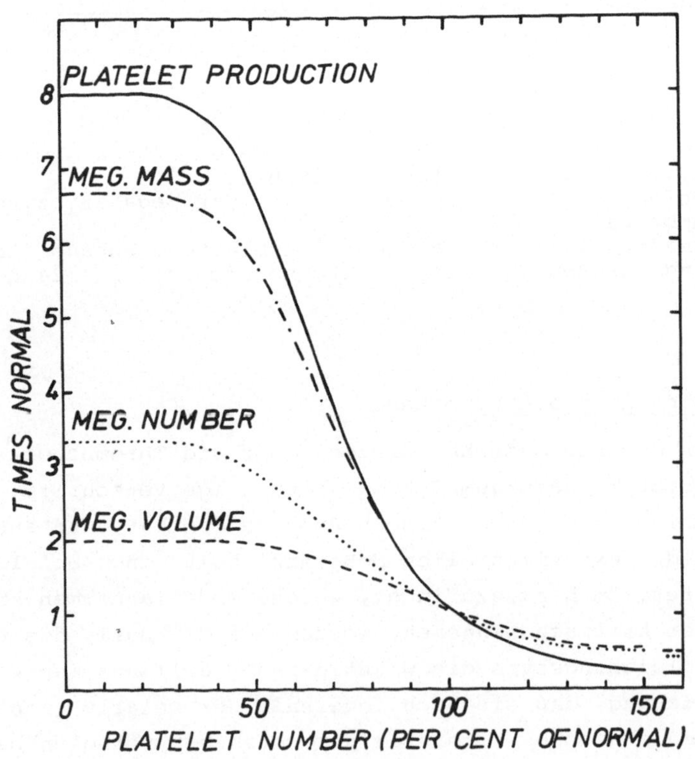

Abb. 3: Abhängigkeit der Proliferation von der Plättchenzahl

4. Chronische Veränderungen der Proliferation

Wird durch äußeren Eingriff die Plättchenzahl auf einem festen Wert gehalten, dann reagiert das Thrombopoesemodell gemäß Abb. 3. Die Proliferation wächst mit sinkenden Plättchenzahlen schnell an, wobei die maximale Leistungsfähigkeit des Regelkreises bei Werten von 30 - 40 % erreicht ist. Der steilste Anstieg der Kurven liegt zwischen 50 und 80 %.

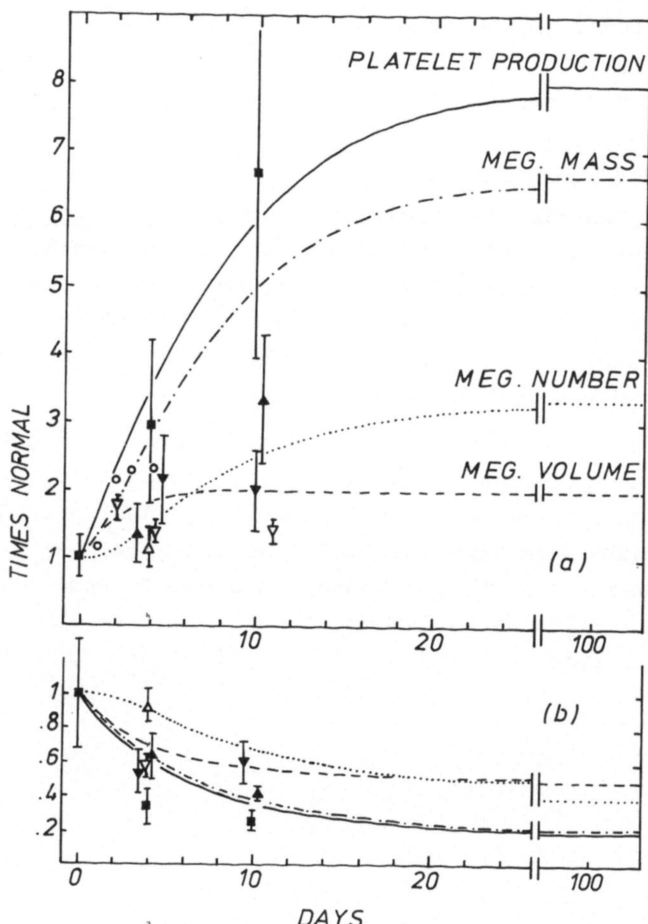

Abb. 4: Proliferation bei kontinuierlicher maximaler (a) und fehlender (b) Stimulation der Thrombopoese. Vergleich von Modellergebnissen (——) mit Daten von Harker (1968) (■ Meg. masse, ▲ Meg. zahl, ▼ Meg. volumen), Penington et al. (1970) (△ Meg. zahl, ▽ Meg. volumen) und Odell et al. (1969) (o Meg. zahl)

Dies ist physiologisch sinnvoll, denn eine gemäßigte Anregung bei kleinen Abweichungen vom Sollwert und eine frühzeitige Stimulation bei weiter absinkenden Zellzahlen gewährleistet ein einerseits ökonomisches, andererseits leistungsfähiges Proliferationsverhalten. Über 100 % erhöhte Plättchenwerte sind physiologisch in einem weiten Bereich unkritisch. Daher genügt ein langsames Absinken der Proliferation mit steigenden Thrombozytenzahlen zu ihrer Kompensation.

Abb. 4 vergleicht die veränderte Megakaryozytenproliferation bei beginnendem chronischen Plättchenmangel bzw. -überschuß für den Fall maximaler (a) und fehlender (b) Anregung im Experiment und im Modell. Die Meßwerte werden weitgehend innerhalb der Meßgenauigkeit reproduziert, und die Plateauwerte sind ebenfalls experimentell belegt.

5. Akute Veränderungen der Proliferation

Abb. 5 zeigt die Reaktion des Modells auf akuten Plättchenmangel, d.h. bei einmaliger Verringerung der Plättchenzahl, für verschiedene Anfangswerte. Mit zunehmender zeitlicher Verzögerung reagieren Thrombopoetin, das Megakaryozytenvolumen, die Megakaryozytenzahl und schließlich die Plättchenzahl selbst auf den Mangelzustand. Nach 1 - 2 gedämpften Oszillationen sind die Normalwerte wieder erreicht.

Experimentell ist diese akute Thrombozytopenie ausgiebig untersucht worden, wobei allerdings überwiegend nur die Plättchenzahlen bestimmt wurden. Für die sechs verschiedenen Anfangswerte in Abb. 6 ergibt sich eine gute Übereinstimmung der experimentellen Verläufe (a) mit den entsprechenden Modellkurven (b). Abb. 7 bestätigt dies. In Abb. 8 schließlich sind gleichzeitig Plättchenzahlen und Megakaryozytenvolumen angegeben. Weitere Beispiele sind in Wichmann et al. (1979) angeführt.

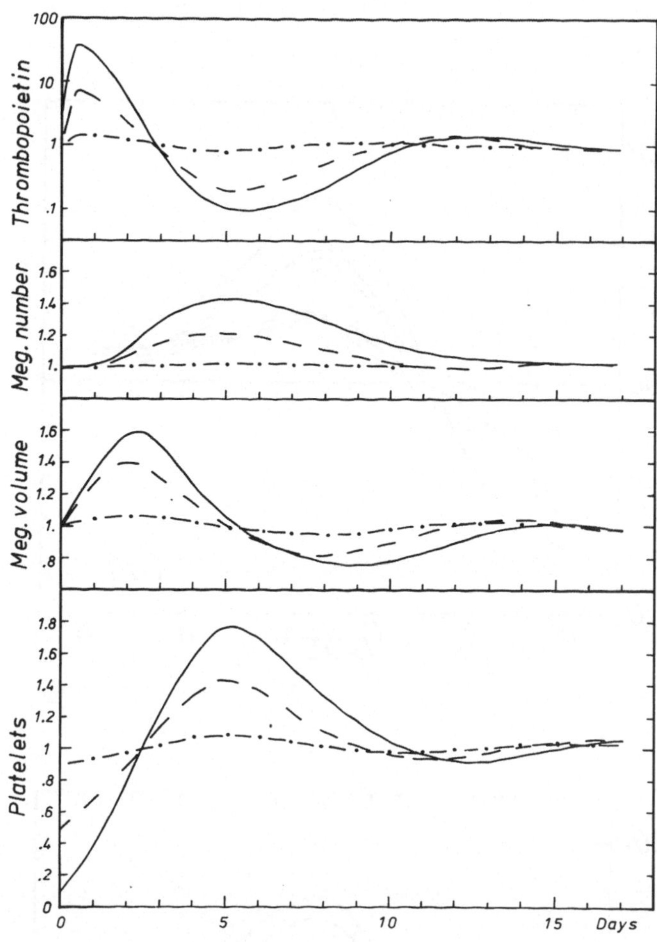

Abb. 5: Reaktion des Modells auf einen akuten Plättchenmangel von 10 % (——), 50 % (---) und 90 % (-·-) des Normalwerts

Abb. 9 stellt die Veränderungen der Thrombopoese für akuten Plättchenüberschuß dar. In Analogie zum akuten Plättchenmangel sinken die Werte für Thrombopoetin, Megakaryozytenvolumen, Megakaryozytenzahl und schließlich für die Plättchen unter den Normalwert ab, bevor sie diesen nach wenigen Oszillationen wieder erreichen. Eins von mehreren Beispielen, in denen experimentelle Plättchenzahlen und Megakaryozytenvolumina mit Modellergebnissen verglichen werden, ist in Abb. 10 dargestellt. Abb. 11 erlaubt einen qualitativen Vergleich für andere Anfangswerte.

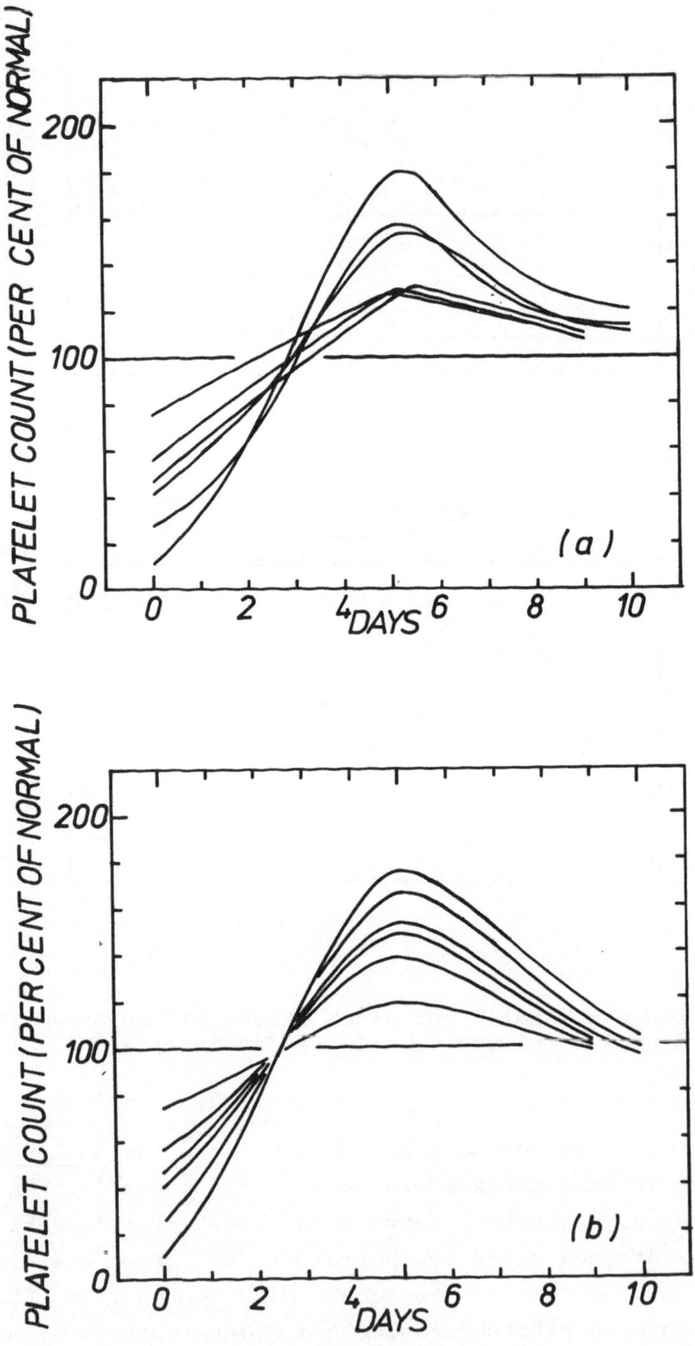

Abb. 6: Reaktion der Thrombopoese auf akuten Plättchenmangel verschiedener Stärke im Experiment (a, Odell et al. 1974) und im Modell (b)

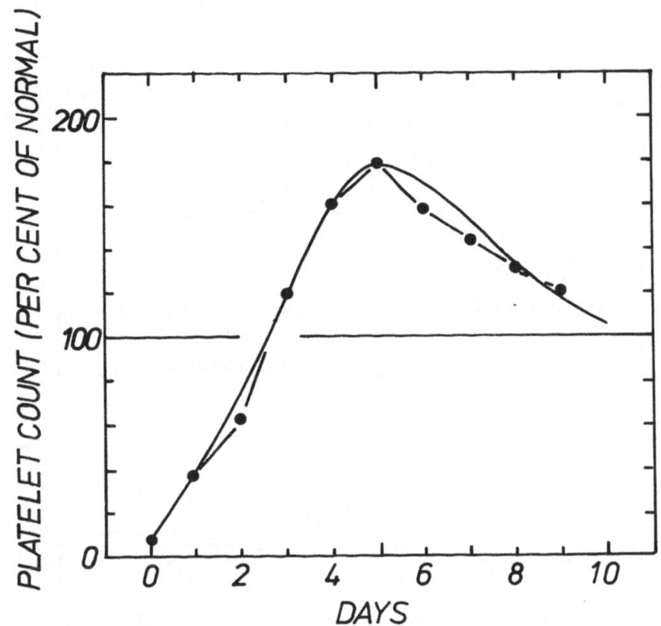

Abb. 7: Akuter Plättchenmangel im Experiment (● Plättchenzahl, Ebbe 1970) und im Modell (——)

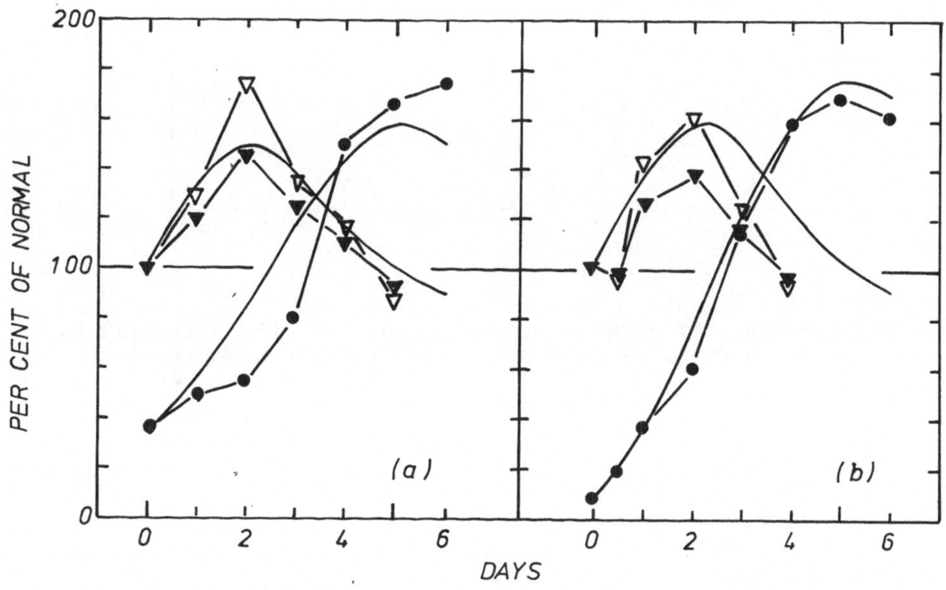

Abb. 8: Akuter Plättchenmangel im Experiment (▽ obere, ▼ untere Grenze des indirekt bestimmten Meg.volumens, ● Plättchenzahl, Ebbe 1968) und im Modell (——)

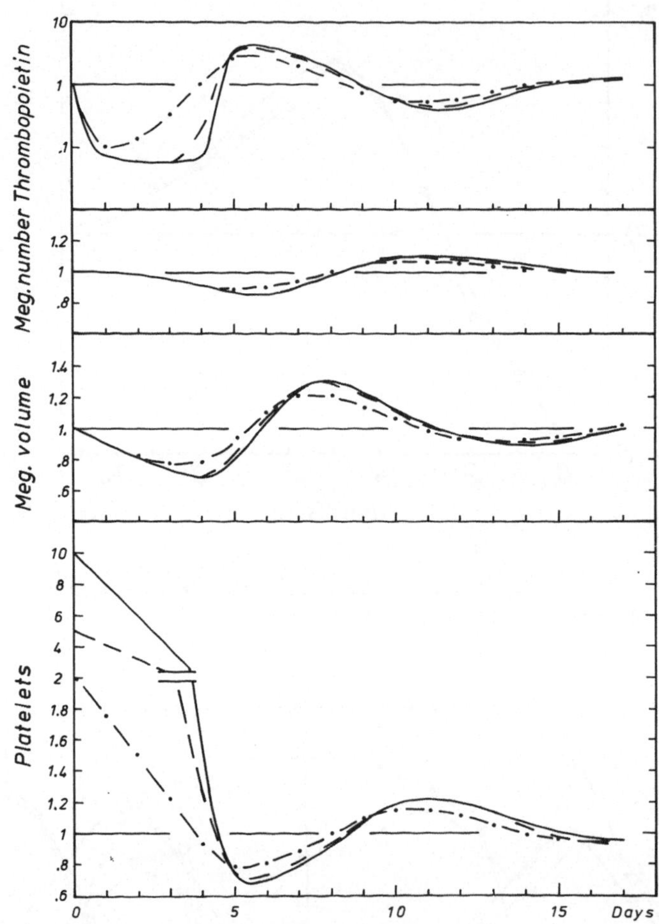

Abb. 9: Reaktion des Modells auf einen akuten Plättchenüberschuß
(-·- 2facher, --- 5facher, —— 10facher Normalwert)

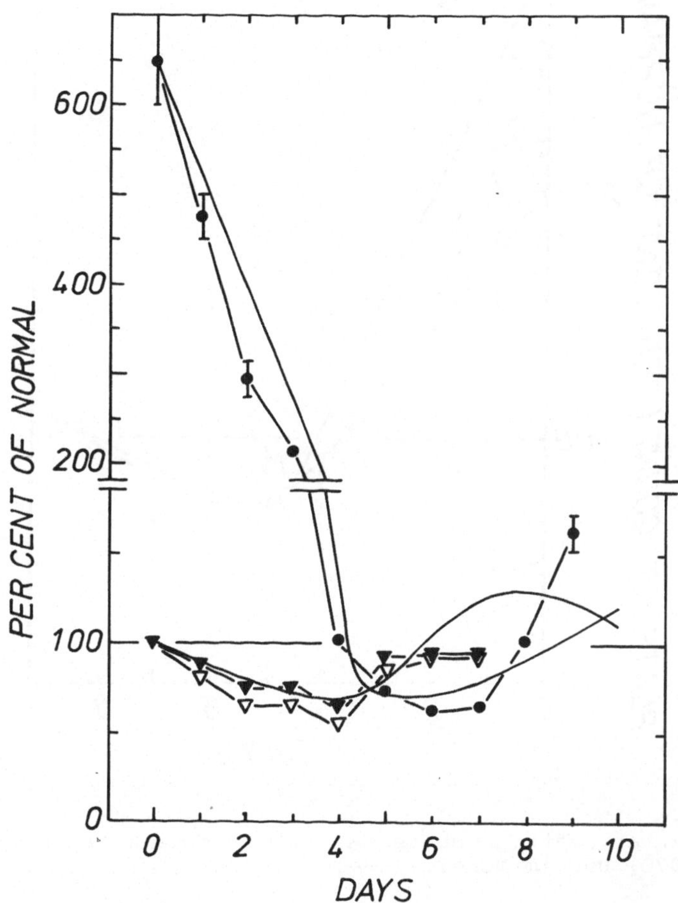

Abb. 10: Akuter Plättchenüberschuß im Experiment (▽ obere, ▼ untere Grenze des indirekt bestimmten Meg.volumens, ● Plättchenzahl, Ebbe 1970) und im Modell (——)

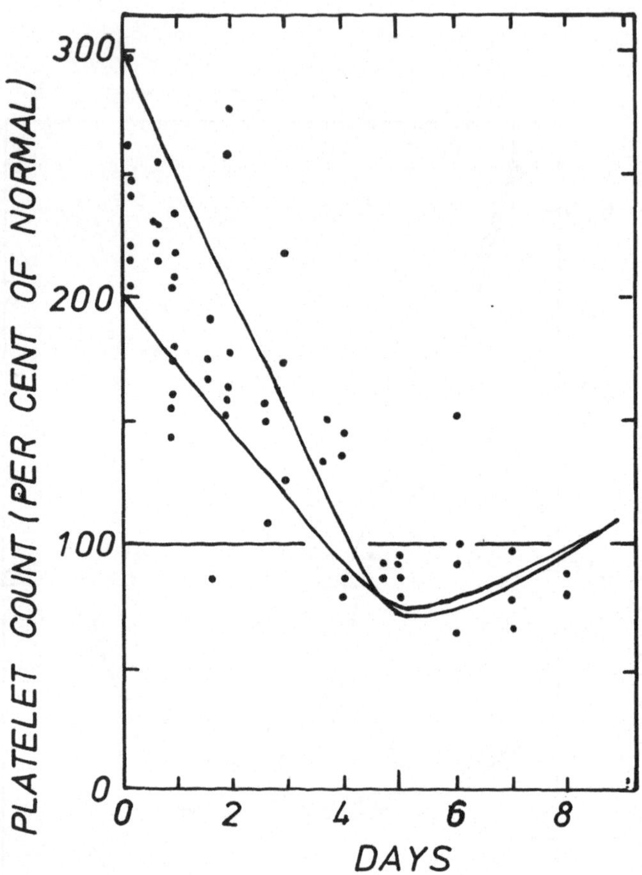

Abb. 11: Akuter Plättchenüberschuß im Experiment (● Plättchenzahl, Ebbe 1970) und im Modell (——)

6. Erweiterungen und Übertragungen auf den Menschen

Die dargestellten Ergebnisse zeigen, daß das Modell in der Lage ist, die vorliegenden experimentellen Befunde zu reproduzieren. Der Vergleich des dynamischen Modellverhaltens mit Meßwerten kann allerdings nur für einen Teil der Modellgrößen erfolgen, da z.B. die benötigten experimentellen Verlaufsdaten für Stammzellen und Thrombopoetin bisher nicht vorliegen. Ebenso ist die Meßgenauigkeit bei der Megakaryozytenbestimmung noch unbefriedigend. Eine genauere Prüfung des Modells ist daher erst nach Überwindung heute noch bestehender meßtechnischer Probleme möglich.

An folgenden Erweiterungen des Modells wird gegenwärtig gearbeitet:
- Berücksichtigung des Milzspeichers, der einen relativ großen Teil der

zirkulierenden Thrombozyten enthält und im Austausch mit der freien Blutbahn steht;

- Genauere Beschreibung der Stammzellen als pluripotente und determinisierte Zellen sowie ihrer Wechselwirkung bei der Proliferation;
- Übertragung des Modells auf die Thrombopoese beim Menschen;
- Berücksichtigung von thrombopoetischen Erkrankungen.

Literatur

(1) Bulirsch, R., Stoer, J.: Numerical Treatment of Ordinary Equations by Extrapolation Methods; Num. Math. 8, 1-13 (1966)

(2) Ebbe, S., Stohlmann, F.jr., Overcash, J., Donovan, J., Howard, D.: Megakaryocyte Size in Thrombocytopenic and Normal Rats; Blood 32, 383-392 (1968)

(3) Ebbe, S.: Megakaryocytopoiesis; in: Gordon, A.S.: Regulation of Hematopoiesis; Appleton-Century-Crofts, New York, 1587-1610 (1970)

(4) Harker, L.A.: Kinetics of Thrombopoiesis; J.Clin.Invest. 47, 458-465 (1968)

(5) Loeffler, M., Wichmann, H.E.: Modellstudie zur hämopoetischen Stammzellregulation - Ergebnisse und Probleme; Tagungsbericht der 23. GMDS-Tagung Köln (1978)

(6) Odell, T.T.jr., Jackson, C.W., Friday, C.W., Charsha, D.E.: Effects of Thrombocytopenia on Megakaryocytopoiesis; Brit.J.Haem. 17, 91-101 (1969)

(7) Odell, T.T., Murphy, J.R.: Effects of Degree of Thrombocytopenia on Megakaryocytopoietic Response; Blood 44, 147-156 (1974)

(8) Penington, D.G., Olsen, T.E.: Megakaryocytes in States of Altered Platelet Production: Cell Numbers, Size, and DNA Content; Brit.J. Haemat. 18, 447-463 (1970)

(9) Thomas, B.: Numerische Behandlung von retardierten Differentialgleichungen mit Hilfe der Extrapolationsmethode und Anwendungen auf retardierte Randwertprobleme; Diplomarbeit Köln (1973)

(10) Thomas, B., Wichmann, H.E.: Numerische Behandlung von Differentialgleichungen mit Zeitverzögerungen; in: Schneider, B., Ranft, U.: Simulationsmethoden in der Medizin und Biologie; Springer Berlin, 36-48 (1978)

(11) Wichmann, H.E.: Untersuchung eines nichtlinearen Differentialgleichungssystems und seine Anwendung auf den Regelkreis der Bildung roter Blutzellen (Erythropoese) beim Menschen; Dissertation Köln, 1-106 (1976)

(12) Wichmann, H.E., Spechtmeyer, H., Gerecke, D., Gross, R.: A Mathematical Model of Erythropoiesis in Man; in: Berger, J., Buehler, W., Repges, R., Tautu, P.: Mathematical Models in Medicine; Lecture Notes in Biomathematics Vol. 11, Springer Berlin, 159-179 (1978)

(13) Wichmann, H.E., Thomas, B.: Variable Zeitverzögerungen bei der Blutbildung; in: Schneider, B., Ranft, U.: Simulationsmethoden in der Medizin und Biologie; Medizinische Informatik und Statistik Vol. 8, Springer Berlin, 351-366 (1978)

(14) Wichmann, H.E.: Mathematische Problematik bei Modellen zur Blutbildung; Math. Forschungsinst. Oberwolfach, Tagungsbericht Medizinische

Statistik 8, 18 (1978)

(15) Wichmann, H.E.: Konstruktion von Blutbildungsmodellen mit Hilfe der von-Foerster-Gleichung; EDV in Med. J. Biol. 10, 12-16 (1979)

(16) Wichmann, H.E., Gerhardts, M.D., Spechtmeyer, H., Gross, R.: A Mathematical Model of Thrombopoiesis in Rats; Cell Tissue Kinet. 12 (1979)

EIN INTERAKTIVES SYSTEM ZUR MANIPULATION RÄUMLICH DARGESTELLTER KNOCHENSTRUKTUREN [+)]

A. Herp, W. Leidel und K.J. Probst

Einleitung

Das Röntgenbild ist im diagnostischen Bereich und für die Planung therapeutischer Maßnahmen in der Chirurgie des Haltungs- und Bewegungsapparates ein unentbehrliches Hilfsmittel. Im allgemeinen fertigt man mehrere Röntgenbilder in verschiedenen Ebenen an, um z.B. bei der Planung von Umstellungsosteotomien des Hüftgelenkes einen möglichst präzisen Eindruck in die räumlichen Gelenkstrukturen zu erhalten. Umstellungsosteotomien sollen eine Verbesserung von Kongruenz und Biomechanik des erkrankten Gelenkes bewirken. Diese biomechanisch relevanten Größen können jedoch bislang oftmals weder prae- noch postoperativ biometrisch exakt objektiviert werden, da jede Röntgenaufnahme als eine zentralperspektivische Abbildung vom dreidimensionalen in den zweidimensionalen Raum keine exakte räumliche Beurteilung zuläßt.

Um die Konsequenzen kongruenzverbessernder Umstellungsosteotomien biometrisch studieren zu können, muß man ein digitales Oberflächenmodell des Knochens anfertigen, das sich mit einem an eine Rechenanlage gekoppelten Graphik-Prozessor auf einem Bildschirm räumlich darstellen und beliebig manipulieren läßt. Die Daten für ein solches graphisches Modell werden entweder über die Anfertigung und manuelle Auswertung von Stereo-Röntgenaufnahmen, oder automatisiert von einem Computertomographen der 3. Generation gewonnen.

Anforderungen an das System

Folgende Manipulationen müssen an dem räumlichen Knochenmodell möglichst einfach und schnell ausführbar sein.

- Trennung des Knochens durch Schnittflächen in unabhängige Osteotomiefragmente
- Zusammenfügen von Fragmenten
- Translationen der Fragmente in beliebiger Richtung
- Rotationen der Fragmente um eine beliebige Achse
- Berechnung und Ausgabe von beliebigen Winkeln und Punktabständen.

+) Mit Unterstützung der Deutschen Forschungsgemeinschaft

Es wurde ein Programmsystem am klinikeigenen Rechner PDP 11/34 entwickelt, das folgendes leistet:

1. Interaktive Meßunterstützung:

Jeder gemessene Punkt wird sofort räumlich auf einem graphischen Display-Gerät dargestellt. Dazu wird der gemessene Raumpunkt aus 2 Perspektiven auf den Bildschirm projiziert und mit einem Spiegelstereoskop, das vor dem Bildschirmgerät montiert wird, betrachtet. Zur Orienttierungshilfe bei der Ausmessung von Zirkumferenzen (Abb.1) wird durch bereits gemessene Punkte eine Regressionsebene gelegt, um dem Auswerter anzugeben, wie weit und in welche Richtung er sich von dieser Regressionsebene entfernt hat (Abb.2).

Zur besseren plastischen Darstellung des Modellknochens können zusätzliche Linienelemente konstruiert werden, die die gemessenen Umfangskonturlinien miteinander verbinden (Abb.3).

Alle Linienelemente, die so eine Netzstruktur der Knochenoberfläche bilden, können durch ausgleichende Spline-Funktion geglättet werden.

2. Manipulationshilfsmittel

Ein im dreidimensionalen Raum verschiebbares Koordinatensystem garantiert die räumliche Orientierung des Bildes. Alle mathematischen Operationen werden relativ zu diesem System durchgeführt.

2 Vektoren, die vom Ursprung des Koordinatensystems ausgehen, dienen als Drehachsen und für Meßzwecke (Abb.4). Jeder der beiden Vektoren ist durch Rotation um die Koordinatenachse in jede beliebige Lage drehbar. Skalierungen sowie Translationen der Endpunkte der beiden Vektoren ermöglichen eine exakte Einstellung der Vektorspitzen für Abstands- und Winkelmessungen.

Zusätzlich dienen 2 Gitterausschnitte, die 2 Ebenen im dreidimensionalen Raum repräsentieren, als Schnittflächen für die Durchtrennung der Modellknochen. Sie sind in allen Raumrichtungen verschiebbar und um jeden der beiden Vektoren drehbar.

3. Befehle zur Manipulation

Dem Benutzer stehen 4 Befehlsgruppen zur Verfügung (Abb.5):

- Befehle zur Manipulation des Koordinatensystems und Organisationsbefehle (Abb.6)
- Befehle zur Manipulation 2er Ortsvektoren (Abb.7)

- Befehle zur Manipulation 2er Ebenen (Abb.8)
- Befehle zur Manipulation von Teilen (Abb.9).

In jeder dieser Befehlsgruppen gibt es wiederum mehrere Befehlslisten. Insgesamt stehen dem Benutzer etwa 120 Befehle zur Manipulation zur Verfügung.

Theoretische Grundlagen

1. Datenstruktur

Jedem Modellteil wird vom Benutzer eine mnemotechnische Bezeichnung zugeordnet. Zur internen Kennzeichnung erhält jedes Teil eine Nummer. Der Zusammenhang zwischen interner und mnemotechnischer Bezeichnung ist in Abb.10 dargestellt. Jedes Linienelement eines Teiles trägt die selbe Bezeichnung und wird in einer Tabelle eingetragen. Ein Verweis zeigt auf einen Satz eines Random-Access-Files, der die Punkte und weitere Verweise auf Vorgänger- und Nachfolgesätze enthält (Abb.11). Zur internen Abspeicherung der Schnitte eines Teiles dient eine Tabelle entsprechend Abb.12. Jede Schnittebene durch den Knochen wird durch 3 Punkte definiert, wobei der erste Punkt den Schwerpunkt der Schnittebene darstellt.

2. Algorithmen auf der Datenbasis

2.1 Translationen, Rotationen und Projektionen von Osteotomiefragmenten

Eine einfache Handhabung und eine geschlossene Darstellung von Translation, Rotation und Projektion ist mit Hilfe homogener Koordinaten möglich. Abb.13 zeigt die Transformationsmatrizen, Abb.14 die dazugehörigen Algorithmen.

2.2 Simulation von Osteotomien

Die Abbildungen 15a, b und c zeigen den mathematischen Vorgang einer Durchtrennung des Knochenmodells mit einer Schnittebene.

Das zu durchschneidende Teil bleibt erhalten, die 2 resultierenden Fragmente werden als neue Teile in die Datenbasis aufgenommen und abgespeichert. Wird eine Punktfolge von der Ebene geschnitten, so wird sie in entsprechende Stücke aufgeteilt, wobei der Schnittpunkt zusätzlich in die Tabelle eingefügt wird und das Ende bzw. den Anfang der geteilten Punktfolge bildet. Aus allen Schnittpunkten wird der

Schwerpunkt des Schnittes berechnet und als der erste Punkt mit 2 weiteren beliebigen Schnittpunkten in die Tabelle der Schnittebene (Abb.12) für beide Teile eingetragen.

2.3 Zusammenfügen von Osteotomiefragmenten

Will man Osteotomiefragmente rechnerisch zusammenfügen, so daß ihre Schnittflächen aneinanderliegen, so kann man dies durch eine mathematische Operation bewerkstelligen, die aus der Tabelle der Schnittebenen deduzierbar ist. Zunächst werden beide Teile so gedreht, daß ihre Schnittebenen parallel zueinander liegen. Eine anschließende Translation führt die beiden Schwerpunkte der Schnittebenen ineinander über.

Zur Korrektur stehen Rotationen mit Achsen vertikal zur Schnittebene und Translationen parallel zur Schnittebene zur Verfügung.

In der Datenbasis werden die Bezeichnungen der beteiligten Osteotomiefragmente durch eine neu zu definierende Bezeichnung ersetzt.

Zusammenfassung

Es wird eine Methode vorgestellt, die sich besonders für die Simulation schwer vorstellbarer Effekte dreidimensionaler Umstellungsmaßnahmen eignet, wobei es bestimmte Eingabeparameter ermöglichen, graphisch und numerisch unter gegebenen Alternativeingriffen ein optimales Vorgehen auszuwählen. Die Abb. 16a, b, c und d zeigen die sukzessiven Schritte einer Femurosteotomie am Bildschirm der Rechenanlage.

Eine Erweiterung des entwickelten Systems durch eine mathematisch-analytische Behandlung des Kongruenzproblemes, sowie Berechnungen der Statik des Hüftgelenks sind möglich und in Entwicklung. Die Etablierung dieser Methode stellt für viele der derzeit praktizierten Therapiemöglichkeiten der hüftgelenkserhaltenden Orthopädie eine wesentliche Bereicherung dar.

Literatur

A. Herp: Ein interaktives graphisches System zur Manipulation räumlicher Objekte, insbesondere zur Simulation von Osteotomien in der Orthopädie.
Diplomarbeit am IMMD V, Erlangen 1977

Anschrift der Verfasser

Dipl. Inf. A. Herp, Dipl. Inf. W. Leidel, Dr. K.J. Probst
Orthopädische Klinik mit Poliklinik der Universität Erlangen-Nürnberg
(Direktor: Prof. Dr.med. D. Hohmann)
8520 Erlangen, Rathsberger Str. 57

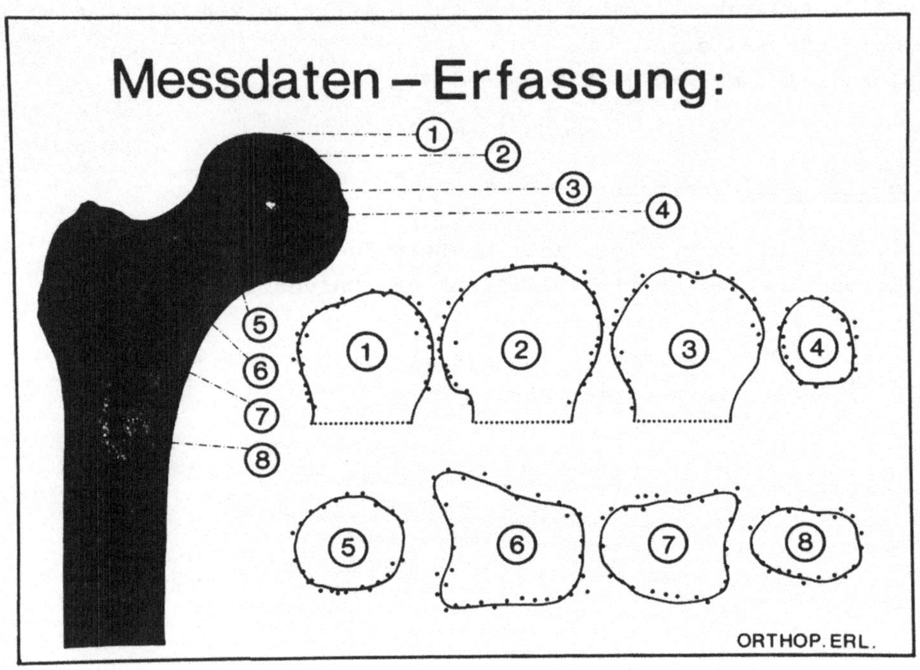

Abb. 1

Punktweise Meßdatenerfassung durch Auswertung von Stereo-Röntgenaufnahmen des coxalen Femur.

Mehrere zu vermessende Umfangskonturen bilden die Rohdaten zur Darstellung des Modellknochens.

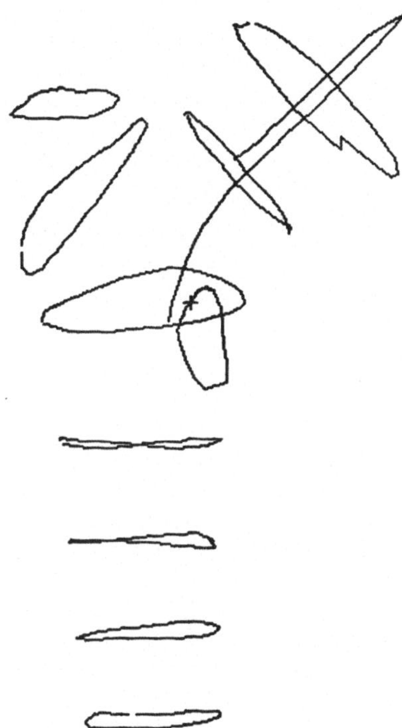

Abb. 2

Darstellung der Modellrohdaten vom Computer nach Auswertung einer Stereoröntgenaufnahme des coxalen Femur.

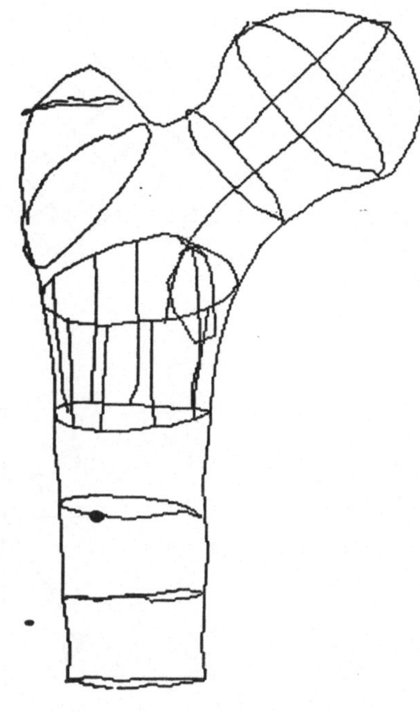

Abb. 3

Modellknochen nach Beseitigung von Meßfehlern und Ergänzung durch zusätzliche Umfangskontur linien.

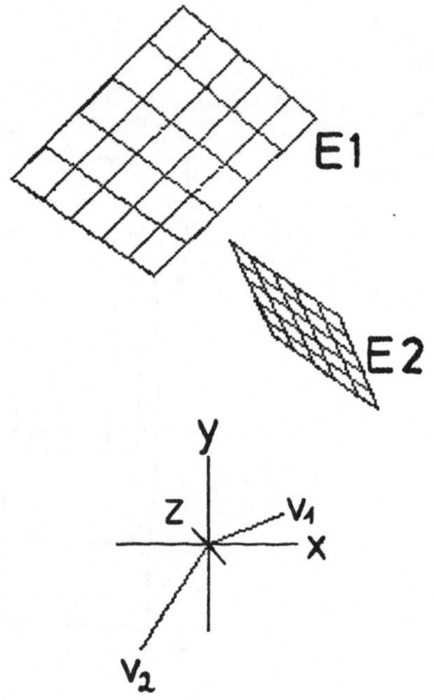

Abb. 4

Als Manipulationshilfen am Display-Gerät stehen ein Koordinatenkreuz x,y,z, 2 Vektoren $\vec{V}_1$ und $\vec{V}_2$ sowie 2 Ebenen E_1 und E_2, die als Gitter angedeutet sind, zur Verfügung.

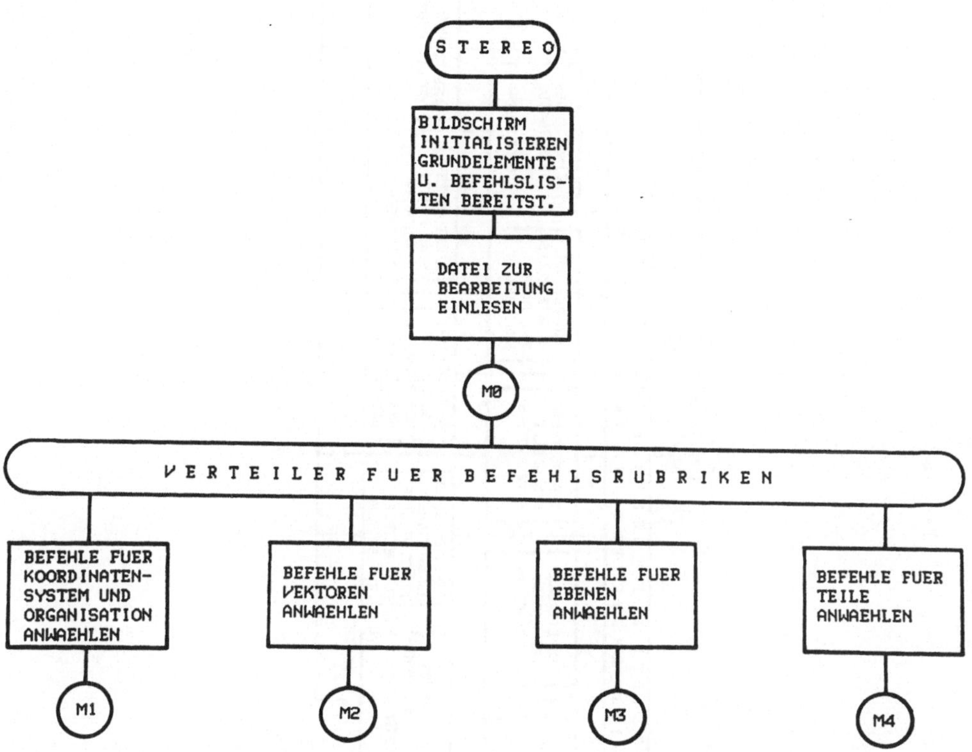

Abb. 5

Der Verteiler für die Befehlsrubriken ermöglicht die Anwahl einer der hier zur Verfügung stehenden Befehlsgruppen.

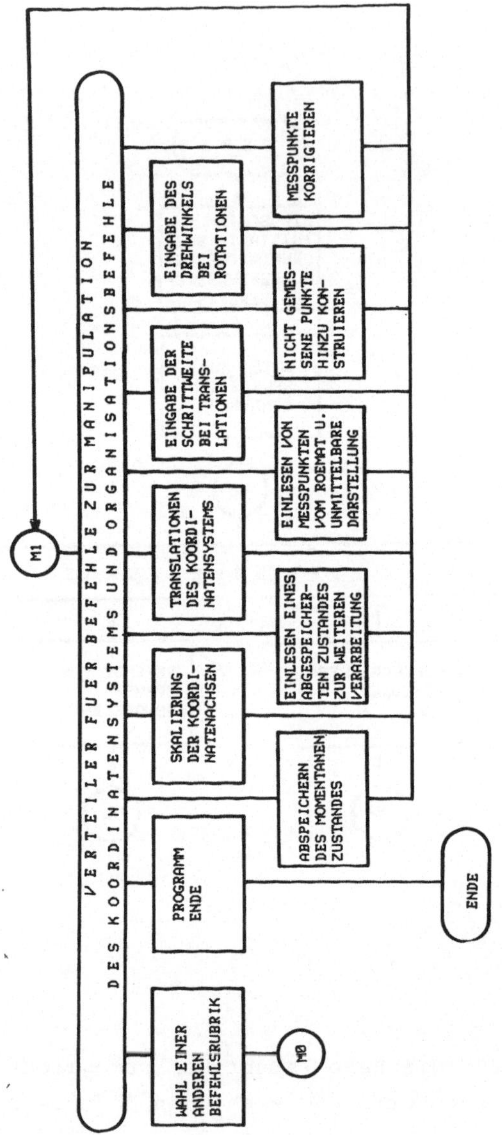

Abb. 6

Untergruppen, von Befehlen zur Manipulation des Koordinatensystems und Befehle zur Verwaltung und Organisation der Meßdaten.

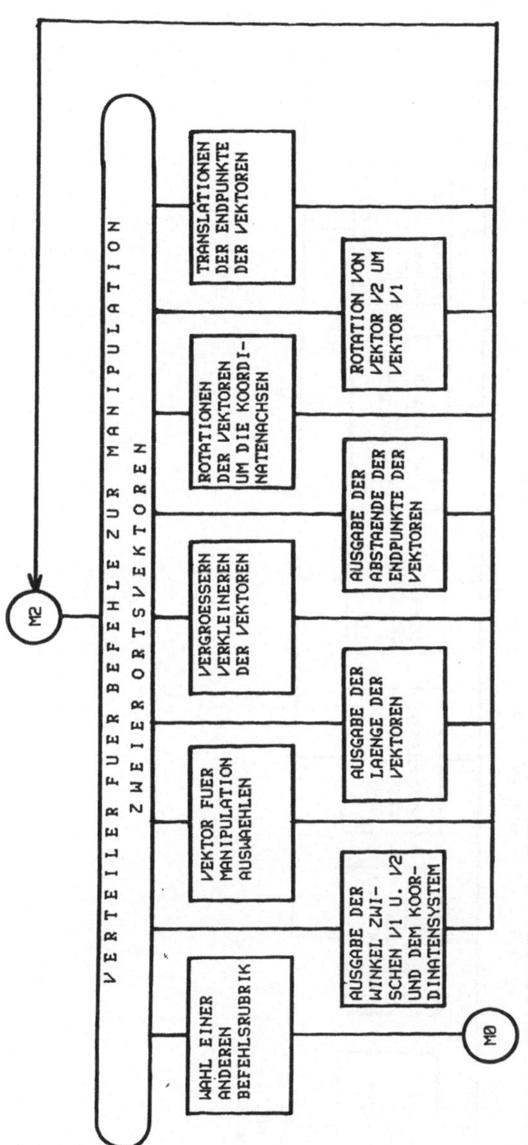

Abb. 7

Anwahl einer Untergruppe von Befehlen zur Manipulation 2er Ortvektoren.

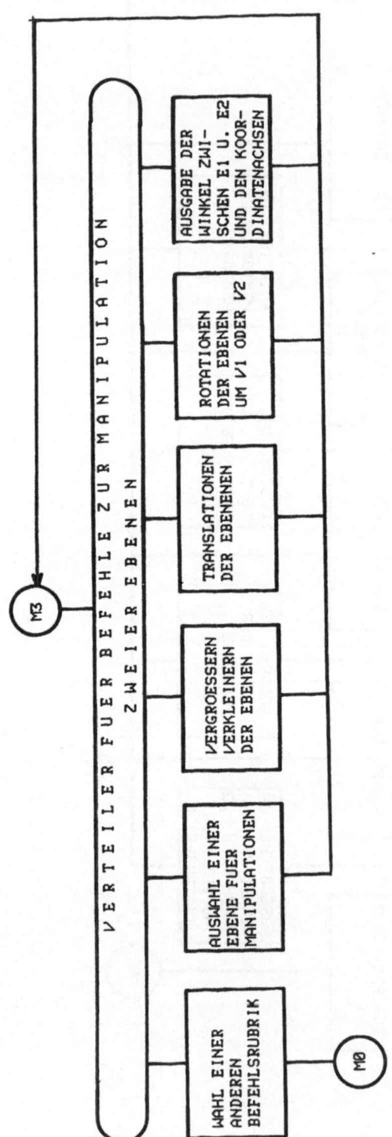

Abb. 8

Anwahl einer Untergruppe von Befehlen zur Manipulation 2er Ebenen.

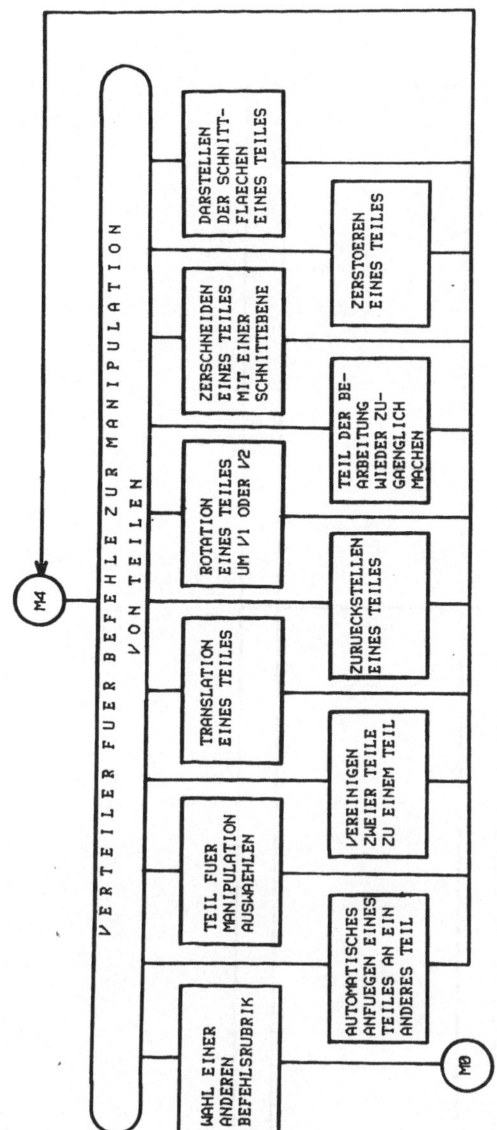

Abb.9

Anwahl einer Untergruppe von Befehlen zur Manipulation von Osteotomiefragmenten.

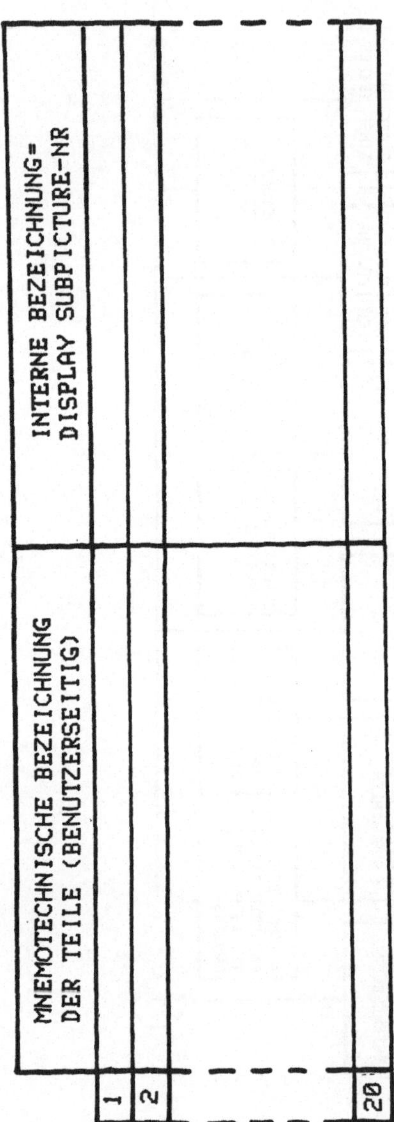

Abb. 10

Tabelle zur Zuordnung benutzerseitiger menemotechnischer und interner Bezeichnungen

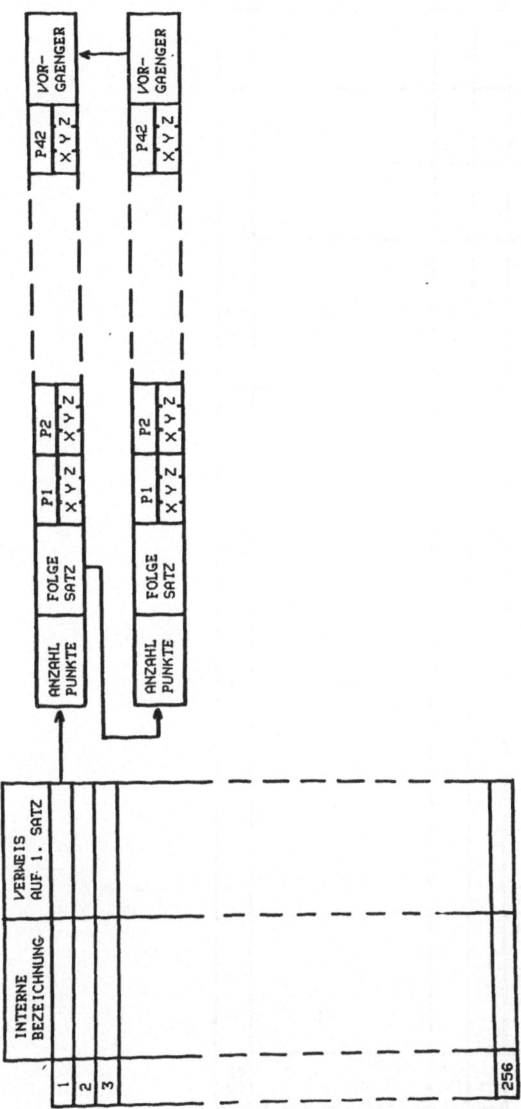

Abb. 11

Alle Linienelemente eines Osteotomiefragmentes erhalten dieselbe Bezeichnung. Die zugehörigen Punkte sind als Raumkoordinaten in einer Datei abgespeichert.

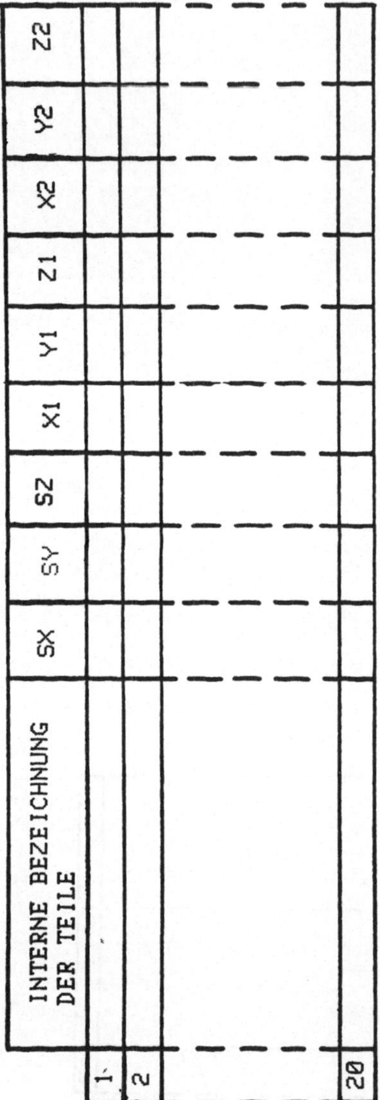

	INTERNE BEZEICHNUNG DER TEILE	SX	SY	SZ	X1	Y1	Z1	X2	Y2	Z2
1										
2										
20										

Abb. 12

Tabelle der Schnittebenen (Maximal 20).

Der erste Punkt (sx, sy, sz) ist zugleich der Schwerpunkt der Schnittebenen

$$(X,Y,Z,1)\begin{bmatrix}1 & 0 & 0 & 0\\ 0 & 1 & 0 & 0\\ 0 & 0 & 1 & 0\\ XT & YT & ZT & 1\end{bmatrix} = (X+XT, Y+YT, Z+ZT, 1)$$

$$(X,Y,Z,1)\begin{bmatrix}1 & 0 & 0 & P\\ 0 & 1 & 0 & Q\\ 0 & 0 & 1 & R\\ 0 & 0 & 0 & 1\end{bmatrix} = (X,Y,Z,PX+QY+RZ+1)$$

$$\begin{bmatrix}X^2+[1-X^2]\cos\phi & XY[1-\cos\phi]+Z\sin\phi & XZ[1-\cos\phi]-Y\sin\phi & 0\\ XY[1-\cos\phi]-Z\sin\phi & Y^2+[1-Y^2]\cos\phi & YZ[1-\cos\phi]+X\sin\phi & 0\\ XZ[1-\cos\phi]+Y\sin\phi & YZ[1-\cos\phi]-X\sin\phi & Z^2+[1-Z^2]\cos\phi & 0\\ 0 & 0 & 0 & 1\end{bmatrix}$$

Abb. 13

Transformationsmatrizen für Translation, Projektion und Rotation in der Notation homogener Koordinaten

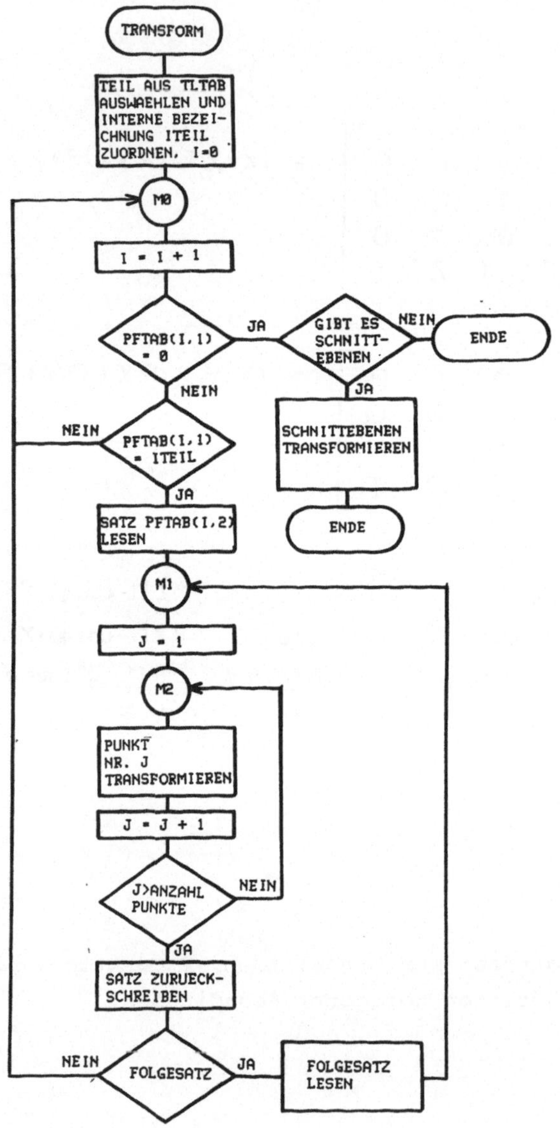

Abb. 14

Ablaufdiagramm einer beliebigen Transformation (Translation, Projektion, Rotation)

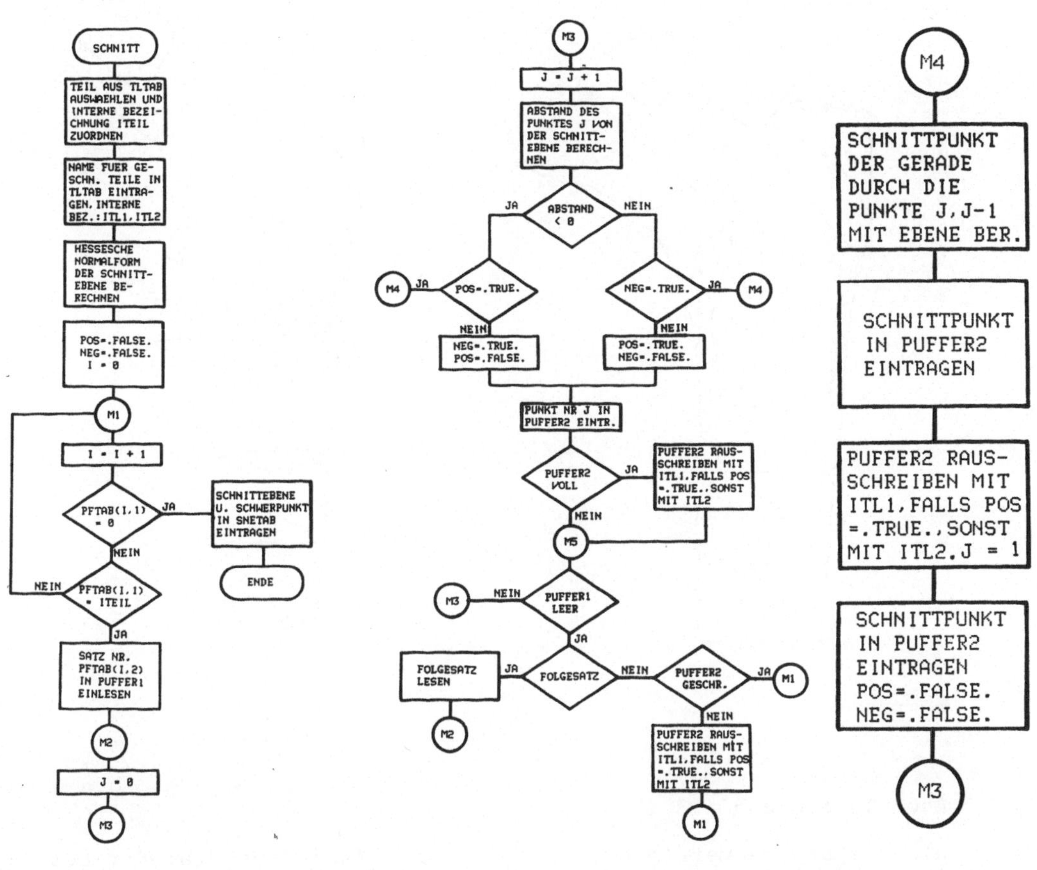

Abb. 15a,b,c

Ablaufdiagramm einer Durchtrennung eines Modell Femur mit einer Schnittebene

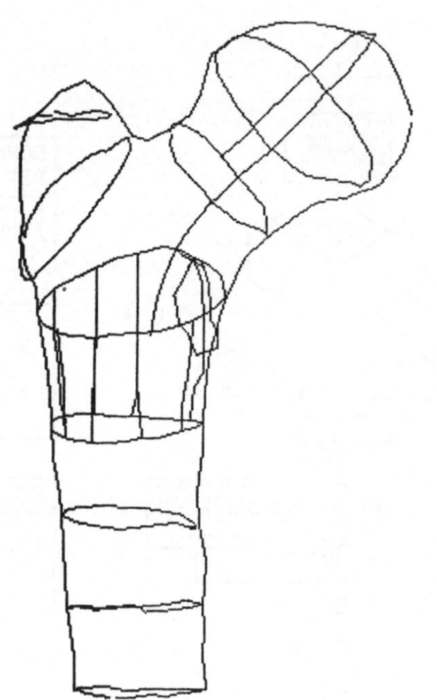

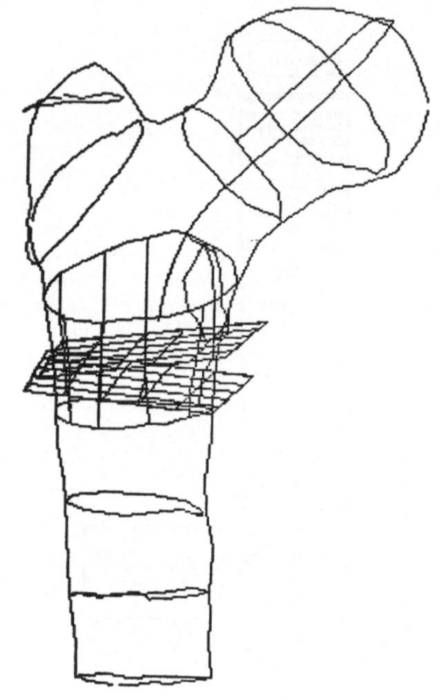

Abb. 16 a,b,c,d

a) Ausgangsgeometrie der Modellknochenstrukturen

b) Zwei Schnittebenen definieren den Osteotomiekeil, der entnommen werden soll

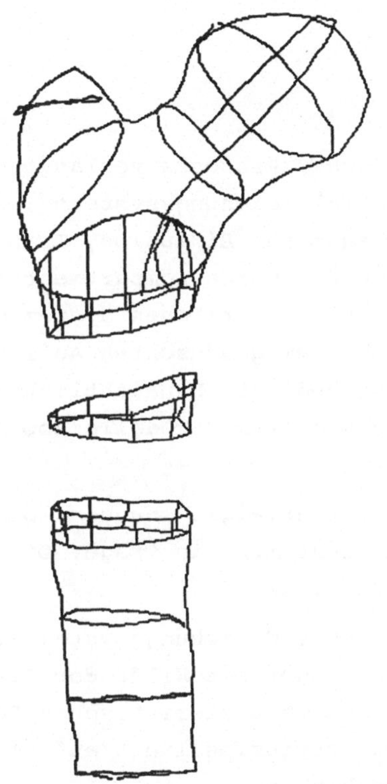

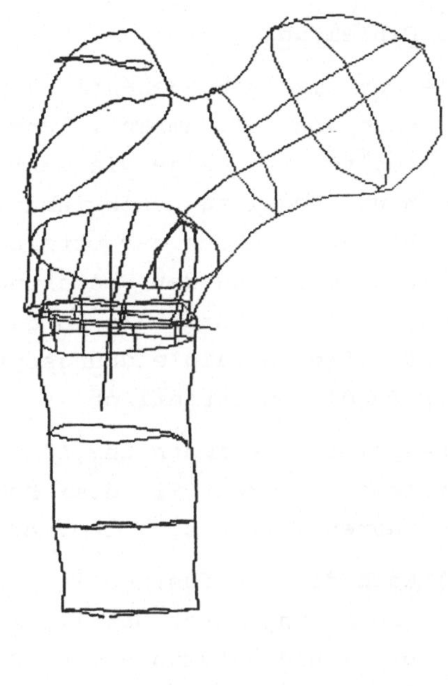

c) der Osteotomiekeil ist aus dem Modellknochen herausgetrennt

d) die Osteotomiefragmente sind so aneinander gefügt, daß ihre Schnittflächen aneinanderliegen

Optimierende Stellungskorrekturen können durch Translation und Rotation des proximalen relativ zum distalen Fragment in der Schnittebene vorgenommen werden.

EINSATZ VON ZWEI DIGITALEN SIMULATIONSSYSTEMEN FÜR KONTINUIERLICHE SYSTEME ZUR BEHANDLUNG EINES KOMPARTMENTMODELLS

Grass, P.; Habermehl, A.
Theoretische und Experimentelle Radiologie im Radiologie-Zentrum der Philipps-Universität Marburg/Lahn

1. Einleitung

Die mathematische Behandlung physiologischer Prozesse verlangt die Auswertung von z.T. umfangreichen Differentialgleichungssystemen, durch die biologische Vorgänge wie Verteilung, Transport, Diffusion, Transformation und Regelung beschrieben werden können. Durch Kompartmentierung läßt sich ein bezüglich der Ortskoordinaten kontinuierliches System diskretisieren; der Grad der Rasterung entspricht dem gewünschten Auflösungsvermögen und ist durch die Aufgabenstellung bedingt. Hinsichtlich der Zeit sind Differentialgleichungssysteme, die Kompartmentmodelle abbilden, in der Regel kontinuierlich.

Analytische Methoden zur Lösung der Differentialgleichungen kommen bei Systemen mit mehr als drei Komponenten nicht mehr in Frage. Die Näherungsverfahren lassen sich in vier Gruppen einteilen:

a) Nach der Überführung in ein algebraisches Gleichungssystem erhält man die Lösung durch Matrizenmanipulation (oder mit Hilfe der Graphentheorie) und näherungsweise Berechnung des charakteristischen Polynoms.
b) Die Anwendung des Eigenvektorzerlegungsprinzips läuft auf eine näherungsweise Bestimmung der Eigenwerte hinaus.
c) Die analoge Abbildung des biologischen Systems auf ein elektrisches System findet im Analogrechner statt. Lösungen erhält man aus Messungen am elektrischen Analogon.
d) Die simultane Integration des Differentialgleichungssystems mit numerischen Integrationsverfahren ist der Kern von digitalen Simulationssystemen.

Zur Behandlung eines Kompartmentmodells zum Jodstoffwechselgeschehen haben wir digitale Simulationsverfahren eingesetzt. Drei digitale Simulationssysteme - SIKOS, CSMP, CSMP-IN - wurden bei dem vorliegenden konkreten Problem hinsichtlich ihrer Anwendbarkeit untersucht.

2. Programmsysteme zur digitalen Simulation kontinuierlicher Systeme

Ein Simulationsprogrammsystem besteht im wesentlichen aus einem Translator und einem Simulator. Der Translator liest Modell und Daten ein, prüft Syntax, Logik und Plausibilität und erzeugt bei fehlerfreier Eingabe ein speziell strukturiertes FORTRAN-Unterprogramm, das übersetzt und mit mehreren Standardbausteinen aus der Systembibliothek einen ablauffähigen Simulator generiert, der nach Bedarf in unterschiedlicher Weise durch formatfreie Dateneingabe parametrisiert werden kann. Entdeckt der Translator Fehler im Simulationsmodell, erfolgt nach Fehlerhinweisen der Abbruch der Simulation noch vor den eigentlichen Simulationsläufen. Unter einem Simulatorlauf versteht man die Berechnung aller abhängigen Variablen des sortierten mathematischen Modells bei diskreten, vom Startwert zum Endwert steigenden Werten der unabhängigen Variablen; hierbei sind nach Wahl Anfangs- und Schlußrechnungen möglich. Einmal gebildete Simulatoren sind immer wieder verwendbar und können jederzeit mit aktuellen Daten neu gestartet werden.

3. Simulationssprachen

Prinzipiell kann jedes Simulationsproblem mit Hilfe von problemorientierten Sprachen wie z.B. FORTRAN und ALGOL gelöst werden. Der Anwender muß aber alle verfahrensorientierten Schritte selbst programmieren, was zu einem sehr umfangreichen Programm und zu einem Verlust an Anschaulichkeit führt. Folglich wurden Simulationssprachen entwickelt, deren Grundelemente aus vordefinierten Funktionsblöcken, Strukturaussagen zur Verbindung der funktionalen Blöcke, Parameteraussagen und Bearbeitungsaussagen bestehen. Entsprechend dem Verhalten von stetigen dynamischen Systemen sind diese Sprachen nichtprozedural. Es besteht allerdings die Möglichkeit zur Definition von prozeduralen Bereichen, so daß eigene FORTRAN-Unterprogramme implementiert werden können.

Für die verschiedenen Anwendungsgebiete existieren unterschiedliche Simulationssprachen, die den speziellen Problemen angepaßt sind. Die bekanntesten sind DYNAMO, MIMIC, SIMULA 67, CSMP, SIKOS und CSSL. An folgenden Kriterien kann man sich bei der Wahl der für einen speziellen Fall geeigneten Simulationssprache orientieren:

a) allgemeine Anwendbarkeit
b) Modell - Nähe
c) Modell - Dokumentation
d) Experimentiermöglichkeiten
e) Implementierungsaufwand
f) Fehlersuche
g) Wirtschaftlichkeit (Rechenzeit, Speicherplatz)
h) Verfügbarkeit
i) Erlernbarkeit
k) Mensch-Maschine-Beziehung

In unserem Fall war die Verfügbarkeit ausschlaggebend für die Wahl der Simulationssysteme. Es bestand die Möglichkeit, das Simulationssystem SIKOS zu benutzen. Über eine Datenstation hatten wir Zugriff zu einer Rechenanlage, an der CSMP implementiert war. Schließlich existierte am TR 440 der Universität Marburg eine interaktive Form von CSMP, CSMP-IN, die von der Gesellschaft für Mathematik und Datenverarbeitung GMD für den TR 440 implementiert worden war. Der größte Teil der Berechnungen wurde mit diesem interaktiven System durchgeführt. Die Simulationsläufe auf den anderen Rechenanlagen dientem dem Vergleich der Simulationssprachen.

4. SIKOS

Das Programmsystem SIKOS ist auf allen DV-Anlagen der Siemens-Systeme 4004 und 7000 in den Betriebssystemen BS 1000 und BS 2000 ablauffähig. Im BS 1000 beträgt der Arbeitsspeicherbedarf je nach Modellgröße mindestens 90 kB, im BS 2000 werden 150 PAM-Seiten belegt. Die Ablaufsteuerung erfolgt über den Monitor bzw. über eine Standardprozedur.

Modellformulierung

Die Modellbeschreibung geschieht durch drei Typen von Anweisungen:

Strukturanweisungen - sie beschreiben das Modell mit Hilfe von FORTRAN-Anweisungen und FORTRAN- sowie SIKOS-Funktionsblöcken.

Datenanweisungen - sie weisen den Parametern, Konstanten und Anfangsbedingungen Zahlenwerte zu.

Kontrollanweisungen - sie enthalten Angaben über die Ablaufsteuerung der Simulation und die Ergebnisaufgaben.

Der Programmaufbau gliedert sich in einzelne Segmente, die die spezifischen Anweisungen enthalten; hiervon sind nur CONTROL- und DYNAMIC-Angaben in Verbindung mit END für eine Modellbeschreibung erforderlich. Die wahlfreien Segmente erlauben eine umfangreichere Problembeschreibung, sie bieten die Möglichkeit zu Startberechnungen und Optimierungsverfahren. Im EXTERNAL-Segment kann man eine beliebige Zahl von FORTRAN-Unterprogrammen formulieren, die in der zugehörigen Modellbeschreibung verwendbar sind.

Funktionsblöcke

Die SIKOS-Programmbibliothek enthält 25 Funktionsblöcke, die alle üblichen Analogrechnerblöcke und zusätzlich eine Reihe von Sonderblöcken umfassen, wie sie bei Simulationsproblemen häufig auftreten. Zusätzlich stehen FORTRAN-Standardfunktionsprogramme zur Verfügung.

Lösungsverfahren

Der gesamte Ablauf der Simulation bezieht sich auf den Mechanismus der

Integration. Dazu bietet SIKOS vier Integrationsmethoden an, zwei mit fester und zwei mit variabler Schrittweite. Die Methoden nach EULER, HEUN, RUNGE-KUTTA und BULIRSCH-STOER stellen eine brauchbare Auswahl aus der Vielfalt der numerischen Integrationsmethoden dar.

Modifikation

a) Parametermodifikation: Die Wertzuweisung erfolgt durch mehrere hintereinander geschaltete PARAM-Segmente oder während des Simulationslaufs durch Dateneingabe vom Monitor oder per Lochkarte.
b) Modifikation der Steuerungsvariablen: Durch einen speziellen Modifizierungsalgorithmus lassen sich Integrationsmethoden, Schrittweiten u.a. verändern; auf diese Art können elegante Teststrategien entwickelt oder das Programm optimiert werden.

Ausgabe

Eine Ausgabe ist nur über den Schnelldrucker möglich, Plots können nicht hergestellt werden. Man erhält die Ergebnisse in Form von Tabellen und/ oder Printplots. Pro Simulationslauf sind 10 graphische Ausgaben mit jeweils bis zu 5 Kurvenzügen möglich.

5. CSMP III

CSMP III ist Nachfolger des Programmsystems 360/CSMP, das alle Programmteile des Vorgängerprogrammsystems enthält und außerdem Erweiterungen und Zusätze besitzt, die die Einsatzmöglichkeiten und Vielseitigkeit des Programms noch erweitern. Das Programmsystem benötigt eine Mindestkernspeichergröße von 128 kB.

Modellformulierung

Die Modellbeschreibung kann sowohl über eine Blockschaltbild als auch über ein System von Differentialgleichungen erfolgen. Der Modellaufbau gliedert sich in Anfangs-, dynamischen und Endbereich. Im Anfangsbereich werden die Parameter spezifiziert, die Anfangswerte berechnet und Berechnungen durchgeführt, die weder von der Zeit noch von den Simulationsläufen abhängen. Der Anfangsbereich ist wahlfrei. Der dynamische Bereich enthält die gesamte Beschreibung des Systems mit allen Steuervariablen für die Simulation. Die Strukturanweisungen innerhalb dieses Bereiches bestehen aus CSMP- und FORTRAN-Anweisungen. Im einfachsten Fall besteht der dynamische Bereich aus einem einzigen Unterbereich, oft ist aber wünschenswert, daß dieser Bereich in mehrere Unterbereiche geteilt werden kann. Dies ist ohne weiteres möglich, wobei auch eine Einteilung in prozedurale und nichtprozedurale Unterbereiche durchgeführt werden kann. Der dynamische Bereich muß immer vorhanden sein. Der Endbereich wird bei Berechnungen am Ende eines Laufes, d.h. nach erfolgter Berechnung einer

Lösung benötigt. Dabei kann es sich um Berechnungen handeln, die auf Werten von einer oder mehrerer Modellvariablen basieren, oder es kann ein Optimierungsalgorithmus nachgeschaltet sein, der die Werte von kritischen Systemparametern verändern soll. Der Endbereich ist wieder wahlfrei.

Funktionsblöcke

Das Programm enthält einen Standardsatz von Funktionsblöcken sowie die Möglichkeit, spezielle Funktionen entsprechend einer bestimmten Problemstruktur zu definieren. Im Standardsatz sind gebräuchliche Komponenten des Analogrechners enthalten wie Integratoren, Relais und eine große Anzahl von speziellen und allgemeinen Funktionen. CSMP III bietet 43 Funktionsblöcke, zusätzlich wird dieser Standardsatz durch die FORTRAN-Bibliothek ergänzt, die Unterprogramme für fast alle gebräuchlichen mathematischen Funktionen enthält. Spezielle Funktionen können als FORTRAN-Unterprogramme geschrieben werden; eine einfachere Möglichkeit stellen Macros dar, die eine individuelle Benutzung mehrerer Funktionsblöcke aus CSMO und FORTRAN ermöglichen.

Lösungsverfahren

Eine zentral durchgeführte Integration wird mit dem Ziel benutzt, alle Ausgaben aus den Integratoren gleichzeitig am Ende jeder Berechnung zu erhalten. CSMP III enthält sieben Integrationsmethoden: das Rechteckverfahren, das Trapezverfahren, das Simpson-Verfahren, das Adams-Verfahren, das Runge-Kutta-Verfahren 4. Ordnung mit variabler und fester Schrittweite, das Milne- und das Stiff-Verfahren.
Bei der Fehlersuche hat man die Wahl zwischen FORTRAN- und CSMO-Fehlersuchehilfen, wozu das Programm eine Option besitzt, die die aktuellen Werte von Variablen und Fehlermeldungen ausdruckt.

Modifikation

Mehrere Simulationsfälle werden hintereinander abgearbeitet, wenn man die Parameterwerte in Klammern hintereinander aufführt. Nach einer Neuberechnung der Parameterwerte im Endbereich läßt sich der Simulator von neuem mit den aktuellen Daten starten. Die Modifikation der Steuervariablen muß im Programm selbst vorgenommen werden.

Ausgabe

Die Ausgabemöglichkeiten enthalten einen Ausdruck der Variablen in einer standardisierten Tabellenform, einen Ausdruck in graphischer und tabellarischer Form sowie eine konturierte und schattierte Ausgabe einer Funktion in Abhängigkeit zweier Variablen, wovon eine die Zeit sein muß.

6. CSMP-IN

CSMP-IN ist ein interaktives Programmsystem zur Simulation zeitkontinuierlicher Systeme. Es wurde bei der Gesellschaft für Mathematik und Datenverarbeitung in Darmstadt für den TR 440 implementiert. Das System kann im Gesprächs- und Abschnittsbetrieb eingesetzt werden. Benutzte Simulationssprache ist 360/CSMP von IBM.

Aufbau

CSMP-IN ist ein Mehrphasenprogramm bestehend aus dem Rahmenprogramm, das für den Ablauf der einzelnen, sich im Kernspeicher überlagernden Phasen sorgt, dem CSMP-IN-Translator, der ein FORTAN-Unterprogramm der CSMP-Eingabe erzeugt, dem CSMP-IN-Simulator und einer Bibliothek mit fest definierten Blöcken. Der Simulator übernimmt die Durchführung der eigentlichen Simulation, d.h. im wesentlichen die Zeitrasterung, die Integrationen und die Ausgabe der Ergebnisse. Wird das erzeugte FORTAN-Unterprogramm in einer LF-Datei gespeichert, läßt sich später der Simulator unter Umgehung der Translationsphase mit anderen Parametern direkt starten. Die Ausgabe erfolgt über einen Plotter und/oder einen Schnelldrucker als Printplot mit zusätzlicher Auflistung der Variablen. Im Gesprächsbetrieb erhält man das Simulationsergebnis als Graphik auf einem Sichtgerät.

Möglichkeiten der Interaktion

Die interaktive Ablaufsteuerung wird wirksam, wenn CSMP-IN innerhalb eines Gesprächs gestartet wird. Die wichtigsten Unterbrechungsstellen sind im Ablaufdiagramm eingezeichnet (Abb. 1). Dort kann man mit folgenden Anweisungen eingreifen:

BILD : (S3,S5) Die Zeichendatei wird bearbeitet, das Simulationsergebnis erscheint als Graphik auf dem Bildschirm.

EINTRAGE : (R1) Zusätzliches CSMP-Programm, (S1) weitere Parameterstudien, (S4) Bearbeitungsaussagen zur Zeichendatei.

GRAPH : (S3,S4) wie BILD, Ausgabe auf dem Plotter.

RECHNE : (R2,R2,S5) Der Simulator wird, falls er auf einer Datei zur Verfügung steht, gestartet.

STOP : (R1-R5) CSMP-IN wird beendet, (S1-S4) die Simulation wird beendet.

TEST : (S2) TEST bewirkt die Unterbrechung der Parameterstudie in bestimmten Zeitintervallen; die Anweisung dient zur Durchführung von Optimierungen. Nach einem Testintervall werden die berechneten Werte gezeichnet, man hat dann die Möglichkeit, Parameter zu verändern, den Simulator in den Anfangsstand zurückzusetzen oder weiterzurechnen.

VERÄNDERE: (R1-R5) Veränderungen von Modellstruktur, Parameterwerten und Bearbeitungsaussagen sind möglich.

ZURÜCK : (R1) Es wird auf die vorangehende Modellstudie, (R2-R5) auf den Anfang der aktuellen Parameterstudie positioniert.

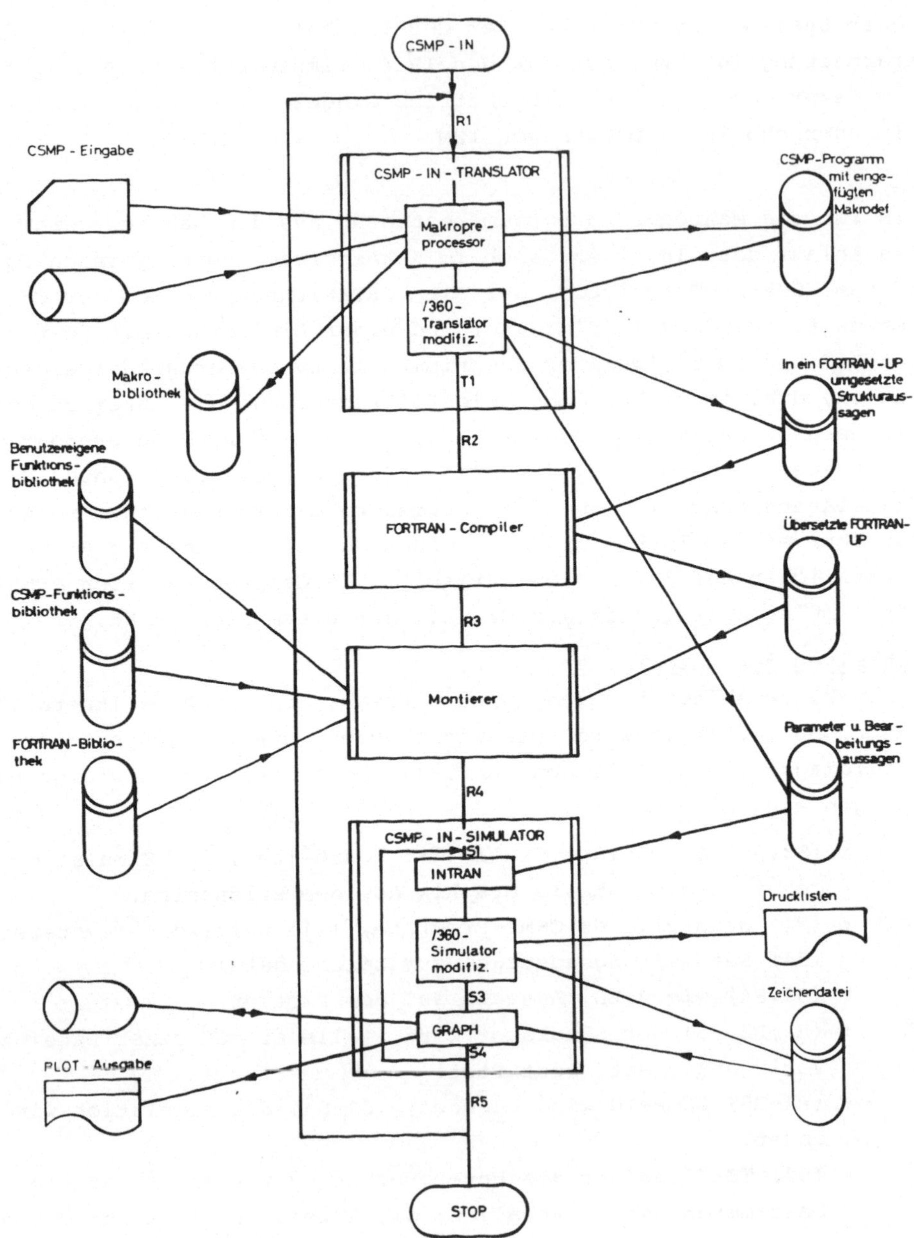

Abb. 1: Ablaufdiagramm von CSMP-IN

```
LABEL
      *****************************************************
      *                                                   *
      *      SPEZ. AKTIVITAET ALS FUNKTION DER ZEIT       *
      *      SYSTEM IM FLIESSGLEICHGEWICHT                *
      *                                                   *
      *****************************************************
CONTROL
      RUNGE-KUTTA FROM 0. TO 5. STEP .005
      INDEPENDENT=T
PARAM
      T12 =100.,  T21 = 10.,  T14 = 50.,  T41 = 50.
      T10 =130.,  T31 = 70.,  T27 = 90.,  T78 = 78.
      T79 = 12.,  T810=77.98, T108=77.98, T89 = 45.
      T911=56.83, T119=56.83, T83 = 33.,  T93 = 57.
      T30 = 20.,  T01 =150.
      IP1 =   7., IP2 =  35., IP3 =  290.,IP4 = 63.
      IP7 =7000., IP8 =.062,  IP9 = .005, IP10=142.
      IP11=1.95
DYNAMIC
      DA1=(T21*A2+T31*A3+T41*A4-(T12+T14+T10)*A1)/IP1
      DA2=(T12*A1 - (T21+T27)*A2)/IP2
      DA3=(T83*A8 +T93*A9-(T30+T31)*A3)/IP3
      DA4=(T14*A1 - T41*A4)/IP4
      DA7=(T27*A2-(T78+T79)*A7)/IP7
      DA8=(T78*A7+T108*A10-(T89+T810+T83)*A8)/IP8
      DA9=(T79*A7+T89*A8+T119*A11-(T911+T93)*A9)/IP9
      DA10=(T810*A8-T108*A10)/IP10
      DA11=(T911+A9-T119*A11)/IP11
      A1  =INTG(1.,DA1)
      A2  =INTG(0.,DA2)
      A3  =INTG(0.,DA3)
      A4  =INTG(0.,DA4)
      A7  =INTG(0.,DA7)
      A8  =INTG(0.,DA8)
      A9  =INTG(0.,DA9)
      A10=INTG(0.,DA10)
      A11=INTG(0.,DA11)
PLOT
      FROM 0. TO 5. STEP 0.05
      T,A1
      FROM 0. TO 5. STEP 0.05
      T,A7
      FROM 0. TO 5. STEP 0.05
      T,A8,A9
      FROM 0. TO 5. STEP 0.05
      T,A10,A11
END
```

Abb. 2: Simulationsprogramm in SIKOS

HILFE : (R1-R5) Der aktuelle Stand des Simulationslaufes wird angezeigt.

7. Gegenüberstellung

Die beiden Simulationssprachen SIKOS und CSMP III sind bezüglich der Modellformulierung identisch, der dynamische Bereich der Simulationsprogramme enthält wie alle hochentwickelten Simulationssprachen nur die mathematische Beschreibung des Modells. Für ein einfaches Multikompartmentmodell des Jodstoffwechsels sind in Abb. 2 und Abb. 3 ablauffähige SIKOS- und CSMP-Programme gegenübergestellt. Es wurde ein einfaches Modell gewählt, um den Aufbau der Programme deutlich zu machen.

```
TITLE     SIMULATION DES RADIOJODTESTS (UEBERFUNKTION)
PARAM     K12 = 27.,  K14 =  7.10,  K15 = 10.,...
          K21 =  0.28,  K27 =  7.,  K41 =  0.79,...
          K78 =  .1,  K83 =  0.49,  K31 =  0.17,...
          K36 =  .069,  T15 =  130.
DYNAMIC
          DR1 = K21*R2 + K31*R3 + K41*R4 - (K12+K14+K15)*R1
          DR2 = K12*R1 - (K21+K27)*R2
          DR3 = K83*R8 - (K31+K36)*R3
          DR4 = K14*R1 - K41*R4
          DR5 = K15*R1
          DR6 = K36*R3
          DR7 = K27*R2 - K78*R7
          DR8 = K78*R7 - K83*R8
          DP5 = T15
          R1  = INTGRL(1.,DR1)
          R2  = INTGRL(0.,DR2)
          R3  = INTGRL(0.,DR3)
          R4  = INTGRL(0.,DR4)
          R5  = INTGRL(0.,DR5)
          R6  = INTGRL(0.,DR6)
          R7  = INTGRL(0.,DR7)
          R8  = INTGRL(0.,DR8)
          P5  = INTGRL(.1,DP5)
          JODID = R1 + R4
          URIN  = 20.*R5 / P5
          R8X = 14. * R8
TIMER     FINTIM =  5.
PREPARE   JODID,URIN,R1,R2,R3,R4,R5,R7,R8X
GRAPHN   ,,TIME,JODID,R7,R8X
GRAPHN   ,,TIME,URIN,R5,R1,R2
END
STOP
```

Abb. 3: Simulationsprogramm in CSMP

Die DYNAMIC-Bereiche beider Programme können ausgetauscht werden, die Ähnlichkeit der Kontroll- und Ausgabeanweisungen ist evident. Der Unterschied zwischen beiden Systemen liegt in der Ausstattung: die Programmbibliothek von CSMP ist umfangreicher. Bei unseren Untersuchungen des Kompartmentmodells zum Jodstoffwechsel, über die an anderer Stelle der Jahrestagung berichtet wurde, konnte allerdings von diesem Mehrangebot wenig Gebrauch gemacht werden, da die Funktionsblöcke, die im CSMP-System zusätzlich neben den allgemeinen Funktionsblöcken des Analogrechners und den FORTRAN-Funktionen implementiert wurden, sehr spezieller Natur sind. Bei speziellen Problemen war es sogar günstiger, eigene FORTRAN-Unterprogramme zu schreiben, da sich einige Funktionsblöcke als fehleranfällig herausstellten. Die Anzahl der Funktionsblöcke eines Simulationssystems allein kann deshalb kein Maß für seine Praktikabilität sein.

Das Angebot und die Auswahl der Integrationsmethoden wiegt dagegen schwerer. CSMP bietet mehr Integrationsmethoden an; SIKOS verfügt über die Möglichkeit, andere Methoden selbst zu implementieren. Bei CSMP können Macros definiert werden, eine Art Unterprogramme, die jedoch im Gegensatz zu FORTRAN-Unterprogrammen die Benutzung von allen CSMP-Funktionsblöcken zulassen.

Weitere Kriterien wie Fehlermeldungen, Rechengenauigkeit, Vorbereitung der Simulation und Rechenzeit führen bei beiden Simulationssystemen zu gleichen Ergebnissen. SIKOS ist wegen seines übersichtlichen und einfachen Aufbaus leicht erlernbar, der Benutzer sollte allerdings über FORTRAN-Kenntnisse verfügen.

Sollen Experimente am Simulationsmodell durchgeführt werden, kommt der Mensch-Maschine-Beziehung besondere Bedeutung zu. Werden SIKOS und CSMP im Abschnitt betrieben, unterscheiden sie sich in dieser Hinsicht nicht; das interaktive System CSMP-IN ermöglicht ein sehr anschauliches Arbeiten am Modell. Bei kleinen Modellen, bei denen sich die Rechenzeit in Grenzen hält, ist CSMP-IN bezüglich der Mensch-Maschine-Beziehung mit dem Analogrechner konkurrenzfähig, zumal eine graphische Ausgabe auf dem Sichtgerät nach jedem Simulationslauf möglich ist.

Literatur

(1) Burkhardt, H.J., Gießler, E., Mathe, K.: CSMP-IN, GMD-Programmsystem zur Simulation zeitkontinuierlicher Systeme, Benutzungsanleitung; Institut für Datenverarbeitung, Darmstadt (1975)

(2) Ebersberger, H.: Systemsimulation als Entscheidungshilfe; Datascope, Sperry Univac, Jahrgang 8, Heft 24, 54-67 (1977)

(3) Evert, C.F., Randall, M.J.: Formulation and Computations of Compart-

ment Models; Journal of Pharmaceutical Sciences, Vol. 59, No.3, 403-409 (1970)

(4) Gross, U., Edlinger, W.: Simulationstechnik in Theorie und Praxis; IBM-Beiträge zur Datenverarbeitung, Methoden und Techniken 5, 22-54 (1973)

(5) Jentsch, W.: Digitale Simulation kontinuierlicher Systeme; R. Oldenbourg-Verlag, München-Wien (1969)

(6) Johnson, L.E.: Computers, Models and Optimization in Physiological Kinetics; Critical Reviews in Bioengineering, Febr. 1974, 1-37 (1974)

(7) Pierre, D.A.: Optimization Theory with Applications; John Wiley and Sons, New York (1969)

(8) Schöne, A.: Simulation technischer Systeme, Band 1; Carl Hanser-Verlag, München-Wien (1974)

(9) Siemens: Simulation kontinuierlicher Systeme - SIKOS, Anwendungs- und Programmbeschreibung (1976)

DIE SCHRITTWEISE ANPASSUNG EINES MATHEMATISCHEN MODELLS FÜR DIE INSULINSEKRETION AN DAS EXPERIMENT

Renn, W. Medizinische Klinik, Abteilung IV, Universität Tübingen

I. Einleitung

Ein wesentliches Problem bei der Entwicklung mathematischer Modelle ist die Bestimmung der Modellparameter. Dazu verwendet man häufig ein Optimierungsprogramm, das die Lösungskurven der mathematischen Gleichungen, die das Modell beschreiben, an die experimentellen Werte anpaßt. Dabei stellt sich die Frage, wie man die Anfangswerte günstig wählt, damit das Optimierungsprogramm effektiv arbeitet.

Es wird gezeigt, wie man mit einfachen Methoden Näherungswerte für die in den Lösungskurven auftretenden Parameter gewinnen kann. Dies geschieht schrittweise, indem die wesentlichen Merkmale des Experiments einzeln simuliert werden. Dabei wird angenommen, daß das System durch lineare Differentialgleichungen (DGL) näherungsweise beschrieben werden kann. Dadurch ist die Superponierbarkeit der schrittweise gewonnenen Einzellösungen gewährleistet. Um die Methode anschaulich zu machen, wird ein konkretes Beispiel durchgerechnet.

Abschließend wird gezeigt, daß das entwickelte Modell auch Experimente richtig wiedergibt, die bei der Anpassung nicht verwendet wurden.

II. Das Experiment

Als Beispiel dient ein in vitro Versuch am isolierten Pankreas der Ratte, der von Grodsky (1) durchgeführt wurde. Dabei wird die Stimulation der Insulinsekretion durch Glukoseinfusion untersucht. Abbildung 4 zeigt die experimentelle Situation. Nach dem stufenförmigen "Einschalten" der Glukose steigt die Insulinkonzentration I (t) in einer 1. Phase steil an und fällt nach einigen Minuten wieder stark ab. Danach strebt die Insulinkonzentration in einer 2. Phase langsam dem Sättigungswert zu. (Abb.1)

III. Entwicklung des Modells

1. Schritt:

Zunächst soll nur die 2. Phase modelliert werden. Wenn man mit den Grundbegriffen der Regelungstechnik (2) etwas vertraut ist, so sieht man sofort, daß die 2. Phase durch das Verhalten von hintereinander geschalteten Proportionalreglern simuliert werden kann. Wir verwenden deshalb ein Modell, das durch das Schaltbild (Abb.2) dargestellt wird.

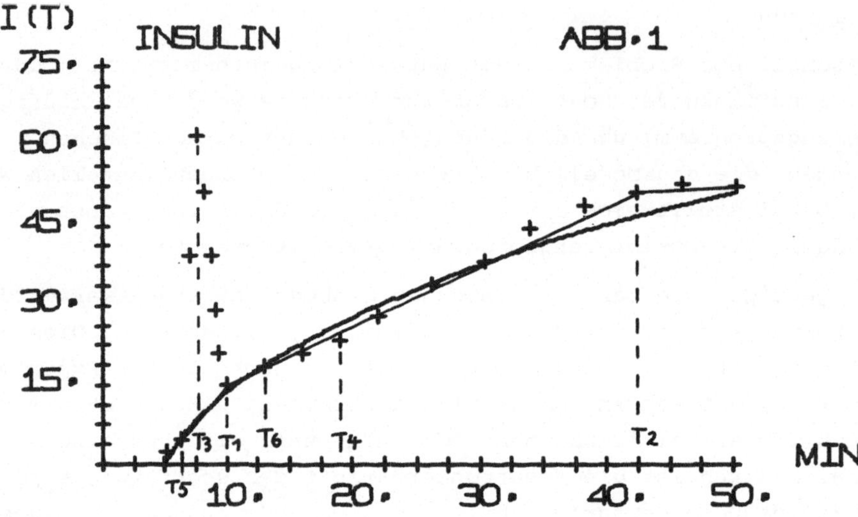

Abb. 1

Experimentelle Werte und Ergebnis von Schritt 1.
Die Zeitkonstanten T_1 bis T_6 werden im Text erläutert.

ABB.2

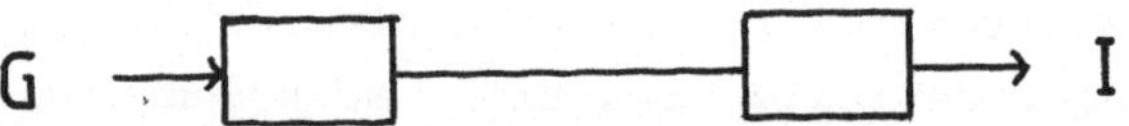

Abb. 2

Schaltbild zur Simulation der 2. Phase. G und I symbolisieren die Glukoseeinfusion und die Insulinsekretion. Die Kästchen sollen Übertragungsfunktionen von Proportionalreglern darstellen.

Ein System von linearen DGL, die das hier behandelte Experiment beschreiben, wurde in (3) dargestellt und exakt gelöst. Hier verzichten wir auf die explizite Angabe der Gleichungssysteme und geben nur die Lösungen an. Dem Schaltbild (Abb. 2) entspricht folgende Lösungskurve für die Insulinkonzentration.

$$I_1(t) = A_1\ (1-\exp(-k_1 t)) + A_2\ (1-\exp(-k_2 t)). \qquad (1)$$

Der Nullpunkt der Zeitskala sei der Beginn der Glukosezufuhr.

An die experimentelle Kurve in Abb. 1 werden Tangenten angelegt, die durch folgende Beziehung festgelegt werden:

$$(1-\exp(-kt)) = \begin{matrix} kt \\ 1 \end{matrix} \quad \text{für} \quad \begin{matrix} kt < 1 \\ kt > 1 \end{matrix} \quad . \tag{2}$$

Aus der Bedingung für den stetigen Anschluß an den Eckpunkten des so entstandenen Polygonzuges ergibt sich

$$k_1 = 1/T_1 \quad \text{und} \quad k_2 = 1/T_2 \tag{3}$$

Setzt man diese Beziehung in (1) ein, so kann man die Amplituden A leicht berechnen, indem man die Gleichung für zwei verschiedene Zeitpunkte anschreibt und auf der linken Seite die experimentellen Werte verwendet.

Die so gewonnenen Näherungswerte werden als Anfangsparameter für die anschließende Optimierung benützt. Dabei wird die quadratische Abweichung der mit (1) berechneten Werte von den gemessenen Insulinwerten der 2. Phase minimalisiert. Dies geschieht mit Hilfe des Programmes VA04A aus der Harwell Subroutine Library (4). Abbildung 1 zeigt das Ergebnis.

2. Schritt

Die 1. Phase der Insulinsekretion, d.h. die Differenz zwischen den experimentellen Werten I (t) und den in Schritt 1 berechneten Werten I_1 (t), zeigt das typische Verhalten eines Differentialreglers, bei dem das Ausgangssignal proportional ist zu dem Differential des Eingangssignals. Ein solches Verhalten kann durch Rückkopplung simuliert werden. Die starke Abweichung bei $t = T_3$ wird deshalb durch eine Mitkopplung und die sehr schwache Abweichung bei $t = T_4$ durch eine Gegenkopplung dargestellt. Da diese Reaktionen verzögert auftreten, verwenden wir Totzeitglieder in den Rückkopplungstermen. Auf die Tatsache, daß Totzeiten durch Hintereinanderschalten von Proportionalreglern mit gleicher Zeitkonstante simuliert werden können (5), soll hier nur hingewiesen werden. Wir verzichten auf diese Möglichkeit, um das Modell einfach und überschaubar zu halten. Es ergibt sich somit das in Abb. 3 dargestellte Schaltbild.

Wir nehmen an, daß die durch die Rückkopplungen erzeugten Schwingungen des Regelkreises im aperiodischen Grenzfall sind. Danach hat die Lösungskurve des zu Abb. 3 gehörigen DGL-Systems folgende Gestalt:

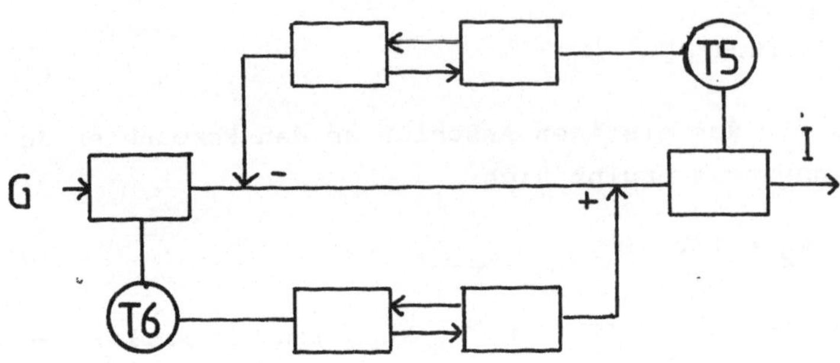

Abb. 3
Schaltbild zur Simulation der 1. und 2. Phase

$$I_2(t) = I_1(t) + A_3(t - T_5)\exp(-k_3(t - T_5)) - A_4(t - T_6)\exp(-k_4(t - T_6)) \quad (4)$$

Die Totzeiten T_5 und T_6 lassen sich direkt der Abb. 1 entnehmen. Näherungswerte für k_3 und k_4 ergeben sich daraus, daß der 2. Term auf der rechten Seite von (4) bei $t = T_3$ und der 3. Term bei $t = T_4$ ein Maximum bzw. Minimum haben soll. Deshalb gilt

$$k_3 = 1/(T_3 - T_5) \quad \text{und} \quad k_4 = 1/(T_4 - T_6) \quad (5)$$

Die Amplituden A_3 und A_4 kann man aus (4) wie beim 1. Schritt berechnen. Die so gewonnenen Parameter werden wieder optimiert. Das endgültige Ergebnis ist in Abb. 4 dargestellt.

Um das so gewonnene Modell zu bestätigen, berechnen wir zwei Experimente, die bei der Anpassung nicht verwendet wurden.

1. Kurzzeitiges Unterbrechen der Glukoseinfusion.

Die Glukosezufuhr wird nach Ablauf der 2. Phase kurzzeitig unterbrochen. Die im Experiment (1) beobachtete Überhöhung der danach folgenden 1. Phase der Insulinsekretion wird durch unser Modell qualitativ richtig wiedergegeben (Abb.5).

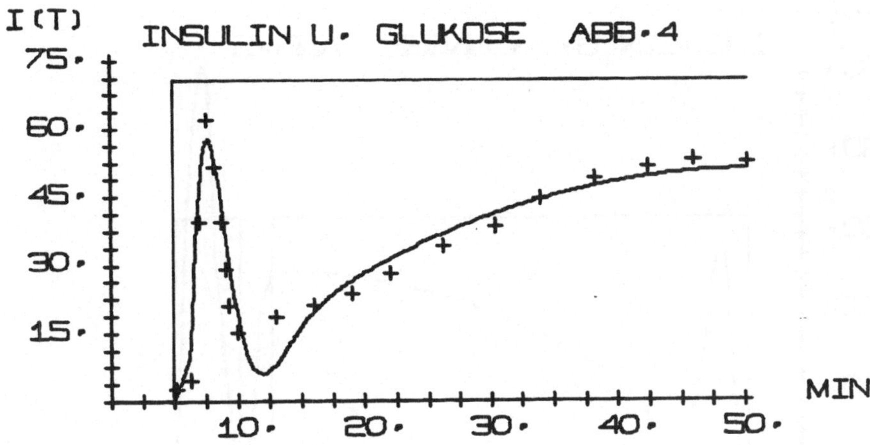

Abb. 4

Experimentelle Werte und endgültiges Ergebnis von Schritt 2. Die Rechteckskurve stellt die Glukoseinfusion dar.

2. Absenken der Glukoseinfusion.

Die Glukosezufuhr wird nach Ablauf der 1. Phase sprunghaft reduziert. Der dabei gemessene kurzzeitige Abfall der Insulinkonzentration (6) wird durch unser Modell sehr gut beschrieben (Abb.6).

Dieses Experiment ist insofern wichtig, als es durch das 2-Kompartment Modell von Grodsky (1) nicht dargestellt werden kann. Es bestätigt jedoch sehr deutlich unsere Auffassung, daß sich das System wie ein Differentialregler verhält. Daß diese Eigenschaft durch Rückkoppelung entsteht, wird durch die Vorstellung untermauert, daß Insulin, Glukose und deren Metaboliten inhibitorische bzw. aktivierende Wirkung auf die Insulinsekretion haben.

Eine ausführliche Untersuchung der biologischen Bedeutung des Modells ist zur Zeit in Arbeit. Hier sollte nur die Methode der Entwicklung dargestellt werden, die auch auf andere Systeme anwendbar ist.

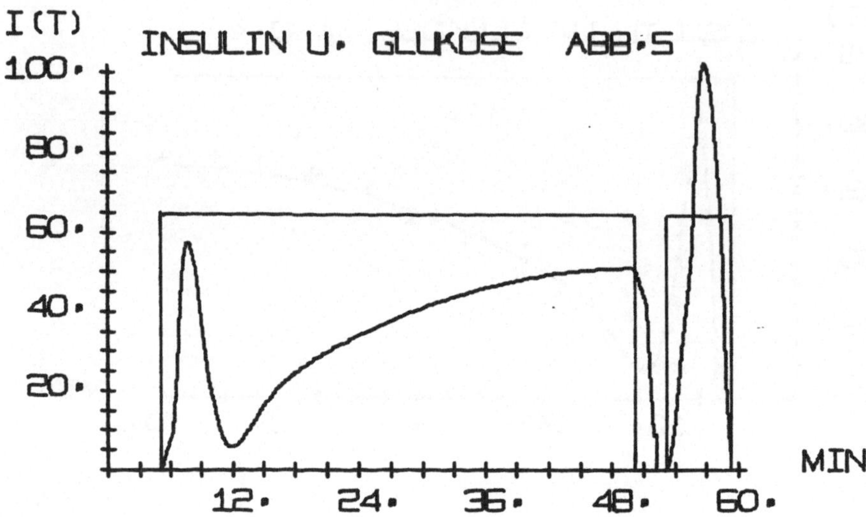

Abb. 5
Kurzzeitiges Unterbrechen der Glukoseinfusion

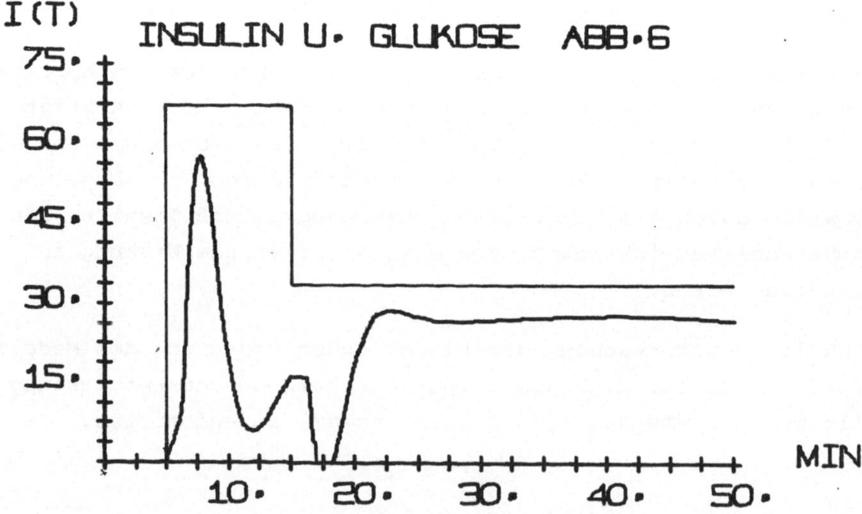

Abb. 6
Sprunghaftes Absenken der Glukoseinfusion

Literatur

(1) Grodsky, G.H.: etal.: Acta diabet. lat. 6 (Supple, 1), 554 (1969)

(2) Pressler, G.: Regelungstechnik I, Bibliographisches Institut Mannheim (1967)

(3) Renn, W., Geiseler, D.: Biomedizinische Technik, 23, Ergänzungsband (1978)

(4) Powell, M.J.D.: Computerjournal, 7, (1965)

(5) Strejc, V.: Regelungstechnik, 7, 124 (1959)

(6) Grodsky, G.M.: Metabolism 16, 222 (1967)

EIN MATHEMATISCHES MODELL ZUR STIMULATION DER FLÜSSIGKEITSBEWEGUNGEN DES LIQUOR CEREBROSPINALIS

B. Hofferberth, Kreiskrankenhaus Herford

Experimentelle Untersuchungen der letzten Jahre haben viele Einzelheiten der Liquordynamik ergeben. Der Liquor cerebrospinalis, eine wasserklare Flüssigkeit, die für das zentrale Nervensystem Schutz- und Ernährungsfunktion hat, wird aus dem das Gehirn perfundierenden arteriellen Blut gebildet, zirkuliert dann durch die Hirnventrikel an die Oberfläche des Gehirns und wird schließlich aus dem venösen Blutstrom resorbiert. Auf der Grundlage der Ergebnisse experimenteller Studien ist es möglich, ein mathematisches Modell zu konstruieren, das die gegenseitige Abhängigkeit der Liquordynamik beeinflussenden Parameter erfaßt.

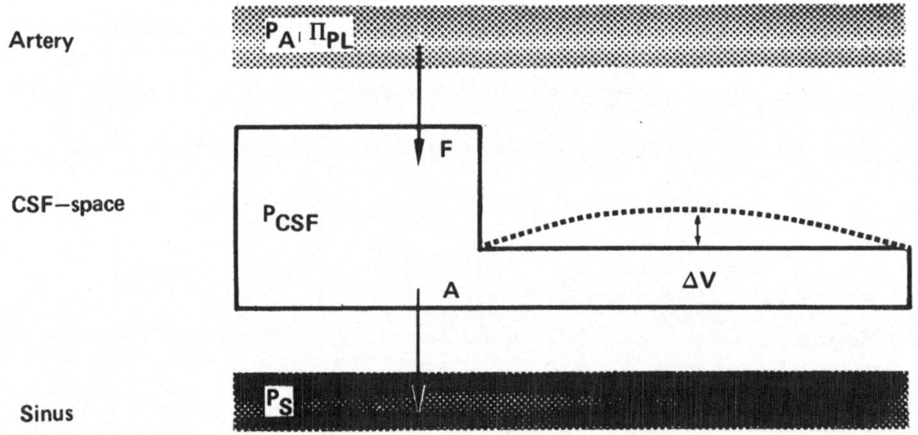

Abb. 1. Die Flüssigkeitsräume des Gehirns. Vgl. Text.

Die Abb. 1. zeigt eine einfache Konzeption der Liquordynamik. Die Arterie symbolisiert die choroidalen Hirngefäße, von denen der Liquor in die Ventrikel sezerniert wird. Der Liquorraum selber ist von variablem Volumen. Die venösen Sinus sind der Ort der Rückresorption des Liquors in das Blut. P_A steht für den arteriellen Druck, π_{PL} für den plasmaonkotischen Druck, P_{CSF} für den Liquordruck und P_S für den venösen Druck in den Sinus. F meint die Filtrationsrate, A die Absorptionsrate und ΔV die Veränderungen des Liquorvolumens.

Entsprechend den Ergebnissen von Pappenheimer et al. (1962) und Sahar (1972) besteht eine lineare Beziehung zwischen der Filtrationsrate F und dem Druckgradienten zwischen den arteriellen Gefäßen und dem Liquorraum. Daraus folgt: Die Filtrationsrate F (ml/h) ist eine Funktion der Differenz zwischen dem arteriellen Druck P_A und dem Liquordruck P_{CSF} und dem plasmaonkotischen Druck π_{PL}.

$$F = k_1 \cdot (P_A - P_{CSF} - \pi_{PL}) \quad (1)$$

Nach den Ergebnissen von Davson et al. (1970) ist die Liquorresorption A ein rein druckabhängiger Mechanismus, der sich an den intrakraniellen Sinus abspielt. Die Absorptionsrate A ist eine Funktion der Differenz zwischen dem Liquordruck P_{CSF} und dem Sinusdruck P_S.
Die Beziehung zwischen Liquordruck und - absorption wurde in eigenen Experimenten an Katzen untersucht. Um analoge Ergebnisse für den Menschen zu erhalten, wurden aus der Literatur die Resultate von Katzmann und Hussey (1970 herangezogen. Die Gleichung (2) ist das Ergebnis einer Polynomregression der experimentellen Daten.

$$A = -0{,}3493 + 0{,}45\ (P_{CSF} - P_S) + 0{,}479^{-2}\ (P_{CSF} - P_S)^2 + 0{,}41^{-4}\ (P_{CSF} - P_S)^3 + 0{,}674^{-7}\ (P_{CSF} - P_S)^4 - 0{,}183^{-8}\ (P_{CSF} - P_S)^5 \quad (2)$$

Die Veränderung des Liquorvolumens ΔV hängt von der jeweiligen Differenz zwischen Liquorproduktion F und -absorption ab.

$$\Delta V = \int_0^t (F - A) \cdot dt \quad (3)$$

Der Liquordruck P_{CSF} ist eine Funktion der Veränderungen des Liquorvolumens ΔV. Die Druck-/Volumen-Beziehung des intrakraniellen Raumes wurde von Löfgen et al. (1973) an Hunden untersucht. Nach Adaptation an die Verhältnisse beim Menschen wurde die von ihm aufgestellte Kurve wiederum mittels einer Polynomregression in die Gleichung (4) transformiert.

$$P_{CSF} = 4{,}594 + 0{,}158\ (\Delta V) - 0{,}205^{-2}\ (\Delta V)^2 - 0{,}252^{-4}\ (\Delta V)^3 + 0{,}224^{-5}\ (\Delta V)^4 + 0{,}308^{-7}\ (\Delta V)^5 - 0{,}377^{-9}\ (\Delta V)^6 \quad (4)$$

Die Gleichungen (1), (2), (3) und (4) beschreiben die intrakraniellen Flüssigkeitsbewegungen. Zur Simulation des zeitkontinuierlichen Systems der Liquordynamik wurde das Programmpaket CSMP (Continous System

Modeling Program) benutzt (Forner 1968). Das CSMP ist eins der vielen in den letzten Jahren erstellten Simulationssysteme, das die Arbeitsweise eines Analogrechners auf einem Digitalrechner imitiert. Es ist eine blockorientierende Sprache. Dem Benutzer wird dabei eine Reihe definierter Funktionsblöcke zur Verfügung gestellt, aus denen er dann sein System aufbauen kann. Es werden also keine speziellen Programmierkenntnisse vorausgesetzt.

Folgende Veränderungen wurden von uns am CSMP-Programmpaket durchgeführt (Martens 1973):

1) Erhöhung der Redundanz des Dialogtextes
2) Ausdruck eines Protokolls für die Dokumentation im DIN A 4 Format
3) Erstellen einer Subroutine für die Ausgabe am Scope
4) Formatfreie Eingabe der Parameter an der Systemschreibmaschine
5) Erstellen einer Subroutine zum Einlesen und zur graphischen Darstellung von maximal 200 X/Y-Wertepaaren

Die Benutzung des CSMP als blockorientierte Simulationssprache hat sich besonders auch wegen der engen Mensch-Maschine-Beziehung - eine Tatsache, die auch von Jentsch (1969) beim Vergleich mit anderen Simulationssprachen hervorgehoben wird - bewährt. Die durchgeführten Modifikationen dienen der leichteren Handhabung und damit der Erhöhung der Benutzerfreundlichkeit.

Die Abb. 2. zeigt das Simulationsergebnis für Normalbedingungen, d.h. für Mittelwerte von P_A, P_S usw., wie sie zum Teil aus der Literatur stammen und zum Teil an unserem Institut gemessen wurden.

Es werden die Kurven der Filtration F(= 6,3 ml/h), der Absorption A (= 6,3 ml/h) und des Liquordrucks P_{CSF} (=13,7 mmHg) über der Zeit dargestellt. Es wird als wesentliches Systemgütekriterium angesehen, daß sich bei jedem einzelnen Simulationslauf jeweils ein Gleichgewicht zwischen Filtration und Absorption des Liquors einstellt. Dieses Gleichgewicht ist zu fordern, soll es nicht zu größeren, den physiologischen Ablauf sprengenden Veränderungen der Liquordynamik kommen.

Die Abb. 3. zeigt den Einfluß des arteriellen Drucks P_A auf Filtration, Absorption und Liquordruck. Die arteriellen Druckschwankungen wurden vereinfachend als Sinuskurve generiert. Der arterielle Druck beeinflußt direkt und gleichsinnig die Liquorproduktion. Auf Grund der Elastizität des Systems zeigt sich eine gewisse Dämpfungskapazität; die Amplitude der Schwankungen des Liquordrucks ist geringer. Noch weniger ausgeprägt ist der Effekt auf die Schwankungen der Absorptionsrate.

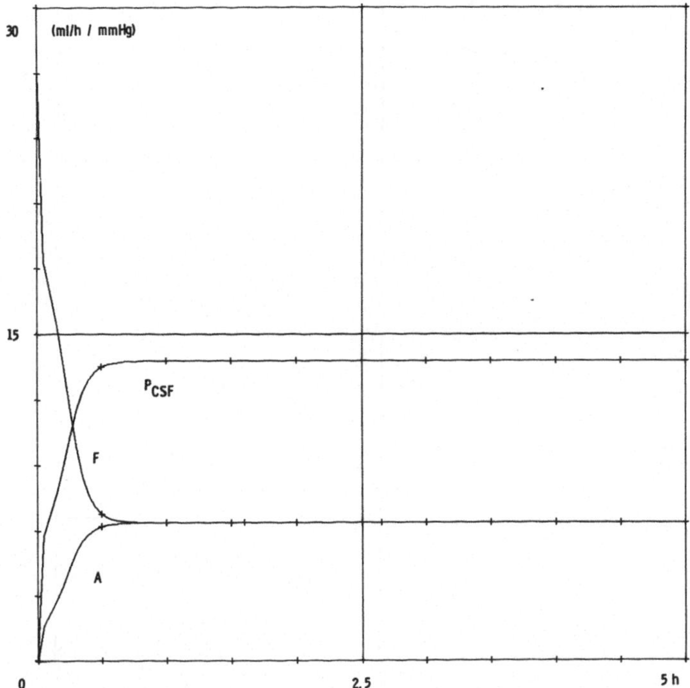

Abb. 2. Plot der Outputs P_{CSF}, F und A bei Normalbedingungen

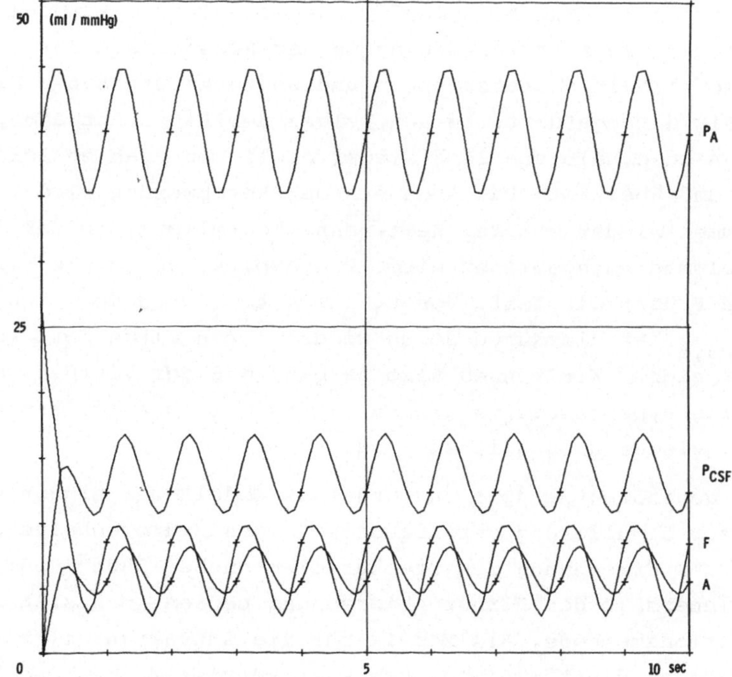

Abb. 3. Simulation von Schwankungen des arteriellen Drucks P_A

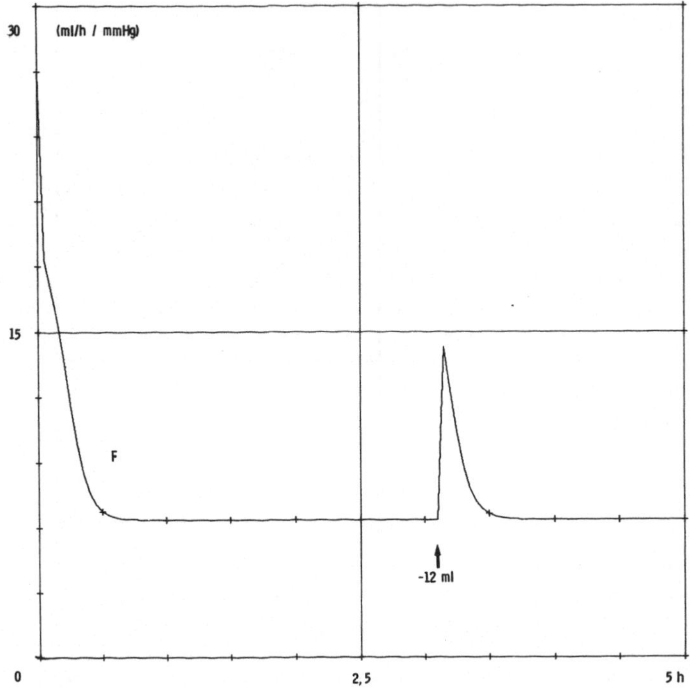

Abb. 4. Simulation einer Liquorraumpunktion

In einem weiteren Simulationslauf wurde eine Liquorraumpunktion nachgeahmt. Dieser Eingriff zur Gewinnung der Flüssigkeit für diagnostische Zwecke wird in neurologischen und neurochirurgischen Kliniken routinemäßig durchgeführt. Zu den Folgen der Liquorentnahme, die im allgemeinen innerhalb von 24 h wieder abklingen, zählen leichte Kopfschmerzen und Übelkeit. Das Andauern der Beschwerden wird in der Literatur immer wieder mit der Zeitspanne korreliert, in der das entnommene Volumen nachgebildet wird. Die Abb. 4. zeigt die Kurve der Filtration F über die Zeit. Von $t_{3,0}$ bis $t_{3,1}$ wird der Liquor entnommen. Bei $t_{3,5}$ hat die Kurve schon wieder ihren alten Wert von F = 6,3ml/h erreicht. Wir können also zeigen, daß der Verlust von 12 ml Liquor durch Hypersekretion kompensatorisch in weniger als einer halben Stunde wieder ausgeglichen wird.

Neben den genannten Beispielen wurde das Modell der Liquordynamik bisher noch zur Simulierung der Liquorrhoe, des Hydrozephalus arresorptivus und zur Errechnung des Druckgradienten bei Shunt-Operationen angewandt. Innerhalb der Hirndruckforschung bedient man sich noch wenig der Simulationsmethode. Als Modell für die intrakraniellen Flüssigkeitsbewegungen dient vielmehr das Tierexperiment. Während bei der

Untersuchung eines so komplexen Systems, wie es der tierische Organismus darstellt, immer eine Reihe von Inputvariablen offen bleiben, liefert ein Computer-Modell nur solche Ergebnisse, die schon bei der Aufstellung eines mathematischen Modells impliziert sind. Hierin liegt zugleich der Vorteil wie die Begrenzung der Simulationsmethode. Bei umfangreicheren Problemen ist die Modellierung in der Hirndruckforschung:

1) ein Verfahren, das im Vergleich mit dem Experiment einen wesentlich geringeren Aufwand voraussetzt,
2) ein Verfahren, das qualitativ die gegenseitige Abhängigkeit und die gegenseitige Beeinflussung der einzelnen Parameter aufzeigt und
3) ein Verfahren, das bei annähernd der Realität entsprechenden Formulierungen auch gewisse quantitative Aussagen ermöglicht.

LITERATUR

1) DAVSON,H., G. HOLLINGSWORTH and M. B. SEGAL
The mechanism of drainage of the cerebrospinal fluid
Brain, 93, (1970), 665

2) FORNER, H.
CSMP - Blockorientierte Sprache zur digitalen Simulation dynamischer Systeme
IBM-Nachrichten, 18, (1968), 51

3) JENTSCH, W.
Digitale Simulation kontinuierlicher Systeme
R. Odenbourg Verlag, München und Wien (1969)

4) KATZMANN, R., HUSSEY, F.
A simple constant-infusion manometric test for measurement of CSF absorption
Neurology, 20, (1970), 534

5) LÖFGREN, J., VON ESSEN, C. and N. ZWETNOW
The pressure volume curve of the cerebrospinal fluid space in dogs
Acta Neurol. Scand., 49, (1973), 557

6) MARTENS, B.
Report on CSMP on an example of experimences with the implentation of software packages
Common Europe, Proc. of the 12 th Annual Meeting, Berlin (1973)

7) PAPPENHEIMER, J., R. HEYSY, S. JORDAN, E. and J. DOWNER
Perfusion of cerebral ventricular system in unanesthetized goats
Amer.J.Physiol., 203, (1962), 763

8) SAHAR, A.
The effect of pressure on the production of cerebrospinal fluid by choroid plexus
J.Neurol.Sci., 16, (1972), 49.

DIE LÖSUNG DES 'STANDARDISIERUNGS-PROBLEMS' IM DVM-PROJEKT DOMINIG II ALS VORAUSSETZUNG FÜR DV-UNTERSTÜTZTE KOMMUNIKATION IM KRANKENHAUS

Gefördert nach: 3. DV-Programm der Bundesregierung
Projektträger : Gesellschaft für Strahlen- und Umweltforschung mbH (G S F)

Uwe Kassner, Harald Haseloff

Im Projekt DOMINIG II (DOMINIG = DV-Einsatz zur Lösung überbetrieblicher Organisations- und Managementaufgaben durch Integration des normierten Informationsflusses zwischen verschiedenen Einrichtungen des Gesundheitswesens; II = Informationsverbund mehrerer Krankenhäuser unter Benutzung eines zentralisierten DV-Systems) wird ein System geschaffen, das die Kommunikation im Krankenhaus DV-mäßig unterstützt. Dazu ist es notwendig, den Informationsfluß zwischen den Leistungsstellen zu normieren (das '...INI.' im Akronym DOMINIG bedeutet 'Integration des normierten Informationsflusses').

Sowohl für die Form (z.B. Datentyp, Datenlänge) wie für den Inhalt (z.B. Schlüssellisten) müssen Standards entwickelt werden.

Grundeinheit im Informationsfluß ist das 'Merkmal' (Variable, Datum, ELEMENT). Für den Informationsaustausch werden die Merkmale zu 'Sätzen' (Transport-Records, SEGMENTE) zusammengefaßt. Das gleiche gilt für ihre Speicherung in Dateien.

Zur Verwaltung dieser Grundbausteine des Informationsflusses (Merkmale und Sätze bzw. ELEMENTE und SEGMENTE) ist eine 'Merkmalssammlung' entwickelt worden, wobei über die Standardisierung von Form und Inhalt hinaus auch das Vorkommen in Dateien, Programmen und Systemen verwaltet und dokumentiert wird. Darüberhinaus wird die Programmierung unterstützt, indem den Programmierern die standardisierten Merkmals- und Satz-Vereinbarungen in den DOMINIG II verwendeten Programmiersprachen (COBOL am Hintergrundrechner im Rechenzentrum, FORTRAN und Formulargenerator am Kommunikationsrechner im Krankenhaus) in ihre Programme überspielt werden.

Nicht nur die Form, sondern auch der mögliche Inhalt der Daten - soweit er in Form von Schlüssellisten vorliegt - wird verwaltet. Vorausgegangen ist hier die Abstimmung in Fachausschüssen der Krankenhausanwender.

Auf diese Weise wird sichergestellt, daß in den verschiedenen Anwendungsbereichen der Wildwuchs an doppelten, redundanten Informationen beendet wird, indem in den Krankenhäusern und in den DV-Programmen und damit auch im zwischenbetrieblichen Bereich so zentrale Begriffe wie z.B. 'Patientenname', 'Medizinische Leistung', 'Kostenträger' einheitlich und eindeutig verwandt werden.

Mit der Merkmalssammlung existiert ein Katalog, in dem über alle Daten, Dateien, Programme und Verfahren standardisierte Informationen gespeichert sind (Data Dictionary). Es werden

- standardisierte Feld-, Satz- und Dateibeschreibungen vereinbart
- einheitliche Schlüssellisten für Variable erstellt
- standardisierte Feld- und Satz-Deklarationen für die Programmierung zur Verfügung gestellt
- Verwendungsnachweise auf allen Stufen des Data Dictionary geführt
- klassifizierende Schlagwörter für jedes Item eingegeben, so daß durch entsprechende Suchalgorithmen Doppelbezeichnungen vermieden werden.

Für die Verwaltung der Merkmalssammlung ist in DOMINIG II ein 'Datenadministrator' (DA) eingesetzt.

Die Analytiker und DV-Organisatoren bzw. Anwendungsprogrammierer in DOMINIG II müssen ihre Items auf Erfassungsformularen dem DA melden.

Für die Meldung der Daten gibt es standardisierte Erfassungsformulare. Der DA überprüft die Daten. Er hat darauf zu achten, daß gleiche Merkmale nicht mehrmals definiert werden, daß verschiedene Merkmale nicht gleiche Namen bekommen, daß die Beschreibung der Merkmale so erfolgt, daß auch bei Ausweitung der Merkmalssammlung schon gespeicherte Merkmale mit Hilfe von Suchalgorithmen gefunden werden. Der DA überprüft, daß Sätze (SEGMENTE) von vornherein in der Form gemeldet werden, daß sie den strengen Bedingungen der Programmierung am Kommunikationsrechner (KR) genügen. Der DA stellt allen Beteiligten Kataloge und Auswertungen über ihre Merkmale zur Verfügung.

Standardisierung setzt Abstimmung voraus. Das gilt insbesondere für den möglichen Inhalt von Merkmalen, den Schlüssellisten. Der DA koordiniert die Abstimmung zwischen den an DOMINIG II beteiligten Krankenhäusern, repräsentiert durch ihre DV-Organisatoren, und den Analytikern der DOMINIG II - Entwicklungsgruppe.

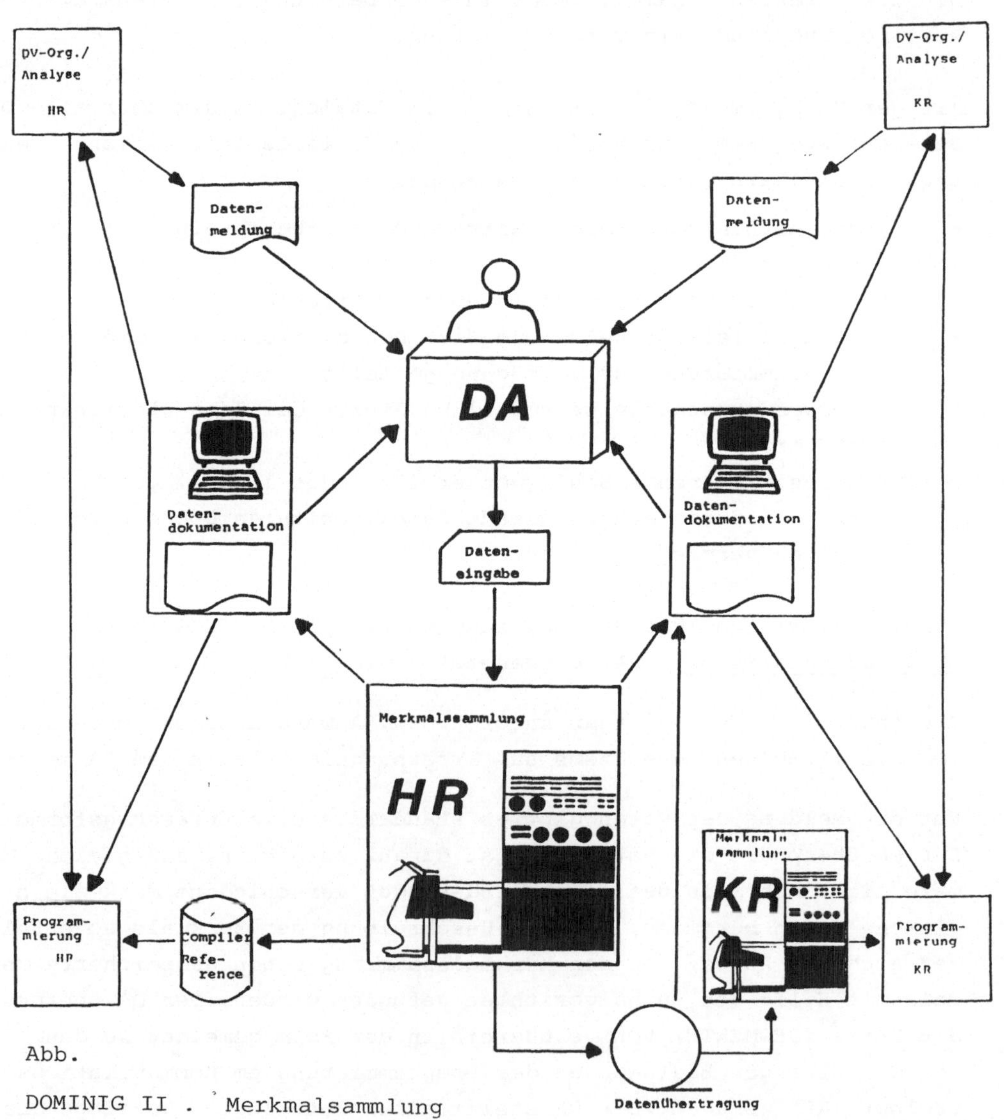

Abb.
DOMINIG II . Merkmalsammlung

Nutznießer der Merkmalsammlung sind

- die Anwender in den an DOMINIG II beteiligten Krankenhäusern, indem ihnen standardisierte Daten zur Verfügung stehen, die die Integration der Informationsflüsse ermöglichen.
- die Programmierer in der DOMINIG II-Entwicklungsgruppe, deren Aufwand für die Programmierung und Pflege der Programme reduziert wird.
- das Management in der Entwicklungsgruppe und bei den Anwendern, da über Verwendungsnachweise der Daten in Dateien und Programmen gezielt Datei-Auswertungen möglich sind und darüber hinaus die Weiterentwicklung des Systems erleichtert wird.

Merkmalssammlung

standardisierte Definitionen	standardisierte Deklarationen	Klassifikationen Auswertungen
Merkmale (items) Satz-Strukturen Dateien Schlüssellisten	COBOL-Deklarationen FORTRAN-Feldbeschreibungen Ein- und Ausgabe-Formate	Verwendungsnachweise Verantwortlichkeiten Merkmalsgruppen Änderungsauswirkungen
für Anwender	für Programmierer	zur Projektsteuerung

ENTSCHEIDUNGSTABELLENTECHNIK ALS MITTEL DER VERSTÄNDIGUNG ZWISCHEN MEDIZINERN UND SYSTEMANALYTIKERN

Kamstieß, R., Dinkloh, H.H., Müller, M.
Bundesversicherungsanstalt für Angestellte, Berlin

1. Aufgabenabgrenzung

Bei vielen Projekten aus dem sozialmedizinischen Bereich tauchen DV-Probleme auf, die wegen ihres medizinischen Inhalts im allgemeinen nur von Medizinern gelöst werden können. Es zeigt sich jedoch in großen arbeitsteiligen Organisationen, wie der Bundesversicherungsanstalt für Angestellte (BfA), daß praktisch tätige Ärzte bei der Bearbeitung von DV-Aufgaben überfordert sind. Andererseits sind DV-Fachleute erst recht nicht in der Lage, ohne weitgehende medizinische Vorbildung eine medizinische Programmlogik in ihren inhaltlichen Konsequenzen zu überblicken.

Als einen Ausweg aus diesem Dilemma bietet sich eine fachliche Zusammenarbeit mit interdisziplinärem Ansatz an, bei der das Verständigungsproblem mit der Entscheidungstabellentechnik behoben wird.

Im folgenden soll versucht werden, die Eignung der Entscheidungstabellentechnik zu erörtern und an einem Beispiel aus der Praxis im sozialmedizinischen Bereich der BfA diese Technik als Verständigungsmittel bei der Entwicklung eines EDV-Verfahrens zu zeigen.

2. Einige Aspekte zur Entscheidungstabellentechnik

2.1 Die Entscheidungstabellentechnik als Mittel zur Darstellung von Entscheidungsprozessen

Entscheidungsprozesse sind gekennzeichnet durch Handlungen, die darauf ausgerichtet sind, aus einer gegebenen Ausgangssituation heraus eine bestimmte Zielsituation anzustreben. Der dabei ablaufende Prozeß wird zur näheren Analyse in einzelne Phasen eingeteilt,[1] wobei in diesem Zusammenhang besonders die Phase der Erfassung des Entscheidungsfeldes und die der Analyse der möglichen Handlungsalternativen hervorgehoben sei.

Soll ein Entscheidungsprozeß computergestützt ablaufen, so geht es um die Erfassung und die Darstellung eben dieses Entscheidungsfeldes und die Definition eines Entscheidungsalgorithmus', der den eigentlichen Prozeß antizipiert.

Bei der Erfassung des für die jeweilige Zielsetzung relevanten Entscheidungsfeldes muß zwischen dem realen Entscheidungsfeld bei vollkommener Information und dem für das Individuum erfaßbaren Entscheidungsfeld unterschieden werden [2]. Bei komplexen Entscheidungen, wie sie in der Medizin auftreten, ist es in der Regel nicht möglich, alle Variablen des jeweiligen Entscheidungsfeldes zu ermitteln. Als noch schwieriger erweist sich die Gewichtung der einzelnen Entscheidungsvariablen gegeneinander und die Veränderung im Zeitablauf.

Vor diesem Hintergrund muß die Entscheidungstabellentechnik und andere Verfahren zur Beschreibung antizipierter Entscheidungsprozesse gesehen werden, um ihre Anwendbarkeit beurteilen zu können. In der Tat hat die Geschichte der Entscheidungstabellentechnik gezeigt, daß die bedeutenden Einsatzgebiete bei den "operativen" Entscheidungsprozessen lagen. Diese konnten in weit größerem Umfang logisch konsistent dargestellt werden, als es die herkömmlichen Verfahren vermochten [3].

Operative Entscheidungen werden im Gegensatz zu Planungsentscheidungen unter hoher Sicherheit getroffen. Bei ihnen läßt sich das Entscheidungsfeld weitgehend eingrenzen.

So sind die Hauptanwendungen dieses Verfahrens zunächst auch im technischen Bereich, z.B. im Fertigungssektor, zu suchen.

Bis heute hat diese Technik ein weites Anwendungsfeld in der kommerziellen Datenverarbeitung erlangt. Große Bedeutung kommt dabei den überschaubaren Bildungsregeln für Entscheidungstabellen zu, die es in der Phase der Systemanalyse erlauben, das dargestellte operative Entscheidungsfeld in seiner logischen Konsistenz auch zu überprüfen. (Zum Aufbau der Entscheidungstabellen soll nicht näher eingegangen werden. Es sei hier auf das bereits zitierte grundlegende Buch von H. Strunz hingewiesen). Gerade die vergleichsweise leichte Überprüfbarkeit ist ein wichtiges Merkmal, das eine Kooperation zwischen Medizinern aus der Fachabteilung und DV-Fachleuten erleichtert.

Die vorliegende Themenstellung zielt darauf hin, die gegebenen Entscheidungsprozesse aus dem sozialmedizinischen Bereich auf ihre Operationalität zu untersuchen.

2.2 Die Entscheidungstabellentechnik in ihrer Funktion als Sprache

Soll das jeweilige Entscheidungsfeld erfaßt und mit seinen relevanten Merkmalen dargestellt werden, so wird damit gleichzeitig der Verständigungs - d.h. Sprachaspekt - berührt.

Nach Morris sind Sprachen Systeme von Zeichen, für die bestimmte Kombinationsregeln festgelegt sind, so daß verschiedenen Sprachbenutzern der gleiche Sinngehalt übermittelt werden kann [4]. Während die natürlihen Sprachen universellen Charakter haben, werden spezielle Sprachen, wie die Entscheidungstabellentechnik, für definierte Zwecke eingesetzt [5]. Diese Spezialsprachen sind daher strengen Syntaxkonventionen unterworfen, die es jedoch erlauben, den Sinngehalt ohne Mehrdeutigkeit auszudrücken.

Für die Anwendung der Entscheidungstabellentechnik als Sprache bei der interdisziplinären Kooperation zwischen Medizinern und DV-Fachleuten ergibt sich die Notwendigkeit, daß diese Sprache von den Beteiligten akzeptiert wird. In der Praxis kommt dem Anwender die übersichtliche Darstellung des Entscheidungsfeldes als Tabelle entgegen. Jedoch sollte die Syntax dieser Technik und die Abgrenzung zur Semantik allen Beteiligten bekannt sein. So kann eine syntaktisch richtig aufgebaute Entscheidungstabelle dennoch einen falschen Sinngehalt ausdrücken, wenn z.B. die Funktion des Indifferenzanzeigers oder der "ELSE"-Regel mißverstanden wird.

Beispiel:

Bei der aufzubauenden Entscheidungslogik sei der Blutdruck von Bedeutung.

Als relevante Bedingungszustände (=Ausprägungen) werden für den systolischen Druck halboffene, nach rechts abgeschlossene Intervalle eingeteilt:

(80 ; 110 mm Hg] = Gruppe 1
(110 ; 150 mm Hg] = Gruppe 2
(150 ; 200 mm Hg] = Gruppe 3
(200 ; 250 mm Hg] = Gruppe 4

Werden nun in der Entscheidungstabelle die Gruppen 1 - 3 behandelt und für den Rest die ELSE-Regel eingesetzt, so bedeutet das zwar syntaktisch die explizit definierte Gruppe 4, semantisch jedoch außerdem alle denkbaren nicht definierten Blutdruckwerte.

Die Kunst in der Zusammenarbeit zwischen Fachabteilung (Ärzten) und DV-Fachleuten mit Hilfe der Entscheidungstabellentechnik liegt offensichtlich darin, bestimmte Wege zur Erkennung solcher semantischer Lücken zu erarbeiten. Durch eine systematische Vorgehensweise bei der Tabellenentwicklung, insbesondere bei der Definition der Bedingungen und ihrer zulässigen Zustände, können Fehlinterpretationen vermieden werden.

Das folgende Beispiel soll die Entwicklung einer ablauffähigen Entscheidungslogik mit medizinischem Inhalt veranschaulichen.

3. Die Anwendung der Entscheidungstabellentechnik an einem Beispiel aus dem sozialmedizinischen Bereich

3.1 Die Ausgangsbedingungen

Die Aufgabenstellung eines DV-Projektes der Bundesversicherungsanstalt für Angestellte (BfA) sah die Entwicklung einer maschinell ablauffähigen medizinischen Prüflogik vor, mit der das "Ärztliche Gutachten zum Antrag auf medizinische Leistungen zur Rehabilitation" computergestützt bearbeitet wird. Dabei sollte diese Entscheidungslogik den Schweregrad des Krankheitsbildes bestimmen, das durch einen (BfA-externen Gutachterarzt bereits diagnostisch untermauert worden ist.

Der ermittelte Schweregrad sollte dazu dienen, den Patienten in eine der verfügbaren Behandlungsstättentypen einzuweisen. Kann das Krankheitsbild aus Mangel an Angaben oder wegen medizinischer Unplausibilität maschinell nicht bewertet werden, so mußte der Fall (die Akte) an den BfA-internen Prüfarzt (den sog. Beratenden Arzt) weitergeleitet werden. Dieser beurteilt den Einzelfall aus der vorliegenden Akte oder nach Einholen weiterer Informationen.

Nach Einweisung in die Behandlungsstätte wird der Patient erneut untersucht, um die Therapie im einzelnen festzulegen.

Diese Ausgangsbedingung grenzt das abzubildende Entscheidungsfeld erheblich ein: Nicht der Patient selbst ist der Untersuchungsgegenstand, sondern das über ihn angefertigte Gutachten mit einer endlichen Anzahl von Variablen. Damit lag die Annahme nahe, den Entscheidungsprozeß eher als operativ zu kennzeichnen und ihn mit der Entscheidungstabellentechnik zu entwickeln zu können.

Dient das Ärztliche Gutachten dabei als Datenquelle, müssen die relevanten Angaben explizit aus formatierten Feldern entnommen werden, d.h. das Formular muß entsprechend der erarbeiteten Entscheidungsparameter gestaltet werden.

Daraus wird jedoch gleichzeitig deutlich, daß die Zahl der zu erfragenden Befunde ihre Grenze in der Möglichkeit der Erhebung durch den Gutachterarzt findet. So konnte es nur das Ziel für die Entwicklung einer DV-ablauffähigen Entscheidungslogik sein, wenige, jedoch häufig auftretende Indikationen zu bearbeiten. Das zu entwickelnde EDV-Verfahren sollte den BfA-internen Prüfarzt von der Prüfung plausibler Rehabilitationsfälle entlasten, um für ihn mehr Zeit zur Prüfung schwieriger Fälle zu gewinnen.

3.2 Die Entwicklung der Entscheidungslogik

Die Entwicklung der Entscheidungslogik wurde für verschiedene Indikationsgruppen nacheinander geplant. Die Reihenfolge der zu untersuchenden Indikationen ergab sich aus der Häufigkeit der bei den durchgeführten Gesundheitsmaßnahmen festgestellten Diagnosen. Da die Erkrankungen des Bewegungsapparates bei den Antragstellern besonders häufig als Hauptbehandlungsleiden auftreten, wurde diese Indikationsgruppe bei der Erarbeitung der Prüflogik vorgezogen.

Anhand der "Rheumatoiden Arthritis" (einer Diagnose innerhalb dieser Indikationsgruppe) soll die Vorgehensweise bei der Logikerfassung demonstriert werden.

An dieser Stelle sei darauf hingewiesen, daß in der vorliegenden Arbeit die Art der Systementwicklung hervorgehoben werden soll: die Darstellung des medizinischen Inhalts hat beispielhaften Charakter.

3.2.1 Die Ermittlung der Bedingungen

Um die Entscheidung des Gutachters hinsichtlich der gestellten Diagnose zu überprüfen und den Schweregrad der Erkrankung festzustellen, werden alle für diese Aussage möglichen Befunde ermittelt. (Hier angewandte Methode: brain storming mit den am Projekt beteiligten Ärzten).

Ergebnis des brain stormings:

- Diagnoseabgrenzung
- Schmerzintensität
- Schmerzcharakter (Ruhe, Belastung)
- Schmerz im Zeitverlauf
- Überwärmung
- Rötung
- Eingeschränkte Funktion
  - a) subjektiv
  - b) objektiv
- Weichteilschwellung
- Erguß
- Geräusch
- Auftreibung - Knochen
- Röntgenbefund
- Senkung
- Rheumafaktor
- Stellung (Deviation, Luxation)
- Elektrophorese
- subjektive und objektive Behinderung
- Arbeitsunfähigkeit
- Familiäre Belastung
- Erstes bzw. wiederholtes Auftreten
- Fieber (mit zeitl. Angabe)
- Voroperation (Bedeutung)
- AST, ASR
- Gewicht, Alter
- Geschlecht
- Verlaufsform (Prozeß der Krankheit)
- Versteifung
- Anämie
- Immunglobuline
- Histologischer Befund
- Behandlung (medikamentös)

Orthopädische Hilfsmittel
Ruhe-, Belastungsschmerz
Morgensteifigkeit
Atrophie
Neurologische Ausfälle
Sensibilitätsstörung, motorische Ausfälle
Ausfälle, Schwächung von Reflexen
Fokalsanierung
Laborbefunde
Akuter Schub
Schmerzlokalisation
Anzahl der befallenen Gelenke
Klinisch erkennbare Gelenkveränderung
Rheumaknötchen

Aus diesen Befunden wurden genau jene ausgewählt, die für die Beurteilung des Schweregrades und der Plausibilitätsfeststellung der Diagnose relevant sind und die vom Gutachter in der Untersuchung gefordert werden können.

Hier wird deutlich, daß das Entscheidungsfeld nach den Kriterien der vorliegenden sozialmedizinischen Problemstellung eingegrenzt werden kann.

Da diese Befunde möglicherweise in einem zu ergänzenden Gutachtenformular angeführt werden, müssen die einzelnen Befundausprägungen ebenfalls definiert und medizinisch abgegrenzt werden. Grund: Der Gutachter muß wissen, was in diesem Gutachten z.B. unter "schwer eingeschränkter Funktion" zu verstehen ist.

Für die Beurteilung der Diagnose "Rheumatoide Arthritis" mit Gelenkbeteiligung jedoch ohne Felty-, Still-, Reiter-, Sjörgren-, Caplan-Syndrom, wurden folgende Bedingungen für die Entscheidungstabellen erarbeitet:

	Ausprägungen:
1. Eingeschränkte Funktion	nein, leicht, schwer;
- Stellung (Deviation, Luxation)	
- subj. u. obj. Behinderung	
- Versteifung	
- Orthopädische Hilfsmittel	
- Atrophie	

		Ausprägungen:
2.	Röntgenbefund	kein. o.B., leicht, schwer;
3.	Senkung	normal, mittel beschleunigt, stark beschleunigt;
4.	Rheumafaktor	negativ, positiv;
5.	AST, ASR	keine, negativ, positiv;
6.	Verlaufsform	regredient, stationär, progredient;
7.	Anämie	keine, pathologisch;
8.	Schmerz	ja, nein;
9.	Akuter Schub - Überwärmung - Rötung - Erguß - Fieber	ja, nein;
10.	Klinisch erkennbare Gelenkveränderung - Weichteilschwellung - Auftreibung-Knochen	keine, ja, nein.

3.2.2 Die Festlegung der Aktionen

Die ermittelte Befundauswahl soll in Entscheidungstabellenform auf die Entscheidung: Abweisung (d.h. Vorlage beim Beratenden Arzt), Kurheim, Sanatorium oder Kurklinik untersucht werden. Die hier genannten Behandlungsstättentypen bezeichnen den Schweregrad und damit das Behandlungsniveau für den Patienten (Beispiel).

3.2.3 Die Ermittlung der Regeln

Eine Abschätzung über die Anzahl der möglichen Regeln ergibt rechnerisch die Zahl 15 552.

Die nachfolgend beschriebene Vorgehensweise zeigt, wie die zunächst hohe Regelanzahl auf ein überschaubares und praktikables Maß reduziert werden kann:

- Dem Team (Ärzte, DV-Fachleute) wurde eine Tabelle mit den aufgeführten Befunden (Bedingungen) und den genannten Aktionen vorgelegt. Zweckmäßigerweise wurde die Tabelle Regel für Regel mit Hilfe eines Tageslichtprojektors entwickelt.

Bedingungen	Regel 1	Regel 2	usw.
Rheumafaktor	positiv		
Senkung	normal		
Eingeschränkte Funktion	leicht		
Abweisung (Hinweis Ablehnung)			
Kurheim			
Sanatorium			
Kurklinik	X		
Abweisung (unklar)			

Beispiel bei nur 3 Befunden

- Es wurden zunächst Regeln erörtert, bei denen das Zutreffen nur einer Bedingung mit der jeweiligen Ausprägung bereits zu einer Entscheidung führte.

Beispiel: Ist Anämie = pathologisch (s. Regel 2 in Abb. 1), sind die Ausprägungen der anderen Befunde irrelevant (Indifferenzanzeiger); daher Abweisung. Diese Regel allein deckt formal 7 776 Kombinationen ab und verringert die Zahl der noch zu untersuchenden Kombinationen um die Hälfte.

Lassen sich weitere Regeln mit diesen Voraussetzungen finden (s. bis Regel 11 in Abb. 1), so verringert sich trotz Regelüberschneidung das Entscheidungsspektrum abermals.

Anschließend wurden Regeln erörtert, die nach Meinung der Ärzte als Falltypen in der Rehabilitationspraxis häufig auftreten. Dadurch konnte bereits zu Anfang der Tabellenentwicklung ein großer Teil der in der Praxis vorkommenden Fälle DV-gerecht erfaßt werden.

Die Systematik bei der weiteren Vorgehensweise bestand darin, daß die folgenden Regeln jeweils durch fortschreitende Permutierung der Bedingungsanzeiger ermittelt wurden.

Der durch die Regel repräsentierte Falltyp wird dabei jeweils in nur einer Variablen bei Konstanz aller anderen verändert. Dieses Vorgehen verdeutlicht sich am Beispiel einer typischen Frage in der Diskussion des Teams:

"Wie ist der gleiche Falltyp (vorangegangene Regel) zu behandeln, wenn die Verlaufsform der Krankheit nicht stationär, sondern regredient ist? "

Die dargestellte Entwicklung von Entscheidungstabellen "Regel für Regel" erfordert von den Ärzten des Teams eine hohe Konzentrationsleistung, so daß es notwendig ist, die Erarbeitung der Entscheidungslogik zeitlich zu begrenzen.

Sollte nach Aufnahme der wichtigen Falltypen in die Entscheidungstabelle eine weitere Erarbeitung nicht möglich sein, kann die bisherige Entscheidungslogik bereits implementiert werden. Durch Einführung der ELSE-Regel, die als Aktion "Abweisung" enthält, wird die medizinisch sichere Verarbeitung gewährleistet: die Rest-Fälle werden dem Beratenden Arzt vorgelegt.

Es hat sich als zweckmäßig erwiesen, die besonderen Schwerpunkte bei einer Entscheidung für jeden Falltyp (=Regel) zu dokumentieren. Spätere Klärungen von Widersprüchen zwischen verschiedenen Regeln konnten so erleichtert werden.

Beispiel: <u>Regelbegründungen für die "Rheumatoide Arthritis"</u>

<u>Kommentar-Nr. 1</u>

Abweisung - unklar, da bei positivem AST, ASR Verdacht einer zusätzlichen Erkrankung vorliegt.

<u>Kommentar-Nr. 2</u>

Abweisung - unklar, da bei der Anämie Kurfähigkeit ausgeschlossen werden muß.

Kommentar-Nr. 3

Abweisung, da bei akutem Schub Kurfähigkeit ausgeschlossen werden muß.

Kommentar-Nr. 4

Abweisung, da bei stark beschleunigter Senkung entweder durch die Schwere der Krankheit Kurfähigkeit bezweifelt werden muß oder eine andere Erkrankung vorliegt.

3.3 Die DV-Unterstützung der Entscheidungstabellenentwicklung

Da die entwickelte medizinische Entscheidungslogik in ein EDV-Programmsystem umgesetzt werden sollte, lag es nahe, einen Entscheidungstabellenvorübersetzer zu verwenden. Die auf dem Markt verfügbaren Vorübersetzer bieten in der Regel gleichzeitig die Möglichkeit, die in Tabellen gefaßte Logik auf syntaktischer Ebene DV-gestützt zu überprüfen.

Diese Logikanalyseoption läßt sich in der interdisziplinären Zusammenarbeit wie folgt einsetzen:

Wird die bis dahin entwickelte medizinische Logik in den Vorübersetzerkonventionen erfaßt, (die in der Entscheidungstabelle aufgeführten Kommentarnummern führen nur syntaktisch zum Widerspruch, semantisch ist er irrelevant), so stehen nach Durchlauf der Logikanalyse folgende Unterlagen zur Verfügung:

- Die ausgedruckte, bis dahin entwickelte Entscheidungstabelle (Abb. 1).
- Angaben zur Vollständigkeit (Abb. 2)
  Ausgedruckt werden alle noch fehlenden Regeln.

  Verwendet wurde hier der Vorübersetzer für Entscheidungstabellen VORELLE, der es gestattet, einen uneingeschränkten Wortvorrat zu verwenden. Daher sind die Tabellen "sprechend" und können ohne Kommentar von Nicht-DV-Fachleuten verstanden werden.
- Angaben über Widersprüche und Redundanzen siehe Abb. 3.

  Hier werden Aussagen der sich überschneidenden Regeln sowie sich widersprechenden Regeln gemacht.

  Beispiel: Regel 11 und 18 widersprechen sich.
  Grund: Die gleichen Bedingungsanzeiger führen zu verschiedenen Aktionen.

Die abgebildeten Logikanalyse-Ergebnisse wurden unmittelbar als Unterlage für das folgende Gespräch im Ärzte-DV-Team verwendet.

Die syntaktisch ermittelten Widersprüche konnten unter Zuhilfenahme der Kommentare auf semantischer Ebene geklärt werden. In diesem Zusammenhang wurden bestimmte Befunde in ihrer Aussagefähigkeit in bezug auf die Entscheidung in Frage gestellt (z.B. Schmerz). Gleichzeitig lag es nahe, neue Befunde in die Tabelle aufzunehmen. Das hätte ein Überprüfen aller bis dahin erfaßten Regeln bedeutet. Auch hier kann die Erstellung einer neuen Tabelle durch den Vorübersetzer unterstützt werden.

Die Ausgabe der noch fehlenden Regeln diente zweckmäßigerweise als Arbeitsunterlage für die Weiterentwicklung der Logik. Dabei hätte sich eine Vorauszahl in bezug auf die Häufigkeit der auftretenden Falltypen seitens der Ärzte als sinnvoll herausgestellt.

Wird die Entwicklung dieser DV-gerechten medizinischen Entscheidungslogik zur Prüfung eines Gutachtens als ein arbeitsteiliger Prozeß in einem interdisziplinären Team aufgefaßt, so ergab sich nach dem vorliegenden Beispiel folgende Aufgabenteilung:

Die DV-Fachkräfte in der Arbeitsgruppe stellten den formalen Rahmen und das systematische Gerüst zur Verfügung.

- Formularentwurf (Gutachten),
- Vorlage der Rumpftabelle und systematische Entwicklung der Regeln,
- Abwicklung der syntaktischen Logikanalysen,
- Vorlage der Ergebnisse.

Die Ärzte in der Arbeitsgruppe konnten sich, geleitet durch die Systematik, den rein medizinischen Fragestellungen widmen.

- Erörterung und Auswahl der für die Entscheidung relevanten Befunde (Bedingungen),
- Erörterung und Auswahl der für die Entscheidung notwendigen Handlungsalternativen (Aktionen),
- Zusammenstellung und Erörterung der denkbaren Falltypen (Entscheidungsregeln) und entsprechende Kommentierung.

Das Endprodukt ist eine logisch geschlossene DV-gerechte Entscheidungstabelle, die unter Verwendung des Vorübersetzers direkt in einen ablauffähigen Programmteil umgewandet wurde.

Da der vorliegende Vorübersetzer ein COBOL-Ursprungsprogramm erzeugt, müssen die verbal gefaßten Bedingungen und Aktionen in COBOL-Konvention umgesetzt werden.

Dabei ermöglicht die Verwendung von COBOL-Bedingungsnamen eine Ausdrucksweise, die die Lesbarkeit der Programm-Entscheidungstabellen für Nicht-DV-Fachleute nur unwesentlich beeinträchtigt (Abb. 4).

4. Schlußbetrachtung

Die Erfahrungen an dem vorliegenden Beispiel haben gezeigt, daß unter Verwendung der Entscheidungstabellentechnik als Sprache eine EDV-Systementwicklung mit DV-unkundigen Ärzten und nicht medizinisch ausgebildeten DV-Fachkräften möglich ist.

Gleichzeitig führt diese Systementwicklungstechnik mit der Möglichkeit einer direkten Übersetzung der Tabellen in ablauffähige Programme zu einem wichtigen weiteren Effekt. Durch die Lesbarkeit der Programmlogik wird der Arzt und damit jeder andere DV-Anwender der Fachabteilung in die Lage versetzt, das Ausmaß der Programmlogik zu überblicken und damit zu kontrollieren.

Bestand bisher ein latentes Mißtrauen DV-unkundiger, rein fachlich arbeitender Ärzte gegenüber der automatisierten Datenverarbeitung aus Mangel an Transparenz, so wird hier ein Weg aufgezeigt, dieses Mißtrauen zu überwinden.

Die Transparenz und die direkte Eingriffsmöglichkeit in die Entscheidungstabellen erleichtern dem Anwender die Kontrolle und damit die Verantwortung über seine Programmlogik.

LITERATUR:

1) Vgl. Witte, Eberhard: Analyse der Entscheidung. Organisatorische Probleme eines geistigen Prozesses. In: Organisation und Rechnungswesen, hrsg. von Erwin Grochla, Berlin 1964, S. 114 ff.

2) Frese, Erich: Kontrolle und Unternehmensführung. Entscheidungs- und organisationstheoretische Grundfragen. Wiesbaden 1968, S. 27 ff.

3) Strunz, Horst: Entscheidungstabellentechnik, Grundlagen und Anwendungsmöglichkeiten bei der Gestaltung rechnergestützter Informationssysteme. München, Wien 1977

4) Morris, Charles: Foundations of the theory of signs. In: Foundations of the Unity of Science. Bd. 1, Nr. 2, Chicago 1938, 12. Aufl. 1970, S. 11 ff.

5) Zu den grundlegenden Dimensionen Syntax, Semantik und Pragmatik in bezug auf die Entscheidungstabellentechnik vgl. Strunz, H.: a.a.O., S. 13 ff.

DIE KRANKENHAUSAPOTHEKE IN DOMINIG II+)

Unterstützung apothekenspezifischer Vorgänge und Medikamentenkatalog

Michael Roßbach, Ingelise Teschner, Hessische Zentrale für Datenverarbeitung, Projekt DOMINIG II, Wiesbaden

Innerhalb des Projekts DOMINIG II (Informationsverbund mehrerer Krankenhäuser unter Benutzung eines zentralisierten DV-Systems) soll eine EDV-Unterstützung für folgende apothekenspezifische Vorgänge angeboten werden:

1. Aktuelle Medikamentenbewegungen
2. Medizinische Informationen
3. Materialwirtschaft

Die Basis der Realisierungen bildet der Medikamentenkatalog des hessischen DV-Verbundes, in dem in einer standardisierten Form die Medikamentendaten von ca. 10 hessischen Krankenhäusern aktuell in einer Datei gespeichert sind. (Der derzeitige Datenbestand bewegt sich bei ungefähr 10.000 Medikamenten, von denen alle wesentlichen administrativen Daten gespeichert sind; die Erweiterung um medizinische Daten wird z.Zt. vorbereitet.)

Auf der Basis dieses Gesamtkatalogs werden krankenhausspezifische Medikamentendateien generiert, mit denen die entsprechenden Programme arbeiten.

Der Gesamtinformationskreis, wie er durch die o.g. drei Funktionsbereiche innerhalb DOMINIG II abgedeckt werden soll, ist in Abb. 1 schematisch dargestellt. Während die zentralen Funktionen 'Medikamentenbewegung' und 'Medizinische Informationen' durch ein EDV-System im Krankenhaus (KR: Kommunikationsrechner) unterstützt werden, läuft die weniger zeitkritische Funktion 'Materialwirtschaft' auf einem zentralen Rechner (HR: Hintergrundrechner) ab.

Bei dem Krankenhaus-EDV-System kann es sich um ein DOMINIG II-Kommunikationssystem (Prozeßrechner mit Terminals auf jeder Station) oder um ein mehr im Verwaltungsbereich angesiedeltes EDV-System handeln.

1. Aktuelle Medikamentenbewegungen

Die EDV-Unterstützung dieser Funktion zielt auf die Entlastung von Pflege- und Apothekenpersonal einerseits, auf eine Qualitätssteige-

---

+) Mit Mitteln des BMFT im Rahmen des 3.DV-Förderungsprogramms unterstütztes Bundesforschungsprojekt (DVM 403)

rung im Medikamentenversorgungsbereich (u.a. durch eindeutig dokumentierte Medikamentenanforderungen und -ausgaben) andererseits.

Insgesamt werden für die Teilfunktionen: Medikamentenanforderung und -rückgabe, Handverkauf, Lieferungseingang, Medikamentenschwund (-Verlust, -Bruch) folgende EDV-Hilfen angeboten:

Die Anforderungen (der Stationen oder Leistungsstellen an die Apotheke) werden an einem Terminal im Rahmen eines Dialoges eingegeben. Eingabegrößen sind hierbei die Medikamentennamen oder -nummern (diese beinhalten sowohl Abgabeform als auch Abgabegröße), Mengen und evtl. Zusatzinformationen. Die Anforderung einer Station wird sofort nach der Eingabe auf der Station (zur Dokumentation sowie zur Unterschrift des Arztes) und in der Apotheke (Zusammenstellung des Sortiments) ausgedruckt. - Existieren keine Stationsterminals, so werden die Anforderungen direkt am Apothekenterminal mit einer Lesepistole eingegeben; hierbei geht man von Einzelbelegen aus, die stationsweise in einer Schuppentasche zusammengefaßt sind.

Die Ausgabe des angeforderten Sortiments erfolgt pro Station nach der Vorlage des unterschriebenen Anforderungsausdrucks. Am Apothekenterminal werden hierbei die stationsspezifischen Anforderungen aufgerufen und ihre Ausgabe wird quittiert bzw. (bei Abweichungen) modifiziert.

Die Lieferungen werden ebenfalls am Apothekenterminal in das System eingegeben. Das gleiche gilt für den Handverkauf und für Medikamente, die auf Grund des Verfalldatums oder durch Bruch aus dem Bestand genommen werden.

Z.Zt. werden die o.g. Teilfunktionen realisiert. Im Frühjahr 1979 wird im Kreiskrankenhaus Bad Soden und in dem ihm angeschlossenen Krankenhaus Hofheim (insgesamt 500 Betten) mit der EDV-unterstützten Medikamentenanforderung und -ausgabe im Probebetrieb begonnen. Die Jahresabschluß-Inventur 1978 wird ebenfalls bereits durch den Kommunikationsrechner durchgeführt.

2. Medizinische Informationen

Alle Daten, die im Medikamentenkatalog gespeichert sind, können über ein Terminal abgerufen und ggf. modifiziert werden. Berührt waren hierbei bislang allerdings lediglich die administrativen Daten der Medikamente.

Der erste Schritt in die Richtung eines medizinischen Auskunftssystems bezüglich der Medikamente wird im Kreiskrankenhaus Bad Soden durch die Speicherung der Wirkstoffe eines jeden Medikaments getan. Hierbei werden pro Medikament im Medikamentenkatalog die darin enthaltenen Wirkstoffe eingetragen. Darüber hinaus wird eine Wirkstoffdatei implementiert, in der die gegenseitige Beeinflussung der Wirkstoffe sowie pro Wirkstoff der Rückverweis auf die von ihm gebildeten Medikamente enthalten sind. Mit Hilfe dieser Erweiterung kann sich der verordnende Arzt am Terminal sowohl die Interaktion innerhalb einer von ihm erwogenen Medikamenten-Therapie angeben lassen als auch diejenigen Medikamente abfragen, die einen bestimmten Wirkstoff (den er in das Terminal eingibt) enthalten.

In einem ersten Schritt wird dieses Projekt im Kreiskrankenhaus Bad Soden unter der fachlichen Betreuung von Dr. Babej im Sommer 1979 in einem auf 40 Wirkstoffe und 100 Medikamente (die gebräuchlichsten innerhalb der internistischen Abteilung) beschränkten Umfang implementiert. In Abhängigkeit von den Erfahrungen soll das System zu Beginn 1980 auf das gesamte Medikamentensortiment des Krankenhauses ausgedehnt werden.

3. Materialwirtschaft

Die Ziele des Projektes Materialwirtschaft liegen in der Abwicklung und Unterstützung des Bestellwesens nach außen sowie in der Lagerbuchhaltung, d.h. der Kosten- und Leistungsrechnung im engeren Sinne. Der Funktionsumfang des betriebswirtschaftlichen Teils der Materialwirtschaft beinhaltet dabei in der ersten Ausbaustufe die mengenmäßige und wertmäßige Bestandsführung, die Bewertung der Zu- und Abgänge, Inventurhilfen, die Schnittstellen zur Finanzbuchhaltung sowie eine Dokumentation und Statistik.

Zur Lösung dieser Probleme wird hierbei das Bund/Länder-Verfahren MARK auf dem Hintergrundrechner eingesetzt. Die Versorgung des Programms MARK mit den Medikamentenbewegungssätzen erfolgt auf Grund der EDV-Unterstützung für die Medikamentenbewegungen (siehe 1); im Krankenhausrechner werden auf Grund der Medikamentenausgabe Datensätze erstellt, die per Band oder DFÜ an den Hintergrundrechner überspielt werden.

Die entsprechenden Auswert-Ergebnisse werden auf dem gleichen Weg zum Krankenhaus zurück übermittelt.

Das Programmpaket MARK wird z.Zt. im hessischen DV-Verbund mit dem Modellhaus Städt. Kliniken Wiesbaden getestet. Der Zusammenschluß der Funktionsgruppen 1 und 3 ist für März 1979 vorgesehen.

Protokoll-
anforderung
STATION
Aerztliche
Unterschrift
Medikamenten-
anforderung
(über Terminal
oder Buch)
Med.
Information
Protokoll-
ausgabe
Med.
Anforderung
Zusammen-
stellg.
Sortiment
Ausgabe
APOTHEKE
Waren-
eingang
KR
Med.
Information
Schwund,
Verlust,
Bruch
Med.
Update
Lieferant
HR
Archiv
Microfilm
Med.
Information
(z.B.
Micropharm.)
Rechnungs-
eingabe
VERWALTUNG
Ausgabe
Mark
Statistiken

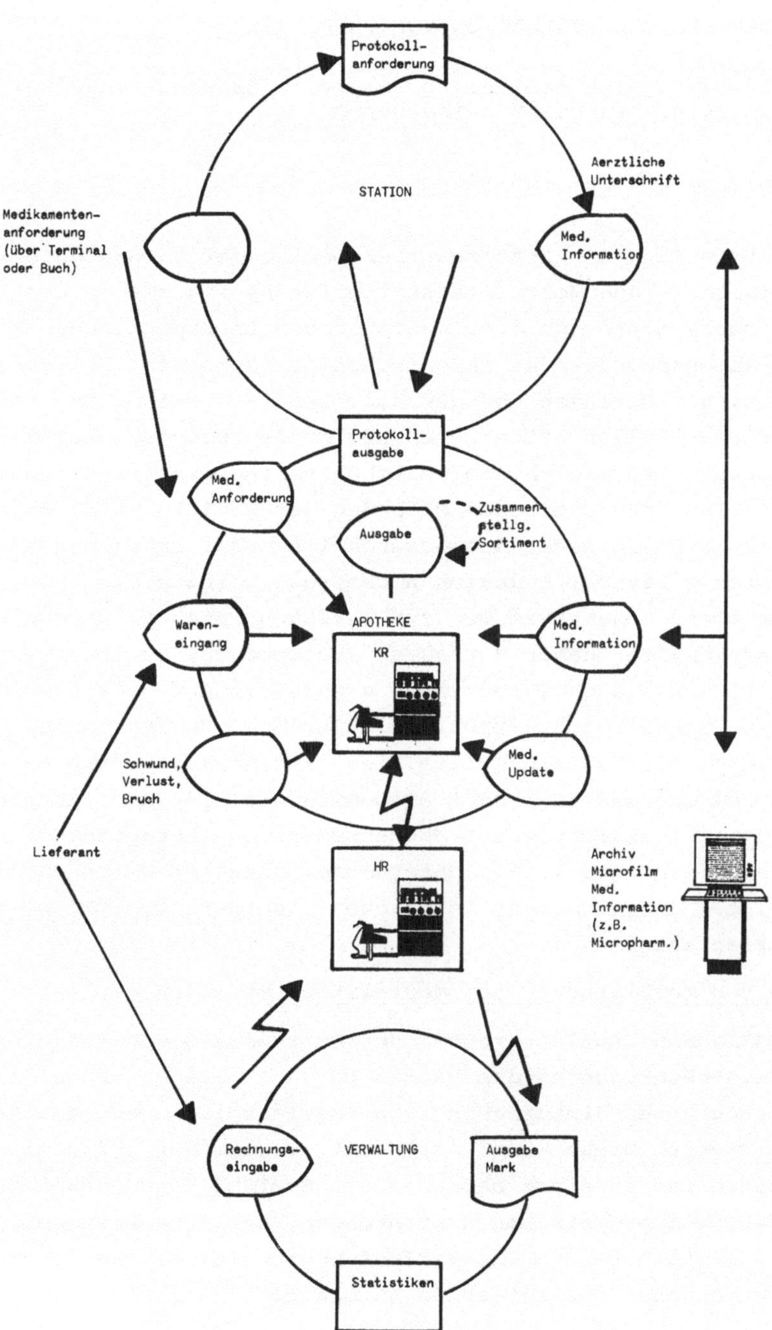

Abb. 1

MÖGLICHKEITEN DER ERGÄNZENDEN BEURTEILUNG DES GESUNDHEITSZUSTANDES DES PATIENTEN DURCH INDIKATOREN DES VERHALTENS UND BEFINDENS UND KONSEQUENZEN FÜR DIE EVALUATION VON THERAPIEN

Biefang, Sibylle, Internationales Institut für wissenschaftliche Zusammenarbeit e.V., Schloß Reisensburg

Problemstellung und Zusammenfassung

Für die Beurteilung des Erfolges therapeutischer Maßnahmen erweisen sich Morbiditäts- und Mortalitätskriterien häufig als unzureichend. Das gilt insbesondere für die Bewertung von therapeutischen Maßnahmen bei nicht lebensbedrohenden chronischen Erkrankungen. Den subjektiven Beschwerden, dem Befinden und der sozialen Integration des Patienten kommt in diesen Fällen oft eine ebenso große Bedeutung für die Verlaufsbeobachtung zu wie physiologischen Parametern. Der Hinweis, daß die etablierten diagnostischen Methoden der Medizin keine Objektivierung dieser Dimensionen des Gesundheits- bzw. Erkrankungszustandes des Patienten erlauben, bedeutet nicht, daß prinzipiell keine Möglichkeiten einer Objektivierung zur Verfügung stehen. Psychologie und Sozialwissenschaften haben Verfahren (Fragebogen, Skalen, Tests) entwickelt, mit denen auch Tatbestände standardisiert erfaßt werden können, die nur verbal, d.h. durch die Äußerungen des Patienten, darstellbar sind. Die Medizin sollte diese Möglichkeiten für eine umfassende Beurteilung des Erfolgs therapeutischer Maßnahmen nutzen. Für die Evaluation therapeutischer Maßnahmen durch Therapiestudien folgt daraus, daß die Methodologie unter Modellannahmen weiterentwickelt werden sollte, die nicht von "einfachen", sondern von "komplexen" Wirkkriterien ausgehen.

Ungenügen von Morbiditäts- und Mortalitätskriterien

Im diagnostischen Prozeß versucht der Arzt, die Beschwerden und Befindensbeeinträchtigungen des Patienten durch die Erhebung der klinischen Befunde unter Hinzuziehung von Spezialuntersuchungen (Labor etc.) zu objektivieren. Diese Form der Objektivierung der subjektiven Angaben des Patienten scheidet bei körperlich nicht begründbaren Zuständen, insbesondere bei psychischen Erkrankungen, aus. Der Arzt muß in diesem Fall die Diagnose und die Verlaufskontrolle der Therapie auf den subjektiven Angaben des Patienten aufbauen.

Wir stellen aber auch bei körperlich begründbaren Erkrankungen fest, daß die vom Patienten vorgebrachten Beschwerden und Befindensbeeinträchtigungen nur begrenzt durch den klinischen Befund objektiviert werden können. So sind zum Beispiel die zur Verfügung stehenden objektiven diagnostischen Methoden bei der entzündlichen Gelenkserkrankung, vor allem die Röntgenaufnahme, für eine Verlaufskontrolle nicht differenziert genug, um Verbesserungen oder Verschlechterungen des Zustandes in den nötigen Abstufungen zu erfassen. Der Arzt ist in der Verlaufskontrolle und im therapeutischen Vorgehen auf die subjektiven Angaben des Patienten angewiesen.

Auch bei anderen körperlich begründbaren chronischen Erkrankungen dürfte eine zutreffende Beurteilung des Patienten allein auf der Grundlage sogenannter objektiver physiologischer Parameter nicht möglich sein. Die Medizin ist eher bereit, dies zu akzeptieren, wenn es sich um Krankheiten handelt, die nicht lebensbedrohend sind. Bei diesen Krankheiten fehlen nämlich in der Regel definitive Endpunkte, an denen die Verlaufskontrolle festgemacht werden kann. Bei lebensbedrohenden Erkrankungen, z.B. bei der koronaren Herzerkrankung, sind das der Re-Infarkt oder der plötzliche Herztod, beim Krebs das Rezidiv oder die Überlebenszeit. Das Vorhandensein solcher definitiver Endpunkte bzw. "harter" Kriterien verschleiert allerdings den Umstand, daß es dem Patienten meistens nicht nur um das "nackte" Überleben geht, sondern auch um seine Lebensqualität. Wenn wir diesen Aspekt mit hinzunehmen, dann müßte man auch den Erfolg therapeutischer Maßnahmen bei den angeführten lebensbedrohenden Erkrankungszuständen unter Berücksichtigung des subjektiven Beschwerde- und Befindens-Zustandes des Patienten beurteilen.

Ebenen einer umfassenden Beschreibung des Gesundheitszustandes

Das naturwissenschaftliche Krankheitsmodell geht davon aus, daß die subjektiven Angaben des Patienten auf der physiologischen Ebene abbildbar sind. Die Praxis zeigt, daß dies nur in den selteneren Fällen tatsächlich gelingt. Man kann das darauf zurückführen, daß die Ätiologie und Pathogenese der meisten chronischen Erkrankungen nicht genügend bekannt sind und folgern, daß es in erster Linie eine Frage der Zeit und des wissenschaftlichen Fortschritts ist, wann die Annahmen des naturwissenschaftlichen Modells bestätigt werden. Ich möchte demgegenüber behaupten, daß die Erfahrungen zeigen, daß das naturwissenschaftliche Krankheitsmodell zu einseitig ist, und daß es nur einen Teil der Realität wiedergibt. Gesundheit und Krankheit lassen sich nicht auf eine physiologische Ebene reduzieren. Zur Realität gehören auch die psychosozialen Aspekte von Gesundheit und Krankheit, was nicht heißen muß, daß man Gesundheit mit Lebensqualität und Wohlbefinden gleichsetzt (1).

Für die Bewertung therapeutischer Maßnahmen folgt daraus, daß man verschiedene Meßebenen heranziehen sollte, und zwar neben der physiologischen, Ebenen der physischen bzw. körperlichen Aktivität und psychosoziale Ebenen des Befindens, der Einstellungen und des Verhaltens der Patienten. Es handelt sich um verschiedene Dimensionen von Gesundheit und Krankheit, die im Prinzip als unabhängig voneinander betrachtet werden müssen, zwischen denen aber mehr oder weniger stark ausgeprägte Korrelationen bestehen können und sollten.

In den letzten Jahren haben sich vor allem die Gesundheitsindikatorenforschung und die Evaluierungsforschung mit Fragen einer umfassenden Bewertung medizinischer Maßnahmen und mit der Entwicklung geeigneter "outcome-measures" oder Wirkkriterien beschäftigt. Zum Spektrum der möglichen und wichtigen Wirkkriterien auf den verschiedenen Meßebenen gehören (2) :

- auf der physiologischen Ebene
  - o Funktionsfähigkeit des Organsystems (Funktionszustand, abnorme Funktionen, künstliche Unterstützung von Funktionen),
  - o Morbidität (Haupt- und Nebenerkrankungen, Symptomzustand, Erkrankungsstadium, Prognose),
  - o Mortalität/Überlebenszeit (Lebenserwartung, Tod);

- auf der physischen Ebene
  - o Aktivitäten des täglichen Lebens (Mobilität, Aktivitätsbeeinträchtigungen, Ausmaß, Art und Dauer der Einschränkungen),
  - o Behinderungen (Zustand und Auswirkung der Behinderung),
  - o körperliche Entstellungen;

- auf der psychosozialen Ebene
  - o Rollenverhalten (zwischenmenschliche Beziehungen, Ausmaß der Einschränkung des Rollenverhaltens, sexuelle Beziehungen),
  - o geistig/emotionaler Zustand (verhaltensmäßige und emotionale Kontrolle, Angst, Depression, Wohlbefinden);

- auf der allgemeinen (sozialen) Ebene
  - o Streß/Spannung,
  - o Sorgen/Sorgen um Gesundheit,
  - o Anpassung an Krankheit/Behinderung,
  - o Zukunftsperspektive im Hinblick auf den eigenen Gesundheits-

zustand,

- o wahrgenommener Gesundheitszustand,
- o Zufriedenheit mit dem Behandlungsergebnis,
- o Einstellungen im Hinblick auf die Wirksamkeit der medizinischen Versorgung,
- o Veränderungen im Gesundheitsverhalten bzw. in den -einstellungen.

Möglichkeiten der Objektivierung der "subjektiven" Angaben des Patienten

Der angeführte Kriterienkatalog bedarf natürlich der Konkretisierung und Operationalisierung. Dabei möchte ich auf die physiologische Meßebene nicht weiter eingehen. Für die Messung physiologischer Wirkkriterien stehen etablierte diagnostische Methoden zur Verfügung. Hinsichtlich der hier interessierenden Meßebenen wäre zunächst festzustellen, daß nicht in jedem Fall das gesamte Spektrum möglicher Wirkkriterien heranzuziehen ist. Die Wahl der Wirkkriterien muß sich nach der Fragestellung richten, d.h. nach der Erkrankung und den zur Diskussion stehenden therapeutischen Maßnahmen (krankheitsspezifische Wirkkriterien). Genauso wie das physiologische Wirkkriterium der Überlebenszeit für nicht lebensbedrohende Erkrankungen irrelevant ist, können auch Wirkkriterien auf den anderen Meßebenen im Zusammenhang mit der zu beantwortenden Fragestellung von keiner praktischen Bedeutung sein.

Weiter muß das Verhältnis der einzelnen Wirkkriterien zueinander geklärt werden (Gewichtung). Wir können nicht davon ausgehen, daß alle ausgewählten Wirkkriterien in Bezug auf die Erkrankung gleich wichtig sind, und daß sich die Wirkkriterien stets gleichsinnig verändern.

Schließlich müssen die einzelnen Wirkkriterien genau definiert und mit Meßvorschriften ausgestattet werden (Operationalisierung).

Bei den angeführten Wirkkriterien auf der physischen, psychosozialen und allgemeinen (sozialen) Ebene handelt es sich im weitesten Sinne um sogenannte "weiche" Kriterien, bei deren Messung man auf die Mitarbeit des Patienten bzw. seine verbalen Informationen angewiesen ist. Hier bietet sich als Methode der Wahl die Befragung des Patienten, möglichst in schriftlicher Form, an. Ergebnis der Auswahl, Gewichtung und Operationalisierung der Wirkkriterien sollte ein für die Fragestellung geeignetes Erhebungsinstrumentarium (Fragebogen, Skalen, Tests) sein, das dem Patienten in bestimmten zeitlichen Abständen zur Beantwortung vorgelegt wird. Um dies zu erreichen, sind folgende Vorgehensweisen möglich:

- Entwicklung des Erhebungsinstrumentariums durch Experten (Ärzte),
- Entwicklung des Erhebungsinstrumentariums durch empirische Untersuchungen.

Im ersten Fall legt man Ärzten eine umfassende Liste von Wirkkriterien vor, mit der Bitte, diejenigen auszuwählen, die für die jeweilige Fragestellung Bedeutung haben. Man fordert die Ärzte in einem nächsten Schritt auf, die ausgewählten Kriterien in eine Rangfolge hinsichtlich ihrer Wichtigkeit für den Therapieerfolg bzw. die Beurteilung des Gesundheitszustandes des Patienten zu bringen. Dabei können sich natürlich nur die Wirkkriterien durchsetzen, die sowohl bei der Auswahl als auch bei der Gewichtung weitgehend übereinstimmend beurteilt wurden. Der letzte Schritt besteht in der Entwicklung des Erhebungsinstrumentes durch Formulierung geeigneter Fragen an den Patienten. Dieses Vorgehen wurde von der RAND-Corporation durchgespielt (2).

Erheblich aufwendiger, dafür aber methodisch besser, ist die Entwicklung des Erhebungsinstrumentariums über empirische Untersuchungen. In diesem Fall werden Patienten mit für die Fragestellung relevanten Erkrankungen zunächst zu einem umfassenden Spektrum von Wirkkriterien befragt, mit dem Ziel, diejenigen Kriterien zu ermitteln, die krankheitsspezifisch sind. Zur methodischen Absicherung ist die gleichzeitige Befragung einer Kontrollgruppe erforderlich. In einem weiteren Schritt werden die ausgewählten Kriterien gewichtet, wobei neben Patienten auch Experten (Ärzte) beteiligt werden sollten, um mögliche Abweichungen in den den Gewichtungen zugrundeliegenden Gesundheitskonzepten aufzudecken. Vor der Entwicklung des endgültigen Erhebungsinstrumentariums sind Prüfungen auf Reliabilität und Validität notwendig. In einem Projekt des Internationalen Instituts für wissenschaftliche Zusammenarbeit e.V. Schloß Reisensburg (ISR), das die LVA Württemberg finanziert, versuchen wir, auf diese Weise zu einem Erhebungsinstrumentarium für die Einschätzung des Kurerfolgs zu gelangen (5).

Andere Vorgehensweisen sind denkbar, sollen hier aber nicht weiter diskutiert werden. Besonders wichtig erscheint mir der Hinweis, daß Erhebungsinstrumente entwickelt werden, die praktikabel sind. Auch bei selbständiger Beantwortung sollte der Patient nicht länger als eine halbe Stunde benötigen. Das Erhebungsinstrumentarium muß nicht in jedem Fall völlig neu entwickelt werden. Man sollte nach Möglichkeit auf bereits vorhandene Fragebogen, Skalen oder Tests zurückgreifen. Insbesondere in der amerikanischen Literatur findet sich eine Fülle von Materialien (3). Für die Bundesrepublik Deutschland möchte ich vor allem auf die Veröffentlichung "Internationale Skalen für Psychiatrie" hinweisen, in der Erhebungsinstrumente zusammengestellt sind, die sich zur Messung der psychosozialen Ebene eignen (4).

Konsequenzen für die Evaluation medizinischer Maßnahmen durch Therapiestudien

Die Methodologie von Therapiestudien hat sich damit befaßt, verschiedene Studienformen zu entwickeln, mit denen Wirksamkeits- und Nebenwirksamkeitsunterschiede nachgewiesen werden können. Kontrollierte klinische Studien stehen im Vordergrund. Die Kriterien, die über die Wirksamkeit einer Therapie entscheiden, gelten als vorgegeben. Es werden lediglich methodisch-statistische Anforderungen genannt, nämlich Beschränkung auf wenige, krankheitsrelevante und reproduzierbare Wirkkriterien. Die Reproduzierbarkeit von sogenannten "weichen" Kriterien erscheint problematisch, weil deren Messung von der Mitarbeit des Patienten abhängt. Sogenannte "harte", d.h. physiologische Kriterien, werden bevorzugt (6).

Meine Kritik richtet sich nicht gegen die methodischen Anforderungen, sondern gegen die Modellannahmen, die diesen Anforderungen zugrunde liegen. Man geht vom naturwissenschaftlichen Krankheitskonzept aus und unterstellt, daß sich im Prinzip alle Wirkungen auf der physiologischen Ebene abbilden lassen. Unter diesen Annahmen müssen kontrollierte klinische Studien zwangsläufig in Schwierigkeiten geraten, wenn sie bei Erkrankungen durchgeführt werden, die sich dem naturwissenschaftlichen Konzept entziehen. Das ist der Fall, wenn für psychopharmakologische Prüfungen festgestellt wird, daß den auf der physiologischen Ebene ermittelten Wirkungen keine eindeutig zuortbaren Veränderungen auf der psychopathologischen Ebene entsprechen, oder wenn für psychotherapeutische Maßnahmen konstatiert wird, daß sie auf der psychopathologischen Ebene wirksam sind, ohne notwendigerweise auch das Sozialverhalten der Patienten in gewünschter Weise zu beeinflussen. Fehlschlüsse über die tatsächliche Wirksamkeit einer Therapie können nur durch Einbeziehung verschiedener Meßebenen vermieden werden. Das gilt nicht nur für das angeführte Beispiel der psychischen Erkrankungen.

In kontrollierten klinischen Studien wird die Wirksamkeit einer Therapie unter experimentellen Bedingungen geprüft.
Hierin scheint mir ein weiteres Dilemma zu liegen. Für das praktische Handeln in der Medizin ist nicht die Wirksamkeit unter experimentellen, sondern unter realen Bedingungen entscheidend. In der Feldsituation hängt die Wirksamkeit einer Therapie auch vom Ausmaß der intervenierenden Variablen ab. Dazu gehören neben Patientenvariablen insbesondere alle Einflußfaktoren, die von der Situation ausgehen, in der die Therapie stattfindet. In der Praxis werden Therapien nicht unter optimalen Bedingungen, wie sie in kontrollierten klinischen Studien gegeben sind, sondern unter suboptimalen Bedingungen durchgeführt. Eine Therapie kann sich in kontrollierten klinischen Studien als wirksam erweisen, ohne dies in der Praxis zu sein.

Aus diesen Überlegungen folgt, daß die Methodologie von Therapiestudien unter Modellannahmen weiterentwickelt werden sollte, die die Realität besser abbilden, sowohl im Hinblick auf die Komplexität der Wirkungen als auch im Hinblick auf den Wirkungszusammenhang.

LITERATUR:

(1) H. Pohlmeier und Sibylle Biefang; Kann man Krankheit messen ? MMG 2 (1977), 158 - 165

(2) RAND-Corporation (Hrsg.), Quality of Medical Care Assessment Using Outcome Measures, R-2021/1, HEW 1976

(3) NCHS (Hrsg.), Clearinghouse on Health Indexes, Bibliographie vierteljährig seit 1973

(4) CIPS (Hrsg.), Internationale Skalen für Psychiatrie, Berlin 1977

(5) ISR (Hrsg.), Pilotstudie zur Entwicklung und Testung eines Meßinstrumentariums für "produktives Leben" (1975 - 1976), Forschungsbericht unveröffentlicht

(6) H.J. Jesdinsky (Hrsg.), Memorandum zur Planung und Durchführung kontrollierter klinischer Therapiestudien, Stuttgart 1978

SIMULATIONSMODELL KRANKENHAUSORGANISATION

Bayer, W.
Büro für Angewandte Mathematik, Stuttgart

1. Möglichkeiten und Grenzen sozioökonomischer Modelle in der Krankenhausorganisation und im Gesundheitswesen

1.1 Computersimulation - ein modernes Organisationsmittel

Die Computersimulationstechnik ist heute ein anerkanntes Hilfsmittel der Objektplanung und der Organisationsplanung. Bewährt hat es sich vor allem bei der Lösung komplexer Probleme. Aufgaben der Planung und der Organisation größerer vielschichtiger Objekte sind ein klassisches Anwendungsfeld der Computersimulationstechnik. Die Zahl der durchgeführten Anwendungen ist heute noch relativ gering. Dort jedoch, wo die Computersimulationstechnik bisher angewendet wurde, sind die Ergebnisse überzeugend. Mit großer Sicherheit darf man davon ausgehen, daß dieses Planungsinstrumentarium in naher Zukunft für alle Organisationsaufgaben an Bedeutung gewinnt und einen großen Verbreitungsgrad finden wird.

1.2 Technologischer Fortschritt - zugleich Chance und Zwang zur Beschränkung

Die Medizintechnik und Organisation des Krankenhauses erlebt zur Zeit ständige Neuerungen. Dies ist gekennzeichnet

- durch die stets erweiterte Verfügbarkeit neuer technologischer Möglichkeiten, u.a. der apparativen Medizin und
- vieler neuer Organisationsmittel und vieler unterschiedlicher Realisierungskonzepte, angefangen von zentraler EDV bis hin zur dezentralen Informationsverarbeitung;
- hinzu kommt ein sich ständig wandelndes Krankheitsbild neu gefundener Diagnosetechniken und Therapiemaßnahmen.

Dies alles ist höchst bemerkenswert und gestattet einen erhöhten medizinischen Standard.

Die Vielfalt der gebotenen Möglichkeiten verunsichert aber mitunter die für die Organisation im Krankenhaus Verantwortlichen. Es ist sehr schwierig geworden, die organisatorischen Probleme sowohl im personellen als auch im ökonomischen Bereich zu überschauen und zu lösen. Zuweilen führt die Kostenentwicklung im Gesundheitswesen an die Grenzen des volkswirtschaftlich Vertretbaren. Das muß nicht so sein. Die Verwendung der Computersimulationstechnik und ihrer Möglichkeit, sozioökonomische Modelle für das Krankenhaus und das Gesundheitswesen zu bilden, bieten die Chance, die Vielfalt der gebotenen Möglichkeiten auf das medizinisch Sinnvolle und ökonomisch Vertretbare zu beschränken. Die Anwendung der Computersimulationstechnik und Modellbildung im Gesundheitswesen ist aber heute noch im wesentlichen auf biologische Modelle beschränkt. Sozioökonomische Modelle für das Krankenhaus sind noch weitgehend unbekannt. Die Diskussion hierüber erstreckt sich im theoretischen Vorfeld und verläuft schleppend. Mehr Mut zu pragmatischem Vorgehen wäre wünschenswert. Die überzeugenden Erfolge in anderen Organisationsbereichen versprechen, auch im Krankenhaus das rechte Maß zwischen angemessenem Standard un vertretbaren Kosten zu finden.

2. Das Simulationsmodell Krankenhausorganisation - Aufbau, Arbeitsweise, mögliche Ergebnisse

2.1 Struktur des Simulationsmodells Krankenhausorganisation

Das Simulationsmodell Krankenhausorganisation ist eine minuziöse Nachbildung aller Vorgänge, die in ihrer Summe die Dienstleistungen des Krankenhauses ausmachen. Jede Leistungsstelle des Krankenhauses bildet ein sogenanntes Sub-Modell. Der Leistungsaustausch zwischen den Leistungsstellen wird durch die sogenannten Wirkungsverflechtungen erfaßt. Wirkungsverflechtungen bestehen auch zwischen den einzelnen Vorgängen der gleichen oder anderer Leistungsstellen. Die Leistungsstellen selbst sind unterteilt in solche, die eine direkt dem Patienten zurechenbare Dienstleistung erbringen und solche, deren Dienstleistung nur mittelbar dem Patienten zugute kommt. Das Simulationsmodell umfaßt gleichzeitig die Einbindung des Krankenhauses in das soziologische Umfeld- Abbildung 1 zeigt die Grobstruktur des Simulationsmodells Krankenhausorganisation.

2.2 Indikatoren zur Beurteilung der Qualität einer Organisation bzw. zur Bewertung von Organisationsalternativen

Die Definition von Indikatoren, mit deren Hilfe man die Qualität einer Organisationsausprägung zu beurteilen hat, ist bei der gewählten Modellbildung und der gewählten Simulationssprache DYNAMO-S relativ einfach. Sicher ist, daß man nicht nur einen Indikator heranziehen darf, sondern mehrere Indikatoren und ihren zeitlichen Verlauf durch Hochrechnungen zu bestimmen hat, um sie dann einer Würdigung im Rahmen der Entscheidungsfindung zuzuleiten. Mögliche Indikatoren sind, um nur einige zu nennen:

- der Auslastungsgrad der Leistungsstellen,
- die Prozeßdauer einer bestimmten Maßnahme (Behandlung, Untersuchung, Therapie),

G R O B S T R U K T U R
SOZIOLOGISCHE UMWELT DES KRANKENHAUSES (EINZUGSBEREICH, BEVÖLKERUNGSSTRUKTUR ETC.)
MENGENGERÜST DER UNTERSUCHUNGS- UND BEHANDLUNGSARTEN
BEANSPRUCHTE ZEIT JE PERSONENGRUPPE JE LEISTUNGSSTELLE
BEANSPRUCHTE ZEIT JE INVESTITIONSEINHEIT JE LEISTUNGSSTELLE
GERÄTESUALASTUNGSGRAD DER LEISTUNGSSTELLEN
PERSONALAUSLASTUNGSGRAD DER LEISTUNGSSTELLEN
STELLENPLAN
STELLENBESETZUNG FÜR LEISTUNGSSTELLEN MIT UNMITTELBARER DIENSTLEISTUNG
STELLENBESETZUNG FÜR LEISTUNGSSTELLEN MITTELBARER DIENSTLEISTUNGEN
PERSONALKOSTEN
PERSONALKOSTENANTEIL JE LEISTUNGSSTELLE
PERSONALKOSTENANTEIL JE DIENSTLEISTUNGSEINHEIT (BEH. ART)
BETRIEBSKOSTEN
ABSCHREIBUNG
SONSTIGE NUTZUNGSKOSTEN
AUSSTATTUNGEN UND GERÄTE FÜR LEISTUNGSSTELLEN UNMITTELBARER DIENSTLEISTUNGEN
GEMEINKOSTEN
ZUORDNUNG DER KOSTEN ZU LST. UNMITTELBARER DIENSTLEISTUNG
SONSTIGE RAHMENBEDINGUNGEN (TRÄGERSCHAFT, ZUSCHÜSSE, PFLEGESÄTZE)
GEMEINKOSTENANTEIL F. LEISTUNGSSTELLEN UNMITTELBARER DIENSTLEISTUNG
GEMEINKOSTENANTEIL F. LEISTUNGSSTELLEN MITTELBARER DIENSTLEISTUNG
ANTEILIGE BERECHNUNG DER KOSTEN JE DIENSTLEISTUNGSEINHEIT
ÜBERPRÜFUNG DER KOSTENDECKUNG

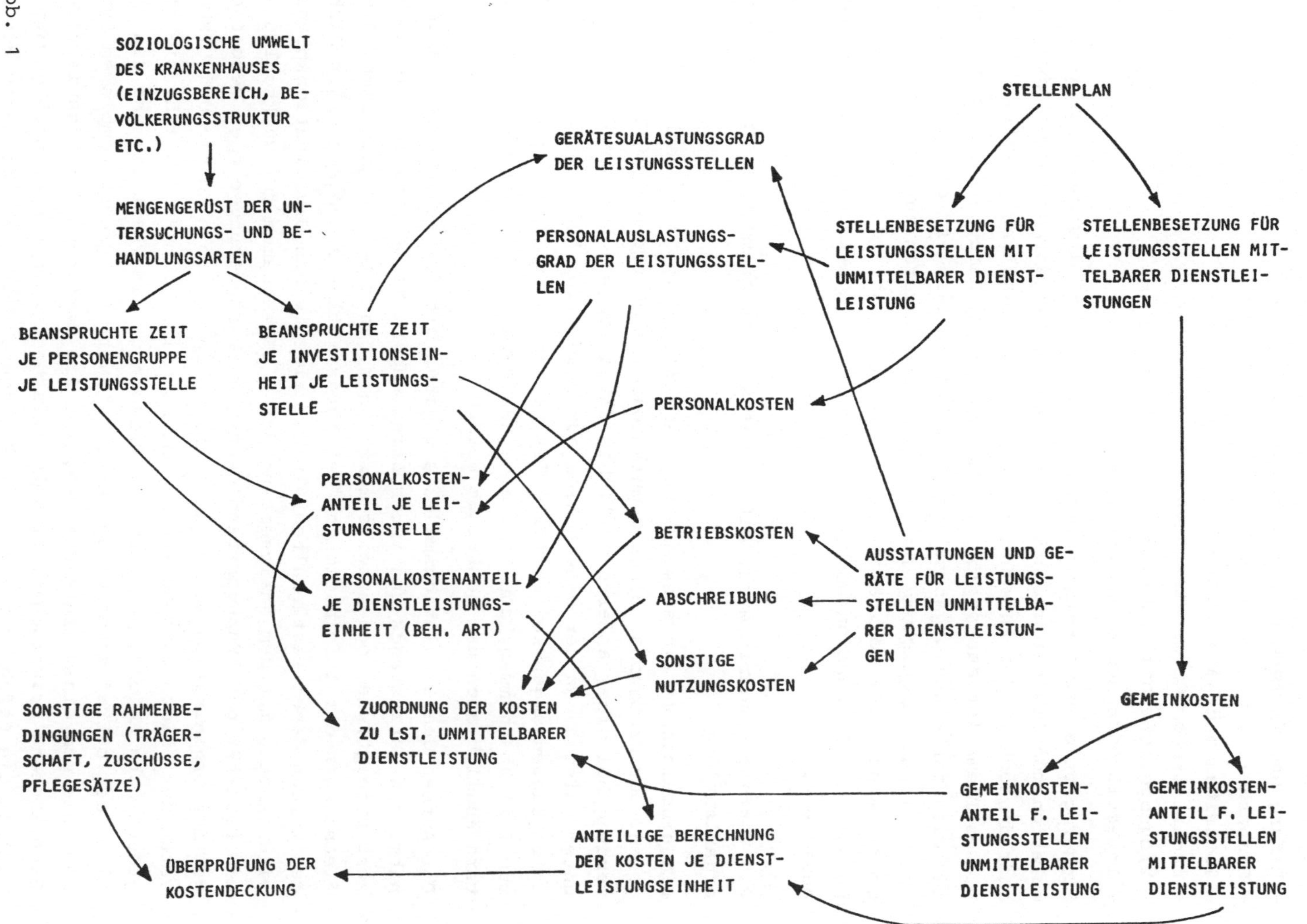

Abb. 1

- Umfang und Tätigkeitsmerkmale des Personals,
- Sicherheit gegen Fehler für bestimmte Vorgänge,
- Totzeiten und Wartezeiten,
- medizinischer Qualitätsstandard,
- Prognosesicherheit im diagnostischen Bereich,
- Investitions- und Nutzungskosten.

Sicher gibt es eine Reihe weiterer Indikatoren, die innerhalb eines Simulationsmodells nur undeutlich oder gar nicht erfaßt werden können, die aber dennoch in der Entscheidungsfindung berücksichtigt werden sollten. Dieses Thema ist außerhalb der Diskussion um Computersimulationsmodelle für die Krankenhausorganisation zu sehen. Ebenso ist eine unter Umständen mögliche Verquickung der einzelnen Indikatoren zu einer Gesamtzielgröße, etwa einer monitären Größe, äußerst problematisch und gehört außerhalb der Diskussion um Computersimulationsmodelle im Gesundheitswesen behandelt.

2.3 Verfahrensschritte zum Aufbau des Simulationsmodells Krankenhausorganisation

Die einzelnen Verfahrensschritte sind im Prinzip in der Abb. 2 wiedergegeben. Der Erstaufbau eines Simulationsmodells und die wiederholte Anwendung bei einer anderen örtlichen Situation sei hier zunächst nicht unterschieden, da der Unterschied nur gradueller Natur ist. Bei Wiederholungsanwendungen können Teile des vorher erstellten Simulationsmodells zum Teil übernommen, zum Teil angepaßt werden, zum Teil müssen sie selbstverständlich auch neu gestaltet werden.

Der Aufbau des Simulationsmodells beginnt mit der ablauforientierten Aufnahme des Istzustands und ihrer Erfassung in Flußdiagramme. Die Abgrenzung erfolgt,wie oben bereits ausgeführt, nach Leistungsstellen. Die Verflechtungen der Informationen, der Materialflüsse und sonstiger Wirkungen werden dabei festgehalten. In der klassischen Organisationsplanung wird bereits mit dem Analysestand der Flußdiagramme der Rückschluß auf die Realität per "Sachverstand" gezogen. Veränderungen oder Verbesserungen der Organisation werden durch bloße Inaugenscheinnahme und Diskussion veranlaßt. Diese Vorgehensweise ist im Prinzip immer möglich, sie stellt jedoch hohe Anforderungen an die Erfahrung, die Phantasie und den Überblick der betreffenden Organisationsplaner. Bei großen komplexen Systemen, wie dem eines Krankenhauses, ist die Bewertung der Organisation per Sachverstand praktisch nicht mehr leistbar. Wird sie dennoch gewagt, so besteht die Gefahr von Fehleinschätzungen. Eine quantifizierte Bewertung der Organisation mit Hilfe von Simulationsmodellen bietet mehr Sicherheit gegen Irrtum, weil das Ergebnis nachvollziehbar ist. Folgerichtig

VERFAHRENSSCHRITTE ZUM
SIMULATIONSMODELL
ABLAUFORIENTIERTE AUF-
NAHME DES ISTZUSTANDES
UND ERFASSUNG DER VOR-
GÄNGE IN FLUßDIAGRAMMEN
ERFASSUNG DER WIRKUNGSVER-
FLECHTUNGEN ZWISCHEN VOR-
GÄNGEN, EINRICHTUNGEN UND
UMFELDFAKTOREN
UMFELD DES
KRANKENHAUSES
UMSETZUNG IN DIE SIMULA-
TIONSSPRACHE ZUR DURCH-
FÜHRUNG VON RECHENLÄUFEN
MIT JEWEILS AKTUELLEN
FRAGESTELLUNGEN
ALTERNATIVEN
ZIELGRÖßEN:
- TÄRIGKEITSSPEKTRUM DES
PERSONALS
- KENNGRÖßEN FÜR DEN MEDI-
ZINISCHEN STANDARD
- KOSTEN JE DIENSTLEISTUNGS-
EINHEIT
ENTSCHEIDUNGEN
DECKUNGSBEITRÄGE
ZU PFLEGESÄTZEN
KOSTENSTEIGERUNG
BEI VERÄNDERUNG
DER RAHMENBEDIN-
GUNGEN
BETTENBEDARFS-
HOCHRECHNUNG
AUSLASTUNG VON
LEISTUNGSSTELLEN

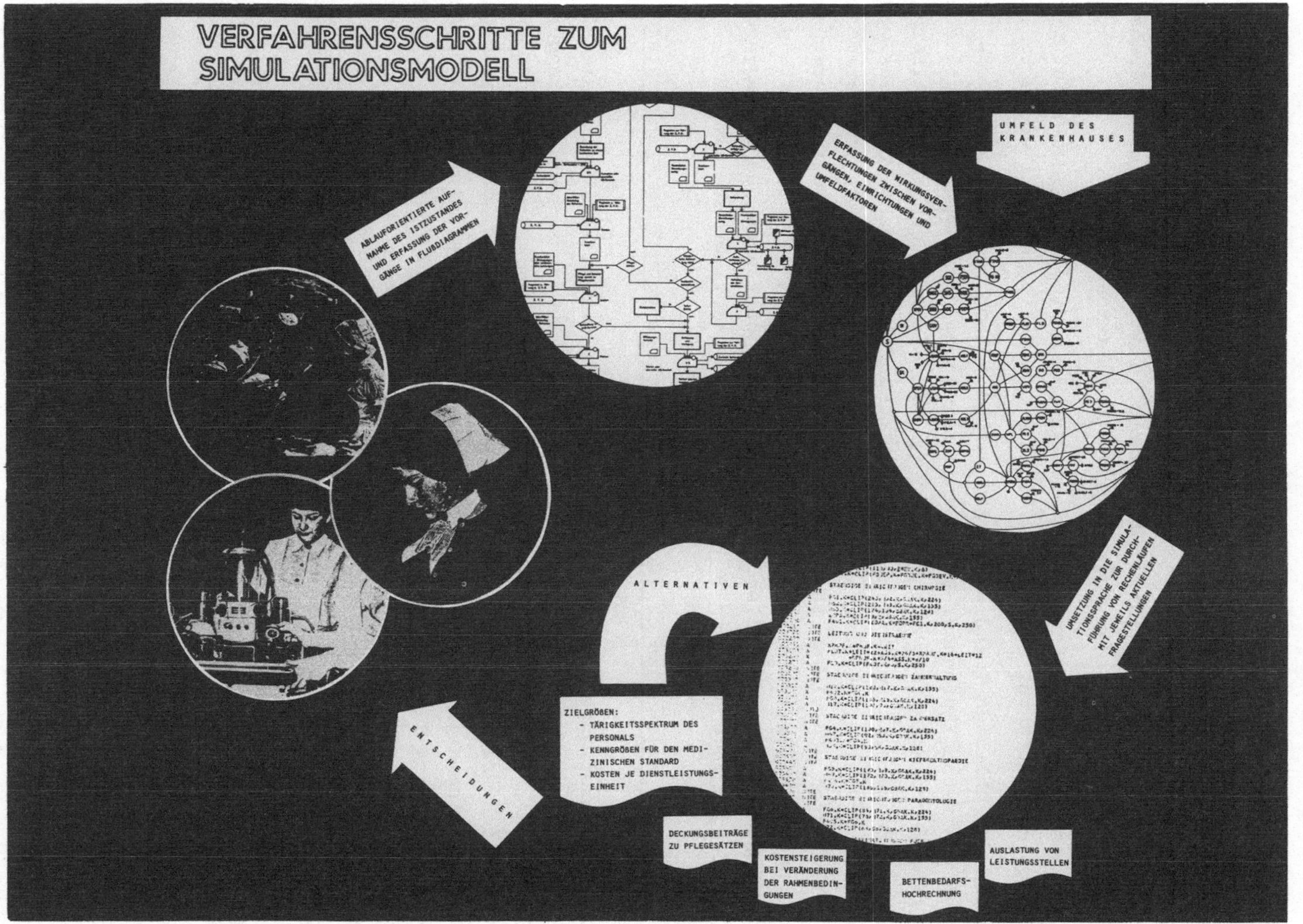

Abb. 2

verlangt das vorgeschlagene Verfahren im nächsten Verfahrensschritt die Aufzeichnungen der Wirkungsverflechtungen zwischen Vorgängen, Einrichtungen und Umweltfaktoren. Hierzu wird das Flußdiagramm in die Nomenklatur der Simulationssprache umgesetzt. Diese graphische Präsentation der umgesetzten Flußdiagramme dient der Kontrolle und Quantifizierung ebenso wie der Vorbereitung der Codierung des Simulationsmodells.

In einem weiteren Verfahrensschritt wird dann die in der Nomenklatur festgelegte Struktur des Modells in die Simulationssprache umgesetzt.

Neben den üblichen Tests steht das Simulationsmodell dann zur Durchführung von Rechenläufen zur Verfügung. Bei jedem Rechenlauf werden die Indikatoren, die zur Bewertung der Organisationsausprägung einer Alternative herangezogen werden, neu ermittelt. Aufgrund dieses Vorgehens werden bessere Organisationsalternativen gefunden, oft erst nach 30 oder mehr Rechenläufen. In vielen Fällen wird das Ergebnis der Simulationsrechnung aber auch "nur" dazu herangezogen, gewisse Trends in der Entwicklung des Krankenhauses festzustellen. Dies dient dann häufig der Begründung von Forderungen gegenüber dem Träger oder administrativen Stellen.

3. Mögliche Ergebnisse der Computersimulationstechnik im Krankenhaus

Die Organisation eines Krankenhauses wird im Computersimulationsmodell in all ihren interessierenden Einzelheiten und Wirkungsverflechtungen detailgenau nachgebildet. Das Krankenhaus wird damit in einen anderen "Anschauungsraum" transformiert (ein Vorgang übrigens, dessen Wirkung in der Mathematik geschätzt wird. So ermöglicht beispielsweise die bekannte Laplace-Transformation in der neuen Darstellungsform die Lösung bestimmter Differentialgleichungen, die ohne Transformation nicht oder nur höchst umständlich möglich ist).

Die Transformation der Organisation eines Krankenhauses in ein adäquates Computersimulationsmodell bietet eine höchst bemerkenswerte Transparenz für alle Tatbestände der Organisation und Struktur. Aus dieser Tatsache ergeben sich die Eigenschaften und Anwendungsmöglichkeiten der Computersimulation mit dynamischen Modellen.

Mögliche Anwendungen sind beispielsweise:

- die Hochrechnung des Bedarfs an Personal, Ausstattung und Finanzen auf der Grundlage eines systemimmanenten Trends für die jeweils folgenden Jahre. Dabei gewinnt man selbstverständlich
- Hinweise auf über- und unterbeanspruchte Bereiche, ausgedrückt etwa im Auslastungsgrad von Leistungsstellen oder
- Hinweise auf mögliche Verbesserungen der Organisation;

- die Überprüfung der Konsequenzen hinsichtlich Personalbedarf, Tätigkeitsmerkmale und Ausstattungsbedarf für die Auslagerung bestimmter Krankenhausleistungen zu anderen Instituten hin oder der Neuaufnahme bestimmter medizinischer Leistungen in das Programm des betreffenden Krankenhauses;
- die Folgen bestimmter Preissteigerungen, etwa bei Lohn und Gehalt, auf die Gesamtkostensituation des Krankenhauses;
- die Analyse des Kostenspektrums der diversen medizinischen und pflegerischen Leistungen des Krankenhauses;
- Konsequenzsimulation zur Lösung der Frage nach dem günstigsten Grad von Zentralisation oder Dezentralisation der elektronischen Informationsverarbeitung;
- die Bewertung bestimmter, auf dem Markt angebotener EDV-Bausteine der Krankenhausorganisation in bezug auf die jeweilige Situation eines bestimmten Krankenhauses;
- Hilfestellung bei der Frage, welche und wieviele manuelle Vorgänge innerhalb einer Krankenhausorganisation zweckmäßigerweise durch automatisierte Vorgänge ersetzt werden. Genau diese Frage ist das zentrale Problem der Krankenhausorganisation. Hier liegt der absolute Schlüssel zur Kostensenkung im Krankenhaus ohne Verlust des medizinischen Standards. Wie Beispiele aus anderen Sektoren beweisen, ist der gebotene Spielraum zur Kostensenkung sehr groß.

Die Beispiele lassen sich noch beliebig fortsetzen.

Die oben genannten Beispiele sind dadurch gekennzeichnet, daß sie je nach individueller Situation des jeweiligen Krankenhauses zu einer Aussage führen, die in dieser Form nur für den untersuchten Fall gültig ist, aber nicht verallgemeinert werden darf, jedenfalls nicht ohne weiteres.

Die Beschränkung auf fallbezogene Aussagen ist nicht zwangsläufig. Auch gemeingültige Aussagen sind mit Hilfe von Simulationsmodellen zu gewinnen.

Die Modellbildung von Organisationsausprägung eines Krankenhauses beinhaltet das Experimentieren mit Modellen, d.h. ein Modell kann wiederholt im Hinblick auf gleichartige oder geringfügig veränderte Situationen befragt werden. Das Experimentieren mit Versuchsanordnungen hat die Theoriebildung in der Naturwissenschaft ganz wesentlich befruchtet. Das Fehlen von geeigneten Versuchsanordnungen in der Krankenhausbetriebswirtschaftslehre, wie überhaupt in der Betriebswirtschaftslehre, kann durch Simulationsmodelle behoben werden. Insofern dürfte die Möglichkeit zur Bildung von Simulationsmodellen für Krankenhäuser auch die Theoriebildung in der Krankenhausbetriebslehre und damit die Findung allgemein verbindlicher Leitsätze für die Krankenhausorganisation ganz entscheidend voranbringen.

4. Vorbereitende Arbeiten und vergleichbare Anwendungen der Computersimulationstechnik in anderen Bereichen

Im folgenden werden die Kurzfassungen von sechs Publikationen vorgestellt, die als vorbereitende Arbeiten für das "Simulationsmodell Krankenhausorganisation" anzusehen sind und die obigen Ausführungen untermauern.

4.1 Benutzerhandbuch DYNAMO-S (18)

Der Sprachumfang von DYNAMO-S und die Philosophie der dynamischen Simulation ist detailliert beschrieben. Gegenüber dem aus den USA bekannten DYNAMO-II (15) enthält DYNAMO-S folgende wesentliche Zusätze:

- ein erweitertes Konzept benutzereigener Funktionen und Prozeduren.
- die Möglichkeit zur Verarbeitung variabler Felder zur Abbildung von Totzeiten, Warteschlangen und Kellern. Hierdurch wird die Möglichkeit geschaffen, ähnlich wie in GPSS Verkehrssysteme abzubilden.
- die Möglichkeit zur Definition und Handhabung von Ereignisvariablen, wodurch u.a. die Elemente der Netzplantechnik mit in den Sprachumfang eingeführt werden.

Daneben ist die Möglichkeit verwirklicht, benutzereigene Unterprogramme, die in einer algorithmischen Sprache geschrieben sind, von DYNAMO-S aus anzusprechen. Hiermit ist beispielsweise die Möglichkeit geschaffen, DYNAMO-Modelle direkt an Datenbanksysteme anzuschließen.

4.2 DYNAMO-S-Simulationstechnik für Planung und Organisation (3)

Demonstrationsmodelle zum Projekt, Entwicklung einer Simulationssprache DYNAMO-S und des dazugehörigen Compilers zur Simulation sozialer Systeme. Einführung in die Systemsimulation und Demonstration des erweiterten Sprachumfangs und der besonderen Möglichkeiten für Aufgaben der Planung und der Organisation. Anhand aktueller Planungs- und Organisationsaufgaben werden Modelle für folgende Aufgaben beschrieben und mit vollem Listing dokumentiert:

- Umwelt- und Regionalplanung;
- Organisationsplanung und Bedarfsermittlung mit Simulationsmodellen für Bedarfsfeststellung Zahnmedizinischer Kliniken (ZMK) und zur Nachbildung der Organisation des Lehrbetriebs einer wissenschaftlichen Hochschule;
- Simulation von Verkehrssystemen;
- Simulation der Entscheidungskonsequenzen in Industrie- bzw. Gewerbe-

betrieben.

Die Ergebnisausdrucke werden diskutiert und Hinweise auf weitere Möglichkeiten sind aufgezeigt.

4.3 Aufgabenkatalog der Betriebsplanung für eine Medizinische Forschungs- und Ausbildungsstätte (MFA), dargestellt am Beispiel Heidelberg (5)

Der Aufgabenkatalog gliedert des Gesamtkomplex in terminlich geordnete Teilaufgaben, löst das Nahtstellenproblem und legt Planungsmittel fest für eine abgestimmte Betriebs- und Bauplanung. Der Aufgabenkatalog orientiert sich an den Empfehlungen des Wissenschaftsrats, er enthält neben dem Planungskonzept exemplarische Beispiele für eine moderne Betriebsplanung.

4.4 Simulation des Hörfunkbetriebs mit rechnergesteuerter Sendeabwicklung in Verbindung mit einem automatischen Kassettenarchiv (4)

Das Simulationsmodell bildet den Hörfunkbetrieb in den Bereichen Redaktion, Archive, Sendeabwicklung sowie Honorar- und Lizenzabteilung in allen Einzelheiten nach.

Erfaßt werden alle Arbeitsvorgänge in ihren Zeitgeschehen, in der Inanspruchnahme von Geräten und Maschinen und hinsichtlich des Umfangs und der Merkmale von Tätigkeiten.

Die Arbeitsvorgänge werden über das Mengengerüst der Tonbeiträge eines Sendejahres erfaßt und mit den beanspruchten Kapazitäten verknüpft. Viele Einzelfragen wurden untersucht, so z.B.: wieviele Tonbeiträge können auf einer Kassette gespeichert werden, ohne daß ein vorgegebenes Konfliktmaß überschritten wird, oder: welches ist die optimale Größe des automatischen Kassettenarchivs?

Insgesamt wurden zwölf Organisationsalternativen gebildet und hinsichtlich

- des Personalbedarfs und der Tätigkeitsmerkmale,
- der funktionalen Sicherheit und des Automatisierungsgrades sowie
- der Wirtschaftlichkeit

untersucht. Bemerkenswert sind die Kostenunterschiede bis zu 40 % für die Organisationsalternativen.

4.5 Simulation der automatischen Wagentransportanlage (AWT) für die medizinische Forschungs- und Ausbildungsstätte Heidelberg (11)

Entscheidungshilfen für Streckenauslegung, Vorbereitung der Ausschreibung und ökonomische Bewertung verschiedener technischer Systeme.

Simuliert werden sieben technische Lösungssätze für die Transportanlage der Güter- und Speiseversorgung (einschließlich Entsorgung) für das Klinikum Heidelberg. Dabei wurden zwei unterschiedliche Zielsetzungen verfolgt:

- ereignisorientierte Simulation zur Prüfung einer vorgegebenen Streckenführung und zur Dimensionierung der stationären Systemkomponenten. Simulationszeitraum: 1 Versorgungstag, Zeitraster: eine Zehntelsekunde.
- Simulation mit Hochrechnung der Investitions- und Folgekosten für alternative Firmenangebote, Simulationszeitraum: 20 Jahre, Zeitraster: 1 Jahr.

Das Ergebnis der Simulationsrechnung bewirkte weitreichende Veränderungen in der Streckenauslegung. So konnte u.a. auf eine Vorlaufsstrecke verzichtet werden, während andererseits eine vorgesehene Einbahnstrecke aufgegeben werden mußte, weil sonst die maximale Speisetransportzeit überschritten oder erheblich mehr Fahrwerke hätten angeschafft werden müssen. Die ökonomische Simulation machte wichtige Erkenntnisse über das Kostenspektrum, so erwiesen sich beispielsweise die Wartungskosten (und nicht die Investitionskosten) als der gravierende Kostenfaktor von AWT-Anlagen.

4.6 Simulation der Speiseversorgung mit einer automatischen Wagentransportanlage für das Bundeswehrkrankenhaus Ulm (10)

Die Streckenführung für eine automatische Wagentransportanlage wird in einem Simulationsmodell nachgebildet. Als Kriterien für die Beurteilung der technischen Eignung einer AWT-Anlage werden mehrere Kriterien definiert und bei der Simulation eines 24-Stunden-Versorgungstages gemessen. Die Kriterien sind u.a.:

- die mittlere Bedienungsdauer für Patientenspeiseversorgungen und Personalspeiseversorgungen;
- die Gesamtprozeßdauer;
- die maximale Bedienungsdauer für Versorgungsfahrten;
- die optimale Fahrwerkszahl;
- Warteschlangenlängen an Weichen und Übergabestellen;
- Kapazitätsreserven für das Transportsystem.

Die Ergebnisausdrucke der Simulationsrechnung:

- Protokoll der einzelnen Bewegungsvorgänge;
- das Bewegungsdiagramm;
- das Warteschlangendiagramm;
- das Verteilungsdiagramm der mittleren Bedienungsdauer;
- die Liste aller relevanten Systemzustände.

Die Simulation ist für diskontinuierliche und kontinuierliche Fördersysteme durchgeführt. Das Simulationsergebnis bietet:

- Hinweise auf notwendige Veränderungen der Streckenauslegung gegenüber dem Ingenieurentwurf;
- den Nachweis, daß die Küchenkapazität geringer sein kann als in der Planung zunächst vorgesehen;
- Grundlagen für die Transportsteuerung;
- Aussagen über Kapazitätsreserven der unterschiedlichen technischen Systeme.

Literatur

(1) Bayer, W.: Bericht über Hospital-Aktivitäten in den USA; Büro für angewandte Mathematik - BAM, Stuttgart (1976)

(2) Bayer, W.: Logisches Strukturmodell für ein Krankenhaussteuerungssystem; Studie im Auftrage des Senators für Gesundheitswesen, Berlin, unveröffentlichtes Typoskript (1977)

(3) Bayer, W.: DYNAMO-S-Simulationstechnik für Planung und Organisation; Büro für angewandte Mathematik - BAM, Stuttgart (1976)

(4) Bayer, W., Binder, G., Hutzenlaub, R.: Simulation des Hörfunkbetriebs mit rechnergestützer Sendeabwicklung in Verbindung mit einem automatischen Kassettenarchiv; Ergebnisbericht unveröffentlicht (1976)

(5) Bayer, W., Gabelmann, W., Luppe, H., Zielinski, B.: Aufgabenkatalog der Betriebsplanung für eine medizinische Forschungs- und Ausbildungsstätte (MFA), dargestellt am Beispiel Heidelberg; Planungsstelle für medizinische Universitätsbauten (PMU), Leiter: Prof. W. Gabelmann, Schriftenreihe: Beiträge zur Planung medizinischer Lehr- und Forschungsstätten, Heft 9/1, Freiburg (1972)

(6) Bayer, W., Hempel, U.: Betriebssteuerung in den Hochschulen - Auswirkungen auf Flächenbedarf und Flächenkapazität; Zentralarchiv für Hochschulbau, Stuttgart, Schriftenreihe: Planen und Bauen, Heft 9, (1976)

(7) Bayer, W., Hutzenlaub, R.: Programmsystem für die Betriebssteuerung wissenschaftlicher Hochschulen; Der Bundesminister für Bildung und Wissenschaft, Schriftenreihe: Hochschule, Heft 19, Bonn (1975)

(8) Bayer, W., Kemmerich, C.: Dynamische Simulationstechnik in der Hochschulbedarfsplanung (Bericht des Arbeitskreises für Bedarfsmessung, Heft 2), Stuttgart (1971)

(9) Bayer, W., Oblasser, H.: Betriebssteuerungssystem und Kapazitätsmodell für Hochschulen, Hochschulinformationssystem GmbH, Schriftenreihe: Hochschulplanung, Heft 6, Beltz Verlag, Weinheim (1972)

(10) Bayer, W., Weisbrod, M.: Simulation der Speiseversorgung mit einer automatischen Wagentransportanlage für das Bundeswehrkrankenhaus Ulm; Büro für angewandte Mathematik - BAM, Stuttgart (1974)

(11) Bayer, W., Weisbrod, M.: Simulation der Güter- und Speiseversorgung für das Klinikum Heidelberg, Entscheidungshilfe für Streckenauslegung und ökonomische Bewertung von verschiedenen technischen Systemen; Schriftenreihe der Planungsgruppe medizinischer Universitätsbauten (PMU), Leiter: Prof. W. Gabelmann, Freiburg (1976)

(12) Forrester, J.W.: World Dynamics; Cambridge, Mass., Wright-Allen Press, Inc. (1971)

(13) Forrester, J.W.: Industrial Dynamics; The M.I.T. Press, Cambridge, Mass. (1961)

(14) Forrester, J.W.: Counterintuitive Behaviour of Social Systems; Technology Review 53-68 (1971)

(15) Gordon, G.: System Simulation; Prentice-Hall, Inc., Englewood Cliffs, N. Yersey (1969)

(16) Klaus, G.: Wörterbuch der Kybernetik; Fischer-Verlag, Frankfurt (1969)

(17) Kolbe, O.: Simulation dynamischer Systeme mit DYNAMO; Vorlesungsskript, Institut für Informatik der Universität Stuttgart, WS 1972/73

(18) Kolbe, O., Hutzenlaub, R., Bayer, W.: Benutzungshandbuch für DYNAMO-S; Büro für angewandte Mathematik - BAM, Stuttgart (1976)

(19) Lutzenberger, W., Bayer, W., Zielinski, B.: Computer-Simulationsmodell zahnmedizinische Klinik (ZMK); München/Stuttgart (1974)

(20) Meadows, D.: Die Grenzen des Wachstums; Deutsche Verlagsanstalt, Stuttgart (1972)

(21) Mesarovic, M.D.: Systems Theory and Biology; New York, Springer Verlag (1968)

(22) Morse, Ph.M.: Queues, Inventories and Maintenance; New York, John Wiley and Sons, Inc. (1958)

(23) Müller, W.: Technik betriebswirtschaftlicher Simulationsstudien; in: Zeitschrift für Betriebswirtschaft, 38. Jhrg., Nr. 8, 605ff. (1968)

(24) Niemeyer, G.: Die Simulation von Systemabläufen mit Hilfe von Fortran IV; Verlag De Gruyter, Berlin, New York (1972)

(25) Pugh, A.L.III: DYNAMO User's Manual; 4th Edition, The M.I.T. Press, Cambridge, Mass. (1973)

(26) Steinbuch, K.: Automat und Mensch; 3. Auflage, Heidelberg (1965)

(27) Vermeulen, P.J., De Jongh, D.C.J.: Dynamics of Growth in a Finite World - A Comprehensive Sensitivity Analysis; Proceedings of the IFAC Symposium "Large Scale Systems", Udine (1976)

(28) Wiener, N.: Kybernetik; Rowohlts deutsche Enzyklopädie, Hamburg

(29) Zahn, E.: Das Wachstum industrieller Unternehmen; Betriebswirtschaftlicher Verlag Gabler, Wiesbaden (1971)

(30) Zahn, E.: Systemforschung in der Bundesrepublik Deutschland; Vandenhoeck und Ruprecht, Göttingen (1972)

MEDDOK: DIE KONZEPTION EINES KLINIKORIENTIERTEN DOKUMENTATIONSSYSTEMS

Heydthausen, M.; Knop, J.

Rechenzentrum der Universität Düsseldorf

I. Zusammenfassung

Die folgenden Abschnitte sollen einen Überblick über das in Düsseldorf im Aufbau befindliche klinische Dokumentationssystem geben. Abbildung 1 zeigt die wesentlichen Bestandteile und ihr Zusammenwirken:

1. Dokumentationsbank
2. MDL (Model Definition Language)
3. RL (Retrieval Language).

An dieser Stelle soll nur eine nähere Darstellung der Dokumentationsbank und der Modellbeschreibungssprache gegeben werden. Die endgültige Retrievalsprache ist noch nicht implementiert.
Die Dokumentationsbank beinhaltet eine Datenbank mit einer festen Struktur über einer Menge von vorgegebenen Klassen und als variablen Teil einen Benennungsbaum über der fest strukturierten Datenbank.
Die Sprache MDL dient der Beschreibung von Modellen, d.h. der Beschreibung einer Menge von Merkmalen zusammen mit den sie ordnenden Strukturen. Der MDL-Compiler erzeugt für dieses Modell unter anderem ein Dateneingabesystem, einen Speicherungsoperator und eine Prüfroutine.

II. Einleitung

Die klinische Dokumentation muß patientenbezogen sein, d.h. im Mittelpunkt der Überlegungen steht das Problem Mensch - Krankheit.
Aufgabe der Dokumentation ist es, alle diesem Problem zugeordneten Daten und Sachverhalte modellhaft darzustellen. Die Darstellung des Modelles geschieht meistens durch die Gestaltung eines oder mehrerer patientenbezogener Dokumente. Auf diesen Dokumenten findet man eine mehr oder minder strukturierte und geordnete Menge von Merkmalen, mit deren Ausprägungen der Patient in Bezug auf das Merkmal beschrieben wird.
Die Verantwortung für die Zweckmäßigkeit der in einem Dokumentationssystem gespeicherten Daten liegt bei der Institution, welche diese Daten auswählt. Durch diesen Auswahlprozeß wird bereits die Sinnhaftigkeit mancher Auswertungen des gespeicherten Materials vorbestimmt. Für die flexible Handhabung und für die prägnante Ausführung der Tätigkei-

Abbildung 1

Dokumentations-
vorhaben 1
Menge von Doku-
menten
Eingabesystem
Prüfroutine
Speicherungs-
operator
Dokumentations-
vorhaben n
Menge von Doku-
menten
Eingabesystem
Prüfroutine
Speicherungs-
operator
Dokumentationsbank
Benennungsbaum
Datenbank mit
fester Struktur
Dokument- und Merkmal-
bezogenes Retrieval;
nicht-statistische
Auswertungen
Linearisierungs-
schnittstelle für
statistische An-
wendungen
Statistikpakete
MDL
RL

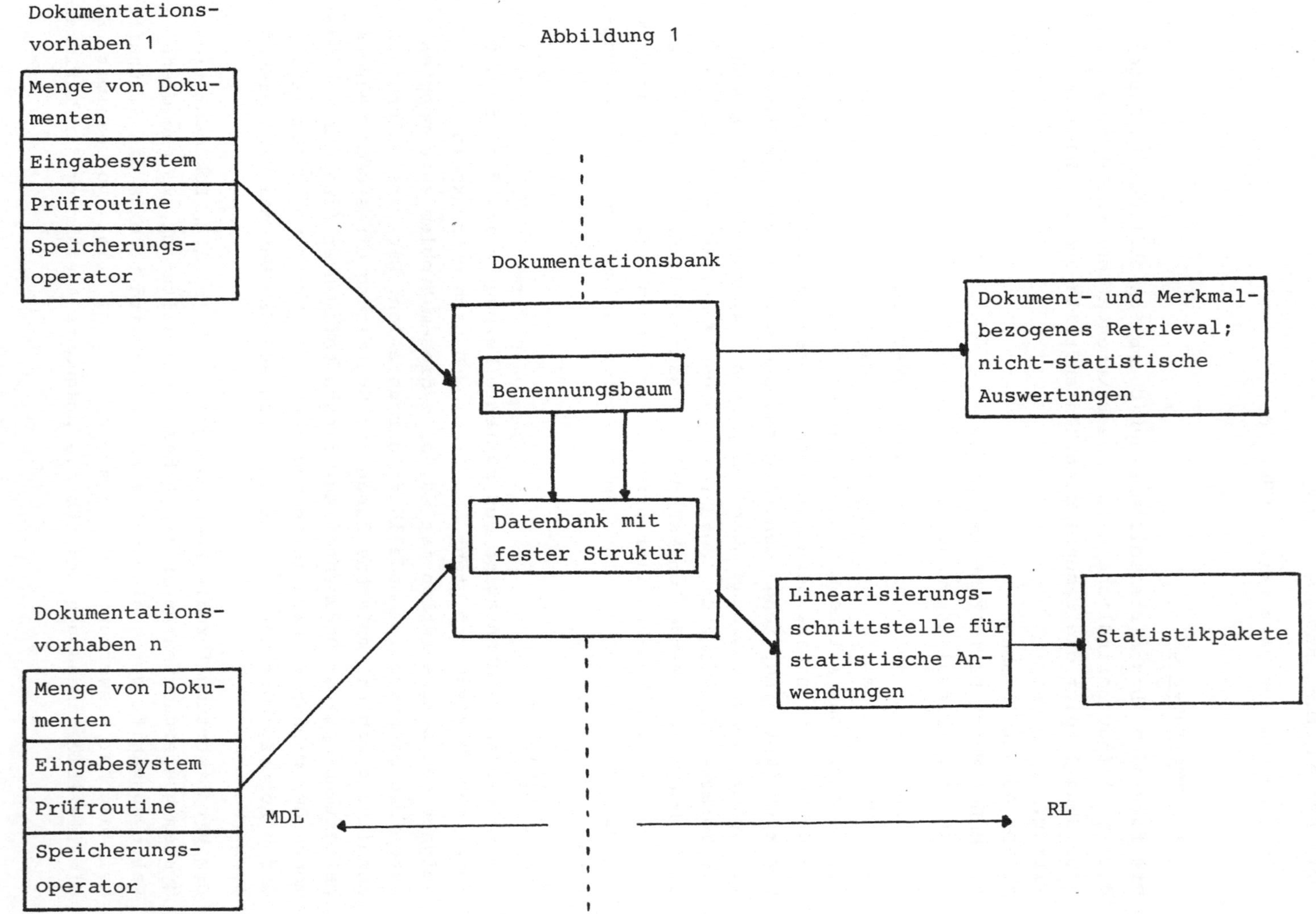

ten müssen jedoch auch an das Hilfsmittel Dokumentationssystem manche Forderungen gestellt werden, die nun näher zu präzisieren sind.

III. Ziele und Anforderungen

Dieser Abschnitt versucht, die Vorstellungen von einem klinischen Dokumentations- und Informationssystem in einer Reihe von Forderungen zu formulieren.

Forderung 1: Das Dokumentationssystem muß Bestandteile enthalten, die Möglichkeiten zur Modellbeschreibung an die Hand geben.

Forderung 2: Ein klinisches Dokumentationssystem muß in allen seinen Bestandteilen den durch das Modell definierten Bedingungen genügen, d.h. alle Daten müssen nach den definierten Kriterien geprüft und gespeichert werden können, bei der Speicherung darf keine Information verlorengehen oder dazukommen, jede gespeicherte Information und jeder definierte Zusammenhang muß rückrufbar sein.

Diese Forderung ist in Bezug auf ein statisches Modell hinreichend exhaustiv. Durch den engen Zusammenhang zwischen End- und Anfangsstufe des Dokumentationsprozesses (Auswahl von Daten, Auswertung dieser Daten) sind statische Realisierungen eines Modelles im allgemeinen nur über einen kurzen Zeitraum erreichbar. Die Erfahrung hat gezeigt, daß sich der Umfang und die Struktur der dokumentierten Sachverhalte in der Zeit ändern.

Forderung 3: Ein klinisches Dokumentationssystem soll, innerhalb der Grenzen struktureller Ähnlichkeit, in Bezug auf das Modell flexibel sein.

Das heißt: Änderungen am Modell, die sich in den aufgezeigten Grenzen halten, sollen in allen Schritten der Verarbeitung möglich sein, ohne das System neu generieren zu müssen. Zugelassene Änderungen müßten z.B. sein:
das Einfügen zusätzlicher Daten, die aus bereits vorhandenen Merkmalen errechnet werden können oder das Einfügen neuer Merkmale an sich.

Forderung 4: Ein klinisches Dokumentationssystem soll gleichartige Modelle in allen ihren Teilfunktionen behandeln können.

Die Erfüllung dieser Forderung garantiert die Gleichartigkeit der funktionalen Basis der Verarbeitung von Dokumenten. In praxi würde das bedeuten, daß inhaltlich unterschiedliche Krankenblattdokumentationen von verschiedenen Kliniken gleichartig, d.h. von einem und demselben Dokumentationssystem behandelt werden könnten.

Forderung 5: Ein klinisches Dokumentations- und Informationssystem muß einen im Rahmen der Möglichkeiten vollständigen Schutz vor unbefugten Zugriffen und Auswertungen gewährleisten.

Zusammenfassend kann man diese Forderungen so formulieren: Wünschenswert wäre ein einheitliches Verfahren für die verschiedensten klinischen Anwendungen, wobei den speziellen Bedürfnissen genügend Rechnung getragen wird.

IV. Vorgehensweise

Grundidee war es, eine Menge von Klassen zu finden, deren Elemente sich bezüglich der Dokumentation gleichartig verhalten.

Die einzelnen Klassen können dann wiederum in sogenannte Kategorien hierarchisch unterteilt werden. Die Aufteilung der Klassen in Kategorien bewirkt nur eine semantische Untergliederung der Klasse, alle Kategorien verhalten sich nach außen jedoch wie die Klasse selbst und können deshalb unter ihr abgehandelt werden.
Eigentliche Informationsträger innerhalb der Kategorien sind dann die Merkmale mit ihrer definierten Ausprägungsmenge.
Die Klassen und die in ihnen definierten Kategorien bilden im wesentlichen einen Benennungsbaum über der Menge der Merkmale und deren Ausprägungen.

Vorteile dieser Vorgehensweise sind:

a. Die strukturelle Beschreibung der dem Dokumentationssystem zugrunde gelegten Datenbank ist bereits durch die auf den Klassen liegenden Strukturen wohldefiniert.
b. Innerhalb der Klassen sind die Kategorien frei wählbar, insbesondere ist die Menge der in einer Klasse liegenden Kategorien erweiterbar.
c. Innerhalb der Kategorien sind die Merkmale frei wählbar, insbesondere ist die Menge der in einer Kategorie liegenden Merkmale erweiterbar.

Das Gesamtsystem ist dementsprechend auf einer strukturell gleichartigen Basis für mehrere verschiedene Anwendungen geeignet, wenn zuvor eine Menge von Kategorien gefunden werden konnte und der definitorische Rahmen für das Aufstellen der Ausprägungen der verschiedenen Merkmale festgelegt wurde. Somit wären die wesentlichen weiter oben aufgestellten Forderungen bereits erfüllt.

Klassen:

In der folgenden Aufstellung ist zu beachten, daß die Anzahl der Klas-

sen als Träger der Basisstruktur festgelegt ist. Wie weiter oben bereits erwähnt wurde, ist demgegenüber die Anzahl und Art der Kategorien frei wählbar.
Zuvor muß noch gesagt werden, wann eine Datenklasse deskriptiv oder referierend für eine andere Klasse heißt.

Definition: Sei zwischen zwei Datenklassen A und B eine binäre Relation r gegeben

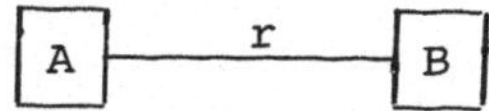

dann heißt B deskriptiv für A, wenn die zu r invertierte Relation $\tilde{r}$ zum Zugriff für Ausprägungen von A verwendet wird.
B heißt referierend für A, wenn $\tilde{r}$ nicht zum Zugriff verwendet wird.
Die Unterscheidung in deskriptive und referierende Merkmale ist für die folgende Aufzählung der Klassen von großer Bedeutung.

A. Patientendaten

A.1 identifizierende Patientendaten
Folgende Patientendaten sind als identifizierende Daten festgelegt: Name, Geburtsname, Vorname, Geburtsdatum und Geschlecht. Diese Daten müssen auf jedem Dokument vorhanden sein.

A.2 referierende Patientendaten
Diese Datenklasse enthält gemäß der obigen Definition keine selektierbaren Merkmale.

B. Analysedaten

B.1 zeitlich variable Merkmalsausprägungen

B.2 nicht variable Merkmalsausprägungen

C. Verlaufsdaten

C.1 Zeitbasis

C.2 mit dem Verlauf einhergehende organisatorische (= nicht-klinische) Daten.

D. (Krankheits-) Ereignisdaten
Dieses Datum bestimmt, wenn vorhanden, die führende Diagnose nach den bestimmenden Merkmalen

E. Befunddaten

F. Diagnosedaten

G. Therapiedaten

H. Klinische referierende Daten

Erläuterungen zu den Datenklassen:

Die Datenklasse A.1 enthält genau die angegebenen Daten, die zur Identifikation des Patienten notwendig sind.
Die Datenklasse A.2 enthält alle Merkmale, die im Zusammenhang mit der Person des Patienten stehen, nichtklinischer Natur sind und mit dem vorliegenden Krankheitsereignis nicht in Zusammenhang stehen.
Analysedaten sind alle klinischen Daten, die den Patienten in seinem zeitlichen Zustand beschreiben, ohne primär zu befunden. Dies sind zum einen Daten, die keiner weiteren Befundung unterliegen, zum anderen Daten, die Ausgangspunkt einer Befundung sind. Um ein Beispiel zur Unterscheidung der Datenklassen B.1 und B.2 anzugeben, denke man etwa an die Dokumentation von Laborwerten - dies wären die zeitlich variablen Merkmalsausprägungen - und zum anderen an Angaben zur Eigen- oder Familienanamnese des Patienten.
Die Zeitbasis (C.1) ist ein Datum, das im wesentlichen durch den Beginn des zu dokumentierenden Ereignisses festgelegt wird.
Die übrigen Datenklassen dürften alleine durch ihre Bezeichnungen selbsterklärend sein.

Strukturen:

Es besteht die Möglichkeit, Beziehungen zwischen den Datenklassen B.1, C.2, E, F, G und H anzugeben.
Dazu wird - als Grundbaustein der Strukturierung - eine fiktive Satzklasse, das entity, verwendet.
Das entity definiert eine alles-zu-alles-Beziehung zwischen den Merkmalsausprägungen der über das entity miteinander verknüpften Merkmale. Entities selbst können baumartig strukturiert sein.

MDL

Die Sprache MDL dient der Beschreibung von Modellen, d.h. der Beschreibung einer Menge von Merkmalen zusammen mit den sie ordnenden Strukturen. Nach der Konzeption des Dokumentationssystemes kann ein einzelnes Merkmal in folgende Zusammenhänge eingebettet sein:

a. es kann einer Kategorie untergeordnet,
b. es muß einer Klasse eindeutig zugeordnet
c. und es kann über ein entity mit anderen Merkmalen in Beziehung gesetzt sein.

Eine wesentliche Aufgabe der MDL ist die Schaffung der Möglichkeiten zur Definition dieser strukturellen Zusammenhänge.

Einen ersten Einblick in die Verwendung der Sprachelemente soll das folgende Beispiel geben.

```
set ident = num (11);
set key   = icd;
set datum = date6;
set tageszeit = {morgens, mittags, nachmittags, abends}
set nationalität = {deutscher, ...}
struct alt(a,b,c,d) = [a/k] v ( [b/k] -> (c). [d/s] );

entity basbog;
 pat-ident item patientenidentifikation = element of ident/k;
 org item verbleib des patienten = a3(stationär,ambulant,sof.entl.);
 time item aufnahmedatum = element of datum/k;
 pat-ref item patient ist = alt(deutscher,ausländer,nationalität,
                                         nationalität);

 cat diagnosen;
  repeat 5 times:
   diag item diagschlüssel = element of key;
   kl-ref item diagtext = text(44);
  repeat-end;
 cat-end;

 ...

 cat symptomatik;
  analys item auswurf = alt(nein,ja,wann,tageszeit);
 cat-end;
entity-end
```

Man beachte hier hauptsächlich die Definition der Struktur alt, die sowohl zur Angabe des items (=Merkmal) 'patient ist' als auch zur Angabe des items 'auswurf' verwendet wurde. Die logische Struktur der Merkmale ist, trotz verschiedenem textuellen Rahmen, gleich und wird in der einmaligen struct-Aufschreibung definiert.
Die übrigen hier verwendeten Sprachelemente werden am ehesten klar, wenn man das durch diese Beschreibung erzeugte Erfassungsformular betrachtet.

Darüberhinaus muß in jedem Modell exakt gesagt werden können, welche Ausprägungsmenge für ein Merkmal in Frage kommt. Aus der potentiellen Ausprägungsmenge müssen im konkreten Falle Elemente ausgewählt werden können, wobei diese Auswahl gewissen logischen Bedingungen unterliegen kann.

Beispiel:

Patient ist: ☐ Deutscher ☐ Ausländer Nationalität ....

Das hier dokumentierte Merkmal heißt 'Patient ist'. Die mögliche Ausprägungsmenge soll z.B. sein

Deutscher, Europäer, Amerikaner, Afrikaner, Asiat.

Die oben angegebene Aufschreibung des Merkmals ist jedoch mit einem (gedachten) Kontext behaftet, der erst eine korrekte Dokumentation des Merkmals erlaubt und etwa lauten könnte:
"Ist 'Deutscher' angekreuzt, darf 'Ausländer' nicht angekreuzt sein und das Merkmal 'Patient ist' bekommt die Ausprägung Deutscher ungeachtet dessen, was bei der Angabe 'Nationalität' vermerkt ist.
Ist 'Ausländer' angekreuzt und 'Deutscher' nicht, so hat das Merkmal die Ausprägung, die hinter 'Nationalität' vermerkt ist, falls diese ein Element der potentiellen Ausprägungsmenge ist."

MDL stellt für die Definition solcher Kriterien und Auswahlprozesse einen umfassenden sprachlichen Beschreibungsapparat in Form von erweiterten Booleschen Funktionen zur Verfügung. Weiterhin beinhaltet es Möglichkeiten zur Definition von Mengen, Tabellen u.a.

Einen kurzen Überblick über die Leistungen von MDL gibt die Abbildung 2.

Abbildung 2

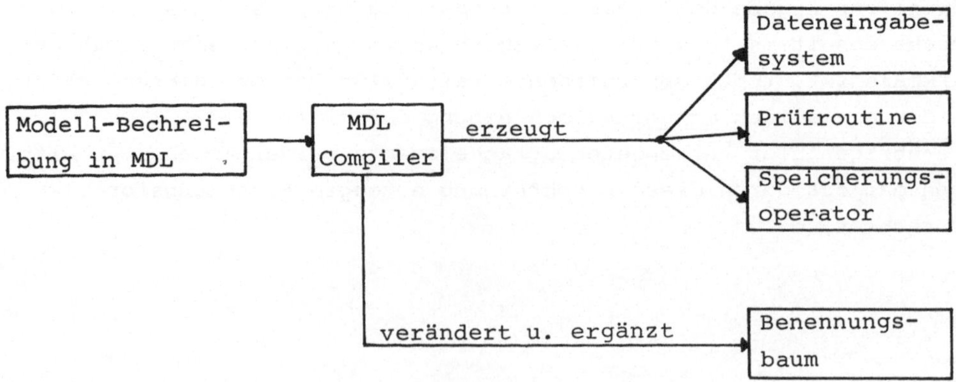

Erfassungsformular

PATIENTENIDENTIFIKATION: ☐☐☐☐☐☐☐☐☐☐☐

VERBLEIB DES PATIENTEN: STATIONÄR ☐ AMBULANT ☐ SOF.ENTL. ☐

AUFNAHMEDATUM: ☐☐.☐☐.☐☐

PATIENT IST: DEUTSCHER ☐ AUSLÄNDER ☐ NATIONALITÄT ....

DIAGNOSEN

DIAGSCHLÜSSEL 1: ...... DIAGTEXT 1: ....

DIAGSCHLÜSSEL 2: ...... DIAGTEXT 2: ....

DIAGSCHLÜSSEL 3: ...... DIAGTEXT 3: ....

DIAGSCHLÜSSEL 4: ...... DIAGTEXT 4: ....

DIAGSCHLÜSSEL 5: ...... DIAGTEXT 5: ....

SYMPTOMATIK

AUSWURF: NEIN ☐ JA ☐ WANN ....

MIDAS: MODULARES INTERAKTIVES DATENBANKSYSTEM

Wesch, H.; Winkler, W.; Leisner, T.

Deutsches Krebsforschungszentrum, Institut für Nuklearmedizin

1. Einleitung

Die rapide fallenden Preise der Hardwarekosten auf dem Sektor der Datenverarbeitung ermöglichen es heute in Form von Klein- und Mittelrechnern eine Rechnerleistung und Speicherkapazität zu erwerben, wie sie vor Jahren nur Großrechenanlagen vorbehalten war. Eine Softwareanalyse, die vor der Entwicklung von MIDAS (1975/76) durchgeführt wurde, ergab, daß es ohne erhebliche Programmierarbeit von seiten des Benutzers nicht möglich war, flexible Informationssysteme, vor allem für den medizinisch-wissenschaftlichen Bereich, aufzubauen.

Bei der Entwicklung von MIDAS wurde deshalb auf folgende Punkte besonders Wert gelegt:

- Generieren und Pflegen einer Datenbank und Arbeiten mit den darin enthaltenen Dateien mittels interaktiver, kurzfristig erlernbarer Anleitung
- Rechnerleistung direkt an den Arbeitsplatz verlegen, so daß die Daten bereits am Ort der Entstehung erfaßt und auf Fehler überprüft werden können
- Fragen und Antworten des Systems in deutscher Sprache und allgemeinverständlicher Form
- schnelle Antwort seitens des Systems
- modulares Einfügen neuer Problemkreise (Strukturen) in bereits bestehende Dateien
- Möglichkeit des Entwurfs von nutzereigenen Anwendungsprogrammen ohne Kenntnisse der Zugriffsstrukturen und der physischen Abspeicherung der Daten im Datenbanksystem
- Minimalkonfiguration mit der Möglichkeit der modularen physikalischen Erweiterung (schnellere oder größere Kernspeicher oder externe Speichermedien), ohne daß die Software verändert oder die Dateien umstrukturiert werden müssen.

Für die Realisierung des Projektes wurde ein preiswerter Kleinrechner (Minimalkonfiguration: PDP 11/34, 64K + 2 x 5 MB externer Speicher, Digital Equipment) aus einer Rechnerfamilie mit "beliebiger Wachstumsmöglichkeit" gewählt. Als Betriebssystem wird ein Timesharingsystem (RSTS/E Digital Equipment) mit Inter-Jobkommunikation und Send/Reseive Technik zum Aufbau von Rechnerverbundsystemen und mit der Möglichkeit der programmierten Kontrolle von Systemzustand und Fehlermeldungen eingesetzt. Sämtliche Programme des Datenbankmanagements und des Informationssystems sind ohne Modifikation des Betriebssystems in Basic-plus, einer Erweiterung der Basic-Programmiersprache, geschrieben.

2. Aufbau und Struktur einer MIDAS-Datenbank

In diesem Kapitel werden zunächst die Begriffe, die zum Aufbau einer MIDAS-Datenbank notwendig sind, definiert. Diese Begriffe und ihre Funktionen muß lediglich der Verantwortliche für die Datenbank (Datenbankmanager) kennen, aber nicht der eigentliche Benutzer, der später mit der Datenbank arbeitet.

Eine MIDAS-Datenbank besteht aus mehreren Ebenen unterschiedlichster Art, in denen logisch zusammengehörende Datenelemente enthalten sind (Patientenstammdaten, Verwaltungsdaten, Labordaten, etc.). Der Aufbau und die Verknüpfung der verschiedenen Ebenen werden in einer separaten Datenbankbeschreibung (Schema) geführt. Durch Verknüpfung einzelner Segmente einer oder verschiedener Ebenen mittels Zeiger entstehen Dateien im herkömmlichen Sinne (Abb. 1). Die einzelnen Dateien sind einem

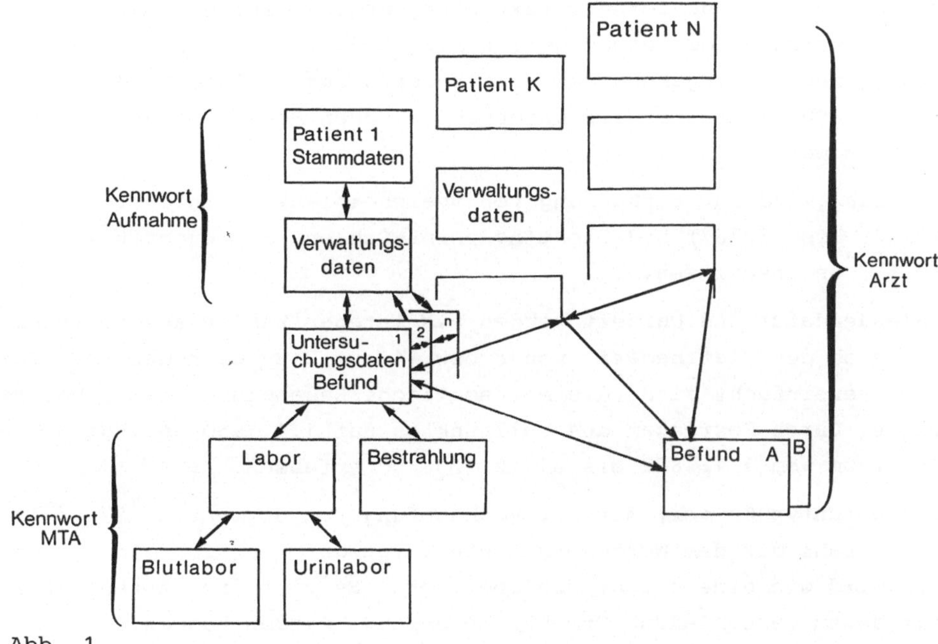

Abb. 1

Beispiel des Aufbaus einer Patientendatei mit unterschiedlichen Zugriffsmöglichkeiten.

oder mehreren persönlichen Kennworten zugeordnet. Diese Kennworte stellen einen Ausschnitt des Schemas dar und sind in einer Kennwortliste gespeichert. Mit Hilfe des Schemas und eines Kennwortes ordnet das Datenbankmanagementsystem (DBMS) die diesem Kennwort zugeordneten Daten in die Gesamtdatenbank ein oder stellt sie dem Benutzerprogramm zur Verfügung. Auf diese Weise können mehrere unabhängige Dateien in einer Datenbank existieren und von den gleichen Programmen bearbeitet werden (Patientendatei, Firmendatei).

Im folgenden werden die einzelnen Begriffe näher erläutert:

2.1 Datenelement

Das Datenelement ist die kleinste Einheit in der Datenbank. Es wird durch einen vom Benutzer vergebenen Namen und Datentyp beschrieben. Mit Hilfe des Namens wird in allen Programmen, die mit dem Benutzer interaktiv arbeiten - im folgenden Benutzerprogramme genannt - auf das Datenelement Bezug genommen. Der Datentyp dient zur Umwandlung des Benutzerformates in das Datenbankformat, so daß eine einheitliche Speicherung der Elemente möglich ist.

Bis jetzt werden fünf Datentypen unterschieden: Text, Zahl, Kalenderdatum, Uhrzeit und Zeiger. Textdaten dürfen zwischen 1 und 256 Bytes lang sein. Textdaten mit einem geringen Wertevorrat (Organe, Befunde etc.) können zur Verringerung des Platzbedarfs durch einen Zeiger auf eine externe Ebene, in der die unterschiedlichen Begriffe verzeichnet sind, ersetzt werden.

Bei Zahl wird zur Einsparung von Speicherplatz in integer-(Wertevorrat -32768 bis +32767) und floating point-Zahlen (Wertevorrat 10^{-38} bis 10^{+38}) unterschieden.

Kalenderdatum und Uhrzeit werden als integer Zahlen abgespeichert, so daß sich der Platzbedarf von 8 bzw. 4 auf 2 Bytes reduziert. Zusätzlich vereinfacht sich die mathematische Behandlung dieser Datenelemente. Durch Festlegen des Nullpunktes auf 1.1.1950 gelingt es, einen Zeitraum vom 1.1.1862 bis 31.12.2036 zu erfassen.

Der Datentyp Zeiger, der zur Verknüpfung von Segmenten dient, ist eine ganze Zahl mit dem Wertevorrat einer integer oder floating point Zahl und wird wie eine solche abgespeichert. Es gibt drei Arten von Zeigern, mit denen verschiedene Strukturen erzeugt werden können.

2.2 Ebene

Eine Ebene besitzt wie ein Datenelement einen vom Benutzer vergebenen Namen (Patientendaten, Labordaten etc.). Sie ist in Segmente unterteilt, in denen ein oder mehrere Datentypen der in 2.1 beschriebenen Form enthalten sind. Die Anzahl und Längen der Elemente bestimmen den Platzbedarf des Segmentes. Innerhalb einer Ebene haben die Segmente konstante Länge. Da pro Segment maximal 512 Bytes abgespeichert werden können, ist die Zahl der Elemente pro Segment begrenzt. Dieser Nachteil kann durch Aufteilung auf mehrere linear verkettete Segmente umgangen werden. Die Anzahl der Ebenen in einer Datenbank und die Anzahl der Segmente innerhalb einer Ebene ist nicht begrenzt. Bei Ebenen, in denen Segmente pro logischer Einheit (Satz) mehrfach auftreten können, besteht die Möglichkeit, ein Segment eindeutig zu identifizieren, so daß Doppelanlagen vermieden werden (z.B. Untersuchungsdaten). Neue Ebenen können auch nachträglich in bereits bestehende Dateien aufgenommen werden. Ohne die Vergabe eines persönlichen Kennwortes sind für das DBMS zunächst alle Ebenen gleichrangig.

2.3 Datenbankbeschreibung

Alle Ebenen mit den darin enthaltenen Datenelementen sind in einer Datenbankbeschreibung (Schema), die nur dem DBMS in ihrer Gesamtheit zugänglich ist, enthalten. Das Schema besteht aus der Ebenen-, Datenelement-, Lokalisations- und Zugriffsliste.

Die Ebenenliste enthält für jede Ebene den Namen, die physikalische Lokalisation, die Anzahl der Bytes pro Segment, die Anzahl der Datenelemente und deren Startposition in der Datenelementliste. Die physikalische Lokalisation besteht aus einem Verweis auf die Lokalisationsliste und der Angabe des physikalischen Startblocks des ersten Segments in der Ebene.

Die Lokalisationsliste enthält die für den Ablauf des DBMS notwendigen Adressen der Speichermedien (Magnetband, Platte, anderer Rechner) und den Namen des dazugehörenden physikalischen Datensatzes. In einem physikalischen Datensatz sind im Normalfall mehrere Ebenen enthalten.

Die Datenelementliste enthält für jedes Datenelement die in 2.1 erklärten Attribute. In dieser Liste ist ferner für jeden Zeiger der Verweis auf die zu verknüpfende Ebene enthalten. Für alle anderen Datentypen kann an dieser Stelle ein Verweis auf die Zugriffsliste enthalten sein. Für die Benutzerprogramme ist zusätzlich der Bereich, in dem sich der Wert des Elementes bewegen darf, angegeben. Anstelle einer Bereichsangabe kann auch die Startadresse auf einer Liste, auf der die erlaubten Antworten enthalten sind, eingetragen sein.

Die Zugriffsliste mit den dazugehörigen Zugriffsdateien dient der schnellen Identifizierung eines einzelnen Segmentes innerhalb einer

Ebene (Patient: TEST, Labornummer: 123, Organ: Leber). Dazu enthält diese Liste für jedes Datenelement, das zur Identifizierung herangezogen werden soll, den physikalischen Startblock auf der Zugriffsdatei, die geschätzte Anzahl der möglichen Segmente und die Zugriffsart. Diese entscheidet, ob ein Begriff pro Datenelement einmal oder mehrfach auftreten darf oder mehrere Zugriffsdateien bestehen können (Krankenblattnummer u. Jahrgang).

2.4 Kennwortliste

In dieser Liste sind für jedes Kennwort die Programme, die Terminals, die Ebenen und die Datenelemente, auf die der Benutzer zugreifen darf, abgespeichert. Für jede Ebene und für jedes Datenelement ist verzeichnet, ob der Benutzer lesen, schreiben, abändern oder auswerten darf. Hierdurch ist ein umfassender Datenschutz gewährleistet. Zusätzlich ist verzeichnet, welches Programm beim "log in" des Benutzers gestartet werden soll. Durch die Vergabe eines Kennwortes ist es somit möglich, ein bestimmtes Programm nur an einem einzelnen Terminal zuzulassen (z.B. Patientenaufnahme).

Erst durch die im Kennwort festgelegte Reihenfolge der erlaubten Ebenen und durch die in den Ebenen vorhandenen Zeigern wird für den Benutzer eine Struktur (Datei) der Gesamtdatenbank sichtbar. Somit muß mindestens ein Kennwort für die Datenbank vergeben sein.

2.5 Strukturen und Dateien

Wie in 2.1 erwähnt, gibt es drei Arten von Zeigern. Die erste Art ordnet einem Segment einer Ebene genau ein Segment derselben oder einer anderen Ebene zu und verlangt dabei die Existenz eines Zeigers in der entgegengesetzten Richtung (Abb. 1 : Stammdaten - Verwaltungsdaten, 1. - 2. Untersuchungsdatum).

Die zweite Art erlaubt mehreren Segmenten einer Ebene ein einzelnes Segment einer anderen Ebene zuzuordnen (Abb. 1: Untersuchungsdatum - Befund).

Die dritte Art weist einem Segment einer Ebene mehrere Segmente einer zweiten Ebene zu. In der zweiten Ebene wird die Existenz sowohl eines Zeigers der zweiten als auch der ersten Art verlangt (Abb. 1 : Verwaltungsdaten - Untersuchungsdaten, Befund - Untersuchungsdaten).

Durch Kombination der Datenzeiger können somit in der Gesamtdatenbank lineare, hierarchische- und netzwerkartige Strukturen erzeugt werden. Zur Vermeidung von Ringschlüssen bei netzwerkartiger Struktur wird die Datei, die einem Kennwort zugeordnet ist, nur hierarchisch abgearbeitet.

Das DBMS übernimmt die Einordnung in das Netzwerk, so daß die Daten mit einem anderen Kennwort in umgekehrter Hierarchie bearbeitet werden können (Abb. 1: Patientendatei - Befunddatei). Durch die netzwerkartige Strukturierung können beliebige invertierte Dateien erzeugt werden.

2.6 Datenbankmanagementsystem

Das DBMS besteht aus den drei internen Hauptmoduln: Lesen, Schreiben und Suchen. Diese sind ständig im Kernspeicher resident und werden von den Benutzerprogrammen angesprochen. Der Lesemodul stellt segmentweise Daten einer logischen Einheit zur Verfügung, während der Schreibmodul Daten in die Datenbank zurückschreibt. Der Suchmodul stellt Daten einer oder mehrerer logischer Einheiten aufgrund vom Benutzer spezifizierter Auswahlkriterien zur Verfügung. In der Datenbank können mehrere Suchmoduln aktiv sein, damit nicht ein einzelner Benutzer diesen durch langwierige Anfragen blockieren kann. Dagegen existiert nur ein Lese- und Schreibmodul, so daß eine hohe Datensicherheit und Aktualität der Daten erreicht wird.

Neben diesen drei verschiedenen Moduln, die direkt auf die Datenbank zugreifen, gibt es die beiden externen Hauptmoduln Eingabe und Abfrage, die in die Benutzerprogramme eingearbeitet sind. Der Eingabemodul dient zur Neuaufnahme, zum Verändern und zum Erweitern von logischen Einheiten. Er besteht aus Programmteilen zur Displaysteuerung, zur Prüfung auf formale Richtigkeit, zur Anforderung von Daten und zur Übergabe von Daten in die Datenbank. Ferner kann ein vom Datenbankmanager zu programmierender Plausibilitätstest enthalten sein.

Die Arbeitsweise des DBMS ist nun folgende: Der Anforderungsmodul des Benutzerprogramms übergibt in einem Puffer (Memory oder externer Speicher) an den Lesemodul das persönliche Kennwort und ein Segment, in dem mindestens ein Datenelement, das einen Eintrag in der Zugriffsliste hat, ausgefüllt ist. Der Lesemodul berechnet aus diesem Wert je nach Datentyp (numerisch, alpha oder numerisch + alpha) eine Zieladresse in der Zugriffsdatei. Ist dort kein Eintrag vorhanden, so erhält das Benutzerprogramm sofort im Puffer die Rückmeldung: nicht identifiziert (Neuaufnahme einer logischen Einheit). Ist dort nur ein Eintrag (logische Blocknummer des Segmentes) vorhanden, stellt der Lesemodul, falls das Segment nicht durch den Zugriff eines anderen Benutzers blockiert ist, die Daten, die für das Kennwort zugelassen sind, im Puffer zur Verfügung. Gibt es mehrere Einträge in der Zugriffsdatei und enthält das Anforderungssegment keine weiteren Datenelemente, die eine Einschränkung erlauben, so werden die durch das Kennwort ausgewählten Daten segmentweise im Puffer zur Verfügung gestellt. (Beispiel: Alle Patienten mit einem bestimmten Geburtsdatum). Der Anforderungsmodul gibt das Benutzerprogramm erst wieder frei, wenn dieser ein (Nachtrag) oder kein (Neuaufnahme) Segment aus dem Pufferbereich ausgewählt hat. Dadurch ist gewährleistet, daß die blockierten Segmente in der Datenbank wieder freigegeben werden. Segmente werden generell nur blockiert, wenn der Benutzer Schreibzugriff besitzt. Nach Eingabe aller Daten für eine logische Einheit wird der Schreibmodul durch den Übergabemodul aktiviert. Hierbei werden in einem Puffer das Kennwort und die Daten übergeben. Der Schreibmodul kopiert zunächst das aktuelle Zeigerverzeichnis und den Pufferinhalt auf ein physikalisch unabhängiges Medium. Erst dann werden die Daten in die Datenbank geschrieben und die Zeiger verändert. Wird dabei ein altes Segment modifiziert, so wird sowohl dieses als auch der modifizierte Zustand auf dem Backupmedium festgehalten. Nach erfolgreichem Schreibvorgang wird auf dem Backupmedium eine Marke gesetzt, der Puffer gelöscht und die blockierten Segmente freigegeben. Somit ist nach einem Systemzusammenbruch ein Regenerieren der Datenbank leicht möglich.

Benutzerprogramme, die den Abfragemodul enthalten, arbeiten ähnlich; lediglich werden keine Segmente blockiert und von anderen Benutzern belegte Segmente dürfen gelesen werden. Der Suchmodul hat auf jede beliebige Ebene direkten Zugriff, ohne die durch das Kennwort definierte Hierarchie durchlaufen zu müssen. Dadurch kann die Suchzeit bei den meisten Abfragen stark reduziert werden.

2.7 Generieren einer MIDAS-Datenbank

Zum Generieren einer neuen Datenbank oder zum Erweitern einer bestehenden Datenbank um neue Ebenen oder zum Einfügen oder Streichen von Datenelementen innerhalb einer bestehenden Ebene, gibt es für den Datenbankmanager ein einziges interaktives Programm. Mit diesem kann immer nur eine einzelne Ebene bearbeitet werden. Es werden zunächst der Name der Ebene, die Zeiger und anderen Datenelemente, die in ihr aufgenommen werden sollen, mit ihren oben erklärten Attributen abgefragt. Bei der Aufnahme von Zeigern wird der Datenbankmanager darauf aufmerksam gemacht, ob benötigte Zeiger in anderen Ebenen bereits existieren oder noch anzulegen sind. Nach jeder Datenelementeingabe und am Ende der Ebeneneingabe bestehen Korrekturmöglichkeiten. Erst danach wird die physikalische Lokalisation und die geschätzte Anzahl der logischen Einheiten abgefragt, so daß Speicherprobleme sofort erkannt werden, und die Ebene auf ein anderes physikalisches Medium gelegt werden kann.

Durch Wahl der Lokalisation besteht die Möglichkeit, Ebenen, die besonders häufig benötigt werden, auf physikalisch schnelle Speichermedien zu verlegen.

Der Vorgang der Generierung einer neuen Ebene dauert ca. 5 - 10 Minuten. Beim Verändern einer bestehenden Ebene muß pro Segment noch ca. 1 Sekunde dazugerechnet werden, da beim Verändern umfangreiche Fehlerprüfungen durchgeführt werden. Während dieses Vorgangs wird die Ebene für jeglichen Zugriff gesperrt.

Die Kennwortliste für die Datenbank wird ebenfalls im Dialog erstellt. Es können damit neue Kennworte aufgenommen oder alte modifiziert werden. Neben den unter 2.4 beschriebenen Schutzmöglichkeiten können für jedes Datenelement eine Plausibilitäts-, zwei Sprung- und eine Bildadresse angegeben werden. Diese vier Adressen sind nur für das Dateneingabeprogramm von Bedeutung. Mit der ersten können umfangreiche Fehlerprüfungen durchgeführt werden. Mit den beiden Steueradressen kann je nach Belegung eines Datenelements die Abfrage weiterer Datenelemente veranlaßt oder unterdrückt werden. Die Bildadresse dient zum Maskenaufbau auf dem Eingabegerät.

Zum Abschluß ist für die Plausibilitätsadressen ein Modul zu programmieren, der in das Eingabeprogramm eingefügt wird. Dies ist die einzige Programmierarbeit beim Erstellen einer Datei.

3. Arbeiten mit einer MIDAS-Datenbank

Nach der Generierung kann ein Benutzer ohne Programmierkenntnisse arbeiten. Er wird per Dialog durch alle Programme geführt. Fehler, die zu einem Programmabbruch führen würden, sind weitgehendst abgefangen. Das Programm arbeitet entweder nach Fehlerbehebung weiter, oder wird bei gravierenden Fehlern auf Wunsch neu gestartet. Für fast alle Fragen gibt es eine Hilfsfunktion "?", mit der zusätzliche Informationen angefordert werden können. Sollten die fertigen Benutzerprogramme nicht ausreichen, ist es sehr leicht mittels des Abfragemoduls und einfacher BASIC-Statements möglich, benutzerindividuelle Probleme zu lösen. Bevor ein bestimmtes Programm abgerufen werden kann, muß die Zugangskontrolle passiert werden. Diese besteht gegenwärtig aus der Angabe des persönlichen Kennwortes und der Überprüfung des Terminals, von dem dieses gegeben wurde. Wenn dem Benutzer nur ein Programm zugeordnet ist, wird dieses vom System sofort gestartet (Beispiel: Patientenaufnahme). Ansonsten wird ein Interpreter gestartet, dem der Benutzer im Dialog einen Auftrag übergeben kann.

3.1 Eingabe und Verändern von Daten

Die Dateneingabe erfolgt über Bildschirmterminals. Es wird auf diesem eine für das Kennwort spezifische Maske aufgebaut. Diese enthält je nach Dateninhalt einen oder mehrere Blöcke (Ebenen). Der Cursor springt automatisch zum ersten Datenelement, das zur Identifizierung einer logischen Einheit herangezogen werden kann. Das System wartet dann auf eine Eingabe. Ist diese formal richtig erfolgt, so wird eine Anfrage an das DBMS gestartet und es erscheinen nach ca. 3 - 5 Sekunden die restlichen Daten (update) oder die Mitteilung, daß es sich um eine Neuaufnahme oder Mehrfachidentifizierung handelt. Bei letzterer können entweder alle Identifizierungen gelistet werden, oder es wird nach dem Ausfüllen weiterer Datenelemente eine erneute Anfrage gestellt, so daß die Treffer reduziert werden. Nach erfolgreicher Identifizierung oder bei einer Neuaufnahme werden dann die gewünschten Daten eingegeben. Zu jedem beliebigen Zeitpunkt besteht die Möglichkeit, durch Eingabe eines "?" zusätzliche Informationen über erlaubte Antworten oder Art des Datenelementes abzurufen. Innerhalb eines Blockes bestehen Sprungmöglichkeiten, so daß Fehler leicht behoben werden können. Am Ende eines logischen Blockes wird automatisch eine Korrekturfrage gestellt. Falls mehrere Fehler vorhanden sind, kann ein Block komplett gelöscht und mit der Dateneingabe neu begonnen werden. Nach jeder Eingabe erfolgt sofort eine Überprüfung auf formale Richtigkeit und, falls vorgesehen, eine Plausibilitätskontrolle. Erst wenn alle Daten für eine logische Einheit gegeben sind, werden diese an das DBMS zum Einsortieren in die verschiedenen Ebenen übergeben.

3.2 Informationssystem

Das Informationssystem besteht aus einer Reihe standardisierter Programme, die Informationen über mehrere logische Einheiten (Listen, Tabellen, Histogramme etc.) oder über eine logische Einheit (Protokolle und Briefe) auf Bildschirm oder Drucker zur Verfügung stellen.

Es besitzt die Möglichkeit, Untergruppen aus einer Datei auszuwählen, mit einem Namen zu versehen und für spätere Zugriffe zu speichern (Beispiel: Männer über 45 Jahre mit der Diagnose: Colon-Carcinom). Hierbei werden keine Daten bewegt, sondern es wird lediglich in einer Untergruppentabelle bei Erfüllung der Auswahlkriterien für die entsprechende Ebene vom DBMS ein Bit gesetzt. Außerdem besitzt das Informationssystem ein kleines Statistikpaket, so daß nicht für jede Auswertung ein Großrechner bemüht werden muß. Dieses enthält z.Z. folgende Programme: Schätzen von Parametern (Mittelwert, Median, etc.), Prüfung auf Normalverteilung,

Regressions-, Korrelations-, Varianzanalysen (3fach), Auswertung von n x m Tabellen und einige parameterfreie Tests (U, H, Spearman Rang, Dunn).

Sollten die Standardprogramme nicht ausreichen, so kann der Datenbankmanager eigene Programme, in die der Anfragemodul aufgenommen ist, entwickeln und in das Informationssystem aufnehmen.

Für die Anwendung des Informationssystems gibt es eine Sprache, die keine mathematischen Vorkenntnisse erfordert. Jede Anfrage setzt sich aus den vier Teilen: Programmname, Datenteil, Auswahlkriterium und Lokalisation zusammen. Die einzelnen Teile werden durch syntaktische Verbindungsworte getrennt. Datenelemente, die ausgewertet werden sollen, müssen für das System eindeutig, d.h. mit Ebenennamen: Datenelementname bezeichnet sein. Die Namen können beliebig abgekürzt werden, so lange Eindeutigkeit gewahrt bleibt.

Eine Anfrage sieht folgendermaßen aus:

```
Programmname

von     Ebene 1: Datenelement 1, Datenelement 2,
        Ebene 2: Datenelement 2 ...
falls   Ebene 1: Datenelement 4 = Wert 1 und Ebene 5:
                 Datenelement 1 = Wert 2 oder (...) ...
in               Ebene oder  Untergruppe
```

Für schnelle Anfragen kann "in" durch "für" ersetzt werden, wenn auf ein Datenelement verwiesen wird, das in der Zugriffsliste verzeichnet ist. Der Bedingungsteil muß nicht immer angegeben sein.

Das System meldet sich immer mit dem Satz:
Auftrag eingeben ?

Nach einer Eingabe erfolgen umfangreiche Fehlerprüfungen (Logik, Klammer, etc.). Bei Auftreten eines Fehlers werden Korrekturhinweise gegeben. Das Ergebnis einer Frage erscheint entweder auf dem Bildschirm und/oder Schnelldrucker oder anderem peripheren Gerät. In den Abbildungen 2 bis 4 sind drei Beispiele dargestellt. Zur formatierten Informationsbereitstellung nach einzelnen logischen Einheiten getrennt gibt es den Briefmodul. Der Brief oder das Protokoll wird wie mit einer Schreibmaschine am Bildschirm geschrieben. Lediglich an der Stelle, an der aus der Datenbank ein Wert eingesetzt werden soll, werden entsprechende Leerplätze freigehalten.

```
AUFTRAG EINGEBEN?
SORTIERUNG
VON PAT:VORNAME,UNTERSUCHUNG:DATUM,US-BEF:ORGAN,BEFUND,LOKALISATION
FALLS US-BEF:ORGAN=NIE UND US-BEF:BEFUND=CYSTE
IN LETZTE 200 US-BEFUND
```

LFD.NR.	VORNAME	UNTERSUCHUNG	ORGAN	BEFUND	LOKALIS
1	ADAM	12.12.1978	NIE	CYSTE	LI
2	BERND	11.12.1978	NIE	CYSTE	LI
3	CHRISTINE	27.11.1978	NIE	CYSTE	RE
4	GERDA	15.12.1978	NIE	CYSTE	LI
5	HEINRICH	18.12.1978	NIE	CYSTE	RE
6	JAKOB	14.12.1978	NIE	CYSTE	RE
7	JOHANNA	24.11.1978	NIE	CYSTE	LI
8	JOHANNES	20.12.1978	NIE	CYSTE	RE
9	KARL	16. 1.1979	NIE	CYSTE	RE
10	KAROLINE	21.12.1978	NIE	CYSTE	LI
11	MICHAEL	17. 1.1979	NIE	CYSTE	RE
12			NIE	CYSTE	LI
13	PETER	31. 1.1979	NIE	CYSTE	RE
14	STEFAN	14.12.1978	NIE	CYSTE	RE

Abb. 2

Erstellen einer alphabetischen Liste der Patienten mit einer Nierencyste im Ultraschallbefund

```
Auftrag eingeben ?
Briefformat <Test>
...
Sehr geehrte Frau Kollegin,
Sehr geehrter Herr Kollege,
für die freundliche Überweisung Ihres Patienten
/        / , /          / geb. am /        /
...
Ende
Reihenfolge der Datenelemente ?
... Pat.: Name, Vorname, Geburtsdatum ...
```

```
AUFTRAG EINGEBEN?
MITHIS VON LAB:LABORWERT
IN [MEDIKAMENT A],[MEDIKAMENT B],[MEDIKAMENT C]


MITTELWERTE MIT HISTOGRAMM FUER LABOR:LABORWERT
-----------------------------------------------
  15.00 --I
          I
          I
          I
          I
          I
          I
          I
          I
  11.25 --I
          I
          I                        ******************
          I
          I
          I
          I
          I                        XXXXXXXXXXXXXXXXXX
          I                        XXXXXXXXXXXXXXXXXX
   7.50 --I                        XXXXXXXXXXXXXXXXXX
          I                        ******************
          I  ******************    XXXXXXXXXXXXXXXXXX
          I                        XXXXXXXXXXXXXXXXXX
          I                        XXXXXXXXXXXXXXXXXX
          I                        XXXXXXXXXXXXXXXXXX
          I  XXXXXXXXXXXXXXXXXX    XXXXXXXXXXXXXXXXXX
          I  XXXXXXXXXXXXXXXXXX    XXXXXXXXXXXXXXXXXX    ******************
          I  XXXXXXXXXXXXXXXXXX    XXXXXXXXXXXXXXXXXX
   3.75 --I  ******************    XXXXXXXXXXXXXXXXXX
          I  XXXXXXXXXXXXXXXXXX    XXXXXXXXXXXXXXXXXX    XXXXXXXXXXXXXXXXXX
          I  XXXXXXXXXXXXXXXXXX    XXXXXXXXXXXXXXXXXX    XXXXXXXXXXXXXXXXXX
          I  XXXXXXXXXXXXXXXXXX    XXXXXXXXXXXXXXXXXX    ******************
          I  XXXXXXXXXXXXXXXXXX    XXXXXXXXXXXXXXXXXX    XXXXXXXXXXXXXXXXXX
          I  XXXXXXXXXXXXXXXXXX    XXXXXXXXXXXXXXXXXX    XXXXXXXXXXXXXXXXXX
          I  XXXXXXXXXXXXXXXXXX    XXXXXXXXXXXXXXXXXX    XXXXXXXXXXXXXXXXXX
          I  XXXXXXXXXXXXXXXXXX    XXXXXXXXXXXXXXXXXX    XXXXXXXXXXXXXXXXXX
          I  XXXXXXXXXXXXXXXXXX    XXXXXXXXXXXXXXXXXX    XXXXXXXXXXXXXXXXXX
          I-------------------------------------------------------------------
KOLLEKTIV          MEDIKAMENT A         MEDIKAMENT B          MEDIKAMENT C
ANZAHL                        8                    7                     7
MITTELWERT                 5.00                 8.57                  3.43
STANDARDAB                 1.31                 1.81                  1.13
VARIANZ                    1.71                 3.29                  1.29
STAND.FEHLE                0.46                 0.69                  0.43
VARIAT.KOEF                0.26                 0.21                  0.33
MINIMUM                    3.00                 6.00                  2.00
MAXIMUM                    7.00                11.00                  5.00
SPANNWEITE                 4.00                 5.00                  3.00
MEDIAN                     5.00                 8.00                  4.00
```

Abb. 3

Wirkung dreier Medikamente auf einen Laborwert. Durch die Bildschirmausgabe erfolgt im Gegensatz zur Schnelldruckerausgabe ein Abschneiden der Parametererklärungen

AUFTRAG EINGEBEN?
REGRES1 VON LAB:FAKTOR A,FAKTOR B
IN [TESTGRUPPE]

LINEARE REGRESSION ZWISCHEN FAKTOR A, FAKTOR B
IN LABORDATEN FUER TESTGRUPPE

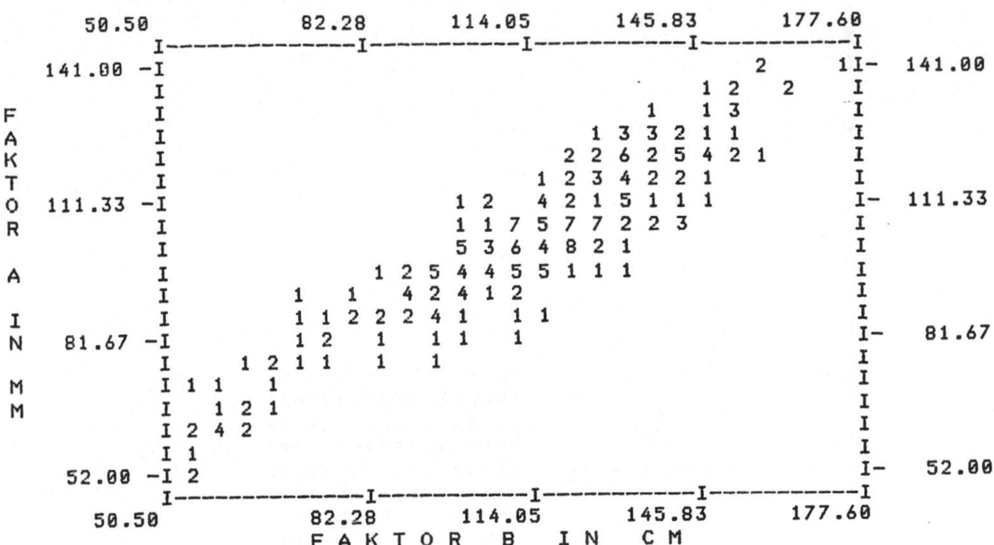

DIE REGRESSION LAUTET

Y = 24.895 + 0.60 X 1

KORRELATIONSKOEFFIZIENT R : 0.930

VARIANZANALYTISCHE PRUEFUNG DER REGRESSION

URSACHE	FG	SAQ	MAQ	F-WERT	SIG.-K.WERT
BZGL. B 0	1	2255830.00	2255830.00	0.00	
BZGL. B 1 /B0,	1	65224.90	65224.90	1542.32	** 8.02
LACK OF FIT	140	6075.32	43.40	1.03	
VERSUCHSFEHLER	98	4144.44	42.29	0.00	
TOTAL	240	2331280.00	2321140.00		

* = 5%-SIGNIFIKANZ
** = 1%-SIGNIFIKANZ

Abb. 4

Berechnung einer linearen Regression zwischen zwei Laborwerten in einer Subdatei.
Die Ziffern im Schaubild geben die Häufigkeit eines Wertepaares wieder.

Dieser Brief kann jetzt jederzeit und für jede beliebige Patientengruppe folgendermaßen abgerufen werden:

Auftrag eingeben ?
Brief von Format Test
falls Untersuchung: Befund = OB und Unt: Organ = Leber
in letzte 100 Patienten

Das System druckt jetzt für jeden Patienten mit normalem Leberbefund einen Brief aus, wobei es automatisch die im Format angegebenen Merkmale in die Leerstellen einsetzt.(Abb. 5)

Ebenso einfach können mit Hilfe des Abfragemoduls eigene Programme erstellt werden. Der Anwendungsprogrammierer benötigt dazu keinerlei Kenntnisse, wo die Daten abgespeichert sind, und wie das DBMS arbeitet. An einem Beispiel, in dem die Abweichung vom Idealgewicht für die letzten 10 Patienten berechnet wird, soll dies erläutert werden (Abb. 6).

Hierzu werden in Programmzeile 100 - bei syntaktisch richtiger Formulierung - die Datensätze vom DBMS angefordert. Dieses stellt die Daten in einem Puffer zur Verfügung. Durch den Aufruf der Funktion in Zeile 110 wird ein Datensatz aus dem Puffer in den Datenbereich des Anwenderprogramms übertragen.

In Zeile 150 erfolgt die gewünschte Berechnung und Datenausgabe. Falls keine weiteren Datensätze im Puffer vorhanden sind (Funktion in Zeile 110 = O), endet das Programm in Zeile 120. Nach der Erstellung des Anwenderprogramms wird der Abfragemodul hinzugefügt und das Programm kann gestartet werden.

4. Anwendung

Der erste Einsatz des Systems geschieht im Institut für Nuklearmedizin am Deutschen Krebsforschungszentrum, in dem pro Tag 50 - 70 ambulante Patienten in den verschiedenen Abteilungen untersucht oder behandelt werden. Die Daten werden an 12 Bildschirmterminals, die an den Arbeitsplätzen stehen, von dem medizinisch-technischen Personal eingegeben. Je nach Problemstellung werden 300 - 2 000 Bytes pro Untersuchung gespeichert. Bei häufiger Nachsorge ist für Einzelpatienten eine Datenmenge von über 50 000 Bytes erfaßt. Es stehen gegenwärtig auf einer 80 MB Platte 30 000 Patienten für Auswertungen im direkten Zugriff. Ferner wird der Patientenbetrieb gesteuert, Standardbriefe werden geschrieben, Rechnungen erstellt und Termine überwacht.

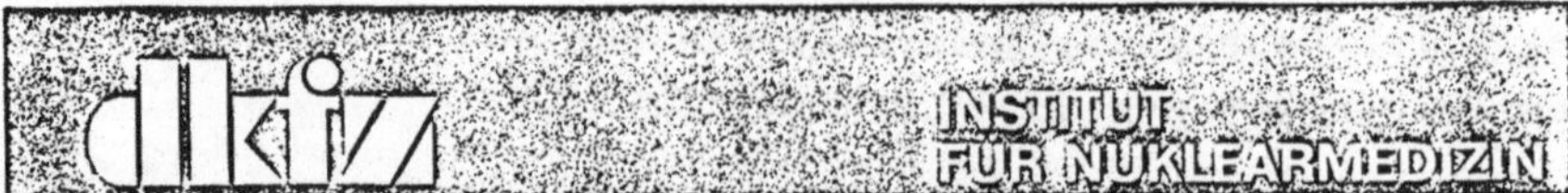

Direktor Prof. Dr. med. K. E. Scheer

D-6900 HEIDELBERG 1
Im Neuenheimer Feld 280

DKFZ · Postfach 10 19 49 · D-6900 Heidelberg 1 · Institut für Nuklearmedizin

Herrn/Frau

Dr. med. A. MEIER

TESTWEG 12

6900 HEIDELBERG 1

Datum 10-Nov-78

Unser Zeichen MIDAS/B 1

Patienten-Nr. 5999/78

Sehr geehrte Frau Kollegin,
Sehr geehrter Herr Kollege,

fuer die freundliche Ueberweisung Ihres Patienten

TEST , ANNELIESE geb. am 25. 4.1930

zur Leberszintigraphie danken wir Ihnen sehr.

Wir fuehrten die Untersuchung am 9.11.1978
nach i.v. Injektion von 8 mCi 99m-Tc-Mikrokolloid durch.

Im Szintigramm stellt sich eine normal grosse Leber
mit ausreichend homogener Speicherung dar.

Beurteilung :

Normal grosse Leber

Mit freundlichen kollegialen Gruessen

Prof. Dr. med. A. Schmidt

Telefon (0 62 21) 48 41 · Durchwahl 4 84/
Telex 4 61 562 dkfz d

Konten: Postscheckamt Karlsruhe (BLZ 660 100 75) 452 75-752
Landeszentralbank Heidelberg (BLZ 672 000 00) 672/01 900

Abb. 5

Ausgabebeispiel für einen Arztbrief.
Die aus der Datenbank eingesetzten Merkmale sind in Großbuchstaben geschrieben.

```
NEW TEST

100     D$=FND$("TEST VON UNT:GEWICHT,GROESSE IN LETZTE 10 PAT")
110     D%=FND%
120     STOP IF D%=0
130     I%=I%+1
140     F$="###   GEWICHT : ####  GROESSE : ####  ABWEICHUNG (KG) : ###.##"
150     PRINT USING F$,I%,A(1%),A(2%),A(1%)-(A(2%)-100)*0.9
160     GOTO 110

APPEND ABFRAG

Ready

RUNNH

  1   GEWICHT :   81   GROESSE :  181   ABWEICHUNG (KG) :    8.10
  2   GEWICHT :   74   GROESSE :  172   ABWEICHUNG (KG) :    9.20
  3   GEWICHT :   73   GROESSE :  176   ABWEICHUNG (KG) :    4.60
  4   GEWICHT :   70   GROESSE :  178   ABWEICHUNG (KG) :   -0.20
  5   GEWICHT :   85   GROESSE :  176   ABWEICHUNG (KG) :   16.60
  6   GEWICHT :   68   GROESSE :  170   ABWEICHUNG (KG) :    5.00
  7   GEWICHT :   77   GROESSE :  169   ABWEICHUNG (KG) :   14.90
  8   GEWICHT :   75   GROESSE :  182   ABWEICHUNG (KG) :    1.20
  9   GEWICHT :   64   GROESSE :  176   ABWEICHUNG (KG) :   -4.40
 10   GEWICHT :   70   GROESSE :  175   ABWEICHUNG (KG) :    2.50

Stop at line 120

Ready
```

Abb. 6

Erstellung eines Anwenderprogramms.
Erläuterungen siehe Text.

Nach einer Test- und Anlaufszeit vom 1.6.1977 bis 31.12.1977, während der hauptsächlich die Patientendaten ab Jahrgang 1973 aus dem Archiv und die Neuzugänge parallel zur herkömmlichen Aufnahme erfaßt wurden, arbeitet das System seit 1.1.1978 "on line". Es steht mit Ausnahme der Wartungszeiten (software wöchentlich 4 Stunden, hardware alle 6 Wochen 4 Stunden) täglich 24 Stunden zur Verfügung. Das Operating, das nach kurzer Anlernzeit durchgeführt werden kann, erfordert täglich 30 Minuten und wöchentlich 2 Stunden. Die Verfügbarkeit des Systems war bisher besser als 99 %.

SCHEMA DER PROGRAMMIERTEN ABSTRAKTION, REDUNDANZARMEN DARSTELLUNG UND TRANSFORMATION VON AUSSAGEN (SPARTA)

Gerdel, W.; Eisenhardt, O.H.; Nacke, O.; Neumann, R.

Institut für Dokumentation und Information über Sozialmedizin und öffentliches Gesundheitswesen Bielefeld (Direktor: Prof.Dr.O. Nacke)

Der Text des Beitrags ist in gedruckter Form bei den Autoren erhältlich.

MEDA - DEZENTRALES MEDIZINISCHES DOKUMENTATIONS- UND AUSKUNFTS-SYSTEM IM EINSATZ IN DER LANGZEITTHERAPIE-ÜBERWACHUNG

Wolfgang Büngert
(a-e-d, Berlin, auf Einladung der Firma Nixdorf Computer AG)

Einführung:

Ich werde zunächst auf Konzept und Implementierung des Software-Systems, von dem in diesem Vortrag die Rede sein wird, eingehen und dann über die Erfahrungen im eineinhalbjährigen Routinebetrieb berichten.

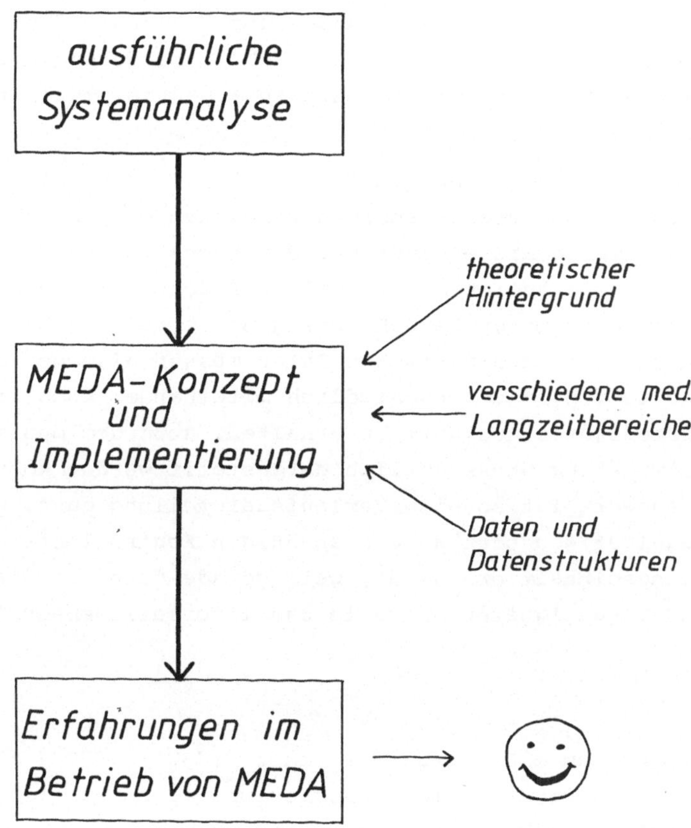

Abb. 1

Vortragsstruktur

Das Konzept des medizinischen Dokumentations- und Auskunftssystems, abgekürzt MEDA, entstand nach einer umfassenden Systemanalyse in einer Dialyse-Einheit.
Mit den späteren Benutzern, das waren sowohl Pflegekräfte wie auch Ärzte, wurden ausführlich der Leistungsumfang des Systems und die Schnittstellen zwischen Benutzer und Computersystem diskutiert. Daraus resultierten einige Entwurfskriterien für das Software-System; andere Kriterien ergaben sich aus der Analyse von Datenstruktur und Daten sowie aus Kurzanalysen anderer medizinischer Bereiche, die auch der Versorgung chronisch Kranker dienen.
Dadurch entstand ein verallgemeinertes System, das überall dort eingesetzt werden kann, wo Kranke über längere Zeit betreut werden müssen, wobei deren Daten jederzeit am Arbeitsplatz zugänglich sein sollen. Solche Bereiche sind z.B. - außer der Dialyse - die Betreuung Transplantierter, von Diabetikern und Schrittmacherpatienten, die Überwachung Krebskranker und die Durchführung von ambulanten psychiatrischen Behandlungen.

Die Problematik bei der Langzeit-Therapieüberwachung liegt - besonders natürlich in so datenintensiven Bereichen wie bei der Behandlung mit der "künstlichen Niere" oder bei der Nachsorge von Transplantierten - in der Dokumentation und schnellen Präsentation von zeitlichen Krankheitsverläufen unter Berücksichtigung verschiedener medizinischer Fragestellungen. Die medizinischen Daten müssen also bei unterschiedlichen Fragestellungen unterschiedlich miteinander kombiniert werden, um eine befriedigende Auskunft zu erhalten. Außerdem muß ihre chronologische Entwicklung übersichtlich dargestellt werden können. Besonders wünschenswert ist so eine Verlaufsdarstellung dann, wenn der Patient zu regelmäßigen oder außerplanmäßigen Kontrolluntersuchungen in der Behandlungseinheit erscheint, weil gerade dann zur Diagnostik oder Festlegung der geeigneten Therapie das Informationsbedürfnis aktuell ist.

Hardware:

Das Software-System MEDA wurde auf einer NIXDORF 8870/2 mit 64 KB Anwenderspeicher, 2 Bildschirmen, Drucker und einer Platteneinheit mit 2 Wechselplatten à 6 Mio-Byte implementiert.
Programmiert wurde überwiegend in DEGOL, einer BASIC-ähnlichen Sprache, die zum Nixdorf-Datenerfassungsgenerator DEGAS gehört, der auch die Bildschirmverwaltung und den Maskenaufbau übernimmt.
Die wesentlichen Design-Entscheidungen sind gefallen, bevor die Hardware ausgewählt wurde. Die Portabilität setzt auf der Stufe der mit

Struktogrammen beschriebenen Programme ein.

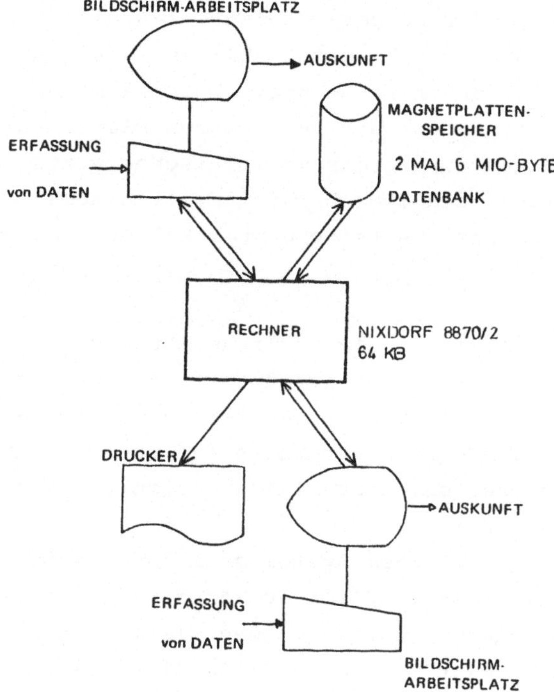

Abb. 2: Hardware
- Beispiel einer Konfiguration zum Einsatz von MEDA -

Software-System:

Das Software-System hat folgende Eigenschaften:

1. redundanzfreie Speicherung der Daten
2. Datenmenge pro Patient nicht beschränkt
3. thesaurus-orientiertes Klartextverarbeitungssystem
4. Dialog-System
5. patienten-orientierter Zugriff
6. Leichter Zugang zu den Daten durch Stichworte
7. Bildschirmauskunft von zeitlichen Krankheitsverläufen
8. modularer Aufbau

Zu diesen Eigenschaften einige Erläuterungen:

zu 2: Da nicht vorhersehbar ist, wie oft ein Patient untersucht wird oder Komplikationen auftreten, ist die Anzahl der einzugebenden Untersuchungsbefunde oder Therapieanweisungen pro Patient nicht beschränkt.

zu 3: Die Notwendigkeit, an jeder Stelle des Eingabe-Dialoges die Eingabe von variabel langem Text zu ermöglichen, ergab sich aus der Forderung der Benutzer, daß alle relevanten Daten in die EDV übernommen werden sollten, also auch Anamnesen und Befundtexte, deren Länge nicht beschränkt werden sollte.
Um ökonomisch mit der verfügbaren Plattenkapazität umzugehen und die Auswertung des medizinischen Wortschatzes zu ermöglichen, wurde ein Speichersystem mit einem Thesaurus entworfen, so daß gleiche Textstücke physikalisch nur einmal gespeichert sind.

zu 4 und 5:
Da das System für die tägliche Routine und den Dialog-Betrieb entworfen wurde, ist der Zugriff zu den Daten patientenorientiert gestaltet worden. Auswertungen über alle Patienten sind ebenfalls möglich, erfordern aufgrund der Auslwgung jedoch längere Laufzeiten. Eine Dialogversion zur statistischen Auswertung ist in der Planung.

zu 6: Der Umgang mit dem System soll für das gesamte medizinische Personal einschließlich der Ärzte möglich sein, um die EDV in den Gesamtorganisationsrahmen als integrierten Bestandteil einzubetten. Bewußt wurde auf die Einstellung von EDV-Fachkräften verzichtet. Für den Systementwurf bedeutet das natürlich, daß für Eingabe, Auskunft und Operating eine aufwendige Bedienerführung programmiert werden mußte. Die Bildschirmbilder mußten ebenfalls völlig anders gestaltet werden, als wenn von Datentypistinnen Massendaten erfaßt werden.
Der Zugang zu den Daten wird über das Eintippen von Stichworten geregelt, die auch sonst in der medizinischen Einheit gebräuchlich sind, z.B. "EKG", "Therapie" oder "Blutbild". Dadurch kommt das System ohne externe Schlüssellisten oder ähnliches aus.

zu 7: Um die Entwicklung der Krankheit verfolgen zu können, lassen sich bei den Stichworten für die Ausgabe zu den aktuellen Daten zeitliche Verläufe in Form von Tabellen auf dem Bildschirm erzeugen. Die Auswahl der Daten, die zusammen auf dem Schirm erscheinen, werden der medizinischen Fragestellung angepaßt; so erscheinen z.B. bei dem Stichwort "Osteopathie" ausgewählte Laborwerte und Röntgenbefunde auf dem Schirm.

zu 8: Der modulare Aufbau des Systems gestattet die schnelle Anpassung an die Bedürfnisse der jeweiligen medizinischen Einheit und deren Organisationsform. MEDA besteht aus ca. 250 Einzelprogrammen, die leicht austauschbar sind.

Komponenten des Software-Systems:

MEDA besteht aus folgenden Komponenten (siehe Abb. 3):
Das Identifikationssystem regelt den Zugang zu den Daten über Stichworte und Patientenidentifikation.
Die Bildsteuerung bewirkt das beliebige Blättern in den verschiedenen Bildschirmbildern eines Stichwortes, steuert die Daten- und Verlaufsdatenausgabe und liefert die Parameter für das Datenbank-Managementsystem, was die Patientendaten verwaltet.

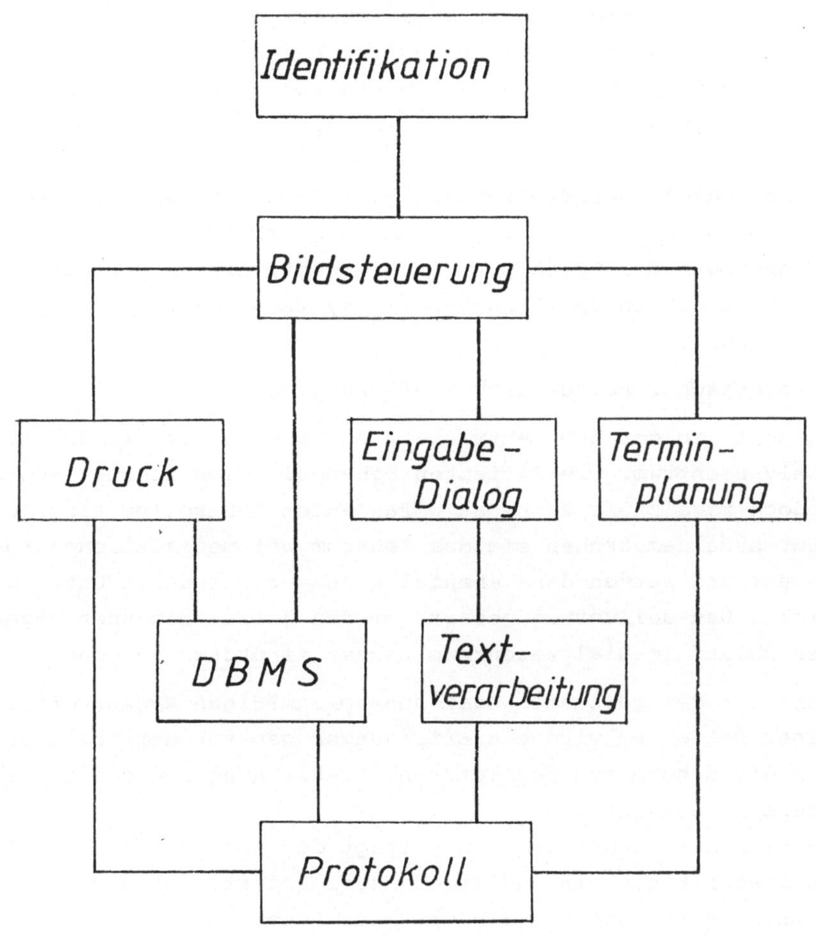

Abb. 3
Komponenten des Software-Systems MEDA

Über das Dialogsystem wird die Eingabe und Plausibilitätsprüfung der Daten am Bildschirm abgewickelt. Eine Besonderheit des Dialogsystem ist, daß auf Wunsch in das Eingabebild die bei der vorhergehenden Untersuchung eingegebenen Daten eingeblendet werden können. Diese Vergleichsdaten lassen erstens direkt am Bildschirm eine medizinische Verlaufskontrolle zu und erleichtern zweitens die Dateneingabe, da bei gleichbleibenden Werten die Vergleichswerte einfach durch Tastendruck in den neuen Befund übernommen werden können.

Das Textverarbeitungssystem übernimmt das Lesen und Ausgeben von Klartext auf dem Bildschirm und verwaltet den Thesaurus.
Über das Drucksystem werden alle Druckausgaben, z.B. Arztbriefe, Laboretiketten und Erfassungsbögen abgewickelt.
Die Terminplanung kontrolliert Routine-Kontrolluntersuchungstermine und bereitet den Druck eines Kalenders vor, der an den entsprechenden Tagen die zu untersuchenden Patienten mit Untersuchungsgegenstand enthält.
Sämtliche Schreibzugriffe auf die Patientendaten und Fehlermeldungen des Systems werden protokolliert und regelmäßig ausgewertet.
Bei Anpassungen des Systems an andere medizinische Einheiten sind lediglich Komponenten des Eingabedialogsystems sowie des Drucksystems auszutauschen.

Organisatorischer Ablauf nach Einführung der EDV:

Die Einheit, in der MEDA entwickelt und installiert wurde, ist ein Heimdialysezentrum. Die Patienten behandeln sich zuhause selbst, kommen jedoch regelmäßig zu recht umfassenden Kontrolluntersuchungen ins Zentrum. Außerdem suchen sie das Zentrum bei medizinischen Komplikationen auf und werden dann ebenfalls zu verschiedenen Untersuchungen geschickt. Das sei vorweg gesagt, um den jetzt folgenden organisatorischen Ablauf im Dialysezentrum besser einordnen zu können:

-- Kurz vor der geplanten oder außerplanmäßigen Nachuntersuchung eines Patienten wird ein Erfassungsbogen von der EDV gedruckt, der die Ergebnisse der letzten Untersuchung und die zuletzt gültige Therapie enthält.
-- Während der Nachuntersuchung trägt der Arzt die veränderten Befunde in diesen Bogen ein und sieht dabei sofort, was sich gegenüber der letzten Untersuchung geändert hat. Außerdem kann er aufgrund der eingedruckten Werte gezielter untersuchen.
-- Ergänzend zu den Daten im Erfassungsbogen kann der Arzt spezielle ihn interessierende Werteverläufe und Befundverläufe am Bildschirm neben der Untersuchungsliege abrufen.

-- Wenn die Laborwerte und die Untersuchungsbefunde aus dem übrigen Krankenhaus eintreffen, werden diese direkt eingegeben bzw. in den Erfassungsbogen übertragen. Die veränderte Therapie wird ebenfalls festgesetzt und eingetragen.

-- Die Daten des Bogens werden am Bildschirm eingegeben, wobei zur Eingabeerleichterung der optische Aufbau des Bogens und des Bildschirmbildes übereinstimmen.

-- Die eingegebenen Daten werden anschließend als Notfalldokumentation für die Patientenakte gedruckt.

-- Während des Nachuntersuchungs-Intervalls geänderte Therapien und ergänzende Untersuchungen werden ebenfalls laufend eingegeben, so daß für die Bildschirmauskunft und den nächsten Erfassungsbogen oder Arztbrief immer die aktuellen Daten im Computer gespeichert sind.

-- Bei Anforderung kann ein Arztbrief im DIN-A 4 - Format (siehe Beispiel in Abb. 4) gedruckt werden, der Patienten-Stammdaten, anamnestische Grunddaten, eine aktuelle Problemliste, alle neuesten Laborwerte und die übrigen Untersuchungsbefunde enthält.

Von allen Patienten werden alle Untersuchungsdaten eines Jahres in dauerndem Zugriff gehalten, so daß sich jederzeit bis zu einem Jahr alte Befunddaten oder Verläufe über diesen Zeitraum am Bildschirm anzeigen lassen.
Um auch über diesen Zeitraum hinaus eine Verlaufskontrolle zu ermöglichen, wird einmal jährlich eine intellektuell zu leistende Jahreszusammenfassung erstellt, die über zehn Jahre im Zugriff gehalten wird und deren Verlauf ebenfalls am Bildschirm eingesehen werden kann.

Als Hilfe für die Jahreszusammenfassung wird ein Erfassungsbogen gedruckt, der alle relevanten Daten aus den vergangenen vier Quartalen enthält, wobei bei numerischen Werten automatisch Mittelwerte gebildet werden. Diese Bögen sind Grundlage einer Zentrumsbesprechung, in der jeder Patient diskutiert wird und langfristige Therapieänderungen beschlossen werden. Die Beurteilung des Patienten wird in den Erfassungsbogen eingetragen sowie zu jedem Befund ein absehbarer Trend.

Diese Jahreszusammenfassung wird nach Eingabe der Daten als Epikrise gedruckt und enthält im Fall der Dialyse z.B. relevante Angaben zu Bluthochdruck, EKG, zur Anämie, Osteopathie und Polyneuropathie.

Erfahrungen

Ich werde jetzt noch auf die Erfahrungen eingehen, die nach eineinhalb Jahren Einsatz des Systems vorliegen.
Geplant war das System als reines Dialog-System, das nahezu ohne Papier auskommt. Diese Erwartungen an die Benutzer waren zu hoch. Es stellte sich nämlich heraus, daß die Benutzer trotz intensiver Mitarbeit in der Entwicklungsphase später im täglichen Einsatz mißtrauisch blieben, ob die am Bildschirm eingegebenen und auch jederzeit abrufbaren Daten nicht doch irgendwann verschwunden sind. Dagegen half nur Papier ! Es wurden also Nachuntersuchungsprotokolle gedruckt, wobei es sogar belanglos war, daß in den Protokollen längst nicht alle gespeicherten Daten enthalten sind.

Um Krankheitsverläufe in Abhängigkeit von der Therapie am Bildschirm darstellen zu können, hatten wir geplant, Balkendiagramme oder Histogramme auf dem Schirm auszugeben. Das stieß jedoch in der Einheit nach ersten Versuchen auf Ablehnung, weil die Ärzte bisher auch mit Tabellen gearbeitet hatten. In Zentren, wo traditionsgemäß grafisch dokumentiert wird, würde vermutlich eine Tabellendarstellung am Bildschirm abgelehnt werden.

Fehler wurden von uns bei der Einführung des Systems in die medizinische Einheit gemacht. Das System wurde als Minimal-Konfiguration eingeführt und dann schrittweise ausgebaut. Dabei wurde nicht beachtet, daß zu jeder Eingabe-Komponente eine die Eingabe motivierende Ausgabekomponente vorhanden sein sollte. Erst wenn die Eingabekräfte, besonders wenn es sich wie in unserem Fall um EDV-ungeübte Krankenschwestern handelt, merken, daß die durch sie eingegebenen Daten auch für die Ausgabe, z.B. bei der ärztlichen Nachuntersuchung, verwendet werden, sind sie ausreichend für die korrekte Dateneingabe motiviert. Die beste Motivation bot für sie der Ausdruck der Daten als Nachuntersuchungsprotokoll oder Arztbrief.

Der Tätigkeitsablauf im Dialysezentrum ist durch den Einsatz der EDV erfreulich systematisiert worden, ohne daß sich die Benutzer als Sklave des Computers fühlen. Mehr angeregt als vorgeschrieben durch die EDV wird auf die Vollständigkeit aller Befunde geachtet, so daß die Nachuntersuchungen schneller abgeschlossen sind.

Da jeder in dieser Einheit mit dem System arbeitet und nur brauchbare Auskünfte erhält, wenn alle Daten aktuell sind, achtet jeder darauf, daß z.B. telefonische Therapieanweisungen sofort notiert und eingegeben werden. Die Ärzte fühlen sich dadurch spürbar entlastet und die Behandlung der Patienten wird besser.

Die Bedienung des Systems ist dank der aufwendigen Programmierung sehr schnell zu erlernen, so daß eine Schulung der Benutzer nur notwendig ist, um ihnen ein tieferes Verständnis für Datenverarbeitung im Allgemeinen zu vermitteln.

Sehr begrüßt wurden von den Pflegekräften die organisatorischen Erleichterungen, so z.B. das Drucken von Labor- und Adreßetiketten und der Terminkalender (siehe Abb. 5). Für die Ärzte entfällt seit Einsatz des Systems in den meisten Fällen das Schreiben der Arztbriefe, da diese im DIN-A4-Format vom Computer auf Anforderung gedruckt werden. Eine Seite des vierseitigen Arztbriefes ist in Abbildung Nr. 4 zu sehen. Da der Drucker mit Groß- und Kleinschreibung sowie Umlauten ausgerüstet ist, ergibt sich ein befriedigendes Schriftbild, was für die Akzeptanz des Briefes von entscheidender Bedeutung ist.

Uns war bekannt, daß es genügend Gründe gegen Arztbriefe aus dem Automaten gibt, doch haben bisher sowohl die Ärzte des Zentrums als auch die Adressaten der Briefe diese Form des Arztbriefes begrüßt. Vielleicht liegt das auch daran, daß die Briefe gar nicht erst den Anspruch erheben, daß sie ein persönlicher Brief an einen Standeskollegen sind.

Die Verfügbarkeit der Anlage war bisher sehr hoch, so daß die Benutzer sowohl von der Hardware als auch von der Software von einem zuverlässigen System sprechen. Ihre Forderungen, daß durch die EDV kein Informationsverlust gegenüber der Aktendokumentation auftreten darf, sind erfüllt worden; auch wenn der eine oder andere auch jetzt noch reflexmäßig erst zum Aktenschrank geht, um sich dort dann an das Computerterminal zu erinnern.

```
Dialyse-Kuratorium Hamburg e.V.            A R Z T B R I E F          Seite 1
    Hinsbleek 8                            ---------------------
  2000 Hamburg 65                              vom:  2.04.78
*****************************************************************************
                                          !
PATIENT : Gertrud ABRAMSCHIK              !
          Hasenweg 13                     !  BLUTGRUPPE   : 0 ,Rh positiv, CCD.ee
          2000 HAMBURG 83                 !  Australia-AG : negativ
GEB. AM : 19.03.47                        !
STAND   : verheiratet, 1   Kinder         !  6 Transfusionen, letzte am 20.01.78
BERUF   : HAUSFRAU                        !
DIALYSE-                                  !
ZENTRUM : Heidberg                        !  TRAINING vom 13.09.76 bis  8.11.76
                                          !         ( 25 Trainingsdialysen)
HAUSARZT: DR. BERNSTEIN                   !  1.DIALYSE am  2.08.76 .
          HÜRDENWEG 53                    !
          2000 HAMBURG 82                 !
                                          !
*****************************************************************************
                              * A N A M N E S E *
                              *******************
    NEPHROLOGISCHE DIAGNOSE        :CHRON. GLOMERULONEPHRITIS      ohne Biopsie
    RISIKOFAKTOREN/ZWEITERKRANKUNGEN:

    FAMILIENANAMNESE       : Vater Hypertonus


    ALLG. EIGENANAMNESE : Alle KK, häufig Anginen, 1952 Tonsillektomie;
                          GA: 1972 Sterilisatio, Interruptio


    NIERENANAMNESE         : 1963 stat .KRH Neumünster mit Hypertonie,
                             Albuminurie,Lidödemen,Mikrohämaturie,erhöhtem
                             A S T,"Seitenstrangangina".Wiederholte stat.
                              Aufenthalte wegen der gleichen Beschwerden.
                             1970 Harnwegsinfekt,Niereninsuff.mit kompensierter
                             Retention(Kreat.2,4 mg/100ml ).Rö:Schrumpfnieren
                             bds.Seit 1973 konservative Therapie mit Diät
                             und Trinkmenge.


                      - - -  P R O B L E M L I S T E  - - -
     Anfang    Ende       Komplikation/Problem
  1. 13.03.78 17.03.78    Otitis media
  2. 16.08.77  2.09.77    Pleuritis mit Erguß
  3.
  4.
  5.
  6.
  7.
  8.

****formular-1*meda-druck*aed-berlin,utrechter-str.42,1-65*****06.06.78*****
```

Abb. 4
Seite 1 des Arztbriefes

```
Dialyse-Kuratorium Hamburg e.V.        **********  T E R M I N P L A N U N G  **********      Nachuntersuchungen für
     Hinsbleek 8                                                                               Heimdialyse-Patienten
   2000 Hamburg 65

************************************************************************************************************************

Erläuterungen:  Die möglichen Ambulanzen sind in der Zeile unter den Wochentagen aufgeführt.

                Es bedeutet:  l = Labor;  t = Röntgen-Thorax;   e = EKG;        a = Augenarzt;
                              n = NLG;    s = Röntgen-Skelett;  z = Zahnarzt;   g = Gynäkologe;

                Die Ambulanzen, die bei einem bestimmten Patienten eingeplant sind,
                sind in der Zeile unter seinem Namen durch einen "*" gekennzeichnet.

                ( Beispiel:    MONTAG      26.07.78                                     )
                (                                                                       )
                (              l t e a n s z g                                          )
                (                                                                       )
                (              SCHMIDT,OTTO                                             )
                (              * * *     * *                                            )
                (                                                                       )
                ( Für den Patienten OTTO SCHMIDT sind am 26.07.78 die Ambulanzen LABOR,  )
                ( RÖNTGEN-THORAX, EKG, RÖNTGEN-SKELETT und ZAHNARZT eingeplant.         )



IMONTAG       8.01.79IDIENSTAG     9.01.79IMITTWOCH    10.01.79IDONNERSTAG  11.01.79IFREITAG     12.01.79ISAMSTAG     13.01.79I
I                    I                    I                    I                    I                    I                    I
Il t e a n s z g     Il t e a n s z g     Il t e a n s z g     Il t e a n s z g     Il t e a n s z g     Il t e a n s z g     I
I                    I                    I                    I                    I                    I                    I
I                    IABRAMSCHIK, GERTRUD I                    IBLANK, BIRGIT       IALBERS, HANS        I                    I
I                    I* * * *     *       I                    I* * * *     * *     I* *   * *           I                    I
I                    IBAMANN, KNUD        I                    IBUHL, MANFRED       ICLANKWITZ, ERIKA    I                    I
I                    I* * *               I                    I*   * * *           I*     * *     *     I                    I
I                    IBRADTNING, RAINER   I                    IDRUM, PETER-CHRISTIAI                    I                    I
I                    I* * *     *         I                    I* * *       *       I                    I                    I
I                    IDILLENBACH, BRIGITTEI                    I                    I                    I                    I
I                    I* * *   * *         I                    I                    I                    I                    I
I                    IFLEIDER, LOTHAR     I                    I                    I                    I                    I
I                    I*   *   *           I                    I                    I                    I                    I
I                    I                    I                    I                    I                    I                    I
I                    I                    I                    I                    I                    I                    I
I                    I                    I                    I                    I                    I                    I
I                    I                    I                    I                    I                    I                    I
I                    I                    I                    I                    I                    I                    I
I                    I                    I                    I                    I                    I                    I
I--------------------I--------------------I--------------------I--------------------I--------------------I--------------------I
```

Abb. 5

Eine Woche des von der Terminplanung erstellten Kalenders

MESSPLATZRECHNER ALS AUTARKE SUBSYSTEME

Lück, G., Purps, H.-D., (C.H.F. Müller)

1. Zielsetzungen

In diesem Vortrag werden Meßplatzrechner beschrieben, mit deren Hilfe der Automationsgrad bei nuklearmedizinischen Probenwechsler- und Uptake-Meßplätzen verbessert wird. Im Rahmen des Systementwurfes für ein Abteilungs-Informationssystem in der Nuklearmedizin ergaben sich zwei unterschiedliche Forderungen an den Meßplatzausbau:

Für die Integration der Meßplätze in ein organisatorisches Abteilungskonzept muß ein ausreichender technischer Intelligenzgrad vorhanden sein. Andererseits ist es notwendig, die Arbeitsplätze als selbständig arbeitsfähige Untersysteme auszubauen. Wir sprechen deshalb auch von "autarken Subsystemen".

Derartige Aufgaben lassen sich am sinnvollsten beim Einsatz eines freiprogrammierbaren Kleinrechners verwirklichen. Bei dieser Lösung können die bestehenden Forderungen bezüglich Organisationsunterstützung und Meßwerterfassung ohne Einschränkung erfüllt werden.

2. Meßverfahren in der Nuklearmedizin

In der nuklearmedizinischen Meßtechnik werden üblicherweise NaJ(T1)-Detektoren zur Messung von Gammastrahlen in bestimmten Energiebereichen eingesetzt.

Bei einigen Untersuchungen an Patienten werden Meßwerte in zeitlichen Abständen von Minuten bis Wochen ermittelt. Die dabei erforderliche Reproduzierbarkeit der Messungen ist schon infolge der physikalischen Eigenschaften des NaJ-Detektors nicht gewährleistet. Die bisher verwendete Meßtechnik löste dieses Problem nur unbefriedigend über aufwendige Kontrollen, Nacheichungen und manuelle Einstellungen der Meßplatzparameter.

In Abb. 1 wird dem konventionellen Meßplatz das neue Meßsystem gegenübergestellt.

Bei dem bisherigen Meßverfahren wird nur der Teil des GAMMA-Impulsspektrums gezählt, der in einen fest eingestellten Energiebereich fällt. Demgegenüber wird mit dem neuen Meßsystem stets das gesamte GAMMA-Impulsspektrum erfaßt. Dabei werden die verstärkten Detektorimpulse über einen Analog-Digital-Wandler dem Speicher eines Microcomputers zugeführt.

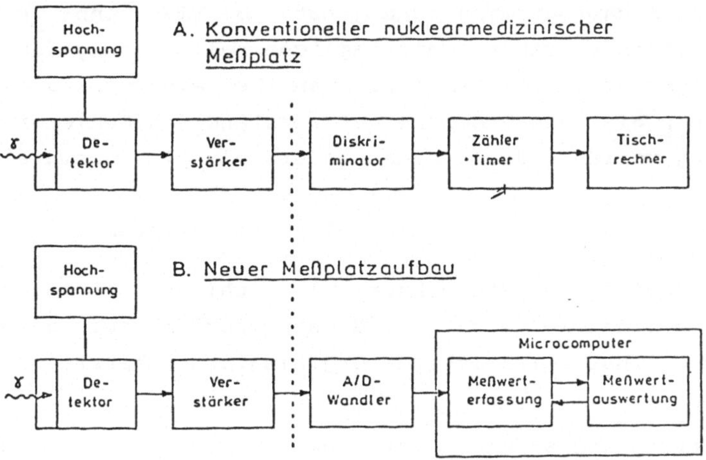

Abb. 1

Der gesamte Prozeß der Meßwertbildung und -auswertung erfolgt im Rechner. Dadurch können alle Meßparameter, wie Zeitvorwahl, Impulsvorwahl und die Wahl eines oder mehrerer Energiefenster programmgesteuert eingestellt werden. Es müssen deshalb keine Knöpfe oder Schalter an den Meßgeräten mehr betätigt werden. Alle Fehlbedienungen infolge manueller Geräteeinstellungen werden somit vermieden.

Der Microcomputer wird mit entsprechenden Programmen sowohl für die Meßwerterfassung als auch für die Meßwertverarbeitung eingesetzt.

Die Bedienung des Meßplatzrechners erfolgt über ein Bildschirmsichtgerät, auf dem Dialoge, Tabellen und Kurven ausgegeben werden.

3. Meßplatzzeichnung und Überwachung

Nuklearmedizinische Meßplätze müssen wegen der temperatur- und alterungsabhängigen Drifterscheinungen in der Meßelektronik geeicht werden. Diese Eichung wird in der Regel von einem Physiker oder Servicetechniker durchgeführt und dauert ca. 25 - 35 Min. Wegen dieses Aufwandes wird die sinnvolle tägliche Meßplatzeichung im Routinebetrieb oftmals nicht vorgenommen.

Bei dem hier vorgestellten Meßverfahren wird von einem Eichprogramm die kurz- und langfristige Drift erkannt und in einem vom Programm vorgegebenen, zulässigen Regelbereich kompensiert.

Mit Hilfe dieses Eichprogrammes kann jetzt jede MTA - ohne Unterstützung durch einen Physiker - die tägliche Kalibrierung des Meßplatzes in weniger als 3 Minuten ausführen. Bei eventuell auftretenden Gerätefehlern gibt das Programm gut verständlich Fehlerhinweise aus. Die Eichung verläuft damit nicht anders als eine normale Messung.

4. Integration der Meßplätze in ein Informationssystem

Der hier beschriebene Meßplatzrechner soll nicht nur der Automatisierung des herkömmlichen Meßverfahrens dienen, sondern auch dazu benutzt werden, eine möglichst weitreichende Organisationsunterstützung zu erzielen.

Diese Unterstützung ist arbeitsplatz- und abteilungsbezogen nur sinnvoll realisierbar, wenn alle Arbeitsplätze in dieser Abteilung zu einem zentralen Informationssystem Zugang haben. Wir haben deshalb die Meßplatzrechner mit der Kurzbezeichnung NUMAP - nuklearmedizinische Meß- und Auswerteplätze - mit dem übergeordneten Abteilungsrechner NUMOS - nuklearmedizinisches Verwaltungs- und Organisationssystem - gekoppelt (Abb. 2).

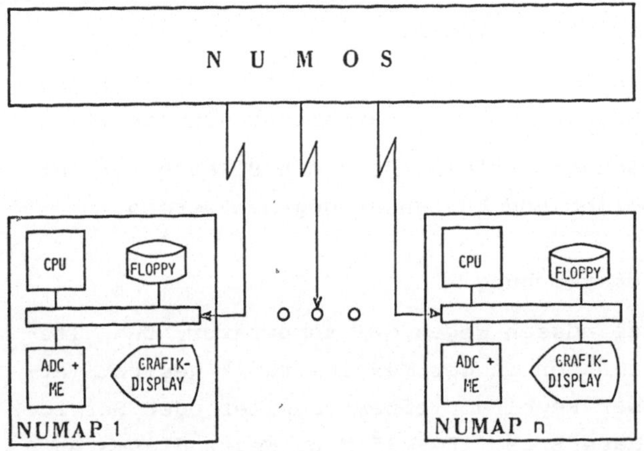

Abb. 2

Über die Rechnerkopplung werden alle notwendigen Daten in beiden Richtungen vollautomatisch ausgetauscht. Das manuelle Führen und Transportieren von Meßprotokollen ist bei diesen online angeschlossenen

Meßplätzen überflüssig. Die Meßdaten stehen unmittelbar nach ihrer Entstehung an allen anderen Arbeitsplätzen des Abteilungs-Informationssystems zur Verfügung (Abb. 3).

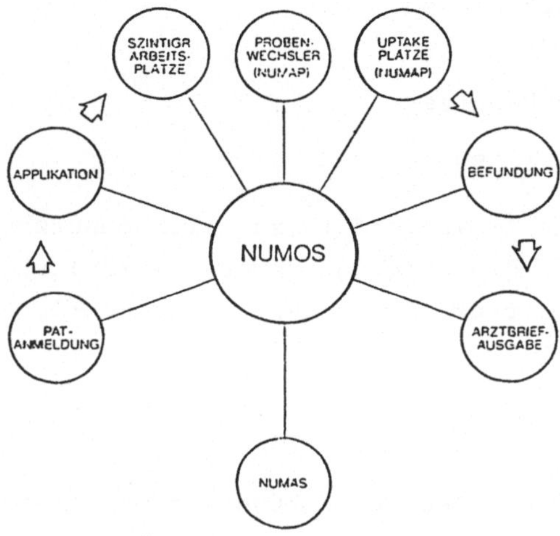

Abb. 3

Außerdem können über das Meßplatzterminal Programme im Abteilungsrechner gestartet werden. Dadurch kann das Bedienungspersonal die für diesen Meßplatz wichtigen meßtechnischen und organisatorischen Daten aus dem NUMOS-System abfragen. Der Benutzer bekommt so zu Recht den Eindruck, daß in seinem kleinen Meßplatzrechner ein komfortables Organisationssystem mit einer großen Datenbank verfügbar ist. Tatsächlich handelt es sich um ein Subsystem mit hoher Integrationsfähigkeit, resultierend aus einer komfortablen Kopplungssoftware.

5. Autarker Betrieb

Die NUMAP-Rechner können bei Ausfall des NUMOS-Rechners oder bei Nachtbetrieb ihre Messungen ohne Einschränkungen fortsetzen. Sie arbeiten dann als autarke Subsysteme.

Dem Benutzer stehen während des offline-Betriebes uneingeschränkt alle Datenerfassungsprogramme des Subsystems zur Fortsetzung der Messungen zur Verfügung. Die anfallenden Meßwerte werden in so einem Fall auf Floppy Disk zwischengespeichert und nach Wiederanlauf automatisch zum NUMOS-System übertragen.

Bei unserem dezentralisierten System wird die Verfügbarkeit der Teilsysteme und des Gesamtsystems gegenüber einer Großrechnerlösung wesentlich erhöht. Außerdem können durch Dezentralisierung folgende Probleme einfacher und besser gelöst werden:

- große Leitungslängen bei hohen Datenraten (über 100 K Worte/sec)
- lange Wartezeiten durch zu viele Benutzer
- Auflösung komplexer Softwarestrukturen

Durch den Einsatz autarker Subsysteme im Verbund lassen sich benutzerfreundliche EDV-Lösungen realisieren, die aufgrund ihrer Flexibilität auch für die Zukunft die notwendige Wirtschaftlichkeit sicherstellen.

6. Schlußbemerkung

Das hier grob beschriebene Konzept eines Rechnerverbundsystems autarker Subsysteme wurde im Rudolf-Virchow-Krankenhaus in Berlin von der Firma PHILIPS/C.H.F. MÜLLER, Hamburg, realisiert und befindet sich seit Mitte 1977 im Routinebetrieb. Der aufgezeigte Lösungsweg ist auf die besonderen Anforderungen der Nuklearmedizin abgestimmt. Gleichwohl werden sich derartige Mehrrechnersysteme auch in anderen Funktionsbereichen eines Krankenhauses durchsetzen.

VORSCHLAG EINER SYSTEMATIK DER PRAXISDOKUMENTATION IM DIN A 4-FORMAT

von O.P. Schaefer, Kassel

Arbeitskreis "Praktische Medizin"

1. AK Praktische Medizin beschäftigt sich mit der Verbesserung der Praxisdokumentation seit 1970

   1.1 Vorschlag der sogenannten "Einheitlichen Patientenkarteikarte", erstmals vorgegebene Struktur mit Basisanamnese und Einlageblättern zur Befunddokumentation u.a. (1)

2. Ärztliche Dokumentation gewinnt zunehmend an Bedeutung aus zahlreichen Gründen:

   2.1 Zunahme der dokumentationswürdigen und -bedürftigen Fakten durch die medizinisch-wissenschaftliche Entwicklung, Ausweitung diagnostischer und therapeutischer Programme.

   2.2 Zunahme diagnostischer und therapeutischer Systematiken, deren Verlauf ohne "Gedächtnisstütze" nicht zu überblicken ist.

   2.3 Zunahme des Berichtswesens und Anforderungen an das Berichtwesen bei Überweisung von Arzt zu Arzt und bei Krankenhauseinweisungen.

   2.4 Zunahme des Berichtswesens durch Anforderungen von privaten und gesetzlichen Versicherungsträgern sowie der Versorgungsämter.

   2.5 Zunehmende Bedeutung der "forensischen Konsequenzen" infolge Wandlung des Rechtsbewußtseins und der Rechtsprechung.

      - Zunahme der Haftpflichtprozesse
      - Recht auf Einsichtnahme in ärztliche Aufzeichnungen
      - Einrichtung von Gutachter- und Schlichtungsstellen der Landesärztekammern.

So lautet der Beschluß 4d im Rahmen der Stellungnahmen des Deutschen Juristentages 1978 zum Arztrecht:

"Zu den Fragen der ärztlichen Dokumentation (namentlich Pflicht zur Dokumentation, Aufbewahrungspflicht und Verpflichtung des Arztes, dem Patienten oder einer von ihm benannten Vertrauensperson, dem Prozeßgericht sowie den ärztlichen Gutachten- und Schiedsstellen die Dokumentation vollständig zugänglich zu machen) sollen gesetzliche Regelungen getroffen werden." (2)

2.6 Zunehmende Bedeutung einer lückenlosen Dokumentation aus dem kassenärztlichen Vertragsrecht, besonders im Rahmen der Kassenabrechnung und des Prüfwesens.

2.7 Zur Abwehr von Regreßansprüchen der GKV, besonders unter Berücksichtigung der Arzneiverordnung und der neuen gesetzlichen Regelungen aus dem sogenannten Kostendämpfungsgesetz.

3. Anspruch der jüngeren Ärztegeneration an die Praxisdokumentation hat sich gewandelt - vom DIN-A5 zum DIN-A4-System.

4. Vorschlag einer Systematik der Praxisdokumentation im DIN-A4-Format.

4.1 Konventionell: Alles nacheinander auf einem weißen Blatt.

4.2 Warum getrennte Dokumentation verschiedener Sachverhalte ?

4.2.1 Besserer Überblick bei der Patientenbetreuung

4.2.2 Schneller Zugriff zu interessierenden Fakten aus dem Patientenschicksal beim Berichtwesen.

4.2.3 Eindeutige Präsentation interessierender bzw. relevanter Fakten bei gerichtlichen oder außergerichtlichen Auseinandersetzungen.

4.2.4 Gewährleistung von Schweigepflicht und Datenschutz bei Vorlage bzw. Anforderung von Teilbereichen der Gesamtdokumentation (z.B. Arzneimittelregreß).

5. Formularsatz aus 6 Blättern zum Einlegen in DIN-A4 Hänge- oder Standkartei mit Patientenanmeldung und Verordnungskarte. +)

+) Bezugsquellennachweis: CEDIP GmbH, Medizinisch-Technische Verlags- und Handelsges. mbH, Postfach 460245, Ingolstädter Straße 172, 8000 München 46, Bestell-Nr. 11 10

5.1 Patientenanmeldung als Stammkarte einer Suchkartei bei numerischer Ablage verwendbar.

5.2 Anamnesebogen bewährt und aufgrund der zahlreichen Zuschriften der Anwender überarbeitet. Der besondere Wert der Fragen zur "psycho-somatischen" und "psycho-sozialen" Situation des Patienten, verdient hervorgehoben zu werden.

5.3 Jetzige Beschwerden und damit Fortschreibung der Anamnese in den Verlaufsnotizen. Besondere Sachverhalte mit Farbfilzstift hervorheben.

5.4 Befundbogen zur Dokumentation des "Erstbefundes" mit Zwang zum klaren Bekenntnis: Pathologischer Befund, o.B.-Befund oder nicht untersucht (n.u.) !
Wesentliche Änderungen des Befundes im Verlauf auf der Rückseite - oder Befundskizzen.

5.5 Das Verordnungsblatt ermöglicht schriftliche Anweisung an die Arzthelferin, eindeutige Zuordnung der Arzneiverordnung als Dauer- oder Kurzverordnung,

- erleichtert damit die Rezepterneuerung
- gibt schnellen Überblick über die eigenen Verordnungen
- hilft Redundanz in der Therapie zu vermeiden
- hilft "Patienten-Non-Compliance" frühzeitig erkennen
- erleichtert Kostenbewußtsein in der Arzneitherapie
- erleichtert Argumentation in Arzneimittelregressen
- erleichtert Berichtswesen

5.6 Dokumentation der Krankenhausaufenthalte, Kuren, Heilverfahren und Rehabilitationsmaßnahmen ist für eine schnelle Orientierung über die Schwerpunkte des Patientenschicksals und für das Berichtswesen, namentlich bei Anfragen von Versicherungen unverzichtbar, will man nicht ständig die Ablage der Entlassungsberichte mobilisieren. Die Einlage in die Patientenkartei ist immer nur kurzfristig möglich. Folglich getrennte Dokumentation am Tage der Veranlassung und am Tage der Entlassung mit stichwortartiger Erfassung der Entlassungsdiagnosen.

5.7 Die Dokumentation externer Röntgenbefunde und von Befunden der Funktionsdiagnostik bedeutet im gleichen Sinne eine schnelle Orientierung bei der Patientenbetreuung, vermeidet u.U. zu kurzfristige Wiederholungsuntersuchungen (Strahlenschutz), erleichtert das Berichtswesen und reduziert die Karteiablage.

(5.6 und 5.7 sind von der Arzthelferin zu führen).

5.8 Der Formularsatz ist selbstverständlich auch gefaltet in einer DIN-A5-Kartei verwendbar.

5.9 Kosten/Nutzen-Relation: ZEIT IST GELD.

Literatur:

(1) Schaefer, O.P.: "Vorschlag einer einheitlichen Patientenkarteikarte" in: Handbuch der medizinischen Dokumentation und Datenverarbeitung, Schattauer Verlag, Stuttgart, 1975, S. 984 - 993

(2) Beschlüsse des 52. Deutschen Juristentages, Wiesbaden, 19. bis 22. September 1978, Abteilung Arztrecht

Zum Gebrauch

Der vorliegende Formularsatz wird bei jedem neuen Patienten angelegt.

1. Bitte nach der ausgefüllten Anmeldung den Kopf des Formularsatzes beschriften.
2. Anamnese-Fragebogen dem Patienten zum Ausfüllen aushändigen.
3. Verordnungskarte und ausgefüllten Anamnesebogen Ihrem Arzt mit der Karteitasche vorlegen.
4. Rezept und Arzneimittelverordnung entsprechend Eintrag auf Verordnungsblatt ausfüllen
5. Bei Krankenhauseinweisung und -Entlassung auf Blatt ⑥, Vorderseite, bei Fremdbefunden, Röntgenbefunden und Funktionsdiagnostik jeweils Rückseite ausfüllen.
6. Kontrolltermine des Patienten auf der Rückseite der Verordnungskarte vermerken.

Bei numerischer Ablage der Kartei, kann die Patienten-Anmeldung für die alphabetische Suchkartei verwendet werden.

5 5/78·554·md

Formularsatz

bestehend aus:

Nr.			Farbe
①	a	Deckblatt	weiß
	b	Patienten-Anmeldung / Arzneiverordnung	
②	Vorderseite	Ärztliche Fragen zur Krankenvorgeschichte	grün
	Rückseite	Fortsetzung	
③	Vorderseite	Verlaufsnotizen	weiß
	Rückseite	Fortsetzung	
④	Vorderseite	Befund	weiß
	Rückseite	Befundänderungen im Verlauf	
⑤	Vorderseite	Verordnungsblatt A	weiß
	Rückseite	Verordnungsblatt B	
⑥	Vorderseite	Krankenhausaufenthalte Kuren Heilverfahren Rehabilitation	rosa
	Rückseite	Röntgenbefunde Funktions-Diagnostik	blau

Bezugsquelle CEDIP Verlag GmbH Telefon 089 / 316171 Postfach 460245 8000 München 46 Formularsatz Bestell-Nr 1110

(Bitte hier abtrennen)

1/b Arzneiverordnung

Patient

Name:

Datum:

(Arztstempel)

Nehmen Sie folgende Arzneimittel

Zahl der Tabletten, Dragees oder Tropfen

morgens	vormitt.	mittags	nachmitt.	abends	zur Nacht

den Mahlzeiten: vor | zu | nach — vor | zu | nach — vor | zu | nach — vor | zu | nach — vor | zu | nach — vor | zu | nach

Anmerkungen:

Termine umseitig ▶

Bezugsquelle CEDIP-Verlag GmbH 8000 München 46 Bestell-Nr. 1111

Bitte hier abtrennen

1/a Patienten-Anmeldung

Bitte vom Patienten in Druckbuchstaben ausfüllen

Registrier-Nr.

Name des Patienten | Vorname | geboren

Beruf: | Staatsangehörigkeit

Straße/Platz: | Telefon

Postleitzahl: | Wohnort/Bezirk

Name des Hauptversicherten | Vorname | geboren

Arbeitgeber Name/Firma Adresse

Krankenkasse

überweisender Arzt Name, Adresse | mitbehandelnde Ärzte

Mitgl. gebpfl. 1 | frei 2 | Fam.-Angeh. gebpfl. 3 | frei 4 | Rentner u. Fam.-Angeh. 5 | BVG 6 | Sonstige 7 | 8 | Sprechst.-bedarf 9

AOK	LKK	BKK	IKK	VdAK	AEV	Knappschaft	UV *)

(Krankenkasse)

(Name des Versicherten/Versorgungsberechtigten) (Vorname) (geb. am)

(Ehegatte/Kind/Sonst. Angeh.) (Vorname) (geb. am)

(Arbeitgeber/Dienststelle/Rentner/BVG/Freiw.) (Mitgl.-Nr.) (Krankensch.-Nr.)

(Wohnung des Patienten)

Datum

*) Unfalltag Unfallbetrieb

Lochmarke | Behmalsene

Ärztliche Fragen zur Krankenvorgeschichte

Registrier-Nr.
Archiv-Nr.

Sehr geehrter Patient!

Die nachfolgenden Fragen betreffen Ihre Person und Ihre Krankenvorgeschichte. Sie dienen der Klärung Ihres Krankheits- oder Beschwerdebildes und erleichtern unser anschließendes Gespräch. Die **gewissenhafte** und **vollständige** Beantwortung der Fragen liegt daher in Ihrem eigenen Interesse.

Bitte, kreuzen Sie den jeweils zutreffenden Kreis deutlich an. ⊗

Ihre Antworten unterliegen selbstverständlich der ärztlichen Schweigepflicht.

Mit Dank für Ihre Mitwirkung **Ihr Arzt**

ausgefüllt am: | Alter: | Geschlecht männl. ◯ weibl ◯

Welchen Beruf haben Sie erlernt? | Welche Tätigkeit üben Sie gegenwärtig aus? | Familienstand: ledig ◯ verheiratet ◯ geschieden ◯ getrennt lebend ◯ verwitwet ◯ | Staatsangehörigkeit

1. Warum kommen Sie heute zum Arzt?

Hatten Sie schon eine der folgenden Krankheiten?	**ja**	**nein**	**weiß nicht**
2. Typhus / Paratyphus / Ruhr	◯	◯	◯
3. Tuberkulose (Tbc)	◯	◯	◯
4. Grüner Star, Glaukom	◯	◯	◯
5. Nasen-Nebenhöhlenentzündungen	◯	◯	◯
6. Schilddrüsenkrankheiten	◯	◯	◯
7. Lungen-, Rippenfellentzündung oder länger dauernde Bronchitis	◯	◯	◯
8. Asthma, Heuschnupfen, Allergien	◯	◯	◯
9. Hoher Blutdruck	◯	◯	◯
10. Schlaganfall, Lähmungen	◯	◯	◯
11. Herzinfarkt	◯	◯	◯
12. Andere Herzkrankheiten oder Gefäßleiden	◯	◯	◯
13. Krampfadern, Thrombose, offene Beine	◯	◯	◯
14. Magen- oder Zwölffingerdarmgeschwür	◯	◯	◯
15. Gelbsucht, Leberkrankheiten	◯	◯	◯
16. Gallensteine	◯	◯	◯
17. Nieren-, Nierenbecken- oder Blasenentzündung	◯	◯	◯
18. Nieren-, Harnleiter- oder Blasensteine	◯	◯	◯
19. Krankheiten der Vorsteherdrüse (Prostata)	◯	◯	◯
20. Krankheiten der weiblichen Unterleibsorgane	◯	◯	◯
21. Syphilis, Tripper	◯	◯	◯
22. Hautkrankheiten	◯	◯	◯
23. Nervöse Beschwerden, Nervenzusammenbruch	◯	◯	◯
24. Epilepsie (Krampfanfälle)	◯	◯	◯
25. Zuckerkrankheit (Diabetes)	◯	◯	◯
26. Gicht	◯	◯	◯
27. Gelenkrheumatismus mit Fieber	◯	◯	◯
28. Andere Krankheiten der Gelenke oder der Wirbelsäule	◯	◯	◯
29. Knochenbrüche, Unfälle, Kriegsverletzungen	◯	◯	◯
30. Blutarmut, Blutkrankheiten	◯	◯	◯
31. Krebs (einschl. Blutkrebs)	◯	◯	◯
32. Andere Krankheiten Wenn ja, welche?	◯	◯	◯
33. Wurden Sie schon einmal operiert? Wenn ja, woran?	◯	◯	
34. Hatten Sie schon einmal eine Strahlentherapie (Behandlung mit Röntgen- oder Radiumstrahlen)?	◯	◯	
35. Waren Sie in den letzten 12 Monaten in Mittelmeerländern oder in den Tropen?	◯	◯	

Dieses Feld bitte für ärztliche Notizen freilassen!

bitte wenden ⟶

Sonstige Fragen zu Ihrer Person	ja	nein	Dieses Feld bitte für ärztliche Notizen freilassen!
36. Fühlen Sie sich häufig einsam?	○	○	
37. Haben Sie Schwierigkeiten mit Ihrem Partner (Ehegatten, Freundin, Freund)?	○	○	
38. Haben Sie Schwierigkeiten in der Familie?	○	○	
39. Sind Sie mit Ihrer derzeitigen Tätigkeit (Beruf, Haushalt, auch im Ruhestand) **unzufrieden?**	○	○	
40. Sind Sie mit Ihrer derzeitigen Wohnung unzufrieden?	○	○	
41. Sind Sie mit Ihrer Nachbarschaft unzufrieden?	○	○	
42. Haben Sie noch andere Sorgen oder Schwierigkeiten?	○	○	
43. Meinen Sie, daß Sie in Ihrem Leben zu wenig Erfolg gehabt haben?	○	○	
44. Machen Sie sich Sorgen um **Ihre** Zukunft?	○	○	
45. Trinken Sie regelmäßig Alkohol (Bier, Wein, Schnaps)?	○	○	
46. Rauchen Sie (Zigaretten, Zigarren, Pfeife)?	○	○	
47. Haben Sie geraucht?	○	○	
48. Nehmen oder nahmen Sie Drogen (Hasch, Speed, LSD, Morphium oder andere)?	○	○	
49. Treiben Sie weniger als zweimal wöchentlich Sport?	○	○	
Fühlen Sie sich in Ihrer Gesundheit beeinträchtigt ...			
50. ... durch Lärm/Staub/Rauch/Abgase	○	○	
51. ... durch Schichtarbeit?	○	○	
52. Nehmen oder nahmen Sie regelmäßig Medikamente (auch Abführ-, Beruhigungs-, Schlaf- oder Kopfschmerzmittel)? Wenn ja, welche?	○	○	
53. Nehmen oder nahmen Sie die Pille?	○	○	
54. Wieviel Geburten hatten Sie?			
55. Wieviel Fehlgeburten/Totgeburten?			
56. Wieviel Schwangerschaftsunterbrechungen?			
57. Sind Sie z. Zt. schwanger?	○	○	

Sind in Ihrer Familie folgende Krankheiten vorgekommen? (zutreffendes bitte ankreuzen)	Vater	Mutter	Groß-eltern	Kinder
58. Hoher Blutdruck, Schlaganfall	○	○	○	○
59. Herzinfarkt	○	○	○	○
60. Übergewicht	○	○	○	○
61. Zuckerkrankheit (Diabetes)	○	○	○	○
62. Gicht	○	○	○	○
63. Nerven-, Gemüts-, Geisteskrankheiten	○	○	○	○
64. Epilepsie (Krampfanfälle)	○	○	○	○
65. Tuberkulose (Tbc)	○	○	○	○
66. Gallensteine, Nierensteine, Blasensteine	○	○	○	○
67. Krebs (einschl. Blutkrebs)	○	○	○	○
68. Suchtkrankheiten (Alkohol, Medikamente, Drogen)	○	○	○	○

	ja	nein
Wurde bei der Beantwortung der Fragen geholfen?	○	○

Kuren, Heilverfahren: Wann?

Weshalb?

Anerkennung als Schwerbehinderter?

Wegen?

Entwurf: AK „Praktische Medizin" der Deutschen Gesellschaft für medizinische Dokumentation Informatik und Statistik e. V. und ARO e. V., Kassel, Karthäuserstr. 19
Bezugsquelle: CEDIP-Verlag GmbH Telefon 089/316171 Telex 529594 Postfach 460245 8000 München 46 Bestell-Nr. 1120

56./5/78/554/md

Mitgl. gebpfl.	AOK	LKK	BKK	IKK	VdAK	AEV	Knappschaft	UV *)
1								
frei 2	(Krankenkasse)							
Fam.-Angeh. gebpfl.	(Name des Versicherten/Versorgungsberechtigten)					(Vorname)	(geb. am)	
3								
frei 4	(Ehegatte/Kind/Sonst. Angeh.)					(Vorname)	(geb. am)	
Rentner u. Fam.-Angeh.	(Arbeitgeber/Dienststelle/Rentner/BVG/Freiw.)				(Mitgl.-Nr.)	(Krankensch.-Nr.)		
5	(Wohnung des Patienten)							
BVG 6	Sonstige 7	8	Sprechstbedarf 9	Datum				
*) Unfalltag	Unfallbetrieb							

Lochmarke | Schmalseite

Verlaufsnotizen

Registrier-Nr.
Archiv-Nr.

Risiken / Besonderheiten:

Mitgl unbpfl	AOK	LKK	BKK	IKK	VdAK	AEV	Knappschaft	UV *)

1 frei 2 (Krankenkasse)

Fam-Angeh gebpfl 3 (Name des Versicherten/Versorgungsberechtigten) (Vorname) (geb. am)

frei 4 (Ehegatte/Kind/Sonst. Angeh.) (Vorname) (geb. am)

Rentner u Fam-Angeh 5 (Arbeitgeber/Dienststelle/Rentner/BVG/Freiw.) (Mitgl.-Nr.) (Krankensch.-Nr.)

(Wohnung des Patienten)

BVG 6 | Sonstige 7 | 8 | 9 | Datum

*) Unfalltag | Unfallbetrieb

Befund

Registrier-Nr.
Archiv-Nr.

(Arztstempel)

Allgem.	o. B.	Alter Größe Gewicht EZ KZ Konst. Typ Rasse	n. u.
Haut		Durchblutung Cyanose Ikterus **Besonderheiten:**	
		sichtb. Schlhte Narben	
		Anhgs. Gebilde	
Kopf		NAP NH Visus Ohren Nase	
		Mundhöhle Zunge Tonsillen Rachen Foetor	
		Gebiß Kaufäh. Lückenhaft San. bed. Saniert Proth. Teil/Voll	
		Besonderheiten:	
Hals		Umfang Schilddrüse Lymphome Einflußstauung	
Brust		Umfang Form/Def. Atemexkurs.	
		Mammae	
		Besonderheiten:	
Lunge		Klopfschall Grenzen Atemverschieblichkeit	
		Atemgeräusch Nebengeräusche	
		Besonderheiten:	
Herz		Grenzen Spitzenstoß Aktion regelm./unregelm. Extras	
		Töne	
		RR / Puls/min. Gefäße	
		Besonderheiten:	
Bauch		Umfang Bauchdecken Meteorismus Ascites	
		Druckschmerz Nierenlager OP.-Narben/Striae	
		Leber Milz Bruchpforten	
		Genitale Anus Rectum	
		Besonderheiten:	
Wirbelsäule		Beweglichkeit	
		Verkrümmungen	
		Stauch-	
		Klopf-	
		Druckschmerz	
		Besonderheiten:	
Gliedmaßen		Beweglichkeit **Arterienpulse** re / li	
		Deformierungen Carotis /	
		Grobe Kraft Radialis /	
		Gelenke Femoralis /	
		Oedeme Poplitea /	
		Varizen Dors. pedis /	
		Ulcera Tibialis post. /	
		Narben	
		Dbl.	
ZNS		Reflexe Tonus	
		Romberg Babinski	
Psyche		**Vegetative Zeichen:**	
		Lidflattern	
		Tremor (Zunge/Hände)	
		Temperatur	
		Dermograph.	
		Erythem	

4

Befundänderungen im Verlauf (nur pathologische Befunde)

Datum		Stempelfeld

Entwurf: AK Praktische Medizin der Deutschen Gesellschaft für medizinische Dokumentation Informatik und Statistik e. V., Kassel, Karthäuserstr. 19
Bezugsquelle: CEDIP-Verlag GmbH Telefon 089 / 31 61 71 Postfach 46 02 45 8000 München 46 Bestell-Nr. 1101

Mitgl.	AOK	LKK	BKK	IKK	VdAK	AEV	Knappschaft	UV *)
1 frei 2	(Krankenkasse)							
Fam.-Angeh. gebpfl. 3	(Name des Versicherten/Versorgungsberechtigten) (Vorname) (geb. am)							
frei 4	(Ehegatte/Kind/Sonst. Angeh.) (Vorname) (geb. am)							
Rentner u Fam.-Angeh 5	(Arbeitgeber/Dienststelle/Rentner/BVG/Frerw.) (Mitgl.-Nr.) (Krankensch.-Nr.)							
	(Wohnung des Patienten)							
BVG 6	Sonstige 7	8	Sprechst.-bedarf 9	Datum				
*) Unfalltag	Unfallbetrieb							

Lochmarke | Schmalseite

Verordnungsblatt

Registrier-Nr.
Archiv-Nr.

A

Dauermedikation:

Datum	Name des Medikaments	Dosierung	abgesetzt am

Datum	Name des Medikaments (Einzeldosis)	Dosierung	Bemerkungen (Nebenwirkungen)	abgesetzt am

Übertrag der Dauerverordnungen auf der Rückseite.

Entwurf Dr. med. O. P. Schaefer, Kassel
Bezugsquelle CEDIP-Verlag GmbH Telefon 089/316171 Postfach 460245 8000 München 46

Bestell-Nr. 1128

Mitgl. gebpfl.	AOK	LKK	BKK	IKK	VdAK	AEV	Knappschaft	UV *)

1 frei 2 (Krankenkasse)

Fam.-Angeh. gebpfl. 3 (Name des Versicherten/Versorgungsberechtigten) (Vorname) (geb. am)

frei 4 (Ehegatte/Kind/Sonst. Angeh.) (Vorname) (geb. am)

Rentner u. Fam.-Angeh. 5 (Arbeitgeber/Dienststelle/Rentner/BVG/Freiw.) (Mitgl.-Nr.) (Krankenvsch.-Nr.)

(Wohnung des Patienten)

BVG 6 Sonstige 7 8 Sprechst.-bedarf 9 Datum

*) Unfalltag Unfallbetrieb

Lochmarke | Schmalseite

Krankenhausaufenthalte Kuren / Heilverfahren / Rehabilitation

Registrier-Nr.
Archiv-Nr.

(Arztstempel)

Nr.	Datum der Veranlassung	Beginn Aufnahme	Ende Entlassung	Wo	Entlassungs-Diagnose

Mitgl. gebpfl.	AOK	LKK	BKK	IKK	VdAK	AEV	Knappschaft	UV *)
1 frei 2	(Krankenkasse)							
Fam.-Angeh. gebpfl	(Name des Versicherten/Versorgungsberechtigten)				(Vorname)		(geb. am)	
3 frei 4	(Ehegatte/Kind/Sonst. Angeh.)				(Vorname)		(geb. am)	
Rentner u Fam.-Angeh 5	(Arbeitgeber/Dienststelle/Rentner/BVG/Frew.)			(Mitgl.-Nr.)		(Krankensch.-Nr.)		
	(Wohnung des Patienten)							
BVG 6	Sonstige 7	8	Sprechst.-bedarf 9	Datum:				

*) Unfalltag — Unfallbetrieb

Lochmarke | Schmalseite

Röntgen-Befunde Funktions-Diagnostik

Registrier-Nr.
Archiv-Nr.

(Arztstempel)

Datum der Veranlassung	Wo	Was	Beurteilung / Diagnose	Datum

Entwurf: AK Praktische Medizin der Deutschen Gesellschaft für medizinische Dokumentation Informatik und Statistik e. V., Kassel, Karthäuserstr. 19
Bezugsquelle CEDIP-Verlag GmbH Telefon 089 / 31 61 71 Postfach 46 02 45 8000 München 46 Bestell-Nr. 1113

5./5/78/554/md

6

A u t o r e n - V e r z e i c h n i s

Biomathematics

Managing Editors: K. Krickeberg, S. A. Levin

Forthcoming Volumes

Volume 8

A. T. Winfree

The Geometry of Biological Time

1979. Approx. 290 figures. Approx. 580 pages
ISBN 3-540-09373-7

The widespread apperance of periodic patterns in nature reveals that many living organisms are communities of biological clocks. This landmark text investigates, and explains in mathematical terms, periodic processes in living systems and in their non-living analogues. Its lively presentation (including many drawings), timely perspective and unique bibliography will make it rewarding reading for students and researchers in many disciplines.

Volume 9

W. J. Ewens

Mathematical Population Genetics

1979. 4 figures, 17 tables. Approx. 330 pages
ISBN 3-540-09577-2

This graduate level monograph considers the mathematical theory of population genetics, emphasizing aspects relevant to evolutionary studies. It contains a definitive and comprehensive discussion of relevant areas with references to the essential literature. The sound presentation and excellent exposition make this book a standard for population geneticists interested in the mathematical foundations of their subject as well as for mathematicians involved with genetic evolutionary processes.

Volume 10

A. Okubo

Diffusion and Ecological Problems: Mathematical Models

1979. Approx. 114 figures. Approx. 300 pages
ISBN 3-540-09620-5

This is the first comprehensive book on mathematical models of diffusion in an ecological context. Directed towards applied mathematicians, physicists and biologists, it gives a sound, biologically oriented treatment of the mathematics and physics of diffusion.

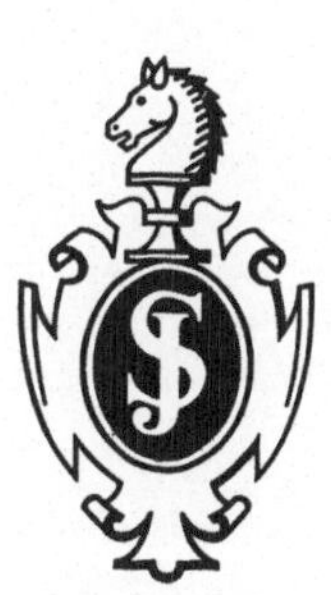

Springer-Verlag
Berlin
Heidelberg
New York